HERBERT BLAHA
Die Lungentuberkulose im Röntgenbild

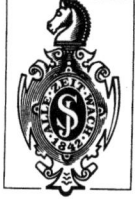

Herbert Blaha

Die Lungentuberkulose im Röntgenbild

Mit 204 Abbildungen in 459 Einzeldarstellungen

Springer-Verlag Berlin Heidelberg New York 1976

HERBERT BLAHA, apl. Professor, Universität München, Dr. med., Ärztlicher Direktor des Zentralkrankenhauses Gauting der Landesversicherungsanstalt Oberbayern, Unterbrunner Straße 85, 8035 Gauting

ISBN 978-3-642-49180-1   ISBN 978-3-642-49179-5 (eBook)
DOI 10.1007/978-3-642-49179-5

Library of Congress Cataloging in Publication Data. Blaha, Herbert, 1918– . Die Lungentuberkulose im Röntgenbild. Bibliography: p. . Includes index. 1. Tuberculosis. 2. Lungs—Radiography. I. Title. RC311.2.B58 616.2'46'07572 75-34391

Das Werk ist urheberrechtlich geschützt. Die dadurch begründeten Rechte insbesondere die der Übersetzung, des Nachdruckes, der Entnahme von Abbildungen, der Funksendung, der Wiedergabe auf photographischem oder ähnlichem Wege und der Speicherung in Datenverarbeitungsanlagen bleiben, auch bei nur auszugsweiser Verwertung, vorbehalten.
Bei Vervielfältigung für gewerbliche Zwecke ist gemäß § 54 UrhG eine Vergütung an den Verlag zu zahlen, deren Höhe mit dem Verlag zu vereinbaren ist.
© by Springer-Verlag Berlin · Heidelberg 1976.
Softcover reprint of the hardcover 1st edition 1976
Die Wiedergabe von Gebrauchsnamen, Handelsnamen, Warenbezeichnungen usw. in diesem Werk berechtigt auch ohne besondere Kennzeichnung nicht zu der Annahme, daß solche Namen im Sinne der Warenzeichen- und Markenschutzgesetzgebung als frei zu betrachten wären und daher von jedermann benutzt werden dürften.
Lithos Brend'amour, Simhart & Co., Graphische Kunstanstalt, München
Gesamtherstellung Universitätsdruckerei H. Stürtz AG, Würzburg

Vorwort

*» Der Buchstabe tötet.
Alles geschah in Bildern. «*

(PASCAL)

Vor langen Jahren hatte mich der Verlag über meinen verstorbenen Freund STRNAD, den Mitherausgeber des „Handbuches der Radiologie" aufgefordert, das Kapitel „Lungentuberkulose", in der Nachfolge von BARBARA LOERBROCKS, der viel zu früh verstorbenen klugen und kenntnisreichen Frau, zu bearbeiten, nachdem Herr RADENBACH, Heckeshorn, durch andere Beiträge gebunden war und sich dieser Bitte angeschlossen hatte. Frau LOERBROCKS und Herrn RADENBACH verdanke ich den Grundstock an Schrifttum und Bildmaterial für ein Kapitel, dessen Umfang ich zwar geahnt, aber erst im weiteren Verlaufe erlitten hatte.

„Habent sua fata libelli":

Das fertige Produkt war doch der Radiologie wesentlich entwachsen, so daß, in angenehmstem Einverständnis mit Herausgebern und Verlag, eine Monographie entstand, die ihre Berechtigung dadurch erhält, daß die Tuberkulose im Weltmaßstab mit zunehmender Bevölkerung und gleichbleibender Morbidität in vielen Ländern noch immer zunimmt. Wir sollten das Tuberkuloseproblem nicht nur aus der Enge unserer eigenen Existenz ansehen.

Die Berechtigung zu diesem Werk leitet sich auch daraus ab, daß die deutschsprachige Phthisiologie den Grund gelegt hat für das gegenwärtig bestehende Gebäude. Und dieses Gebäude ruht neben der Mikrobiologie und neben der Kenntnis von den Reaktionsweisen des Wirtes auf weite Strecken hin auf der Morphologie, wie sie uns durch die Röntgenuntersuchung zugänglich wird.

Das Buch begrenzt sich im wesentlichen auf die Tuberkulose, die endothorakale Tuberkulose des Erwachsenen. Freilich gilt manches in abgewandelter Form auch für die Tuberkulose des Kindes; auf speziellere Probleme der Morphologie der „Kindertuberkulose" wird jedoch nicht eingegangen.

So soll dieses Buch eine Verbindung von Klinik und Röntgenmorphologie darstellen, die zufällige Abgrenzung der „Fächer der Medizin" nicht ganz so wichtig nehmend: sie sind Artefakte.

Es mag eine Berechtigung zu dieser Monographie auch darin gesehen werden, daß es eine Generation gibt, die noch den unmittelbaren Anschluß an die klassischen Zeiten deutscher Tuberkuloseheilkunde hat, so wie der Verfasser durch seinen Lehrer LYDTIN, der einen jungen Menschen so weise in die Dinge eingeführt hatte. Nicht nur die Fächer, sondern auch Vergangenheit und Gegenwart sollen in diesem Beitrag zusammengeführt werden, künftigen Generationen wenigstens einen Teil der Last abnehmend, sich durch die Vielfalt des Vorgeleisteten im einzelnen durchzumühen. Freilich ist das Buch auch als Anregung gedacht, da und dort noch einmal nachzulesen: viele der vergangenen Leistungen zwingen zur Bescheidenheit und sind heute noch grundlegend.

Der Dank gebührt auch der Geduld des Springer-Verlages und seiner Sachkenntnis, nicht nur in der Behandlung von Büchern, sondern auch von Menschen.

Meiner Frau und Fräulein HANSEN danke ich für die Gestaltung des Manuskriptes und hilfreiches Wohlwollen und schließlich meiner ganzen Umgebung dafür, daß sie die zeitweilige Verdrießlichkeit eines mit der Abfassung eines solchen Buches behafteten Menschen nachsichtig ertragen hat.

Besonderer Dank gebührt auch GOTTLIEB URBANCZIK, der das Manuskript durchgesehen und auf ein, so hoffe ich, erträgliches Maß gekürzt hat.

Herrn Dr. med. PETER PASQUAY danke ich für die Korrektur des Manuskripts und der Bilder, Frau Bibliothekarin MARHILD LIEBERMANN für die mühsame Erstellung des Namenverzeichnisses und des Sachverzeichnisses.

Im übrigen handelt es sich hier auch um eine Gemeinschaftsarbeit der Klinik, wobei ich den Herren F. CUJNIK, J. NUMBERGER, K.F. PETERSEN und W. SCHNELLER besonders verbunden bin, um nur einige dankbar herauszuheben.

Gauting/Maxlried

H. BLAHA

Inhalt

Vorwort V

A. Allgemeiner Teil 1

I. Aufgaben der Radiologie bei der Lungentuberkulose 1
1. Einleitung: Themastellung, Abgrenzungen . . . 1
2. Individualmedizinische Aufgaben 2
   a) Hilfsmittel zur Diagnose 2
   b) Hilfsmittel zur Führung der Therapie 3
3. Allgemeinere Aufgaben der Radiologie bei der Lungentuberkulose: Seuchenhygienische und sozialmedizinische Gegenstände 3
4. Die Bedeutung der Radiologie für die allgemeine Informationssammlung über die Tuberkulose . . . 3

II. Voraussetzungen für die Lösung der Aufgaben des Radiologen bei der „Lungentuberkulose" 4
1. Kenntnis der epidemiologischen Situation . . . 4
2. Die tuberkulöse Infektion und ihre Folgen . . . 11
   a) Einleitung 11
   b) Der Erreger 12
   c) Wirtsfaktoren bei der Tuberkulose 13
3. Zur Pathogenese der Tuberkulose, Infektionswege, Ausbreitungswege 16
4. Kenntnisse des Substrats; zur pathologischen Anatomie der Tuberkulose 18
5. „Das Terrain": Die Beurteilung des von der Tuberkulose betroffenen Organs und seiner Umgebung 19
6. Kenntnis der nicht radiologischen Methoden . . 19
7. Grenzen der radiologischen Diagnostik bei der „Tuberkulose" 21
8. Einteilungen und Klassifizierungen der Lungentuberkulose 28

B. Spezieller Teil. Techniken; spezielle Erscheinungsformen; Mehrfach- und Zusatzerkrankungen bei der Tuberkulose 33

I. Zu den radiologischen Techniken bei der Lungentuberkulose 33
1. Einleitung: Die Vorleistungen 33
2. Zu den grundsätzlichen Aufgaben 33
3. Spezielle radiologische Techniken bei der Tuberkulose 35
   a) Thoraxübersichtsaufnahme mit Ergänzungen . 35
      aa) Zur allgemeinen Technik 35
      bb) Extra- und endothorakale zusätzliche Bildkomponenten: Fehlerquellen und Irrtümer 42
   b) Die Röntgendurchleuchtung 44
   c) Schichtbild und Lungentuberkulose 45
      aa) Einige technische Bemerkungen . . . 45
      bb) Interpretation des Schichtbildes . . . 46
   d) Bronchographie 52
      aa) Zur Indikation 52
      bb) Zur Technik der Bronchographie . . . 53
   e) Pulmonale Angiographie und Tuberkulose . . 58
   f) Die Kymographie, Lymphographie 60
   g) Lungenuntersuchung bei der Tuberkulose mit Radioisotopen 62
      aa) Die Perfusionsszintigraphie 62
      bb) Szintigraphische Lungenfunktionsdiagnostik; kurze Übersicht 66
   h) Die Schirmbilduntersuchung bei der Tuberkulose 68
      aa) Zur Technik 68
      bb) Zur Indikation 70
4. Wahrnehmen, Beurteilen, Beschreiben, Entscheiden 72
   a) Das Betrachten des Röntgenbildes, die Wahrnehmung 73
   b) Beurteilen 73
   c) Beschreiben 74
   d) Entscheiden 77

II. Die klinischen Formen der Lungentuberkulose, radiologische Manifestationen 78
1. Einleitung: Allgemeine Übersicht, Thematik . . 78
2. Die Primärtuberkulose 79
   a) Die gegenwärtige Bedeutung der Primärinfektion 79
   b) Die Primärinfektion als Ausgang der weiteren Entwicklung 82
   c) Die konnatale Tuberkulose 86
   d) Folgen und Entwicklungen aus der Primärinfektion 87
   e) „Epituberkulose" 92
   f) Die Stellung der „Pleuritis" im Rahmen der Primärtuberkulose 92
   g) Endzustände: Verkalkungen, Verknöcherungen 96
3. Zerstreutherdige disseminierte radiologische Befunde. (Die hämatogenen Formen der Lungentuberkulose, insbesondere Miliartuberkulose; ihre Einteilung) 96
   a) Zur Pathogenese der hämatogenen Streuungen; Formen 96
   b) Die Miliartuberkulose im engeren Sinne . . 98
      aa) Allgemeines; Entstehung 98
      bb) Speziellere radiologische Gesichtspunkte . 104
      cc) Zur Differentialdiagnose 105
   c) Die „hämatogenen Tuberkulosen" allgemein . 106
4. Die Formen der „Lungentuberkulose im engeren Sinne" 108
   a) Einleitung, Terminologie, Umriß des Themas . 108
   b) Die Bausteine des komplexen röntgenologischen Bildes der „Lungentuberkulose im engeren Sinne" 108
   c) Die „invisible Tuberkulose" 114
   d) Die wenig ausgedehnten Befunde bei der Tuberkulose der Lunge 116
      aa) Definition; Bedeutung der gering ausgedehnten Befunde 116
      bb) Die „Spitzentuberkulose" 120
      cc) Das „Frühinfiltrat", die „Initialherde" . 120
   e) Lungentuberkulose mittlerer Ausdehnung, auch mit Kavernen 125

f) Die weit fortgeschrittene Tuberkulose, die ausgedehnte Tuberkulose 127
g) Die Besonderheiten des Wirtes 128
h) Besonderheiten der Formen: Das sog. „Tuberkulom" 132
    aa) Zur Definition 132
    bb) Zur pathologischen Anatomie des „Tuberkuloms"; Einteilungen 133
    cc) Die radiologischen Probleme 135
    dd) Zur Differentialdiagnose 137
5. Die tuberkulöse Kaverne in der Lunge 140
  a) Einleitung 140
    aa) Zur Nomenklatur 140
    bb) Zur Bedeutung der Kaverne 140
    cc) Zur Definition der Kaverne 141
  b) Entstehung der Kaverne; das pathologisch-anatomische Substrat 142
  c) Gestaltungsfaktoren der Kaverne 146
  d) Die Formen der Kaverne 150
  e) Zur radiologischen Kavernendiagnostik im engeren Sinne 152
    aa) Allgemeines 152
    bb) Schichtbild und Kaverne 154
    cc) Weitere radiologische Techniken . . . 156
  f) Über die Rückbildung und Heilung der tuberkulösen Kaverne 157
    aa) Allgemeines zur Kavernenheilung . . . 157
    bb) Die Kavernenrückbildung unter medikamentöser Behandlung der Tuberkulose . 161
  g) Zur radiologischen Differentialdiagnose der tuberkulösen Kaverne 168
6. Radiologische Aspekte der Lymphknotentuberkulose, der Bronchialtuberkulose; Folgen . . . 172
  a) Einleitung 172
  b) Die endothorakale Lymphknotentuberkulose . 172
  c) Lymphknoteneinbruch in das Bronchialsystem 179
  d) Bronchialtuberkulose im engeren Sinne . . . 189
    aa) Zur Bedeutung der Bronchialtuberkulose. Übersicht 189
    bb) Zur Diagnose der Bronchialtuberkulose . 192
    cc) Die radiologischen Zeichen der Bronchialtuberkulose 193
7. Belüftungsstörungen 195
  a) Atelektase und Tuberkulose 195
    aa) Einleitung 195
    bb) Zur pathologischen Anatomie der „Atelektase" 195
    cc) Zur Klinik der Atelektasen; Formen . . 198
    dd) Die radiologischen Zeichen der Atelektase 199
  b) Emphysem und Tuberkulose 202
8. Heilung der Tuberkulose, Reparationsvorgänge . 203
  a) Allgemeines, Modalitäten 203
  b) Die Heilung unter medikamentöser Behandlung 206
  c) Das Problem der „Aktivität" und „Inaktivität" im Röntgenbild 207
  d) Verkalkungen 207
  e) Metatuberkulöse Veränderungen; Nachkrankheiten 211
9. Komplikationen, Zufälle der Tuberkulose . . . 215
10. Die Exazerbation. (Der tuberkulöse Schub; Superinfektion, Reinfektion und Exazerbation) . . . 218
  a) Zur Definition und Nomenklatur 218
  b) Das Problem der Superinfektion 219

c) Die „Reinfektion" im allgemeineren Sinne . . 222
  aa) Zur Definition 222
  bb) Zur sog. „exogenen Reinfektion" 222
  cc) Das Rezidiv, die Exazerbation im engeren Sinne; die „endogene Reinfektion" . . . 222
  dd) Entwicklung aus Minimalbefunden; Spitzenherde; Infraklavikularherde 227
d) Die postpleuritische Tuberkulose 230
e) Die Exazerbation im engeren Sinne; das „Rezidiv" 233
  aa) Definition, Pathogenese 233
  bb) Die Ursachen des Rezidivs 236
  cc) Das Pseudorezidiv: Als Beitrag zur Differentialdiagnose des Rezidivs 237
  dd) Das epidemiologische Problem 238

III. Für die Tuberkulose bedeutsame mehrfache pathologische Zustände in der Lunge; Allgemeinkrankheiten gemeinsam mit Tuberkulose. (Gleichzeitig als Beitrag zur Differentialdiagnose von Lungenveränderungen) 240
1. Übersicht 240
2. Tuberkulose, gleichzeitig mit krankhaften Zuständen der Lungenzirkulation 247
3. Emphysem, Bronchitis und asthmaähnliche Zustände, gemeinsam mit Tuberkulose 252
4. Lungentuberkulose und Lungenfibrosen; Bronchiektasen 258
5. Lungentuberkulose und Lungenkrebs 258
6. Tuberkulose und Pilzerkrankungen der Lunge . 270
  a) Aspergillome und Aspergillosen 270
    aa) Problemstellung 270
    bb) Die Röntgenzeichen der Aspergillose . . 275
  b) Candidamykosen 278
7. Opportunistische Besiedlungen bei Tuberkulose 280
8. Die Tuberkulose gemeinsam mit Silikose . . . 281
  a) Die Größe des Problems; Häufigkeit 281
  b) Zur pathologischen Anatomie 284
  c) Zur Radiologie der Silikotuberkulose . . . 286
  d) Bronchialveränderungen bei der Silikotuberkulose 291
  e) Komplikationen der Silikotuberkulose . . . 294
  f) Tuberkulose, Silikose und Karzinom 294
  g) Therapie der Silikotuberkulose 298
  h) Silikotuberkulose und Begutachtung 299
9. Tuberkulose und Asbestose 301
10. Einige allgemeine Faktoren, die den Gang der Tuberkulose betreffen, insbesondere Mehrfacherkrankungen allgemeinerer Art 301
  a) Einführung: Bedeutung der „Begleitkrankheiten" 301
  b) Magenresektion und Tuberkulose 303
  c) Leber und Tuberkulose 305
  d) Tuberkulose und Diabetes 306
  e) Tuberkulose und Endokrinium 308
  f) Tuberkulose und andere Krankheiten: Vermischtes 311

IV. Schluß 311

Literatur 313
Namenverzeichnis 363
Sachverzeichnis 383

A. Allgemeiner Teil

I. Aufgaben der Radiologie bei der Lungentuberkulose

1. Einleitung: Themastellung, Abgrenzungen

BARBARA LOERBROCKS, die während der Vorbereitungen zu diesem Beitrag, bei der Zusammenstellung des Materials, verstorben ist, schreibt in einer älteren Arbeit, daß die Röntgenologie die „Erkennung" der Tuberkulose in des Wortes doppelter Bedeutung gefördert habe: Nämlich sowohl im Sinne der *„allgemeinen Kenntnis"* dieser Krankheit, ihre Pathogenese und Verlaufsformen, als auch im Sinne der *„Kenntnisnahme"*, d.h. der Feststellung der Erkrankung im einzelnen Falle. Die „Kenntnis" der Erkrankung ist ebenso Aufgabe des klinisch tätigen Arztes wie des Radiologen; gemeinsame Aufgabe von Kliniker und Radiologen ist auch die „Kenntnisnahme": die faktische Krankheitserkennung.

Auch hier, wie in früheren Beiträgen des Verfassers zum „Handbuch der Radiologie", erfolgt die Darstellung „von einem Kliniker für den Radiologen", damit eine Art künstliche Trennung aufhebend.

Dabei besteht die Gefahr, daß ein Kliniker, der in der klassischen deutschen Phthisiologie groß geworden ist, dem Historischen sehr anhängt, daß er dem Spekulativen zu sehr Raum gibt. Die außerordentlichen Leistungen, die die deutschsprachige Phthisiologie für die „Kenntnis" der Erkrankung erbracht hat, gerade mit Hilfe der Radiologie, sollen dabei nicht verkannt werden.

Insgesamt soll der Beitrag unter dem Motto stehen *„spekulationsfreie Morphologie"*. Wir werden bei den jeweiligen Kapiteln versuchen, das festzuhalten, was pathologisch-anatomisch, was pathogenetisch gesichert ist, beispielsweise den Primärinfekt, die hämatogene miliare Streuung oder die Bronchialstenose nach Lymphknoteneinbruch. Wir wollen versuchen, die praktische Arbeit in den Vordergrund zu stellen.

Wir sind uns dabei der Grenzen des Makromorphologischen, auch mit Hilfe von Röntgenstrahlen, bewußt. Die Aufgabe stellt sich letztlich ganz anders: *„Es gibt zwar eine weitgehend spezifische Gewebsreaktion bei Erkrankungen, die*

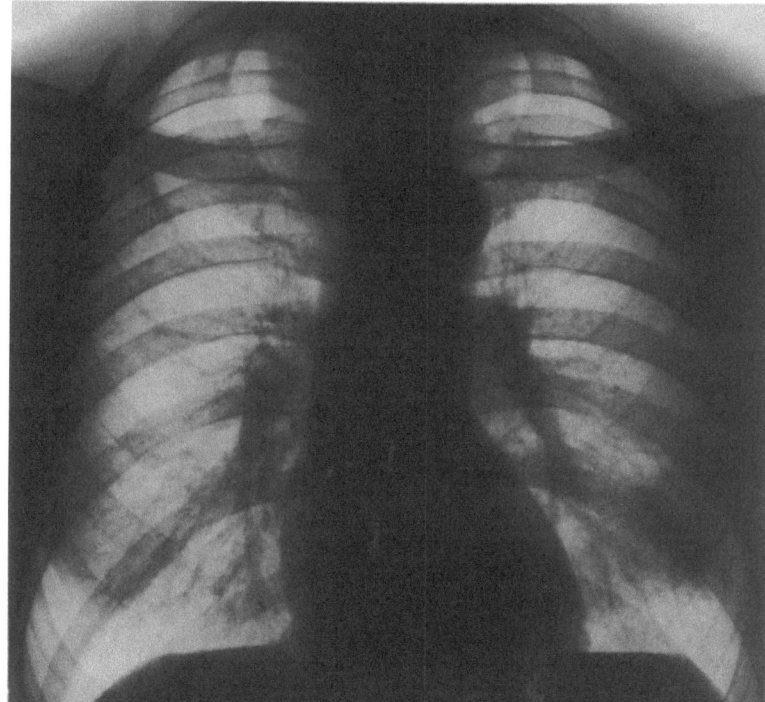

Abb. 1a u. b. D. LEONHARD: „Die Unspezifität des pathologisch-anatomischen Substrats (Lungenlues)"

Abb. 1a. Thoraxübersichtsaufnahme: Größerer granulomatöser Herd im linken Unterfeld bei positiven serologischen Reaktionen

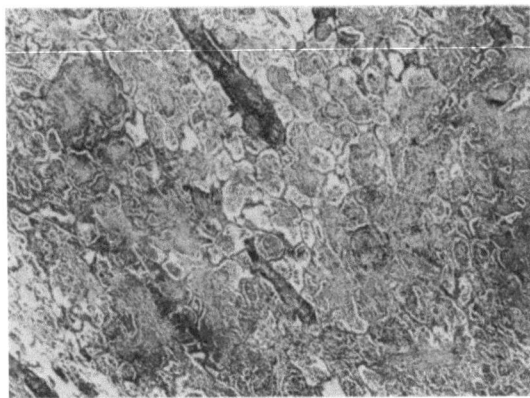

Abb. 1b. Epitheloidzellige granulomatöse Pneumonie bei Lues mit besonderer Beteiligung der Gefäße, vor allem Intimaproliferation

durch Mykobakterien verursacht sind; es gibt jedoch keine spezifischen Röntgenschatten." Damit ist das Uferlose des Themas gekennzeichnet. Die Morphologie der Pneumonien und Granulomatosen, die Morphologie der Bronchial- und Gefäßveränderungen, der Gerüstveränderungen ist unter einem dem Radiologen wesensfremden Aspekt zu sehen, nämlich dem einer speziellen bakteriellen Verursachung. Die „radiologische" Diagnose einer Tuberkulose bedarf der Bestätigung durch die Klinik ebenso wie die pathologisch-anatomische „Differentialdiagnose" etwa zwischen Sarkoidose und tuberkulöser Veränderung im feingeweblichen Bild (Abb. 1a u. b, Abb. 2).

Das Spezielle der Aufgabe liegt in der Bakteriologie, in der Ätiologie. Im übrigen handelt es sich, vom Radiologischen her gesehen, um einen „unspezifischen Beitrag aus spezifischer Perspektive".

Im größeren Zusammenhang gesehen, lassen sich Möglichkeiten und Aufgaben der Radiologie bei der Tuberkulose, hier insbesondere der Lungentuberkulose, gruppieren in individualmedizinische Aufgaben, seuchenhygienische Aufgaben und Aufgaben der Erwerbung von Kenntnissen über die Gesamtkrankheit, also bei der Erforschung der Tuberkulose insgesamt. Die folgenden Ausführungen sollen einleitend den Rahmen für den Gesamtbeitrag abstecken.

2. Individualmedizinische Aufgaben

a) Hilfsmittel zur Diagnose

Es versteht sich von selbst, daß der Hauptzweck des Beitrages Informationen über die Diagnose der Lungentuberkulose darstellen soll. Aber wie wir die „Tuberkulose" in ihren Behandlungsmethoden und ihren Behandlungsstätten aus ihrem langen „Ghettodasein" herausholen wollen, so wollen wir auch diesen Beitrag in die Gesamtheit der Lungenerkrankungen hineinstellen; es handelt sich wie gesagt nicht um einen Beitrag des Phthisiologen für Phthisiologen, sondern darum, die älteren Kenntnisse zu sammeln und an die übrigen beteiligten medizinischen „Fächer" weiterzugeben.

Besonders wichtig erscheint es, nicht nur den tuberkulösen Herd im Röntgenbild zu verfolgen, sondern sich einen Gesamteindruck über alle möglichen Bildinhalte zu verschaffen: Ob etwa ein Lungenemphysem vorliegt, ob kardiogene Pneumopathien anzunehmen sind; wie der Brustkorb, das Lungengewebe, das Bronchialsystem beschaffen sind; ob etwa Mißbildungen vorliegen. Wir wissen von den engen Beziehungen zwischen Tuberkulose und „Terrain", so auch, wenn wir an die Häufigkeit des Auftretens einer Tuberkulose bei der Silikose denken.

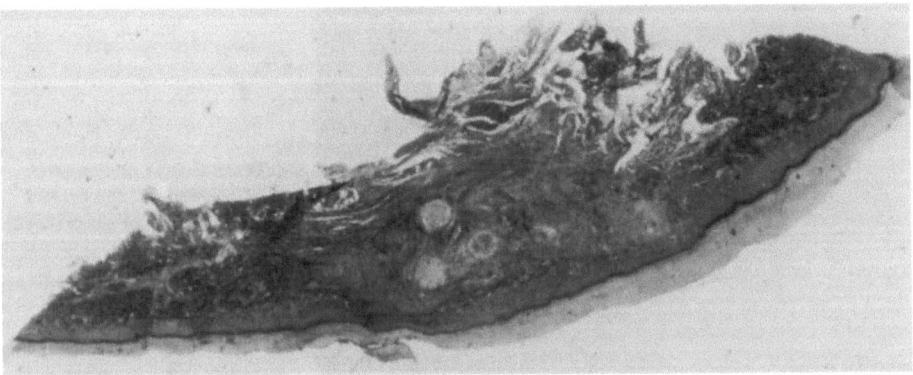

Abb. 2. Epitheloidzellgranulome in der Fingerbeere einer Krankenschwester nach Thermometerverletzung (Quecksilber); etwa von einer Sarkoidose nicht zu unterscheiden

Weiter erwähne ich nur kurz, daß die Röntgenuntersuchung geradezu einen gewissen Automatismus auslöst, indem sie zu weiteren Untersuchungen Anlaß gibt: Auf dem eigenen Gebiet mit dem Versuche ergänzender morphologischer Demonstrationen. Der Radiologe sollte aber auch auf die Notwendigkeit zusätzlicher Untersuchungen aus anderen Fachbereichen hinweisen. *Dabei ist die wichtigste zweifellos die Untersuchung des Auswurfs auf Tuberkelbakterien.*

b) Hilfsmittel zur Führung der Therapie

Dieses Unterkapitel mag zeigen, wie sehr Klinik und Röntgenmorphologie gerade bei der Tuberkulose ineinander verwoben, aufeinander angewiesen sind. Die Röntgenaufnahme war das selbstverständliche Handwerkszeug des Phthisiologen bei der Beurteilung des Erfolges sowohl der konservativen wie der chirurgischen Behandlung.

Aber auch heute spielt der Röntgenbefund die entscheidende Rolle bei der Beurteilung, wenn wir, vor Eintreffen bakteriologischer Resultate, die Wirkung der medikamentösen Behandlung in den ersten Wochen und Monaten beurteilen: etwa Herdrückbildung, Kavernenreinigung und -verkleinerung, Rückbildung von Pleuritiden. Wir beurteilen auch, ob unsere Diagnose durch das Therapieergebnis nicht unsicher wird; ob nicht zusätzliche Leiden den Therapieversuch zu einem Versuch am nur halbtauglichen Objekt erklären. Wir sehen auch Nebenwirkungen, wie etwa medikamenteninduzierte immunologische Reaktionen, und wir sehen auf Komplikationen, wie etwa Verschlüsse großer Bronchien.

Röntgenbild und Lungenphysiologie, gemeinsam mit der klinischen Beobachtung, geben Aufschluß über das Ausmaß funktioneller Einbußen durch Krankheit und Reparationsvorgänge. Schließlich können wir aus der Verlangsamung des Rückbildungstempos auf den zu erwartenden Endzustand schließen.

3. Allgemeinere Aufgaben der Radiologie bei der Lungentuberkulose: Seuchenhygienische und sozialmedizinische Gegenstände

Wie sehr die „Tuberkulose" eingebettet ist in den Gesamtrahmen der Medizin, wie sehr die Röntgenologie andererseits unentbehrliches Hilfsinstrument im Gesamtbereich der mit der Tuberkulose zusammenhängenden Probleme darstellt, geht daraus hervor, daß wir über Jahre, in freilich etwas unglücklicher Weise, von der „röntgenologisch offenen Tuberkulose" gesprochen haben. Es kommt damit zum Ausdruck, daß die Radiologie einen wesentlichen Anteil an der Seuchenerkennung und der Seuchenbekämpfung hatte und hat. Ich erinnere hierbei an die Meldepflicht der Tuberkulose, auch des Verdachts, an die Gesundheitsbehörden; darüber hinaus und vor allem auch an die individualmedizinische Pflicht, auf mögliche Infektionsrisiken hinzuweisen. Ich empfehle, hier ohne Einschränkung bei begründetem Verdacht unverzüglich den Pneumologen oder die mit der Seuchenbekämpfung beauftragten Organe direkt in Anspruch zu nehmen.

Spezielle radiologische Untersuchungsmethoden für die allgemeine Erfassung der Lungentuberkulose stehen als *„Röntgenreihenuntersuchung"* in Form des Schirmbildverfahrens zur Verfügung. Die Probleme liegen im Augenblick insofern schwierig, als eindeutig sichere Risikogruppen nicht genannt werden können; außerdem setzt die einigermaßen frühzeitige Erfassung der frischen Erkrankung eine Untersuchung in sehr kurzen Abständen voraus. Es ist nicht so, daß die Bedeutung der Röntgenreihenuntersuchung insgesamt zurückgegangen wäre. Wir haben gegenwärtig die Möglichkeiten, die Infektionskette bei schneller Erfassung unverzüglich zu unterbrechen. Erkrankungen an Tuberkulose mit Bakterienausscheidung können innerhalb von 2 bis 3 Monaten „entseucht" werden. Die Röntgenreihenuntersuchung bietet darüber hinaus die Möglichkeit, die epidemiologische Situation in einem bestimmten geographischen und sozialen Raum zu erfassen.

Aus der Arbeit der *Tuberkulosefürsorgestellen* ist die Radiologie nicht wegzudenken. War es bis in die jüngere Zeit die Röntgendurchleuchtung, die der gezielten Erfassung von Risikofällen, etwa von Kontaktfällen, diente, so werden heute die Vorzüge des Schirmbilds bzw. die Sicherheit der „Großaufnahme" mehr und mehr in Anspruch genommen.

4. Die Bedeutung der Radiologie für die allgemeine Informationssammlung über die Tuberkulose

Über den natürlichen Gang der tuberkulösen Infektion und Erkrankung kann uns die Radiologie Auskunft geben wie auch über die Abhängigkeit der Morphologie von bestimmten Wirts-

und Terrainbedingungen. Die Bedeutung für die Therapiebeurteilung ist schon gestreift worden. Struktur- und Funktionsrelationen, Relationen zwischen Morphologie und Erreger, Abhängigkeit von dispositionellen Sozialfaktoren sind Studienobjekte ebenso wie der säkulare Seuchengang.

Diese kurze Übersicht über die große Zahl von Problemen läßt erkennen, daß die Aufgabe, die Zusammenhänge zwischen Röntgenologie und Lungentuberkulose zu bearbeiten, keineswegs leicht ist. Es sind sowohl „Mengen" zu bewältigen wie „Qualitäten": Eins ist jedoch sicher, daß die Lehre von der Morphologie der Tuberkulose einerseits eingebettet ist in die Gesamtradiologie mit ihren vielfältigen Techniken; in gleicher Weise ist die Röntgentechnik ein selbstverständlicher Bestandteil der allgemeinen ärztlichen Tätigkeit. Sie ist nur im Zusammenhang mit der Klinik und der Epidemiologie zu behandeln.

II. Voraussetzungen für die Lösung der Aufgaben des Radiologen bei der „Lungentuberkulose"

Die Anführungszeichen bei „Lungentuberkulose" bedeuten einschränkend, daß die Lungentuberkulose nicht isoliert von der Gesamterkrankung Tuberkulose gesehen werden kann. Sie bedeuten auch, daß die Diagnose „Tuberkulose" immer mit einem gewissen Rest von Zweifel behaftet ist: Handelt es sich *nur um eine Tuberkulose,* handelt es sich *wirklich um eine Tuberkulose* oder handelt es sich *noch um eine Tuberkulose.* Das sind Fragen, die in sehr vielen Fällen nicht voll beantwortet werden können (BLAHA, 1970). Zu den Voraussetzungen für die richtige Beurteilung eines Röntgenbildes bei vorliegender Tuberkulose ist zu sagen, daß ohne Kenntnis der epidemiologischen Situation, ohne Kenntnis des Infektionsganges, der Pathogenese, ohne Kenntnisse der pathologisch-anatomischen Veränderungen, des Terrains sowie der Laboratoriumsdaten kein sicheres Urteil möglich ist.

1. Kenntnis der epidemiologischen Situation

Die Epidemiologie der Tuberkulose, die „Tuberkulosestatistik", könnte man in einen quantitativen und einen qualitativen Anteil gliedern: Die quantitativen Anteile sind Mortalität, Morbidität, aufgeteilt nach Bestand (Prävalenz) und Zugänge (Inzidenz) und die Durchseuchung, d.h. die Zahlen für die Häufigkeit und die altersmäßige Verteilung der Tuberkulinempfindlichkeit; unter qualitativen Parametern wäre der Anteil der Ausscheider von resistenten Tuberkelbakterien ebenso zu verstehen wie der Anteil der „Chroniker" an der Gesamtzahl, das sind Kranke, die länger als 2 Jahre Tuberkelbakterien ausscheiden. ECKNIG und BLAHA (1972) haben, ebenso wie PETERSEN (1970), neben vielen anderen wiederholt auf diese Sachverhalte hingewiesen.

Mortalität. Wir wissen, daß die Mortalität inzwischen kein zuverlässiges Kriterium für Epidemiologie mehr ist. Sie sagt uns aber etwas über die Qualität der Behandlung aus; zudem ist sie die einzige einigermaßen, in allergröbsten Umrissen, zuverlässige Quelle für den „Seuchengang". In unseren Breiten dürfen wir annehmen, daß die „Tuberkulosemortalität" etwa bei 5—10 auf 100000 liegt. Die Tuberkulosesterblichkeit aller Formen seit 1877 geht aus Abb. 3 hervor, die Sterblichkeit in Bayern seit 1890 geben die Abb. 4 u. 5 wieder. Die relativ hohen Mortalitätsangaben in Deutschland beruhen wohl darauf, daß eine Zahl von „Tuberkulosesterbefällen" „mit" und nicht „an" einer Tuberkulose stirbt.

Über die Probleme der Mortalitätsstatistik gibt NEUMANN (1970) zuverlässig Auskunft. Er sagt, daß die unentdeckten Tuberkulosen, bzw. erst bei der Sektion entdeckten Tuberkulosen häufig ältere Menschen mit geringen Kontaktmöglichkeiten betreffen. Für die Statistik ist dabei nicht uninteressant, daß einerseits eine ganz erhebliche Zahl von Tuberkulosetodesfällen fälschlich angenommen wird, andererseits aber Tuberkulosen auch wiederum häufig zu Lebzeiten nicht erkannt werden, so daß Zufälligkeiten in der Mortalitätsstatistik eine erhebliche Rolle spielen. NEUMANN weist besonders auf die Umfragen von KREUSER und KEUTZER (1970) hin. Gerade auch aus den Sektionsstatistiken geht hervor, wie sehr die „Röntgendiagnose" allein zu irrtümlichen Beurteilungen Anlaß geben kann. [Siehe auch HILLERDAL (1963), HORACEK (1970), SIMMONDS (1963) sowie die Leitartikel in Lancet und im British Medical Journal.] HART hatte sich bereits 1917 eingehend mit diesem Problem befaßt.

Bestand (Prävalenz) ist ein epidemiologischer Parameter, dem ähnliche Unsicherheitsfaktoren anhaften wie der Mortalität. In die Statistik kön-

Kenntnis der epidemiologischen Situation

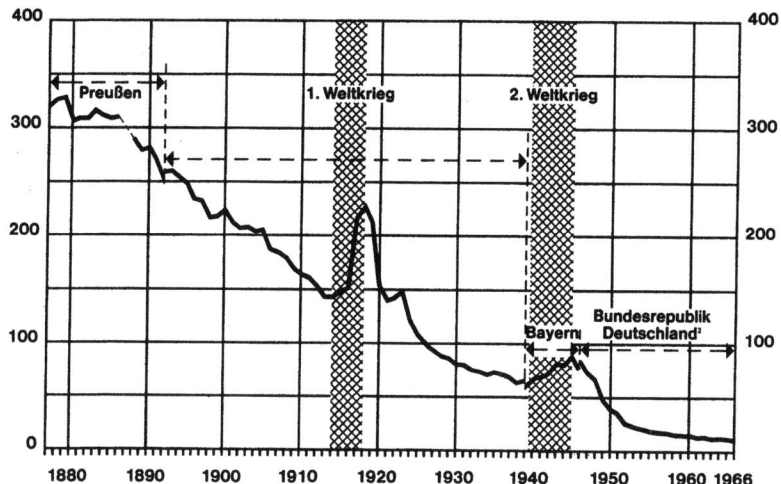

Abb. 3. Tuberkulosesterblichkeit (alle Formen) seit 1877 auf 100000 der Bevölkerung; Deutsches Reich bzw. Bundesrepublik Deutschland. (Nach G. NEUMANN)

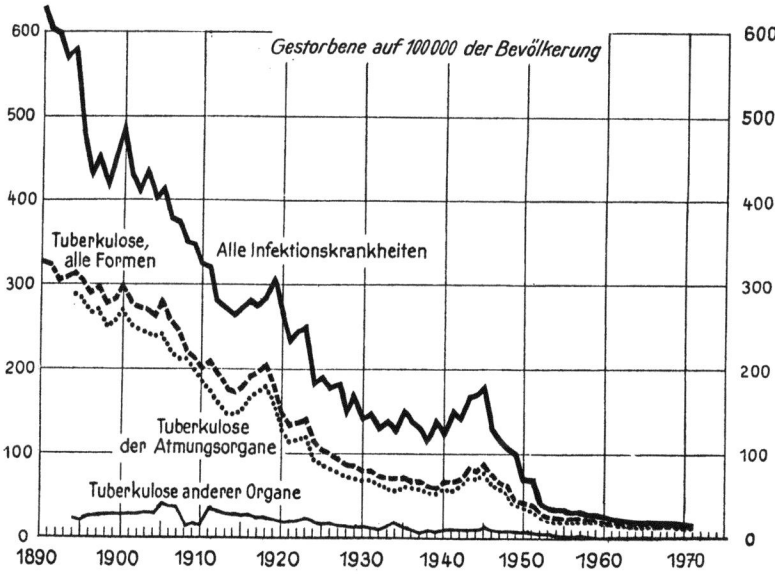

Abb. 4. Sterblichkeit an Tuberkulose in Bayern seit 1890 (auf 100000 der Bevölkerung) (Bayerisches Statistisches Landesamt)

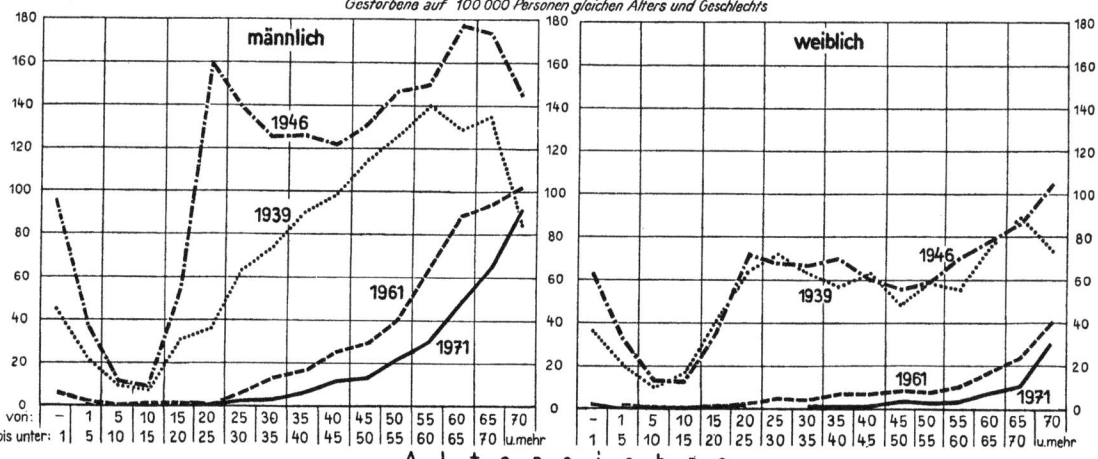

Abb. 5. Tuberkulosesterblichkeit (alle Formen nach Altersgruppen und Geschlecht in Bayern) 1939, 1946, 1961 und 1971; Gestorbene auf 100000 Personen gleichen Alters und Geschlechts (Bayerisches Statistisches Landesamt)

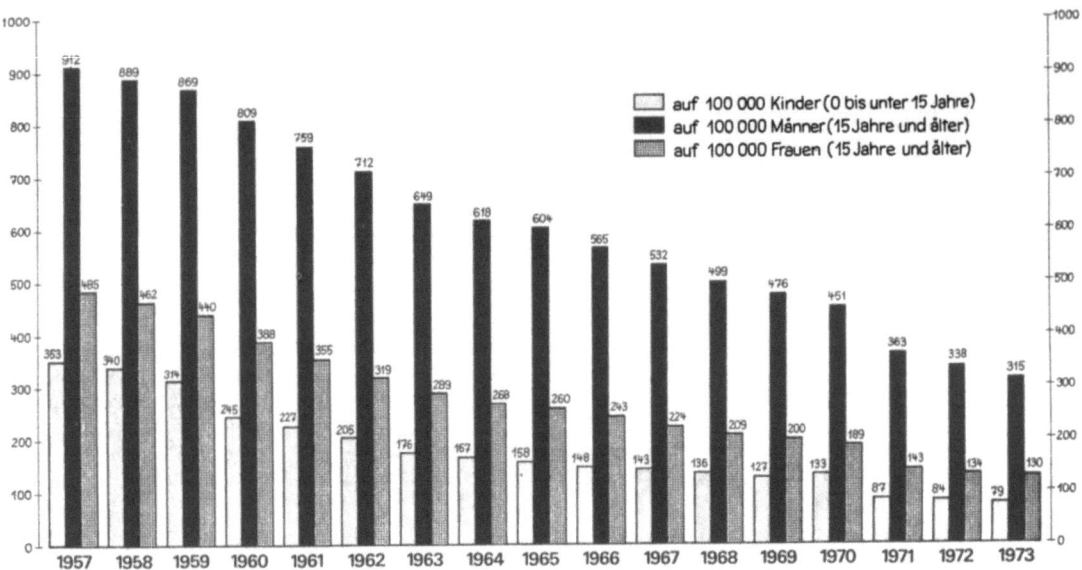

Abb. 6. Bestand an Aktiv-Tuberkulosekranken in Bayern seit 1955 (Bayerisches Statistisches Landesamt)

nen nur diejenigen Tuberkulosefälle aufgenommen werden, die gemeldet sind. Der Meldepflicht wird wohl in allen Ländern der Welt nicht immer Genüge getan. Im übrigen gelten für den „Bestand" in ähnlichem Maße die Einschränkungen, die bei der „Mortalität" gemacht worden sind. Die erst bei der Sektion entdeckten Tuberkulosen fehlen auf jeden Fall in der Bestandsstatistik beim Lebenden. Die Bestandsstatistik ist durch besondere Unsicherheitsfaktoren belastet.

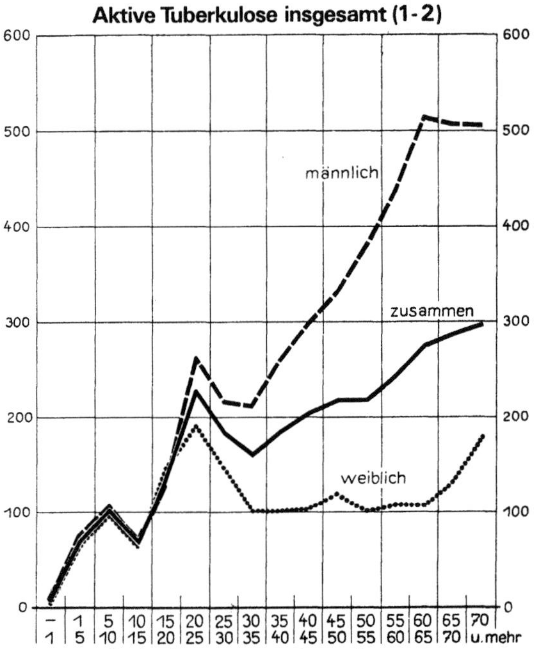

In Deutschland werden auch Erkrankungen in den Bestand genommen, deren tuberkulöse Natur nicht durch Bakteriologie oder feingewebliche Untersuchung bestätigt sind; es werden sozusagen „Röntgendiagnosen" in die Statistik übernommen mit allen ihren „statistischen" Risiken.

Ein wesentliches Problem besteht auch darin, daß Bestandsergebnisse davon abhängen, je nachdem wie lange ein an Tuberkulose Erkrankter im Bestand geführt wird.

So zeigt uns das Schaubild (Abb. 6), Bestand an aktiv Tuberkulosekranken in Bayern seit 1957, immerhin den verhältnismäßig zuverlässigen, in den letzten Jahren allerdings weniger deutlichen Rückgang des Bestandes in Bayern.

Aus diesem Schaubild werden vor allem die Unterschiede zwischen Männern, Frauen und Kindern deutlich. Das Überwiegen der männlichen Bevölkerung ist ein „Kennzeichen" der gegenwärtigen epidemiologischen Situation. Die Verteilung der Fälle von „aktiver Tuberkulose insgesamt" auf die einzelnen Altersgruppen zeigt Abb. 7.

Die Schaubilder für Bayern werden gewählt, weil die Verhältnisse als im wesentlichen repräsentativ für das Bundesgebiet angesehen werden können. Es handelt sich um einen über Jahre hinaus konstanten regionalen Bereich.

Neben dem eindrucksvollen Unterschied zwischen Männern und Frauen treten die Unterschiede des Bestandes an Tuberkulose in den verschiedenen Lebensaltern besonders deutlich zutage: Das Hauptreservoir stellt unter den etwa 1971/72 geltenden Bedingungen die Tuberkulose der älteren Männer dar.

Abb. 7. Bestand an Aktiv-Tuberkulosekranken in Bayern 1973 nach Altersgruppen und Geschlecht auf 100000 Personen gleichen Alters und gleichen Geschlechts

Zugänge (Inzidenz)
Wenn wir uns von dem mehr statischen Begriff des „Bestandes an einem Stichtag" zu den *Zugängen* wenden, dann ergibt

Kenntnis der epidemiologischen Situation

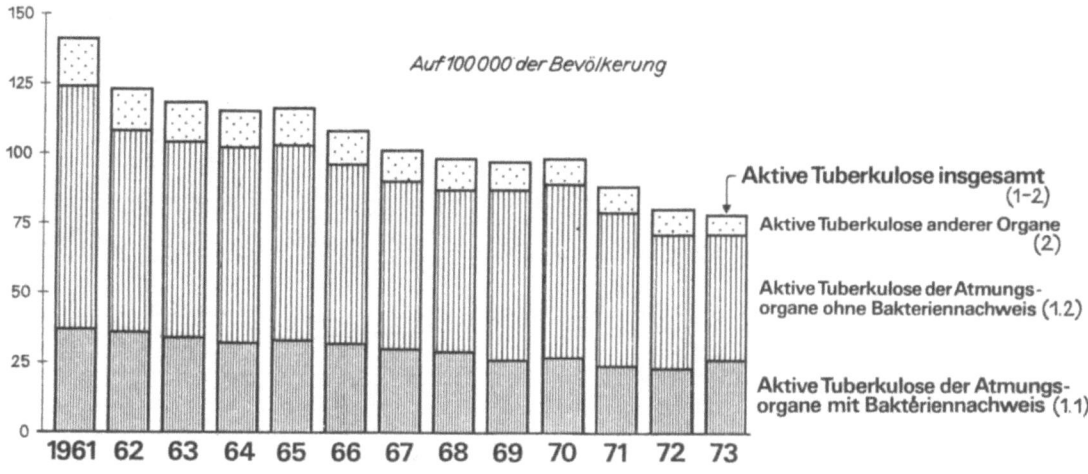

Abb. 8. Zugänge an Aktiv-Tuberkulosekranken in Bayern seit 1961 auf 100000 der Bevölkerung (Bayerisches Statistisches Landesamt)

sich freilich in bezug auf die Altersverteilung in den letzten Jahren ein anderes Bild. So heißt es in der Veröffentlichung des Bayerischen Statistischen Landesamtes „Die Tuberkulose in Bayern 1970": „Der Rückgang der Tuberkulose, der seit den Jahren nach dem 2. Weltkrieg im großen und ganzen vorherrschte, setzte sich auch im Berichtsjahr 1970, gemessen an der Zahl der Neuerkrankten, nicht weiter fort, nachdem er bereits im Vorjahr zum Stillstand gekommen war. Der Bestand an Tuberkulosekranken sowie die Tuberkulosesterblichkeit nahmen dagegen weiter ab."

Die Zugänge an Tuberkulosekranken in Bayern seit 1961 gibt Abb. 8 wieder, die Verteilung nach Altersgruppen und Geschlecht Abb. 9. Die Ergebnisse der Schirmbilduntersuchungen zeigt Abb. 10.

Ein Ausdruck für das Verhalten der jugendlichen Gesamtbevölkerung mag auch die Schirmbilduntersuchung in der Bundeswehr sein. Auf Abb. 11 ist die verhältnismäßig konstante Abnahme, insbesondere bei den Einstellungsuntersuchungen, deutlich. Hervorzuheben ist die niedrige Zahl offener Tuberkulosen, die einen Vergleich mit anderen „entwickelten" Ländern durchaus zuläßt.

Für die Erfassung der Lungentuberkulose ist zweifellos die Radiologie die einfachste und schnellste Untersuchungsmethode. Jahrzehntelang war der radiologische Befund das Hauptkriterium für Diagnose und Verlaufsbeobachtung. Der Rückgang der Lungentuberkulose und die Zunahme anderer Lungenerkrankungen, beispielsweise des Lungenkrebses, machen heute die Diagnose einer Lungentuberkulose *nur* auf der Basis einer radiologischen Untersuchung zunehmend unsicher. Das Gewicht verschiebt sich

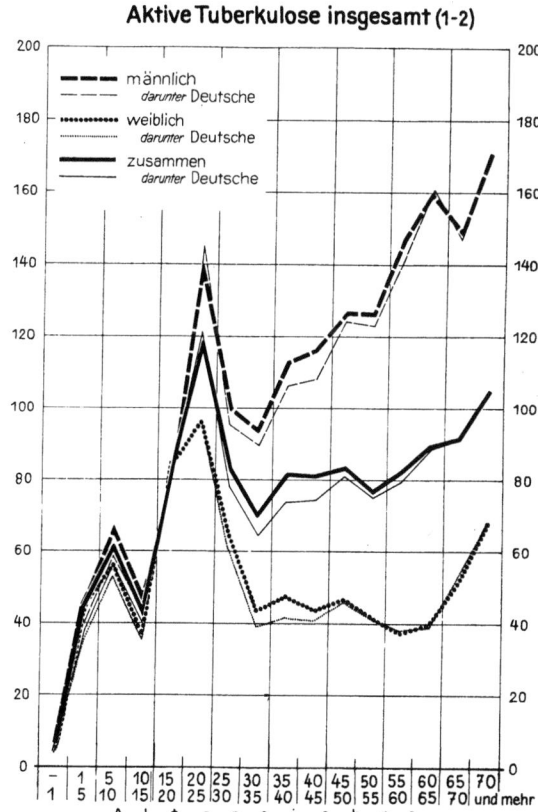

Abb. 9. Zugänge an Aktiv-Tuberkulosekranken in Bayern 1973 nach Altersgruppen und Geschlecht auf 100000 Personen gleichen Alters und Geschlechts (Bayerisches Statistisches Landesamt)

mehr auf die Seite der Bakteriologie als dem zuverlässigeren und wichtigeren (epidemiologischen) Gradmesser. Hinzu kommt, daß die

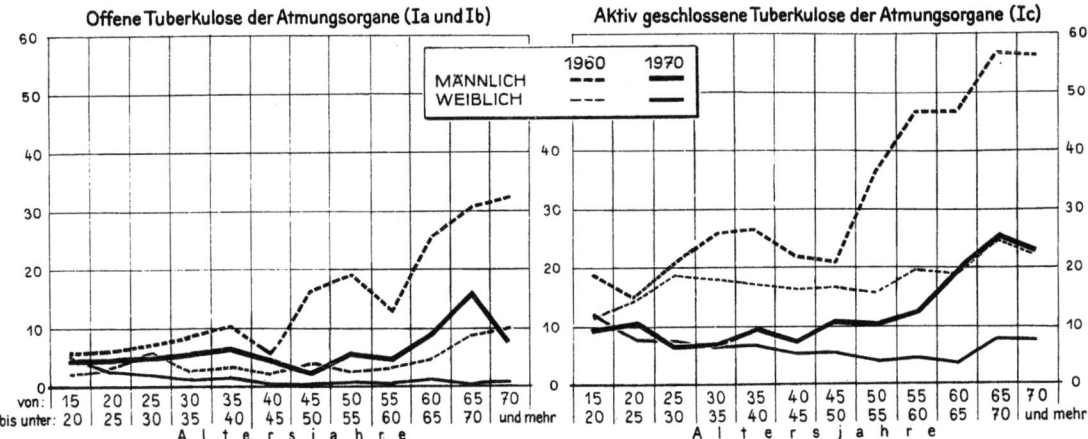

Abb. 10. Bei den Röntgen-Reihenuntersuchungen festgestellte Befunde bisher unbekannter Tuberkulose der Atmungsorgane nach Altersgruppen und Geschlecht in Bayern 1960 und 1970 auf 100000 Personen gleichen Alters und gleichen Geschlechts (Bayerisches Statistisches Landesamt). Der Rückgang seit 1960 ist deutlich; es kann auch abgelesen werden, daß die „Dunkelziffer" der nicht erkannten Tuberkulosen etwa bei 10 bis 20% liegen dürfte

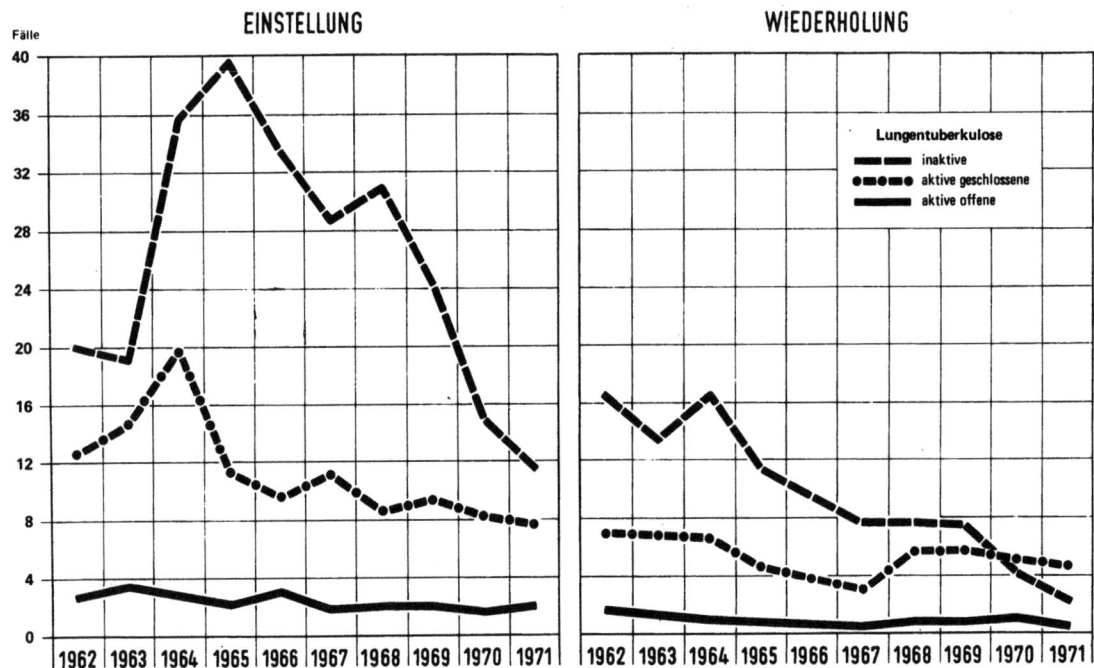

Abb. 11. Ergebnisse von 5030309 Schirmbilduntersuchungen in den Jahren 1962 bis 1971 (auf 10000 Untersuchte). Der Rückgang sowohl bei den Einstellungsuntersuchungen wie bei den Wiederholungsuntersuchungen ist deutlich: es zeigt sich auch, daß die „Fluktuation der Zahlen" weitgehend durch die bakteriologisch nicht gesicherte Tuberkulose bedingt ist (San.-Amt der Bundeswehr)

Rückbildung einer Tuberkulose an irgendeinem Punkte stehen bleibt. Dabei werden oft jahrelang keine Tuberkelbakterien, trotz großer Höhlen, gefunden. Die Unsicherheit der „Röntgenepidemiologie" wächst auch durch die Erfolge der medikamentösen Behandlung.

Für die „Röntgenepidemiologie" insgesamt gilt, daß

mit Rückgang der Tuberkulose der Anteil der tuberkulosebedingten Röntgenveränderungen an der Summe der röntgenologisch faßbaren Lungenveränderungen zwangsläufig geringer, die Irrtumsmöglichkeit zwangsläufig größer wird und *daß die posttherapeutischen Restzustände weiter zur Unsicherheit der „Röntgenepidemiologie" beitragen.*

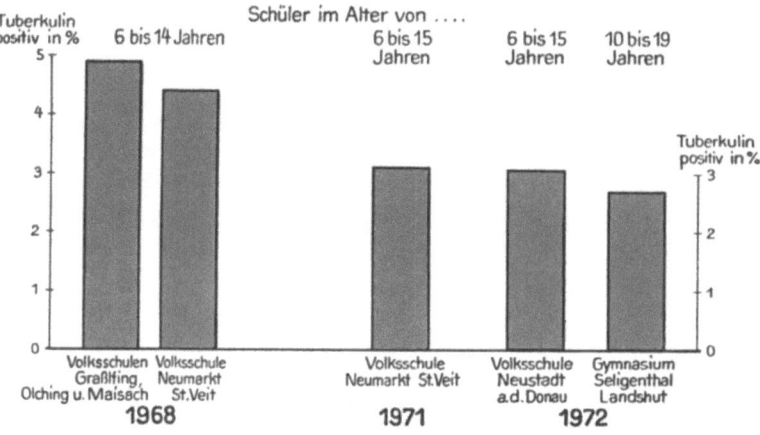

Abb. 12. Tuberkulintestungen an einigen bayerischen Schulen 1968, 1971 und 1972. (Nach H. BLAHA: Vortrag auf der Internationalen Tuberkulose-Konferenz in Tokio, 1973)

Wir können etwa mit folgenden Richtzahlen für die Morbidität „Tuberkulose der Atmungsorgane mit Bakterienausscheidung" für die Bundesrepublik Deutschland bzw. für Bayern rechnen:

Bundesrepublik Deutschland 1973 (ohne Niedersachsen und Kreis Schleswig), auf 100 000 der Bevölkerung:

Zugänge Tuberkulose mit Bakteriennachweis	Männer	28,0
	Frauen	10,1
aktive Tuberkulose ohne Bakteriennachweis	Männer	46,7
	Frauen	25,0
extrapulmonale Tuberkulose	Männer	8,7
	Frauen	9,4
Zugänge aller Formen der Tuberkulose zusammen (Männer und Frauen)		63,0
Bestand Bundesrepublik wie oben:		
Tuberkulose mit Bakteriennachweis	Männer	53,6
	Frauen	16,5
aktive Tuberkulose ohne Bakteriennachweis	Männer	185,3
	Frauen	84,5
extrapulmonale Tuberkulose	Männer	32,6
	Frauen	31,4
Bestand aller Formen der Tuberkulose zusammen (Männer und Frauen)		198,5

Bayern 1974, auf 100 000 der Bevölkerung (Männer und Frauen zusammen):

Zugänge Tuberkulose mit Bakteriennachweis	23,7
aktive Tuberkulose ohne Bakteriennachweis	43,5
extrapulmonale Tuberkulose	7,9
Zugänge aller Formen der Tuberkulose zusammen	75,1
Bestand Bayern wie oben:	
Tuberkulose mit Bakteriennachweis	33,5
aktive Tuberkulose ohne Bakteriennachweis	119,7
extrapulmonale Tuberkulose	20,3
Bestand aller Formen der Tuberkulose zusammen	173,5

Durchseuchung. Besonderer Wert ist zu legen auf die Ergebnisse von Tuberkulinprüfungen mit Rückschlüssen auf die „Durchseuchung". Wir meinen damit die Zahl derjenigen Menschen einer bestimmten Population bzw. Altersklasse, die auf Tuberkulin reagiert. Diese Frage hat deswegen wesentliche Beziehungen zur Radiologie, weil beim tuberkulinnegativen Kind, aber auch beim tuberkulinnegativen Erwachsenen, die radiologische Suche nach einer Tuberkulose, hier Lungentuberkulose, im allgemeinen überflüssig ist. „Wer nicht infiziert ist, kann auch nicht erkranken." Auf Ausnahmen werden wir später eingehen [hingewiesen sei auf die Arbeiten von PERETTI (1960), MYERS (1970), JUNKER (1970), G. NEUMANN (1967), HÖFER (1966) und BLAHA (1971) sowie auf die Übersichten von L. BLAHA (1969), KATERBAU (1969), SCHULTE (1970) und WIEST (1973)]. Untersuchungen in Oberbayern und München haben ergeben, daß die Durchseuchung der 6- bis 14jährigen verhältnismäßig gleichmäßig bei 2,8% liegt (Untersuchungen der Gesundheitsbehörde München, der Regierung von Oberbayern und der „Tuberculosis Surveillance and Research Unit").

Die Globalergebnisse finden sich in Abb. 12 wiedergegeben. Neben der säkularen Mortalitätskurve sind einigermaßen zuverlässige Zahlen für die Durchseuchung der wichtigste epidemiologische Gradmesser. Sie sind auch der Gradmesser, der bei einer Veränderung der Seuchenlage, im großen und im kleinen, am raschesten reagiert. An die Beispiele von Schulepidemien ist dabei zu erinnern.

Die „qualitativen epidemiologischen Gradmesser", das Resistenzverhalten der Tuberkelbakterien und das Chronikerproblem seien nur am Rande gestreift.

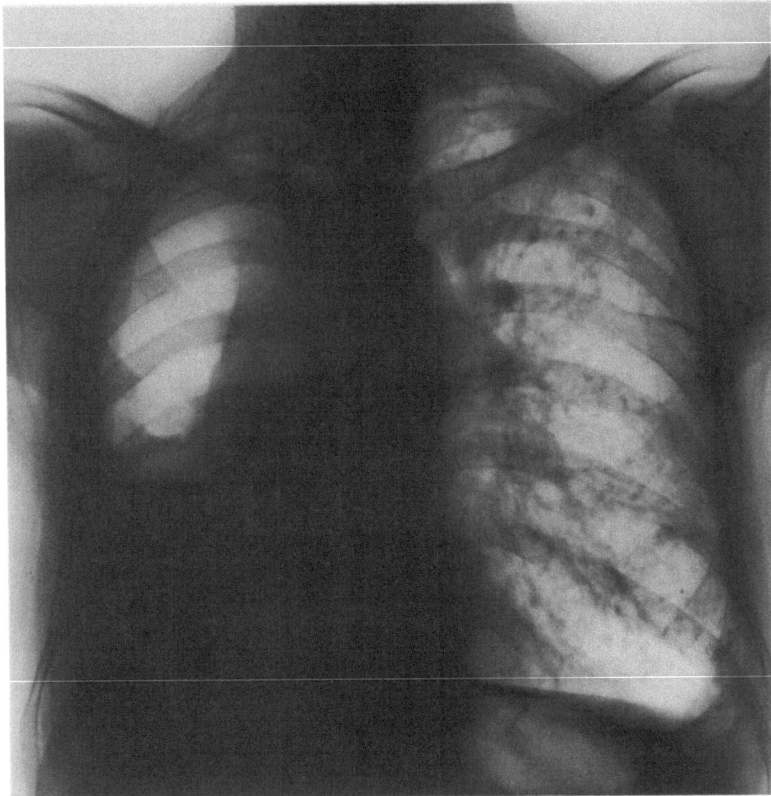

Abb. 13a u. b. Chronische Tuberkulose mit Zerstörung fast der gesamten rechten Lunge

Abb. 13a. Thoraxübersichtsaufnahme: Zerstörung der rechten Lunge mit erheblicher Pleurareaktion: Der rechte Hemithorax ist durch eine Riesenkaverne besetzt; links ausgedehnte ältere und frischere Veränderungen; Pleuraschwarte

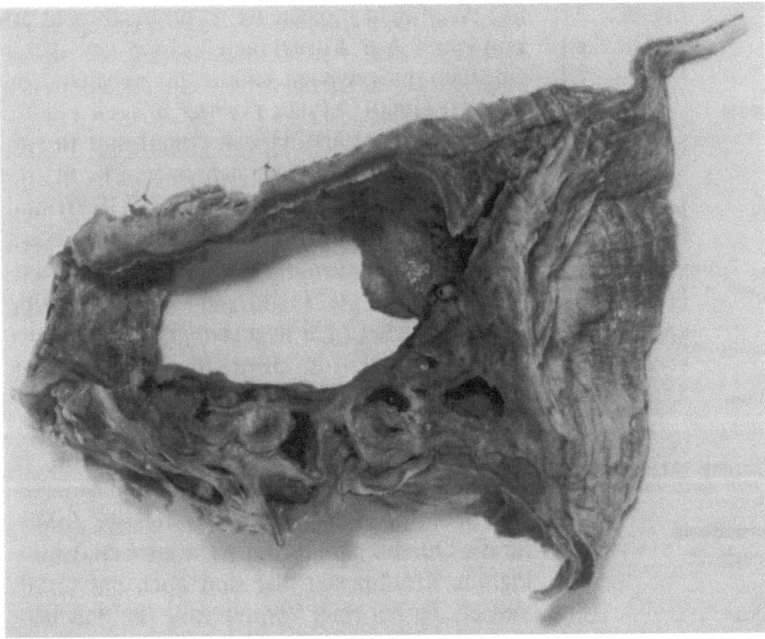

Abb. 13b. Makrofoto des Operationspräparats: Fast vollständige Zerstörung der rechten Lunge durch eine große Kaverne mit zahlreichen säurefesten Bakterien. (Ältere Pulmonalarterienthrombose an der Aufzweigung des rechten Pulmonalarterien-Hauptastes; fibrös-schwartige Obliteration mit Kalkeinlagerung beider Pleurahöhlen nach beidseitigem Pneumothorax vor 19 Jahren)

Die richtige Behandlung der Tuberkulose führt innerhalb angemessener Frist zum Versiegen der Bakterienausscheidung. Ein Rest von „Unbehandelbaren" aus sozialen, psychischen oder somatischen Gründen mag verbleiben. Die langdauernde Bakterienausscheidung mit Erschöpfung der Behandlung bringt das Problem der Resistenzentwicklung mit sich. Die Unterbrechung der Infektionskette wird nicht mehr möglich, wenn eine medikamentöse Einflußnahme nicht erfolgen kann; der „Abgang durch Tod" tritt allerdings doch relativ bald ein (Abb. 13a u. b).

Zur Epidemiologie der Tuberkulose ist das Schaubild „Sterblichkeit an Tuberkulose in Bayern seit 1890" (Abb. 4) besonders interessant. Hier zeigt sich, daß Tuberkulose-Mortalität und Mortalität an allen Infektionskrankheiten parallel gehen.

Wichtige Informationen zur Epidemiologie gibt die Studie aus dem Regierungsbezirk Kolin (STYBLO et al., 1967); weiterhin sind die Arbeiten von FLATZEK-HOFBAUER (1931), GOTTSTEIN (1922), NEUMANN (1962), VON REDEKER (1958) und VON VOGT (1963) sowie den pathologisch-anatomischen Darlegungen von UEHLINGER und BLANGEY (1937) zu nennen.

Zur geschichtlichen Entwicklung der Tuberkulose einige Anmerkungen:

Wir können die gegenwärtige Tuberkulosesituation nicht isoliert betrachten. Das Gehen und Kommen von Seuchen unterliegt Bedingungen, die wir nicht völlig überblicken. Sie sind mit politischen und sozialen Gegebenheiten ebenso verknüpft wie mit Änderungen des Lebensraums, der Lebensgewohnheiten, der Verkehrsdichte, mit Aufgabe ökologisch etablierter Gleichgewichte. Untersuchungen in alten Kulturländern zeigen, daß die Tuberkulose zumeist in einem „endemischen Gleichgewicht" steht. Die Epidemiesituationen ergeben sich mit Eintritt von Ungleichgewichten, wie größeren Bevölkerungsverschiebungen, Verschiebungen von der Nomadenexistenz zur Seßhaftigkeit und von der Landwirtschaft zur Industriegesellschaft. Die epidemiologischen Faktoren lassen sich wohl mit Infektionsdichte, Kontakthäufigkeit, Auslese der Anfälligen, Minderung der allgemeinen Widerstandsfähigkeit durch äußere Umstände, technisch-zivilisatorischer Bildung mit Einhaltung gewisser hygienischer Mindestforderungen skizzieren. Einen wesentlichen Faktor stellt die Rindertuberkulose dar. Mit der Ausmerzung der Rindertuberkulose ist ein entscheidender Rückgang der Halslymphknotentuberkulose eingetreten.

„Mit der Endemie leben wollen" heißt, gefährlich leben: Der Rückgang der Durchseuchung bringt es mit sich, daß die „Kleinepidemie" um jeden Ausscheider von Tuberkelbakterien eben sehr viel häufiger in Erscheinung tritt. Es ist sicher falsch, das gegenwärtige Tuberkuloseproblem zu bagatellisieren. Der feinste Indikator für die Schwankungen der epidemiologischen Situation ist die Tuberkulinprüfung mit standardisierter Technik. Auf diese Art werden auch Vergleichsmöglichkeiten geschaffen.

Geschichte der Tuberkulose und Geschichte der ärztlichen Bemühungen um die Tuberkulose sind zwei verschiedene Kapitel, die freilich immer wieder zusammenkommen. Es wäre in der „Geschichte der Tuberkulose", in der Beziehung der Ärzte zur Tuberkulose nicht gut, wenn mit dem augenblicklichen Nachlassen des epidemiologischen Drucks in bestimmten Regionen der Welt, aber auch mit der „Pauschalierung der Therapie die subtileren Kenntnisse verloren gingen. In diesem Zusammenhang ist auf „die Geschichte der Tuberkulose" von LÖFFLER (1958) hinzuweisen, die das Zeitweilige und Zufällige ärztlicher Kenntnisse am Beispiel der Tuberkulose dartut.

2. Die tuberkulöse Infektion und ihre Folgen

a) Einleitung

Wie bereits zu Beginn ausgeführt, besteht das Problem für den Radiologen darin, daß die „Spezifität" der Gewebereaktion im mikroskopischen Bereich liegt. Die Spezifität eines röntgenologisch erfaßten Prozesses muß also durch Bakteriologie oder zumindest Histologie gesichert werden. Dabei gibt es im weiteren Verlauf Veränderungen, die „autonom" geworden sind: Gewebezerstörungen, Fibrosen, Funktionsverluste, bei denen der Anteil „Infektionskrankheit" gering geworden ist. Für den Radiologen hat die Tatsache, daß es sich um eine Infektionskrankheit handelt, noch weitere Bedeutung: Das Infektionsrisiko des Einzelfalles ist für eine mehr oder minder anonyme „Allgemeinheit" ebenso in Betracht zu ziehen wie das Infektionsrisiko bei der Untersuchung. In bezug auf das Infektionsrisiko haben sich freilich die Verhältnisse sehr stark gewandelt. LOUDON (1972) berichtete auf dem 21. Kongreß der Internationalen Union gegen die Tuberkulose in Moskau 1971, daß durch die Chemotherapie die ursprüngliche Keimmenge innerhalb von 2 Wochen auf ein Zwanzigstel, innerhalb von 4 Wochen auf ein Vierhundertstel reduziert wird. Gleichzeitig hat Bedeutung, daß ein Husten im allgemeinen sehr rasch verschwindet, und daß damit die physikalische Verbreitung, die aktive Verbreitung der Tuberkelbakterien, nicht mehr stattfindet. Es steht außer Zweifel, daß die Infektiösität der Tuberkulose unter zweckmäßiger Behandlung sehr gering ist. Die Zahlen für Berufserkrankungen Tuberkulose nehmen laufend ab. Wichtig für die Infektionsverbreitung sind vor allem die unerkannten Fälle. Es liegen neuere Studien vor, die über die Ausbreitung der Tuberkulose, über die Erkrankung von Kontaktfällen recht konkrete Angaben machen. So geht aus den Untersuchungen von GRZYBOWSKI (1972) hervor, daß das Verbreitungsrisiko der Tuberkulose wesentlich höher liegt, wenn bereits im Direktausstrich Tuberkelbakterien nachgewiesen werden. Relativ gering ist die Infektiösität derjenigen Erkrankten, bei denen nur in der Kultur Tuberkelbakterien gezüchtet werden können. VAN GEUNS (1972) weist ebenfalls auf das höhere Risiko bei Ausstrich-positiven Patienten hin. Bei den Untersuchungen in Rotterdam hat sich gezeigt, daß die jüngeren Personen wesentlich mehr Kontakte als ältere Personen haben; dementsprechend ist das Risiko der Verbreitung der Infektion auch höher.

Diesen allgemeinen Vorbemerkungen zum Infektionsrisiko soll ein grober Überblick folgen über Bakteriologie und Wirtsfaktoren bei der tuberkulösen Infektion, um die wichtigsten Fakten kurz zusammenzufassen.

b) Der Erreger

Die nachstehende Einteilung der Mykobakterien (Tabelle 1) zeigt, daß die für den Menschen pathogenen und potentiell pathogenen Keime nur einen geringen Anteil der gesamten Gruppe ausmachen. Die Infektion erfolgt beim Menschen im allgemeinen durch das Mycobacterium tuberculosis. Der Anteil der Infektionen mit Mycobacterium bovis ist wesentlich zurückgegangen. Besonders bemerkenswert ist, daß die Tuberkuloseerkrankungen, verursacht durch Mycobacterium bovis, in höheren Altersgruppen liegen. Hier liegt ein gewichtiges Argument dafür, daß die exogene Superinfektion doch keine so entscheidende Rolle spielt, wie gelegentlich angenommen wird (CANETTI, 1970).

STOLL (1967) ist auf die Beziehung zwischen menschlicher und tierischer Tuberkulose nach Tilgung der Rindertuberkulose 1967 eingegangen. 1954/55 waren 10,2% aller Tuberkuloseformen durch das Mycobacterium bovis verursacht; dabei berichtet STOLL, daß nur 1,15% der Tiere positive Reaktionen nach den Sanierungsmaßnahmen zeigten. Der Anteil des Mycobacterium bovis in den Jahren von 1952 bis 1966 geht besonders deutlich aus einer Zusammenstellung (Tabelle 2) von MEISSNER (1970) hervor.

In der überwiegenden Zahl ist es also das Mycobacterium tuberculosis, in geringerer Zahl noch das Mycobacterium bovis, für die menschliche Infektion verantwortlich. Die Ausrottung der Rindertuberkulose hat hier einen wesentlichen Wandel geschaffen.

Es sei erwähnt, daß sog. atypische Mykobakterien, in einer ganzen Anzahl von Fällen menschliche Erkrankungen hervorrufen können.

Eine sehr zweckmäßige Einteilung trifft RUNYON 1974. Er unterscheidet zwischen Mycobacterium tuberculosis; dabei spielt die Unterscheidung gegenüber M. afrikanum oder M. bovis keine entscheidende Rolle.

Im übrigen spricht RUNYON davon, daß das Mycobacterium kansasii oder M. avium bzw. dieser Komplex eine Erkrankung verursachen, die gewisse Ähnlichkeit mit einer „Tuberkulose" haben. Diese Erkrankungen sind nicht atypische Tuberkulosen, sondern es handelt sich *nicht* um eine Tuberkulose. Es handelt sich vielmehr um „typische Mykobakteriosen". Die ganze Arbeit ist sehr lesenswert und die Einteilungen scheinen ein Kompromiß zwischen Naturwissenschaft und klinischem Bedarf, auch der Verständigung zwischen Medizin und Naturwissenschaft dienend.

Tabelle 1. Einteilung der Mykobakterien[a]. (Nach G. MEISSNER)

A. Echte Tuberkelbakterien
   M. tuberculosis
   M. bovis

B. Atypische Mykobakterien, langsam wachsend (nach RUNYON)
   I. Photochromogene Mykobakterien
      M. kansasii (varietas aurantiacum, luciflavum u. album)
      M. marinum (M. balnei) u.a.
   II. Skotochromogene Mykobakterien
      M. aquae a und b
      M. aquae c
      M. flavescens
      M. scrofulaceum u.a.
   III. Nonphotochromogene Mykobakterien
      M. avium (hühnervirulent)
      M. intrazellulare battey (nicht hühnervirulent)
      M. xenopi (wächst gelb, gehört in die aviäre Gruppe)
      Mykobakterien der radish Gruppe (m. terrae, M. non chromogenicum, M. novum)
      M. triviale u.a.

C. Schnellwachsende Mykobakterien, Gruppe IV nach RUNYON
   M. smegmatis
   M. phlei
   M. vaccae
   M. Diernhoferi
   M. borstelense
   M. fortuitum (M. minetti) A, B und C und viele andere

D. M. leprae, z.Z. noch nicht züchtbar.

[a] Unter besonderer Berücksichtigung der aus menschlichem Untersuchungsmaterial gezüchteten Mykobakterien.

Tabelle 2. Mycobacterium bovis bei Kindern und Erwachsenen in Westdeutschland (in Prozent der positiven Fälle). (Untersuchungen von G. MEISSNER.) Es zeigt sich, daß bei den Erwachsenen, auch nach Ausmerzung der Rindertuberkulose, noch eine nicht unerhebliche Anzahl von Infektionen durch M. bovis besteht: ein Hinweis auf die Rolle der „endogenen Reinfektion". Die Abnahme insgesamt spricht freilich für die Rolle der auch exogenen Infektion

	Kinder pulmon. Prozesse	Kinder Hals-Ly.-Kno.	Erwachsene Hals-Ly.-Kno.	Erwachsene Lungentuberkulosen	Tbc-freie Rinderbestände
1952—1954	13 = 12%	48 = 45%	107 = 16%		ca. 10%
1955—1959	44 = 4%	98 = 46%	229 = 15%	85 = 22%[a]	74%
1960—1962	8 = 2,4%	25 = 28%	149 = 9,4%	208 = 22%	99,7%
1963	3 = 3%	4 = 17%	3 = 8%	69 = 19%	99,7%
1964	0 (72)	3 = 12%	6 = 10%	53 = 12%	99,7%
1965	0 (47)	4 = 13%	6 = 9,5%	46 = 12%	99,7%
1966	0 (49)		4 = 7%	43 = 9%	99,7%

[a] = 1958—1959. ( ) = positive Fälle.

Die Situation mag dadurch gekennzeichnet werden, daß KÄPPLER (1970) aus der gesamten DDR über 179 Fälle mit Nachweis von „atypischen Mykobakterien" bei menschlichen Erkrankungen berichtet. Für die Anerkennung einer Infektion durch „atypische Mykobakterien" nennt MEISSNER folgende Kriterien: 1. Züchtung nicht zu kleiner Kolonienzahl und „Reinkultur". 2. Mehrmalige Züchtung des gleichen Stammes. 3. Einmalige Züchtung aus dem Resektions- oder Sektionspräparat genügt als Beweis. 4. Kein Nachweis von „echten" Tuberkelbakterien. 5. Vorliegen einer tuberkulosegleichen Erkrankung wird gefordert; die Diagnose sei vom Kliniker und Bakteriologen gemeinsam zu stellen. Es mag für die praktische Arbeit noch von Bedeutung sein, daß sog. atypische Mykobakterien als krankmachende Keime besonders häufig in vorgeschädigten Lungen, etwa bei Silikose, gefunden werden; ein häufiges Vorkommen ist uns besonders aus den nordfranzösischen Bergbaugebieten gemeldet. Der Begriff „opportunistische Keime" betrifft sowohl den Gesamtorganismus wie auch das lokale Terrain, hier insbesondere die Lunge. Für diese Probleme sind MEISSNER (1963), KOVACS (1966), NASSAL (1961), RUNYON et al. (1959) sowie SCHMIEDEL (1960) zu nennen.

Ein Schema nach PETERSEN (1973) (Abb. 14) macht deutlich, daß aus der Kultur folgende wesentliche Kriterien abgelesen werden können:
a) Die Quantität der ausgeschiedenen Mykobakterien.
b) Die „Taxonomie", die Art des Erregers.
c) Kultur als Ausgangsmaterial für die Resistenzbestimmung.

Die Bakteriologie dient damit der Diagnose, der Differentialdiagnose, der Führung der Therapie, ferner der epidemiologischen Fährtensuche. Sie kann Hinweise auf Infektionsketten geben und schließlich zur Klärung pathogenetischer Fragen beitragen.

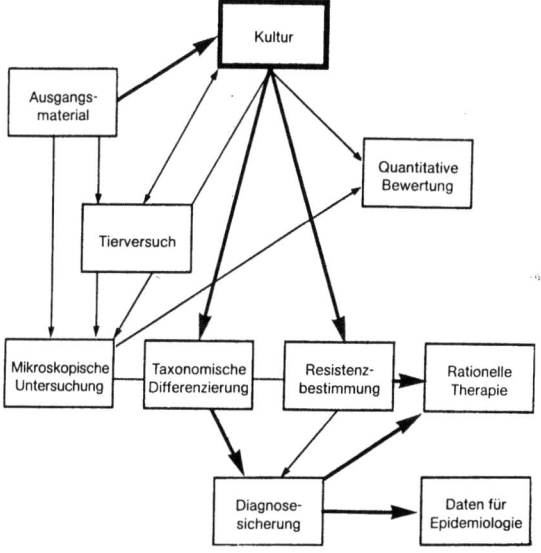

Abb. 14. Zentrale Stellung des Kulturverfahrens in der Tuberkulosediagnostik. (Nach K.F. PETERSEN)

c) Wirtsfaktoren bei der Tuberkulose

Voraussetzung für die Entstehung der Krankheit Tuberkulose ist beim Menschen die Infektion mit Tuberkulosebakterien. Nicht jede Infektion führt jedoch, auch bei Beobachtung über lange Zeiträume, zur manifesten Erkrankung. Die Übergänge von „infiziert" zu „krank" sind fließend. Das Eintreten der klinisch faßbaren „Krankheit Tuberkulose" ist von Faktoren abhängig, die wir nur zum Teil kennen. Der Gesamtkomplex der Faktoren setzt sich zusammen aus hereditären, genetischen Faktoren, aus somatisch akquirierten Gegebenheiten und aus seelischen und sozialen Besonderheiten, Problemen wie Lebensalter, Schwangerschaft, verschiedene Krankheitszustände, Hunger, Geschlecht, Wohnort. Es ist vielfach anzunehmen, daß erhöhte Infektionsmöglichkeiten und „Schwächung der natürlichen Widerstandskraft" Hand in Hand gehen [s. auch PAGEL (1964), SIMMONDS, MAC DONALD (1964) und NASSAU; zu den Gestaltungsfaktoren s. auch BERGHAUS (1938), DIEHL (1947) und VON VERSCHUER (1933); DIEHL, LURIE (1941), MITSCHRICH (1956); auch aus dem zusammenfassenden Überblick von OTT (1958) „Tuberkulose und Umwelt" geht hervor, wie vielfältig die Abhängigkeiten sind].

Es zeigt sich auch hierbei, daß die Radiologie der Tuberkulose nicht aus der Gesamtheit der Klinik herauszutrennen ist. Der Röntgenbefund wird zur Mutmaßung, wenn Vorgeschichte, Familie, soziale Umstände, klinische Befunde und Laborbefunde nicht zur Hand sind. Die Tuberkulose ist, wie schon die DIEHLschen (1958) Arbeiten zeigen, eine „höchst individuelle", an das Individuum gebundene Krankheit.

Zu Problemen der klimatischen Verhältnisse ist auf SCHRÖDER und OBERLAND (1937) zu verweisen, die Abhängigkeit von Wohndichte und Tuberkulosemortalität gibt KAESER wieder.

Das Problem der Gastarbeiter besteht in der Schweiz ebenso wie in Deutschland, in Frankreich ebenso wie in England. Auf die deutschen Verhältnisse sind HEIN (1966), HINKMANN (1967) und NEUMANN (1973) besonders ausführlich eingegangen. Das Bayerische Statistische Landesamt trägt Sorge, ob nicht bei der vermehrten Inzidenz der Tuberkulose die Gastarbeiter eine Rolle spielen könnten. Die Erkrankungsdifferenz zwischen der deutschen und der ausländischen Bevölkerung zeigt Abb. 15 (s. auch OTT, 1965; SCHOLZ, 1966).

Ähnlich verhält es sich mit der Bedeutung kriegerischer Verwicklungen; epidemiologische,

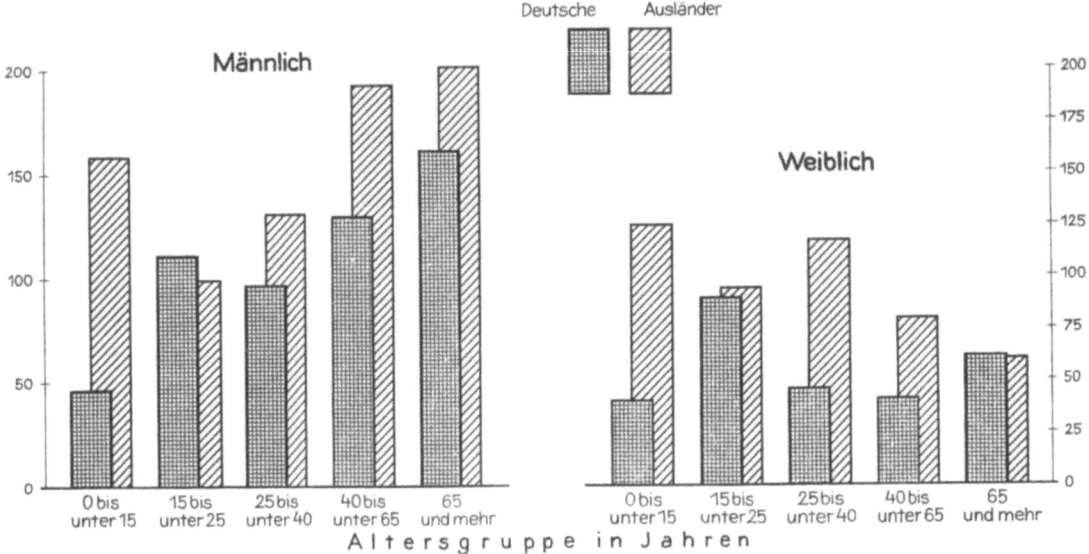

Abb. 15. Zugänge an aktiver Tuberkulose 1973, getrennt nach Deutschen und Ausländern. (Bayerisches Statistisches Landesamt) (Auf 100 000 Personen gleichen Alters und Geschlechts)

soziale und psychische Momente treten zusammen. GIESE (1955) hat in sehr sorgfältiger Weise das Erscheinungsbild der Nachkriegstuberkulose vom pathologisch-anatomischen Standpunkt aus analysiert. Er spricht vom „Kasernierungs- und Strapazenfaktor", von einer „Hungertuberkulose" bei Insassen von Konzentrationslagern, von Gefängnissen und von Kriegsgefangenenlagern. Bei den Hungertuberkulosen stehe vor allem die schwere, nicht zur Ruhe kommende Lymphknotenbeteiligung mit Neigung zur Ausbreitung des Primärherdes im Vorder-

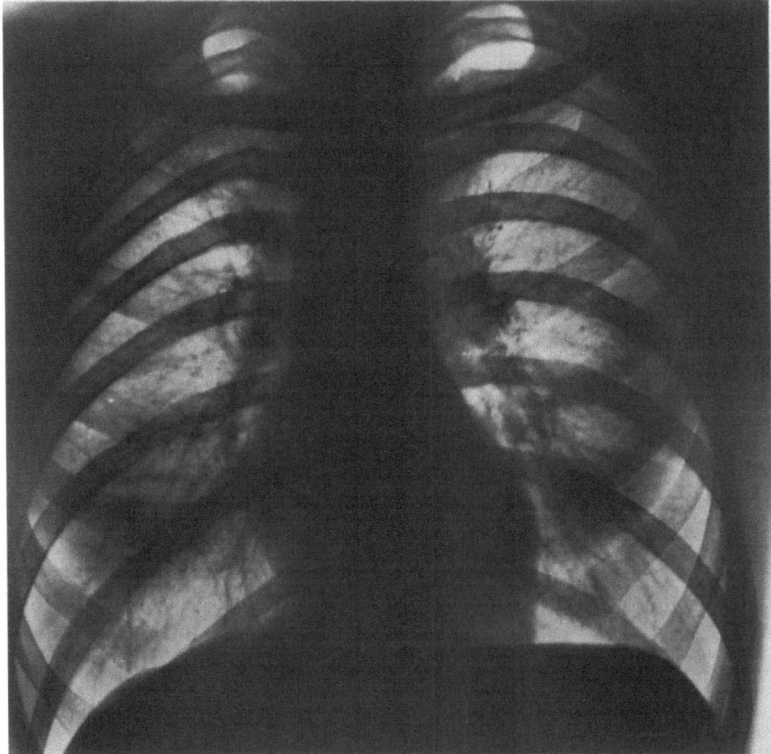

Abb. 16a—c. Tuberkuloseverlauf bei Behandlungsschwierigkeiten (Trunksucht)

Abb. 16a. Feststellung einer Tuberkulose im März 1965: mäßig ausgedehnter Befund rechtes Spitzenoberfeld

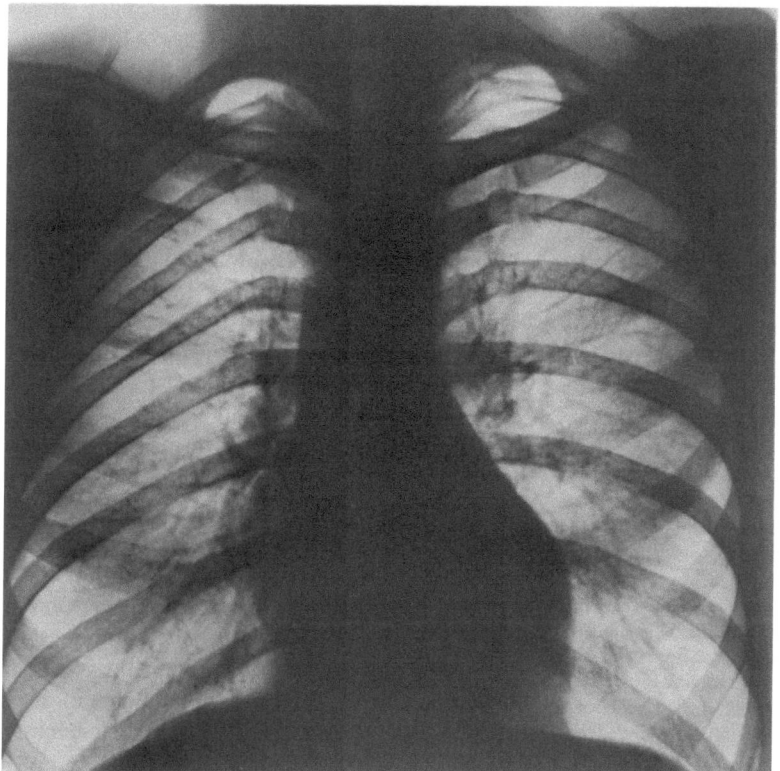

Abb. 16 b. Gute Rückbildung unter geeigneter Behandlung (Aufnahme vom Juli 1965)

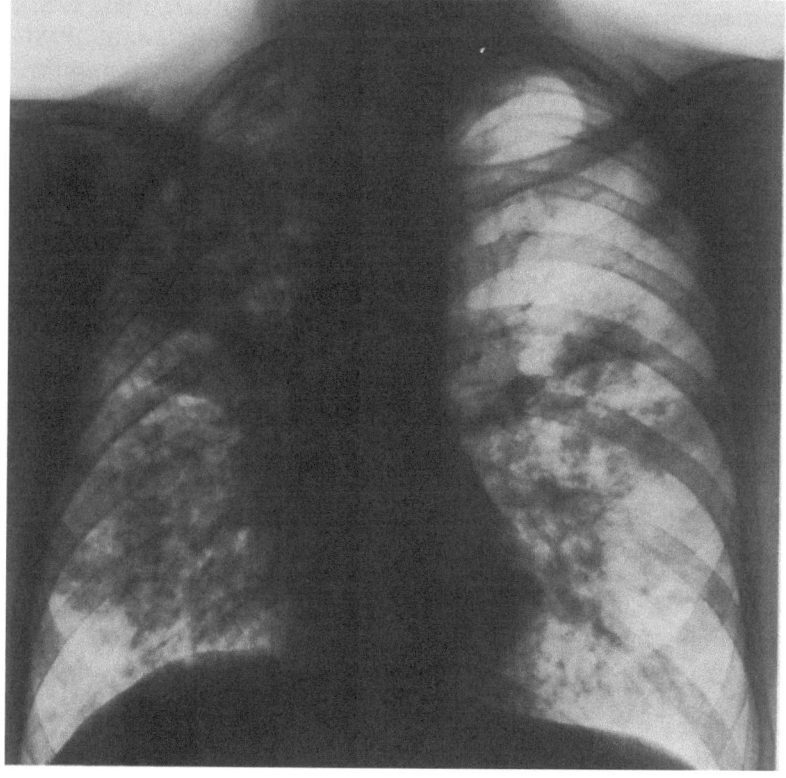

Abb. 16 c. „Niederbruchstuberkulose" bei chronischem Alkoholismus (Aufnahme vom 20. 3. 1972)

grund. Auch UEHLINGER (zit. nach GIESE) spricht von einer großen Zahl bösartig verlaufender Formen später Erstinfektion. Dabei hat GIESE unter extremen Bedingungen mehrere Fälle von sicheren exogenen Reinfektionstuberkulosen gefunden, indem sich frische Primärkomplexe zusammen mit Resten der ersten tuberkulösen Infektion nachweisen ließen. Wir folgern daraus, daß exogene Neuinfektionen auch beim bereits vorinfizierten Organismus dann haften, wenn die Resistenz über eine Änderung der Peristase gemindert wird.

Schwere Bilder zeigten sich bei Exacerbationstuberkulosen auch bei der Zivilbevölkerung. Unter besonderen Bedingungen komme es zu einem Erlöschen der Allergie. Zum Problem „Hunger und Tuberkulose" wären die Arbeiten von GEISSLER (1935), GOTTSTEIN (1931), HASSELBACH (1941) und REDEKER zu nennen. Die Häufigkeit der bösartig verlaufenden Primärtuberkulosen wird auch von LABHARDT (1948) und von STAEMMLER (1944) bestätigt.

Über die besondere *Berufsdisposition* sind zuverlässige Angaben nicht ganz einfach zu gewinnen. Zumeist handelt es sich, nach Art der Gewinnung des Ausgangsmaterials, um selektierte Gruppen. Außer Zweifel steht, daß die Beteiligung der Bergarbeiter an der Morbidität besonders hoch war. Ohne Zweifel ist die Silikose ein prädestinierender „Terrainfaktor". Ferner besteht der Eindruck, daß das Gaststättengewerbe, Kraftfahrer und sozial „unterprivilegierte" oder „sich unterprivilegierende" Menschen ein erhöhtes Risiko tragen, an Tuberkulose zu erkranken (Abb. 16). Die Interferenzerscheinungen der Tuberkulose mit den nicht spezifischen Faktoren, Infektionskrankheiten, Strahlenbehandlung, Stoffwechsel und hormonellen Störungen, mit „allgemeinen Abwehrschwächen" sowie lokalen Gewebeschädigungen sind eingehend bei SCHMID (1958) abgehandelt. Eine hervorragende Darstellung der Tuberkulose in ihren Beziehungen zu Alter und Geschlecht gibt OTT (1958).

Viele andere Fragen wären hier noch zu berühren, so diejenige nach der speziellen Altersempfindlichkeit gegenüber Infektion und in bezug auf die Erkrankungswahrscheinlichkeit, klimatische und rassische Unterschiede. So ist es wahrscheinlich, daß in großen Teilen Asiens und Afrikas wie auch Südamerikas die Tuberkulose weitaus häufiger ist als gegenwärtig in unseren Ländern. Es ergeben sich Probleme, indem jüngere Ärzte und Pflegekräfte aus Europa häufig tuberkulinnegativ sind und in Ländern mit höherer Tuberkulosemorbidität tätig werden. Dabei sind die „resistenzmindernden" Faktoren noch nicht berücksichtigt (HEAF, 1958; HITZE, 1972; ROUILLON, 1972).

3. Zur Pathogenese der Tuberkulose, Infektionswege, Ausbreitungswege

Auch hierbei handelt es sich nur um eine kurze Skizze der Verhältnisse, um die Radiologie nicht isoliert dastehen zu lassen, den Radiologen nicht zum unbeteiligten „Feststeller ungewöhnlicher Dichteänderungen durchstrahlter Materie" werden zu lassen. Darüber hinaus kann der Radiologe selbst ein „Betroffener" sein: Überleben der Tuberkelbakterien in vom Tageslicht abgeschlossenen Räumen, regelmäßiger Umgang mit Krankheitsverdächtigen, hohe „Kontaktfrequenz" lassen den Radiologen gefährdet erscheinen.

Die Hauptquelle der Ansteckung stellt der mit einer ansteckenden Tuberkulose behaftete Mensch dar. Zumeist wird es sich um kavernöse Lungentuberkulosen handeln. Die Kaverne ist das Hauptbakterienreservoir, indem die Keimzahlen in einer Kaverne ausnehmend hoch sind; die Größenordnung dürfte bei 10^9 liegen. Durchaus möglich und wahrscheinlich ist es, daß auch Bronchialtuberkulosen, größere Geschwüre, insbesondere bei Lymphknotendurchbruch, ausreichende Bakterienmengen zur Verfügung stellen, um reale Infektionsrisiken darzustellen. Damit steht die „aerogene", die „Tröpfcheninfektion" im Vordergrund. Alle anderen Infektionswege sind untergeordnet. Früher hat die Infektion auf dem Wege über die Rindertuberkulose eine wesentliche Rolle gespielt. Die Infektion von Tier zu Mensch geschieht im allgemeinen auf dem Ingestionswege, durch Trinken verseuchter Milch.

Auf diese Probleme der Tuberkulose als Anthropozoonose geht NIEBERLE (1958) im Handbuch der Tuberkulose mit Sorgfalt ein. Immerhin ist die Ansteckung auf dem Luftwege von Tier zu Mensch, aber auch von Mensch zu Tier als gesichert anzusehen (HEDVALL, 1958; GRIFFITH, 1958; JENSEN, 1958; sowie LANGE, 1958).

Neben der aerogenen und der Ingestionstuberkulose spielen die übrigen Infektionsformen eine relativ geringe Rolle.

Zu diesen Problemen sind MEISSNER, HEDVALL und BEITZKE zu nennen. Historisch interessant ist, wie LAËNNEC seine eigene lokale Infektion beschreibt (bei LÖFFLER).

Es ist erwähnt worden, daß die Haupteintrittspforte der Tuberkelbakterien der Respirationstrakt darstellt. HUEBSCHMANN (1947) findet primäre Lungenherde in etwa 83%, primäre intestinale Herde in 16%, alle übrigen Infektionsherde zusammen etwa 1%. BRUNO LANGE (1958) nimmt an, daß etwa 90% aerogene Ansteckungen sind (s. auch R.W. MÜLLER, 1952).

Gegenwärtig stellt die „Ingestionstuberkulose", unter unseren Verhältnissen, wohl eine Seltenheit dar.

Die Probleme der pathologischen Anatomie der extrapulmonalen Primärkomplexe sind bei UEHLINGER im Handbuch der Tuberkulose in extenso abgehandelt. Insgesamt kann man mit einem Anteil von pulmonalen zu extrapulmonalen Primärkomplexen von etwa 9:1 rechnen. Hierzu sind die Untersuchungen von UEHLINGER und BLANGEY (1937) sowie von SWEANY (1941) zu nennen. Bei der aerogenen Infektion entwikkelt sich ein erster Herd im Lungengewebe, dem beim Kind eine Beteiligung des regionären Lymphknotens folgt. Der „Primärkomplex" besteht aus Parenchym- und Lymphknotenanteil. Die „Lymphknotenanteile" bei Adoleszenten und Erwachsenen sind im allgemeinen weniger deutlich. Eine eingehendere Besprechung wird im Kapitel „Primärherd, Erstinfektion" erfolgen.

Erreger und Reaktionsbereitschaft spielen beide eine Rolle. Aus der Tiermedizin weist NIEBERLE (1941) darauf hin, daß einmal die Tiergattung, einmal der Erreger als Gestaltungsfaktor im Vordergrund steht.

Die krankmachende Tuberkulose kann aus dem Ersthert unmittelbar entstehen, indem sich pulmonale Anteile oder aber auch Lymphknotenanteile weiter entwickeln. Wir nehmen an, daß bald nach der Ersthertsetzung in vielen Fällen eine Ausstreuung auf dem Blutwege in die Organe des Körpers erfolgt, und daß dadurch, entweder in unmittelbaren Anschluß oder später, die isolierte Organtuberkulose, die postprimäre Tuberkulose entsteht.

Durch die erste Infektion werden Veränderungen der Reaktionsweise bedingt, die bei einer zweiten Infektion zu einer andersartigen Reaktion des Körpers führen. „Allergie" nach VON PIRQUET, bzw. „Pathergie" nach RÖSSLE.

Ein einheitliches pathogenetisches Konzept wird vermutlich der Vielfalt der Situationen bei der tuberkulösen Infektion nicht gerecht: Wir unterscheiden nach Möglichkeit:
Primärinfektion
tuberkulöse Entwicklungen aus der Primärinfektion
Frühgeneralisation und ihre Folgen, insbesondere Miliartuberkulose
Wiederaufflammen älterer Herde und Entwicklung zur krankmachenden Tuberkulose.

Ein Beispiel einer Streutuberkulose bringt Abb. 17. Gemeinsam mit BRIAN HEARD und mit OTTO ist das folgende Gerüst für eine allgemeinere pathogenetische Einordnung denkbar:

I. Primärinfektion
  1. Primärkomplex ohne aktuellen Krankheitswert
  2. Fortschreiten der Tuberkulose aus dem Primärkomplex, entweder aus dem Lungenanteil oder aus dem Lymphknotenanteil
  3. Kontinuierliche Weiterentwicklung der Streuherde im Anschluß an die Erstansteckung
II. Exazerbationen
  1. Exazerbationen des Primärherdes: pulmonaler Anteil, Lymphknotenanteil
  2. Exazerbation der frühen postprimären Streuherde
III. Neuherdsetzungen
  1. durch „endogene Streuung"
  2. durch neue Infektion
     a) bei bestehender Krankheit bzw. bei bestehender veränderter Reaktionslage durch die vorausgegangene Erstinfektion („Superinfektion")
     b) Neuherdsetzung bei „erloschener" früherer Infektion (Reinfektion)

Eingehende Darstellungen der Pathogenese der Tuberkulose finden sich bei LETTERER (1951),

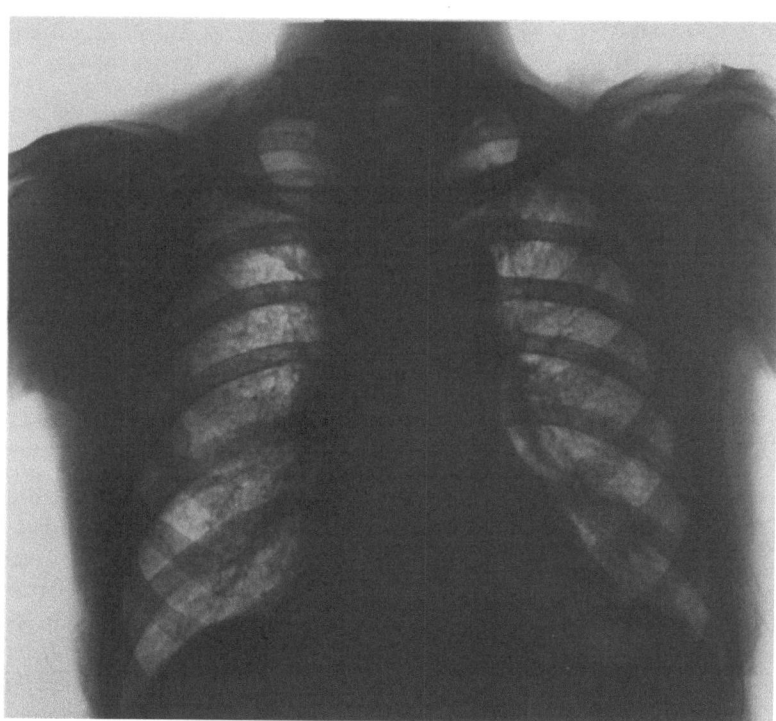

Abb. 17. Miliartuberkulose; 79jährige Frau. Diagnose durch Nachweis verkäsender Granulome in der Leber. Späterhin positive Kulturen aus dem Auswurf. Verdacht auf Lymphknotentuberkulose im Mediastinum als Ausgangspunkt der miliaren Streuung

DEIST und KRAUSS (1951). Lympho-hämatogene und hämatogene Disseminationen kommen sowohl im zeitlichen Zusammenhang mit dem floriden Primärkomplex als auch später (Früh-, resp. Spätstreuung) vor. Sie reichen von diskreten Herdsetzungen bis zur generalisierten Miliartuberkulose. Auf die entsprechenden Arbeiten, z.B. von HUEBSCHMANN, LOESCHCKE; SCHÜRMANN und PAGEL (1951) sei hingewiesen. Eine zusammenfassende Darstellung findet sich bei HAEFLIGER; die Arbeiten von LANGE (1951, 1958), von DIEHL und von VERSCHUER sowie von LURIE sind noch einmal zu nennen.

Insgesamt sind die Ausführungen von WEIGERT, HUEBSCHMANN, WURM, die Diskussionen von LOESCHCKE, SCHÜRMANN, von PAGEL, von BEITZKE, von LUBARSCH und von ASCHOFF aufzuführen, die Übersichten von ALBRECHT, HART, ROMBERG, LYDTIN; RANKE; GRÄFF u.a. aufzuführen.

4. Kenntnisse des Substrats; zur pathologischen Anatomie der Tuberkulose

Es hieße, die gesamte Pathologie der Tuberkulose wiederholen, wenn wir im einzelnen auf das Substrat der radiologischen Manifestation eingehen wollten. Auch hierzu nur einige kurze Anmerkungen.

Als Grundformen der Gewebsreaktionen kennen wir den produktiven und den exsudativen Herd. In Extremfällen ist die ätiologische Zugehörigkeit nur durch den Erregernachweis zu führen. – Die früheste Reaktion um die eindringenden Tuberkulosebakterien ist röntgenologisch nicht zu fassen. Über die Erstveränderungen liegen vor allem die Untersuchungen von WATANABE (1902) und von HERXHEIMER (1902) vor. Eine eingehende Zusammenstellung findet sich bei PAGEL und HENKE (1930) im Handbuch der speziellen Pathologie. – Proliferation und Exsudation spielen gemeinsam bereits in frühen, „präradiologischen" Stadien eine Rolle. Von den Grundreaktionen: Exsudation und Proliferation, geht die weitere pathologische Entwicklung aus mit Verkäsung, Bindegewebsumwachsung, Karnifizierung und Kalkeinlagerung. – Ein unspezifischer Gestaltungsfaktor ist dabei im allgemeinen mit in Rechnung zu ziehen, nämlich die „kollaterale Entzündung". Hierauf sind im makroskopisch-radiologischen Bereich möglicherweise flüchtige Veränderungen zu beziehen.

[Neben den Genannten sind zur pathologischen Anatomie LUBARSCH, SCHMORL, TENDELOO und WEIGERT aufzuführen, ferner ALBRECHT (1907), ASCHOFF (1925), BEITZKE (1917, 1927), HART (1917) und RANKE (1911).]

Produktiver Herd und exsudativer Herd sind die Grundformen der Gewebsreaktion. Sie sind die Grundlage des radiologischen Substrats, aus dem sich das Weitere entwickelt. Aus den distinkten Knötchenbildungen, durch Perivaskulitis und Peribronchitis, durch die Erkrankung des Azinus mit Hinzutreten des Kollapses, durch käsig pneumonische Veränderungen aus den „exsudativen Herden" werden die Hohlraumbildungen durch Erweichung und Abstoßung des käsig gewordenen Gewebes gebildet.

Es entstehen die ungereinigten Kavernen, ohne Demarkation, die sich weiter in „ältere Kavernen" wandeln. Wir werden später sehen, wie zahlreiche andere Faktoren das Röntgenbild beeinflussen.

Um mit dem Kapitel „Kenntnis des Substrats des Röntgenschattens", ein Kapitel, das sich letztendlich von der Pathogenese nicht abtrennen läßt, abzuschließen, verweise ich auf die *„Diagnostic Standards"* (1969). In knapper Form sind dort die wichtigsten Grundtatsachen niedergelegt. Es ergibt sich für Pathogenese, Ausbreitung, Entwicklung der Herde, etwa folgende Zusammenschau:

Bei jungen Kindern erscheint die Tuberkulose als Primärkomplex mit Parenchym- und Lymphknotenläsion; die Parenchymläsion kann zu klein sein, um sichtbar zu werden. Der Lymphknotenanteil erscheint im allgemeinen später, besteht länger, Verkalkungen können eintreten.

Beim Heranwachsenden und Erwachsenen ist der Lymphknotenanteil oft nicht sichtbar. Die chronische Lungentuberkulose, die Reaktivierung beginnt im allgemeinen im Spitzenbereich und im dorsalen Anteil des Oberlappens und im superioren Segment des Unterlappens.

Die Ausbreitung der Tuberkulose in Form der akuten hämatogenen Streuung, der Miliartuberkulose erfolgt mit kleinen diffusen, verhältnismäßig einförmig und symmetrisch verteilten Herden in den Lungen. Die bronchogene Ausstreuung folgt mehr den Segmenten, im allgemeinen in die Unterlappen. Sie ist in ihrer Verbreitung lokalisiert und gleichmäßig in ihren einzelnen Herden. Eine doppelseitige Zeichnung kann bestehen; sie ist jedoch nicht gleichmäßig verteilt.

Zur Herdentwicklung wird festgestellt, daß die früheste Parenchymläsion bei der Lungentuberkulose das Exsudat ist. Die Verkäsung, Fibrose und gemischtförmige Herde bilden das Substrat der Röntgenschatten. Diese Termini stellen jedoch *Ausdrücke für histologische Veränderungen dar, deren exakte Natur aus dem Röntgenbild nicht bestimmt werden kann. Sie sollten nicht ge-*

braucht werden, um Röntgenschatten zu bezeichnen.

Lobäre und segmentale Verdichtungen, dichte homogene Schatten, die ganze Lappen, Segmente oder Subsegmente einbeziehen, sind bei der Tuberkulose gewöhnlich. Diese können Atelektasen, Verdichtungen oder einer Kombination von beiden entsprechen. Eine Atelektase kann Folge eines endobronchialen Blocks mit Verlegung sein oder Folge einer Kompression durch vergrößerte Lymphknoten. Diese Kompression betrifft oft den Mittellappen. Atelektatische Bezirke haben eine Schrumpfungstendenz mit Retraktion der Gebilde zur Lungenwurzel und mit Verziehung der Trachea. Sie können sich aber auch wieder belüften, und der entsprechende Lungenabschnitt kann zu normaler Größe zurückkehren. Eine Lungengewebsverdichtung (– bei Tuberkulose –) kann tuberkulöse oder nichttuberkulöse Ursachen haben. (Nach: Diagnostic Standards der National Tuberculosis and Respiratory Diseases Association 1969.)

5. „Das Terrain": Die Beurteilung des von der Tuberkulose betroffenen Organs und seiner Umgebung

Zuvörderst ist hier zu nennen die Kenntnis der normalen Befunde. Hierzu verweise ich auf die Standardwerke der Lungenanatomie:

H. VON HAYEK: Die menschliche Lunge, Berlin: Springer 1953.

A. POLICARD: Le poumon. Paris: Masson & Cie., 1955.

WILLIAM SNOW MILLER: The Lung. Springfield: Charles C. Thomas, 1957.

Die diagnostischen Risiken, die durch die „Umgebung der Lunge" entstehen, werden im speziellen Teil abgehandelt. Unbedingte Voraussetzung einer „Tuberkulosediagnostik" ist es, diejenigen Veränderungen auszuschließen, die mit einer Tuberkulose nichts zu tun haben und die Klippen zu kennen, die eine sachgerechte Beurteilung des Röntgenbefundes erschweren. Die Rolle der „Terrainbeschaffenheit" geht aus Abb. 18a—c hervor.

6. Kenntnis der nicht radiologischen Methoden

Auch hier seien nur ganz kurze zusammenfassende Bemerkungen gemacht. Die Unsicherheit der radiologischen „Diagnose", der „makromorphologischen Diagnose" bringt es mit sich, daß die Sicherung durch Bakteriologie unbedingt erreicht werden sollte. Für Materialgewinnung und Verarbeitung ist hier noch einmal auf die Ausführungen von MEISSNER hinzuweisen.

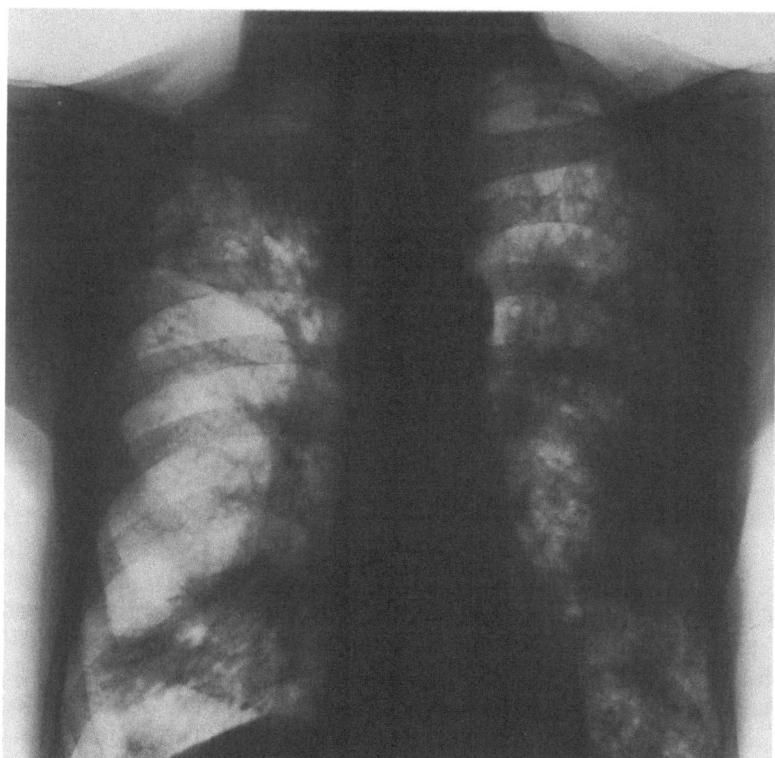

Abb. 18a—c. Lungenemphysem als „Terrainfaktor"

Abb. 18a. Ausgedehnte doppelseitige Lungentuberkulose bei Lungenemphysem

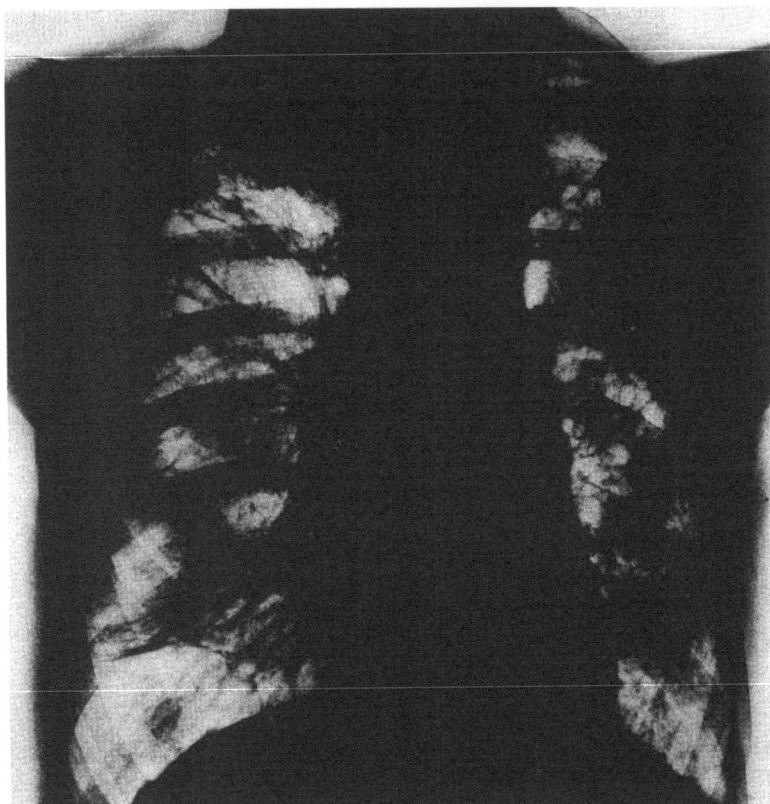

Abb. 18b. Posttuberkulöse Wabenlunge; dabei ist schwer entscheidbar, was von diesen Veränderungen bereits vor der Erkrankung an Tuberkulose bestanden hatte

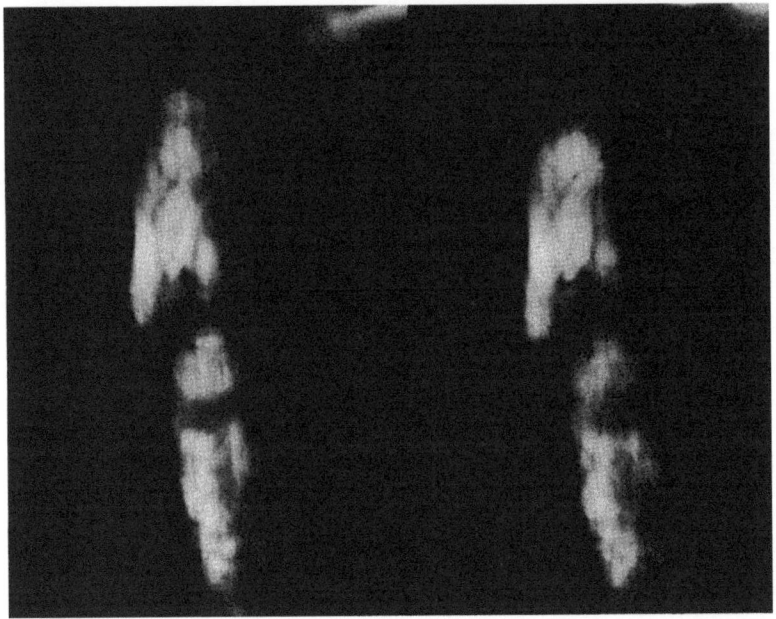

Abb. 18c. Grobblasige Waben nach Tuberkulose im Schichtbild. Klinisch: chronische Emphysembronchitis

Die instrumentellen diagnostischen Methoden zur histologischen Sicherung gehören zum täglichen Rüstzeug einer Spezialklinik: beginnend mit der Bronchoskopie zur Diagnose endobronchialer Veränderungen, mit der Mediastinoskopie, die bei der Differentialdiagnose der Lymphknotenerkrankungen Gutes leistet, über die Thorakoskopie, die sich besonders bei diffusen Lungenveränderungen anbietet zur Nadelbiopsie durch das Bronchoskop, durch das Mediastinoskop oder transthorakal. Unter Umständen ist es nicht zu umgehen, daß die offene

Lungenbiopsie zur Diagnose herangezogen wird, neuerdings vor allem die transbronchoskopischen Methoden der Lungenbiopsie.

Die oft einfachste Methode, die zur Diagnose von Lungenerkrankungen führt, ist die Direktpunktion der Leber bzw. die Laparoskopie mit Punktion. Bei der Miliartuberkulose oder bei der chronischen miliaren Aussaat finden sich korrespondierende Veränderungen in der Leber und in der Lunge. Für die Mediastinoskopie ist auf die zusammenfassende Darstellung von BLAHA im Handbuch der Radiologie zu verweisen; zu den diagnostischen Methoden haben BLAHA, CLAUBERG und CUJNIK 1972 im Zusammenhang berichtet. Das Primat der Diagnose der Tuberkulose liegt bei der Bakteriologie, auch bei Gewinnung von Gewebeproben. Die Irrtumsmöglichkeiten sind nicht ganz gering bei alleiniger histologischer Untersuchung. Bei den nicht radiologischen Methoden wäre schließlich und vor allem die klinische Allgemeinuntersuchung zu nennen. Zeichen der primären Tuberkulose, wie Erythema nodosum, tuberkulöse Halslymphknoten, tuberkulöse Ulzera, Hauttuberkulosen, können aus der allgemeinen Untersuchung Hinweise geben, ebenso wie die Untersuchung des Augenhintergrundes.

7. Grenzen der radiologischen Diagnostik bei der „Tuberkulose"

Die „Tuberkulose" wurde in Anführungszeichen gesetzt: Es handelt sich um einen Sonderfall der „Mykobakteriosen", welcher sowohl die „wirklichen" Tuberkuloseerkrankungen wie auch die „Mykobakteriosen", hervorgerufen durch andere Mykobakterien, umgreift. Als Tuberkulose im engeren Sinn bezeichnen wir, wie bereits erwähnt, die Erkrankungen, die durch das Mycobacterium tuberculosis und durch das Mycobacterium bovis hervorgerufen sind. Für diese Abgrenzung gibt es praktische, epidemiologische und auch individualmedizinische Gründe. Erfahrungsgemäß sind „atypische Mykobakteriosen" mit vielen der gegenwärtig zur Verfügung stehenden Medikamente nicht behandelbar. Es besteht eine, zum Teil sehr hochgradige Resistenz dieser Mykobakterien gegen die Tuberkuloseheilmittel.

Zu den Mykobakteriosen sind vor allem die Arbeiten von ADELS und COX (1968), AMAROTICO (1969), BATES (1967), BAUM (1965), BEITZKE (1953), BÖNICKE (1960), BREHMER (1965), CORPE (1964), CORPE, RUNYON und LESTER (1963), CROW, CORPE und SMITH (1961), DOYLE, EVANDER und

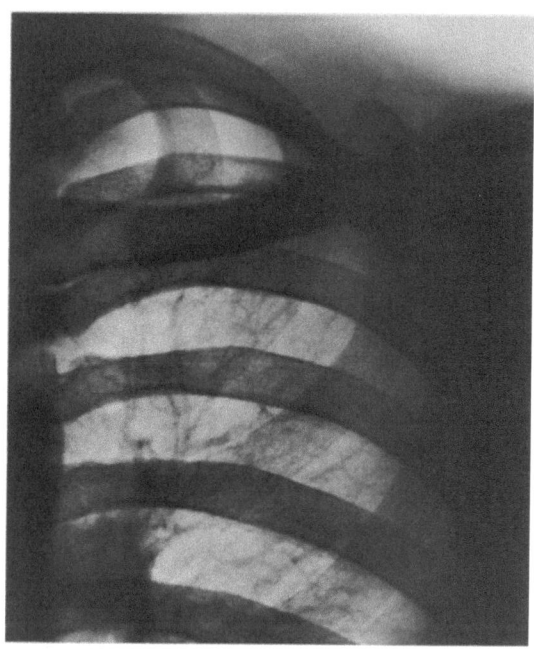

Abb. 19a u. b. „Mykobakteriose"

Abb. 19a. Teilausschnitt aus Thoraxübersichtsaufnahme: Fingernagelgroßer Herd links, in Deckung mit der Klavikula

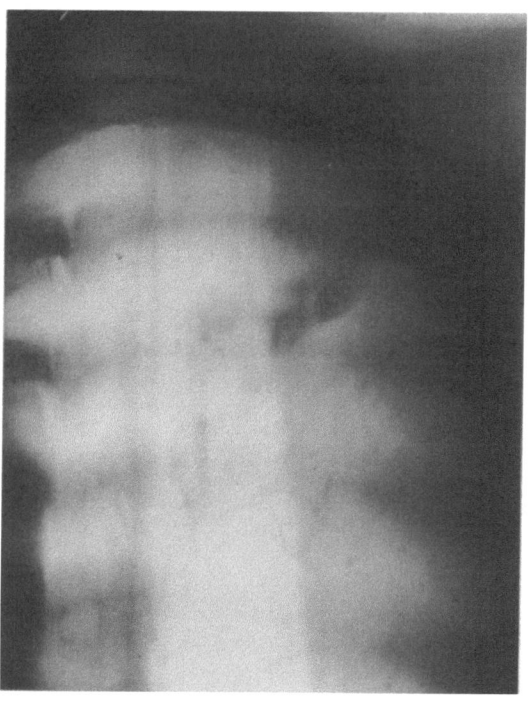

Abb. 19b. Die Schichtaufnahme zeigt den Konglomeratherd deutlich. Bakteriologisch: Mycobacterium Kansasii; natürliche Resistenz gegenüber Isoniazid, Streptomycin, PAS und Capreomycin. (Institut für Laboratoriumsdiagnostik im Zentralkrankenhaus Gauting; Prof. Dr. K.F. PETERSEN)

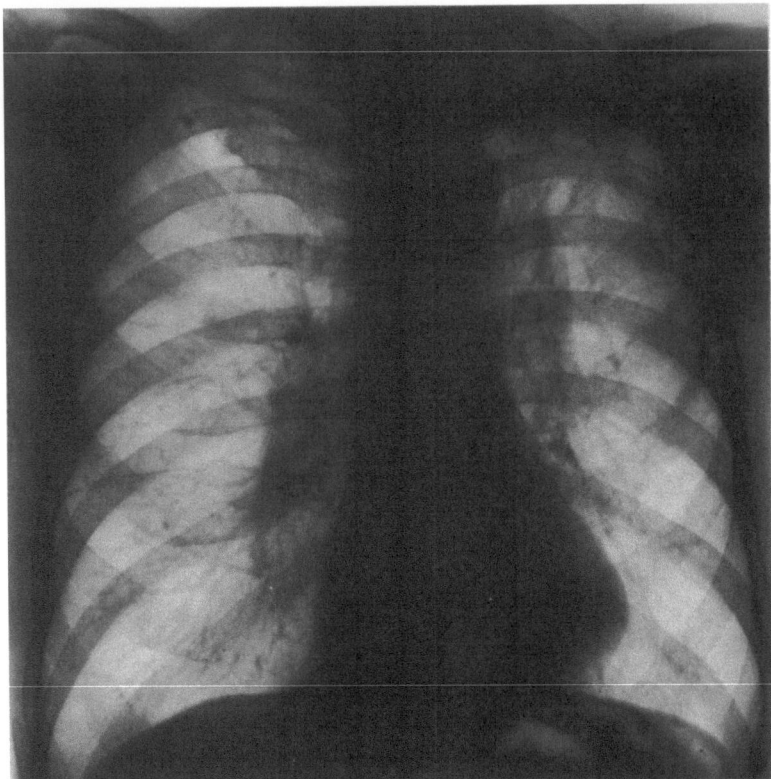

Abb. 20a u. b. Mykobakteriose (Mycobacterium avium; 74jähriger Mann)

Abb. 20a. Mykobakteriose, überwiegend im Bereich des linken Lungenoberfeldes; Aufnahme vom 17.1.1969

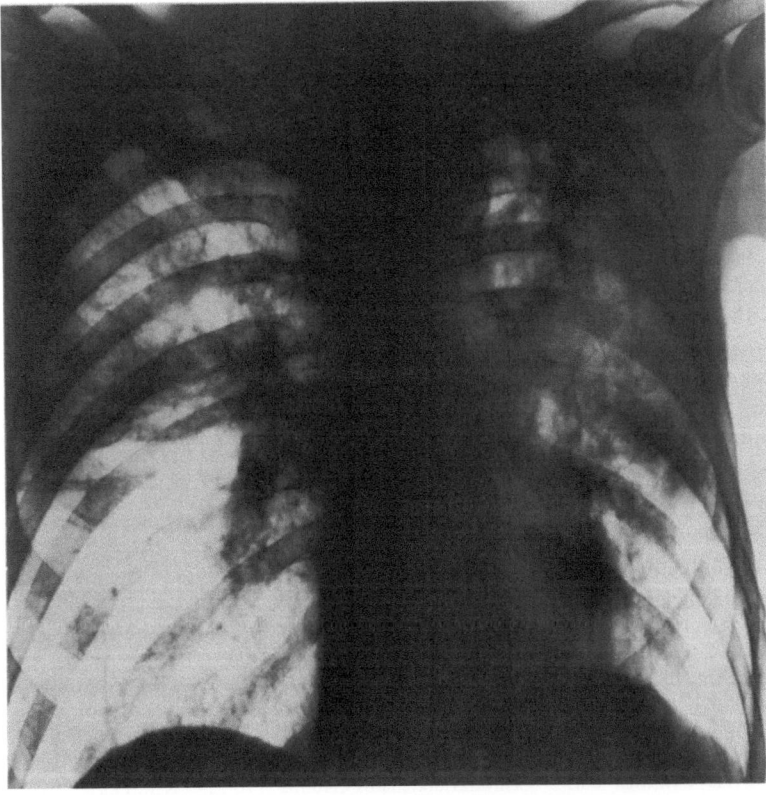

Abb. 20b. Aufnahme vom 6.8.1970: Ausgedehnte kavernöse Mykobakteriose in beiden Lungen. Tod Oktober 1970. Sektionsbefund: Konfluierende käsig pneumonische Infiltrationen mit mehrfachen ungereinigten Kavernen und massenhaft säurefesten Bakterien

GRUFT (1968), EHRING (1967), EHRING und PULICOTTIL (1966), FISCHER, LESTER und SCHAEFER (1968), FLÜCKINGER (1963), FORSCHBACH, KIELWEIN und DEDIE (1965), GRUHN (1965), GUY und CHAPMAN (1961), HEINRICH und KOB (1967), HOBBY et al. (1967), JUHLIN (1962), KÄPPLER (1965), KELLER und RUNYON (1965), KOENIG, COLLINS und HEYSSEL (1966), KREBS (1968), KUBIN et al. (1966), LEWIS (1960), MARKS und SCHWABACHER (1968), MEIDL und HARLACHER (1968), MEISSNER (1965 und 1967), NASSAL (1961, 1963, 1965), NASSAL und PETERSEN (1961), NELLES und NIEGSCH (1965), RAUCH (1965), REIMOLD und PETERSEN (1967), RUNYON (1965), SCHACK-STEFFENHAGEN, PETZOLD und LARSEN (1966), SCHLIESSER (1966), SCHRÖDER (1968), SMYTH, KOVACS und HARRIS (1964), STOLL (1962), STOTTMEIER, KLEEBERG und BLOKBERGEN (1966), TACQUET, TISON und DEVULDER (1965), TOBE et al. (1966), VAN DER HOEVEN et al. (1958), VAN JOOST et al. (1965), VAN ZEBEN (1966), VÖHRINGER (1965), VOIGT, KREBS und KÄPPLER (1967), WOLINSKY et al. (1967) zu nennen. „Mykobakteriosen" zeigen Abb. 19 u. 20 (für die Einteilung der „Mykobakteriosen" wird auf Tabelle 1 nach G. MEISSNER sowie auf RUNYON verwiesen).

Es ist aber nicht nur das Problem der Mykobakteriosen, das die Grenzen der radiologischen Diagnostik der Lungentuberkulose deutlich macht. Sämtliche Granulomatosen und sämtliche entzündlichen Erkrankungen wären heranzuziehen, weil sie in der Lage sind, Röntgenbilder hervorzurufen, die sich in nichts vom Schattenbild, „der Tuberkulose" unterscheiden. Wörtlich sei hierzu BOHLIG zitiert: „Mit zunehmendem radiologischen Erfahrungsgut wollte es immer weniger gelingen, ursprünglich als pathognomonisch für bestimmte Krankheitsbilder geltende Röntgenzeichen weiterhin für diese zu reservieren, weil immer bewußter wurde, daß beinahe alle Lungenkrankheiten, zumindest zeitweise, jeden beliebigen radiologischen Befund in den Lungenfeldern hervorrufen können. Daher ist es heute nur noch im statistischen Rahmen möglich, die diversen radiologischen Informationen bestimmten Krankheitsgruppen zuzuordnen."

Das bedeutet freilich nicht in jedem Fall, daß sich ein erfahrener Untersucher bei Kenntnis der klinischen Daten und der gesamten Problematik nicht ein Urteil in dieser oder jener Richtung hinsichtlich der Ätiologie bilden kann.

Ein weiteres kommt hinzu, wenn man über die Grenzen der radiologischen Diagnostik spricht, nämlich „die Zusammengesetztheit des pathologisch-anatomischen Substrats", die „Mehrfachpathologie". Es geht hier nicht so sehr darum, daß verschiedene Krankheiten, beispielsweise Krebs und Tuberkulose, zum Bild beitragen können. Vielmehr ist davon die Rede, daß bei der Tuberkulose der „unspezifische Bildanteil" erheblich mitbestimmend sein kann. Ein Beispiel ist die „Epituberkulose", wie sie 1919 KLEINSCHMIDT, 1920 ELIASBERG und NEULAND als „epituberkulotische Infiltrationen" beschrieben haben: ausgedehnte, nach Röntgenbildverlaufsserien rasch regressionsfähige „Infiltrierungen". Die klassische Beschreibung geht auf RÖSSLE (1941) zurück, der die reine Form der „Epituberkulose": Entstehung der Atelektase durch äußeren Druck von der „nicht reinen Form", dem Einbruch von Lymphknoten in das Bronchialsystem, unterschied. Bei der „reinen Form" handelt es sich um nichtspezifische Veränderungen, um Atelektasen, sonst eben um Mischformen, um ein „pathologisch-anatomisch buntes Bild". Die Literatur ist bei GÖRGÉNYI-GÖTTCHE bis 1949 zusammengestellt. Im Hauptteil werden wir noch einmal auf diese Probleme eingehen.

Zum unspezifischen Bildanteil bei der Tuberkulose tragen folgende Momente bei: die nichtspezifische Entzündung, die perifokale Entzündung, die Retentionspneumonie, die Belüftungsstörung, die unspezifische Narbe und Fibrose, die Blutung und ihre Folgen, die Bronchiektasen, die Durchblutungsstörung bei Gefäßprozessen. Allgemeiner läßt sich sagen, Störungen der Belüftung, der Durchblutung, die Retention und ihre Folgen sind Träger des unspezifischen Bildanteils [ausführlicher hierzu SCHMORL (1923) sowie SCHÜRMANN (1923)].

Die Grenzen liegen somit einmal im Problem der „Spezifität" begründet. Prozesse minderer Spezifität können gleichzeitig mit aktiver Tuberkulose einhergehen, sie umgeben, aber auch ihre Ursache in besonderen Wirtsverhältnissen, vielleicht auch Erregerverhältnissen, haben. Die mindere Spezifität kann aber auch ein Zeitproblem sein, eine Frage der Abfolge der Ereignisse, besonders, wenn eine behandelte Tuberkulose spezifische Anteile feingeweblich und damit selbstverständlich auch im Röntgenbild vermissen läßt. Als Beispiele nenne ich die metatuberkulöse Zyste, die metatuberkulösen Bronchiektasen und die metatuberkulöse Fibrose. Wir werden später darauf zu sprechen kommen (Abb. 21 u. 22).

Es gibt auch Grenzen der sog. *Qualitätsdiagnose*. Die Qualität einer röntgenologisch faßbaren Läsion leitet sich von den physikalischen Qualitäten des Substrats her. Der Phthisiologe versteht darunter die möglichste Annäherung an die „Qualität des pathologisch-anatomischen Substrats". Die Qualitätsdiagnose der Tuberkulose stellt damit ein zentrales Problem dar, aber eben ein „Problem", in dem nur gewisse Annäherungen statthaft erscheinen. Ähnlich proble-

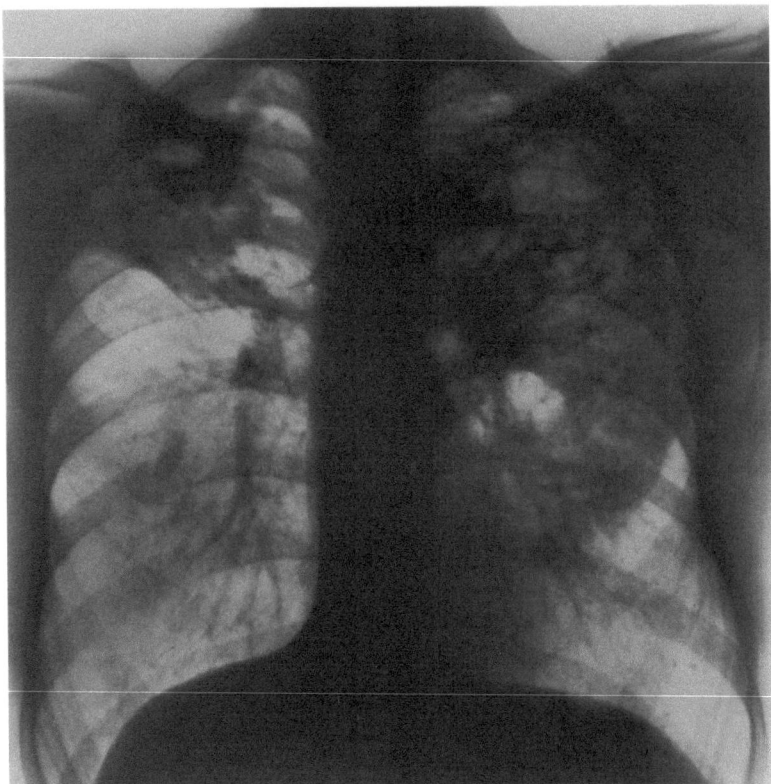

Abb. 21a u. b. „Metatuberkulöse Fibrose"

Abb. 21a. Ausgedehnte doppelseitige großkavernige Tuberkulose (Aufnahme vom 7.12.1959)

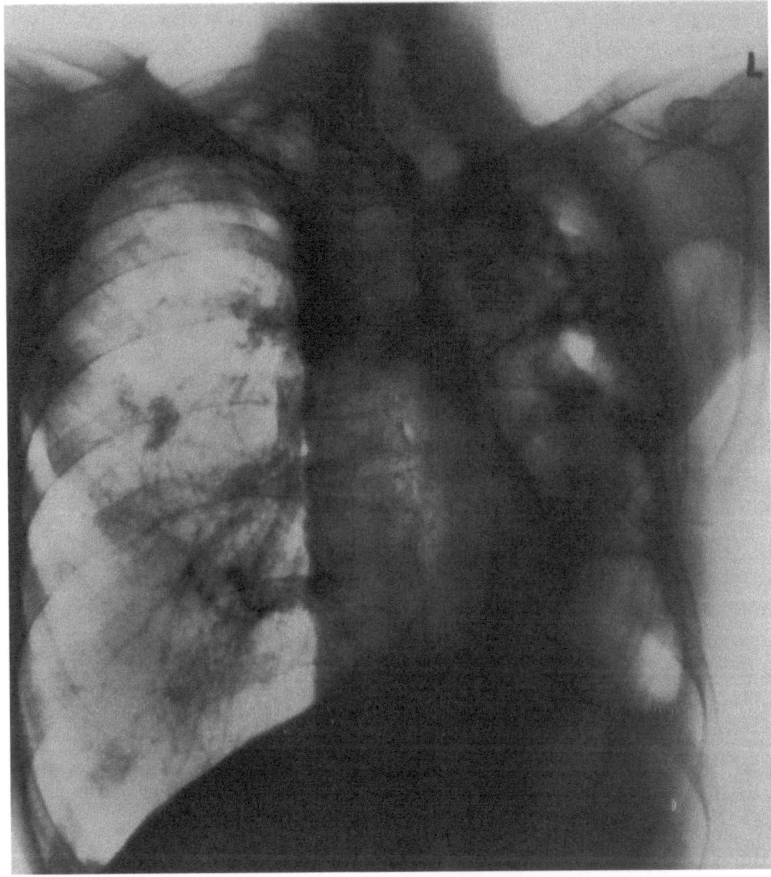

Abb. 21b. Resorption und Schrumpfung im Bereich der rechten Lunge. Linksseitiger Fibrothorax (Aufnahme vom 19.5.1957). Seit vielen Jahren kein Nachweis von Tuberkulosebakterien (Sammlung HECKESHORN)

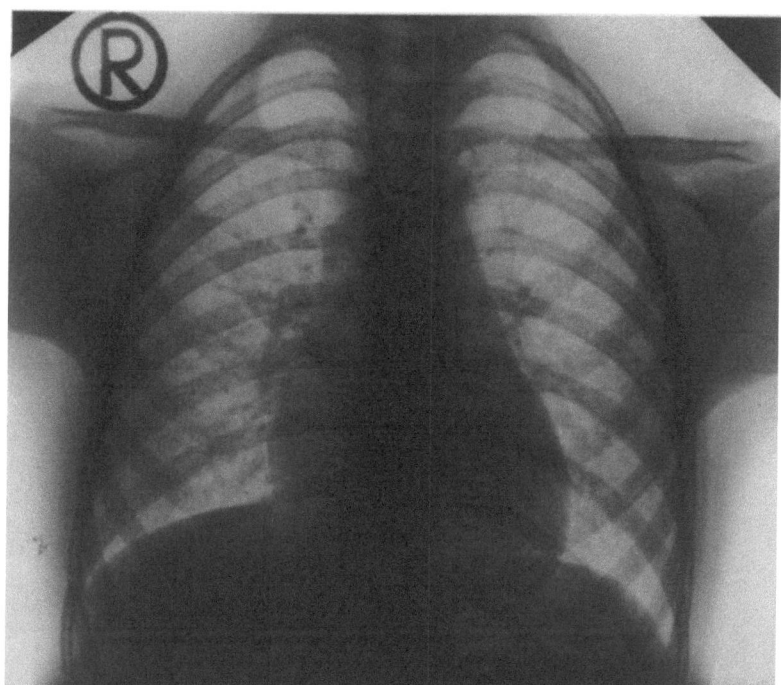

Abb. 22a—g. Entwicklung und Rückentwicklung einer Tuberkulose (5jähriges Kind)

Abb. 22a. Lockere Einstreuung im Bereich des rechten oberen Mittelfeldes

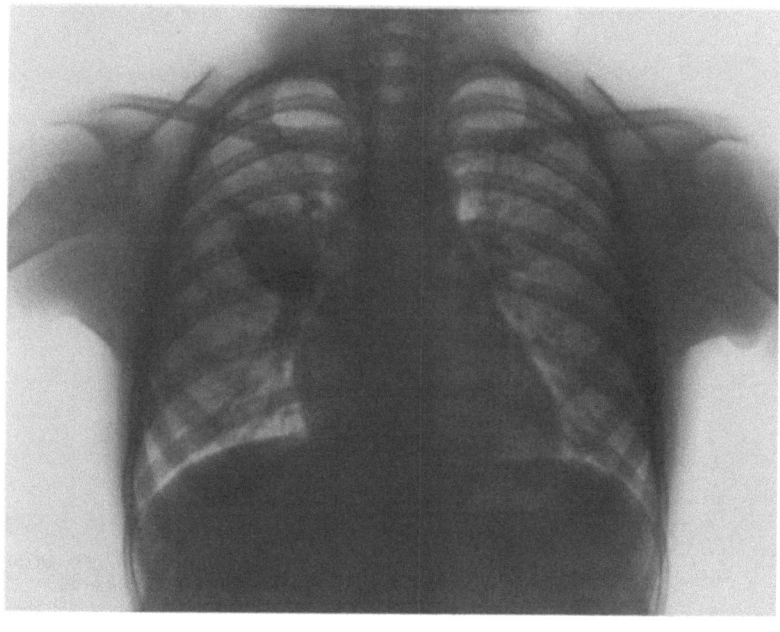

Abb. 22b. „Epituberkulose": Großflächige parahiläre Verschattung

matisch liegen die Dinge bei der „Aktivitätsdiagnose". Es handelt sich bei dieser Aufgabe um Kategorien, die sich der „Materialprüfung mit Röntgenstrahlen" entziehen, ihr dem Wesen nach fremd sind. Und schließlich gehen Klassifizierungen, Einteilungen der Tuberkulose, von den beiden vorgenannten Kriterien aus.

Zur Qualitätsdiagnose. Die Kritik an der „Qualitätsdiagnose" findet sich innerhalb der pathologischen Anatomie, bei PAGEL und HENKE (1930) wie folgt formuliert: „Es sei im vornhinein bemerkt, daß sich die Begriffe produktiv bzw. proliferativ und „knotig" sowie exsudativ und „konfluierend" im strengen Sinne nicht dekken. Proliferativ und exsudativ sind histologische Begriffe, sie sagen etwas über gewebliche Qualitäten aus, knotig und konfluierend etwas über Ausdehnung und Erscheinungsform, als

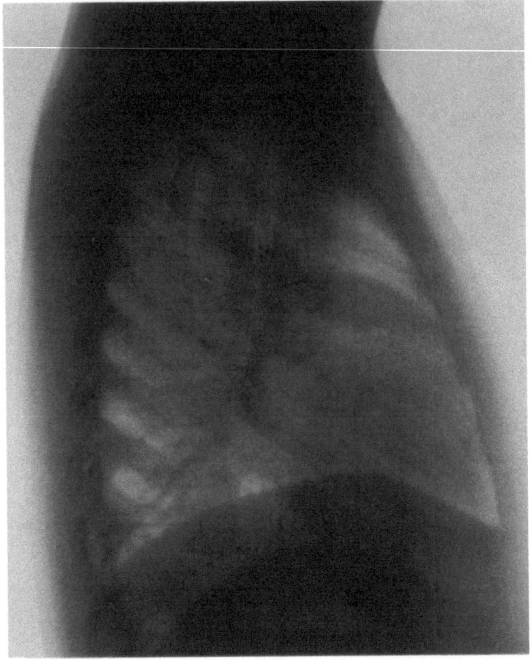

Abb. 22c. Die seitliche Aufnahme läßt erkennen, daß die Verschattung dem anterioren Oberlappensegment entspricht

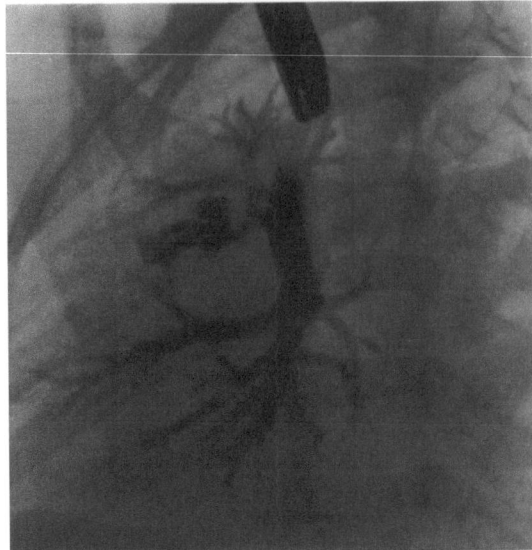

Abb. 22d. Ausgeprägte Bronchiektasen im Bereich des anterioren Oberlappensegmentes (Bronchogramm)

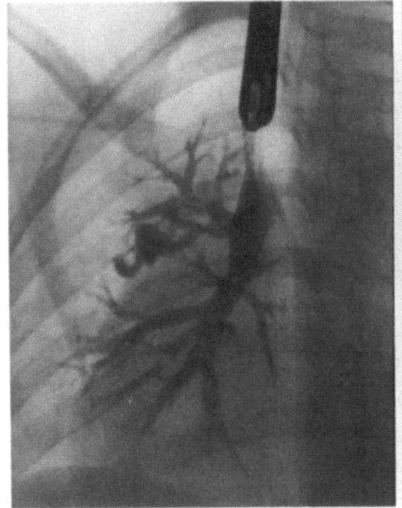
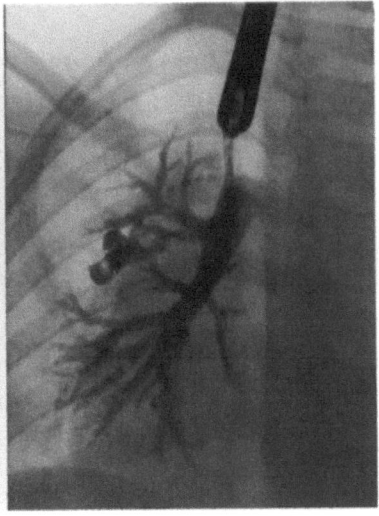

Abb. 22e. In frontaler Ansicht (Bronchogramm)

mehr „Quantitatives". Zur Problematik liegt eine ältere, aber auch heute noch außerordentlich lesenswerte Übersicht von STÄHELIN „Grenzen und Fehlerquellen der Röntgendiagnostik der Lungentuberkulose" vor. Neben der Bemerkung, daß „sozusagen jede Lungenkrankheit einmal im Röntgenbild aussehen kann wie eine Tuberkulose, und daß die Lungentuberkulose in Ausnahmefällen das typische Bild jeder anderen Lungenkrankheit imitieren kann", wird vor allem auf die anatomische Form der Tuberkulose, das Alter und die Aktivität des Prozesses Bezug genommen. Produktive und exsudative Prozesse sind zwar pathologisch-anatomisch trennbar, sie finden sich jedoch an einem Ort nicht selten beisammen.

Abb. 23a u. b zeigen einmal „zufällige" Unterschiede in der Darstellung eines bestimmten Herdes im Röntgenbild; Abb. 24 zeigt die „qualitative Zusammengesetztheit" im histologischen Bilde.

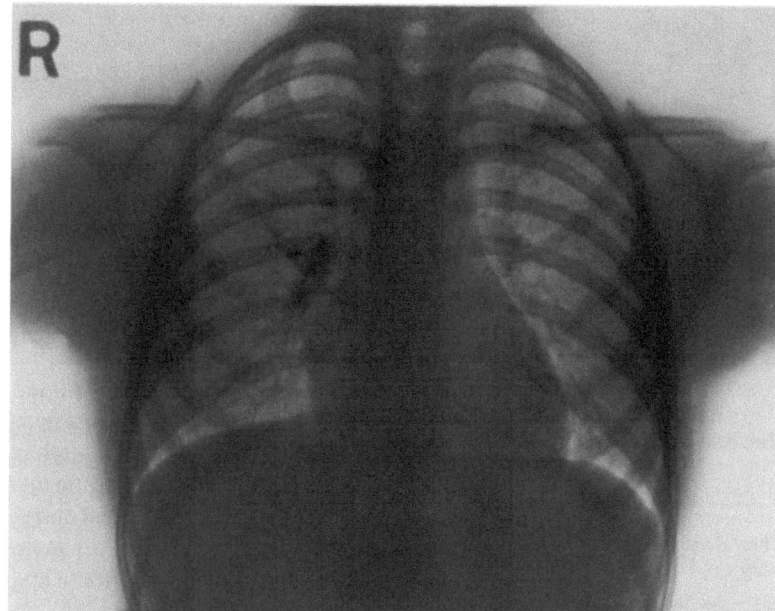

Abb. 22f. Zugehörige Übersichtsaufnahme

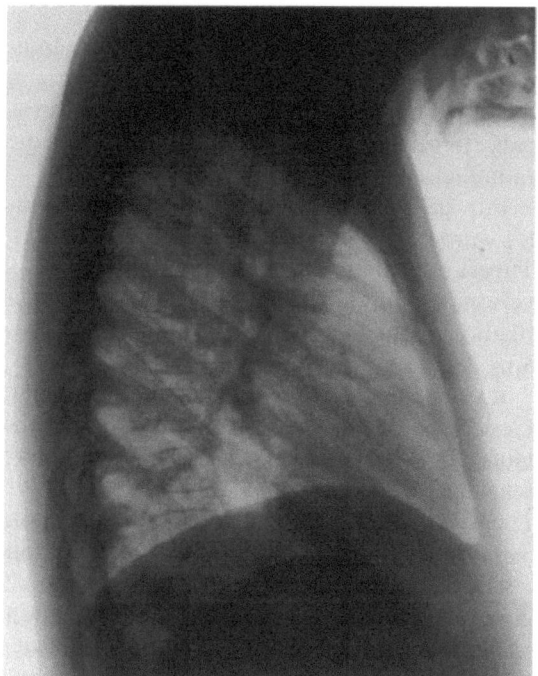

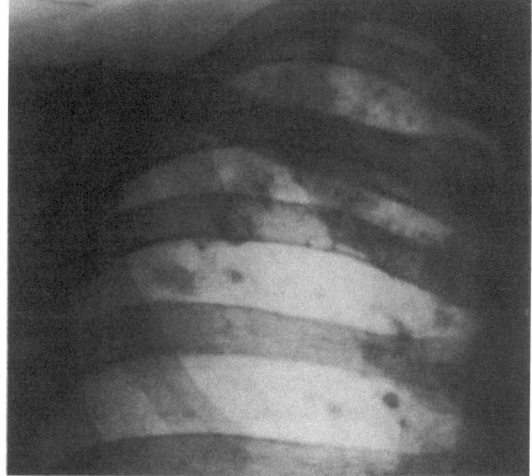

Abb. 23a

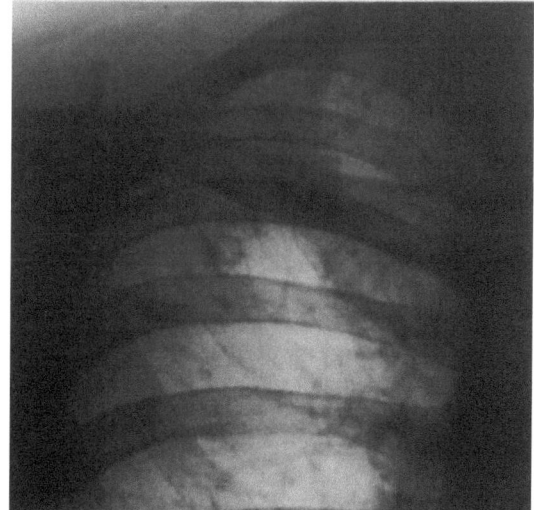

Abb. 23b

Abb. 22g. Zugehörige seitliche Übersichtsaufnahme: „Metatuberkulöse" bzw. „Metaphthisische" Bronchiektasen; der „unspezifische Rest"

Abb. 23a u. b. Vortäuschung verschiedener „Herdqualitäten" in Abhängigkeit von der Technik

Abb. 23a. Rechts im 2. ICR fingernagelgroßer „harter" Herd

Abb. 23b. Aufnahme 18 Tage später in einer anderen Röntgenabteilung: Der Herd erscheint weich, zerfließend. Die Unsicherheit der „Qualitätsdiagnose" wird verdeutlicht

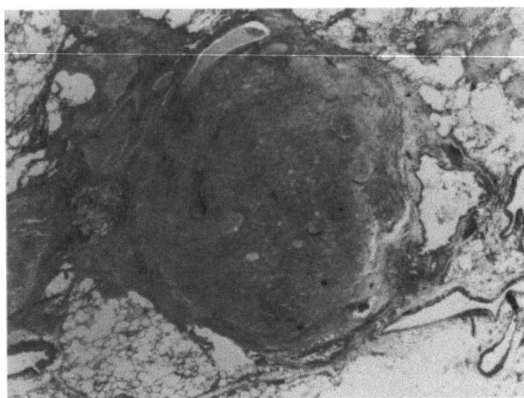

Abb. 24a u. b. Die Zusammengesetztheit des „pathologisch-anatomischen Substrats"

Abb. 24a. Älterer käsig-pneumonischer Herd mit frischer Einschmelzung unter Kernschuttbildung

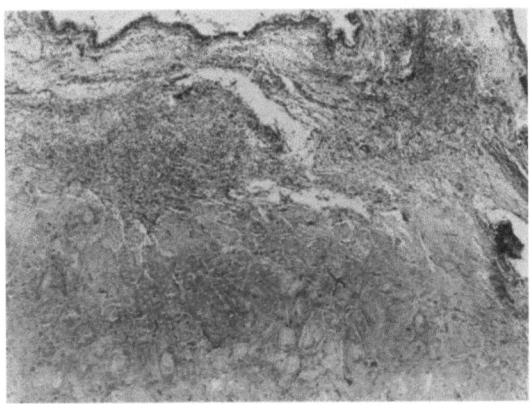

Abb. 24b. Ausschnitt: Käsige Pneumonie; unter Kernschuttbildung verschafft sich der Herd Anschluß an einen Bronchiolus

8. Einteilungen und Klassifizierungen der Lungentuberkulose

Von den denkbaren Einteilungsgesichtspunkten:
1. Ausdehnung
2. Qualität, Charakter der Veränderung
3. Individualmedizinische, prognostische Wertung
4. Epidemiologische Bedeutung, bakteriologischer Status
5. Pathogenetische Zusammenhänge
6. „Immunbiologisches Verhalten"
7. „Aktivität" und „Inaktivität"
8. Einteilung nach Wirtsfaktoren: Lebensalter, Konstitution, Rasse
9. Einteilung nach klinischen Symptomen

ist wohl eigentlich nur der erste Gesichtspunkt, die Ausdehnung, die eigentliche Domäne radiologischer Untersuchung. Wir werden im weiteren Verlauf jedoch sehen, daß vor allem auch die Verwicklungen, der Gewebszerfall, der Bronchusverschluß, der Kavernendurchbruch eindeutige Aussagemöglichkeiten bieten.

Historisch betrachtet trugen die vielen Einteilungsversuche und Klassifizierungen wenigstens dazu bei, in die Vielfalt der morphologischen Bilder und in die so schwer faßbaren pathogenetischen Zusammenhänge ordnende Linien einzuziehen, dem Bedürfnis des Betrachters oft mehr als der Sache entgegenkommend (SCHOENLEIN, 1834).

Als Beispiel sei die Klassifizierung nach BARD (1901) angeführt, die später als Bard-Piery-Neumannsche Einteilung lange Jahre die Verständigung über mehr oder weniger typische Formen der Lungentuberkulose erleichtert hat. (Tabelle 3). FLEISCHNER hat zu dieser Einteilung die radiologischen Grundlagen bearbeitet.

Für die Statistik des Reichsversicherungsamtes wurde die 1907 in Wien auf der 6. Internat. Tuberkulosekonferenz beschlossene Einteilung verwendet; die als Turban-Gerhardtsche Klassifikation besonders in Deutschland jahrzehntelang beliebt war (Tabelle 4).

RANKE führt vor allem „immunbiologische" Gesichtspunkte in seine Theorie des Stadienablaufs der Tuberkulose ein: „Wir konnten unterscheiden:
1. ein im direkten Anschluß an die Infektion sich ausbildendes Stadium der Generalisation (Drüsentuberkulose),
2. ein Stadium der hämatogenen Dissemination bei schon ausgebildeter Allergie (Skrofulose, inklusive Knochen- und Gelenkstuberkulose),
3. lokale Spätformen mit deutlich nachweisbarer, relativ hochgradiger Immunität (Phthise, wahrscheinlich auch Lupus)."

Weiter ausgebaut wird die Lehre 1917 („Primäre, sekundäre und tertiäre Tuberkulose des Menschen"), sowie 1922.

Die Lehre RANKES beherrschte lange Zeit unsere Vorstellungen vom Ablauf der Tuberkulose im Organismus.

Heute unterscheidet man im allgemeinen, mehr aus Konvention und als Hilfskonstruktion

Tabelle 3. Einteilung der Tuberkulose nach BARD[a] (1901). (Aus: LÖFFLER, W., Geschichte der Tuberkulose)

Classification des formes cliniques de la tuberculose pulmonaire	Klassifikation der klinischen Formen der Lungentuberkulose

I. Formes parenchymateuses:
  A. Forme abortive.
  B. Formes progressives:
    1. formes caséeuses:
      a) lobaire, pneumonie tuberculeuse.
      b) extensive.
    2. formes fibro-caséeuses:
      a) extensive, forme commune.
      b) congestive.
      c) cavitaire ulcéreuse localisée.
      d) cavitaire stationnaire.
      e) ulcéro-fibreuse cachectisante.
    3. formes fibreuses:
      a) pneumonie hyperplasique tuberculeuse.
      b) sclérose dense.
      c) sclérose diffuse et emphysème.
II. Formes interstitielles, granuliques:
  a) granulie généralisée.
  b) granulie pulmonaire suppurée.
  c) granulie migratrice.
  d) granulie discrète.
III. Formes bronchitiques:
  a) bronchite capillaire tuberculeuse, granulie asphyxique.
  b) broncho-pneumonie tuberculeuse.
  c) bronchite chronique profonde avec péribronchite et dilatations bronchiques.
  d) bronchite chronique superficielle avec emphysème.
IV. Formes post-pleurétiques:
  a) formes à lésions pulmonaires autonomes.
  b) pneumonie pleurogène tuberculeuse.
	I. Parenchymatöse Formen:
	  A. Abortive Formen.
	  B. Progressive Formen:
	    1. Käsige Prozesse:
	      a) lobäre käsige Pneumonien.
	      b) ausgedehnte käsige Pneumonien.
	    2. Fibrokaseöse Formen:
	      a) ausgedehnte, „gewöhnliche" Formen.
	      b) kongestive Formen.
	      c) ulzero-kavernöse, lokalisierte Prozesse.
	      d) stationäre kavernöse Prozesse.
	      e) „ulzero-fibröse Schwindsucht" („ulcéro-fibreuse cachectisante").
	    3. Fibröse Formen:
	      a) tuberkulöse Pneumonie mit Gewebsvermehrung („pneumonie hyperplasique tuberculeuse").
	      b) „dichte Fibrose" („sclérose dense").
	      c) diffuse Sklerosierung und Emphysem.
	II. Granulierende interstitielle Formen:
	  a) generalisierte Granulomatose.
	  b) Lungengranulomatose mit Vereiterung.
	  c) wandernde granulomatöse Veränderungen.
	  d) diskrete feinherdige Veränderungen.
	III. Bronchitische Formen:
	  a) tuberkulöse Bronchiolitis, „asphyktische feinherdige Tuberkulose".
	  b) tuberkulöse Bronchopneumonie.
	  c) tiefe chronische Bronchitis mit Peribronchitis und Bronchiektasen.
	  d) oberflächliche chronische Bronchitis mit Emphysem.
	IV. Postpleuritische Formen:
	  a) autonome pulmonale Läsionen.
	  b) pleurogene tuberkulöse Pneumonie.

[a] BARD, L.: Formes cliniques de la tuberculose pulmonaire. Genf 1901.

als exakt wissenschaftlich begründet, zwei Formenkreise der Tuberkulose, den der primären Tuberkulose, d.h. die unmittelbar im zeitlichen Zusammenhang mit dem zur Erkrankung sich entwickelnden Erstinfekt vorkommenden Krankheitsformen und den der postprimären Tuberkulose.

Hingewiesen sei noch auf die Klassifizierungen von GRÄFF (1921), ASCHOFF (1917), NEUMANN (1930, 1931), NICOL (1919), ULRICI (1921), LYDTIN (1925), BEITZKE (1937), REHBERG (1935), HAUDEK (1926), GERHARTZ (1915), ALBRECHT (1907), LOTTE (1962).

Die *vergleichenden Studien zwischen Röntgenbild und pathologisch-anatomischem Befund* waren lange Zeit ein Hauptgegenstand der „Röntgendiagnostik der Lungentuberkulose". So schreiben GRÄFF und KÜPFERLE (1923) in der Einleitung der in ihrer Zeit so wichtigen Monographie „Lungenphthise": „An die Stelle einer rein spekulativen Betrachtungsweise der vielgestaltigen Schattenerscheinungen des Röntgenbildes muß eine auf eine vergleichende anatomische Untersuchung sich stützende anatomische Deutung des Röntgenbildes treten." Es ist historisch ausnehmend interessant, daß im Wegführen von spekulativen Elementen schon die Ansätze zu neuen Spekulationen liegen. Was GRÄFF und KÜPFERLE (1923) unmittelbar vor Augen hatten, war der Mehrzahl der Betrachter und Beurteiler von Röntgenbildern verschlossen. Bis in unsere Tage finden sich nicht nur bei den klinischen Diagnosen sondern auch bei den „Röntgendiagnosen" entschiedene pathologisch-anatomische Benennungen, die oft das Richtige treffen mögen, oft auch nicht. Der

Tabelle 4. Turban-Gerhardsche Stadieneinteilung (1910, Kaiserliches Gesundheitsamt)

I. Leichte, auf kleine Bezirke eines Lappens beschränkte Erkrankung, die z.B. an den Lungenspitzen bei Doppelseitigkeit des Falles nicht über die Schulterblattgräte und das Schlüsselbein, bei Einseitigkeit vorn nicht über die zweite Rippe hinunterreichen darf.
II. Leichte, weiter als I, aber höchstens auf das Volumen eines Lappens, oder schwere, höchstens auf das Volumen eines halben Lappens ausgedehnte Erkrankung.
III. Alle über II hinausgehenden Erkrankungen und alle mit erheblicher Höhlenbildung.

Unter *leichter Erkrankung* sind zu verstehen disseminierte Herde, die sich durch leichte Dämpfung, unreines, rauhes, abgeschwächt vesikuläres, vesikulo-bronchiales bis bronchovesikuläres Atmen und feinblasiges bis mittelblasiges Rasseln kundgeben.

Unter *schwerer Erkrankung* sind Infiltrate zu verstehen, welche an starker Dämpfung, stark abgeschwächtem („unbestimmtem"), broncho-vesikulärem bis bronchialem Atmen mit und ohne Rasseln zu erkennen sind.

Erhebliche Höhlenbildungen, die sich durch tympanitischen Höhlenschall, amphorisches Atmen, ausgebreitetes gröberes, klingendes Rasseln usw. kennzeichnen, entfallen unter Stadium III.

Pleuritische Dämpfungen sollen, wenn sie nur einige Zentimeter hoch sind, außer Betracht bleiben; sind sie erheblich, so soll die Pleuritis unter den tuberkulösen Komplikationen besonders genannt werden.

Das Stadium der Erkrankung ist für jede Seite gesondert anzugeben. Die Klassifizierung des Gesamtfalles erfolgt entsprechend dem Stadium der stärker erkrankten Seite, z.B. R II., L I. = Gesamtstadium II.

R = Rechts, L = Links.

Verfasser hat jedenfalls erst durch seine operative Tätigkeit gelernt, pathologisch-anatomische Bezeichnungen in der Klinik wie bei der Beurteilung von Röntgenbildern mit Vorsicht zu gebrauchen. Die wesentliche Informationsquelle waren in den vergangenen Jahrzehnten die Resektionspräparate mit ihrem intravitalen Anschauungsgut. Von den älteren grundlegenden Arbeiten seien die Beiträge von KÜPFERLE (1921), NAGORNY (1950), ZIEGLER (1925), GERHARTZ und von GRÄFF genannt; für die Tuberkulose der Bronchien die Monographie von BLAHA.

Der Begriff der *Aktivität und Inaktivität* ist von seiner Definition her, aber auch von pathologisch-anatomischen, von nosologischen Kriterien her, schwer zu fassen. Es ist ganz sicher kein radiologischer Begriff. Freilich geht in den Aktivitätsbegriff ein, daß sich beispielsweise ein „Wechsel im Röntgenbild" zeigt. Der Begriff aktiv und inaktiv geht weiter in Richtung auf die Rezidivhäufigkeit. Solange noch eine Tätigkeit des Prozesses anzunehmen ist, auch ohne sichere Vergrößerung oder Verkleinerung des Herdes, wäre eine erhöhte Rezidivgefahr anzunehmen. Von pathologisch-anatomischer Seite nennt FINGERLAND als Kriterien der Aktivität die Anwesenheit von Tuberkelbakterien. Wir wissen, daß die färberische Nachweisbarkeit in Resektionspräparaten nicht gleichbedeutend ist mit der Anwesenheit lebender Tuberkelbakterien (CANETTI). Neben der Anwesenheit von lebenden Tuberkelbakterien ist ein unsicheres Merkmal die spezifische Gewebsreaktion: Ihre Persistenz kann lange nachweisbar sein, ohne daß von einer klinischen Aktivität zu sprechen wäre. Gerade in der Zeit wirksamer Tuberkulosebehandlung bedeutet auch die Persistenz einer „Kaverne" nichts sicheres. Auf die alten Arbeiten von BACMEISTER (1940) sei verwiesen. RZEPKA befaßt sich mit den röntgenologischen Kriterien der Aktivität und Inaktivität eingehend. Letztlich ist wohl auch aus dieser Übersicht zu entnehmen, daß nur die Filmverlaufsserie einigermaßen sichere Aussagen erlaubt. Die Röntgenuntersuchung bleibt „nur ein Stein im bunten Mosaik der Diagnostik". Größe der Schatten, die Wiedergabe „pneumonischer" Befunde, Kavernen, Lymphknotenvergrößerungen, „Qualität der Veränderungen", „wolkige Trübungen", „weiche Herde" können ein Ausdruck für Aktivität sein. Dieselben Schatten können nichttuberkulöser Ursache sein oder alte Residuen, „Randunschärfen" einem exsudativen Prozeß entsprechen; sie können aber auch physikalische, „röntgenoptische" Ursachen haben. Darüber hinaus weist GIESE (1963) auf die Schwierigkeit des Unterfangens hin, indem er sagt: „Eine Lungentuberkulose ist stets ein Prozeß mit vielen Einzelherden, die oft beträchtliche Unterschiede in der Art der geweblichen Reaktion, in der Größe, im Alter und in der Entwicklungstendenz zeigen. Aktive, inaktive und geheilte Herdgruppen sind in den meisten chronischen Lungentuberkulosen dicht vermischt und oft makroskopisch nicht sicher zu trennen. In Zweifelsfällen liefert erst das histologische Bild die Kriterien für die Feststellung der Aktivität oder Inaktivität eines Prozesses". Von klinischer Seite können folgende Punkte zur Aktivitätsbeurteilung herangezogen werden (SEIDEL 1968):

1. Anamnestische Angaben zur Vorgeschichte und zu Beschwerden
2. Physikalische Untersuchungen mit Messungen der Körpertemperatur

3. Bakteriologische Untersuchungen
4. Röntgenologische Untersuchungen
5. Hämatologische, chemische und serologische Laboratoriumsuntersuchungen
6. Therapieversuche.

Die „röntgenologische Entscheidung aktiv – inaktiv bedeutet, abgesehen von der Beurteilung von Verlaufsserien, in einer großen Zahl von Fällen eine Überschätzung der radiologischen Möglichkeiten".

In unserer Krankenanstalt folgen wir zur Registrierung, zur Archivierung einfachsten Grundsätzen. Wir benennen in der „Diagnose"
1. die Ausdehnung,
2. ob Bakterienausscheidung vorhanden ist oder nicht,
3. das Vorhandensein von Kavernen,
4. Besonderheiten, z.B. Bronchialverschlüsse, Atelektasen, zerstörte Lungen, Miliartuberkulosen.

Zur „Ausdehnung" folgen wir, auch der internationalen Vergleichbarkeit wegen, den „Diagnostic Standards":

Ausdehnung I, „gering": Ausdehnung etwa entsprechend von der Lungenspitze bis zur 2. Rippe. Bei anderen intrapulmonalen Lokalisationen entsprechend großes Feld. Veränderungen von geringer Dichte, keine käsigen Pneumonien, keine ausgedehnten Schrumpfungen.

Ausdehnung II, „mäßig ausgedehnt": Einseitig oder doppelseitig von mäßiger bis mittlerer Dichte, bei geringer Dichte nicht mehr als eine Lunge, bei erheblicher Dichte nicht mehr als ein Drittel einer Lunge. Kavernengröße nicht über 4 cm.

Ausdehnung III: alles übrige (s. auch Kaiserliches Gesundheitsamt, 1910; Tabelle 4).

Die neue „*Qualitätsdiagnose*" besteht in der Betonung des bakteriologischen Befundes mit Typenbestimmung und Empfindlichkeit, damit der Beurteilung der Behandelbarkeit. Sie besteht auch darin, die Diagnose „Tuberkulose" nicht als etwas Feststehendes zu sehen, sondern als etwas rasch sich Wandelndes, vor allem unter der Therapie. Die Diagnose „Tuberkulose" bedeutet auch, daß nach Terrainfaktoren, nach Wirtsfaktoren zu suchen ist, die die Erkrankung fördern. Entscheidungen sind zu treffen, die individualmedizinisch und seuchenhygienisch weiterführen.

Wenn wir das Gesamtwerk unter den Blickwinkel „spekulationsfreie Morphologie" gestellt haben, so gilt das doch nur mit Einschränkungen: Die Morphologie ist nicht Selbstzweck, ihre Analyse soll nicht so sehr retrospektiv, pathogenetisch, sondern vielmehr prospektiv, entscheidungstheoretisch fördernd, heilungsorientiert erfolgen. Unter diesem Gesichtspunkt ist auch der nachfolgende Abschnitt „zu den radiologischen Techniken" zu sehen.

# B. Spezieller Teil. Techniken, spezielle Erscheinungsformen, Mehrfach- und Zusatzerkrankungen bei der Tuberkulose

I. Zu den radiologischen Techniken bei der Lungentuberkulose

1. Einleitung: Die Vorleistungen

Im Handbuch der medizinischen Radiologie finden sich im Band IX/1 die Beiträge von STENDER und SCHERMULY zur Röntgenanatomie der Lunge und zur allgemeinen Röntgensymptomatologie der Lungenerkrankungen; von STRNAD und STOLZE ein Beitrag zur Methodik der Thoraxuntersuchungen. Das hier Gebrachte stellt eine „problemorientierte Nachlese" dar.

In den vielen Abschnitten der vorliegenden Monographie sind die *Standardwerke* der Tuberkulose und der Radiologie wiederholt aufgeführt: Das Lehrbuch der Röntgendiagnostik von SCHINZ, BAENSCH, FROMMHOLD, GLAUNER, UEHLINGER und WELLAUER; die so lesbare und erschöpfende Darstellung von FRASER und PARÉ, die vorzügliche Einführung von G. SIMON, die Übersicht von ZDANSKY und ENDREI (1968), die Einführung von BAUER (1971), von BOHLIG (1970), das Werk von HAENISCH und HOLTHUSEN (1947) sowie die Beiträge von HIRSCH (1957) sowie von HIRSCH und LIEBAU (1953) wären neben vielen anderen zu nennen. Eine gewisse Auswahl bei der Nennung von Einzelautoren ist nicht zu umgehen; immerhin sei auf die zum Teil zusammenfassenden Darstellungen von ALEXANDER (1948), ASSMANN (1924 und 1934), BEUTEL (1934), BRAEUNING (1938), BREDNOW (1953), COHEN und GEFFEN, ENGEL (1930), ENGEL und PIRQUET (1930), ESSER (1957), FLEISCHNER (1939), GRÄFF und KÜPFERLE (1923), HAEFLIGER (1944), LYDTIN (1932), MALMROS und HEDVALL (1938), MÜLLER (1952), REDEKER und WALTER (1929), TESCHENDORF (1967), WURM (1932), ZDANSKY (1949) hingewiesen. Eine gute Übersicht gibt auch der neueste Beitrag von UEHLINGER im Lehrbuch der Radiologie.

Die Röntgenliteratur bis 1918 findet sich bei GOCHT (1923) zusammengefaßt. Frühe Übersichten geben AHRENSBERGER (1909), RIEDER (1903), ASSMANN (1913), GRÄFF und KÜPFERLE (1923), LOREY (1923); von den frühen Arbeiten seien weiterhin COHN (1923), FLEISCHNER (1925), FRIK (1922), GRÄFF (1926), HAENISCH (1927), HEINECKE (1919), KÖHLER (1928), KREUZFUCHS, RIEDER (1909), SCHUT (1912), STAEHELIN (1918), STEFFEN (1910) sowie später HAEGER (1930), CHANTRAINE und SCHULTE-TIGGES (1930), FLEISCHNER (1930) genannt. 1931 ist auf der Sitzung der Schweizerischen Vereinigung gegen die Tuberkulose der Wissensstand von LÜDIN, STAEHELIN, LÖFFLER und von MEYER zusammengefaßt worden.

Hervortretend ist in der ganzen älteren Röntgenliteratur zur Tuberkulose eine nosologisch orientierte Betrachtungsweise: Qualität der Herde, Aktivitätsdiagnose.

Die gegenwärtigen Verhältnisse sind unter großen Perspektiven in bezug auf Verläßlichkeit, Irrtumsquellen und Erkenntnisgrenzen radiologischer Information von W. SCHULZE dargestellt.

Eine nochmalige späte Zusammenfassung bedeutet der Verhandlungsbericht der 17. wissenschaftlichen Tagung der Deutschen Tuberkulosegesellschaft 1956 in Baden-Baden mit den Beiträgen von JANKER (1957), LIEBKNECHT (1957; dort reichliche Literatur), BREU (1957), WEGELIUS und BAUER (1957), HEISIG (1957), HEIN (1957), SCHANEN (1957), HAUSSER (1957), FRIK (1957), VIERECK (1957) und von LORENZ (1957). Der Wandel gegenüber der früheren Radiophthisiologie oder Phthisioradiologie wird deutlich: Das Erkennen, das Erfassen, das Festhalten des physikalischen Tatbestandes überwiegt.

Für die „frühen Jahre" der Thoraxradiologie in England ist die Übersicht von POSNER (1971) mit der so verschiedenen Bewertung der Röntgenstrahlen um die Jahrhundertwende und mit den Anmerkungen zu den „neuen Strahlen" im British Medical Journal und im Lancet (1896) eine reizvolle Lektüre. Die Pionierarbeit von MACINTYRE (1896), WALSHAM (1902), WILLIAMS (1900), DALLY (1903), LAWSON (1906, 1913) und von COOPER (1906) ist erwähnt. Weiterhin sind genannt: BÉCLÈRE (1901), BOUCHARD (1896), WADE (1896) sowie die Übersichten von HOLLAND (1937), JUPE (1961) und von POSNER (1970).

2. Zu den grundsätzlichen Aufgaben

Es hat wenig Wert, allgemein über die Techniken der Radiologie bei der endothorakalen Tuberkulose zu reden: Die Vielfalt der möglichen Substrate erfordert eine „problemorientierte, individualisierte Anwendung" der verschiedensten Techniken. Die Aufgaben reichen ja von der „Sepsis acutissima" mit wohl oft auch in der Summation kaum wahrnehmbaren Läsionen bis zu den so eindrucksvollen Befunden etwa eines Pyopneumothorax bei zerstörter Lunge mit innerer Fistel. Es gilt, die verschiedensten Gewebsveränderungen vom noch Normalen abzugrenzen, sie zu finden, zu lokalisieren, die gestörte Funktion des Brustkorbs zu sehen, auf Funktionsveränderungen zu schließen. Es gibt damit keine einfachen Lösungen der Aufgabe: „Wie mache ich eine gute Röntgendiagnostik bei vorliegender oder vermuteter Tuberkulose?"

Zum Technischen ist der Hinweis bei KOVATS und ZSEBÖK (1954) auf die Unerläßlichkeit der *Inspektion* des Brustkorbs vor Durchführung der Röntgenuntersuchungen wesentlich:
Bestimmung des Zustandes der Haut,
Orientierung über die Größe des Fettpolsters,
Ausmaß der Muskulatur,
Veränderungen des Skeletts,
Veränderungen nach Operationen,
einseitige Veränderungen des Körperbaus bei Sportlern (z.B. Tennisspieler).

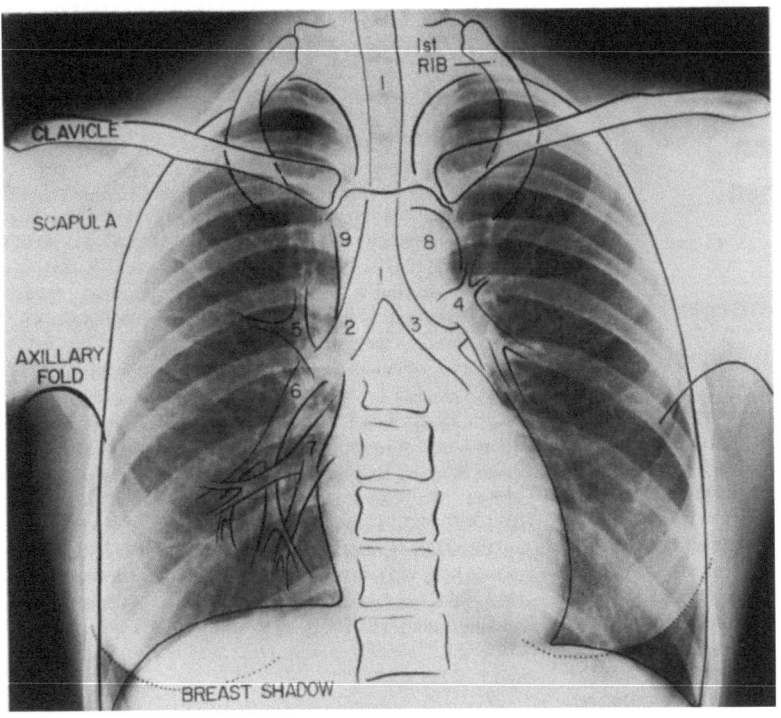

Abb. 25a. Normalerweise sichtbare Strukturen auf der Thoraxübersichtsaufnahme: *1* Trachea. *2* Rechter Hauptbronchus. *3* Linker Hauptbronchus. *4* Linke Pulmonalarterie. *5* Rechte Oberlappenarterie. *6* Rechte Pulmonalarterie. *7* Rechte Mittellappen- und Unterlappenvene. *8* Aortenknopf. *9* Schatten der V. cava superior

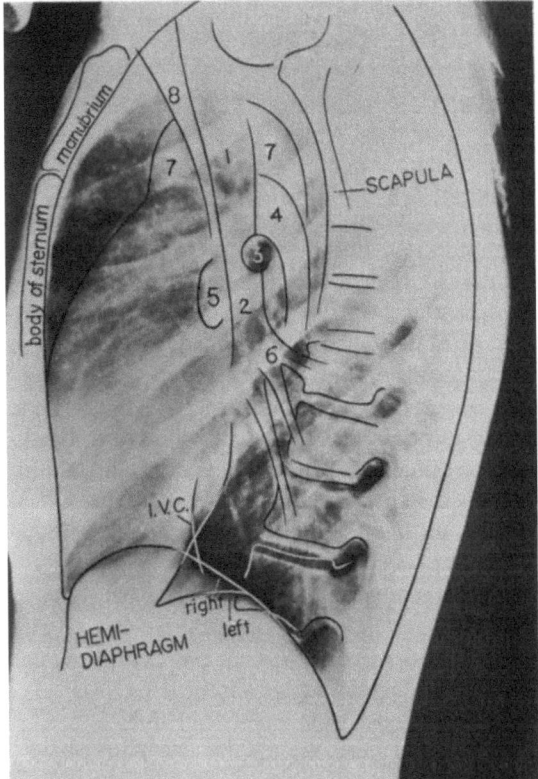

Abb. 25b. Auf der Aufnahme im frontalen Strahlengang sichtbare Strukturen: *1* Trachea. *2* Rechter Hauptbronchus. *3* Linker Hauptbronchus. *4* Linke Interlobärarterie. *5* Rechte Pulmonalarterie. *6* Zentrale Lungenvenen. *7* Aortenbogen. *8* Truncus brachiacephalicus. (Nach Fraser und Paré)

Zusammensetzung und Dichte einer normalen Lunge

Lungenvolumina:	
Arterielles Blutvolumen	105 ml
Kapilläres Blutvolumen	150 ml
Venöses Blutvolumen	135 ml
Totales pulmonales Blutvolumen	390 ml
Extravaskuläres Gewebsvolumen	350 ml
Gesamtes Blut- und Gewebsvolumen	740 ml
Totalkapazität der Lunge	6 500 ml
Gesamtlungenvolumen	7 240 ml
Lungendichte:	
Durchschnittliche Dichte bei	
Totalkapazität 6 500 ml = 7 240/740	0,10 g/ml
Durchschnittliche Dichte bei	
Vitalkapazität 3 400 ml = 4 140/740	0,18 g/ml
Durchschnittliche Dichte bei	
Residualkapazität 1 500 ml = 2 240/740	0,33 g/ml
Parenchymvolumen:	
Lungenparenchym = 90% Totalvolumen	6 500 ml
Gewebs- und Kapillarblut	
(8% des Gesamtparenchyms)	500 ml
Luft (92% des Parenchyms)	6 000 ml
Parenchymdichte:	
Dichte bei Totalkapazität = 6 500/500	0,08 g/ml

(Werte bezogen auf 20jährigen Mann von 170 cm Größe. Werte z.T. nach Piiper et al., 1961; nach Fraser sowie z.T. nach Weibel, 1962)

Ohne die röntgenanatomischen Ausführungen und die Ausführungen zu den Untersuchungstechniken wiederholen zu wollen, ist hier eine Skizze nach FRASER und PARÉ wiedergegeben (Abb. 25a, b), die in groben Zügen die wichtigsten Markierungen zeigt.

Zur „Röntgenphysiologie" der Lunge sei festgehalten, daß der Blutfüllungszustand entscheidend für den Bildinhalt ist. Der Füllungszustand hängt, bei gleichbleibenden sonstigen Faktoren, auch von der Körperlage und der Atemphase bzw. dem intrathorakalen Druck ab (CHANG, 1962); von früheren Arbeiten seien WESTERMARK (1944), RIGLER (1959), RILEY (1962) sowie WHITLEY und MARTIN (1964) erwähnt.

Die „Röntgenphysiologie" hängt vom Gasvolumen, vom Druck und von der physikalischen Dichte ab. Die Relation Gas:Flüssigkeit wie auch die enormen Schwankungen der durchschnittlichen „Lungendichte" zeigt die Übersicht nach FRASER (s. S. 34).

Es ist damit vorstellbar, wie sehr eine Röntgenaufnahme, ein „Röntgenbild" beeinflußt wird durch den Faktor „Blut", „Gas" und „Ge-

3. Spezielle radiologische Techniken bei der Tuberkulose

a) Thoraxübersichtsaufnahme mit Ergänzungen

aa) Zur allgemeinen Technik

Was zur Technik zu sagen ist, ist im Band IX/1 des Handbuchs der Radiologie erwähnt. Noch einmal verwiesen sei auf die Ausführungen von W. FRIK. Eine offene Frage ist die Wahl einer „konventionellen" oder „Hartstrahltechnik". Die Vorteile der Hartstrahltechnik sind überwiegend „technischer" Art: Röhrenentlastung, möglicherweise geringere Strahlenbelastung, möglicherweise Besserung der Bildschärfe durch kürzere Belichtungszeit, geringere Empfindlichkeit gegenüber Belichtungsfehlern. Es besteht kein Zweifel an der theoretischen Richtigkeit der Vorzüge, die für die Hartstrahlaufnahme sprechen, insbesondere der größere Bildumfang (Tabelle 5). Es besteht andererseits kein Zweifel dar-

Tabelle 5. Relative Vor- und Nachteile der Hart- (100—140 kV) und Weichstrahltechnik (45—80 kV) bei Thoraxübersichtsaufnahmen. Die für die Diagnostik wesentlichen Vorteile *kursiv*. (Darstellung von BOHLIG)

	Kontrast	Schärfe	Bildumfang	Bel.-zeit	Lungenstruktur	Rippenstruktur	Kalk in der Lunge	Kalk in Brustwand und Mediastinum	Streustrahlendosis (Gonaden)	Oberflächendosis
100—140 kV	klein	*gut*	*groß*	kurz	*scharf, detailreich*	schlecht	schlecht	*gut*	*groß*	*klein*
45—80 kV	*groß*	schlecht	klein	lang	unscharf, detailarm	*gut*	*gut*	schlecht	*klein*	*groß*

webe". Schon der größere oder geringere Inspirationsgrad, ein unfreiwilliges Valsalvamanöver bei der Aufnahme, ganz abgesehen von Aufnahmen im Stehen oder Liegen, können, neben den projektionsbedingten Veränderungen, entscheidend zur Bildänderung bei gleichem Objekt, bei sonst gleichen Bedingungen, beitragen.

So weist DOLLERY (1970) auf Perfusionsunterschiede zwischen links und rechts hin. Unterschiede im Szintigramm finden in größerer oder geringerer „Dichte" im Röntgenbild ihre Entsprechung (DOLLERY); weiter sei hingewiesen auf RINK (1969), WORTH, MUYSERS und SMIDT (1969), auf HARRIS, PRATT und KILBURN (1971), auf STERN (1962), sowie RÜBE (1973).

an, daß auch sehr erfahrene Ärzte die „konventionelle" Aufnahme vorziehen. Der Grund dafür mag sein, daß die Wahrnehmung im Röntgenbild auch eine Summe „integrierter", subkortikaler „Vergleiche" ist: Konstanz der Verhältnisse ist eine wesentliche Voraussetzung. Es steht außer Zweifel, daß die „analoge" Wahrnehmung, neben der „digitalen" bezifferten, deduktiven Wahrnehmung, ein wesentliches, reales, zu berücksichtigendes Moment darstellt (Abb. 26a—c). Der „höhere Kontrast" ist möglicherweise eine dem „größeren Bildumfang" gleichwertige Qualität. Was der klinisch tätige Arzt

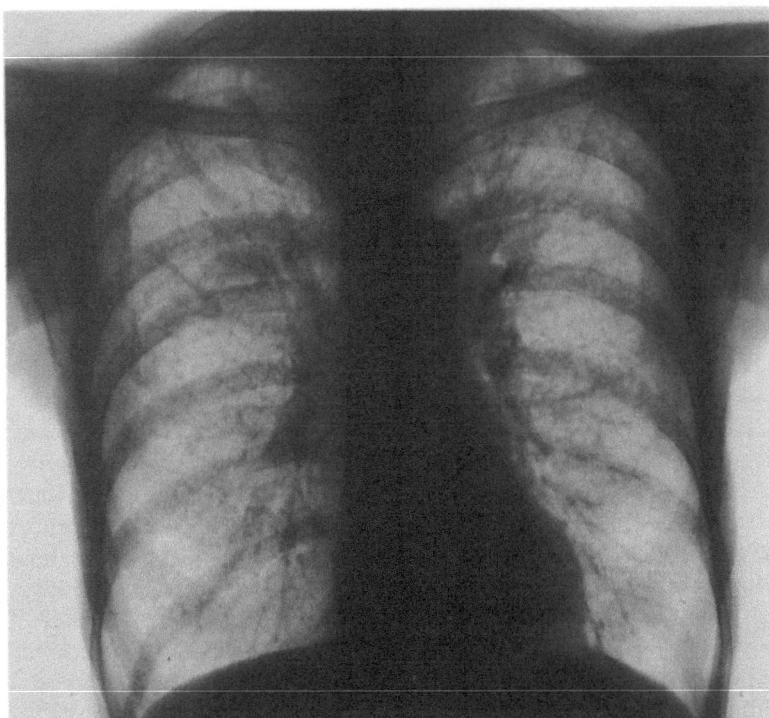

Abb. 26a—c. Silikotuberkulose. Konventionelle und Hartstrahltechnik

Abb. 26a. Ausgedehnte Silikotuberkulose (W. Christian, 66 Jahre), Nachweis von Tuberkulosebakterien

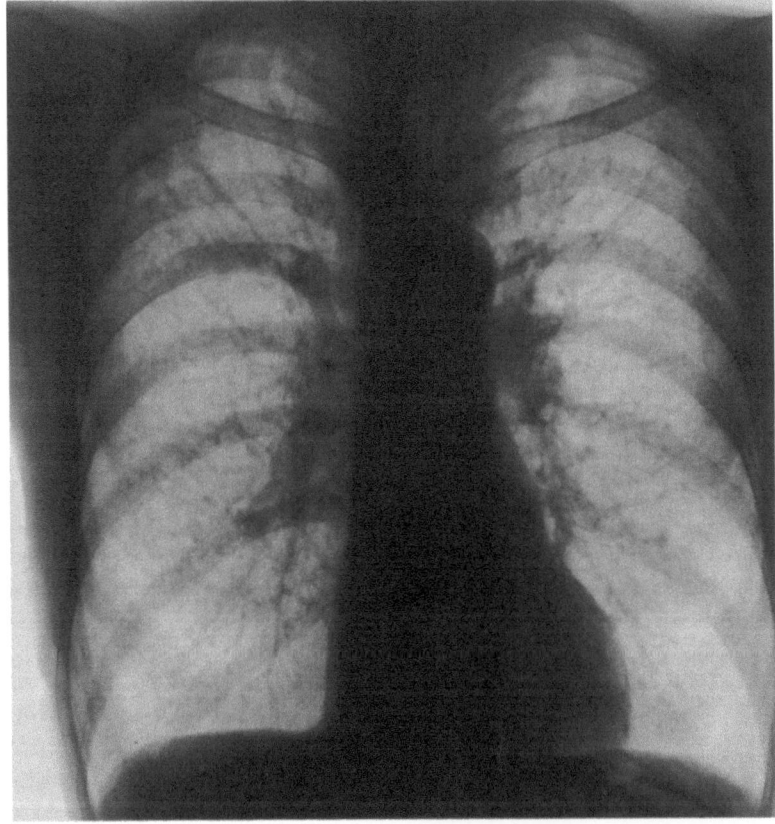

Abb. 26b. Thoraxübersichtsaufnahme (derselbe Patient) nach einjähriger, mehrfach kombinierter Tuberkulosebehandlung. Wesentliche Rückbildung des Streubefundes; „Gerüstsklerose"

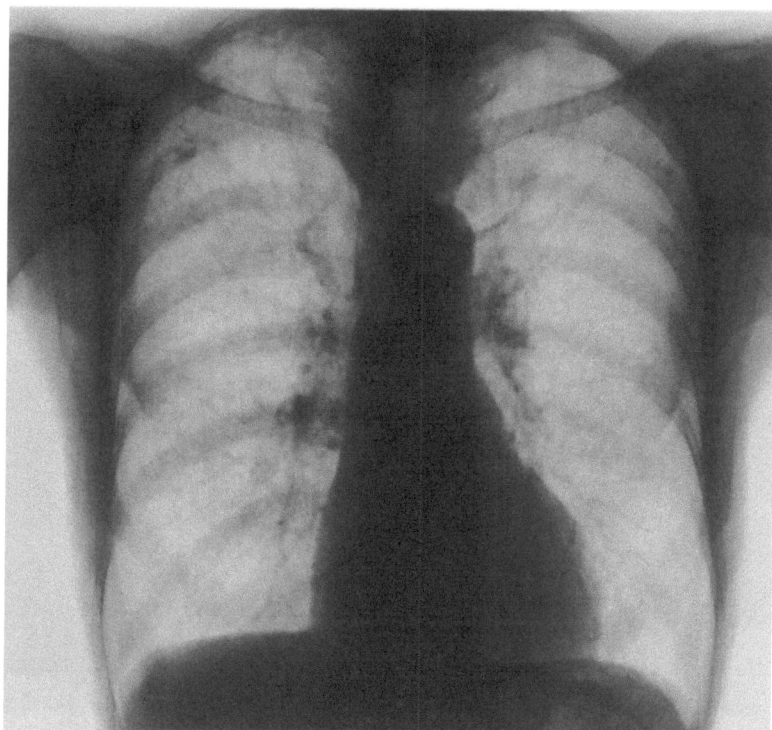

Abb. 26c. Aufnahme vom selben Tage, 110 kV, mehr Details erkennbar, Befund jedoch „weniger ins Auge fallend"

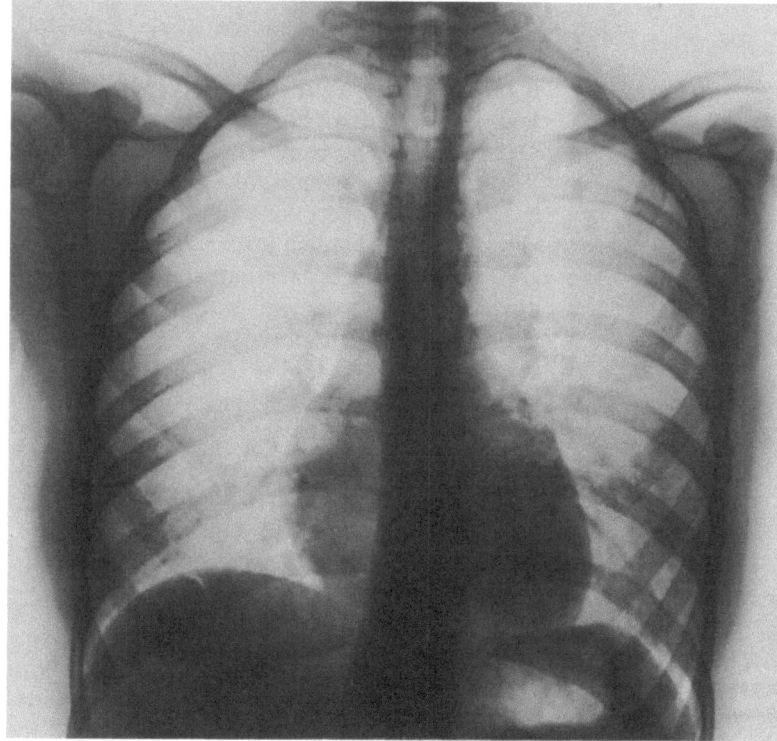

Abb. 27a—d. L. Wiebke, 17jährige Schwesternschülerin. „Die schweren Folgen schlechter Bilder"

Abb. 27a. Aufnahme vom 29. 8. 1969, als „o.B." befundet. Retrospektiv Herd im 1. ICR links

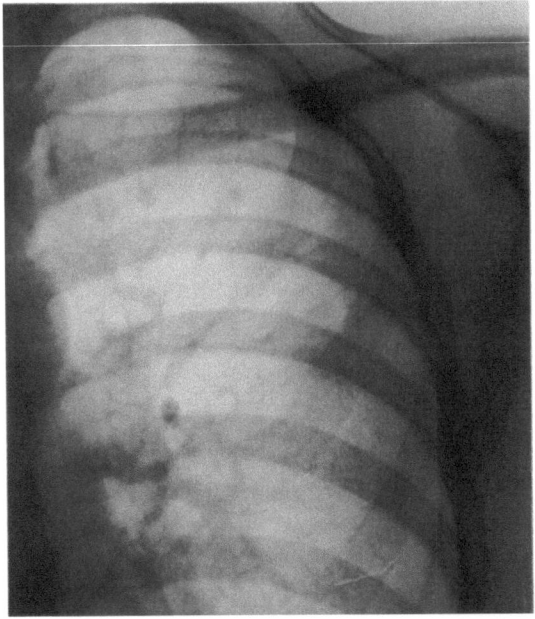

Abb. 27b. Etwas bessere Aufnahme vom 9.4.1970: Unverändert erbsgroßer Herd im 1. ICR, zusätzlich Verschattungszone in Deckung mit dem vorderen Anteil der 3. Rippe links; Befund „o.B."

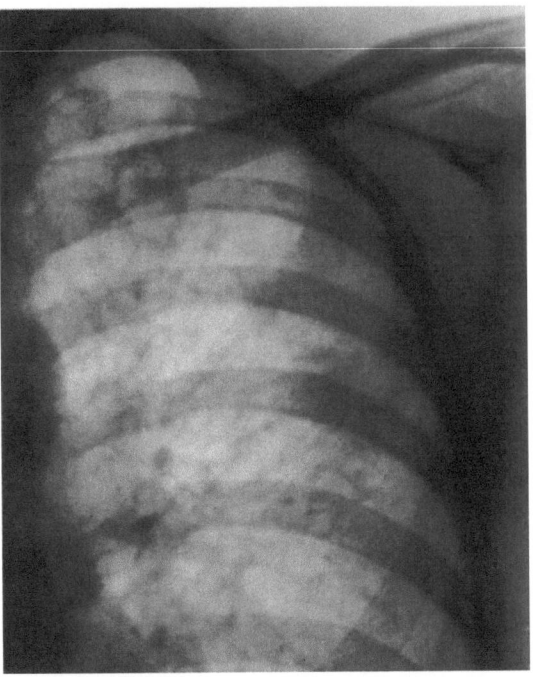

Abb. 27c. Aufnahme vom 20.10.1970: Kavernöse Tuberkulose im linken Oberfeld mit ausgedehntem Streubefund im linken Ober- und Mittelfeld. Hat inzwischen ihre Zimmerkollegin angesteckt

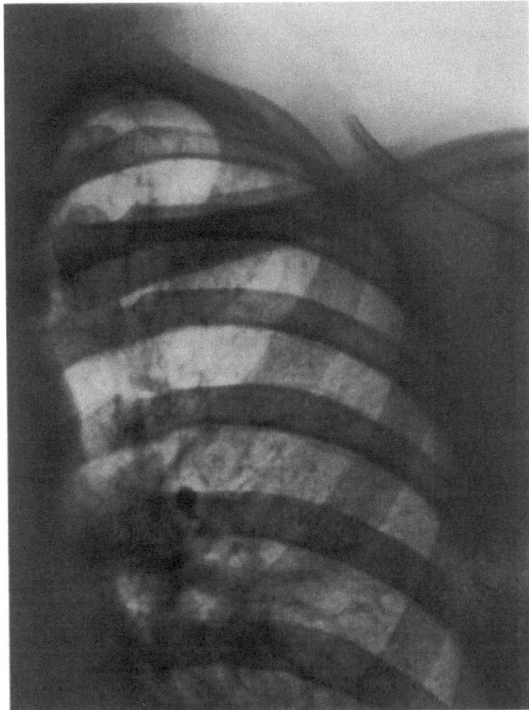

Abb. 27d. Lungenübersichtsaufnahme vom 24.2.1972: Geringste Residuen in der Spitze und im 2. ICR. Zugleich Beispiel für „Entstehung und Rückbildung einer Tuberkulose". Die Wichtigkeit der *Bildqualität, Wahrnehmung* und Entscheidung wird unterstrichen

braucht, sind Röntgenbilder gleichbleibender Qualität. Für viele Fragen ist die Vergleichbarkeit fast ebenso wichtig wie die Detailerkennbarkeit. Belichtung, Abstand, Position, Strahlenqualität, Atemphase seien als „konstant" wünschbare Faktoren genannt. In der Phthisiologie liegt insofern zur Frage der „Vergleichbarkeit" ein besonderes Problem vor, als die pathologischen Lungenveränderungen einem raschen Wechsel unterworfen sind. Die Heilmittelbehandlung der Tuberkulose führt unter Umständen zu außerordentlich raschen Dichteänderungen und damit zu „systemimmanenten" (System als technisches System verstanden) zwangsläufigen Unsicherheitsfaktoren. Die Belichtungsautomaten verstehen das Problem nicht. Ein geringeres, unvermeidliches Problem stellt die zunehmende Weichteildichte bei abnehmender allgemeiner Krankheitswirkung und zunehmendem körperlichen Gedeihen dar.

Das Summationsbild, die Übersichtsaufnahme, ist der wichtigste, der entscheidende Informationsträger.

Es wird nur zu leicht übersehen, daß gute Übersichtsbilder, p.-a. und seitlich, sehr oft mehr bringen als alle anderen aufwendigen „Detailinformationen".

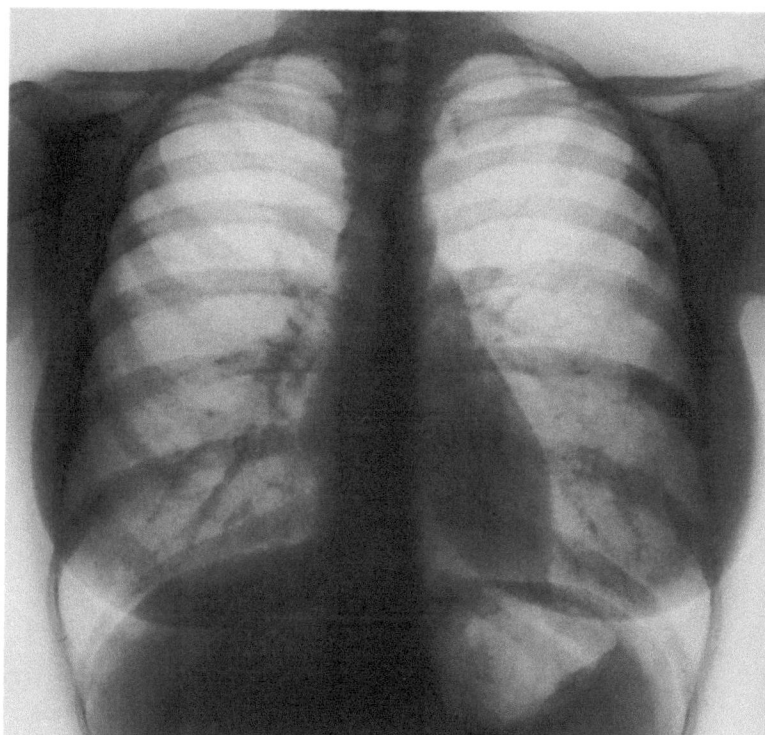

Abb. 28a—c. L. Rosi, 19 Jahre. „Primärtuberkulose als Folge frischer Ansteckung." Infektionsquelle war die Zimmergenossin (Abbildungsserie 27)

Abb. 28a. Übersichtsaufnahme vom 17.4.1970: Kein wesentlicher Befund

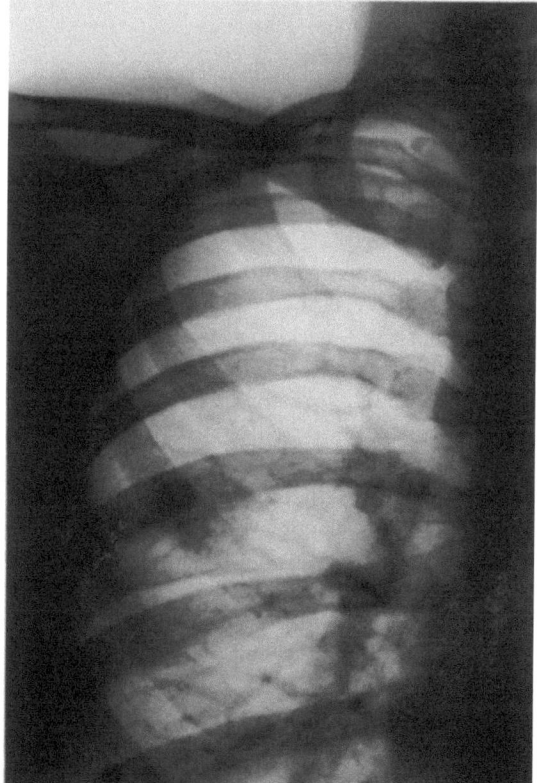

Abb. 28b. Übersichtsaufnahme vom 13.11.1970: Wolkiger Verschattungsbezirk im Bereich des rechten Mittelfeldes; dargestellte Interlobärlinie. Fragliche Verbreiterung des oberen Mediastinums rechts im Vergleich zur Voraufnahme

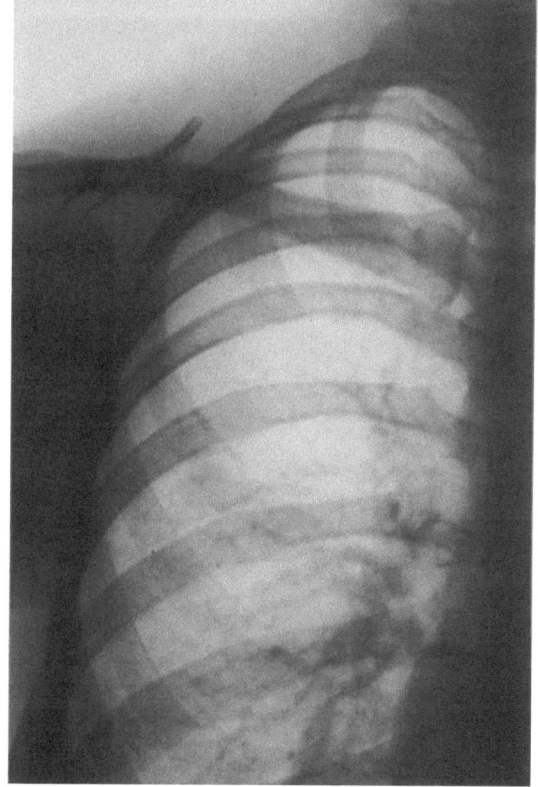

Abb. 28c. Übersichtsaufnahme vom 22.2.1972: Etwa 1 cm messender „Rundherd" im Schatten des vorderen Anteiles der 3. Rippe rechts als Residualbefund

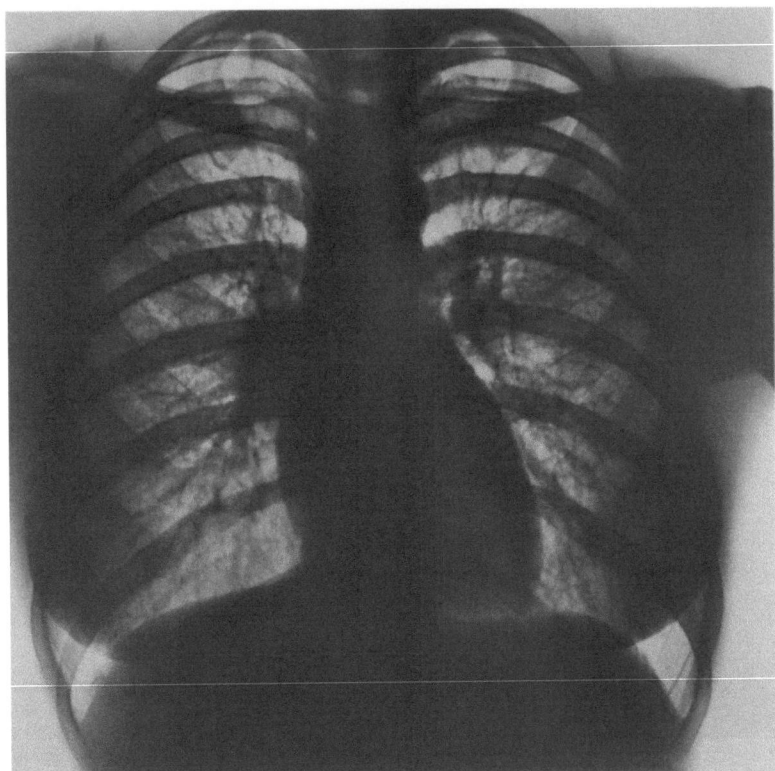

Abb. 29a u. b. Wichtigkeit seitlicher Aufnahmen. (H., Elfriede, 24 Jahre.) Intrapulmonales Teratom

Abb. 29a. Übersichtsaufnahme: „Verdichtung des rechten Hilus"

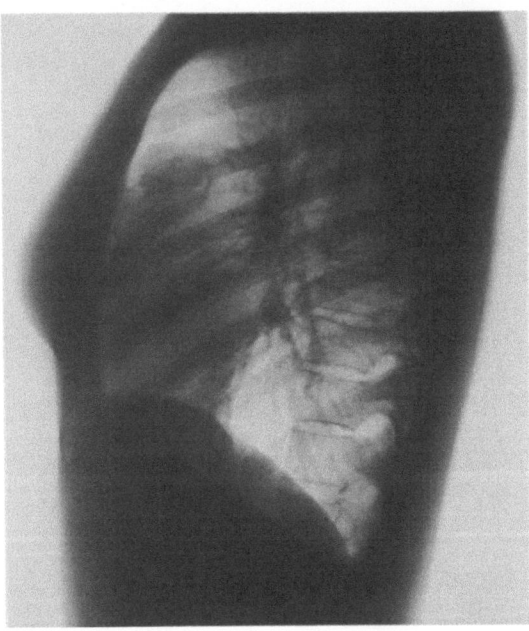

Abb. 29b. Aufnahme im frontalen Strahlengang: 4 × 4 cm messender Schatten nahe der vorderen Brustwand. Lobektomie: Intrapulmonal gelegenes Teratom

Für den pneumologisch tätigen Arzt ist die Bildgüte der Summationsaufnahmen eine der entscheidenden Voraussetzungen für seine Arbeit (s. hierzu auch SIMON).

Die außerordentlichen Folgen schlechter Aufnahmen zeigten sich an den Abbildungsserien 4 und 5: Zwei Schwesternschülerinnen leben in einem Zimmer zusammen. Anhand einer Serie technisch ungenügender Aufnahmen (Abb. 27a—d) war es nicht möglich, eine beginnende Tuberkulose zu erkennen. Es entwickelt sich eine kavernöse Tuberkulose. Die Zimmerkollegin (Abb. 28a—c) erkrankt mit einer typischen Primärtuberkulose. Es handelt sich um Mädchen von 18 und 19 Jahren.

Die Aufnahme im frontalen Strahlengang ist eine häufig unerläßliche Ergänzung der p.-a. Aufnahme. Die Unergiebigkeit im Bereiche der Spitzen-Oberfelder ist freilich nicht zu leugnen (Abb. 29 u. 30).

Aufnahmen in speziellen Positionen – Lordose, Aufnahmen mit variierter Röhrenstellung, Einfall des Strahls in einem Winkel von 45° zur Waagerechten, gezielte Aufnahme – dienen der Ergänzung, insbesondere im Mittellappen- und Spitzenbereich. Die außerordentlich häufige Anwendung des Schichtverfahrens in deutschsprechenden Ländern hat die Bedeutung gezielter Aufnahmen zurückgedrängt. Es sind Zweifel berechtigt, ob die Informationen durch Schichtbilder stets mehr erbringen als die Summationsaufnahme.

Auf die Standardwerke der Röntgentechnik wird verwiesen, insbesondere auf JANKER, zur Technik der Untersuchungsverfahren auf E.A. ZIMMER. Weiterhin seien von der Vielzahl der Übersichtsarbeiten und Detailinformationen

Thoraxübersichtsaufnahme mit Ergänzungen

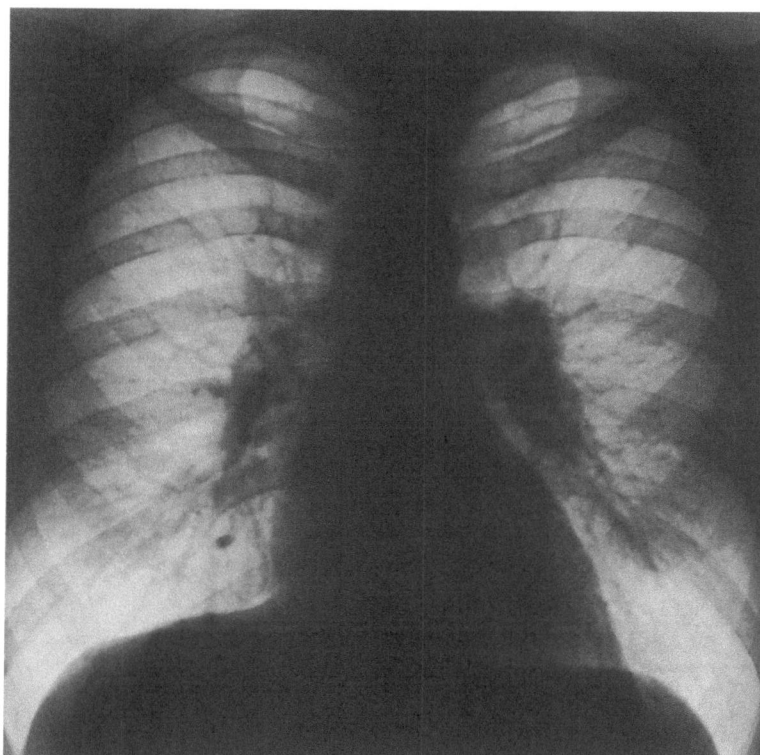

Abb. 30a u. b. Wert der seitlichen Aufnahme zur Darstellung von Lymphomen. (S., Lothar, 22 Jahre.) Sarkoidose

Abb. 30a. Thoraxübersichtsaufnahme: Große Lymphome beiderseits. „Retikuläre Zeichnungsvermehrung" in beiden Lungenfeldern, besonders in den mittleren Partien

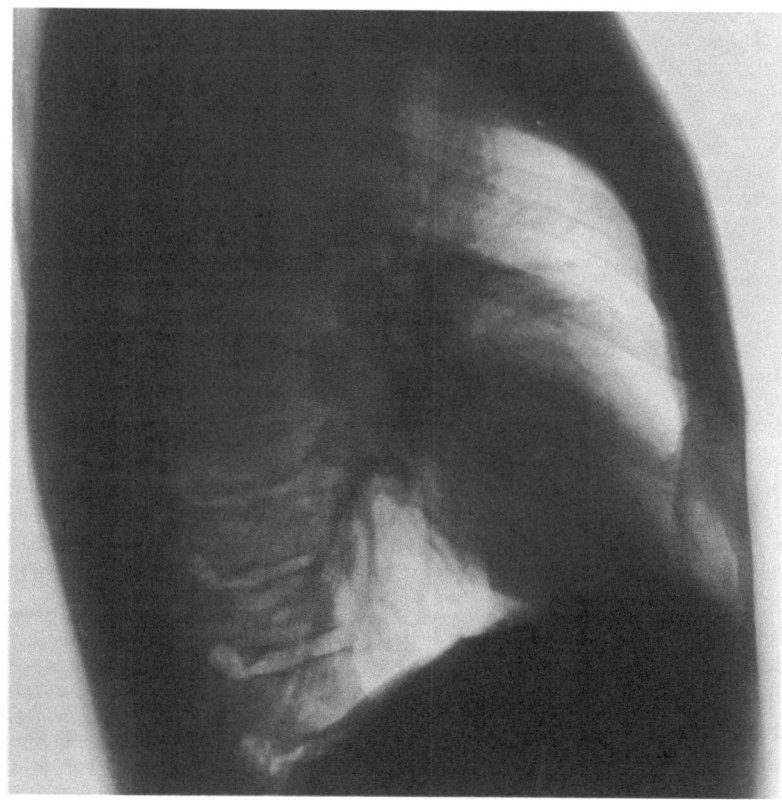

Abb. 30b. Im seitlichen Strahlengang stellen sich die Lymphome knollig dar. Wichtig ist die Vorstellung der räumlichen Ausdehnung eines Prozesses

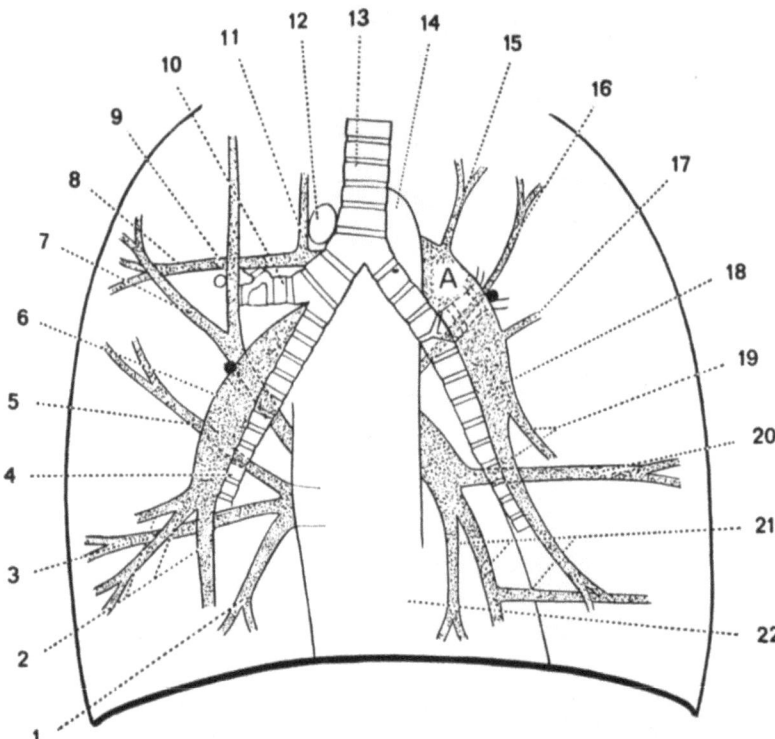

Abb. 31. Auf der Lungenübersichtsaufnahme sichtbare Strukturen. (Nach G. SIMON.) *1* Unterlappenvene. *2* Basale Segmentarterien. *3* Unterlappenvene. *4* Unterlappenbronchus. *5* Apikale Unterlappenvene. *6* Rechter intermediärer Arterienstamm. *7* Oberlappenvene. *8* Horizontal verlaufende Arterie. *9* Oberlappenvene. *10* Oberlappenbronchus. *11* Apikale Arterie. *12* V. azygos. *13* Trachea. *14* Aortenknopf. *15* Oberlappenarterie. *16* Oberlappenvene. *17* Apikale Unterlappenarterie. *18* Basaler Arterienstamm. *19* Basale Segmentarterien. *20* Horizontale Unterlappenvene. *21* Vertikale Unterlappenvene. *22* Herz

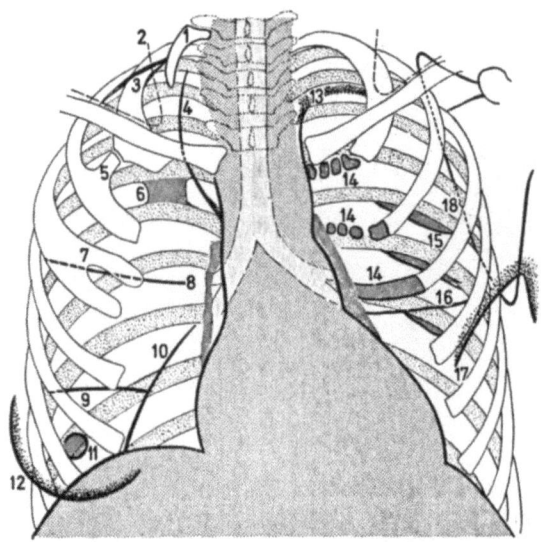

Abb. 32. Schema häufiger diagnostischer Fehlerquellen. (Nach RÜBE.) *1* Halsrippe. *2* Sternokleidomastoideuskontur. *3* Begleitschatten der 1. und 2. Rippe. *4* Lobus azygos. *5* gelenkige Knochenbrücke zwischen 1. und 2. Rippe vorne. *6* feste Knochenbrücke zwischen 5. und 6. Rippe hinten. *7* Gabelung der 3. Rippe. *8* Interlobärlinie zwischen Ober- und Mittellappen. *9* tiefsitzende akzessorische Interlobärlinie der Unterlappenspitze. *10* Lobus cardiacus. *11* Mamilla. *12* Mammaschatten. *13* A. subclavia. *14* verkalkter Rippenknorpel (Schollen, Ringe, Spangen). *15* Sulcus costae. *16* Interlobärlinie eines akzessorischen linken Mittellappens. *17* Pektoralisschatten. *18* Skapularand

COHEN und GEFFEN (1951), VON DER EMDEN (1969), ESSER (1957), HAEFLIGER (1954), NEEF (1963) sowie SCHERMULY, JANSEN und ODENWÄLDER (1969) genannt.

Zur Technik sei auch darauf hingewiesen, daß die Meßbarkeit der Lungenstrukturen auch bei der Tuberkulose, bzw. beim metatuberkulösen Cor pulmonale, insbesondere die Messung der Stärke der zentralen Pulmonalarterie, eine nicht unbedeutende Rolle spielt. Die wahrnehmbaren Strukturen sind nach G. SIMON in der beiliegenden Skizze (Abb. 31) noch einmal aufgeführt.

bb) Extra- und endothorakale zusätzliche Bildkomponenten; Fehlerquellen und Irrtümer

Aus einer Skizze nach RÜBE (Abb. 32) lassen sich die Bildelemente ableiten, deren Kenntnis notwendig ist, um nicht fälschlich intrapulmonale Veränderungen anzunehmen.

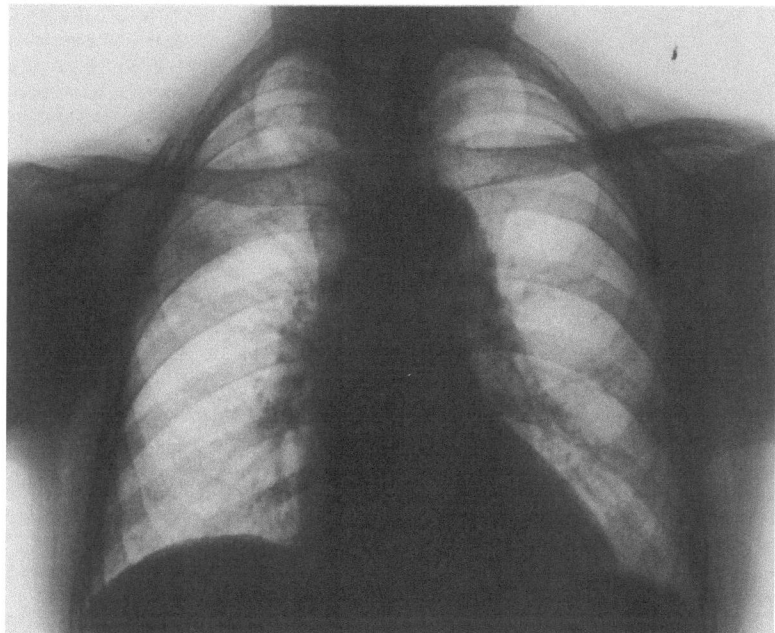

Abb. 33. Bildveränderung durch Ablatio mammae rechts mit Wegnahme des M. pectoralis major, eine vermehrte Transparenz des Lungenfeldes vortäuschend. Spitzenoberfeld durch Strahlenfibrose verändert

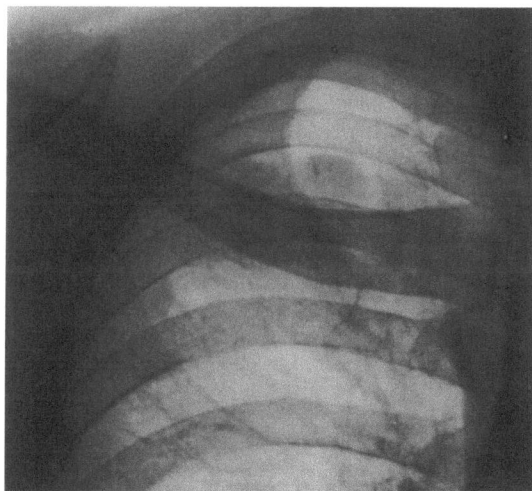

Abb. 34. Supraklavikulär gelegenes Atherom; als „Lungenherd" eingewiesen

Es gehört selbstverständlich zu einer brauchbaren Aufnahmetechnik, daß die Skapularänder, wenn immer möglich, aus den „Lungenfeldern" herausgedreht werden. Irregularitäten des Schattens der weiblichen Brust, verschieden hoher Stand, Ablatio mammae, kleine, dichte Brüste junger Mädchen, unregelmäßige Anpassung an die Kassette können Schwierigkeiten bereiten. In vielen Fällen ist die Durchleuchtung mit Lokalisation von Schatten der einfachste Weg, extra- oder intrathorakale Lage zu sichern. Auf das eingangs Gesagte wird verwiesen: Die Inspektion, die Kenntnis des Brustkorbs, der äußeren Kontur, der Form, die Kenntnis von Anomalitäten durch Inspektion ist wesentlich für die Röntgenuntersuchung (Abb. 33, 34 u. 35).

Probleme können sich ergeben durch die Schatten der Brustwarze, bzw. Brustwarzen. Die Darstellung kann von Aufnahme zu Aufnahme, je nach Projektion, nach augenblicklichem Zustand der Mamillen, nach Lage zum Lungenfeld, zu den Weichteilen, ganz abgesehen von der natürlichen Beschaffenheit, wechseln. An die Möglichkeit der Markierung der Brustwarzen zur Identifizierung sollte gedacht werden. SIMON (1971) weist darauf hin, daß sich Brustwarze und intrapulmonaler Herd bei tiefer Inspiration gegensinnig bewegen: Brustwand mit Brust in kranialer Richtung, intrapulmonaler Herd in kaudaler Richtung.

Erwähnt sind Differenzen in der Ausbildung oder der Anlage der Muskulatur des Brustkorbs, Brustkorbanomalien. Die Schattengebung durch die Arteria subclavia im Bereich der rechten Spitze sei erwähnt, ebenso der Schatten der Vena cava.

Zu erinnern ist ferner auf die „Begleitschatten" der zweiten Rippe, sowie der Thoraxkuppel; Irregularitäten der Rippen, des Sternums, der Rippenknorpel bedürfen der Klärung. Die Schatten des Musculus sternocleidomastoideis, das supraklavikuläre „Salzfaß", Rippenvarianten, Gabelrippen, Synostosen seien erwähnt (SCHOBERTH, 1969).

Für die „elektronische Verbesserung" von Röntgenaufnahmen, für die Manipulation der Nativaufnahmen sei auf die Beiträge im Handbuch der Radiologie sowie auf Arbeiten von ANGERSTEIN, KRUG und RAKOW (1964), BACKMUND, DECKER und LOY (1966), BERGERHOFF et al. (1967), BORGMANN (1969), CRAIG (1954), DECKER und BACKMUND (1968), GROH und HAENDLE (1968), GROH (1967), OOSTERKAMP et al. (1968), ROTH, WENZ und KRAMER (1969), SCHOTT (1967 und 1968), STIEVE (1966), WENZ (1968), WENZ, BADER (1959) und WERLICH, ZIEDSES DES PLANTES (1962), ZIFFER-TESCHENBRUCK (1951) hingewiesen.

Die Vergrößerungstechnik hat wohl gewisse Vorteile in bezug auf Wahrnehmungsfähigkeit, auf subjektive Momente; eine wesentliche Erweiterung des Bildinhaltes ist wohl nicht gegeben (FRIK; im Gegensatz dazu G. SIMON).

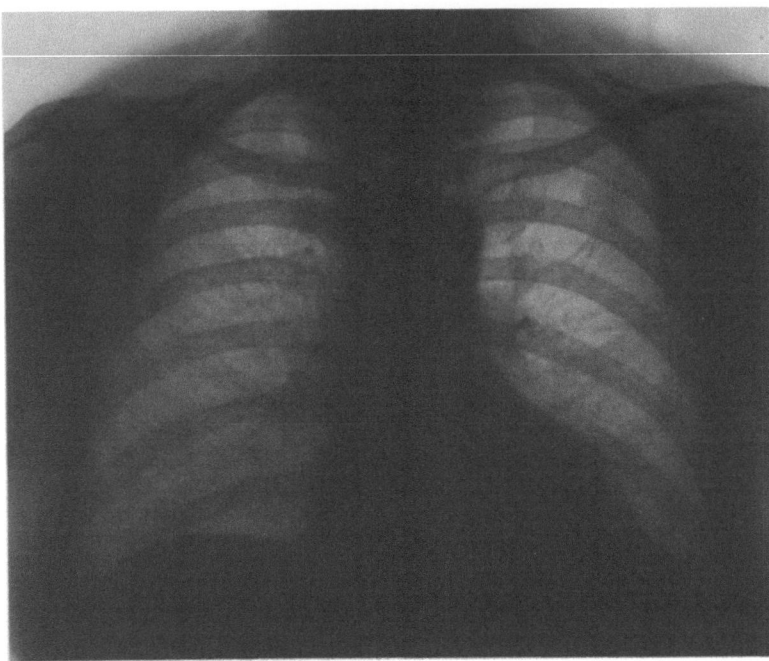

Abb. 35. H., Anna, 61 Jahre. Sarkoidose histologisch gesichert. Fleckig-netzige Zeichnung in allen Lungenabschnitten. Links im 1. ICR und im Schatten der 2. Rippe etwa fingergliedgroßer „Rundherd". Es handelt sich um ein Fibroma pendulans im Rückenbereich

b) Die Röntgendurchleuchtung

Auch hier wieder weise ich hin auf die zusammenfassenden Darstellungen von STRNAD und STOLZE sowie von E.A. ZIMMER.

Zur Methode der Durchleuchtung ist noch einmal kurz zusammenzufassen, daß eine gute Blendentechnik wesentlich ist. Die Durchleuchtung soll so kurz wie möglich gehalten werden. Die Durchleuchtung allein ist zumeist eine ungenügende Untersuchung; sie ergänzt die Röntgenaufnahme. Die Grenzen der Röntgendurchleuchtung sind vor allem in der begrenzten Detailauflösung gegeben. Die Vorteile der Röntgendurchleuchtung sind außerordentlich, wenn ihre spezifischen Leistungen voll ausgeschöpft werden: Gewinnung einer räumlichen Vorstellung, fließende Durchleuchtung, Durchleuchtung in allen ergiebigen Strahlengängen, der Nachweis von Bewegungsvorgängen an Zwerchfell, Mediastinum, Brustkorb, der Nachweis von Pulsationen in Gefäßen, Unterscheidung von Gefäßen und Lymphknoten; Funktionsbeurteilung: Beweglichkeit des Brustkorbs, Zwerchfellbeweglichkeit, Mediastinalbewegungen; Müllerscher Versuch (Einatmung gegen Widerstand d.i. Inspirationsbewegung bei geschlossener Nase und geschlossener Glottis); Valsalva-Versuch (Ausatmung gegen Widerstand: d.i. Exspirationsbewegung bei geschlossener Glottis und geschlossener Nase); Beurteilung von Beweglichkeiten: Flüssigkeit, Ergußbeweglichkeit. Lungengröße, Elastizität, Nachweis und Lage von Hohlräumen.

Auch als erfahrener Arzt sollte man nicht auf eine gewisse Systematik verzichten: Orientierender Vergleich von Größe und Helligkeit beider Lungenfelder, Orientierung über Weichteilgebilde im gröbstem Umfang, Orientierung über Veränderungen im Abdomen. Orientierung über die großen Lungengefäße, rechts wie links, Beurteilung des Mittelschattens des Herzens, Vergleich des Zwerchfellstands, Vergleich der Zwerchfellbeweglichkeit, „Absuchen" der Lungenfelder beginnend von der rechten Spitze zur rechten Zwerchfellhälfte weiter zur linken Spitze bis zur linken Zwerchfellhälfte.

Orientierende Durchleuchtung im Bereiche der „toten Winkel": Retrokardialraum evtl. mit Kontrastdarstellung des Ösophagus. Orientierung im Bereiche des Halses: Palpation zur Feststellung verkalkter Lymphknoten im Halsbereich. Schlucken lassen zur Kontrolle einer etwaigen retrosternalen Struma.

Vor der Durchleuchtung: Inspektion des Brustkorbs nach Warzen, Lipomen, langen Haaren, Pflaster, Salben.

Es sollte bei jeder Durchleuchtung die Möglichkeit, Brei schlucken zu lassen, gegeben sein. BOHLIG gibt in seinem Taschenbuch nützliche Hinweise zur Durchleuchtung. Im übrigen sei auf die Mitteilungen von GEBAUER (1964 und 1969); GEBHARDT (1969), LISSNER (1969), MULDER (1964), STECHER (1969), STROHM (1964), SCHENDEL und SCHMIDT hingewiesen.

Eine grundsätzliche Frage in der Tuberkulosebekämpfung lautet, ob die Durchleuchtung allein zureichend sei. Ich bin sicher, daß bei der Durchleuchtung mehr als auf einer Aufnahme übersehen wird. Die Domäne der Durchleuchtung ist nicht die Krankheitserkennung. Es ist eine Verschwendung ärztlicher Kraft, es bedeutet eine zu hohe Strahlenbelastung und einen zu großen Unsicherheitsfaktor, wenn die „Depistage", die Fallsuche, auf einer Durchleuchtung beruht. Die Durchleuchtung ist eine hervorragende *ergänzende* Maßnahme zur Röntgenaufnahme. (Zur Unzulänglichkeit der Lungendurchleuchtung hat vor allem auch WEISER (1954, 1956) Stellung genommen.)

Damit ist die Frage der besonderen Untersuchungstechniken bei besonderen Lokalisationen im wesentlichen beantwortet: Sehr häufig wird eine Kombination von Röntgenaufnahme und Durchleuchtung zweckmäßige Ergebnisse zeitigen. Die vorausgehende Durchleuchtung ermöglicht die bestmögliche Einstellung. Insbesondere bei Veränderungen in den Spitzen, im Retrokardialraum, bei Veränderungen, die nur in einer besonderen Atemphase feststellbar sind, wird die Kombination von Durchleuchtung und Aufnahme das Auffinden der Läsion, Auffinden der optimalen Einstellung und anschließende Dokumentation ermöglichen. Zur allgemeinen Thoraxröntgenologie wären noch einmal die Arbeiten von ANACKER (1969) für das Mediastinum, von JACOBSON und SARGENT (1968) für die Diagnostik im Bereich der Lungenspitzen, von SCHOLTZE und STENDER (1969) für die röntgenologische Segmentdiagnostik zu nennen.

Die Röntgendurchleuchtung hat somit nach wie vor eine zentrale Bedeutung. Die Vorteile der Durchleuchtung mit Fernsehkette und Bildverstärker sind mit der Handlichkeit der Bedienung für den Untersucher so erheblich, daß die Nachteile des kleinen Blickfeldes und minderen Auflösung in Kauf genommen werden müssen.

c) Schichtbild und Lungentuberkulose

Das Schichtbild dient der relativ scharfen Darstellung bestimmter „Schichten" durch Verwischung der übrigen Objektanteile. Dabei sind vielfältige Bewegungsabläufe möglich um einen virtuellen „Fixpunkt".

Aus dem Grundsätzlichen, der „Verwischung" nicht gesuchter Objektanteile gegenüber dem „gesuchten" Objektanteil ergeben sich die allgemeinen Indikationen:
klarere Darstellung der Anatomie und der anatomischen Veränderungen,
damit in Zusammenhang stehend, die topographische Zuordnungsmöglichkeit von Läsionen,
bessere Darstellung der „Qualität" der Läsion,
bessere Strukturanalyse,
Anhebung der „Schwelle" der Wahrnehmbarkeit.

Zumeist freilich greifen die künstlich getrennten Gesichtspunkte ineinander über. Man will wissen, wie der Herd beschaffen ist, wo er liegt, welche Beziehungen er zu den anatomischen Gebilden hat und ob außer den auf der Übersichtsaufnahme vorhandenen Herden noch weitere im Schichtbild in Erscheinung treten. „Vom Käfig des Thoraxskelettes befreit, kann die Lunge in ihren anatomischen und pathologischen Einzelheiten plastisch dargestellt und beurteilt werden" (LOBENWEIN).

aa) Einige technische Bemerkungen

Wichtig ist es auf gleichmäßige Atemphasen zu achten. Die Untersuchung wird sehr häufig in zwei Ebenen durchzuführen sein. Die Wahl des Formats ist ein Kompromiß zwischen dem Wunsch, das Organ möglichst in seiner Gesamtheit darzustellen und der Notwendigkeit, die angefertigten Aufnahmen übersichtlich betrachten und zu einem plastischen Ganzen zusammensetzen zu können. Simultankassetten haben den Nachteil, daß die Bildqualität mit Minderung des Schwärzungskontrastes geringer erscheint. Der wesentliche Vorteil besteht darin, daß bei geringerem Schwärzungsumfang große Schwärzungsdifferenzen ausgeglichen werden, so zum Beispiel bei der Darstellung der Trachea und der großen Bronchien innerhalb des Mediastinalschattens. Simultankassetten machen die Anwendung von Ausgleichskörpern, die die Absorptionsdifferenz zwischen Mediastinalschatten und Lungenparenchym ausgleichen sollen, überflüssig. Mit dem Problem der Ausgleichskörper hat sich besonders SWART (1969) befaßt.

Die lineare Verwischung reicht im Bereich der Thoraxdiagnostik im allgemeinen aus. Die Anwendung der mehrdimensionalen Verwischung hat den Nachteil, daß die Bewegungsabläufe mehrere Sekunden beanspruchen. „Für die Untersuchung der Lunge ist daher die lineare Verwischung nicht nur ausreichend, sondern von Vorteil."

Lagerung des Patienten:
1. Rückenlage. Unter die Knie des Patienten wird ein Keilpolster oder eine etwa 15 cm dicke Rolle gelegt. Die leichte Anhebung des Beckens bringt die großen Bronchien in eine Ebene parallel zur Tischebene. Außerdem liegt der Patient bequem und ruhiger. Der Rumpf liegt gerade, die Schultern werden an den Armen leicht nach abwärts gezogen, der Hals ist gestreckt.
2. Seitliche Lagerung: Der Patient liegt auf der zu untersuchenden Seite, die Knie werden leicht angezogen, der Hals ist gestreckt, das Kinn vom Sternum weggezogen. Der Kopf liegt auf einem etwa 6 cm hohen Polster. Der untere Arm wird rechtwinklig gebeugt; der obere Arm wird über den Kopf nach oben gelegt und dabei die Handfläche nach oben gedreht, dadurch werden die Ellenbogen und das Schulterblatt nach rückwärts verlagert, der Rumpf wird um Störschatten ärmer. Die Einstellung mittels Durchleuchtung kann bei der Lungentomographie als überflüssige Strahlenbelastung angesehen werden. Der erfahrene Arzt soll und kann sich ein räumliches Bild dessen machen, was erwartet wird.

Schichttiefen
Es ist wesentlich, daß bei der Tuberkulose vor allem in den apikalen Bereichen die am weitesten dorsal liegenden Prozesse erfaßt werden. Schichttiefen nahe an 4 cm sind bei grazilen Personen durchaus noch richtig. Der Schichtabstand von 1 cm ist im allgemeinen zureichend; gelegentlich können weit nähere Informationen durch Abstände von halben Zentimetern gewonnen werden.

Bei Seitenlage des Patienten nimmt die Lunge meist den Raum zwischen 4 und 12 cm Abstand von der Tischebene ein, wobei die Schicht 4 der seitlichen Thoraxwand, die Schicht 12 dem Mediastinum am nächsten liegt. Seitliche Schichten in 10—12 cm Abstand bringen die Gebilde der Lungenwurzel zur Darstellung.

Der Hilus wird bei Rückenlage des Patienten zwischen 8 und 13 cm dargestellt; erhebliche Abweichungen sind häufig.

(In dieser pragmatischen Darstellung der Verhältnisse sind im wesentlichen Ausführungen von Frau Dr. LOBENWEIN-WEINEGG enthalten; sie folgen dem Kurs der Turnusärzte der Wiener Ärztekammer).

Die Probleme des Schichtbildes sind in dem Werk von GEBAUER, MUNTEAN, STUTZ und VIETEN so ausführlich niedergelegt, daß sich ein Eingehen auf den Literaturapparat erübrigt. Die technische Seite ist im Band IX/1 sowie Band III des Handbuches der Radiologie mehr oder minder erschöpfend abgehandelt. Der Beitrag von BÜCHNER im Lehrbuch der Röntgendiagnostik bringt kurze Hinweise; auf die Zusammenstellung von KANE (1953), die Übersichten von CARTER u.Mitarb. (1963) sowie die von GREENWELL und WRIGHT (1965) wird hingewiesen. Über lange Jahre war die Monographie von GREINEDER (1937 UND 1941) das Standardwerk. Aus der Unzahl der Arbeiten (sie sind bei GEBAUER et al., 1959, aufgeführt) ist die zusammenfassende Darstellung von GRIESBACH und KEMPER (1955) zu nennen, weiterhin die Monographie von GEBAUER und SCHANEN (1955) zum transversalen Schichtverfahren, sowie die „Schichtbilder von Bronchialveränderungen bei der Lungentuberkulose" von BLAHA (1954). Auf die Bedeutung des seitlichen Schichtbildes haben MUSSHOFF und WEINREICH (1961) hingewiesen. Die verschiedenen Techniken und Anwendungsbereiche der Schrägtomographie sind bei FAVEZ und SOLIMAN (1966), bei JACCOTTET (1969), HAMMERLEIN et al. (1970) sowie bei KRIEG (1962) aufgeführt. Weiter wären zur Schrägtomographie zu nennen ARNOLD, ARNOLD und WACKER (1958), BERNOU et al. (1958), ESSER, FELSON (1960), FOURRIER (1958), HORNYKIEWYTSCH und STENDER (1954), KASSEM und SOLIMAN, TESCHENDORF und THURN (1958), TRICOIRE (1957) sowie TRICOIRE und FOURRIER (1958).

Es versteht sich von selbst, daß die Lage eines Bronchus in der „Schichtebene" die Darstellung über einen längeren Verlauf gewährleistet. Es ist gut, sich ein Modell vor Augen, zumindest vor dem geistigen Auge, zu halten, wenn es um die Darstellung der großen Bronchien geht.

Zur Transversaltomographie, die im Bereich der Tuberkulosediagnostik wohl nur begrenzte Indikationen hat, ist neben der Zusammenfassung von GEBAUER und SCHANEN die Monographie von TAKAHASHI (1969) zu erwähnen. Auf die begrenzte zusätzliche Information hat früher schon MOLDENHAUER (1962) hingewiesen.

Die mehrdimensionale Verwischung, ihre potentiellen Mehrleistungen, auch ihre realen Nachteile hat BLOEDNER monographisch dargestellt und darüber 1964 noch einmal berichtet. In der Diskussion ist die Problematik von BARBARA LOERBROKS (1964) und von H.J. BRANDT (1964) angesprochen worden.

Gefragt wird ja bei jeder Röntgenuntersuchung nicht etwa nach dem, was noch getan werden könnte, sondern nach dem, was an realer zusätzlicher Information erwartbar ist. Die beliebige Ausweitung des diagnostischen Zugriffs bedeutet nicht selten Verlust an Zeit und unbillige Ausschöpfung personeller und materieller Substanz.

Erwähnt seien kurz einige technische Details, so etwa die Zonographie, die Tomographie mit sehr geringer Verwischung (WESTRA, 1962); die Tomographie mit unmittelbarer Bildvergrößerung (RABKIN, FELDMAN und SHTYRKOV, 1965), Drehung von Patient und Kassette im festen Röhrenfokus (Homalograph); (WEDEKIND und KREMPER, 1950); Schirmbildschichtverfahren (SCHOEFER und VOIGT, 1962); Bemühungen zur Verkürzung der Aufnahmezeiten (BRAUN, 1969, STIEVE, 1961).

Vielleicht kann man auch das Kapitel „Schichtbild" dahingehend zusammenfassen, daß es, wie die Röntgendurchleuchtung, in der Hand des Erfahrenen, der die Diagnostik selbst betreibt, in der Hand dessen, der über die Nosologie, das individuelle Problem informiert ist, der nicht als Lohndiener physikalisch-technisch mit Geräten umgeht, sondern zur Erweiterung des persönlichen Informationsbedarfs Diagnostik betreibt, etwas überwiegend Individualisierendes darstellt. Regeln, Reglementierungen dienen der Erzwingung von Minimalforderungen. Der Arztberuf, auch der des Radiologen, ist jedoch auf qualitative, optimale Entscheidungen hin orientiert.

bb) Interpretation des Schichtbildes

Zur Beurteilung des *Bronchialsystems* ist das Schichtbild im Bereich der Trachea mit Bifurkation beider Hauptbronchien und des rechten Zwischenbronchus sowie der Lappenbronchien eine geeignete Darstellungsmethode. Bei den Segmentästen ist, infolge ihrer räumlichen Divergenz, der Aufwand vermutlich zur gezielten Darstellung, für das „Suchen", keine „Routinemethode". BLAHA hat sich, ebenso wie LODIN und LOBENWEIN eingehend mit diesen Problemen befaßt.

Wissenswert ist, daß Verlauf und Weite der Trachea stark durch Drehung und Beugung des Kopfes beeinflußt werden. Darstellungsfähig auf a.-p. Bildern sind Trachealbifurkation, beide Hauptbronchien, beide Oberlappenbronchien, die Segmentäste des Mittellappens und der Lingula (bei geeigneter Lage), laterobasale Unterlappensegmente beiderseits und der infrakardiale Segmentbronchus rechts. Praktisch nur auf den seitlichen Schichtbildern beurteilbar sind der dorsale Oberlappensegmentbronchus rechts, der Unterlappenspitzenbronchus beiderseits (das 6. Segment) und die dorsobasalen Segmentbronchien beiderseits.

Für folgende Luftwege ist die Darstellung in zwei Ebenen unbedingt nötig: Trachea, Zwischenbronchus rechts, beide

Unterlappenbronchien, Mittellappenbronchus sowie die Segmentbronchien der „pektoralen" Oberlappensegmente beiderseits. Bei der Beurteilung der Bronchien ist zu prüfen, ob der Bronchus parallel zur Tischebene verläuft und dadurch in einer Schicht erkennbar wird oder ob er schräg zur Tischebene und damit quer durch mehrere benachbarte Schichten zieht. Die Unterscheidung, ob ein dargestellter Bronchus innerhalb der Schicht durch einen pathologischen Prozeß verschlossen ist oder nur aus der Schicht wegzieht, ist nicht immer ganz leicht zu entscheiden, dem Erfahrenen aber im allgemeinen möglich. Der erste Schritt bei der Interpretation einer Schichtbildserie ist daher die Aufsuchung der Trachealbifurkation und die Orientierung nach den großen Bronchien. Ursprung, Verlauf, Lichte, Wanddicke, Kontur sowie Beziehung zwischen Bronchus und eventuellem Parenchymprozeß sind die Aussagen, die über das Bronchialsystem durch das Schichtbild ermöglicht werden. (Die Darstellung entspricht weitgehend dem LOBENWEINschen Anleitungstext.)

Weitere Information zum Schichtbild des Tracheobronchialbaums finden sich bei ANACKER (1961), BLAHA; CHEVROT et al. (1969), LODIN (1967), NORDENSTRÖM (1961), ROBILLARD (1964) und RUDULIER (1963).

Für die Schichtbilder der *Lungengefäße* wird auf den Beitrag SIELAFF im Handbuch der Radiologie verwiesen. Die Lungengefäße sind in der Phthisiologie von erheblicher Bedeutung. Sie sind entscheidend für die räumliche Zuordnung von Prozessen, für die Beantwortung der Frage nach Ausfall größerer Lungenabschnitte sowie für die postoperative Beurteilung. Die Messung der Pulmonalarterie gibt Hinweise auf eine etwa bestehende pneumogene Kardiopathie, bzw. einen pulmonalen Hochdruck. Wichtig ist die Gefäßdarstellung im Rahmen der Phthisiologie auch aus differentialdiagnostischen Erwägungen, ob etwa Hypoplasien der Gefäße, Fehleinmündungen der Lungenvenen, arterio-venöse Aneurysmen oder umschriebene Gefäßausfälle vorliegen. Im Rahmen der Gefäßdarstellung bedarf auch die Beurteilung der Vena azygos der Erwähnung. Die Unterscheidung zwischen dem Schatten der Vena azygos und dem Schatten von vergrößerten Lymphknoten ist nicht immer einfach. Für die Literatur sei auf die Monographie von GEBAUER et al. sowie auf die Einzeldarstellungen von FLETCHER und DONNER (1958), FRASER und BATES (1959), GINSBERG; HORNYKIEWYTSCH und BARGON (1963), MICHELSON und SALIK (1959), SWART (1959), SIMON (1963) und von TORRANCE (1958) hingewiesen. In einem späteren Abschnitt dieses Beitrages wird auch ausgeführt, daß die Tuberkulose sehr häufig mit anderen pulmonalen Erkrankungen kombiniert ist, insbesondere mit thromboembolischen Prozessen, so daß hier nicht nur differentialdiagnostische Probleme entstehen, sondern das Problem sehr häufig lautet, ob ein Schatten nur einer Tuberkulose entspricht, oder ob zusätzliche Bildelemente vorhanden sind.

Die Kenntnisse der normalen Anatomie sowie geeignete Techniken, um den Bronchialbaum und den Gefäßbaum darzustellen, sind notwendig, um den Komplex *„Lungenhilus"* aufzulösen. Die „Hilustiefen" bei a.-p. Darstellung dürften bei schlanken Personen 7—11 cm, bei mittelkräftigen 8—12 cm und bei starken, kräftig entwickelten Patienten 9—13 cm betragen. Auf den Schichten folgen von dorsal nach ventral die Unterlappenbronchien mit orthograd getroffenem superiorem Unterlappensegmentbronchus, auf den mittleren Schichten die Hauptbronchien, der Zwischenbronchus und der Oberlappenbronchus und auf den anterior ventral gelegenen Ebenen der Bronchus des Mittellappens und der Lingula. Für die seitliche Hilustomographie sind fast immer zwei, maximal drei Schichten ausreichend und daher im allgemeinen wohl Einzelschichten günstiger; auf Tischabstand in Seitenlage 10—12 cm (Abb. 36a, b).

Technische Hinweise finden sich bei MARGRIT MARTIN (1970). Die speziellen Probleme der Tuberkulose sind in den bereits genannten Werken aufgeführt, daneben in der Übersicht von BRÜNING, PUSCHNER und ANSTETT (1964); in der Monographie von HAEFLIGER (1954), in der umfassenden Bearbeitung von HERZOG (1951) sowie von ROTACH (1958). Das Gros der Arbeiten ist im phthisiologischen Spezialkapitel „Lymphknoten, Bronchien und Belüftungsstörungen" dieses Beitrages erwähnt.

Schichtbilder des Lungenparenchyms stellen einen wesentlichen Aufgabenbereich dar. Über Jahrzehnte war die klassische Anwendung des

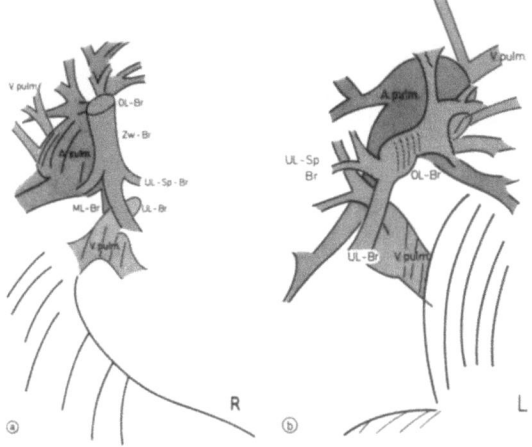

Abb. 36a u. b. Auf seitlichen Schichtbildern wahrnehmbare Gebilde. (a) Rechts. (b) Links. (Nach LOBENWEIN)

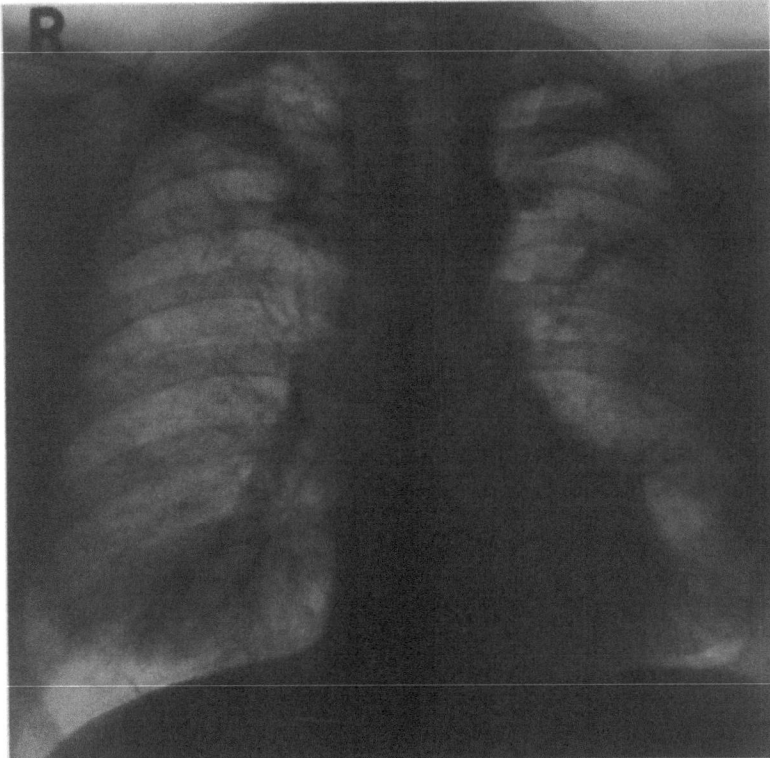

Abb. 37a u. b. (Sammlung HECKESHORN)

Abb. 37a. Lungenübersichtsaufnahme: Unsicher zu deutende Verdichtung, etwa in Projektion auf Sternoklavikulargelenk/Vorderende 1. Rippe

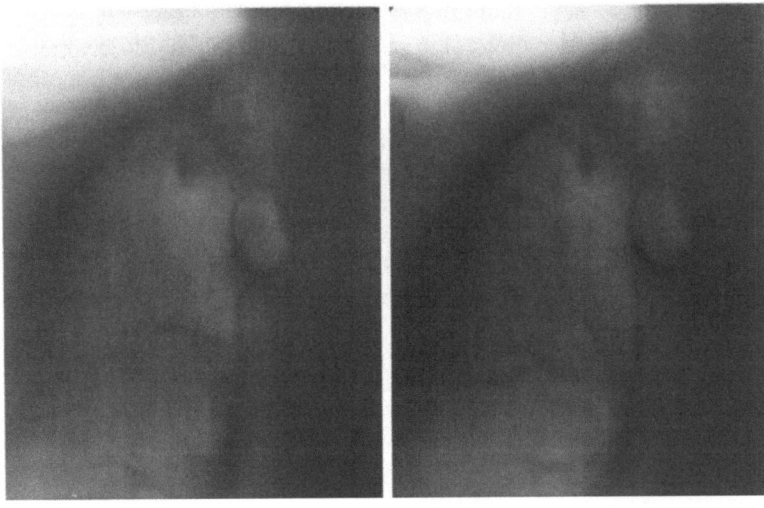

Abb. 37b. Schichtbild: Große, derb umwallte Kaverne paramediastinal

Schichtbildes die Kavernendarstellung, die Darstellung von „Qualitäten", Verschattungen und Aufhellungen, der Nachweis der „Geschlossenheit" einer Ringfigur. Heute ist es daneben der Nachweis von Zysten, die Entwicklung von Wandstärken, insbesondere deren Abnahme, aber auch Zunahme etwa bei beginnendem Aspergillom. Topographische Zuordnung, verbindende Strukturen zur Lungenwurzel und zur Umgebung, Verhalten zur Pleura, innere Struktur, Begrenzung, sind nur einige der Kriterien, die bewußt oder unbewußt in die Gesamtbeurteilung mit eingehen.

Die Abbildungsserien 37, 38, 39, 40 geben hierzu Beispiele.

An speziellen Aufgaben nennt LOBENWEIN
1. Ausschluß der Überlagerung durch pleura- oder weichteilbedingte Prozesse,
2. eventuell Auflösung kompakt erscheinender Verschattungen in Einzelherde,

Interpretation des Schichtbildes

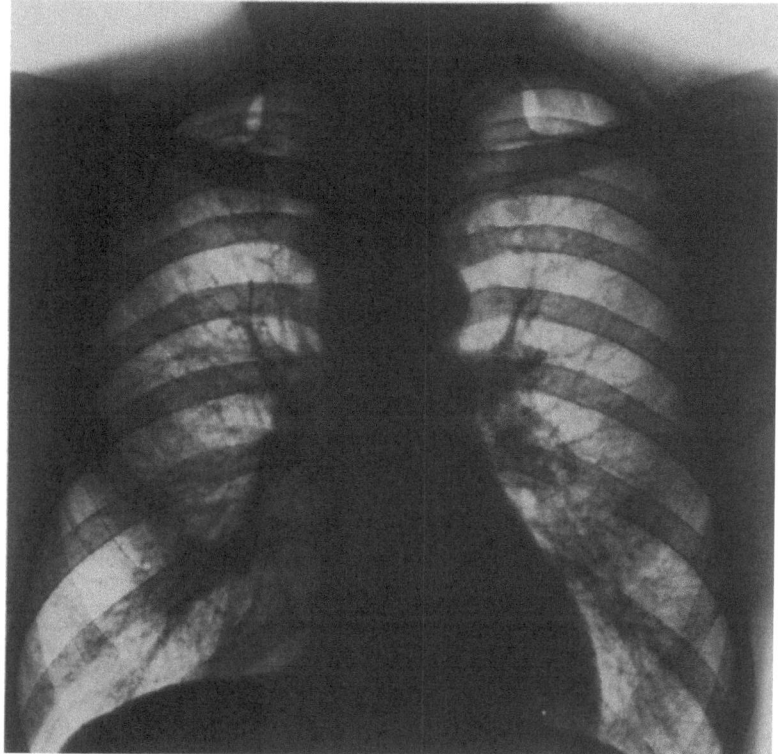

Abb. 38a u. b. G., Feyzullah, 42 Jahre. Ausgedehnte tuberkulöse Streuherde in rechten Ober- und Mittelfeld

Abb. 38a. Spitzengebiet von Streifenschatten durchzogen

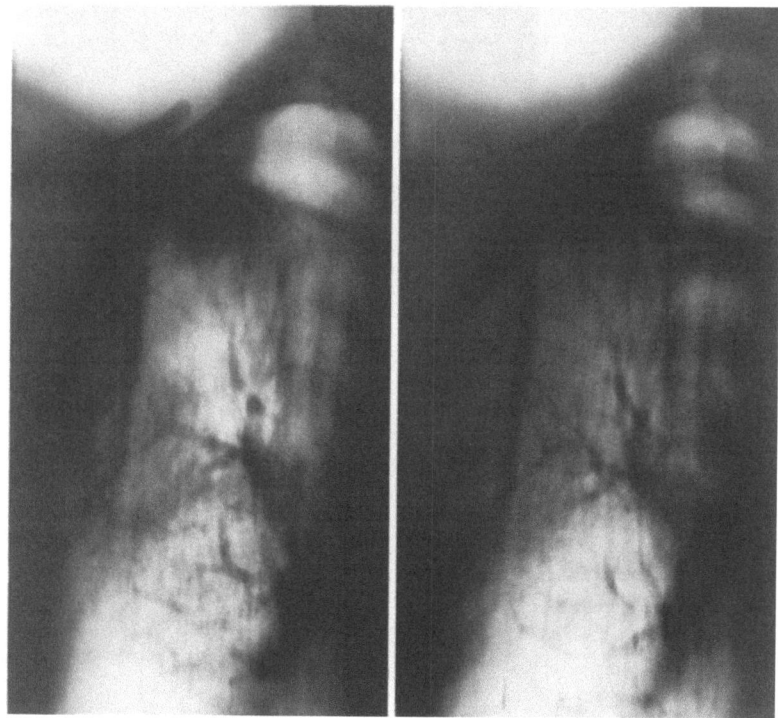

Abb. 38b. Große Kaverne im Spitzenbereich rechts

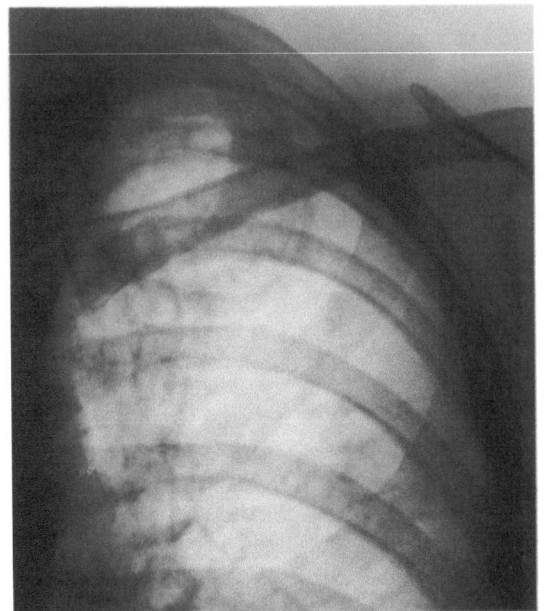

Abb. 39a—d. B., Harald, 24 Jahre. Rückbildung einer Kaverne; Verlaufsbeobachtung durch das Schichtbild

Abb. 39a. Große Kaverne in linken Spitzenbereich

Abb. 39b. Darstellung der Kavernenwand im Schichtbild

Abb. 39c. $4^{1}/_{2}$ Monate später: nach mehrfach kombinierter Behandlung im Übersichtsbild keine Kaverne mehr sichtbar

Abb. 39a

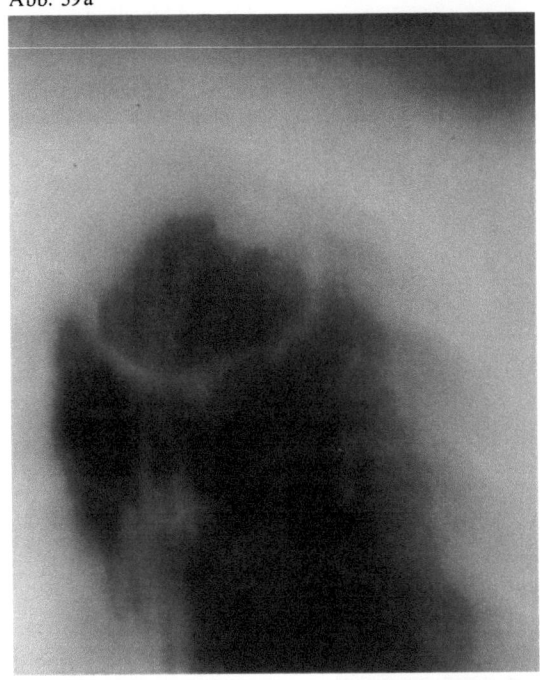

Abb. 39b

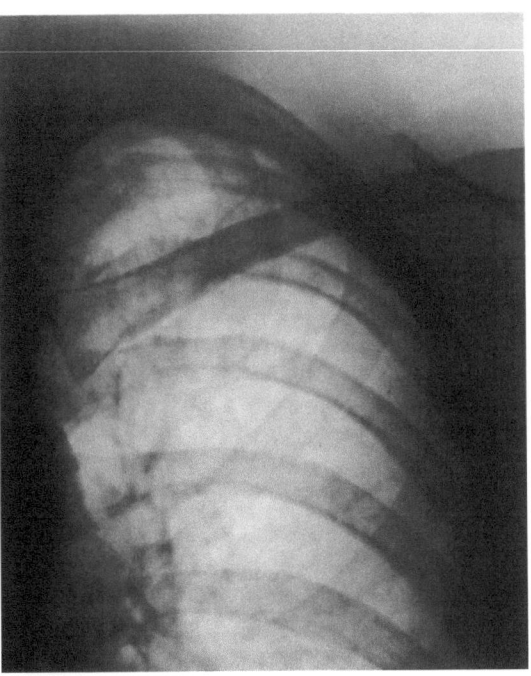

Abb. 39c

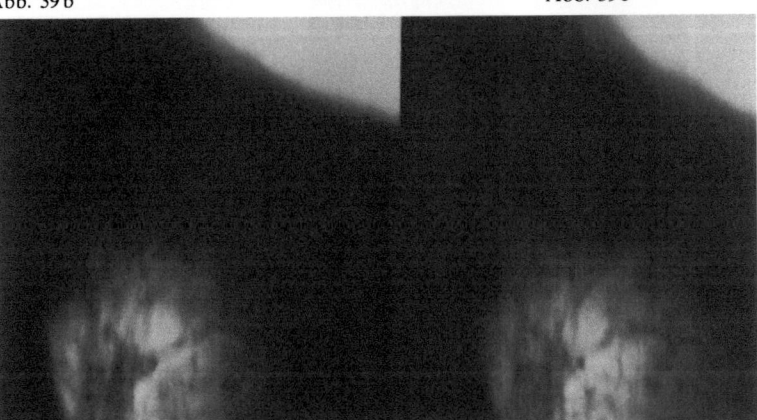

Abb. 39d. Auch die Schichtaufnahme läßt keinen sicheren Kavernenrest mehr erkennen

Interpretation des Schichtbildes

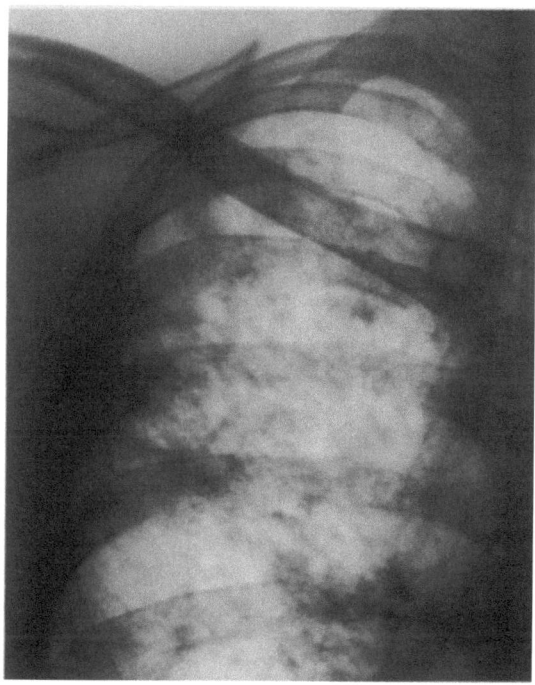 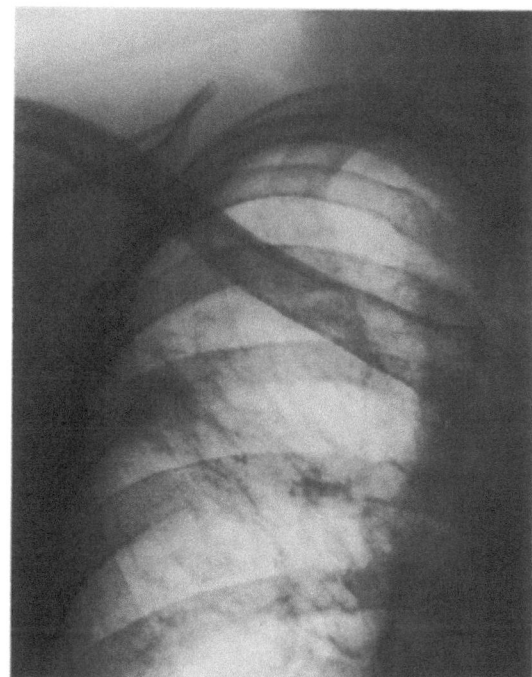

Abb. 40a—d. G., Peter, 25 Jahre. Kavernendarstellung im Schichtbild; Kavernenrückbildung

Abb. 40c. 6 Monate später, nach mehrfach kombinierter Behandlung: Schrumpfungsareal im 2. ICR rechts

Abb. 40a. Ausgedehnte Tuberkulose im rechten Obermittelfeld mit mehrfacher Kavernenbildung

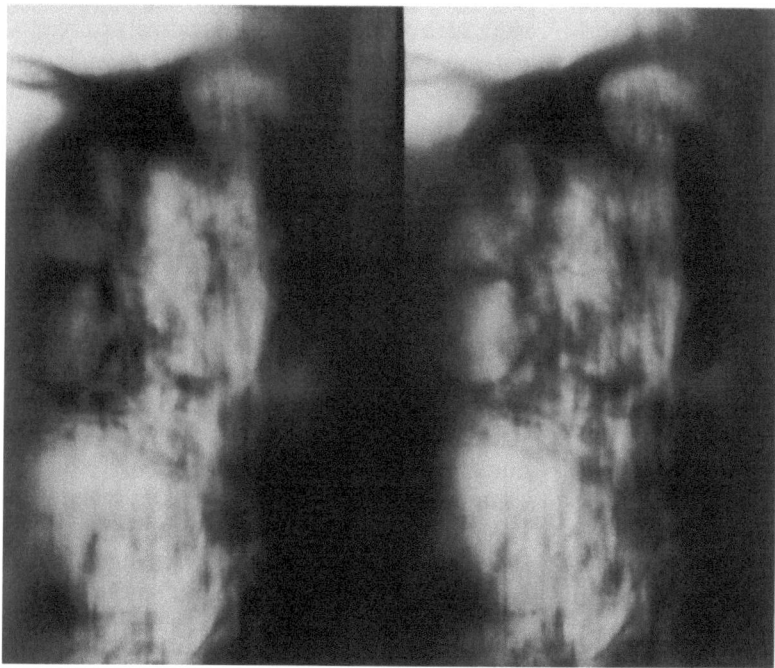

Abb. 40b. Frische Zerfallskaverne: Unregelmäßig konfigurierter Zerfallsherd mit ausgedehnt verdichteter Umgebung; fragliche peribronchiale Verdichtung

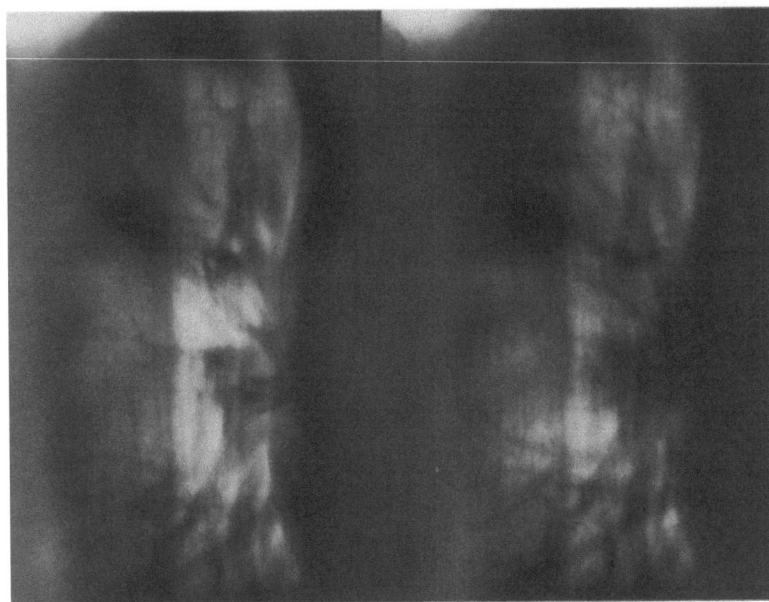

Abb. 40 d. Im Schichtbild „Streifenschatten". Kein Kavernenrest

3. gleichzeitige Beurteilung der Volumenverhältnisse, z.B. bei der Differentialdiagnose, Atelektase oder Infiltrationen,
4. eine Aussage über das Verhalten der zugehörigen Bronchien, die lufthaltig oder sekretgefüllt sind, und ob Fremdkörper oder Tumorwachstum einen Verschluß herbeiführen.

Strukturanalyse des Einzelherdes mit Beurteilung der Größe, Form, Begrenzung, eines etwaigen Zerfalls, der Wanddicke oder von Einschlüssen müssen mit der Gesamtbeurteilung der Situation Hand in Hand gehen (LOBENWEIN). Aus der Vielzahl der Arbeiten, die sich mit dem Problem der Herdbeurteilung, bzw. der Parenchymbeurteilung durch das Tomogramm befassen, seien BRONKHORST (1939), CHAOUL (1935), GREINEDER (1937), HAUSER (1950), KREMER (1945) sowie ROTACH (1945) genannt. Praktisch jede detaillierte, qualifizierte Untersuchung bedient sich zur Analyse des Herdes und seiner regionalen Situation der Auflösung durch das Schichtverfahren (HAEFLIGER, KREMER, 1937, SCHRAUB, 1970, THOMAS, 1957).

Es ist dabei nicht zu verhehlen, daß auch die Schichtaufnahmen ganz erhebliche Irrtumsmöglichkeiten aufweisen. Insbesondere ist die Parenchymbeurteilung ausnehmend schwierig. Interstitielle Prozesse sind ebenso problematisch in ihrer Beurteilung wie das Aufsuchen zarter posttuberkulöser Zysten.

d) Bronchographie

aa) Zur Indikation

Die bronchologischen Methoden bei der Tuberkulose sind im Abschnitt „Lymphknoten- und Bronchialtuberkulose", „Belüftungsstörungen bei intrathorakaler Tuberkulose" aus klinisch-radiologischer Sicht bearbeitet. Die Bronchographie stellt nur eine von vielen bronchologischen Methoden dar, die nur als Gesamtheit zu verstehen sind. Es gibt keine bronchologischen Teilaspekte. Die bronchologischen Methoden gehören in eine Hand, sie ergänzen sich. Die Indikation besteht im

Verdacht auf Bronchialveränderungen, die klinisch relevant sind, deren Entdeckung Konsequenzen hat und die mit einfacheren Mitteln nicht feststellbar sind.

Für die Indikationen speziell bei der Tuberkulose muß auf das Spezialkapitel verwiesen werden. Bronchographisch faßbare Veränderungen sind die tuberkulöse Stenose, der Lymphknotendurchbruch, die Fistel, die tuberkulosebedingten anatomischen Veränderungen. Die metatuberkulösen Veränderungen sind mit Bronchiektasen, Stenosen, Verschlüssen, Verziehungen, Verödungen, Schwielen, Zysten und im Gefolge davon Störungen der Funktion stellen eine weitere Gruppe möglicher Indikationen dar.

Sicher ist eine Bronchographie zweckmäßig, um die Entscheidung zur Dekortikation, zur Vornahme von Eingriffen aus pleuraler Indikation zu unterstützen (BLAHA und VAJKOCZY, 1969, SCHNITZLER, 1973). Die Feststellung von „bronchogenen Ausdehnungshindernissen" ist für die Vornahme wiederherstellender Operationen im Brustkorbbereich wesentlich.

Die Indikationsstellung zur Bronchographie bei der Tuberkulose ist in hohem Maße selektiv. Die Tuberkulose an sich stellt selbstverständlich keine Indikation zur Bronchographie dar, sondern eben nur die Notwendigkeit oder die Wahrscheinlichkeit der Aufdeckung therapeutisch erheblicher Befunde. Die Tuberkulose ist in ihrem Beginn wohl eher eine Gegenindikation. Komplikationen sind keineswegs selten. Einstreuungen, Aussaaten kommen durchaus vor, mit erheblichen Konsequenzen. Die wirksame Behandlung mit Tuberkuloseheilmitteln hat die Gefahr jedoch wesentlich gemindert (hierzu: ROCHE und GUERBET, 1968 sowie SAAME, 1950; weiteres Schrifttum im Abschnitt „Technik").

bb) Zur Technik der Bronchographie

Die damit zusammenhängenden Fragen können wie folgt gegliedert werden:
der Zugang,
die Einbringung des Kontrastmittels,
die Wahl des Kontrastmittels,
die Wahl der radiologischen Techniken.

Bei der Frage des „Zugangs" bleibt es offen, ob in Lokalanästhesie, Allgemeinnarkose oder in Intratrachealnarkose vorgegangen wird. Wir selbst ziehen aus Zweckmäßigkeitsgründen die Narkosebronchographie vor, oft nach vorheriger Bronchoskopie. Bei gezielten Fragestellungen, wenn es sich um Einbringung geringer Kontrastmittelmengen und Darstellung umschriebener Areale handelt, füllen wir das Kontrastmittel über das Bronchoskop ein.

Eine eingehende Beschreibung der Techniken findet sich in Band IX/1 des Handbuchs für Radiologie.

Im einzelnen wird auf den Beitrag von STRNAD und STOLZE (1969) sowie auf die Einzeldarstellungen von AMMEN (1961), FISCHER (1952), FROMMHOLD (1957), GAUL und FROMMHOLD (1952), HÖFFKEN (1953, 1954), IRMER und LIEBSCHNER (1952), LEB (1954), NEFF (1961), DI RIENZO und WEBER, SCHOSTOK (1953), STRNAD und BERNHARD (1953), STRNAD und BEUTEL (1937), STUTZ und VIETEN (1955) sowie THAL (1964) verwiesen; technische Hinweise finden sich bei ANACKER (1955, BRJUM (1950), F.K. FISCHER (1950), FRASER und PARÉ, Hoppe und MAASSEN (1950) sowie bei STUTZ (1950) mit besonderer Berücksichtigung der Tuberkulose. Die Technik der Bronchographie ist auch bei FRIEDEL (1958) ausführlich dargestellt sowie bei WILSON, PETERS und FLESHMAN (1972), weiterhin bei BELL (1967), BROOKS und LEWIS (1958), FLAKE und FERGUSON (1955), HILLMAN und ROSENBERG (1962), MERRIL und SAMPSON (1958) sowie bei SCOTT (1963). Bei FRIEDEL findet sich die wesentliche deutschsprachige Literatur aufgeführt.

Der Kontrastmittelfrage widmet BRABAND grundsätzliche Ausführungen. Die weiter oben genannten Arbeiten enthalten durchwegs Angaben zu der Wahl des Kontrastmittels. Für die zum Teil kontroversen Ansichten sei auf LURIDIANA (1958), auf FRASER und PARÉ, auf RAYL und SPJUT (1964) sowie auf DUNBAR et al. (1959) sowie auf CHRISTOFORIDIS, NELSON und PRATT (1964) verwiesen.

Versuche mit Schwermetallen, insbesondere Tantal, sind nicht in einem Stadium, das ein abschließendes Urteil erlauben würde (NADEL et al., 1968). Zur Frage der Beschlagfüllung ist auf BOHN und SINGER (1956) zu verweisen.

Die *Aufnahmetechniken* bei der Bronchographie, auch bei der Tuberkulose, richten sich nach der Fragestellung. Es gibt umschriebene Läsionen, deren „bronchogene" Ursachen oder Zusammenhänge wissenswert erscheinen. Es gibt andererseits die Frage nach diffusen Veränderungen des Bronchialsystems, ein- oder doppelseitig, die eine entsprechende Ausdehnung der Untersuchung verlangen. Doppelseitige Bronchogramme sind möglich. Es ist selbstverständlich, daß das Kontrastmittel nach Füllung einer Seite abgesaugt wird.

Andererseits besteht die Streitfrage der Beschlagfüllung: Vollfüllung. Es handelt sich um ein Mehr oder Weniger. Nach den verwendeten Kontrastmittelmengen zu urteilen, ist jede Bronchographie eine „Beschlagbronchographie". Der Beschlag ist allerdings unter Umständen so dick, daß er als solide Füllung in der Aufnahme erscheint. Die Auffüllung erfolgt zweckmäßigerweise unter Durchleuchtungskontrolle. Die der Fragestellung angemessenen Füllungen und Projektionen sind zu verwenden. Bei ausgedehnten systematischen Bronchographien ist eine Aufnahme im sagittalen und frontalen Strahlengang obligat, ebenso eine Schrägaufnahme. Gezielte Aufnahmen bei speziellen Fragestellungen kommen ergänzend hinzu. Eine bronchioläre Füllung kann unter Umständen gewisse Strukturinformationen geben. Das Vertrauen allein auf den inspiratorischen Sog gibt häufig ungenügende Bilder. Die „aktive" Füllung ist bei unserem Vorgehen, Bronchoskopie in Intratrachealnarkose, die Regel, wobei gute Bilder entstehen (s. auch BOHN und SINGER, 1956, F.K. FISCHER, 1950).

Tabelle 6. Bronchien der rechten Lungenseite. (Nach ESSER)

ROB Br. lobi superioris dextri

B 1. B. apicalis
  a) R. apicalis
  b) R. anterior
B 2. B. posterior
  a) R. apicalis
  b) R. lateralis
B 3. B. anterior
  a) R. lateralis
  b) R. anterior

RMB Br. lobi medii dextri

B 4. B. lateralis
  a) R. posterior
  b) R. anterior
B 5. B. medialis
  a) R. superior
  b) R. inferior

RUB Br. lobi inferioris dextri

B 6. B. apicalis (superior)
  a) R. medialis
  b) R. superior
  c) R. lateralis
B 6⁺. Br. subapicalis (subsuperior)
B 7. B. basalis medialis (cardiacus)
  a) R. anterior
  b) R. posterior
B 8. B. basalis anterior
  a) R. lateralis
  b) R. basalis
B 9. B. basalis lateralis
  a) R. lateralis
  b) R. basalis
B 10. B. basalis posterior
  a) R. laterobasalis
  b) R. mediobasalis

Spätaufnahmen können zweckmäßig sein. Feine Wandveränderungen, Krypten, Bezirke verminderter „Reinigung" geben zusätzliche Informationen. Zu den Spätaufnahmen sind ABRAMS *et al.* (1953) zu erwähnen; zur Aspirationstechnik NORDENSTRÖM (1955) sowie PRIVITERI (1955).

Zur besseren Handlichkeit des Beitrags sind hier die Bronchialaufzweigungen, wie sie STENDER und SCHERMULY nach ESSER gebracht haben, wiedergegeben (Tabelle 6, Abb. 41 und Tabelle 7, Abb. 42).

Gleichzeitig ist die Nomenklatur des Bronchialbaums noch einmal genannt.

Hinzuweisen ist auf die Möglichkeit der „Bronchotomographie". Auf die Monographie von MÜNZ (1963) sowie auf den Kongreßbericht der Deutschen Tuberkulosegesellschaft 1962 wird aufmerksam gemacht. Auf die Möglichkeiten der Simultanbronchographie weisen KRAMER und SEYSS (1959) hin wie auch BARONE (1960).

Der Nachteil einer „Beatmungsbronchographie" liegt u.a. darin, daß die Bewegungsabläufe mit Filmkameras nicht zu studieren sind. Es mag gelegentlich Situationen geben, in denen der Bewegungsablauf von nicht unerheblichem Interesse ist (FRASER, 1961, MACKLEM, FRASER und BATES, 1963, HOLDEN und ARDRAN, 1957, RAINER *et al.*, 1961, RAYL, 1965).

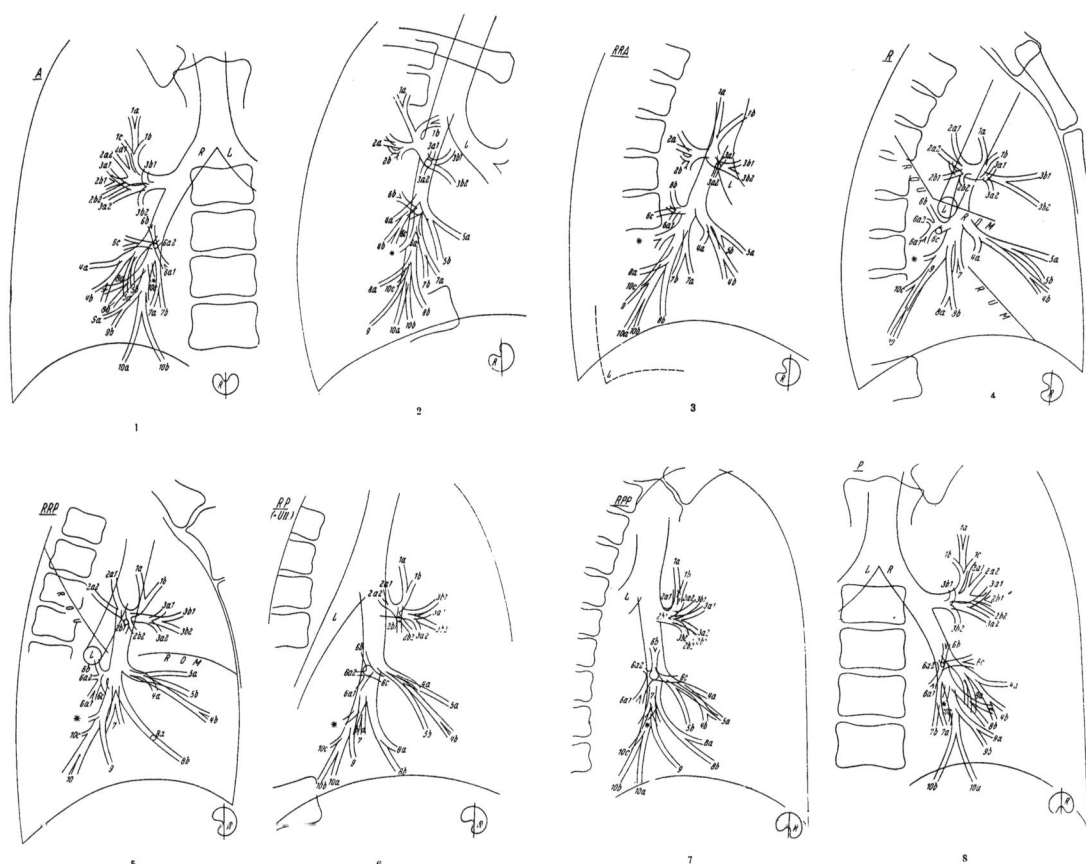

Abb. 41. Bronchialanatomie der rechten Lungenseite. Schematische Darstellung der Aufzweigung des rechten Bronchialbaums in verschiedenen Strahlengängen. (Nach ESSER)

Zum Abschluß seien einige bronchologisch-technische Arbeiten aus dem speziellen Blickwinkel der Tuberkulosediagnostik genannt. Hier wäre AMMEN (1961) zu nennen, der die Technik der Gesamtbronchialuntersuchung in Kurznarkose und Muskellähmung beschreibt, wobei der Gebrauch des Bildverstärkers eine wesentliche Hilfe bedeutet; außerdem wird auf ein vereinfachtes Stereobronchogramm hingewiesen. Die Arbeiten von BLAHA (1952), auch zu technischen Problemen, werden im speziellen Teil noch einmal erwähnt. Auf Vergrößerungstechniken geht PARRA BLANCO (1967) ein. HOPPE und MASSEN (1950) nennen an *Kontraindikationen* vorwiegend exsudative fiebernde Tuberkulosen, Frühinfiltrate, Frühkavernen, frische Streuungen, kavernöse Prozesse mit Auswurfmengen über 100 cm^3 pro die, Hämoptysen, frische Pneumothoraxe und Pneumolysen sowie Kehlkopftuberkulose. BLUM und QUARZ (1953) vergleichen Bronchogramm und selektives Angiogramm; VOJTEK (1955) befaßt sich vor allem mit der Frage der Diagnose von Lymphknotenveränderungen.

In der Diagnose und Differentialdiagnose von Bronchialveränderungen steht im Vergleich zur Morphologie die „qualitative Untersuchung" im Vordergrund: Zytologie und Histologie sowie vor allem die bakteriologische Untersuchung. Die Morphologie kann anhand von Übersichtsaufnahmen

Tabelle 7. Bronchien der linken Lungenseite. (Nach ESSER)

L O B Br. lobi superioris sinistri	*L U B Br. lobi inferioris sinistri*
B1. B. apicalis	B6. B. apicalis (superior)
a) R. apicalis	a) R. medialis
b) R. anterior	b) R. superior
B2. B. posterior	c) R. lateralis
a) R. apicalis	B6$^+$. B. subapicalis
b) R. lateralis	(subsuperior)
B3. B. anterior	B7. B. basalis medialis
a) R. lateralis	a) R. antero-lateralis
b) R. anterior	b) R. antero-medialis
	B8. B. basalis anterior
	a) R. lateralis
	b) R. basalis
Bronchus lingularis	
B4. B. lingularis superior	B9. B. basalis lateralis
a) R. posterior	a) R. lateralis
b) R. anterior	b) R. basalis
B5. B. lingularis inferior	B10. B. basalis posterior
a) R. superior	a) R. latero-basalis
b) R. inferior	b) R. medio-basalis

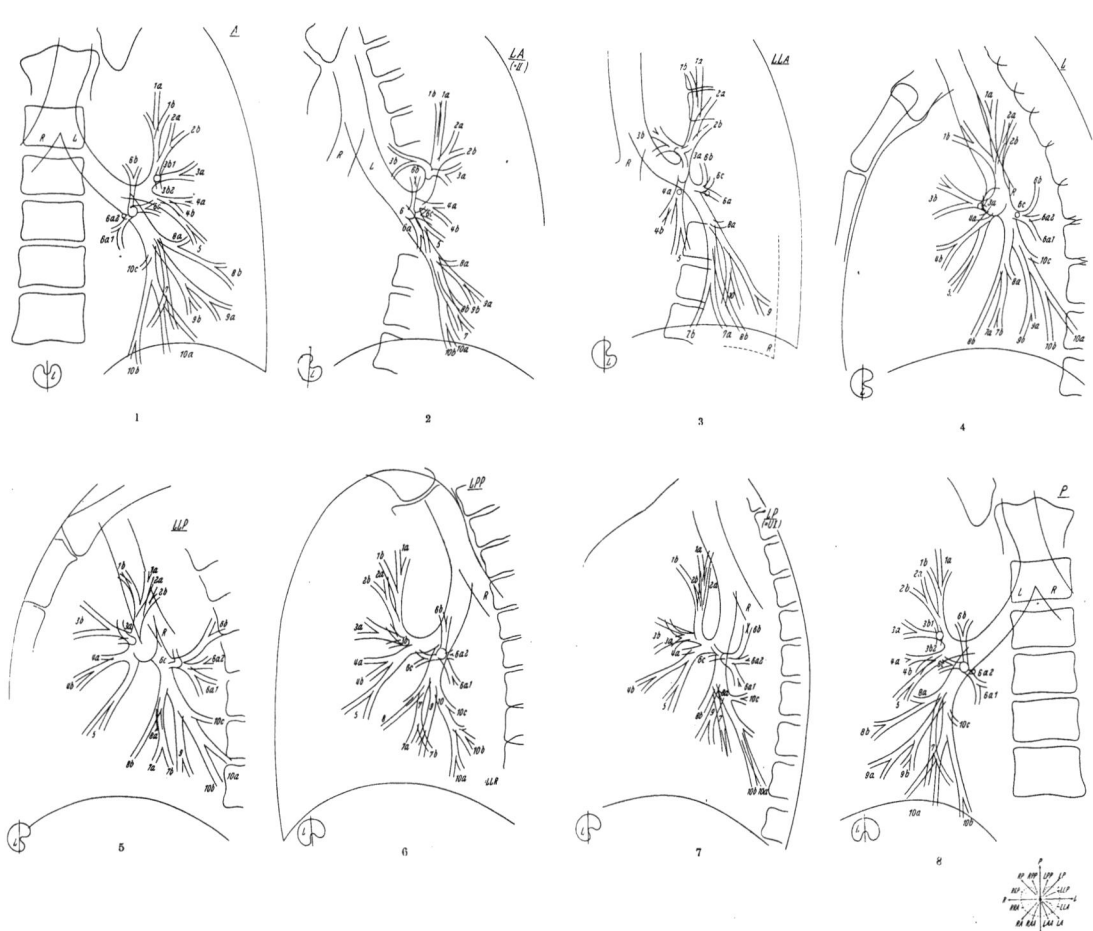

Abb. 42. Bronchialanatomie der linken Lungenseite. Schematische Darstellung der Aufzweigung des linken Bronchialbaums in verschiedenen Strahlengängen. (Nach ESSER)

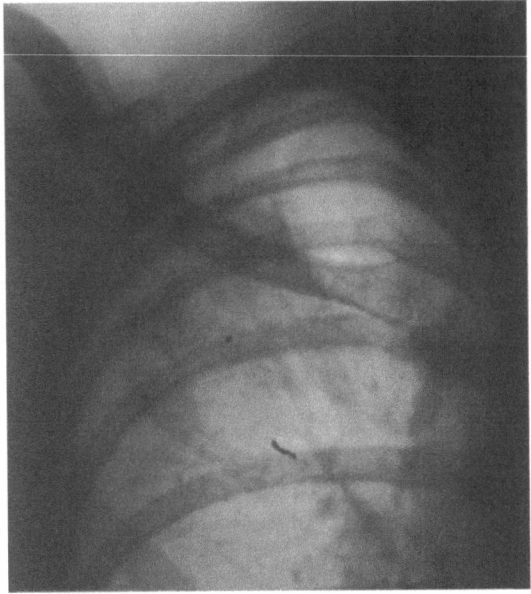 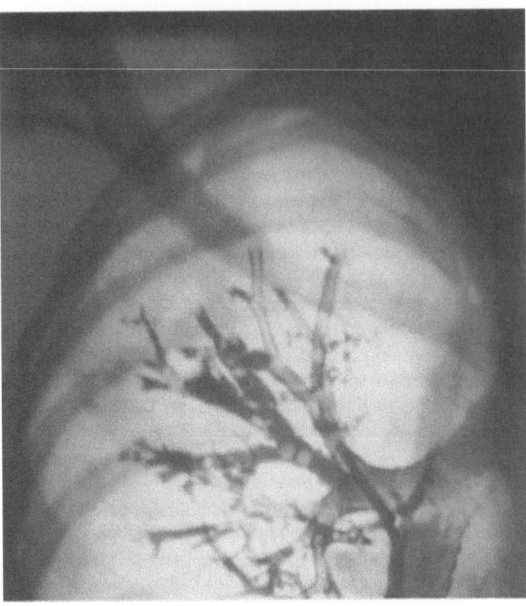

Abb. 43 a u. b. Bronchogramm bei abheilender Tuberkulose: Bronchialerweiterungen bei schrumpfendem Prozeß. H., Werner, 20 Jahre

Abb. 43 b. Umschriebene Bronchialerweiterung im Bereiche des dorsalen Segmentbronchus

Abb. 43 a. Indurationsfeld rechter Oberlappen bei abheilendem spezifischen Prozeß

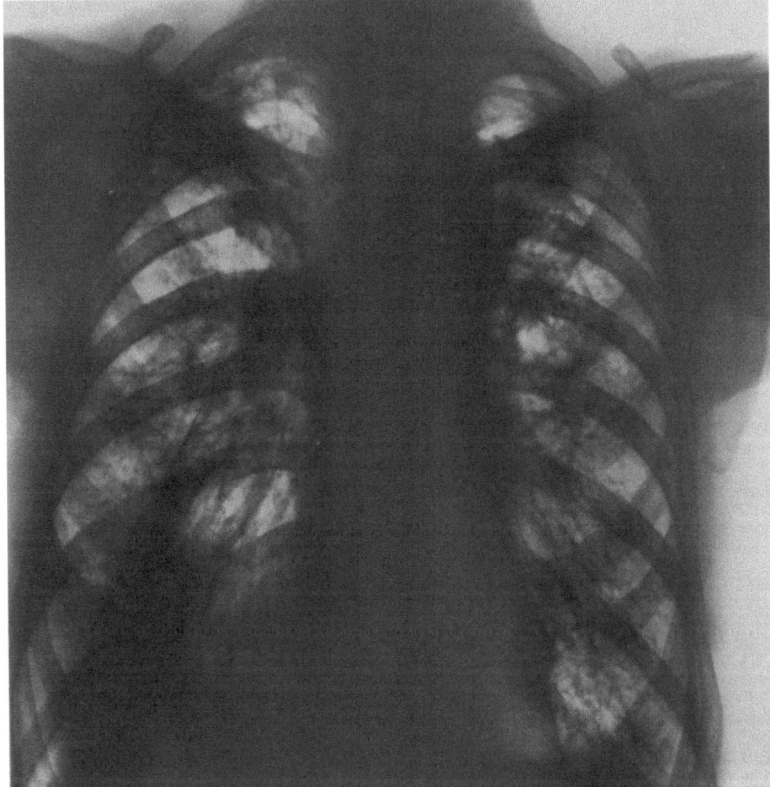

Abb. 44a—c. G., Andreas, 62 Jahre. Tuberkulose seit 1933. Pneumothoraxbehandlung links. „Metaphthisische Bronchiektasen"

Abb. 44a Übersichtsaufnahme. (Auffällig auch die sehr starke rechte Pulmonalarterie; links ist die Pulmonalarterie in den mediastinalen Verschwielungen nicht erkennbar)

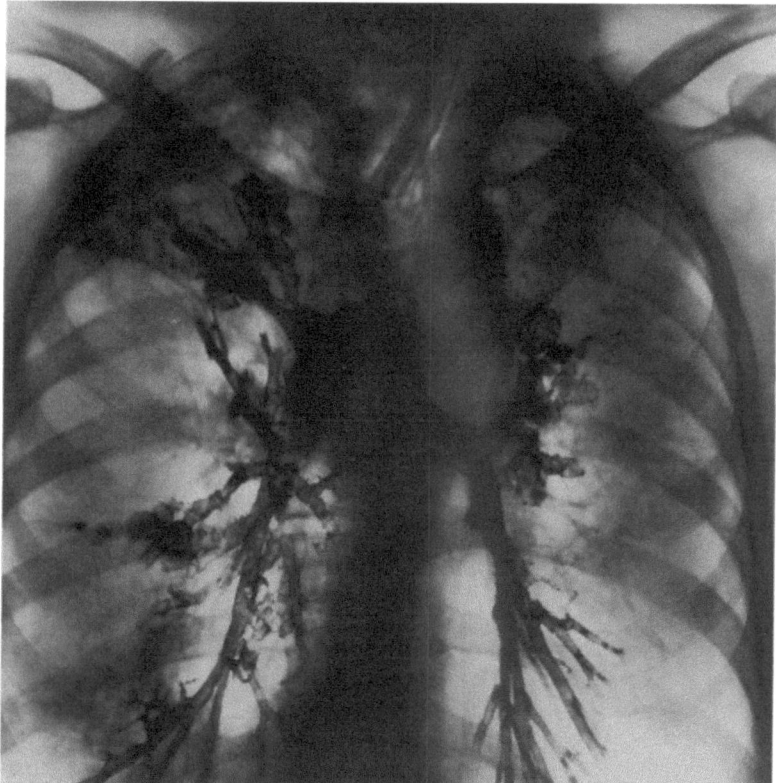

Abb. 44b. Ausgedehnte metaphthisische Bronchiektasen

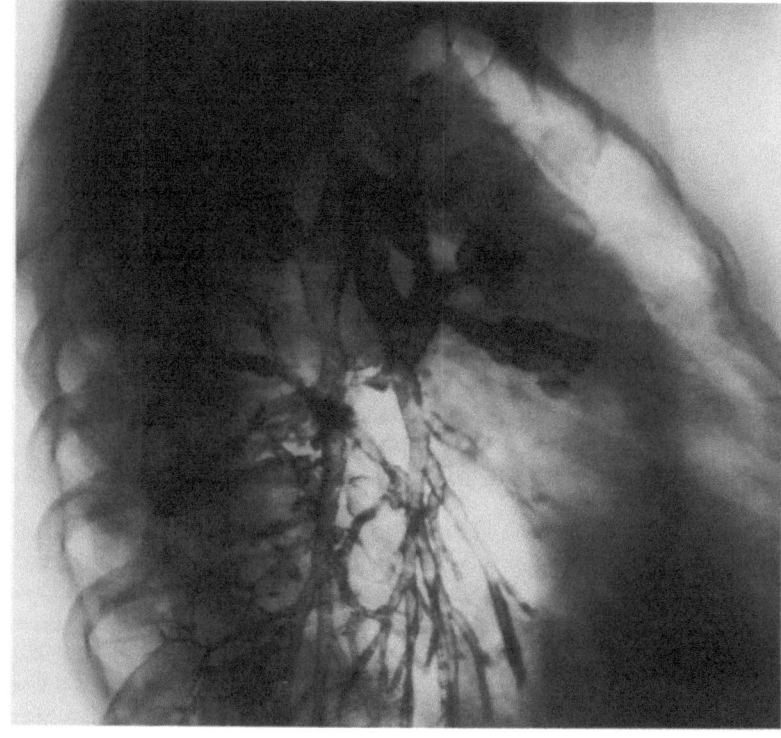

Abb. 44c. Aufnahme im frontalen Strahlengang

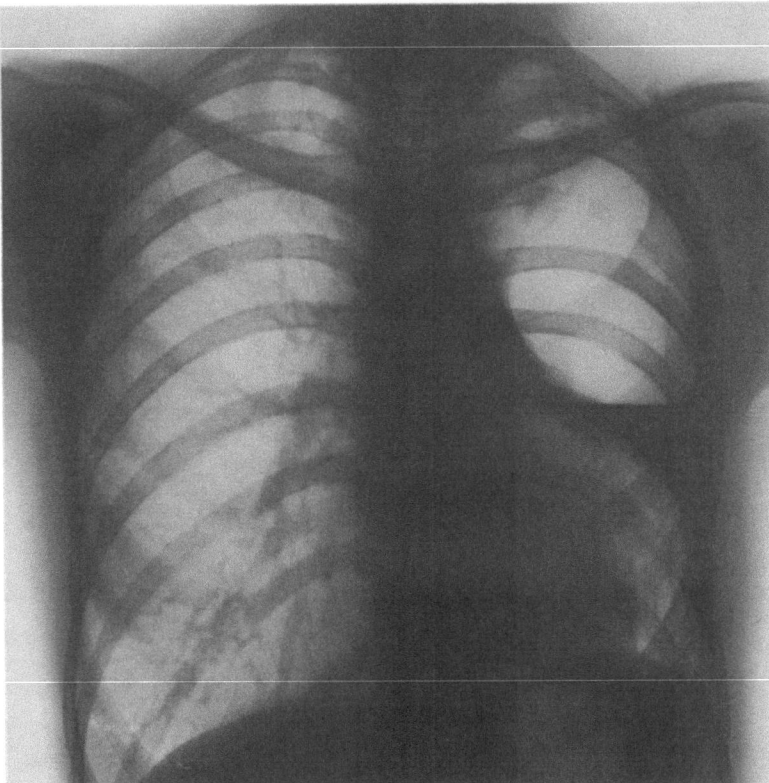

Abb. 45a u. b. B., Anna, 30 Jahre. Alter extrapleuraler Pneumothorax links; Tuberkulose seit 1947, 1966 Rezidiv

Abb. 45a. Thoraxübersichtsaufnahme

raum. Daß die Bronchographie zum radiologisch-bronchologischen Rüstzeug der Tuberkuloseklinik gehört, steht jedoch außer Zweifel (Abb. 43a, b; 44a—c).

Weitere Kontrastdarstellungen bei der Tuberkulose

Bei der pulmonalen Tuberkulose sind Kontrastdarstellungen elektiv von Fall zu Fall angezeigt. Die transthorakale Einbringung in Höhlen, transbronchiale Füllung bei Verdacht auf pneumopleurale Fistel, die postoperative transkrikoide Einfüllung sehr dünnflüssigen Kontrastmittels zum Nachweis von Bronchialfisteln sind individualisierende Methoden, die ad hoc gewählt werden müssen. Die pleurale Kontrastmitteldiagnostik ist vor allem wichtig, um sämtliche Recessus zu erfassen und um sicher zu stellen, daß eine etwaige Empyementleerung mit Sicherheit am tiefsten Punkt erfolgt. Heilungsvorgänge von Pleuraempyemen, Nachweis von Restlumina, Verbindungen zur Thoraxwand bedürfen der Kontrastmitteldarstellung. Die Methoden eignen sich nicht für eine geschlossene Darstellung: Sie sind der jeweiligen Aufgabe anzupassen (Abb. 45a, b; 46a, b).

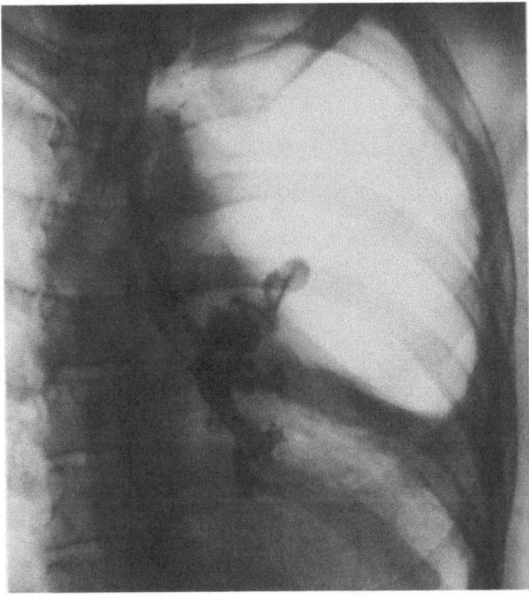

Abb. 45b. Bronchographie mit Nachweis der inneren Fistel: breite Verbindung zwischen Bronchialsystem und extrapleuralem Pneumothoraxraum

und mit einer guten Technik der Schichtbilduntersuchung weitgehend erfaßt werden. Damit bleibt für die Bronchographie bei der Tuberkulose, insbesondere bei der floriden Tuberkulose nur ein verhältnismäßig begrenzter Indikations-

e) Pulmonale Angiographie und Tuberkulose

Die Hauptlinie der Indikation läßt sich analog der Indikation zur Bronchographie formulieren: *Darstellung des Gefäßbaums, wenn der Verdacht auf Veränderungen besteht, die klinisch erheblich sind und die Konsequenzen für die Therapie, eventuell für die Prognose, erwarten lassen.*

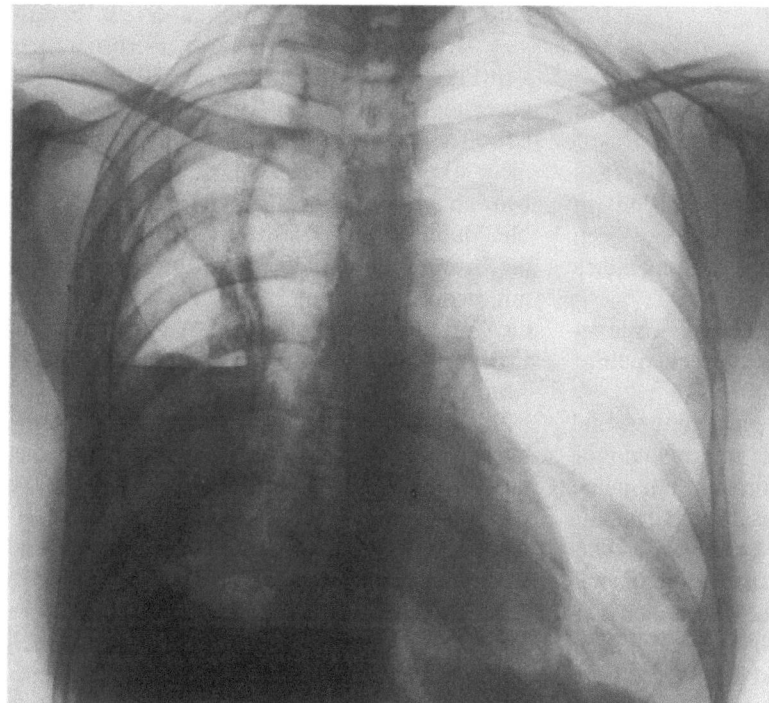

Abb. 46a u. b. D., Maria, 41 Jahre. Pneumothoraxspätfolgen; innere Fistel. Tuberkulose seit 1939; seit 1939 intrapleuraler Pneumothorax

Abb. 46a. Lungenübersichtsaufnahme: Zum Teil verkalkter Resthohlraum nach intrapleuralem Pneumothorax; Spiegel; Detritusmassen

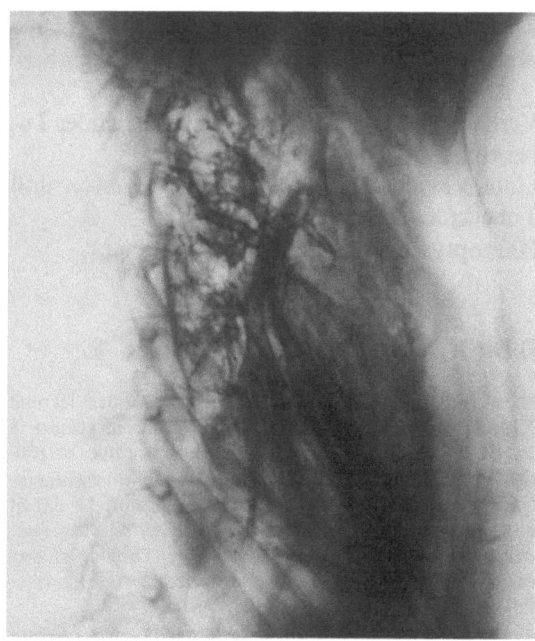

Abb. 46b. Bronchogramm: Kondensation des Lungengewebes; Darstellung eines noch erhaltenen Bronchialsystems. Dekortikation, Reexpansion

Die im Schrifttum niedergelegten Indikationen sind großenteils sehr viel weiter gesteckt: Informationen über Durchblutung, Gefäßstruktur, Blutverteilung haben vielfach Studiencharakter. Zur Technik ist auf die entsprechenden Handbuchbeiträge von SIELAFF und von STRNAD und STOLZE zu verweisen.

Im wesentlichen ist es wohl so, daß die Indikation hauptsächlich auf die Differentialdiagnose Gewicht legt. Die Unterscheidung zwischen einem tuberkulösen Herd und einer vaskulären Mißbildung ist nicht einfach. Das intraoperative Hineingeraten in ein arterio-venöses Aneurysma zwischen Brustwand und Lunge ist unangenehm.

BLAHA, (Bd. IX/1 des Handbuches der Radiologie) hat die vaskulären Mißbildungen wie folgt aufgeführt:

1. Veränderungen der Pulmonalarterie
   Fehlen eines Astes
   Hyperplasie
   lokalisierte Stenose
   aberrierender Verlauf
2. Veränderungen der Pulmonalvenen:
   partielle anomale Einmündungen der Lungenvenen
   Stenose der Pulmonalvenen
   Erweiterung der Pulmonalvenen
3. Veränderungen, an denen Lungenvenen und Lungenarterie beteiligt sind:
   arterio-venöse Fistel
   Fistelbildung zwischen Pulmonalarterie und Pulmonalvene
   Fistelbildung zwischen Systemkreislauf und Pulmonalkreislauf

4. Anomale Gefäße
in Verbindung mit Agenesie oder Hypoplasie der Lunge
intralobäre und extralobäre bronchopulmonale Sequestration

Weiterhin sei hierzu der Beitrag von GROSSE-BROCKHOFF, LOOGEN und SCHAEDE (1960) im Handbuch der Inneren Medizin herangezogen.

Eine weitere Indikation kann die ungeklärte Hämoptyse darstellen.

Nicht selten werden präoperative Untersuchungen als zureichender Grund für eine pulmonale Angiographie aufgeführt.

Wir selbst sind davon überzeugt, daß es eine große Zahl von Fällen gibt, die ohne Angiographie nicht geklärt werden können. Ich nenne die Mißbildungen noch einmal. Darüber hinaus kann die Unterscheidung zwischen Hiluslymphomen und Gefäßen gelegentlich so problematisch sein, daß angiographische Methoden herangezogen werden können (WESTRA, 1964, LINDEMANN, 1950, SIMONETTI und GIGANTE, 1956, TOMISELLI, 1953). Gleichzeitig stellen diese Arbeiten einen Beitrag zur Tomoangiographie dar. Für die Unterscheidung von Massen im Hilusbereich empfehlen SUSMANO und CARLETON (1970) die Angiographie. Dort ist auf die frühen Arbeiten von STEINBERG und ROBB (1938), SUSSMAN (1947), BUCKINGHAM (1961), SUTTON und MEZAROS, DINES und CLAGETT (1965) hingewiesen.

Ausführlich beschäftigen sich ARNAUD et al. (1971) mit den diagnostischen Möglichkeiten der *Bronchialangiographie* bei Hämoptysen. Schwere Hämoptysen, deren Ursachen mit konventionellen Untersuchungsmethoden nicht evident werden, stellen, nach den genannten Autoren, eine Indikation für die selektive Bronchialarteriographie dar. Die Operationsindikation könne anhand der angiographischen Befunde gestellt werden. Dort finden sich auch die Arbeiten von RÉMY et al. (1968), VOISIN, RÉMY und TONNEL (1971), FARDOU (1970), VIDAL et al. (1971), OUDET et al. (1968), GUILLERMAND (1971), LEMOINE und FABRE (1971), MEYER und CHRÉTIEN (1958), BROCARD und CHOFFEL (1957), DELARUE et al. (1966). Zur Frage der bronchopulmonalen Anastomosen ist weiter auf die Arbeit von BOTENGA (1968) hinzuweisen. SCHOLTZE, LÖHR und KLINNER (1957) geben eine halbschematische Übersicht der bei der Tuberkulose vorkommenden angiographischen Befunde, die hier wiedergegeben ist (Abb. 47). Hierzu wären auch die Untersuchungen von GRILL (1958) anzuführen.

Die selektive Angiographie der Lungengefäße bei Lungentuberkulose findet bei BOLT und RINK (1951) ihre Darstellung, auch mit Erwähnung der wesentlichen Literatur. Ebenso äußern sich PIERRE-BOURGEOIS et al. (1950) zur Angiopneumographie bei der Tuberkulose. Die Indikationen erscheinen durchwegs nicht zwingend, mehr als „von Interesse". Es werden angegeben:

Die Durchblutung der Atelektasen,
der Zustand der Gefäße im infiltrierten Gewebe und beim Emphysem,
die Anwendung der selektiven Angiographie zur Klärung sonst nicht durchdringbarer Herde (BOLT und RINK).

PIERRE-BOURGEOIS et al. bringen die Durchblutung mit dem zu erwartenden Erfolg einer medikamentösen Behandlung in Zusammenhang. Auch aus der Arbeit von FASANO und GASPARRI (1951) ergeben sich keine zwingend einleuchtenden Indikationen für die Durchführung der Untersuchung. SCHOLTZE, BETZ und HUNDESHAGEN (1959) führten an 50 Patienten kombinierte anatomische und funktionelle Untersuchungen der Lungen durch. Dabei fanden sich in einzelnen Lungenabschnitten Zirkulationsstörungen, die, wie zu erwarten, eine mehr oder weniger große Verlangsamung der Durchströmung des erkrankten Lungenabschnitts ergaben.

Klare Indikationen sind:
Verdacht auf Gefäßprozesse bei bestehender Tuberkulose,
Unterscheidung zwischen Gefäßprozessen und Tuberkulose,
Hämoptysen bei ungenügendem Substrat.

f) Die Kymographie, Lymphographie

Die Kymographie ist ausführlich in den Bänden III und X des Handbuchs für Radiologie beschrieben, ebenso in Bd. IX/1. Sichere zusätzliche Informationen zu einer sorgfältigen Röntgendurchleuchtung sind doch wohl nur gelegentlich zu erwarten. Für die Tuberkulose ist auf die Arbeit von HAUBRICH (1963) zu verweisen. Die direkte Sichtbarmachung von Befunden bei der Bildverstärker-Durchleuchtung ist anschaulich und unmittelbar verwertbar, in der Interpretation einfacher.

Die *Lymphographie* spielt in der radiologischen Diagnostik der Lungentuberkulose eine untergeordnete Rolle. Eine Indikation ergibt sich allenfalls bei einem unklaren Pleuraerguß im Rahmen der Differentialdiagnostik der Pleuritis tuberculosa. Beim Chylothorax kann eine Läsion des Ductus thoracicus lymphographisch diagnostiziert werden. Bei unklaren Lungenherden mit mediastinalen und hilären Lymphomen kann die Lymphographie differentialdiagnostisch von einer gewissen Bedeutung sein, wenn es um den Ausschluß oder den Nachweis von endothorakalen Metastasen eines Primärtumors geht, deren Lymphfilterstationen im retroperitonealen bzw. im thorakalen Lymphabflußsystem liegen.

Die Kymographie, Lymphographie

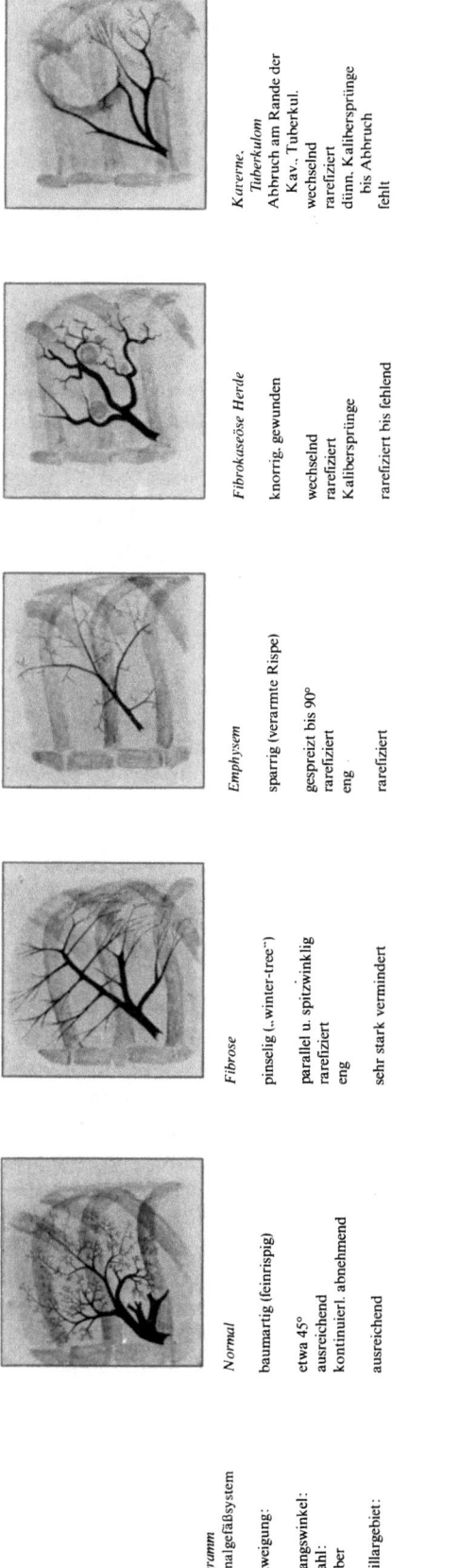

	Normal	*Fibrose*	*Emphysem*	*Fibrokaseöse Herde*	*Kaverne, Tuberkulom*
Angiogramm Pulmonalgefäßsystem					Abbruch am Rande der Kav. Tuberkul.
Aufzweigung:	baumartig (feinrispig)	pinselig („winter-tree")	sparrig (verarmte Rispe)	knorrig, gewunden	wechselnd
Abgangswinkel:	etwa 45°	parallel u. spitzwinklig	gespreizt bis 90°	wechselnd	rarefiziert
Anzahl	ausreichend	rarefiziert	rarefiziert	rarefiziert	dünn, Kalibersprünge
Kaliber	kontinuierl. abnehmend	eng	eng	Kalibersprünge	bis Abbruch
Kapillargebiet:	ausreichend	sehr stark vermindert	rarefiziert	rarefiziert bis fehlend	fehlt

Morphologie Parenchym	normale Gewebsstruktur				Fibrose bis zum Verschluß
Kapillargebiet:		stark rarefiziert	rarefiziert	rarefiziert	geringe Fibrose
Arterie: Intima:		starke Fibrose	keine Fibrose	leichte bis starke Fibrose	starke Fibrose
Media:		häufig fibrosiert	normal	wechselnd	peribronchiale Fibrose
Adventitia:		sehr starke Fibrose	mäßig Fibrose	starke Fibrose	
Bronchus:		sehr starke peribronchiale Fibrose	geringe Fibrose	peribronchiale Fibrose	perivaskuläre Fibrose
Vene:		deutliche perivaskuläre Fibrose	wenig Fibrose	deutliche perivaskuläre Fibrose	
Alveolargebiet:		kaum Alveolen, fast nur Fibrose	Schwund der Alveolenwände	perifokale Fibrose – Atelektase u. Emphysem	perifokale Fibrose – Atelektase, wenig Emphysem

Abb. 47. Vergleichende angiographische und morphologische Befunde bei der Lungentuberkulose (halbschematisch, nach SCHOLTZE, LÖHR und KLINNER)

Submiliar dicht gestreute Herde nach einer Lymphographie als Ausdruck disseminierter Mikro-Ölembolien können Anlaß zu differentialdiagnostischen Schwierigkeiten geben. Allerdings liegt oft ein relativ hoher Kontrast im Vergleich zur Kleinheit der Herde vor. Ölpneumonien nach einer Lymphographie lassen sich nicht abgrenzen gegenüber andersartig bedingten spezifischen oder unspezifischen alveolären Lungenerkrankungen. Das „Grießkörnerbild" (zahlreiche Mikro-Ölembolien, jodhaltiges Kontrastmittel), der zeitliche Zusammenhang mit der lymphographischen Untersuchung und mit einem meist multilokulären, rasch wechselnden Bild sind Hinweise auf eine Ölpneumonie.

Bei angemessener Dosierung der Kontrastmittelmenge tritt die Ölpneumonie wohl überwiegend nur bei vorgeschädigten Lungen auf, insbesondere bei respiratorischer bzw. kardialer Insuffizienz. Beide Zustände sollten wohl Kontraindikationen gegen eine Lymphographie sein bzw. die Indikation besonders sorgfältig überlegen lassen. Häufig finden sich nach lymphographischen Untersuchungen Kontrastmittel in den supraklavikulären Lymphknoten links („Virchowsche Drüsen") sowie im Bereich der Mündung des Ductus thoracicus in den Venenwinkel. Diese oft in kleinen Gruppen liegenden Lymphknoten mit gruppenweise angeordneten Kontrastmitteldepots können mit Kalkherden in der linken Lungenspitze oder mit linksseitigen supraklavikulären Lymphknotenverkalkungen verwechselt werden.

g) Lungenuntersuchung bei der Tuberkulose mit Radioisotopen

Perfusion, Ventilation, Vergleich von Perfusion und Ventilation, sind Indikationsbereiche der Untersuchung mit Radioisotopen. Es handelt sich um grob morphologische, quantitativ-funktionelle Informationen. Vorzüge sind die relativ geringe Belästigung und die Wiederholbarkeit; Nachteile vor allem das relativ geringe Auflösungsvermögen.

Tabelle 8. In der Lungenfunktionsdiagnostik verwendete Nukleide. (Nach KONIETZKO, SCHLEHE, RÜHLE, ADAM und MATTHYS)

Nuklid	Physikalische Halbwertzeit	Kinetische Energie (γ-Strahlung)	Applikationsform[a]
^{131}I (Jod)	8,05 Tage	364 keV	I
^{99m}Tc (Technetium)	6 Std	140 keV	I
^{113}In (Indium)	100 min	393 keV	II
^{133}Xe (Xenon)	5,3 Tage	81 keV	III
^{135}Xe (Xenon)	9,1 Std	250 keV	III
^{85}Kr (Krypton)	10,6 Jahre	830 keV	III
^{15}O$_2$	2 min	510 keV	IV
^{13}N$_2$	10 min	510 keV	V

[a] Applikationsform:
 I: in Bindung an denaturierte Albumin-Makroaggregate
 II: als Fe(OH)$_3$-Kolloid
 III: als Gasgemisch oder in 0,9% NaCl-Lösung physikalisch gelöst
 IV: als C^{15}O$_2$ im Gasgemisch
 V: als Gasgemisch

Die Methoden zur Untersuchung von Lungenventilation und Perfusion mit Hilfe radioaktiver Substanzen geht aus einer Zusammenstellung von ADAM et al. (1969) hervor. Die in der Lungenfunktionsdiagnostik verwendeten Nukleide zeigt die Übersicht nach KONIETZKO et al. (1972) (Tabelle 8).

aa) Die Perfusionsszintigraphie

Die Problematik der Perfusionsszintigraphie, aber auch ihr Wert liegt darin, daß Perfusion und Ventilation in enger Abhängigkeit von einander stehen. Ein Perfusionsausfall kann Zeichen eines Ventilationsausfalls sein (sowie auch die Folgen einer Zirkulationsstörung Rückwirkungen auf die lokale Atmung haben, etwa beim Lungeninfarkt). So nennen LOPEZ-MAJANO und WAGNER (1958) folgende Hauptursachen für Veränderungen des arteriellen Blutstroms in der Lunge:
1. Erkrankungen der Pulmonalarterie,
2. Obstruktionen des Lumens der Pulmonalarterie,
3. Erkrankungen der Bronchien,
4. Läsionen des Lungenparenchyms oder der Pleura verschiedener Ursache, die zu einer Kompression, Okklusion, Distorsion, Zerstörung oder Konstriktion des Gefäßsystems führen;
5. kardiale Erkrankungen, die Rückwirkungen auf die pulmonale Zirkulation haben durch Störung der Verteilung, durch Shuntbildung oder durch Kompression des Lungenparenchyms.

Ein Perfusionsausfall kann funktioneller Art sein, indem Bereiche minderer Sauerstoffversorgung reflektorisch weniger durchblutet werden. Die nicht selten vorzufindenden Unterschiede zwischen nach dem Röntgenbild zu erwartender und im Perfusionsszintigramm gefundener Durchblutung können damit entweder „funktioneller" Natur sein oder aber reale anatomische Grundlagen haben (BRANDENBURG und v. WINDHEIM, 1969). Für die technischen Einzelheiten der Perfusionsszintigraphie sei verwiesen auf TAPLIN, DORE, JOHNSON und KAPLAN (1964), WAGNER et al. (1964), TAPLIN et al. (1964); im übrigen sind zu nennen die zusammenfassenden Werke von GILSON und SMOAK (1970), GOTTSCHALK und BECK (1968) sowie die Sammlung von Arbeiten der Internationalen Atomenergiekomission Wien 1971.

Die häufige Verbindung von Lungentuberkulose mit Gefäßprozessen wird in einem weiteren Abschnitt gesondert behandelt. Die „intrapul-

Tabelle 9. Vergleich von Lungenszintigraphie und Angiokardiogramm

	Szintigraphie	Angiokardiographie
Quantitative Auswertung	+	–
Wiederholbarkeit	+ 2 Std	+ sofort
Leichtigkeit der Durchführung	+	–
Reproduzierbarkeit	+	+
Auflösungsvermögen	–	+
Ungefährlichkeit	+	+ –
Strahlenexposition	–	+ –

monalen Mehrfacherkrankungen" sind vor allem durch die Häufigkeit von Lungeninfarkten gekennzeichnet. Der Embolie- bzw. Infarktnachweis durch die Szintigraphie bedeutet eine der wesentlichen Indikationen (Tabelle 9). Die Tabelle nach LOPEZ-MAJANO und WAGNER (1968) zeigt die relativen Vorzüge der Szintigraphie, resp. des Angiokardiogramms. Zur Emboliediagnostik äußern sich neben anderen KRUMHOLZ, BURNHAM und DELONG (1972), QUINN und HEAD (1966), HAYNIE und HENDRICK (1965), MOSER et al. (1966), WALKER-SECHER (1968), FRED et al. (1966), TOW und WAGNER (1967), ZATUCHNI und GREEN (1967); aus der deutschen Literatur WEIMANN et al. (1969) sowie DOERING und LORENZ (1967), DOERR et al. (1968), FEINE, ASSMANN und HILPERT (1966, 1968), FELIX et al. (1967) und OESER und ERNST (1966) (Abb. 48 u. 49: Radiologisches Institut am Krankenhaus Schwabing, Chefarzt Dr. HENFTLING; Physikdirektor Dr. CZEMPIEL).

Im übrigen sind die Lungenszintigramme für die Beurteilung von „physiologischen Durchblutungsänderungen" von Bedeutung.

Auf die physiologischen Unterschiede der Durchblutung zwischen links und rechts und zwischen Spitze und Basis – hier je nach Körperlage – wird aufmerksam gemacht. Auf speziellere Probleme gehen SCHRÖDER et al. (1969) mit Ausführungen zur Perfusionsszintigraphie der Lungen bei Silikose und Silikotuberkulose-Kranken ein. Hierzu sind auch HENNIG et al. (1968) zu nennen; sie heben die Bedeutung der Szintigraphie für die Operabilitätsbeurteilung hervor. Für zentrale Bronchialkarzinome können über den röntgenologischen Befund hinausgehende Speicherdefekte charakteristisch sein. Szintigraphische Ausfälle lassen andererseits die chirurgische Mitnahme minderdurchbluteter Areale ohne entscheidenden Funktionsverlust zu. Auf die Sammeldarstellung „Radioisotope in der Lokalisationsdiagnostik", herausgegeben von HOFFMAN und SCHEER (1967) wird ebenfalls verwiesen.

An Indikationen für die Perfusionsszintigraphie bei der endothorakalen Tuberkulose kommen folgende Probleme in Frage:

1. tuberkulosebedingte Durchblutungsstörungen:
   durch Lymphknoten
   durch hiläre Fibrosen (peribronchiale Fibrosen)
   durch spezifische Gefäßprozesse
2. metatuberkulöse Gewebsrarifizierungen
3. vaskuläre Begleitleiden
   Embolien
   Infarkte
   Vaskulitiden
4. Pleurogene Durchblutungsstörungen
5. Postresektionelle Durchblutungsstörungen
6. Präoperative Beurteilung

Mit der Frage der Isotopendiagnostik bei der Lungentuberkulose haben sich LOPEZ-MAJANO et al. (1965) besonders befaßt. Bei dieser Studie fand sich, daß die Perfusionsszintigramme nicht immer konkordante Auskünfte im Vergleich zum Röntgenbild und zum klinischen Befund gaben, jedoch im Vergleich zur regionalen Sauerstoffaufnahme (LOPEZ-MAJANO et al., 1964, CHERNICK et al., 1965). Ausgedehnte Untersuchungen widmen auch MOLINA et al. (1968) der Frage der Leistungsfähigkeit der Szintigraphie bei der Tuberkulose. Wie zu erwarten, fanden sich zahlreiche Fixationsausfälle bei der Untersuchung mit Jod-131.

Bei 95 tuberkulosekranken Patienten ergab sich folgendes Bild:

Bei 35 frischen Tuberkulosen:

normale Szintigraphie	2
begrenzte Ausfälle	16
ausgedehnte Ausfälle	15
Ausfälle einer Seite	2

Chronische Tuberkulosen 21:

normale Szintigraphie	9
begrenzte Ausfälle	4
ausgedehnte Ausfälle	16
Ausfall einer Seite	1

Folgezustände nach Tuberkulose 39:

normale Szintigraphie	2
begrenzte Ausfälle	6
ausgedehnte Ausfälle	23
Ausfälle einer Seite	8

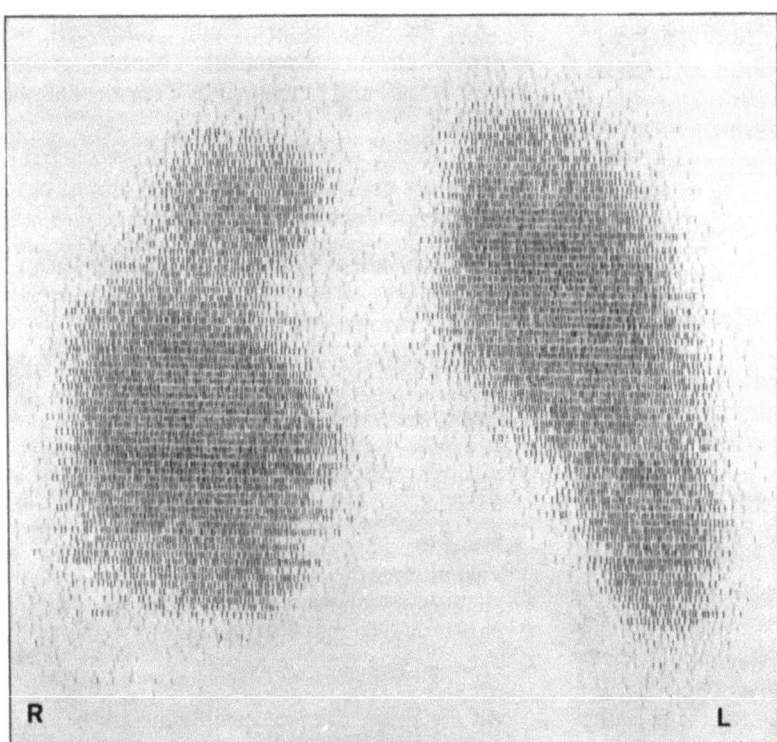

Abb. 48. Akute Lungenembolie.
Bei unauffälligem Lungenröntgenbild zeigt die Szintigraphie einen Perfusionsausfall im Bereich des rechten Obergeschosses

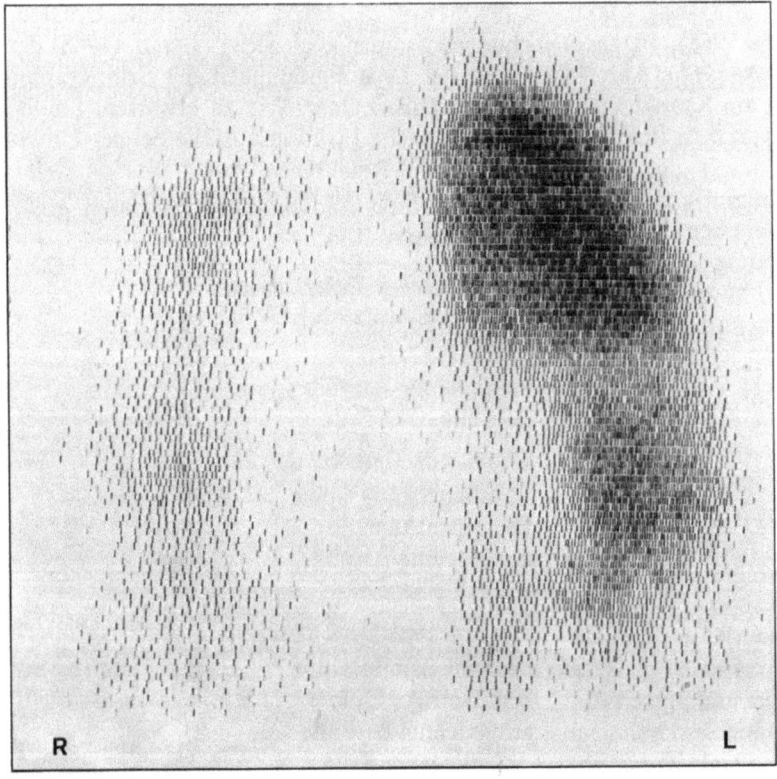

Abb. 49. Multiple Lungeninfarkte. Perfusionsszintigraphie. Rechts Infarktpneumonie. Der linke keilförmige Speicherausfall stellt sich im Röntgenbild nicht dar. (Für die liebenswürdige Überlassung danke ich Herrn Physikdirektor Dr. CZEMPIEL, Krankenhaus Schwabing der Stadt München)

Ähnliche Befunde haben TAPLIN et al. (1969) erhoben.

Auf die Beziehungen zwischen Tuberkulose und Gefäßsystem weisen DELARUE u.Mitarb. (1965) hin. MAYNARD (1969) nennt unter den Indikationen für die Perfusionsszintigraphie:
Verdacht auf embolische Erkrankung
Bewertung der Lungentuberkulose
Studium des Lungenemphysems
Studium von Patienten mit Verdacht auf pulmonale Hypertension
Verdacht auf Lungenkarzinom
Beeinflussung der Strombahn der Pulmonalarterie bei anderen Lungenkrankheiten
Herzerkrankungen.

Zu ähnlichen Ergebnissen für die Indikationen kommen DELAND und WAGNER (1970); Embolische Erkrankungen: Entdeckung und Verlauf, quantitative Bewertung von infektiösen, obstruktiven und anderen Lungenkrankheiten, Präoperative Beurteilung von Patienten mit bullösem Emphysem, Karzinom und Bronchiektasen; Früherfassung des Lungenkarzinoms: Patienten mit positiver Zytologie und normalem Röntgenbild; Feststellung einer pulmonalen Hypertension, Feststellung von Herzkrankheiten. In der instruktiven Darstellung von DELAND und WAGNER finden sich eindrucksvolle Beispiele für die Veränderungen der Durchblutung in Abhängigkeit von der Körperlage, auch Hinweise zur allgemeinen Emboliediagnostik.

Die Indikation zur Szintigraphie bei der Tuberkulose ist mitbedingt durch die Vielfalt der Begleitleiden. Wesentlich ist auch die Feststellung des „Terrains", als „konditionierendes" und als „reparationsbehinderndes" Terrain. Zustand des Interstitiums, Zustand der Pleura, Zustand der Durchblutung spielen insgesamt eine erhebliche Rolle. Hinzu kommt, daß die Kombination mit Bronchialkarzinom und Emphysem häufig ist. Für die allgemein interessierenden Fragen wird, neben den bereits genannten Übersichten, hingewiesen auf BASSET und GEORGES (allgemeine Übersicht, 1968), FRASER et al. (1970) (relative Beurteilung beim Bronchialkarzinom: Die Bedeutung der Bronchial- und Gefäßobstruktion), auf HENNIG, WOLLER und FRANKE (1968) (Ergänzung zur Röntgenuntersuchung), HUGHES et al. (1972) (Bedeutung für die Akutmedizin), JONES, GOODRICH und SABISTON (1967) (Hinweise auf Lungenperfusion und Lungenfunktion sowie auf digitale Analyse), MISHKIN (1968) sowie MISHKIN und BRASHEAR (1970) (Bedeutung der seitlichen Aufnahme; Beeinträchtigung der Perfusion durch Pleuraveränderungen), NOVAK (1970) (Hinweise auf die allgemeine Technik, die Strahlenbelastung und Hinweise auf gewisse Möglichkeiten der Früherkennung des Karzinoms), OESER, ERNST und KRÜGER (1967) (allgemeine Übersicht; Vergleich mit dem Röntgenbefund), ORLOV et al. (1970) (Bedeutung der Szintigraphie bei obstruktivem Lungenemphysem).

Die Grenzen der Perfusionsszintigraphie waren bereits erwähnt worden. Das Auflösungsvermögen ist nicht geeignet, bei Läsionen von weniger als 2—3 cm sichere Aussagen zu machen; ungenügende Mischung kann zu Artefakten führen; ungenügende Injektionstechniken mit sukzessivem Eintreffen der radioaktiven Substanzen, Beeinflussung durch Schwerkraft, unzweckmäßige Partikelgröße mit raschem Durchgang durch die Lunge können Fehlermöglichkeiten darstellen (MAYNARD, 1969). DELAND und WAGNER (1970) weisen als Artefakte ungenügende Mischung der Partikel, ungeeignete Lagerung des Patienten oder ungeeignete Partikelgröße aus. An Varianten weisen sie auf „abgerundete Rippenzwerchfellwinkel" als Ausdruck verminderter Durchblutung in diesem Bereich, auf anatomische Veränderungen, wie Skoliose, auf Änderungen der Pulmonalarterie, auf Hilusveränderungen, etwa durch Lymphknotenerkrankungen und ihre Folgen, auf Aortenaneurysma, Herzhypertrophie und ungewöhnlichen Zwerchfellstand hin. Bei Zustand nach subklavikulärer Schrittmacherinplantation können im entsprechenden Bereich „Speicherungsdefekte" auftreten, die evtl. mit Lungenembolien verwechselt werden können (CH. HUHN, persönliche Mitteilung). Insgesamt bestehen die Probleme in der sehr wechselnden Tiefenausdehnung der Prozesse und damit der möglichen Überlagerung durch „verdeckende Aktivitäten". Marginale Prozesse sind schwierig zu beurteilen. Der Abgleich gegen vorbestehende Ausfälle, beispielsweise bei der Embolie, ist sehr oft unmöglich; der Verlauf muß entscheiden. Die Quantifizierung der Verhältnisse macht zweifellos Schwierigkeiten (WEIMANN et al., 1969); Bronchialverschluß und Gefäßverschluß gehen auf weite Strecken parallel, *so daß Aussagen über die Realität der vaskulären Ausfälle nicht ohne weiteres möglich sind* (APAU, SAENZ und SIEMSEN, 1972). Diskrepanzen zwischen radiologischem und szintigraphischem Befund sind gelegentlich nicht erklärbar (CHONÉ, 1970). Die Vergleiche zwischen röntgenologischem und szintigraphischem Befund bereiten nicht unerhebliche Schwierigkeiten; dabei mögen technische Probleme, neben der „zusätzlichen Information", eine Rolle spielen (GAUDINO, 1968, KRISHNAMURTHY et al., 1970, OLLAGNIER et al., 1968). Die Korrelation zwischen szintigraphischem Befund und weiteren hämodynamischen Daten ist zweifelsohne ebenfalls nicht selten unsicher. (MCINTYRE und SASAHARA, 1971). Die vielfältigen Möglichkeiten einer Beeinflussung des Lungenszintigramms gehen aus einer Tabelle nach QUINN und KOCH (1969) hervor:

Ursachen abnormaler Perfusionsszintigramme

Wirkung der Schwerkraft
Embolie oder Thrombose
  Blutkoagel
  Fett
  Oel
  Tumor
  Luft
  Parasiten
Regionale pulmonale Hypoxie
  Schleimpfropf
  Atelektase
  Pneumonie
  Asthma
Pulmonale arterielle oder venöse Hypertension (z.B.: Herzinsuffizienz, Mitralstenose) Kompression des Gefäßbettes (umschriebene Ergüsse, Blasen, Kardiomegalie)
Arteriovenöse Kurzschlüsse
  Emphysem
  Hämangiom
  Fistel
Destruktion des Gefäßbettes (Abszeß etc.)
Kompression der Pulmonalarterie oder der Pulmonalvenen durch
  Mediastinale Massen
  Spannungshydrothorax oder
  Spannungspneumothorax
Erkrankungen der Wand der Pulmonalarterie
Erhöhter intraalveolärer Druck
alveolo-vaskuläre Reflexe bei Ventilationsstörungen.

Die ältere Übersicht von QUINN und WHITLEY (1964) (nach QUINN und KOCH, 1969) läßt deutlich die Probleme der Lungenszintigraphie auch aus den Diskussionsbemerkungen erkennen: Dauer des Ablaufs, Zuverlässigkeit der Partikel, Größe und der Partikelpräparation, Auflösungsvermögen, Fragen des erhöhten Pulmonalisdrucks, Verschleierung etwa durch pulmonale Prozesse sind bereits 1964 angesprochen; sie finden sich, zusammen mit dem einschlägigen Schrifttum, bei WANG (1967).

Die Komplikationen der Perfusionsszintigraphie sind wohl gering. Hämodynamische Folgen sind bei der dünn gesäten Mikroembolisation nicht zu erwarten; Überempfindlichkeitsreaktionen gegen die Albuminaggregate sind anscheinend selten; permanente Lungenschädigungen sind nicht bekannt. Bei Vorhandensein eines Rechts-links-Shunts müßte an Schädigungen von Organen des großen Kreislaufs, insonderheit des Hirns, gedacht werden; einschlägige Mitteilungen scheinen zu fehlen.

bb) Szintigraphische Lungenfunktionsdiagnostik, kurze Übersicht

Die Lungenfunktion ist in hohem Maße abhängig von der Lungenperfusion. Insofern stellt die Perfusionsdiagnostik mit nuklear-medizinischen Methoden einen wesentlichen Beitrag zur Lungenfunktionsprüfung dar. Darüber hinaus stehen spezielle Methoden zur Verfügung, durch Einbringung von gelösten markierten Gasen in die Blutbahn oder durch Inhalation von markierten Gasen.

Entscheidend sind regionale Auskünfte sowie Auskünfte über das Verhältnis Perfusion zu Ventilation.

Zusammenfassende Übersichten bieten KONIETZKO et al. (1972), WOLF et al. (1971), FEINE und HILPERT (1971), FEINE und ZUM WINKEL (1969), ISAWA, WASSERMANN und TAPLIN (1970), KRÖNERT et al. (1970), KRÖNERT, MÜLLER und WOLF (1968), LOCKER, GOERG und FRIDRICH (1970), OESER et al. (1969), SCHLICHTING et al. (1970), TAPLIN et al. (1969), TAUXE (1969), WINKLER (1966), WOLF, PRÄG und KRÖNERT (1969), ZEILHOFER et al. (1970).

Die Radiospirometrie ist an einen sehr hohen apparativen, insgesamt materiellen, Aufwand gebunden. Die Indikation zur Bronchospirometrie wird wohl eingeschränkt werden können, und die Indikationen für die Angiographie lassen sich vermutlich zum Teil einschränken. Für die Tuberkulose sind die Studien von PETTY, FILLEY und MICHELL (1961) interessant: Funktionsverbesserung nach Dekortikation. CHERNICK et al. (1965) vergleichen Bronchospirometrie und nuklearmedizinische Ergebnisse. Beiträge bringen MATTHYS et al. (1972) zur speziellen Fragestellung bei Pleuraschwarten. Die nuklearmedizinische Messung der Ventilation hat zweifellos Schwierigkeiten, gleichgültig ob sie nun durch Ultraschallvernebler oder durch intermittierende positive Druckbeatmung erfolgt (PIRCHER et al. 1965, HERZOG, 1969). Die Ablagerungen der Partikel im Tracheobronchialbaum sind von Ventilationsgrößen und -qualitäten, wie Atemvolumen, Atemfrequenz, Atemstromstärke, Atemtotraum, von lokalen Turbulenzen sowie vom Verhalten des Patienten abhängig. Die Aussagen sind schwierig zu verwerten bzw. nicht frei von Zufälligkeiten. Von den älteren Arbeiten seien WEST und DOLLERY (1960), DOLLERY und WEST (1960), BALL et al. (1962), NEWHOUSE et al. (1968), DENARDO et al. (1967), MOSER und MIALE (1968), LOKEN und WESTGATE (1967) sowie MITCHELL (1960) aufgeführt. 1955 bereits war die Arbeit von KNIPPING et al. „Eine neue Methode zur Prüfung der Herz-Lungenfunktion" erschienen. Die Radiospirometrie als integralen Bestandteil der präoperativen Lungenfunktionsdiagnostik und Thoraxchirurgie beschrieben KONIETZKO et al., 1975. Auf den Wert zur Beurteilung bronchodilatierender Substanzen gehen MATTHYS et al. (1972) ein.

MISHKIN, BRASHEAR und REESE (1970) betonen den Wert des intravenösen Xe-133 zur Beurteilung der Lungenarteriendurchblutung. Die Verteilung der Restaktivität nach Abatmung der markierten Substanzen ergibt Hinweise auf die regionale Ventilation der Lunge; ebenso weisen NOLTE, GREBE und SCHRAUB (1969) auf den Wert der Doppelszintigraphie zum Nachweis von Verteilungsstörungen hin. LOKEN et al. (1969) gehen auf die Bestimmung der regionären Lungenfunktion unter Verwendung von Xenon-133, Szintillationskamera und Computerauswertung der Meßdaten ein. Hier ist auch eine eingehende Beschreibung der Methoden gegeben.

Ein entsprechender Fall einer kombinierten Ventilationsperfusions- und Volumenmessung mit Xenon-133 sei hierzu vorgestellt:

Ein 67jähriger Mann mit Asthma bronchiale und einem ausgedehnten linksseitigen Pleuraempyem sowie alten, inaktiven Tuberkuloseherden im rechten Obergeschoß kommt zur präoperativen Lungenfunktionsabklärung in das Departement für Pneumologie des Zentrums für Innere Medizin der Universität Ulm (Abb. 50a). Die Radiospirometrie zeigt, daß die linke Lunge nur noch rund halb so viele ventilierte Alveolarräume enthält wie die rechte (VC, RV, TC). Auch die Xenonauswaschzeiten (T/2) sind für die linksseitige Lunge praktisch doppelt so groß wie für die rechtsseitige. Hingegen ist der Perfusionsanteil der ventilierten Alveolarräume bei maximaler Inspiration praktisch gleich (Q/TLC). Das Verhältnis von ventilierten zu perfundierten Alveolarräumen bei maximaler Inspiration (V_A/Q) ist für die linke Lunge deutlich kleiner als für die rechte. Dies gilt vor allem für das linke Obergeschoß, das im Verhältnis zum rechten gleich gut ventiliert, jedoch viel stärker perfundiert wird.

Der globale Gasaustausch ist in Ruhe, trotz dieser Xenonventilations-Perfusionsverteilungsstörung, noch kompensiert, d.h. wir haben noch im Normbereich liegende arterielle Blutgasanalysen. Hämodynamisch liegen der Pulmonalisdruck (P_{PA}) sowie die rechtsventrikulären Werte (P_{RV}) im oberen Normbereich. Wir müssen uns daher hüten, die mit der Xenoninhalations- und Perfusionsmethode erhaltenen Werte dem Atemgasaustausch gleichzusetzen, was anhand dieses Beispiels demonstriert werden sollte (Abb. 50b). Zusammenfassend läßt sich sagen, daß die nuklearmedizinischen Untersuchungen eine Erweiterung der Kenntnisse in bezug auf Topographie und Physiologie bedeuten.

BATES (1971) faßt die gegenwärtigen Hauptprobleme der Studien zur regionalen Lungendurchblutung mit Hilfe von Radioisotopen wie folgt zusammen: Die Haupttendenzen liegen auf der einen Seite in zunehmender Verfeinerung der Auswertung der komplexen Daten, auf der ande-

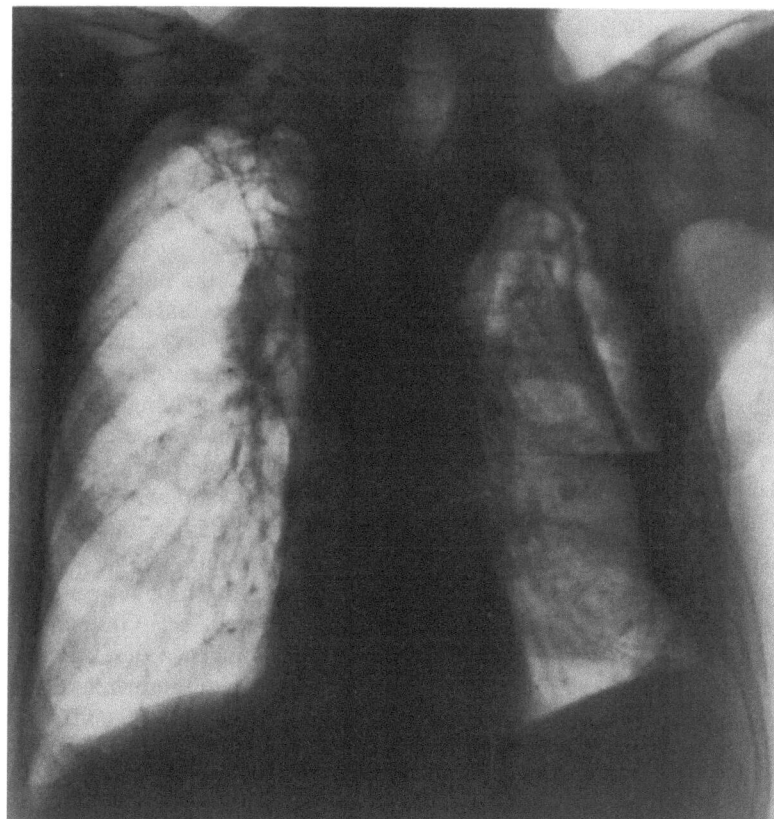

Abb. 50a u. b. 67jähriger Mann; linksseitiges Pleuraempyem bei alter Tuberkulose. Asthma bronchiale

Abb. 50a. Lungenübersichtsaufnahme

Plethysmography

VC = 2,40 l
RV = 2,22 l
TLC = 4,62 l
FEV_1 = 1,50 l/sec
R_{aw} = 3,20 cm H_2O/l/sec

Arterial blood gas analysis

pH = 7,40
pCO_2 = 39,0 mm Hg
pO_2 = 82,0 mm Hg

VC (l)	RV (l)	TC (l)	T/2 (sec)	$\dot{Q}$/TLC	$\dot{V}_A/\dot{Q}$
0,4	0,5	0,9	12	100	1,05
0,7	0,7	1,4	14	100	1,16
0,6	0,2	0,8	10	89	1,13
1,7	1,4	3,1	12	97	1,12

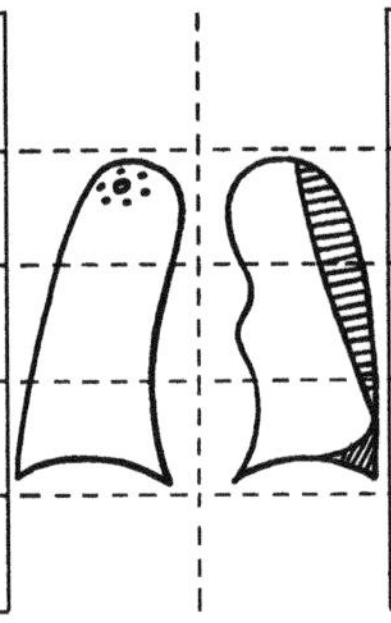

VC (l)	RV (l)	TC (l)	T/2 (sec)	$\dot{Q}$/TLC	$\dot{V}_A/\dot{Q}$
0,2	0,2	0,4	11	250	0,35
0,2	0,3	0,5	22	68	1,43
0,3	0,2	0,5	21	55	1,33
0,7	0,7	1,4	20	107	0,76

Abb. 50b. Funktionsanalyse: Perfusions- und Inhalationsszintigraphie. (Den Fall verdanke ich der Liebenswürdigkeit von Herrn PD Dr. MATTHYS, Zentrum für Innere Medizin, Ulm.) Abkürzungen: *VC* Vitalkapazität. *RV* Residualvolumen. *TC* Totalkapazität. *T/2* Halbwertszeit der Auswaschaktivitätszeitkurve nach Xenonrückatmung und Äquilibrierung im geschlossenen Lungenspirometersystem (Abb. 10 und 11). $\dot{Q}/TLC$ ^{133}Xenon Perfusionsverteilung in Apnoe bei maximaler Inspiration. $\dot{V}_A/\dot{Q}$ Einatemzug Ventilationsverteilung zu Perfusionsverteilung bei maximaler Inspiration in Apnoe mit ^{133}Xenon gemessen

ren Seite in der Vereinfachung der Methoden, um eine breitere Anwendung zu gewährleisten. Aus der Übersicht von BATES ist hervorzuheben, daß die Informationen mit nuklearmedizinischen Perfusions- und Ventilationsstudien durchaus interessant und wertvoll sind, daß aber der Aufwand und die rasche Entwicklung sowohl den Investitionen wie der praktischen Anwendung Grenzen setzen. Wesentliche Beiträge zur Lungenphysiologie sind zwar gewonnen, die Beziehungen zur Klinik, quantitativ und der Art nach, sind aber nicht ohne weiteres herzustellen.

Für weitere Studien werden die Verhandlungsberichte der Internationalen Atomenergiekomission empfohlen, zur Methodik der Verteilungsstörung die ausführliche Monographie von GURTNER (1968); dort findet sich auch weiteres Schrifttum. „Die radioaktiven Isotopen in Klinik und Forschung" wurden auf dem Gasteiner Internationalen Symposion von 1972 behandelt. Die Beurteilung der regionalen Lungenfunktion mit ^{133}Xe wurde dabei vor allem von MACINTYRE und INKLEY (1973) mit den dreidimensionalen Verteilungsmodellen durchgeführt. Die dreidimensionale Darstellung erlaubt dem Kliniker die unmittelbare „Einsicht" bzw. „Aufsicht" in die Verschiedenheiten des Gasaustauschs in den einzelnen Lungenbezirken.

Am Rande sei erwähnt, daß tuberkulöse Herde sich sehr wohl mit markiertem Gallium und Selenium „anfärben". Drei von vier Tuberkulosen, sowie 7 von 7 Sarkoidosen haben positive Szintigramme mit Gallium-67 (FOGH und EDELING, 1973; dort auch weiteres Schrifttum).

Der vorstehende Abschnitt ist gedacht als Einführung in das weitere Schrifttum. Es handelt sich um spezielle physiologische Gebiete, in denen die Entwicklung in vollem Fluß ist. Die Anwendung dieser Techniken bietet z.T. interessante Ergebnisse. Ihre Interpretation ist jedoch an einen sehr hohen Aufwand gebunden und ihre zusätzliche Informationskraft unter Umständen beschränkt.

h) Die Schirmbilduntersuchung bei der Tuberkulose

aa) Zur Technik

Es übersteigt das Volumen dieses Buches, auf die technischen Details der Schirmbilduntersuchung einzugehen. Es handelt sich überwiegend um einen „krankheitsbezogenen" Beitrag.

Grundsätzlich ist das kleinere Format eine Konzession. Die Forderung nach dem kleineren Format geht aus von
  dem materiellen Aufwand,
  der Realisierbarkeit großer Untersuchungszahlen,
  der Uniformität und Schnelligkeit der Bearbeitung,
  der Ersparung an Gewichts- und Raumbedarf bei der Aufbewahrung.

Ohne Zweifel ist der Großfilm überlegen. Die Optimierung qualitativer Detailinformation gegenüber Grobinformation über Sachverhalte von wesentlicher individualmedizinischer und seuchenhygienischer Bedeutung hängt damit einerseits von den materiellen Voraussetzungen, andererseits von qualitativem Informationsbedarf ab. Der materielle Aufwand wird sich nach dem volkswirtschaftlich Möglichen und dem individuell Notwendigen richten.

Die früheren Untersuchungen, Überlegungen und Methoden finden sich bei GRIESBACH: „Röntgenreihenuntersuchungen des Brustkorbs" (1949). Eine neue zusammenfassende Darstellung liegt von STEINBRÜCK und ANGERSTEIN (1971) vor. Dort ist vor allem zu den Fragen der Technik von ANGERSTEIN ausführlich und zuverlässig berichtet.

Die mindere Verbreitung der Schirmbildphotographie in der allgemeinen Praxis, die für viele Zwecke völlig ausreichend wäre, wird von ANGERSTEIN auf folgende Ursachen zurückgeführt:

Zur Bildauswertung sind Betrachtungshilfen notwendig.
Die Dosis für die Bilderzeugung ist in jedem Fall höher als bei Filmverstärkerfolien.
Die Abbildungsgüte ist gegenüber Großaufnahmen vermindert.
Die Schaltzeiten sind durchwegs länger.
Die Verarbeitung von Schirmbildfilmen muß gesondert erfolgen.
Schirmbildgeräte für Thoraxaufnahmen sind im allgemeinen nur für diesen Zweck geeignet.

Zur *Leuchtschirmphotographie* sind grundsätzlich Kameras mit Spiegeloptiken sowie Kameras mit Linsenoptiken geeignet. STEINBRÜCK und ANGERSTEIN geben hierzu Details.

Auch wenn wir davon ausgehen, daß wir optimale Bildinformationen durch das Schirmbild haben, so liegt doch die Hauptaufgabe nicht in dem Quantitativen, wie ausgedehnt und wo, auch nicht im Qualitativen, wie beschaffen, sondern in der Entscheidung der Frage, ob ein pathologischer Prozeß vorhanden ist oder nicht. Es handelt sich um eine „ ‚Ja'- oder ‚Nein'-Entscheidung". Die Analyse ist subtileren Techniken der Morphologie und der Qualifizierung vorbehalten. Im Rahmen dieser „Ja oder Nein"-Entscheidung ist freilich nicht zu übersehen, daß verdeckte Befunde auf der Frontalaufnahme nicht faßbar gemacht werden können. Je nach Fragestellung wird sich die zusätzliche Aufnahme im seitlichen Strahlengang empfehlen. Auf die Grenzen der Schirmbilduntersuchung weisen WERNER und SCHUMANN (1963) hin, insbesondere bei der Tuberkulose. Wenn wir die Schirmbilduntersuchung wesentlich in sozialmedizinischer und seuchenhygienischer Perspektive sehen, dann wird die p.-a. Aufnahme im allgemeinen zureichend sein. „Je größer der Aufwand, um so weniger Untersuchungen". Als Standard darf gegenwärtig wohl das 100-mm-Format angenommen werden; zweifellos lassen sich jedoch auch auf 70-mm-Aufnahmen die wesentlichen Befunde erkennen. Hinsichtlich der technischen Fragen wird weiter auf ANGERSTEIN (zur Frage der Aufnahmespannung, 1970) BIRKHÄUSER (zur Leistungsfähigkeit des Schirmbildes insgesamt, 1950) sowie auf NEUMANN (zu Fragen der Fehlerquellen, 1964) hingewiesen.

Wahrscheinlich ist es jedoch so, daß die Fehlerquellen überwiegend im Subjektiven, im Wahrnehmungsbereich und nicht so sehr im Bereich der Wahrnehmbarkeit liegen. Die Tabelle nach STEINBRÜCK (1968) läßt erkennen, wie häufig Irrtümer sind (Tabelle 10). Zum gleichen Thema wären die Arbeiten von NYBOE (1966) sowie von SPRINGETT, WAALER und NYBOE (1968), STRADLING und JOHNSTON (1955) sowie WEGELIUS (1967) zu nennen. Die Entscheidung,

Tabelle 10. Rolle des Beobachterirrtums bei der Beurteilung von Schirmbildern. (Nach STEINBRÜCK)

Methode der Beurteilung		RRU von 5967 Personen, darunter 100 „echt Positive"			
		Zahl der entdeckten echt Positiven	Zahl der übersehenen echt Positiven	5867 echt Negativ fälschlicherweise als positiv diagnostiziert	
				Zahl	%
Einzelner Beurteiler		68	32	99	1,7
Zwei Beurteiler (einer oder der andere)		79	21	192	3,3
Zwei Beurteiler (beide übereinstimmend)		57	43	6	0,1
Dreierkommission, zwei Beurteiler mit Übereinstimmung und Durchsicht der widersprechenden Befunde, wenn die Entscheidung der Kommission positiv war	einstimmig	75	25	72	1,2
	oder wenigstens durch einen Beurteiler	78	22	107	1,8
Ein Schiedsrichter, zwei Beurteiler bei Übereinstimmung und Durchsicht der Nichtübereinstimmung durch einen einzelnen Schiedsrichter	⌀ von fünf Beurteilern	74	26	83	1,4
	⌀ von zwei der besten Beurteiler	78	22	99	1,7

pathologischer Befund – kein pathologischer Befund, ist vom Objekt her sicherlich oft nicht zu treffen. Als Gründe der Fehlbeurteilung nennt DIENELT (1964) anatomische Veränderungen des Skeletts, insbesondere Fehlbeurteilungen im Bereich der anterioren Rippenenden, kalzifizierte Knorpelanteile, Begleitschatten im Infraklavikularfeld, ungenügend herausgedrehte Schulterblätter, Strumen, auch Zopfschatten, in den Unterfeldern die Schatten des Musculus pectoralis sowie irreguläre Mammaschatten. Verzeichnungen seien wegen des kurzen Abstandes zwischen Schirm und Röhre möglich. Die psychologische Fehlerquelle betrifft vor allem die Monotonie der Beurteilung der Schirmbilder. Die Bedeutung der Doppellesung wird von ZHIDIKANOV und MAKSUDOV (1963), von FUCHS (1962) und YERUSHALMI et al. (1950) unterstrichen. Im übrigen wird auf Band III des Handbuches für Radiologie, Beitrag WEGELIUS, hingewiesen.

bb) Zur Indikation

Die *Indikation zu Röntgenreihenuntersuchungen* ist eine Frage der epidemiologischen Entscheidung. Ergiebigkeit und Aufwand sollen in einem vernünftigen Verhältnis stehen. Die Gesamtproblematik der begrenzten Erkennbarkeit des

Tabelle 11. Ergebnisse von Röntgenreihenuntersuchungen (RRU) in Industrie- und Entwicklungsländern. (Nach NEUMANN, 1972)

Jahr	Land	Zahl der Untersuchten	Neu entdeckte aktive Tuberkulosen		Autor
			N	‰	
Industrieländer					
1954	Australien	452770	621	1,3	McNaugthon
1954	Australien	620739	696	1,1	Rubinstein
1960	Australien	10534	12	1,1	King
1964	ČSSR	4715692	—	1,1	Vlček
1961—1963	Dänemark	748000	273	0,4	Horwitz
1966	DDR	10697000	5985	0,6	Steinbrück
1964	BRD	201280	262	1,3	Manzke
1966—1968	BRD	190559	224	1,2	Neumann
1968	BRD	949856	1053	1,1	
1956	England	300455	586	1,9	McDowell
1961	England und Wales	928820	986	1,1	
1968	Finnland	1311148	821	0,6	Härö
—1951	Frankreich	4012882	3699	0,9	Bariéty und Coury
1955	Italien	198668	331	1,6	Belli und Giobbi
1968	Niederlande	2915245	546	0,2	Baas
1966	Norwegen	299217	235	0,8	Waaler
1961	Polen	3355418	14751	4,4	Frybes
1967	Rumänien	6793610	—	0,8	Marinov et al.
1958	Schottland	276526	437	4,6	Seiler et al.
1968	Schweden	362133	184	0,5	
1968	Schweiz	1102298	400	0,7	
1968	Ungarn	6993618	6764	1,0	Németh et al.
1958	USA	432241	187	0,4	Fleck et al.
Entwicklungsländer					
1966	Elfenbeinküste	44945	471	10,5	Delormas
1955—1960	Gambia	1443	13	9,0	Geser und Thorup
1955—1957	Ghana	39599	507	12,8	Koch und Lang
1962—1967	Kenia	8256	310	37,5	
1955—1960	Kongo	2306	25	10,8	Geser und Thorup
1955—1960	Liberia	2967	15	5,1	Geser und Thorup
1955—1960	Sierra Leone	2693	12	4,4	Geser und Thorup
1958	Singapur	54812	1735	31,7	Harvey et al.
	Taiwan	25850	1047	40,5	Hsing
1955—1960	Tansania				
	(Tanganjika)	2170	34	15,6	Geser und Thorup
	(Sansibar)	2870	32	11,1	
1955—1960	Uganda	2015	20	9,9	Geser und Thorup

Bronchialkarzinoms, die Selektion peripherer Herde, die Probleme der schwierigen Erkennbarkeit „früher" Formen, insbesondere der zentralen Karzinome, hat BLAHA (1973) besprochen. Es liegt ein Paradoxon vor: Je mehr sich ein Land eine dichtere Röntgenreihenuntersuchung leisten kann, um so weniger bedarf es ihrer. Noch richtiger wird dieser Satz in der Umkehrung. Es ist nicht eine Frage der Anfertigung von Röntgenaufnahmen, sondern der gesamten Infrastruktur, inwieweit systematische Untersuchungen wirklich Nutzen bringen.

Zu diesen Problemen der Indikation zur Röntgenreihenuntersuchung und der Bedeutung der Röntgenreihenuntersuchung für die Tuberkulosebekämpfung, bringt NEUMANN (1970) Wesentliches. Die Macht des Bestehenden wird unterstrichen, so die jährliche Durchführung der Röntgenreihenuntersuchung in der DDR, auch die ständige Diskussion der Notwendigkeiten in Industrie- und Entwicklungsländern (MEIJER, 1970, TOMAN, 1966).

Die Raten der neuentdeckten Tuberkulosen (Zahlen auf 1000 der Untersuchten) gehen aus den Tabellen von NEUMANN in „Industrieländern" und „Entwicklungsländern" hervor (Tabelle 11). Die Unterschiede liegen in der Größenordnung 1:10. BLAHA hat in Bangladesh, in und um Dakka, 2% pathologische Befunde bei Röntgenreihenuntersuchungen der Erwachsenen gefunden (BLAHA, H.: Unveröffentlichte Untersuchungen). Besonders wichtig sind die Angaben von NEUMANN über die Zahl der bakteriologisch bestätigten Fälle: In Australien 90,4%, in Norwegen 37,9% (TROMP), in Stuttgart 34,5% NEUMANN, 1970). Die immer wieder geäußerte Vermutung, daß die Zahlen in Deutschland unter Hereinnahme von Verdachtsbefunden international nicht vergleichbar, zu skrupulös sind, bestätigt sich auch hier. Bei Zurückgehen auf wirkliche Fakten findet man eine große Ähnlichkeit der epidemiologischen Situation im mittleren und nördlichen Europa. Die Abhängigkeit von Alter und Geschlecht wird bei NEUMANN sehr sorgfältig dargestellt, eben als Spiegel der jeweiligen epidemiologischen Situation. Die allgemeine Tendenz der Tuberkuloseentwicklung anhand von Schirmbilduntersuchungen geht aus den Daten der Deutschen Bundeswehr hervor. Die Zahl der gesicherten Fälle von Tuberkulose mit Bakteriennachweis ist gering geworden (Abb. 51). Freilich handelt es sich bei militärischen Einheiten um eine epidemiologische Situation, bei der der einzelne offene Tuberkulöse ein eminentes Risiko mit sich bringt. Damit ist der Aufwand

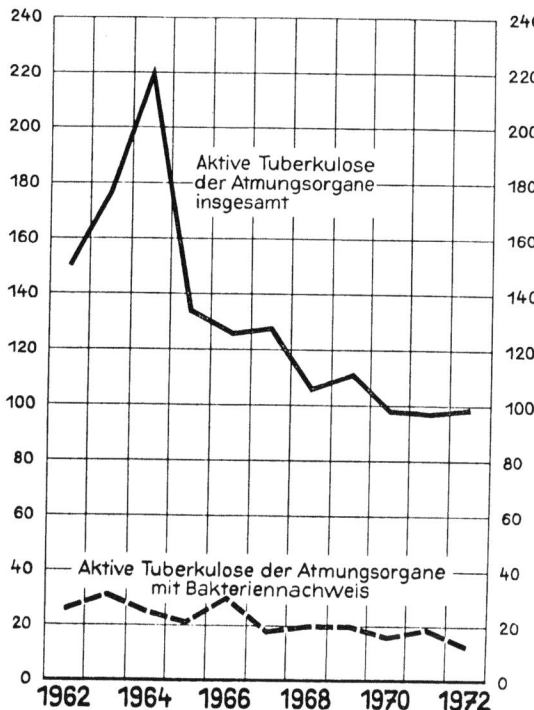

Abb. 51. Einstellungs-Schirmbilduntersuchungen bei 17- bis 25jährigen Soldaten der Bundeswehr 1962 bis 1972: Bestätigte Fälle von aktiver Tuberkulose der Atmungsorgane auf 100000 Untersuchte

auch gerechtfertigt. Die geschlossene Untersuchung eines repräsentativen Kollektivs weist aus, daß im jugendlichen Erwachsenenalter in Deutschland die Zahl der offenen Tuberkulose bei Männern zwischen 10 und 15 auf 100000 liegen dürfte; auf 7000—10000 Aufnahmen 1 offene Tuberkulose. Damit haben auch die Ausführungen von SIXT (1958), die sich auf das Jahr 1956 beziehen, mehr historische Bedeutung, der auf 100000 Untersuchte 100 offene Tuberkulosen und 210 „aktive geschlossene" Tuberkulosen fand. Auch die Zahlen von MAHR (1965), die bis 1961 gehen, sind mit den aktuellen Sachverhalten nicht mehr vergleichbar. Diese Arbeiten sowie die Untersuchung von LOCK (1959) haben jedoch große Bedeutung zur Festlegung des Seuchenganges. Ein reiches Zahlenwerk findet sich auch bei NEUMANN (1970). Die neuere wichtige Literatur wurde von diesem Autor 1972 geschlossen dargestellt.

BREU (1969) sieht Indikationen für die RRU wie folgt:
1. bei der gezielten RRU (Lehrer, Beschäftigte in Lebensmittelbetrieben)
2. Umgebungsuntersuchung
3. Tuberkulin-positive Kinder ab 6. Lebensjahr
4. Kontrolle von inaktiven Lungentuberkulosen

5. Lungenkontrolle bei extrapulmonaler Tuberkulose
6. Röntgenkontrolle zur Erlangung eines amtsärztlichen Zeugnisses.

BREU (1964) rechnete einen Preis von 0,46 DM für das Schirmbild, für den Großfilm 3,30 DM.

Es ist vielleicht hier der Platz, von rein praktischer Seite darauf hinzuweisen, daß die Röntgenaufnahme bei Eintritt in eine Krankenanstalt ohne weiteres im Kleinbildformat zureicht, um wesentliche Befunde zu erkennen. Die ergiebigsten „Risikogruppen" sind kranke Menschen. Jeder, der in eine Krankenanstalt eintritt, sollte einer Lungenröntgenaufnahme unterzogen werden: Für die Zwecke des Ausschlusses gravierender Befunde reicht das 100 × 100 mm Schirmbild völlig. Die „Optimierung der Aufwendungen" sollte auch in die Krankenanstalten vordringen. Das Kleinbild ist ein Weg dazu (MEYER und NADJAR-FOSSE, 1970, LE MELLETIER, 1960).

Das wirkliche Problem bei den Röntgenreihenuntersuchungen ist nicht das Anfertigen von Röntgenaufnahmen. Das wirkliche Problem liegt in der für die Verwertung der Informationen, für die Realisierung der notwendigen Konsequenzen vorhandener „Infrastruktur":
Schnelligkeit der Nachuntersuchung,
Komplettheit der Nachuntersuchung,
Kompetenz der Nachuntersucher,
unverzügliche Fällung der Entscheidung,
Fällung der richtigen Entscheidung,
Annahme der Entscheidung,
definitive Versorgung: diagnostisch und therapeutisch.

Es fragt sich, ob die Gesundheitspolitik in entwickelten Ländern wirklich „mehrgleisig" fahren muß; ob für jede spezielle Aufgabe neben einer außerordentlichen allgemeinen Arztdichte noch spezielle Institutionen geschaffen werden sollen, oder ob nicht in der „epidemiologischen Mitverantwortung der allgemein tätigen Ärzte" eine materiell weit günstigere Lösungschance liegt (BLAHA).

(Zu den Kosten, zur Infrastruktur auch NEUMANN (1972); zu den Fragen der Neuorientierung der Tuberkulosefürsorgestellung und Schirmbildstellen in Richtung auf „epidemiologische Zentren" HORNIG, 1971; zu den subjektiven Grenzen NÉMETH et al., 1969, 1971).

Das ganze Problem der Röntgenreihenuntersuchung geht auch in die Frage ein, wie eine „Tuberkulose" entsteht. Wir sind sicher, daß eine große Zahl der ausgedehnten Tuberkulosen sich sehr schnell entwickelt. Ungut ist auch die Feststellung von VADÁSZ, NÉMETH und NYÁRÁDY (1971), daß die Zahl der positiven Fälle, bei den durch Röntgenreihenuntersuchung entdeckten und bei denen, die durch Symptome oder jedenfalls anderweitig entdeckt worden waren, in derselben Größenordnung liegt. Die „epidemiologische Signifikanz" der Röntgenreihenuntersuchung läßt doch einige Fragen offen. So sind auf dem Kongreß der Süddeutschen Tuberkulosegesellschaft in Lindau Morbiditätszahlen genannt worden, die weit über den in Europa üblichen liegen, wohl trotz und nicht wegen der jährlich durchgeführten Untersuchungen.

Mit NEUMANN (1973) läßt sich die Gesamtsituation etwa wie folgt formulieren:
„Frühdiagnose" einer Lungentuberkulose ist nur durch Röntgenuntersuchung möglich.
Die Grenzen rein radiologischer Methoden werden immer deutlicher.
Die Therapieerfolge sind bei wenig ausgedehnten Tuberkulosen günstiger.
Auch bei der gegenwärtigen Seuchenlage in bezug auf die Tuberkulose lohnt sich die Röntgenreihenuntersuchung.
Sie lohnt sich dann vor allem, wenn nicht nur die Tuberkulose „abgefragt" wird.

4. Wahrnehmen, Beurteilen, Beschreiben, Entscheiden

Es stehen zwei Probleme im Vordergrund:
Die Grundprobleme der Entscheidung, entscheidungstheoretische Überlegungen und
die Umsetzung eines „analogen" Sachverhalts in „digitale" Einzelbegriffe.

Die Qualität der Leistung hängt ab, in beiden Fällen, von der Zahl der Informationen und von der Qualität der Primärvorlage; beides geht ineinander über. Bildgüte, Bildqualität, Zweckmäßigkeit des Bildes, Zweckmäßigkeit der bildlichen Informationen, d.i. Güte des individuellen Bildes, aber auch Zweckmäßigkeit der Taktik und Strategie der Gesamtröntgenuntersuchung.

Damit steht im *Vorfeld* die Information des radiologisch tätigen Arztes über die „Gesamtsituation", die „Integration" des radiologischen Handelns, Sehens und Urteilens in die Gesamtstrategie der Lösung des jeweils vorliegenden Problems. (STRNAD hat in Band III des Handbuches für Radiologie ein ausführliches Kapitel diesen Problemen gewidmet.) Die Grundvoraussetzungen sind:
Informiertheit über die nosologischen Möglichkeiten sowohl bei ätiologisch unbekanntem wie

auch bei bekanntem Substrat ist Gegenstand dieses Gesamtabschnittes „Lungentuberkulose".

Detailinformiertheit über die in dem konkreten, individuellen Falle vorliegenden Verhältnisse.

a) Das Betrachten des Röntgenbildes, die Wahrnehmung

Nur einige wenige allgemeine Gesichtspunkte seien berücksichtigt:

1. *Identifikation des Bildes.* Gerade bei der Tuberkulose in großen Anstalten sind Verwechslungen nicht selten. Sicherung der Identität ist entscheidend, Sicherung auch der Vollständigkeit der Angaben: „Identifizierung des Objekts; Identifizierbarkeit des Bildes".
2. *Beurteilung der Bildgüte, der Bildqualität.* Verwerfung technisch ungenügender Bilder.
   Bilder von ungenügender Qualität sind zu verwerfen: Wenn das Objekt nicht vollständig oder wenn das Objekt in ungenügender Weise dargestellt ist.
3. *Beurteilung des gesamten Bildinhalts.* Keine Beschränkung etwa auf Lungenfelder oder Mediastinum oder Herz oder Zwerchfell, sondern den ganzen dargestellten Umfang beurteilen mit knöchernem Brustkorb, mit Weichteilen, mit Hals, evtl. auch mit Abdomen.
4. *Systematisches Vorgehen* bei der „Wahrnehmung". Weichteile, knöcherner Brustkorb, Mediastinum, Herz, Zwerchfell, Lungenfelder von rechts oben nach rechts unten und von links oben nach links unten.
5. *„Freie Betrachtung"* des Röntgenbildes, auch um „subkortikal" Irregularitäten wahrzunehmen.
6. *Genügender Abstand,* um geringere Dichteunterschiede, bzw. Helligkeitsunterschiede wahrzunehmen.
7. Wahrnehmung unter *optimalen Konditionen:* Beleuchtung, ausreichender Helligkeitsunterschied zwischen Bild und Umgebung, Ruhe, Zeit. Nicht die jeweils aufgewendete Zeit ist entscheidend, sondern das Gefühl, Zeit zu haben. Die Information hängt nicht von der Dauer der Betrachtung ab.
8. Versuch der *räumlichen Interpretation.* Aus dem zweidimensionalen planen Bild in das dreidimensionale vordringen, auch mit Hilfe zusätzlicher Strahlenrichtungen oder Durchleuchtung.
9. Die Röntgenaufnahme allein gibt zumeist kein genügendes räumliches Bild: *Aufnahme und Durchleuchtung gehören nach Möglichkeit zusammen.*
10. *Die „Dimension Zeit".* Der Verlauf ist gerade bei der Tuberkulose besonders wichtig: Beschaffung früherer Aufnahmen; der Vergleich erlaubt oft erst die sachkundige Beurteilung.

Für Einzelheiten sind Beiträge des Handbuches für Radiologie, insbesondere Band III, BÜCHNER und VIEHWEGER, BÜCHNER, KÖHNLE sowie die Einzeldarstellungen von MEILER (1963), SCHOBER (1967) sowie von STIEVE und WIDENMANN (1967) heranzuziehen.

b) Beurteilen

Vom Betrachten ist damit der Schritt zum *„Beurteilen"* getan: Was liegt vor, was hat sich geändert. In früheren Abschnitten haben wir ausgeführt, daß die „Qualitätsdiagnose" vom Röntgenbefund her mit äußersten Risiken behaftet ist. Es lassen sich in manchen Fällen Näherungen angeben; die pathologisch-anatomische Qualitätsdiagnose aus dem Röntgenbild ist jedoch nur eine „globale Qualitätsdiagnose", nur allgemeine Annäherung. Was wahrgenommen werden kann, ist

das Vorhandensein einer anomalen Struktur,
die Verteilung,
die Größe,
die Konfiguration,
die Dichte,
die Veränderung.

Es ist nicht nur so, daß die Verlaufskontrolle Entwicklungstendenzen, also prognostische Information, liefert; vielfach werden im Verlauf die Befunde erst deutbar bzw. retrospektiv wahrnehmbar. Die prognostische Potenz von Kavernenresten nach chemotherapeutischer Behandlung ist völlig anders als ein ähnlich aussehender Befund bei frisch entdeckten Prozessen. „Die Stellung im zeitlichen Rahmen" ist schwer abzugrenzen, wenn Vergleiche nicht möglich sind (HAEFLIGER, 1954). Die Schnelligkeit bzw. die Trägheit der Weiterentwicklung spezifischer Prozesse wird im Rahmen dieser Beiträge wiederholt angesprochen. SIMON behandelt den „Zeitfaktor" ausführlich: Der „Zeitfaktor" ist problematisch, indem das „Alter einer Läsion" aus einem einmaligen Befund nur sehr schwer bestimmt werden kann. Aus der Serie von Röntgenaufnahmen kann sowohl eine Vorwärts- wie Rückwärtsprojektion – mit allen innewohnen-

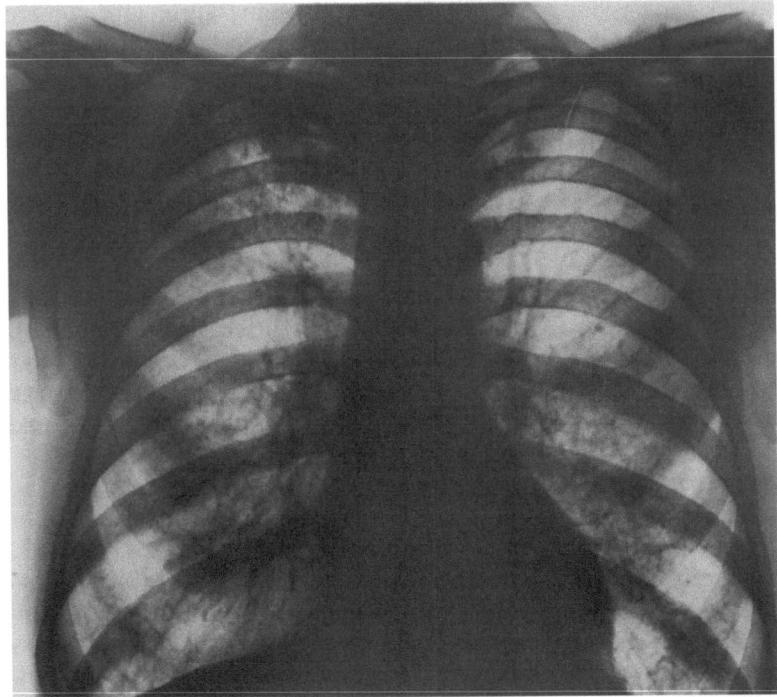

Abb. 52a—f. H., Franz. Verlauf einer Tuberkulose über viele Jahre

Abb. 52a. 1957: Zerstreutherdige Tuberkulose im Bereich des rechten Oberfeldes

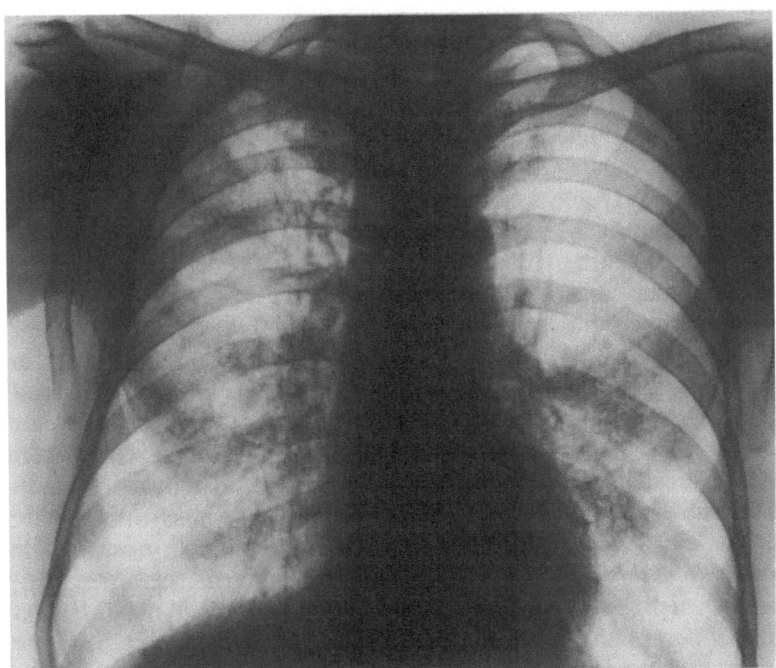

Abb. 52b. 1959: Ausgedehnte Durchsetzung beider Lungen mit überwiegend „produktiven Herden"

den Risiken – gewagt werden (Abb. 52a—f). SIMON weist auch auf die ganz erheblichen Risiken eines „Beobachterirrtums" bei Beurteilung von Vergleichsaufnahmen hin: 10% „Nichtübereinstimmung" wurden gefunden in der Beurteilung von Schattenänderungen.

c) Beschreiben

Die letztliche Umsetzung vom „analogen Bild" in die „Information" geschieht ungemein komplex. Jeder Befundbericht ist nur eine mehr oder minder glücklich getroffene Auswahl, Umschrei-

Das Betrachten des Röntgenbildes

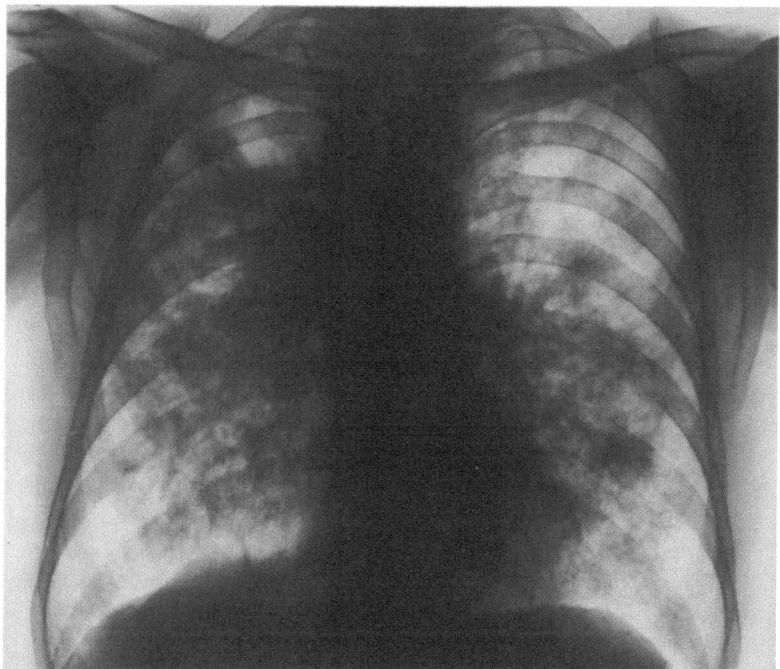

Abb. 52c. 1960: Konfluenz der Herde; Entwicklung einer großen Kaverne in der rechten Spitze unter Einbeziehung von Kalkherden

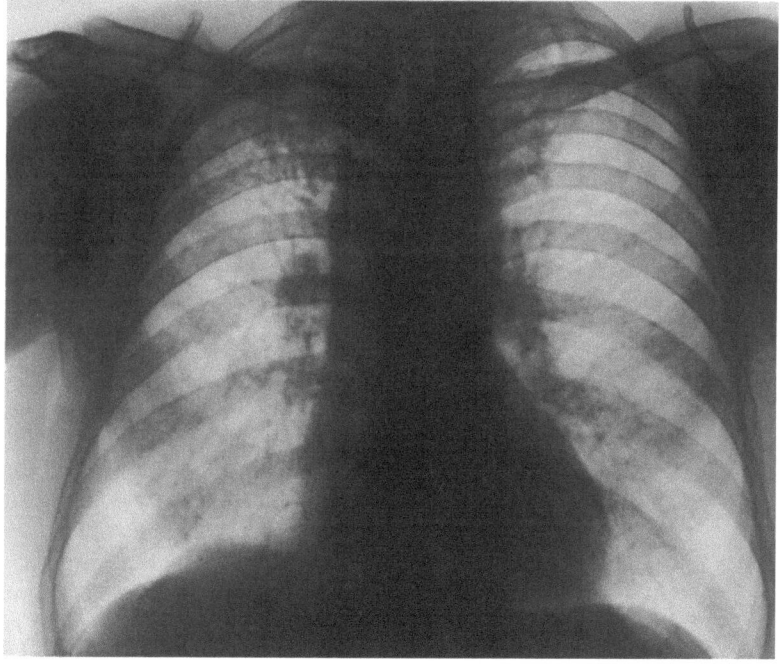

Abb. 52d. 1961: Weitgehende Rückbildung; metaphthisische Fibrose

bung mit Termini, denen zahlreiche Grenzen gesetzt sind: Zahl der Begriffe, Geeignetheit der Begriffe, sprachliches Zurückgreifen auf höchst konkrete Dinge, auf Nosologisches, um der Öde der Deskription zu entgehen.

Jeder Befundbericht ist ein Kompromiß:
In bezug auf die Auswahl des Mitgeteilten, die knappe oder ausführliche Beschreibung,
die Mitteilung der Normalbefunde oder Unterlassung derselben,
der deskriptiven Ausführlichkeit und stärkeren oder geringeren Annäherung an das pathologisch-anatomische Substrat.

Zu nennen sind Qualität (gemeint ist die physikalische): knöchern, kalkig, hartfleckig, strängig, weichfleckig, weichfleckig konfluierend,

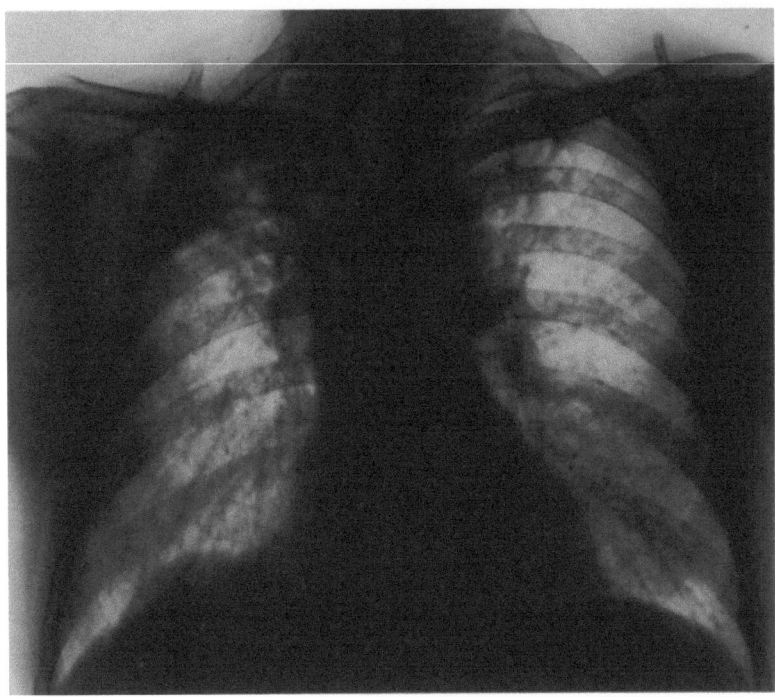

Abb. 52e. 1968: „Tuberkulosis ulcero-caseosa": Schrumpfungen und Kavernenbildungen in beiden Obergeschossen; neuerliche Herdbildung in beiden Lungenfeldern in großer Ausdehnung

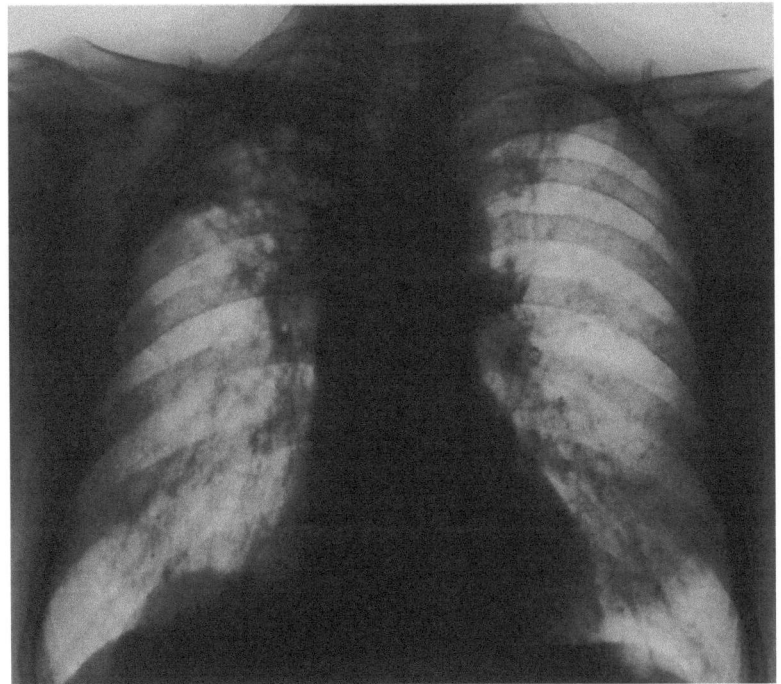

Abb. 52f. 1969: Rückbildung der Streuherde; Fibrose, „chronische Tuberkulose", zerstörter rechter Oberlappen

wolkig, homogen, inhomogen, scharf begrenzt, unscharf begrenzt, dicht stehend, wenig dicht stehend, *Ausdehnung, Zerfallsherde, Lageangaben:* Zweckmäßig nach Rippen, anterioren und posterioren Anteilen, Beziehung zur Lungenwurzel, Beziehung zum Zwerchfell, Lage im Mantel oder Kern. Es ist hier besonders auf die eindrucksvollen Schemata von BOHLIG (1970) hinzuweisen.

Zu beschreiben sind ferner funktionelle Phänomene: Zwerchfellbeweglichkeit, Pulsation von „Schatten" im Bereich der Lungenwurzeln.

Zu vermerken sind wohl auch *technische Daten*, sofern sie für die Bildqualität wesentlich sind, auch gegebenenfalls *Artefakte*.

BOHLIG weist vor allem auf die Wichtigkeit des präzisen Berichts zur Selbstkontrolle des Beschreibers hin, als Übung zur Kritik und Selbstdisziplin.

Es empfiehlt sich durchwegs, die Größe von Veränderungen in Zentimetern anzugeben. Dabei sollten die Röhren-Filmdistanz gewußt und Umrechnungsfaktoren bekannt sein.

Eine *„radiologische Terminologie"* soll der präzisen Deskription, aber auch der Kommunikation, dem wechselseitigen Verständnis dienen. Dabei ist die geometrische Form noch am ehesten allgemein verständlich, sofern Objekt und gewählter Terminus einigermaßen übereinstimmen. Auf das terminologische Elend mit den „Rundschatten, Rundherden" u.ä. ist hinzuweisen. Die Kulanz reicht bis zum unregelmäßig konfigurierten Rundschatten. Haselnüsse, Kirschen, Zwetschgen und Fünfmarkstücke sind handlich, aber leidlich ungenau. Das Hirsekorn, das „Milium", kann in entlegenen Gebieten dieser Welt noch gefunden werden. Die „Schattendichte" ist eine Funktion des Substrats, ebensosehr auch der Strahlenqualität. Sie ist eine mathematisch schwierige Funktion aus Gegenstand, Strahlenhärte und Streustrahlung sowie aus umgebendem Gewebe und Lage zum Röntgenstrahl. Die Tuberkulose umgreift sämtliche Schattenformen, praktisch das ganze Vokabular der Schattenbeschreibung ist heranzuziehen von „Rundschatten", „Ringschatten", von feinfleckigen bis zu grobfleckigen und homogenen Schatten. Sekundärfolgen können das Bild wesentlich bestimmen: Bronchialverschlüsse, Ergüsse, Schwarten. Die Abhängigkeit der geometrischen Form, aber auch der Schattenqualität und ihrer Begrenzung ist häufig eine Folge nicht nur der Strahlenqualität sondern auch der Projektionsrichtungen. Anschauliche Darstellungen bringt BOHLIG. Er geht bei der Terminologie aus von

1. der Lokalisation, der Anordnung, der Ausdehnung,
2. der Struktur, der Dichte, der Begrenzung,
3. der Verlaufsrichtung, dem Verlaufstempo,
4. Fehlen oder Vorhandensein von Zerfall,
5. Fehlen oder Vorhandensein von Zirrhosen.

Das „analoge" Wahrnehmen ist jeder Deskription kategorial überlegen. Es tritt das ein, was eine ältere Generation von röntgenologisch tätigen Ärzten, die aus anderen epidemiologischen Zeiten kommen, die Verläufe persönlich, prograd, verfolgt haben, so gegenüber anderen in Vorteil bringt, daß der Faktor „Zeit" auch an den Beurteilenden und nicht nur am beurteilten Material wirksam wird. Ich glaube, daß es eine Optimierung zwischen exakter Beschreibung, zwischen Messen und Zählen und unmittelbarer Wahrnehmung, dem „deduktiven" Analysieren und dem „globalen, induktiven" Wahrnehmen gibt. Es ist eine Frage des Temperaments, eine Frage der Sicherheit. Sehr exakte Beschreibungen sind nicht selten Defensivmaßnahmen bei einer gewissen Unsicherheit des „Urteils". Personenbeschreibung und Personen sind oft nur schwer in Deckung zu bringen, siehe Polizeiberichte. Trotzdem: Topographie von Läsionen, der Charakter der Veränderungen, extrapulmonale, extrathorakale Veränderungen, Beschaffenheit der Lungenwurzel, Gefäßveränderungen, Beschaffenheit der Pleura, des Zwerchfells und des Brustkorbs sind als „Prüflisten" dienlich.

Zur Röntgendiagnostik der Lungentuberkulose findet sich bei FRICKE (1950) Nützliches. Nomenklatorische Zöpfe wie aufgelockerter, vermehrt besetzter Hilus, vermehrte Strangzeichnungen in den Unterfeldern, sind nichtssagende Ausdrücke. Die konkrete Analyse des einzelnen Schattens, des einzelnen physiologischen, pathologischen Substrats und dessen Benennung sollen Floskeln ersetzen. Hierher gehören auch die „hilusnahen Kavernen", die meist im superioren Unterlappensegment ihren Sitz haben. Die Schwierigkeiten bei der Beurteilung des Röntgenbildes können in Mißbildungen liegen (hierzu der Beitrag BLAHA, aber auch SCHNEIDER, 1950 sowie BEDDINGFIELD, 1969), in der besonderen Entwicklung der Weichteile (GLUCK et al., 1972). Zur Problematik der radiologischen Bilder bei fettleibigen Personen und zur Fehlbeurteilung bei Rippenanomalien sind Angaben bei ZIVY (1968), zum Übersehen von Prozessen im anterioren Thoraxbereich bei RADAJEWSKI (1964) zu finden.

d) Entscheiden

Das gute Röntgenbild, die sichere Wahrnehmung, die gute Beschreibung sind wertlos, wenn nicht eine *Entscheidung* in irgendeiner Richtung erfolgt, wenn das Informationssystem nicht der Problemlösung dient. Neben die „Perzeption" und die „Deskription" muß die „Decision" treten. Eine der schwierigsten Entscheidungen beim Lesen, beim Bewerten von Röntgenbildern ist die Entscheidung, ob ein pathologischer Prozeß vorliegt oder nicht. Das „Ablegen eines Verdachtes" gehört zu den verantwortungsvollsten ärztlichen Tätigkeiten. Das Problem des Radiologen ist, daß er oft eine isolierte Entscheidung anhand ungenügender Befunde treffen soll. Vorzusehen ist die klinische Konferenz mit den individuellen Beiträgen, die das morphologische, isolierte Schwarzweißsubstrat mit dem Gesamten verbindet. Es muß in diesem Zusammenhang festgehalten werden, daß das „negative" Röntgenbild das Vorliegen einer endothorakalen Tuberkulose nicht ausschließt; das typische Beispiel ist das endobronchiale bzw. endotracheale Geschwür. Bei der „Miliartuberkulose" werden entsprechende Beispiele gebracht. HUSEN et al. (1971) berichten über 40 Fälle, bei denen die Röntgenbilder der Lunge als „negativ" beurteilt worden waren, bei denen jedoch Tuberkulosebakterien im Auswurf nachgewiesen wurden; die Zahl ist ungewöhnlich, mahnt aber zur Vorsicht.

Wie schon beim Kapitel „Schirmbild und Röntgenreihenuntersuchung" ausgeführt, ist die Sichtbarkeit von Veränderungen durch subjektive und objektive Momente begrenzt. Die Untersuchungen von GARLAND (1959) sowie von GARLAND und COCHRANE (1952) zeigen, wie hoch die Fehlerquote bei wiederholter Beobachtung eines Röntgenbildes durch den gleichen Beurteiler („intraobserver error") wie auch bei der Beurteilung verschiedener Beurteiler („interobserver error") ist (s. auch TUDDENHAM, 1957, 1961, 1962, 1963, RIEBEL, 1958, NEWELL und GARNEAU, 1951, SPRATT et al., 1963, GREENING und PENDERGRASS, 1954).

Der Röntgenbefund ist nicht so sehr ein Weg zur Diagnose, sondern in seiner Bedingtheit und notwendigen „Teilfunktion" eine Entscheidungshilfe und zwar eine der wichtigsten Entscheidungshilfen. Am Ende steht nicht die „Diagnose", sondern der Entschluß, die Entscheidung. [Zur medizinischen Entscheidungslehre sind die Einführungen von LUSTED (1968) dienlich, auch mit weiterer Literatur; weiter wird hingewiesen auf die Einzelarbeiten von MATHESON (1969), NORTH (1968), GINSBERG und OFFENSEND (1968), dort auch weiteres Schrifttum zur Entscheidungslehre.]

Damit ist auch eine Schiene gegeben für die zweckmäßige Durchführung von Untersuchungen:
Welche Untersuchung ist geeignet, um zum Ziel zu führen?
Beeinflussen weitere Untersuchungen die Entscheidung?
Sind kategorisch andere Informationen durch zusätzliche Untersuchungen zu gewinnen?
Besteht eine vernünftige Kosten-Nutzen Relation bei weiteren Untersuchungen.

Immerhin ist festzuhalten, daß die entscheidungstheoretischen Grundsätze, die röntgentechnischen und die röntgendiagnostischen Grundsätze nur insoweit nützlich sind, als es fundierte nosologische Kenntnisse gibt. Eine Einführung hierzu sollen die folgenden Kapitel geben.

II. Die klinischen Formen der Lungentuberkulose, radiologische Manifestationen

1. Einleitung: Allgemeine Übersicht, Thematik

Die wesentlichen Gesichtspunkte der allgemeinen Pathologie, Epidemiologie und Nosologie der Tuberkulose, insbesondere der Lungentuberkulose, sind im einleitenden Teil behandelt worden. Es wird ausgeführt, daß ein unterschwelliges Thema, ein Grundtenor der Bearbeitung des Gesamtkapitels die „spekulationsfreie Morphologie" sein sollte. Weiter sind wir davon ausgegangen, daß es eine „Radiologie der Tuberkulose" nicht gibt. Die spezifische Gewebsveränderung bringt kein „spezifisches Röntgenbild" mit sich. Das Röntgenbild erhält seinen Wert bei der Tuberkulose dadurch, daß es zur Abrundung des Gesamtbestandes an Kenntnissen über die jeweilige Erkrankung benützt wird. Es bedarf zu seiner Deutung des epidemiologischen, bakteriologischen und klinischen Hintergrundes. *Das Entscheidende ist die „überwiegend quantitative Substratdarstellung" bei anderweitig geklärter oder zu klärender Ätiologie".*

Wenn im Nachfolgenden versucht wird, den morphologischen Kreis der „Tuberkulose" unter gewissen, überwiegend pathogenetischen Teilaspekten einzuengen, dann geschieht das mit aller Reserve.

Es wird versucht, zu den einzelnen Kapiteln so viel Schrifttum zu bringen, daß sowohl für weiterführende Information wie auch für die wissenschaftliche Bearbeitung von Detailfragen genügend Ansätze vorhanden sind, um ein „Einfädeln" möglich zu machen.

Die Ordnung des Stoffes erfolgt nach pathogenetischen Gesichtspunkten, nach Lokalisation,

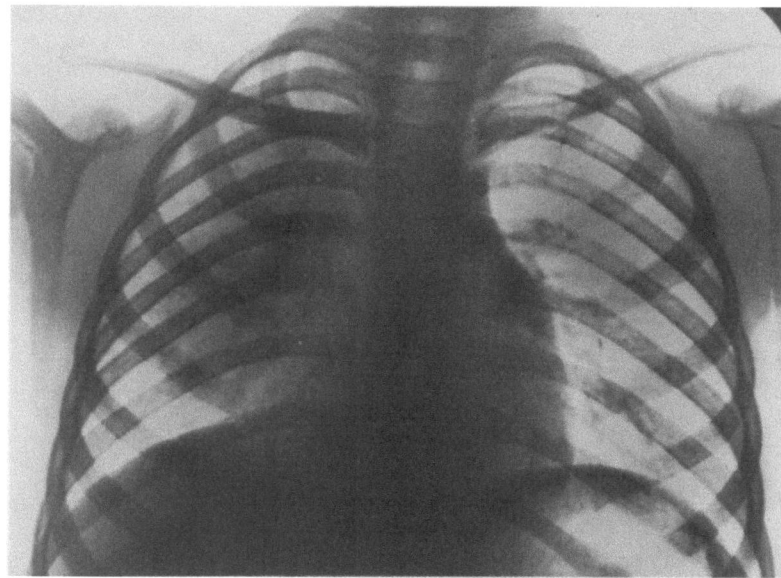

Abb. 53a—e. Primärtuberkulose, 8jähriger Marokkaner. (Sammlung HECKESHORN)

Abb. 53a. Aufnahme vom 12.1.1962: „Primärinfiltrierung"

nach Zufällen, d.h. nach klinischen Gesichtspunkten. Es ist keine einheitliche Gliederung: „Dynamische Gesichtspunkte", etwa bei der Entwicklung der Lungentuberkulose, wechseln ab mit mehr morphologischen bei den „Formen der Lungentuberkulose", Lokalisationselemente bei der „Lymphknoten- und Bronchialtuberkulose" mit pathogenetischen Betrachtungen bei der Exazerbation und bei der Wiederholungserkrankung Tuberkulose. Die Einteilung entspricht letzten Endes dem Eindruck eines klinisch tätigen Arztes, der nicht so sehr „die Tuberkulose" in diesem Beitrag darstellt, sondern dem sich in der täglichen Praxis die Tuberkulose auf die verschiedensten Weisen, unter den verschiedensten Gesichtspunkten präsentiert. Die Darstellung folgt etwa „dem klinischen Angebot".

2. Die Primärtuberkulose

a) Die gegenwärtige Bedeutung der Primärinfektion

Die Primärtuberkulose war über lange Jahrzehnte die Domäne der Kinderärzte. Die „späte Erstinfektion" galt als Ausnahme. Unter den gegenwärtigen Verhältnissen in Deutschland ist die Erstinfektion im Kindesalter eine Seltenheit geworden. Untersuchungen in bayerischen Land- und Stadtkreisen lassen annehmen, daß bis etwa zum 10. Lebensjahr höchstens etwa 1—2% der Kinder infiziert sind; Schulklassen der Sechsjährigen sind im allgemeinen frei von Tuberkulinreagenten. Ausnahmen bilden die

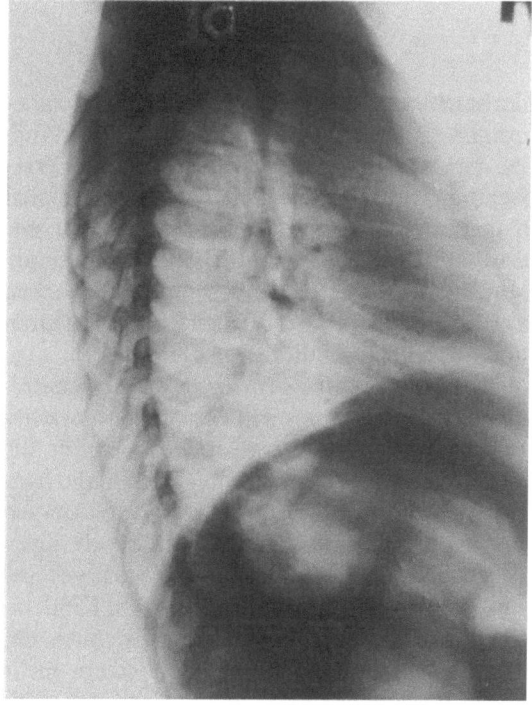

Abb. 53b. Aufnahme im frontalen Strahlengang: Ausgedehnte Infiltrierung der anterioren Bezirke der rechten Lunge

Ausländerkinder (Abb. 53). Die Verhältnisse sind niedergelegt bei BLAHA (1971) sowie bei INGRID SCHULTE (1970). Im Jahre 1972 wurden einige Untersuchungen gemeinsam mit CHRISTA WIEST (1973) durchgeführt. Die Untersuchungen der „Arbeits- und Forschungsgruppe Tuberkulose in Bayern" mit einem internationalen Testteam, in Anlehnung an die internationale Stan-

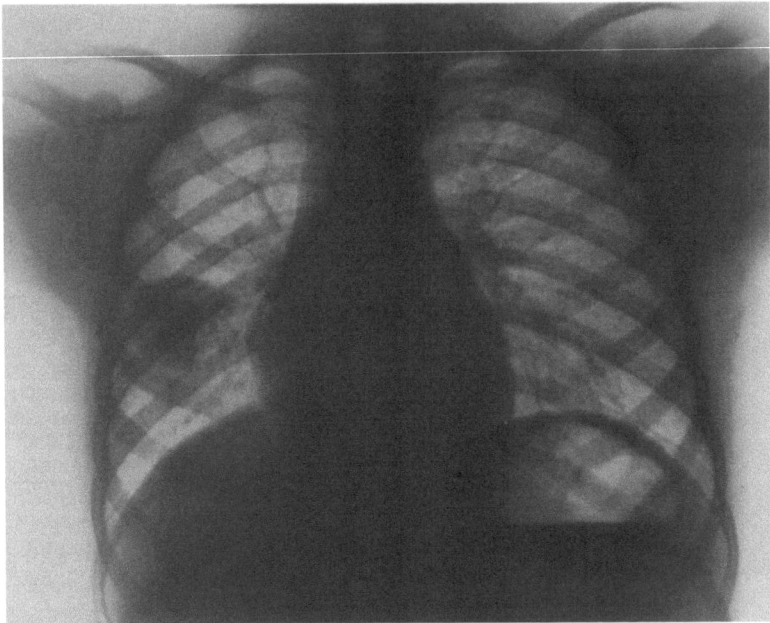

Abb. 53c. 28.1.1964: Konsolidierung des Herdes

dardmethode der Tuberkulinprüfung, unter Zugrundelegung einer Grenzinduration von 6 mm bei der Mendel-Mantoux-Prüfung, unter Verwendung von 2 Tuberkulineinheiten gereinigten Tuberkulins in Tween 80 (Kopenhagen) hat, wie erwähnt, eine durchschnittliche Durchseuchung von 2,8% in Oberbayern wie auch in München ergeben (Protokoll der „Tuberculosis Research and Surveillance Unit", Den Haag).

Die Primärinfektion ist daher, je nach den regionalen epidemiologischen Gegebenheiten, unter verschiedenen Aspekten zu betrachten. Für die gegenwärtigen Verhältnisse in Deutschland handelt es sich um ein Problem der Adoleszenten und der jugendlichen Erwachsenen, für die überwiegenden Teile der Welt jedoch nach wie vor um ein Problem der Erkrankungen von Kindern.

Unter „unseren" Bedingungen ist auch der Begriff der „späten Erstinfektion" nicht mehr zu verwenden. Die Erstinfektion tritt insgesamt spät ein.

Die Regel ist, daß der jugendliche Erwachsene nicht infiziert ist bzw., daß er seine Erstinfektion durchmacht (Abb. 54 u. 55).

Damit gewinnt dieses Kapitel aus der praktischen Sicht des Radiologen ein wesentlich größeres Gewicht. Die Morphologie der Tuberkulose, bei gleichen gegebenen Umständen, ist ja auch vom Lebensalter mit abhängig (BLUMENBERG, 1925, 1926). Was früher mehr oder minder als Sonderfall gegolten hatte, nämlich die späte Erstinfektion, ist heute die Regel. Dabei sind

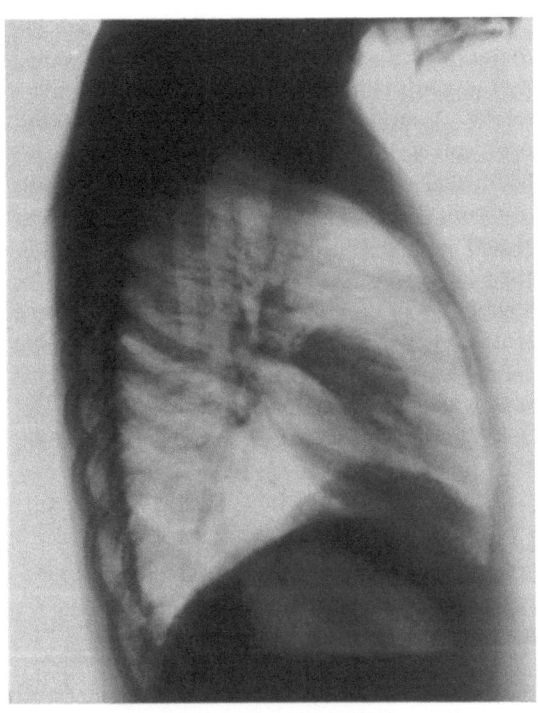

Abb. 53d. Konsolidierter Herd an der Basis des Oberlappens, fragliche Beteiligung des Mittellappens

gerade die früheren Untersuchungen von TERPLAN (1940), SWEANY (1939), RAGNATTI (1931) und LÖFFLER (1942) auch heute noch instruktiv. Auf die Problemstellung „endogene Exazerbation – endogene Reinfektion" ist in diesem Zusammenhang hinzuweisen (STEAD, 1967). Wir

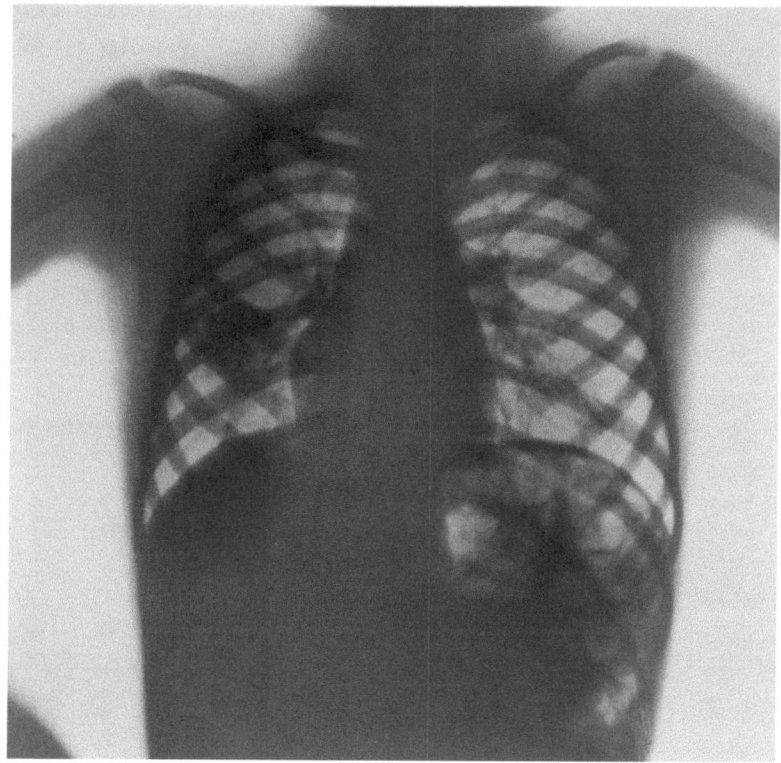

Abb. 53e. Verkalkung des Konglomerats

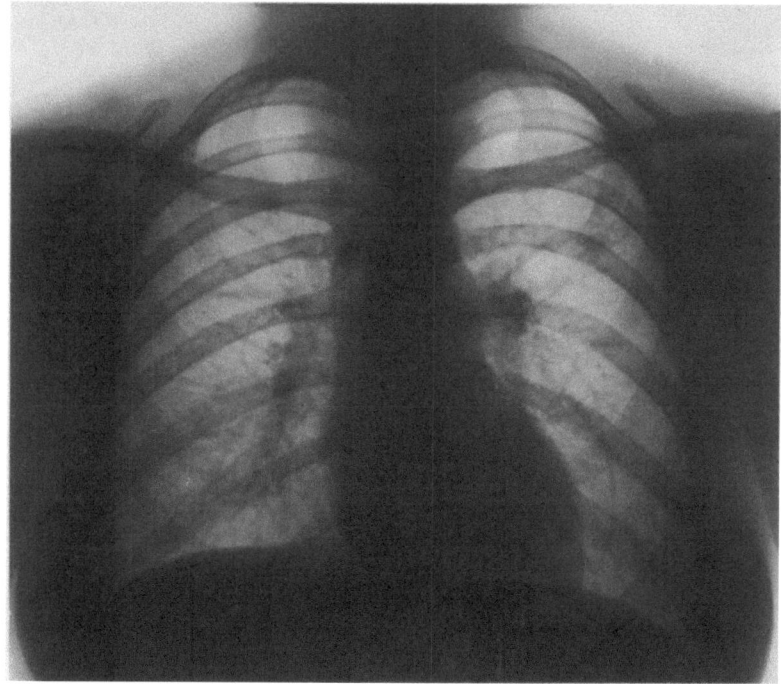

Abb. 54a—d. M., Maria, 20 Jahre, Krankenpflegeschülerin. „Primärkomplex"

Abb. 54a. Fingernagelgroßer Herd in Deckung mit den vorderen Anteilen der 1. Rippe; mehrere Herde in der Umgebung; geschwollene Hiluslymphknoten links

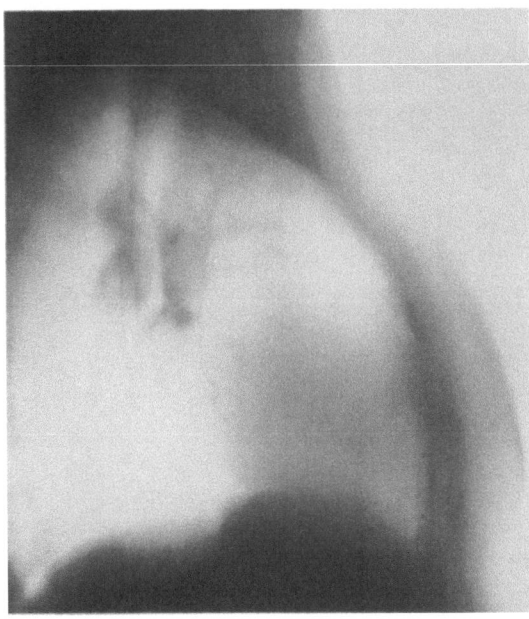

Abb. 54b. Schichtaufnahmen im sagittalen Strahlengang: Vergrößerung der Lymphknoten an der linken Lungenwurzel deutlich

MAND-DELILLE und LESTOQUOY (1933), OPIE (1927), FRIMANN-DAHL und WAALER (1936), BRAILEY (1940) verwiesen.

b) Die Primärinfektion als Ausgang der weiteren Entwicklung

Aus dem Primärherd wird der Primärkomplex. Dieser stellt wiederum in allen seinen Anteilen den möglichen Ausgangspunkt für sowohl lokale Entwicklungen wie auch Generalisationsformen dar.

In einfacher Form würde der Entwicklungsgang lauten:

pulmonaler Ersther
spezifische Lymphangitis } Primärkomplex
Lymphknotentuberkulose
frühe Generalisationsformen
bzw. frühe diskrete subklinische Ausstreuungen

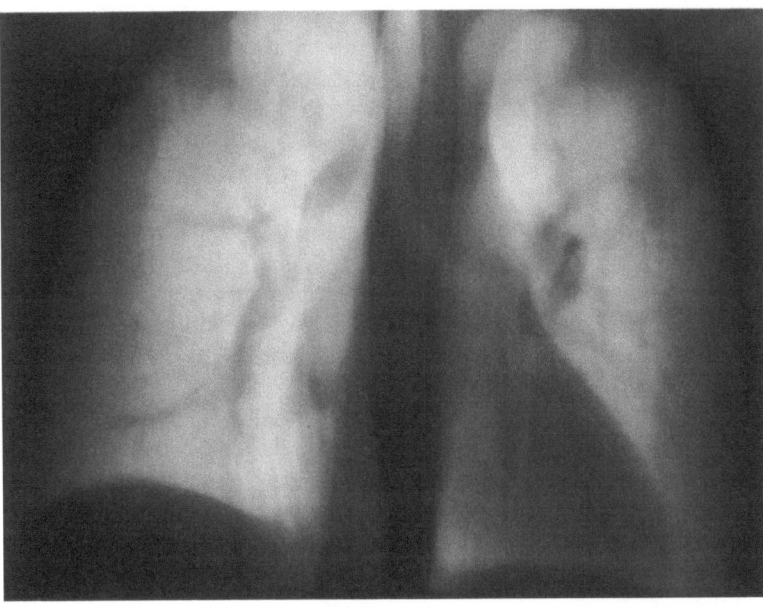

Abb. 54c. Schichtaufnahmen im frontalen Strahlengang: Deutliche Darstellung der Vergrößerung der Lymphknoten; Einengung des Bronchiallumens vermutbar. Bronchoskopisch kein eindeutiger Befund. Leberdirektpunktion: Epitheloidzellknötchen. Nachweis von Tuberkulosebakterien aus dem Bronchialsekret

sind sicher, daß zunehmend bei weiterer Stabilität der ökologischen Verhältnisse die weniger zahlreich werdenden Fälle von Tuberkulose mehr und mehr Primoinfektionen entsprechen werden (s. auch HAMBURGER und DIETL, 1932).

Zu diesem Problem wird auf die Arbeiten von LEITNER (1942), BUM (1963), SIMON (1962), FILIPEC, (1964), JARNIOU und MOREAU (1957), BLACKLOCK (1932), BLACKLOCK (1935), AR-

Fortschreiten des Primärherdes zur Primärtuberkulose
Weiterentwicklung des Lymphknotenanteils: Lymphknotentuberkulose, Perforation, Aspiration oder aber
Latenz
Entwicklung zu „Exazerbationstuberkulosen".

Eine Formenübersicht über die intrathorakale Tuberkulose des Kindes nach SIMON und REDE-

Die Primärinfektion als Ausgang der weiteren Entwicklung

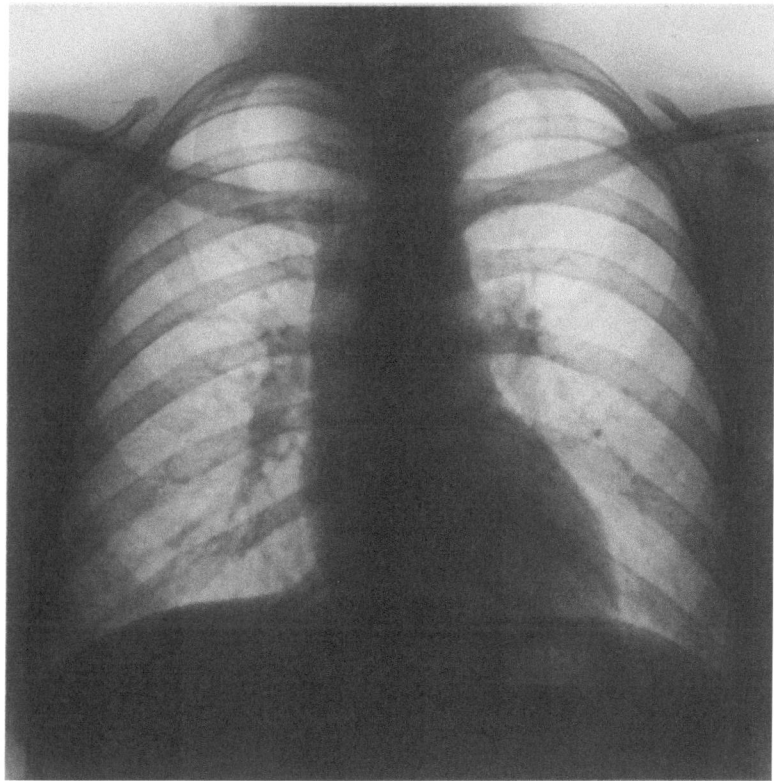

Abb. 54d. 4 Monate später: Anscheinend völlige Rückbildung des Befundes

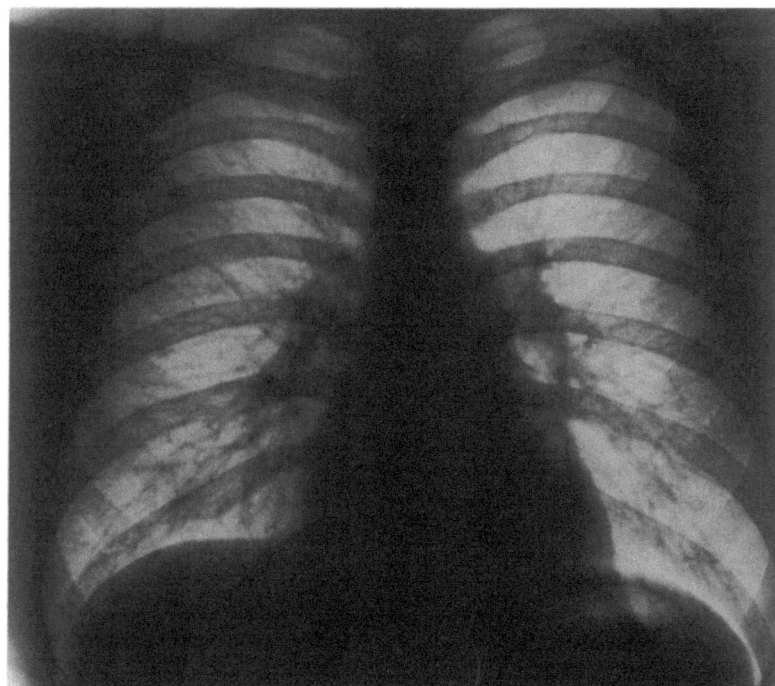

Abb. 55a u. b. P., Andreas, 16 Jahre. „Kleinepidemie in einer Schule"

Abb. 55a. Im 5. ICR fingernagelgroßer Trübungsbezirk; geschwollene Lymphknoten der rechten Lungenwurzel. (Helligkeitsdifferenz zwischen beiden Lungenfeldern durch Defokusierung bedingt)

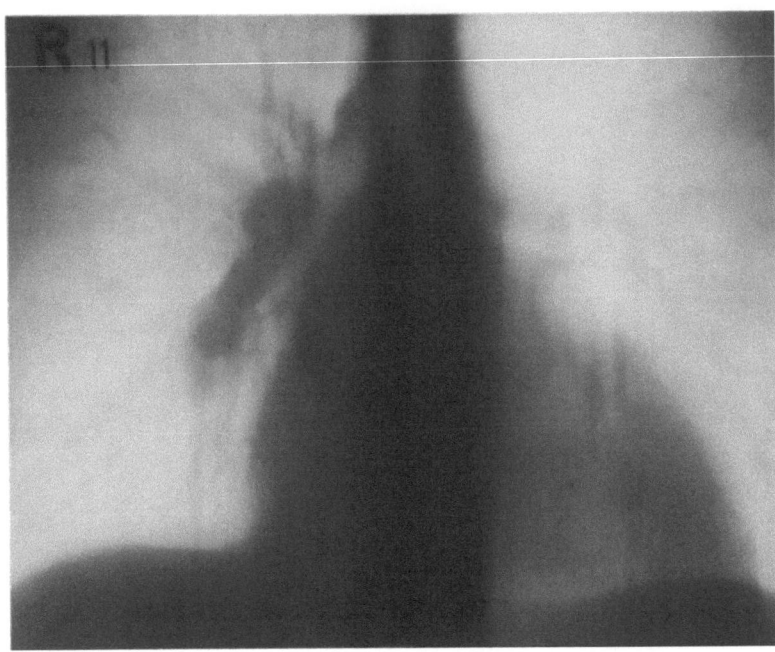

Abb. 55b. Vergrößerung der Lymphknoten der rechten Lungenwurzel im Schichtbild

KER (1930) gibt detailliertere Vorstellungen wieder (Tabelle 12). Die vorzüglichen Darstellungen des Gesamtproblems bei SIMON und REDEKER, bei CATEL (1954), bei PINNER (1945), BRÜGGER (1948), PAGEL et al. (1964) sowie bei PFUETZE und RADNER; GISSEL und SCHMIDT (1949) sowie K. SIMON (1970) seien erwähnt.

Zur pathologischen Anatomie wird auf die ursprünglichen Beobachtungen von PARROT (1876) und KÜSS (1898) hingewiesen; die klassischen Darstellungen von GHON (1912), HEDRÉN (1913), OPIE (1920), LANGE (1923), SCHÜRMANN (1926), BEITZKE (1930), JAFFÉ und LEVINSON (1919), KUDLICH (1930), BLUMENBERG (1926), WURM (1926), SIEGEN (1926), SWEANY (1941), GHON und KUDLICH (1930) sowie die nochmalige Bearbeitung durch WURM (1950) sind hier aufzuführen.

Für die lymphadeno-bronchogene Streuung sind die Arbeiten von SCHWARTZ (1963) von besonderer Bedeutung. Wesentlich für die Gesamtentwicklung der Lehre vom Primärkomplex sind die Untersuchungen von SCHÜRMANN (1932), die er im Auftrage des Reichstuberkuloseausschusses bei den Lübecker Säuglingstuberkulosen vornahm. Es handelt um eine Möglichkeit bei bekanntem Infektionstermin den „Tuberkulosefahrplan" für ein bestimmtes Lebensalter zu verfolgen.

Für diesen „Tuberkulosefahrplan" ist vor allem die Darstellung von R.W. MÜLLER (1952) von besonderem Wert. In ihm sind die Erfahrungen von WALLGREN (1941) und von WASZ-HÖCKERT (1947), MORO (1952) und von GÖRGE-

NYI-GÖTTCHE (1951) zusammengefaßt. Wir rechnen im allgemeinen, daß zwischen Infektion und Positivwerden der Tuberkulinreaktion etwa 35—40 Tage vergehen. Der Mittelwert liegt bei 37 Tagen; „in 1% sind Schwankungen zwischen 16 und 38 Tagen zu erwarten" (R.W. MÜLLER). Andererseits finden sich, wie R.W. MÜLLER ausführt, viel kürzere „Inkubationszeiten": 10—14 Tage bis zur Erstherdbildung und bis zur Lymphknotenschwellung; als Beispiele werden die Beschneidungstuberkulosen jüdischer Kinder gebracht. MORO (1913) berichtet über das Auftreten eines tuberkulösen Ulkus und regionäre Lymphknotenschwellung nach 14 Tagen; STUCKE (1950) fand bereits nach 10 Tagen eine Lymphknotenschwellung.

Es ist damit festzuhalten, daß auch bei negativer Tuberkulinreaktion eine Veränderung tuberkulöser Natur vorliegen kann, da nämlich die pathologisch-anatomischen Veränderungen der „Tuberkulinkonversion" vorauseilen.

Die röntgenologische Feststellung der Primärinfektion ist aus allgemeinen Überlegungen besonders wichtig, um eine Unterscheidung zwischen endogener Exazerbation und Reinfektionstuberkulose zu treffen. Es muß aber hervorgehoben werden, daß die Erfassung des Primärkomplexes gewissen Zufälligkeiten unterworfen ist: Lokalisation, Größe, Dichte, Kalkimprägnation spielen für die röntgenologische Darstellbarkeit eine wichtige Rolle. Die Darstellung des Primärkomplexes hat zweifelsohne für die gesamte Tuberkuloseforschung eine wesentliche Bedeutung (ENGEL, 1930). Die Diskussionen auf dem Moskauer Kongreß der Internationalen Union zur Bekämpfung der Tuberkulose, über Exazerbationstuberkulose und exogene Reinfektion basierten weitgehend auf dem pathologisch-

Die Primärinfektion als Ausgang der weiteren Entwicklung

Tabelle 12. Formenübersicht über die intrathorakale Tuberkulose des Kindes

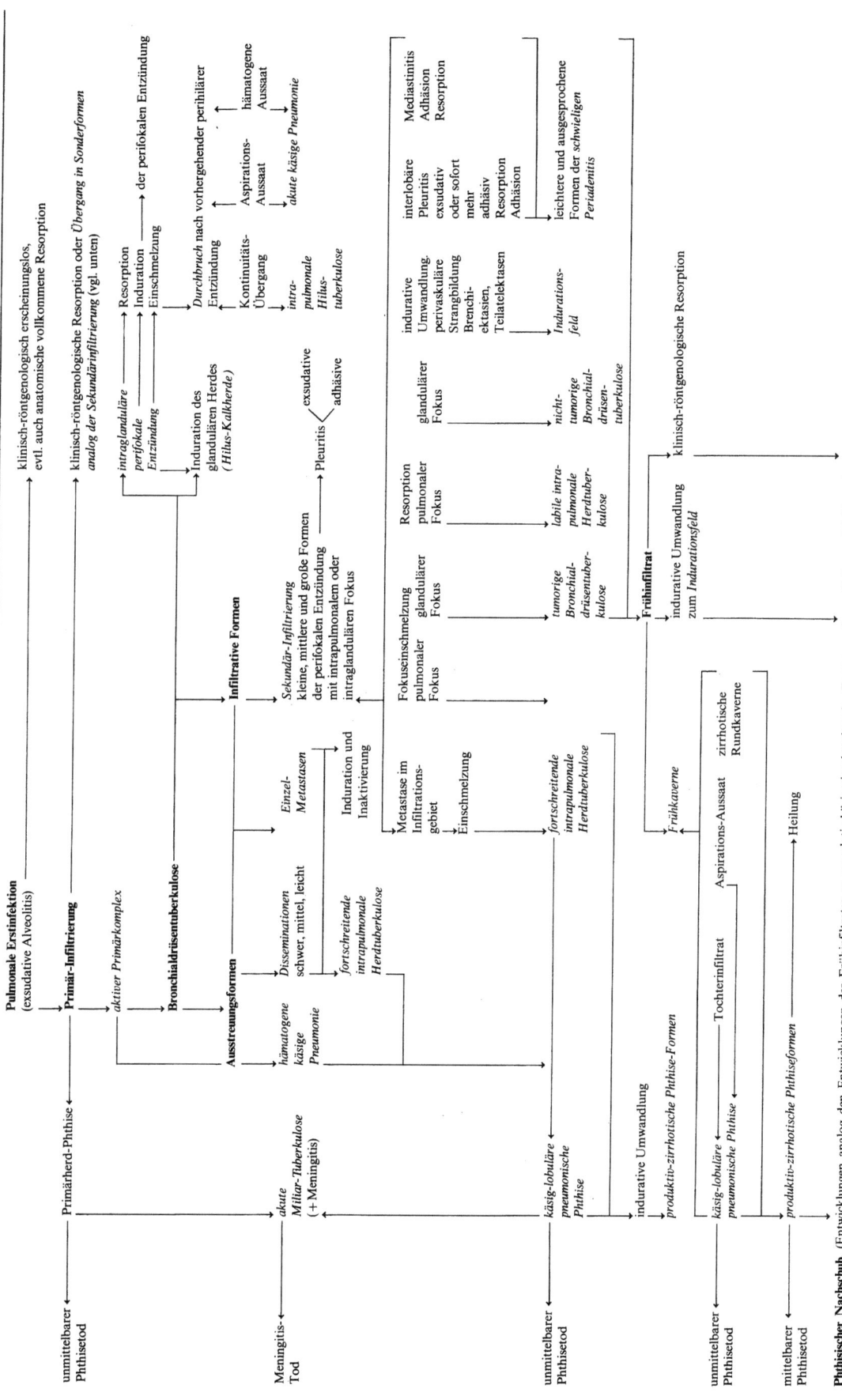

Nach SIMON, G., REDEKER, F.: Lehrbuch der Kindertuberkulose. Leipzig: Kabitzsch 1930.

anatomischen, aber auch auf dem röntgenologischen Nachweis der früher durchgemachten Erstinfektion. BLAHA hat auf dem Regensburger Kongreß der Süddeutschen Gesellschaft für Lungenkrankheiten und Tuberkulose 1975 zusammenfassend zu diesem Fragenkomplex Stellung genommen.

Ein weiteres wesentliches Problem besteht darin, daß in den Herden des Primärkomplexes auf Jahre und Jahrzehnte hinaus ein Reservoir unter Umständen proliferationstüchtiger Tuberkulosebakterien liegenbleiben kann (hierzu der Begriff der Ghonschen „endogenen lymphoglandulären Exazerbation"). Details bringen die Arbeiten von SCHMITZ (1909), RABINOWITSCH (1910), OPIE und ARONSON (1927), SCHRADER (1928), ANDERS (1932), FELDMAN und BAGGENSTOSS (1938), SWEANY, LEVINSON und STADNICHENKO (1943), BARRAS (1968), von PAETZ und MÜCKE (1969), ferner aus den letzten Jahren besonders von CANETTI, weiter von PH. SCHWARTZ (1972), CHUNG, BEUTTAS und SCHWARTZ (1972).

Darüber hinaus ist es selbstverständlich, daß die Bedeutung der Primärtuberkulose eben in der Klinik liegt: in der Ersttherdtuberkulose, im Lymphknotenanteil, im fortschreitenden Lymphknotenanteil, aber auch in den Folgen der Gewebszerstörung, der Bronchialokklusion durch Kompression oder Obturation, in der Bedeutung als Herd für die Ausstreuung und für die lokale „endogene" Exazerbation (STEINBRÜCK, 1970).

Wesentliches findet sich auch im Handbuch der Kindertuberkulose von ENGEL und PIRQUET bereits 1930; auch die „Allgemeine Pathologie und Diagnostik der Kindertuberkulose" von HAMBURGER (1910) bringt heute noch Lesenswertes. Zusammenstellungen und Berichte von GHON und ROMAN (1912), ZARFL (1913), GHON, KUDLICH und SCHMIEDL (1926), PUHL (1922), PAGEL und PRICE (1943), MACPHERSON (1939), LINCOLN (1940), ESPINOZA (1950), KEMPENEERS (1950), BAKALOVA et al. (1965), BEREZANSKA (1964) und SUDA (1969) sind in diesem Zusammenhang, freilich mit unterschiedlichem Gewicht, zu nennen. Klassisch sind noch immer die Beschreibungen von TERPLAN von 1940.

Eine sorgfältige Zusammenstellung der Lokalisationen des Primärkomplexes bringt NÜSSEL (1928) (Abb. 56).

c) Die konnatale Tuberkulose

Allgemein ist zu wiederholen, auch aus der Sicht des Radiologen, daß Röntgenzeichen bereits bestehen können, bevor eine Tuberkulinprüfung positiv wird. Die Röntgenuntersuchung der Mutter mag Hinweise auf die Ätiologie der kindlichen Erkrankung geben. Die Aspiration von Fruchtwasser kann das „spezifische Bild", die tuberkulöse Entzündung, überdecken.

Eine sorgfältige Sammlung des Schrifttums bis 1962 findet sich bei JENTGENS (1963). Er berichtet auch, daß Tuberkulinreaktionen schon am 9., 16. und 17. Krankheitstag positiv gefunden wurden. Die wesentlichen Untersuchungen gehen auf ZARFL (1930) zurück. Neuere Berichte finden sich bei ARTHUR (1967), AVRAM, CORPADE und ARICESCU (1963), BETHENOD et al. (1965), BLACKALL (1969), DAEHLER (1969), SINGER (1969), STEER (1963), VAILLAUD und SARROUY (1968) sowie bei VOYCE und HUNT (1966). Klassisch ist die Darstel-

		Knaben	Mädchen	Gesamtzahl
R Lunge	Ober	8 = 6,1%	14 = 8,3%	22 = 7,3%
	Mittel	42 = 31,9%	55 = 32,8%	97 = 32,3%
	Unter	36 = 27,2%	38 = 22,6%	74 = 24,7%
L Lunge	Ober	10 = 7,6%	15 = 8,9%	25 = 8,4%
	Mittel	22 = 16,6%	26 = 15,5%	48 = 16,0%
	Unter	14 = 10,6%	20 = 11,9%	34 = 11,3%
Zusammen		132	168	300

im Vergleich mit anderen Autoren aus der *Kindertuberkulose* nach Schema WUCHERPFENNIG für sämtliche Pr.H.

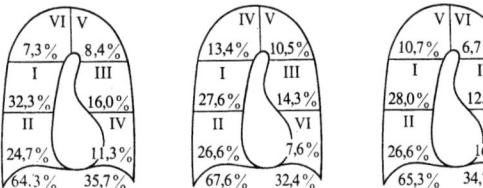
1. Nach Verfasser   2. Nach REDEKER   3. Nach BAER

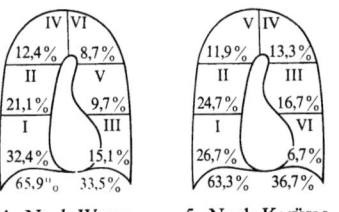
4. Nach WIESE   5. Nach KNÜSLI

Unsere Fälle für *einen* Pr. H.

Abb. 56. Lokalisation des Primärkomplexes. (Nach NÜSSEL). (NÜSSEL, K., Röntgenologische Beobachtungen und klinische Überlegungen an 300 pulmonalen, in Rückbildung begriffenen und rückgebildeten Primärkomplexen bei Schulkindern. [Zeitschr. Tbk. **49**, 401 (1928)]

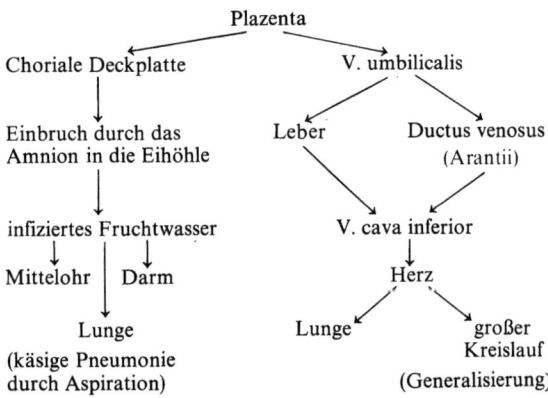

Abb. 57. Infektionswege bei konnataler Tuberkulose. (Nach JENTGENS, 1963)

lung von BEITZKE in den Ergebnissen der gesamten Tuberkuloseforschung von 1935. Im übrigen seien noch die Untersuchungen von BÜNGELER (1949), CHIARI (1932, KAPLAN (1958), KIRCHHOFF (1958), LOEWENSTEIN (1935 u. 1945), PAGEL und HALL (1946 u. 1948) sowie von STAEMMLER (1951) erwähnt. Die Infektionswege, damit auch die vielfachen Manifestationen, gehen aus einer Skizze von JENTGENS hervor (Abb. 57).

d) Folgen und Entwicklungen aus der Primärinfektion

Die subtile klinische Aufbereitung der praktisch nicht trennbaren Ereignisse, die der Erstherdsetzung folgen, durch die deutsche Phthisiologie in der ersten Hälfte des Jahrhunderts spiegelt sich besonders deutlich in den Entwicklungsreihen, wie sie SIMON und REDEKER aufzeigen, wieder.

I. Entwicklungsreihe der manifestationslosen Primärinfektion

    Zustandsbild der positiv gewordenen Tuberkulinreaktion
    Zustandsbild der vorübergehenden toxischen Allgemeinerscheinungen
    Zustandsbild der positiven Tuberkulinreaktion ohne nachweisbare klinisch-röntgenologische Erscheinungen

II. Entwicklungsreihe der Primärinfiltrierung
    Ausgangsbild:
    Zustandsbild der Primärinfiltrierung
    Günstige Entwicklungen

Reihe 1:
    Zustandsbild der bipolaren Primärinfiltrierung
    Zustandsbild des weichen Primärkomplexes (evtl. mit Konglomeratprimärherd)
    Zustandsbild des harten Primärkomplexes (evtl. mit Konglomeratprimärherd)
    Zustandsbild der (in makroskopisch-röntgenologischem Sinne) Resorption der Primärinfiltrierung

Reihe 2:
    Zustandsbild der erkennbaren aktiven Lymphabflußmetastasen
    Zustandsbild des (postprimären) Indurationsfeldes
    Zustandsbild des (postprimären) periadenitischen Schwielenfeldes

Nebenreihe: Zustandsbild der komplizierenden exsudativen oder adhäsiven Pleuritis, Interlobärpleuritis oder Mediastinitis
Ungünstige Entwicklungen

Reihe 3:
    Zustandsbild der Primärherdeinschmelzung
    Zustandsbild der fortschreitenden käsigpneumonischen Primärherdphthise
    Zustandsbild der käsigen Pneumonie
    Zustandsbild der komplizierenden Meningitis

(Nach SIMON und REDEKER)

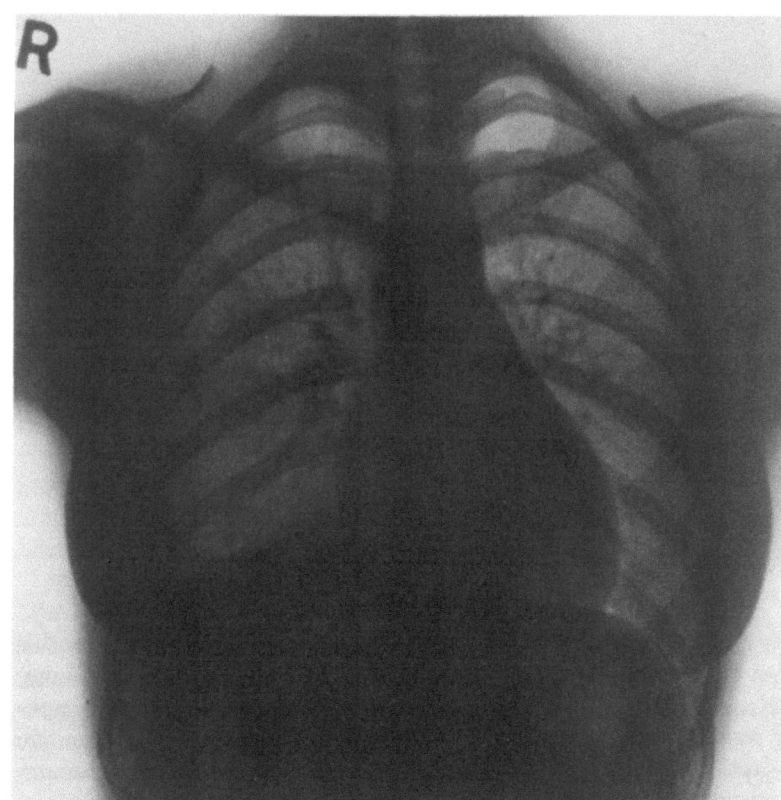

Abb. 58a—d. Primärtuberkulose. Sammlung HECKESHORN. 14jähriges Mädchen

Abb. 58a. Initialpleuritis rechts; fragliche Lymphknotenvergrößerung rechter Hilus

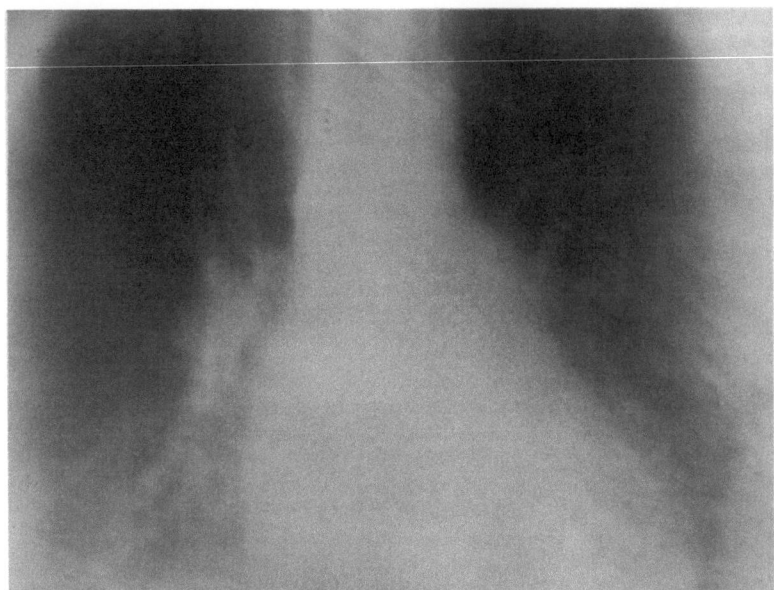

Abb. 58b. Schichtaufnahme: Deutliche Lymphknotenvergrößerung der rechten Lungenwurzel

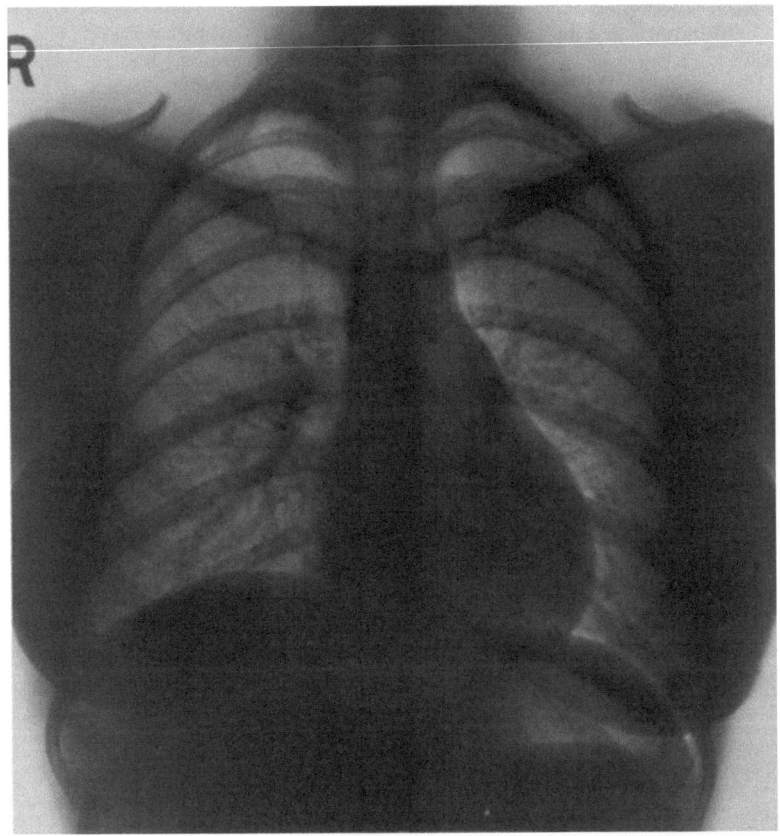

Abb. 58c. 11 Monate später: Keine sicheren Residuen der Pleuritis, keine sichere „Hilusvergrößerung"

Diese Entwicklungsreihe läßt aber auch erkennen, wie vielfach die röntgenologische Manifestation der „Erstherdtuberkulose" sein kann; wie vielfältig auch die Abläufe. Radiologisch findet sich das Infiltrat, der indurierte Herd, möglicherweise angedeutete Lymphangitis, das Bild der fortschreitenden tuberkulösen Pneumonie mit Zerfall, die Lymphknotenvergrößerung. Unter den Zufällen sind vor allem der Lymphknoteneinbruch, die Lymphknotenkaverne, die Bronchusobturation mit ihren Folgeerscheinungen zu nennen.

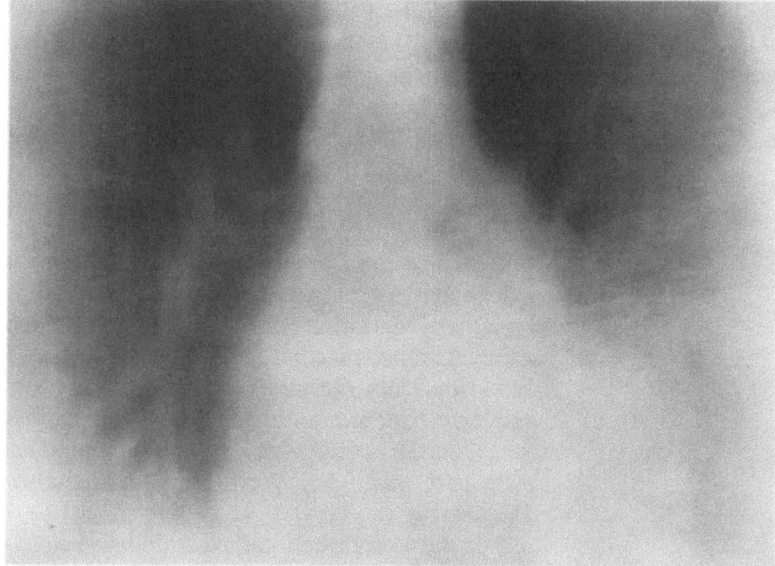

Abb. 58d. Schichtbild: Fragliche Lymphknotenvergrößerung im Bereich des rechten Hilus

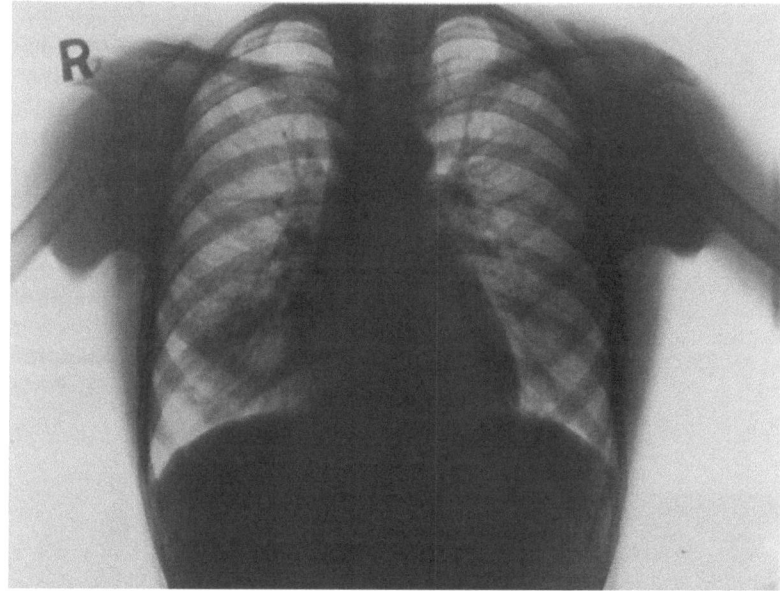

Abb. 59a—e₂. K., Roland, 11 Jahre (Sammlung HECKESHORN)

Abb. 59a. „Primärinfiltrierung" (26.8.65)

Die Manifestationen der Primärtuberkulose mit ihrem allgemeinen Krankheitsgefühl reichen von der „Grippe", vom Erythema nodosum, zur Pneumonie und Pleuritis. Wenn radiologisch faßbare Veränderungen auftreten, können es kleine Infiltrate, zarte Schattenfahnen, aber auch ausgedehnte Infiltrierungen mit Lymphknotenbeteiligung sein. MALMROS und HEDVALL (1938) haben ihre Beobachtungen an Krankenpflegeschülerinnen beschrieben.

In den einschlägigen Lehrbüchern, etwa von GISSEL und SCHMIDT, SIMON und REDEKER (1930) oder von CATEL finden sich zahlreiche Beispiele; Einteilungsvorschläge bringen E.M. JONES und W.L. HOWARD (1966) (Abb. 58 u. 59).

Die klinischen Erscheinungsformen finden sich bei PAGEL et al. (1964), DANIELS (1945), LANGE (1937), SIMON und REDEKER (1930), KUTSCHERA-AICHBERGEN (1949) und bei ROLOFF (1948).

Es wäre zur Klinik des Primärkomplexes, insgesamt auch zur Klinik der Tuberkulose der Kinder und Jugendlichen auf die älteren Untersuchungen von SIMON (1921), zur „Pubertätsphthise" auf BEITZKE und auf BRÄUNING sowie auf die Arbeiten von COURY, CONSTANS und DE SAXCE (1970), FRÉOUR et al. (1961), GANIEV (1970), GERBEAUX et al. (1966), DOESEL (1964), KRIENKE (1963), BUSILA-CORABIANU, SIBILA und LUPASCU (1971), ROSA (1964) und auf TCHAÜSOVSKAYA (1966) hinzuweisen.

Zur speziellen Radiologie der Primärherde ist wenig zu sagen außerdem, was die pathologische Anatomie und die Klinik bieten. Aus früher aufgeführten Arbeiten ist bekannt, daß der Primärherd von invisiblen, subradiologischen Formen bis zur tödlichen Phthise über den Weg der Pneumonie, der verkäsenden Lymphknotentuberkulose und zur sehr frühzeitigen Ausstreuung gehen kann.

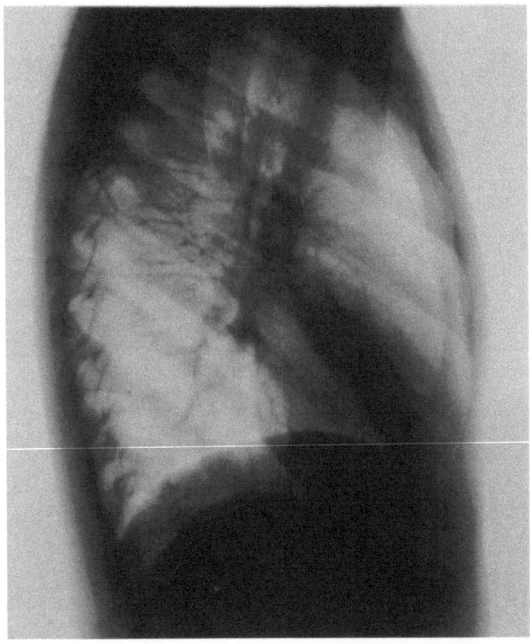

Abb. 59b. „Verwaschene Trübung" stellt sich im Seitenbild als dichte Infiltrierung des Mittellappens dar. Bronchoskopie: Mittellappenostium durch Käsemassen und Granulation verschlossen. Kulturell Nachweis von Tuberkulosebakterien

Der frische Primärherd vor variabler Größe und Gestalt, evtl. die freilich fragliche streifige Schattenbahn als Ausdruck der Lymphangitis zwischen Lungenherd und den vergrößerten regionalen Hiluslymphknoten, manchmal eine lokalisierte exsudative pleurale Reaktion können zu charakteristischen Bildern führen. Große Primärherde können mit ihrer perifokalen Reaktion auch ganze Lappen einnehmen. Betont sei jedoch, daß es keine pathognomonischen radiologischen Merkmale des frischen spezifischen Primärkomplexes gibt. Jede andere bakterielle Infektion kann die gleiche radiologische Morphologie bieten, einschließlich der entzündlich vergrößerten regionalen Lymphknoten. Das schmälert nicht den Wert der radiologischen Diagnostik.

Für die Gesamtheit der Abläufe wäre einzufügen, daß die hämatogene Ausstreuung sehr früh erfolgt, wie sich durch radioaktiv markierte Mykobakterien nachweisen läßt. Die Darstellungen von BREDNOW (1948), von HAENISCH und HOLTHUSEN, von P.G. SCHMIDT, von G. SIMON (1971), von TESCHENDORF (1950), von SYLLA (1952) und von ZDANSKY (1949 u. 1968) bieten Beispiele. Der radiologische Hinweis darauf, daß verkalkte Herde vorliegen, mag für die Deutung einer primären oder postprimären Tuberkulose wichtig sein.

Die einzelnen Phasen der Abheilung können sich verschieden darstellen, denn zwischen Heilung des Lungenherdes und der Lymphknotenanteile muß keine zeitliche Korrelation beste-

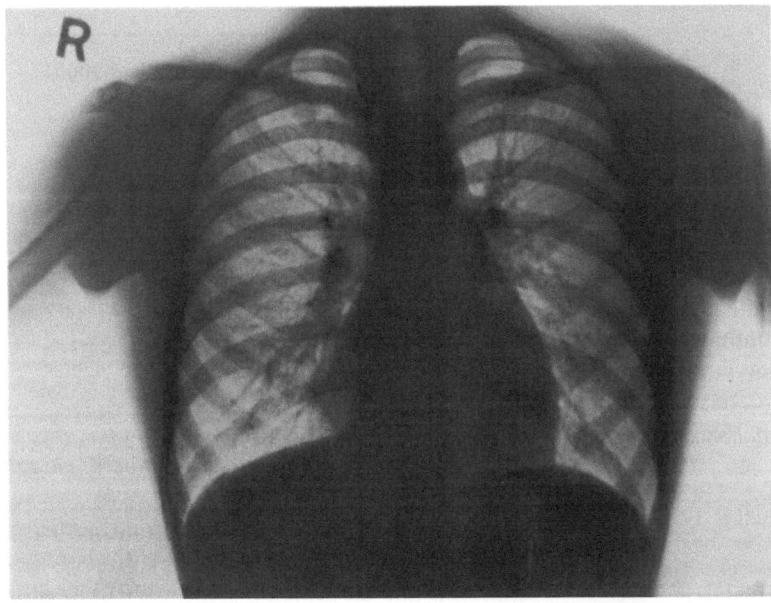

Abb. 59c. 10 Monate später: Verdichtung paramediastinal

hen; der Lungenherd mag abheilen, während die Verkäsung in den nicht immer nachweisbaren bronchopulmonalen und mediastinalen Lymphknoten weiterbestehen oder fortschreiten kann. Große perifokale Reaktionen können schneller verschwinden als der Herd selbst. Frontalaufnahmen können zur Beurteilung der einzelnen Phasen nützlich sein, ebenso Schichtbilder.

Zum Technischen wären noch, insbesondere für die Beurteilung des Hilus, die Monographie von GEBAUER, MUNTEAN, STUTZ und VIETEN (1959) sowie die Arbeit von MARTIN (1970) und die praktisch wichtigen Hinweise von ESSER (1969) und R.W. MÜLLER (1969) wichtig. Vom Technischen her ist auch interessant, was K. SIMON zu den Durchblutungsstörungen im Zuge der Primärinfektion mit Hilfe der Isotopendiagnostik bringt.

Die Prognose der Primärtuberkulose hängt mit Wahrscheinlichkeit wohl auch mit dem Infektionstermin, dem Infektionsalter zusammen. Älteren Tuberkulosekennern war es geläufig, daß die Infektion im Schulalter überwiegend ohne manifeste Erkrankung abzulaufen pflegte.

Neben dem prinzipiellen Risiko der stattgehabten Infektion ist das Risiko des progredienten Primärkomplexes zwar im allgemeinen gering, aber doch vorhanden (AUERBACH, 1938, GHON, 1925). Das Fortschreiten bis zur Zerstörung von Lungenflügeln geht wohl überwiegend auf dem Wege über lymphoglanduläre Komplikationen. Daß die Lymphknotenbeteiligung zu Schädigungen des Nervus phrenicus führen kann, ist verständlich (GUPTA und LAW, 1970). TERPLAN hat die Komplikationen, vom bronchoglandulären Befall aufgehend, 1940 sorgfältig beschrieben. DOESEL (1963) bietet eine ausge-

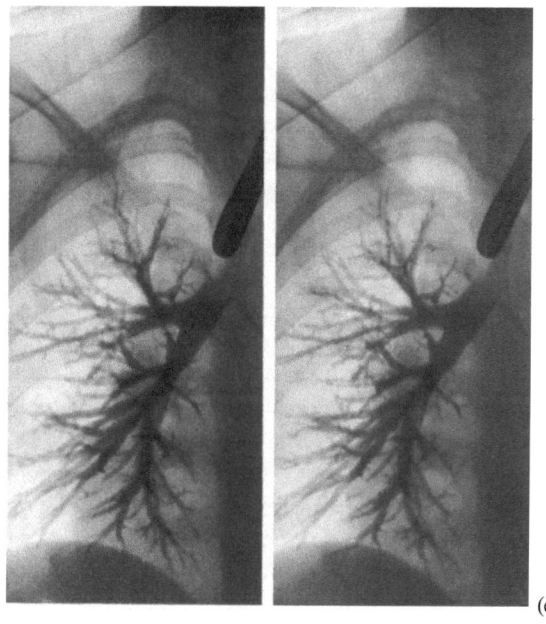

(e_1)

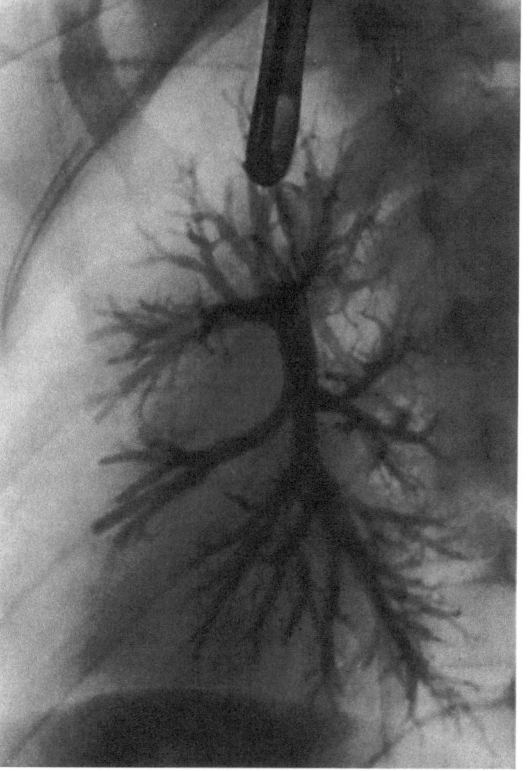

(e_2)

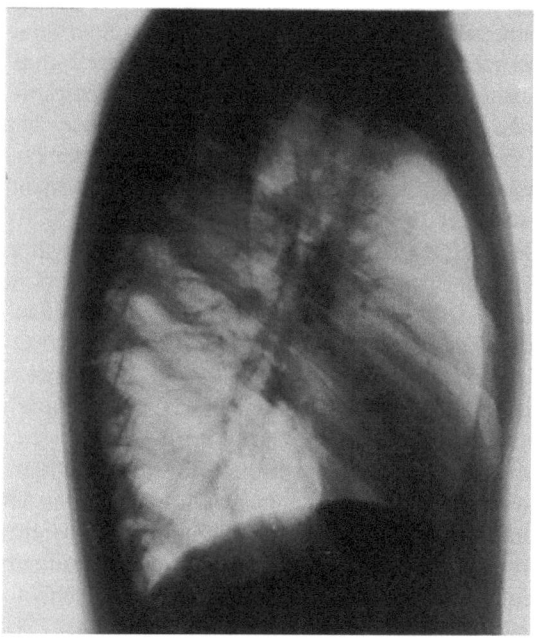

Abb. 59d. Fragliche beginnende Kalkeinlagerung

Abb. 59e_1—e_2. 59e. Bronchogramm: Keine sicheren Residuen. Mittellappenostium wieder frei

zeichnete Übersicht. Berichte, von anderen epidemiologischen Verhältnissen ausgehend, finden sich bei ALTAPARMAKOV und PAVLOV (1970), LUPASCU (1969), KERCEA et al. (1970), ROBAKIEWICZ et al. (1968), VINEREANU et al. (1969). PECHSTEIN (1965) befaßt sich speziell mit lokalisatorischen Problemen, insbesondere dem Befall des kardialen Segments beim Lymphknoteneinbruch.

Es ist auch verständlich, daß diese lymphoglandulären Komplikationen „metatuberkulösen" Charakter gewinnen, wenn unspezifische Spätkomplikationen verbleiben: Bronchiektasen, obstruktives Emphysem, Mediastinalhernien. Zustände, wie sie KEUTEL und WILLICH (1968) als Pneumatozelen, lokalisierte Emphyseme und Zysten beschreiben, können, auch Folgen der tuberkulösen Infektion darstellen, wie das aus den Arbeiten von PEÑA-CERECEDA und MACCIONI (1950) sowie von CIMPEANU und BUNGETIANU (1964) und von FROSTAD hervorgeht.

Die radiologische Morphologie dieser Spätveränderungen ist oft schwierig einzuordnen. Der Radiologe hängt in großem Ausmaß von der Erfahrung, aber auch von der Mitteilsamkeit seines klinischen Gewährsmannes ab, von der sorgfältigen Erhebung der Anamnese, der Kenntnis des Ergebnisses der Tuberkulinprüfung, der Bakteriologie, der endoskopischen Untersuchungen. Hier sind sicher Indikationen zur Bronchographie gegeben. Zu bedenken ist immer, daß die metatuberkulöse Verödung und Funktionsbeeinträchtigung saprophytären, opportunistischen Nachbesiedlungen die Tür öffnen, insbesondere Aspergillen (BLAHA und BEER, 1973).

e) „Epituberkulose"

Der Begriff der *Epituberkulose*, wie ihn ELIASBERG und NEULAND 1920 bzw. 1921 geprägt haben, kann wohl verlassen werden. Jedoch hängt so viel Historisches an diesem Terminus, daß ein kurzes Eingehen die Mühe wert erscheint. ELIASBERG und NEULAND hatten ursprünglich angenommen, daß es im Rahmen der tuberkulösen Erstinfektion nichttuberkulöse „Epiinfiltrierungen" gäbe, die mit der Tuberkulose nicht in direktem Zusammenhang stünden, die keine tuberkulöse Entzündung darstellten. Die pathologisch-anatomischen Grundlagen zu diesem Problem hat RÖSSLE (1935) in sorgfältigen Beschreibungen gegeben, indem er nachwies, daß es sowohl „reine" wie „unreine" Prozesse gebe, die teils durch Atelektasen, teils durch spezifische Entzündungen, teils durch Fibrosen bedingt sind. Es handle sich um ein „pathologisch-anatomisch buntes Bild". Damit ist auch der Begriff der Epituberkulose, der Infiltrierungen nicht mehr notwendig gewesen, wie bald schon JONES, RAFFERTY und WILLIS (1942) ausführten. FISH und PAGEL (1938) haben dann weiter ausgeführt, daß einmal wirkliche tuberkulöse Entzündungen ohne Verkäsung vorkommen können, daneben aber auch die Folgen der Bronchialobstruktion. Die Verhältnisse sind bei CATEL ausführlich abgehandelt. Dem radiologischen Begriff der „perihilären Infiltration", der segmentalen oder lobären Verschattung können eben verschiedene Prozesse zugrunde liegen. Überwiegend handelt es sich wohl um das, was wir mit R.W. MÜLLER als „Retentionspneumonie" bezeichnen. Insbesondere SCHWARTZ (1963) hat betont, daß es sich eben zumeist wohl um die Folge von Lymphknotenkomplikationen, sei es Einbruch, Okklusion oder Durchbruch in das Lungengewebe handelt. Zu diesen Problemen wären die Untersuchungen von BOUCHER (1949), BRÜGGER (1955), GALY (1941), GÖRGÉNYI-GÖTTCHE (1962), MOUNIER-KUHN (1947), VON WALLGREN (1926) und WISSLER (1950) zu nennen. Diese bronchogenen Komplikationen können unter Umständen schon sehr früh auftreten.

f) Die Stellung der „Pleuritis" im Rahmen der Primärtuberkulose

An der Grenze zwischen Generalisationsformen einerseits und lokalen Reaktionen andererseits, wohl sehr oft beides umgreifend, wäre die Manifestationsform „Pleuritis exsudativa" einzuordnen. Wie insgesamt bei der Tuberkulose der Übergang zwischen Infektion und manifester Erkrankung, und, wie wir später sehen werden, zwischen „Krankheit" und auch „Heilung" fließend ist, ebenso fließend ist auch der Übergang zwischen manifester Pleuritis und Mitreaktion der Pleura bei spezifischen Prozessen, ohne klinische Zeichen und ohne radiologisches Substrat. Daraus ergeben sich die enormen Differenzen zwischen klinischer Häufigkeit einer Pleuritis exsudativa mit Zahlen, die um 10—20% liegen, und dem Nachweis von pleuritischen Residuen durch die pathologischen Anatomen, die bis 60 und 80% nennen. Aus der Pneumothorax-Aera ist uns die große Zahl pleuritischer Residuen noch geläufig; damals sicher, heute wahrscheinlich, Residuen spezifischer Entzündungen.

Die exsudative Pleuritis kann den Wert einer paratuberkulösen Überempfindlichkeitsreak-

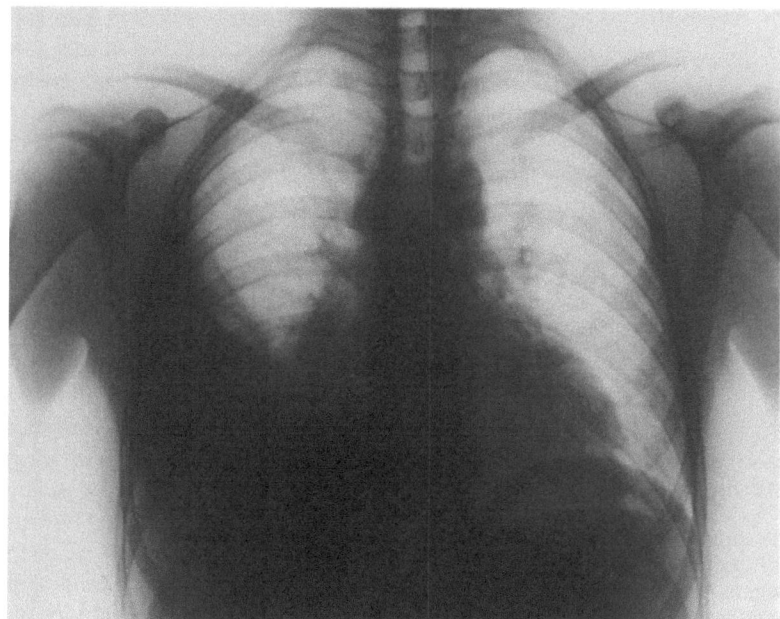

Abb. 60a u. b. P., Josef, 18 Jahre. Tuberkulöse Pleuritis

Abb. 60a. Lungenübersichtsaufnahme: Großer Pleuraerguß rechts

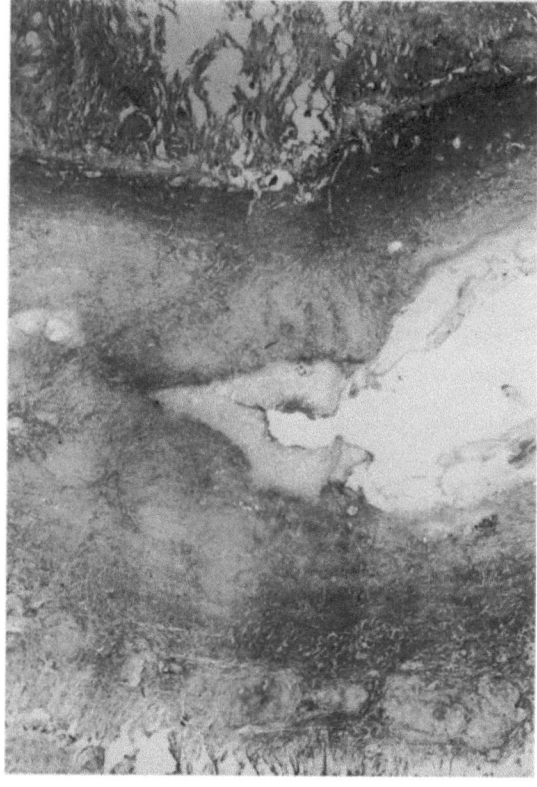

Abb. 60b. Tuberkulöse Pleuritis; histologischer Befund nach Dekortikation. Man sieht die Pleura viseralis und parietalis. In der Pleura visceralis sieht man Lungenstrukturen mit einzelnen Epitheloidzellgranulomen. Die fibrös verbreiterte Pleura ist innen von einer käsigen Nekrose bedeckt. An die fibröse Pleura anschließend ein Band von Epitheloidzellgranulomen, anschließend Gewebe der Brustwand

tion besitzen, ähnlich dem Erythema nodosum. Sie kann Ausdruck einer sehr frühen Aussaat auf dem Blutwege mit miliaren Absiedlungen sein; sie kann darüber hinaus durch Kontakt mit dem Ersterd entstehen oder aber Folge des lymphoglandulären Prozesses sein. Die Pleuritis exsudativa hat damit völlig verschiedene Substrate, verschiedene prognostische Bedeutung und verschiedene pathogenetische Ursachen.

Diese Zusammenhänge gehen allein schon daraus hervor, daß sich für die Häufigkeit der Pleuritis exsudativa Gipfel in der Jugend wie im späteren Alter finden; Ausdruck einerseits des Zusammenhanges mit der Primärinfektion, wie er sich im „Jugendgipfel" ausdrückt; andererseits der Zusammenhang mit der späteren Tuberkulose entweder als Ausdruck später hämatogener Streuungen oder des Übergreifens auf die Pleura. An besondere Verhältnisse in bezug auf die Reaktionsweise ist das Auftreten einer exsudativen Pleuritis wohl wesentlich gebunden (LALLINGER, 1972). Für das Auftreten einer Pleuritis exsudativa spielt wohl auch das Lebensalter der Primoinfektion eine Rolle (WALGREN).

Das Auftreten der Pleuritis exsudativa liegt, im Verhältnis zur Primärinfektion, sicher mit dem Schwerpunkt innerhalb der ersten 6—12 Monate (ausführliche Literatur bei KUNTZ, 1968).

Weitere Perspektiven sind bei der Frage der Pleuritis exsudativa zu besprechen:

1. Wie oft entwickelt sich aus der Pleuritis exsudativa eine Tuberkulose?
   Diese Frage ist im Augenblick schwer zu beantworten, nachdem die Behandlung der frühen Tuberkulose, in Form der Behandlung der Pleuritis tuberculosa, das Auftreten von Spätkomplikationen, von endogenen Exazerbationen verändert. Man darf wohl schätzen, daß der Prozentsatz bei 10—20% liegen dürfte, je nach Länge der Beobachtung. Auf die Arbeiten von WYNN-WILLIAMS und SHAW (1955), THOMPSON (1952), PÄTIÄLÄ (1954), KLEIN und GIRDA (1968) wäre zu verweisen.
2. Weiter oben wurde erwähnt, daß sich in Sektionsfällen sehr oft pleuritische Residuen finden. Hier ist die prognostische Bedeutung der Pleuritis exsudativa schlecht zu fassen, indem auch „Begleitpleuritiden" späterer Tuberkulosemanifestationen erfaßt sind.
3. Die Frage, wie oft eine Pleuritis exsudativa anamnestisch erfaßt werden kann, wie oft angenommen werden kann, daß eine Pleuritis exsudativa dem spezifischen Prozeß vorausgeht, ist ebenfalls nicht leicht zu beantworten. Wir nehmen an, daß mit Verlagerung der tuberkulösen Erstinfektion in höhere Lebensalter der Erstinfektion nahestehende Tuberkuloseformen überwiegen. Nach BLOEDNER ist die Zahl auf etwa 22% zu schätzen; er zitiert die Arbeiten von ZAMPORI (1954), JANOVIC, FRONDA u.Mitarb., TOMAN u.Mitarb.

VEZENDI et al. (1964) nehmen an, daß etwa 3% der an Pleuritis erkrankten Patienten später ein pulmonales Rezidiv aufweisen (Abb. 60 u. 61).

E. FREY berichtet aus der Perspektive einer Tuberkulosefürsorgestelle, daß etwa 9% aller statistisch geführten Tuberkulosefälle in der Anamnese eine Pleuritis angeben. Interessant ist, daß hier die Verteilung nach dem Alter ähnlich liegt wie die Untersuchungen aus dem Zentralkrankenhaus Gauting von LALLINGER aus den Jahren 1970/71 angeben. Die epidemiologische Situation liegt sicher verschieden.

Dieser Abschnitt gehört nicht eigentlich zum Thema „Lungentuberkulose". Die Verbindungen sind jedoch so eng, daß wenigstens eine kursorische Behandlung des Themas erfolgen sollte. Wichtig ist zu wissen, daß die Tuberkulose nicht mehr mit Sicherheit die häufigste Ursache von Pleuritiden darstellt, allerdings wohl noch mit Ausnahme der Altergruppen bis zu etwa 30 Jahren. Die Suche nach pulmonalen Manifestationen ist ebenso eine radiologische Aufgabe wie die sorgfältige Suche nach dem Vorliegen von mediastinalen bzw. bronchopulmonalen Lymphknoten. Die Beurteilung einer Pleuritis ohne Kenntnis der Tuberkulinreaktion ist nicht möglich. Allerdings muß auch hier wieder gesagt werden, daß eine Pleuritis unter Umständen so früh in zeitlichem Zusammenhang mit der Erstinfektion auftreten kann, daß die Tuberkulinprüfung unter Umständen noch negativ sein könnte, wohl als extreme Ausnahme.

Praktisch sämtliche Röntgenschatten, die durch eine Tuberkulose verursacht sein können, können die Pleuritis exsudativa begleiten. Der isolierte Herd, der Lymphknotenprozeß, die miliare Streuung, die käsige Pneumonie, auch die Kavernenperforation mit nachfolgendem Seropneumothorax wären hier zu erwähnen.

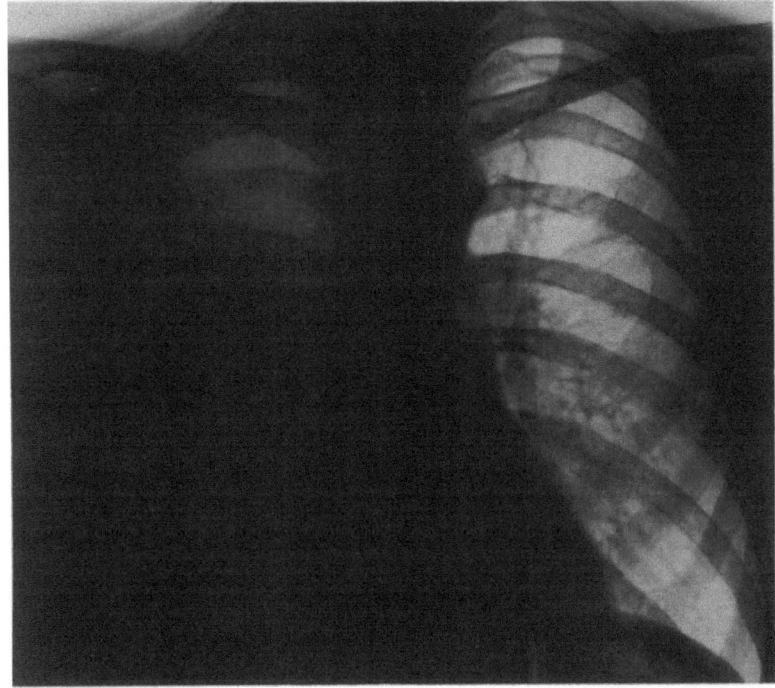

Abb. 61a—c. St., Josef, 35 Jahre. Pleuritis; Abheilung der Pleuritis; pulmonales Rezidiv

Abb. 61a. Großer rechtsseitiger Pleuraerguß (links Rippenanomalie). Aufnahme vom 9.7.1968

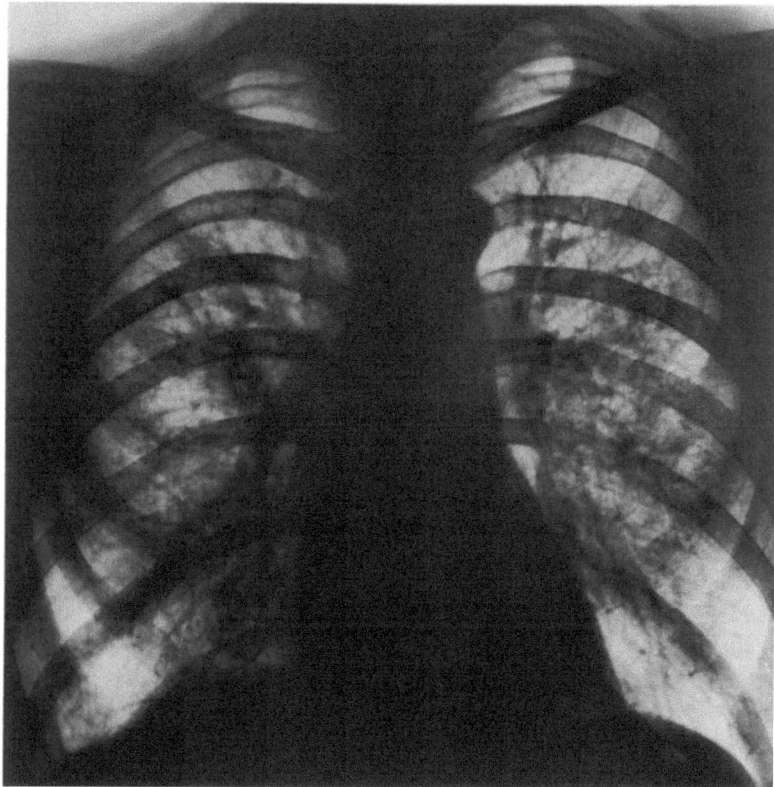

Abb. 61 b. Aufnahme vom 4.3.69: Ausgedehnte doppelseitige Streuung über allen Lungenfeldern

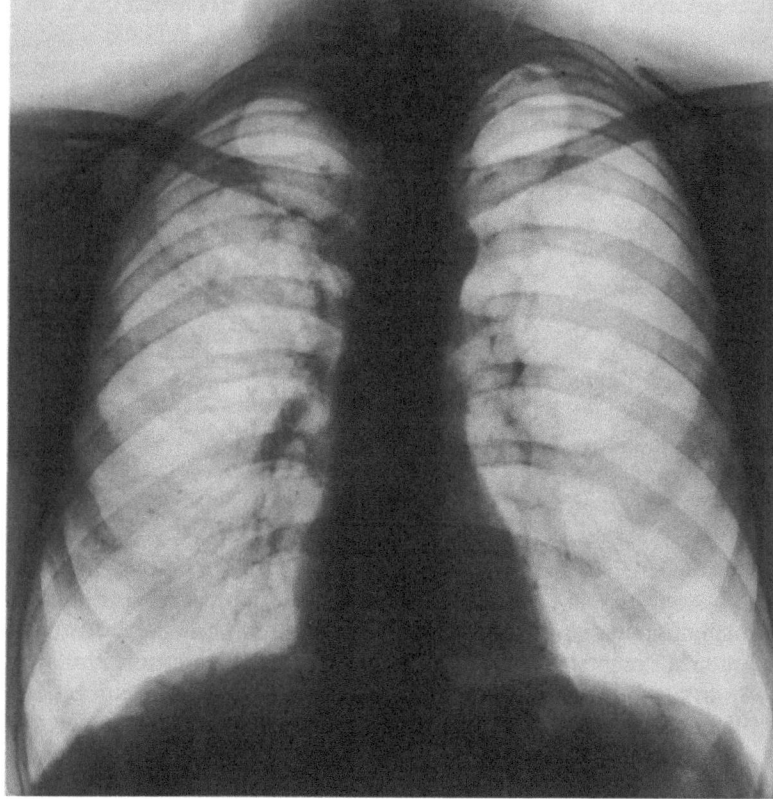

Abb. 61 c. Aufnahme vom 15.9.1970: Wiederum weitgehende Rückbildung. Residualbefund im 1. ICR rechts. Zustand nach Dekortikation rechts. Histologisch: Floride Tuberkel, teilweise mit Verkäsung. Bakteriennachweis im Pleurapunktat

Für die radiologische Diagnostik besonders wichtig ist die Lokalisation und Beweglichkeit des Ergusses. Der epidiaphragmale Erguß ist keineswegs selten. Die Beweglichkeit des Ergusses sollte stets durch Umlagerung geprüft werden. Der Übergang in Schwarte ist heute bei guter Behandlung nicht mehr notwendig. Die residuenfreie Restitution sollte die Regel sein. Tritt sie nicht ein, wäre zu überlegen, ob aus phthisiologisch-prognostischen, aber auch aus funktionellen Gründen die Schwarte nicht entfernt werden sollte. Im übrigen sei verwiesen auf die Arbeiten von BARIÉTY und RULLIÈRE (1959), BRANDT (1964), BOCK (1962), BEHRENDT (1951), DEIST (1952), FINKLER (1947), FROSTAD (1951), GIESE (1951, 1957), HAIN et al. (1964), JACCARD (1956), KUNTZ (1964), KUTSCHERA und BOSINA (1957), LINCOLN et al. (1958), MYERS (1955), SATTLER (1957, 1958, 1961), SCHRÖDER (1951), THOMPSON (1946, 1947), WERNLI-HAESSIG (1951).

g) Endzustände, Verkalkungen, Verknöcherungen

Die Bearbeitung des Kapitels „Primärtuberkulose" wäre unvollständig, wenn nicht zur Frage der Verkalkung Stellung genommen würde. In der pathologisch-anatomischen Literatur sind die Verkalkungen stets ein wichtiges Indiz für die pathogenetische Stellung der vorliegenden Erkrankung an Tuberkulose gewesen. Mit R.W. MÜLLER (1952) ist darauf hinzuweisen, daß eine Kalkablagerung umso schneller vor sich geht, je jünger das Individuum ist; er bezieht sich dabei auf PAGEL (1952) und auf RICH (1944). Anläßlich des Lübecker Unglücks hatte SCHÜRMANN (1952) zeigen können, daß die kürzeste Zeit bis zur Entstehung von Kalkherden 58 Tage betrug.

Wichtig ist weiterhin, daß der Kalk nicht so sehr durch seine Dichte als vielmehr durch seine unregelmäßige Konturierung gekennzeichnet ist. Es besteht kein Zweifel, daß die Kalkablagerungen im Lungenröntgenbild zumindest früher zu häufig diagnostiziert worden waren (Abb. 62).

Erwähnt sei noch das Aushusten von Lungensteinen, der Durchbruch von verkalkten Lymphknotenanteilen in den Bronchialbaum; es handelt sich keineswegs um ein seltenes Ereignis (hierzu auch die Arbeiten von ARNSTEIN (1934), FRIDRICH (1966), LEŚNIEWSKA, 1969, PAPP et al., 1962, VAQUETTE, 1968, VUGA und MARCHIO, 1968). Eine zusammenstellende Darstellung in-

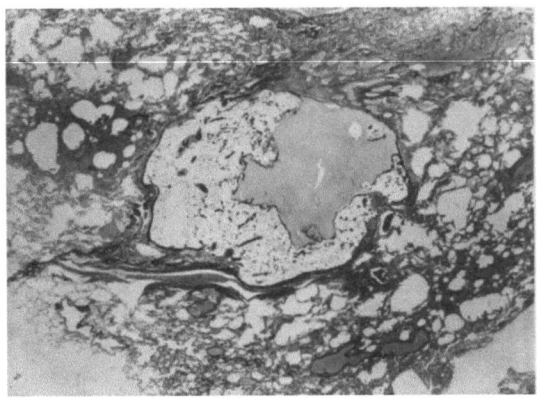

Abb. 62. Verknöcherter Primärherd. 68jährige Frau, verstorben an Apoplexie. Schmaler lamellärer Knochensaum; im Zentrum Fettmark; daneben Reste einer alten käsigen Pneumonie, mit amorphem Kalk imprägniert

trapulmonaler Verkalkungen, unter besonderer Berücksichtigung der Differentialdiagnose, bringt SALZMANN (1968).

Die tuberkulöse Ursache intrathorakaler Kalkherde ist zwar häufig; andere Ursachen sollten darüber nicht außer acht gelassen werden. Die Silikose führt zu charakteristischen eierschalenförmigen Verkalkungen der Hiluslymphknoten. Erinnert sei an die Möglichkeit von Verkalkungen infolge Histoplasmose und Coccidioidomykose, besonders in den USA, und an Kalkeinlagerungen in den Brochialwänden und die girlandenförmigen Hilusverkalkungen bei schweren und sehr chronischen Sarkoidosen. Literatur dazu bei E. SOMMER (1967), SCADDING (1961), ISRAEL (1961).

3. Zerstreutherdige disseminierte radiologische Befunde. (Die hämatogenen Formen der Lungentuberkulose, insbesondere Miliartuberkulose; ihre Einteilung)

a) Zur Pathogenese der hämatogenen Streuungen; Formen

Die entscheidende Bedeutung der Lymphknoten als Ausgangspunkt der phthisischen Entwicklung ist erwiesen. Während jedoch SCHWARTZ dabei der lymphadeno-bronchogenen Propagation des Prozesses die größere Bedeutung zuschreibt, ist die Mehrzahl der Sachkenner der Meinung, daß die lymphadeno-hämatogene Streuung den Schlüssel zum Verständnis des pa-

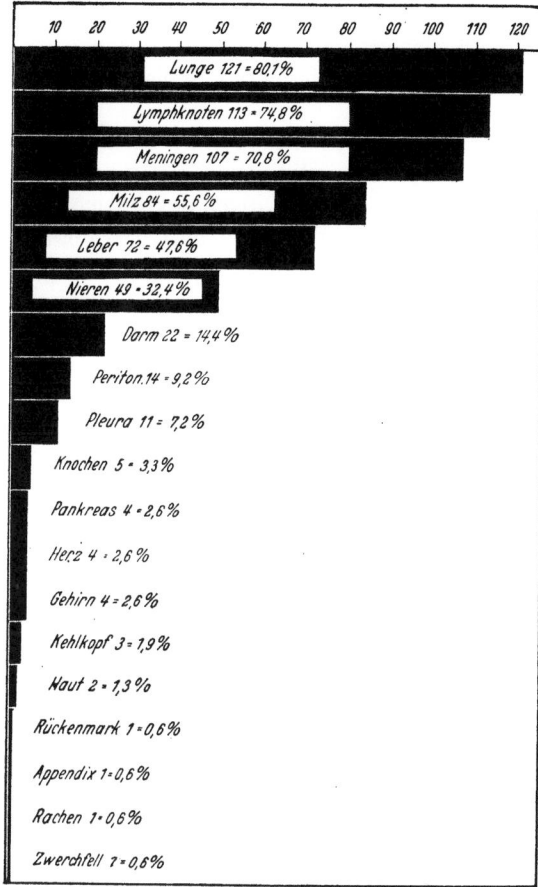

Abb. 63. Organbeteiligung bei 151 Obduktionsfällen von akuter Miliartuberkulose der Universitäts-Kinderklinik Heidelberg (nach F. SCHMID)

thogenetischen Problems bei der Tuberkulose darstelle.

Auf die Komplexität der Pathomechanismen, die immunologischen Faktoren und die Problematik der Organotropie kann hier nicht näher eingegangen werden. Während die massive akute Ausstreuung als wahrscheinlich einmaliges plötzliches Ereignis heute relativ selten ist, kommen wiederholte kleinere, subklinische Disseminationen wohl weitaus häufiger vor. Zwischen der tuberkulösen Sepsis, der akuten Allgemeinen Miliartuberkulose und diskreten Absiedlungen, besonders in den Lungen, gibt es alle Übergänge. In der Frühphase können die Läsionen auch bei massiven Einbrüchen zu klein sein, um radiologisch sichtbar zu werden. Aber auch abgeheilte Streuherde, z.B. in den Lungenspitzen, können sich dem radiologischen Nachweis entziehen, wie vielfache Beobachtungen an Lungenresektionspräparaten gezeigt haben. Die Literatur zu all diesen Problemen ist kaum zu übersehen; verwiesen sei besonders auf F. SCHMID, R.W.

MÜLLER (1952), HUEBSCHMANN (1922 u. 1928), TERPLAN (1952), SCHÜRMANN (1929), PAGEL, SCHWARTZ, UEHLINGER (1964).

Die Organbeteiligungen bei 151 Obduktionsfällen akuter Miliartuberkulose der Universitätskinderklinik Heidelberg findet sich in nachstehender Abbildung: Die Beteiligung der Lunge überwiegt deutlich (nach F. SCHMID – Abb. 63).

Historisch ist die Diskussion über die „Intimatuberkulose" (WEIGERT, 1883, 1897, C. BENDER, 1899, SCHÜRMANN, 1929, NIEBERLE, 1943) interessant.

Für die Entstehung der Miliartuberkulose sind wesentliche Faktoren die Bazillämie, ein komplizierter dispositioneller Faktor sowie eine familiäre Häufung (ICKERT und BENZE, 1933).

Die Formen der hämatogenen Metastasen sind vielfältig.

UEHLINGER unterscheidet nach Zahl und Form der Metastasen wie folgt:
akute allgemeine Miliartuberkulose,
chronische und subakute Miliartuberkulose,
Sepsis tuberculosa acutissima,
großherdige oder großknotige Aussaat,
polytope Organtuberkulose,
monotope Organtuberkulose,
Polyserositis tuberculosa,
Monoserositis tuberculosa,
Erythema nodosum.

UEHLINGER erwähnt weiter, daß bei einem Auftreten von 10—20 miliaren Tuberkeln pro Quadratzentimeter Lungenfläche eine ungemein große gleichmäßige Aussaat von Tuberkelbakterien Voraussetzung sei. Entscheidend sei für die Entwicklung der Miliartuberkulose offenbar nicht die Bakteriämie allein, sondern in gleichem Maße die Reaktionsbereitschaft der Gewebe.

PAGEL teilt die hämatogenen Tuberkulosen wie folgt ein:
1. Akute hämatogene Dissemination,
   a) akute Miliartuberkulose,
   b) tuberkulöse Meningitis,
   c) septische, „typhoide" Formen:
      „areaktive" Formen.
2. Chronische hämatogene Dissemination,
   a) chronische Miliartuberkulose
      der Lunge mit extrapulmonalen Streuherden,
   b) chronische lokale Streuherde,
   c) Polyserositis,
   d) abortive Läsion der Lungenspitzen
      (Fibrosa densa),
   e) chronische Miliartuberkulose der Lunge
      (granulie froide)
   f) zerstreutherdige Tuberkulose der Lunge.

3. Umschriebene hämatogene Lungenveränderungen
   a) apikale und subapikale Infiltrationen,
   b) Rundherde.

Damit umgreift der Begriff der „zerstreutherdigen hämatogenen Tuberkulose" eine große Zahl von Krankheitsformen mit divergentem Charakter von der hyperakuten Tuberkulosesepsis bis zum lokalisierten pulmonalen oder extrapulmonalen Streuherd. PAGEL gibt als Kennzeichen für die hämatogene Streuung folgende Kriterien an:

diskrete und chronisch-miliare Streuherde in den Spitzen und in den kortikalen Partien der Lunge;
„hämatogene emphysematöse Tuberkulosen";
diskrete Ansammlungen von verkalkten Herden aus früheren Streuperioden;
„Lochkavernen";
chronische Tuberkulose der serösen Membranen.

Es wären hier anzuführen die Formen der Früh- und Spätgeneralisationen, wie sie HUEBSCHMANN sowie UEHLINGER beschreiben. Der Begriff der „protrahierten Durchseuchung" (SCHÜRMANN) sollte ebenso seine Erwähnung finden wie die „Sepsis acutissima", die Typhobazillose Landouzy, die nekrotisierenden perakuten Tuberkuloseformen mit reichlichstem Nachweis von Tuberkulosebakterien, aber ohne „spezifische" Gewebsreaktionen, ja überhaupt kaum mit geweblichen Reaktionen; um so verständlicher, daß auch die radiologische Darstellung nicht gelingt.

Zur pathologischen Anatomie ist hier noch einmal auf die Darstellung von PAGEL zu verweisen. Von den rein exsudativen nekrotisierenden frühen Pneumonien gibt es wohl Übergangsformen bis zu rein produktiven Herden. Ebenso soll die emphysematöse Überblähung des Lungengewebes, wie sie TENDELOO (1925) besonders hervorhebt, erwähnt werden.

b) Die Miliartuberkulose im engeren Sinne

aa) Allgemeines; Entstehung

Die Miliartuberkulose im Kindesalter ist heute, unter unseren Bedingungen, selten geworden. Im großen Krankengut einer pneumologischen Klinik finden sich gelegentlich Miliartuberkulosen beim Erwachsenen, sowohl beim Jugendlichen wie auch bei älteren Menschen, besonders auch in Begleitung extrapulmonaler Tuberkulosen (Abb. 64 u. 65). Das histologische Bild mit dem perifokalen Emphysem sowie eine Übersichtsaufnahme geben die nachfolgenden Abbildungen (Abb. 66) wieder. Einen weiteren Großschnitt zeigt Abb. 67.

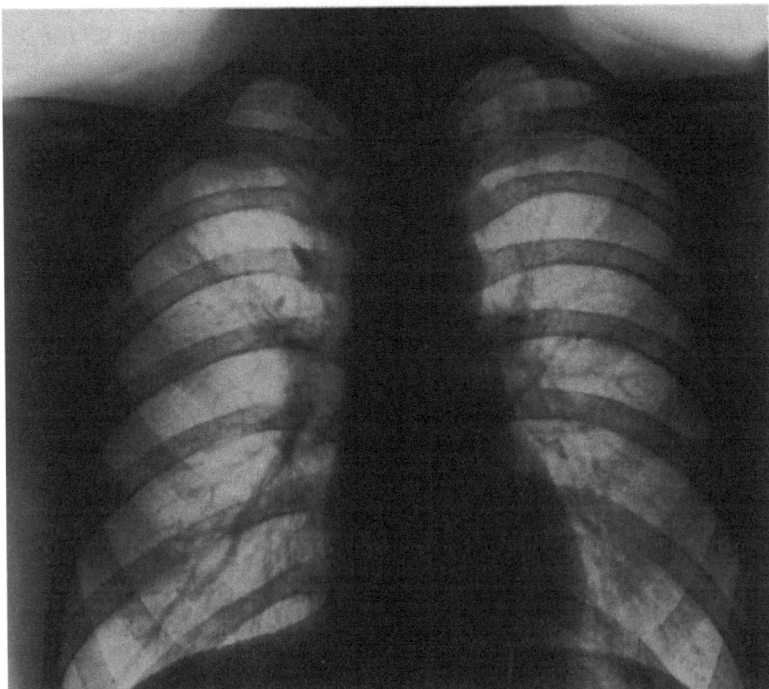

Abb. 64a u. b. K., Johann, 18 Jahre. Meningitis tuberculosa, Lungentuberkulose, Fußwurzeltuberkulose, Ileosakralgelenkstuberkulose, „frühe hämatogene Streutuberkulose". Nebenbefund: Lobus venae azygos

Abb. 64a. Lunge: beidseitige, anscheinend gering ausgedehnte Oberlappentuberkulose. Fragliche miliare Aussaat

Die Abnahme der Erkrankungen an Miliartuberkulose und tuberkulöser Meningitis geht aus einer Zusammenstellung von JUNKER und KLIMA (1965) hervor (Tabelle 13). Wir finden praktisch überall dieselben Verhältnisse. Aus den Zahlen der statistischen Landesämter, des statistischen Bundesamtes ebenso wie aus umschriebenen Populationsgruppen ist der Rückgang der Miliartuberkulose in den letzten Jahren deutlich zu ersehen. Die Basis dafür bildet der Rückgang der Durchseuchung (s. Kapitel „Primärtuberkulose"). Anders verhält es sich freilich unter ungünstigeren epidemiologischen Bedingungen, in Ländern mit ungenügendem hygienischem Standard, auch unter Bedingungen, die zu einer allgemeinen Resistenzminderung führen, wie etwa in Gefangenenlagern. Wir halten fest, daß die Miliartuberkulose sehr früh, im Anschluß an die Erstinfektion, auftreten kann. Die Miliartuberkulose ist nicht nur ein quantitatives epidemiologisches Indiz sondern auch ein qualitatives, indem sie uns, mit allen gebotenen Einschränkungen, Seuchenlage und allgemeinen Lebensstandard zugleich anzeigt.

Die Diagnose der Miliartuberkulose ist selbstverständlich mit eine Domäne der Radiologie. Die klinischen Symptome der Hyperpyrexie, des getrübten Sensoriums, des Liquorbefundes; die begleitenden Änderungen der Haut, des Fundus, der Leber oder der Milztumor, das Auftreten eines Erythema nodosum oder das Auftreten einer Phlyktänulose sind, neben dem doch verhältnismäßig oft möglichen Nachweis von Tuberkulosebakterien im Auswurf, wichtige Hinweise. Nicht nur aus dem Liquor oder aus dem Lebergewebe, auch aus dem Sternalmark können unter Umständen, ebenso wie aus dem Urin oder vor allem aus dem Auswurf säurefeste Stäbchen angefärbt oder Tuberkulosebakterien gezüchtet werden. Die Untersuchung des Augenhintergrundes, die Zuckerbestimmung im Liquor sollte nicht vergessen werden.

Tabelle 13. Erkrankungen an Miliartuberkulose und tuberkulöser Meningitis in Österreich und Wien in den Jahren 1954 bis 1970 (absolute Zahlen). (Nach JUNKER und KLIMA)

Jahr	Kinder von 0—4 Jahren	Davon in Wien	Kinder von 5—14 Jahren	Davon in Wien
1954	34	3	30	3
1955	38	4	25	3
1956	26	1	21	3
1957	34	1	15	1
1958	35	1	21	3
1959	29	1	17	0
1960	17	0	22	1
1961	18	0	11	1
1962	8	0	15	3
1963	11	0	15	2
1964	9	0	15	0
1965	7	0	17	1
1966	8	0	20	0
1967	10	0	25	1
1968	3	1	7	0
1969	6	1	4	0
1970	5	0	4	0

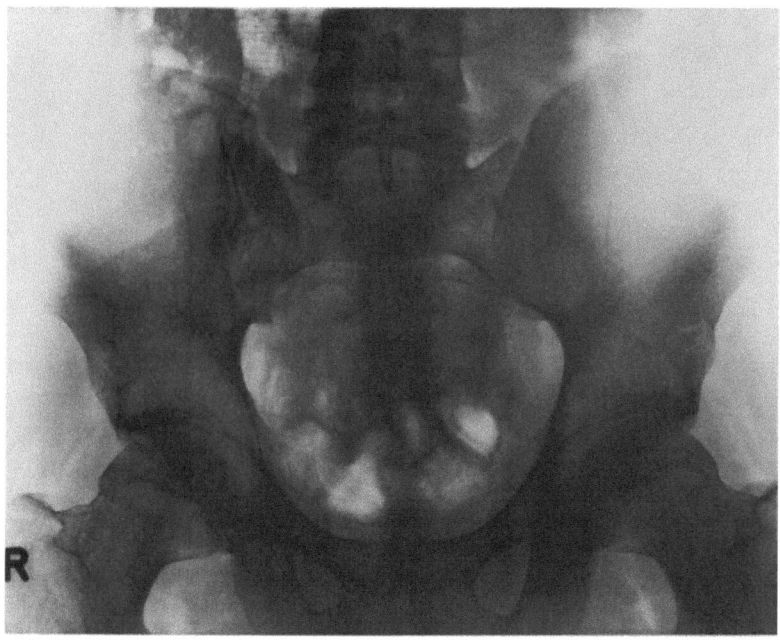

Abb. 64b. Ileosakralgelenkstuberkulose rechts. Nachweis von Tuberkulosebakterien (kulturell) im Harn

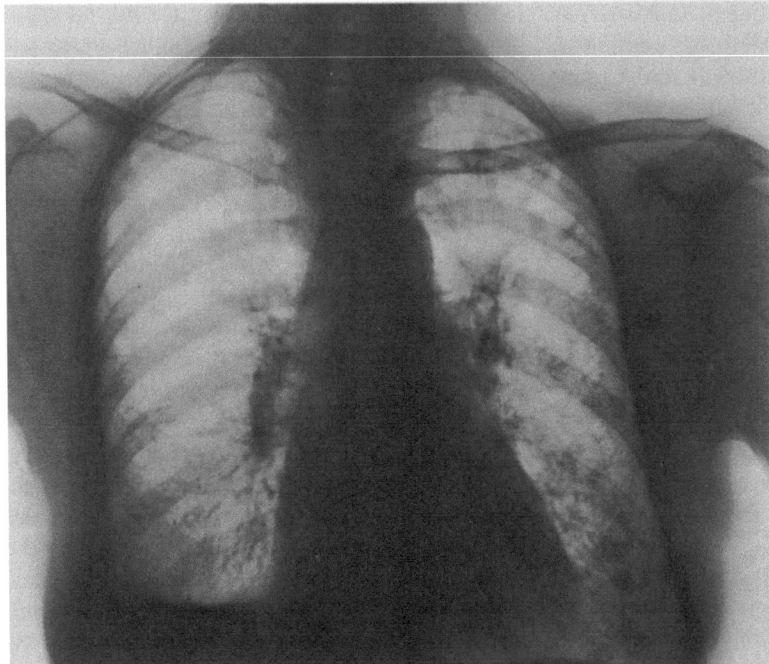

Abb. 65a u. b. W., Maria, 56 Jahre. Miliartuberkulose der Lungen. Histologisch Nachweis einer Miliartuberkulose der Leber; Tuberkulose der Lendenwirbelsäule (L1 und L2). Polyneuropathie, chronische Pyelonephritis

Abb. 65a. Miliare Aussaat über beide Lungen bei älteren Pleuritisresten rechts. Gröbere Herdbildungen in der linken Lunge (4. 5. 1972)

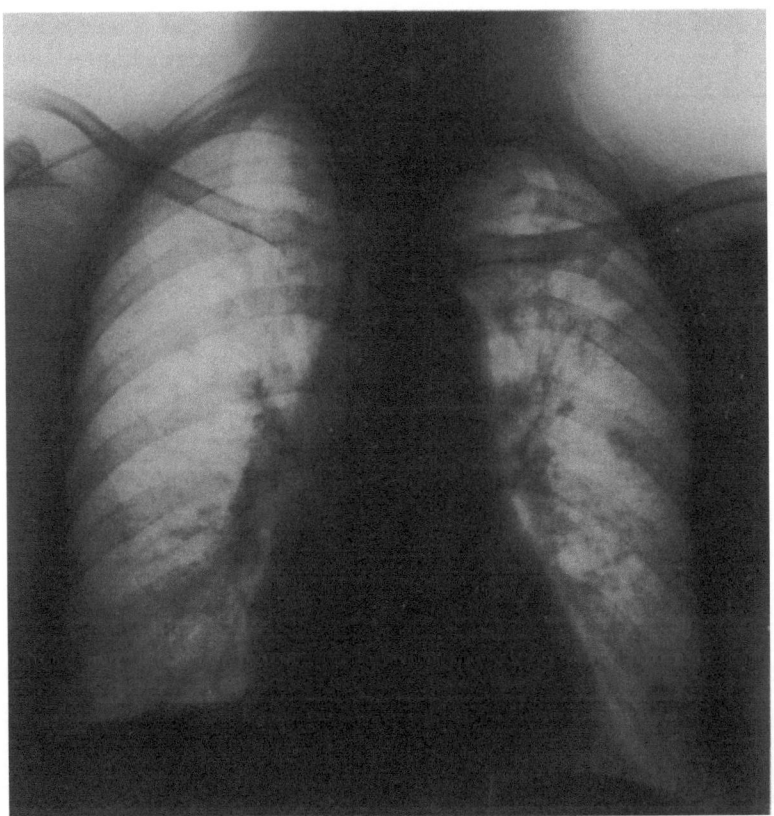

Abb. 65b. Nach einem Jahr: postmiliare Fibrose; „multiple Rundherde links".

Die Diagnose einer Miliartuberkulose wird besonders oft beim älteren Menschen verfehlt, worauf LANDES und ZÖTL (1966) anhand von Sektionsbefunden besonders hinweisen. Unter den Fehldiagnosen steht die Miliartuberkulose mit 16 von 104 Fällen weitaus an der Spitze. Entsprechende Hinweise finden sich auch bei LAMOTTE, SEGRESTAA und MANICACCI (1968), LAMY et al. (1967), PROUDFOOT et al. (1969), LARBAONI et al. (1967). Auf den Wert der Leberpunktion haben HAEMMERLI und SIEBENMANN (1960), BRUNNER und HAEMMERLI (1964), SCHINNERLING (1966) sowie auch HÖCHT sowie BLAHA (1972) hingewiesen.

Von besonderer Bedeutung ist für die Klinik, daß sich häufig krankhafte Blutbefunde im Rahmen einer Miliartuberkulose finden. F. SCHMID (1951) führt hierzu aus: „Es gibt kaum eine Blutkrankheit, die nicht mit einer areaktiven Generalisationsform verbunden oder durch sie vorgetäuscht worden war." Myeloblastenleukämien, hämorrhagische Diathesen, akute lymphatische Leukämien werden ebenso genannt wie Agranulozytosen und Panmyelophthisen (STÖGER, SIEGMUND, HARBITZ, LEIBOWITZ, ECKEL, STEINBRINK, FLAIG: zit. nach F. SCHMID). Weitere Angaben finden sich bei CROFTON und DOUGLAS (1969), BALL, JOULES und PAGEL (1951), BENSAUDE und RIVET (1906), COOPER (1959), CRAIL, ALT und NADLER (1948), DALGLEISH und ANSELL (1950), DAWBORN und COWLING (1961), EMERY und GIBBS (1954), FOUNTAIN (1954), GUILD und ROBSON (1950), HUGHES et al. (1959), MEDD und HAYHOE (1955), OSWALD (1963), SCHLEICHER (1946), TWOMEY und LEAVELL (1965). Über eine Verbrauchskoagulopathie berichten GOLDFINE et al. (1969); über die Manifestation einer Miliartuberkulose als Blutungsübel findet sich in dem Bericht von KRISHNASWAMY (1969). Weitere Unregelmäßigkeiten der Homöostase finden sich als Hyponaträmie (LISSAC, LABROUSSE und MEYER, 1970), sowie als Hypokaliämie (CROFTON et al., 1956). Begleitende unspezifische Nierenveränderungen fanden GIFFORD et al. (1968).

Zur nichtradiologischen Diagnose der Miliartuberkulose ist zu erwähnen, daß doch wohl in einem ganz erheblichen

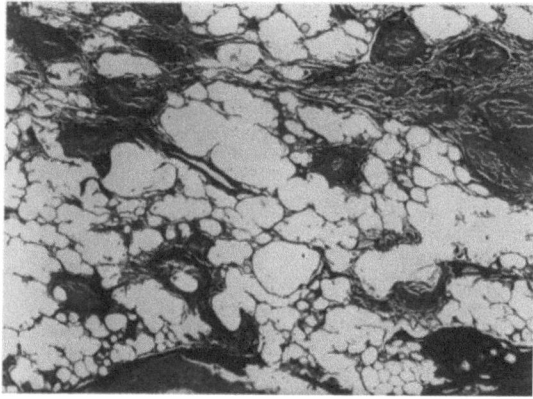

Abb. 66a. Miliartuberkulose, mikroskopisch. Zum Teil ältere Herde, zum Teil auch mit frischer Erweichung; es ist zur Ausbildung eines Narbenemphysems gekommen

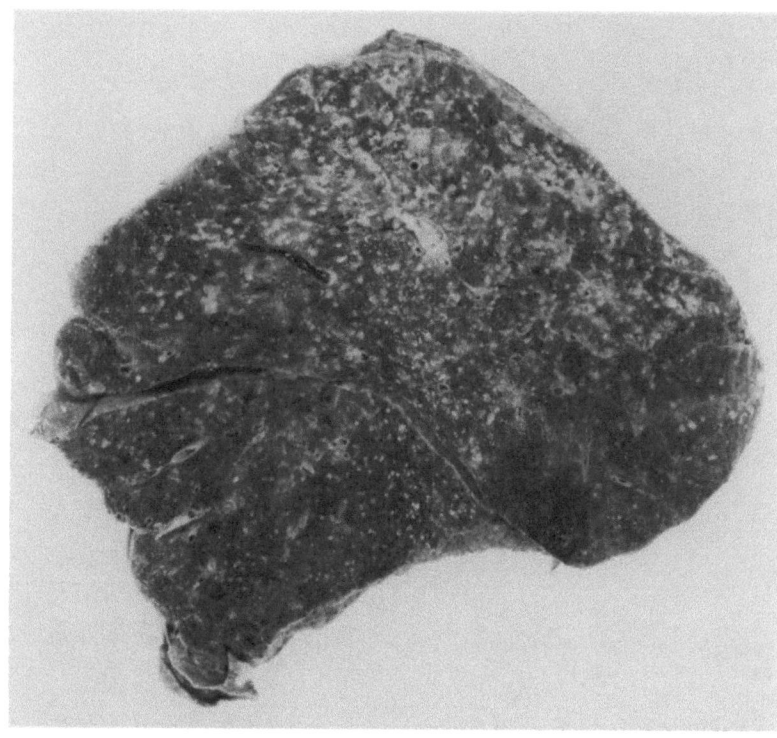

Abb. 66b. Makroaufnahme: Das Bild der Miliartuberkulose wird überlagert durch einen Infarkt in den dorsalen Oberlappenpartien

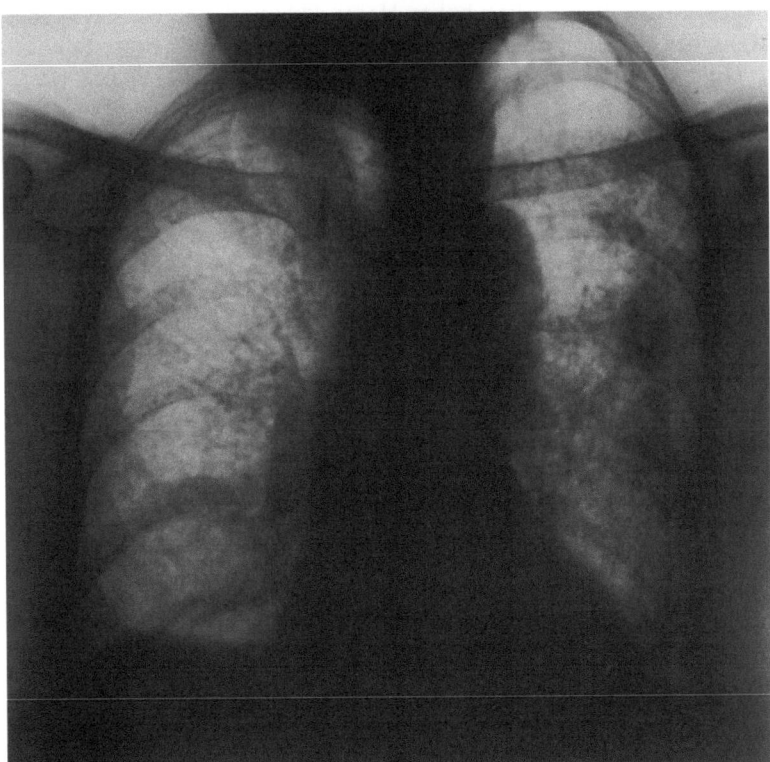

Abb. 66c. 81jährige Frau, ausgedehnte Miliartuberkulose, „Niederbruchstuberkulose". Erfaßt wegen „Magenbeschwerden"

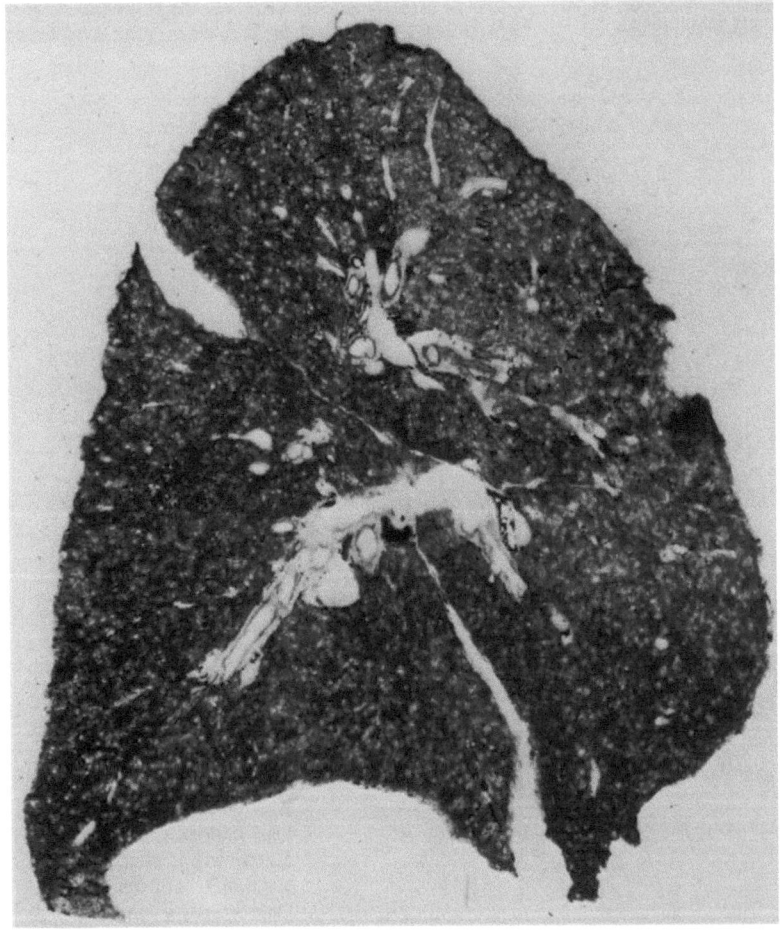

Abb. 67. 50jährig, ♂. Hauptleiden: Leberzirrhose, Hypertonie. Todesursache: Miliartuberkulose. (Sammlung Prof. OTTO, Dortmund). Typisches Bild einer dichtstehenden hämatogenen miliaren Aussaat mit gleichgroßen (gleichalten) Tuberkeln (etwa 6 Wochen alt). Röntgenologische Darstellbarkeit ist anzunehmen

Die Miliartuberkulose im engeren Sinne

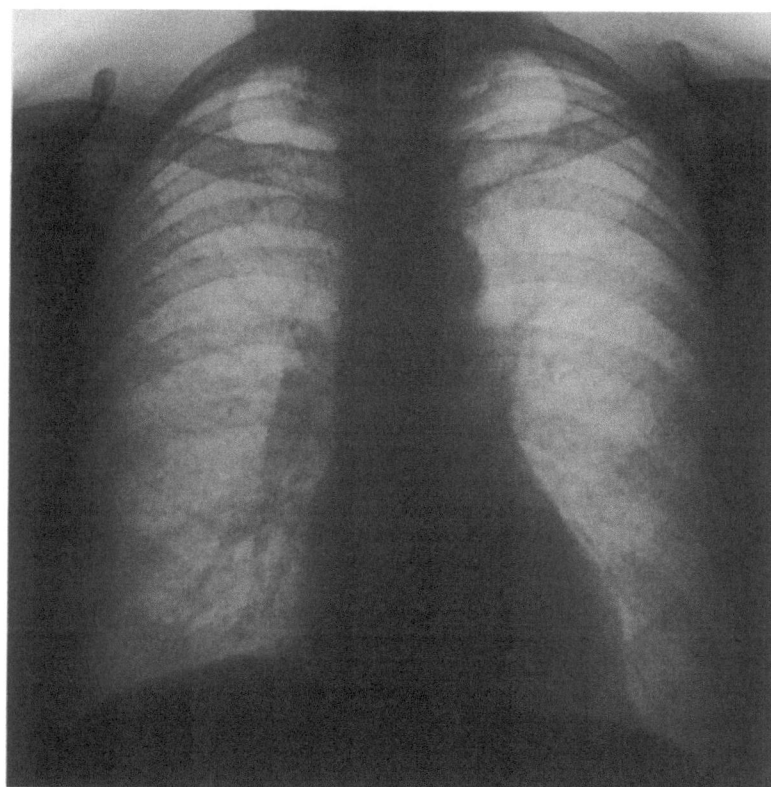

Abb. 68a u. b. 64jährige Frau. Seit 5 Monaten in ärztlicher Behandlung wegen wiederholter Fieberschübe

Abb. 68a. Feststellung einer Miliartuberkulose im Mai 1972; Meningitis

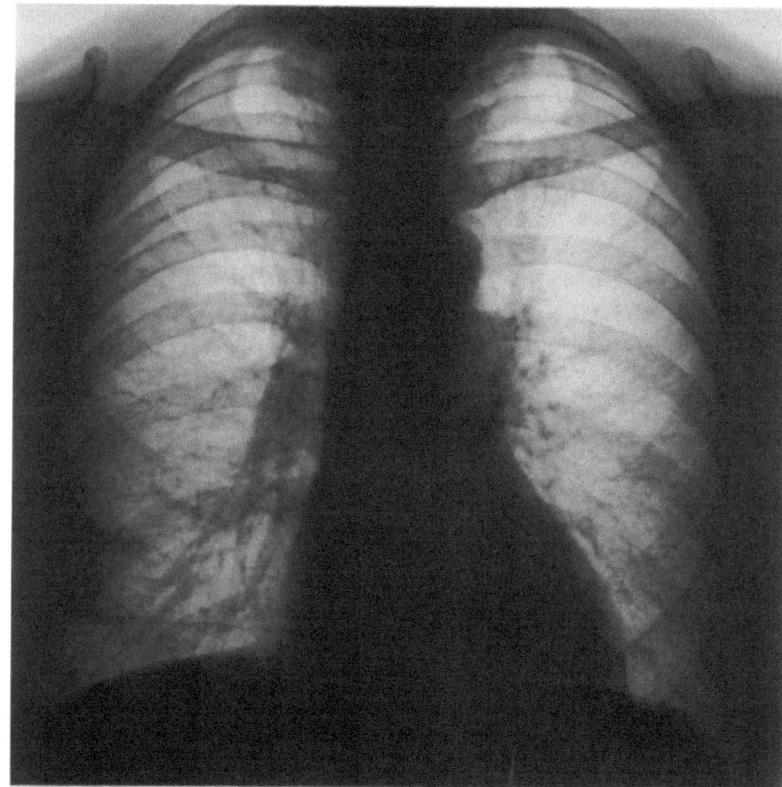

Abb. 68b. Januar 1973: „Postmiliare Fibrose": Zeichnungsvermehrung, ohne Kenntnis des Vorbefundes kaum erkennbar und sicher nicht „deutbar". Gerade beim älteren Menschen wird das Vorliegen einer Tuberkulose oft nicht in Betracht gezogen

Prozentsatz, insbesondere bei der tuberkulösen areaktiven Sepsis, die Tuberkulinempfindlichkeit herabgesetzt ist, wie es wohl auch den begleitenden Leiden, Blutdyskrasien und Immunopathien, spontan oder kortikoid-induziert, entspricht. So berichtet OESTREICHER (1930), daß sich negative Hautproben 3 Wochen vor dem Tode in 5%, 2 Wochen vor dem Tode in 22,8% und in der letzten Woche vor dem Tode in 72,2% fanden. Die Tuberkulosesepsis ist eine der wenigen Gebiete der Medizin, in denen die Tuberkulinprüfung unzuverlässig wird. Dafür ist die Gewinnung bakterienhaltigen Materials, wie bereits erwähnt, aus Leber, Lunge, Sternalmark, Urin oder Auswurf, auch aus dem strömenden Blut, relativ häufig möglich.

Die Behandlung der Miliartuberkulose ist heute verhältnismäßig sicher; die Ergebnisse sind gut. Entscheidend ist die frühzeitige Diagnose oder aber auch die Therapie ex juvantibus, wenn an das Vorliegen einer tuberkulösen Infektion gedacht werden muß. Berichte hierzu liegen von LORBER (1966), FALK (1965), BONSTEIN (1961), CAMPAN (1968) vor. Das diagnostische Problem bei Spätzuständen nach Miliartuberkulose ist erheblich, aber wohl auch letztlich irrelevant. Ungeklärte Zustände von Lungenemphysem und Lungenfibrose mögen ihre Ursache in einer abgelaufenen Miliartuberkulose haben. Die Restzustände nach abgelaufener Miliartuberkulose sind ohne Kenntnis der vorgängigen Bilder radiologisch schwierig zu deuten (Abb. 68).

bb) Speziellere radiologische Gesichtspunkte

Ausgehend von der Vielfalt der möglichen pathologisch-anatomischen Formen, wie sie vor allem auch PAGEL (1933) in den Ergebnissen der gesamten Tuberkuloseforschung niedergelegt hat, wird verständlich, daß die Mannigfaltigkeit des Substrats die eindeutige Beschreibung eines „charakteristischen" radiologischen Bildes nicht leicht macht. *Hervorzuheben ist, daß ein „negatives" Röntgenbild das Vorliegen einer Miliartuberkulose nicht ausschließt,* (PAGEL, SIMMONDS, MACDONALD und NASSAU, 1964). KOPP (1963) beschreibt eingehend eine „Miliartuberkulose ohne Lungenbefund". PROUDFOOT et al. (1969) beschreiben ebenfalls eine größere Zahl von Fällen (16 von 40), bei denen die Erkrankung „kryptisch", d.h. ohne typische klinische oder radiologische Zeichen verlief. Besonders beim älteren Patienten muß dieser „kryptische Typ" als nicht ganz selten angenommen werden. Auch CROFTON und DOUGLAS (1969) sind der Auffassung, daß Lungenherde zum Teil nur mikroskopisch klein sein können; bei den nicht reaktiven tuberkulösen Septikämien bleibt die Knötchenbildung und damit auch eine der wesentlichen Voraussetzungen für die radiologische Darstellbarkeit aus. Die Läsionen werden, so beispielsweise bei FRASER und PARÉ (1970), als 1—5 mm im Durchmesser groß beschrieben: 1 mm ist als Einzelherd ganz sicher nicht wahrnehmbar; 5 mm liegen im allgemeinen außerhalb dessen, was wir als „klassische Miliartuberkulose" bezeichnen.

Es ist hier nicht der Ort, auf die grundsätzliche Darstellbarkeit von pulmonalen Herden einzugehen. NUMBERGER (1972) betont, daß der entscheidende Faktor die Summation kleinherdiger Veränderungen ist, daß der Einzelherd nur von einer erheblichen Größe an, die bei 4—5 mm liegen dürfte, mit Regelmäßigkeit und Sicherheit nachgewiesen wird. Im übrigen ist verwunderlich, wie verhältnismäßig stiefmütterlich die Miliartuberkulose in den Lehrbüchern behandelt wird; so steht bei CATEL (1954): „Die Diagnose der Miliartuberkulose der Lunge kann einwandfrei kaum anders als mit Hilfe des Röntgenogramms gestellt werden." Gerade bei den feinfleckigen Veränderungen der Lunge sind wir jedoch in der Regel zunächst unsicher, welches pathologisch-anatomische Substrat zugrunde liegt. MUSSHOFF und WEINREICH (1962) zitieren dazu GOULD und DALRYMPLE, die allein 150 verschiedene spezifische Ursachen disseminierter Lungenveränderungen zusammengestellt haben. Die Radiologie kann hier auf die Klinik für die Diagnose noch weniger als sonst verzichten. CATEL beschreibt die miliare Lungentuberkulose wie folgt: „Man erkennt die miliare Aussaat an spärlich oder dicht stehenden, kleineren oder größeren fleckförmigen Schatten von etwa gleichartiger homogener Struktur und teils scharfer, teils verwaschener Begrenzung. Solide Epitheloidzelltuberkel zeigen in der Regel scharfen, flüssigkeitsreichen Herd (exsudative Entzündung), einen verwaschenen Rand... Im Allgemeinen sind die miliaren Herde in den oberen Lungenabschnitten dichter als in den mittleren bzw. unteren angeordnet. Bis eine im Gang befindliche Aussaat im Röntgenbild sichtbar wird, dürften 3—4 Wochen vergehen, so daß bei bereits vorhandenen klinischen Hinweissymptomen die Röntgenuntersuchung noch keinen Befund zu ergeben braucht; in Verdachtsfällen ist deshalb stets eine wiederholte röntgenologische Untersuchung durchzuführen." CATEL führt weiter CHANTRAINE an, der angibt, daß bei der Durchleuchtung erst Einzelheiten von 7 mm Durchmesser an aufwärts gesehen werden; bei der Aufnahme würden Objekte im allgemeinen erst sichtbar, wenn sie einen Durchmesser von 3,5 mm haben. Die Modellversuche von KROTZ (1953) wären heranzuziehen, der besonders auf die Rolle der Summationswirkung hinweist. Er arbeitete mit folgendem Modell: In einem Becherglas von 500 ml befanden sich in 1%iger wässriger Gelatinelösung 600 kleine Bohnen, die unregelmäßig verteilt waren. Die Darstellung erfolgte nicht mehr, wenn nur 100 Bohnen in der Gelatinelösung vorhanden waren.

TESCHENDORF (1950) schreibt, daß für die Miliartuberkulose kennzeichnend sei, daß sich die Knötchen gleichmäßig über die ganze Lunge verteilen, und daß sie sowohl im Zwerchfellbereich, in der Mitte des Lungenfeldes, als auch in der Lungenspitze nachzuweisen seien. Zu berücksichtigen sei, daß bei der Miliartuberkulose gewöhnlich ein Emphysem auftrete, das auch klinisch als charakteristisch anzusehen sei. „Durch das Emphysem kann eine Reihe von Knötchen oberhalb des Zwerchfells weggeleuchtet werden. Schwächt man aber die Aufnahme in dieser Gegend ab, so kann man stets nachweisen, daß die Knötchen doch gleichmäßig in der Lunge verteilt sind." „Die Knötchen erscheinen um so

größer und weichschattiger, je unschärfer die Technik ist."
Im übrigen ist bei TESCHENDORF die radiologische Literatur zur Miliartuberkulose zusammengefaßt. Die besonderen Probleme der ausheilenden Miliartuberkulose, ihre Verwechslungsmöglichkeiten mit Silikose werden erwähnt. „Exsudative Miliartuberkulosen" können durch Verwendung eines zu groben Brennflecks der Röntgenröhre vorgetäuscht werden (TESCHENDORF).

Röntgendiagnostisch ist ein wichtiger Gesichtspunkt das Verdecken der autochthonen Strukturzeichnung durch die Beherdungen der Lunge. Erst von einer gewissen Dichte der Herde, einem gewissen Summationseffekt an erfolgt diese „Auslöschung" der ortsständigen Struktur (LOBENWEIN-WEINEGG, l.c., NUMBERGER, 1972). Ähnliche Probleme bestehen im übrigen bei der Sarkoidose.

Eine interessante Aufgabe bei der radiologischen Beurteilung der Miliartuberkulose besteht darin, etwaige „Herde" der Ausstreuung zu erfassen. Hier kommen insbesondere vergrößerte Lymphknoten in Betracht, sowohl im Hilus als auch im Mediastinum.

Weiterhin ist zu bedenken, daß zugleich mit der Miliartuberkulose auch extrapulmonale Herde gesetzt und unter Umständen gleichzeitig oder später klinisch manifest werden können.

Nach ZDANSKY (1968) zeigt die akute oder subakute disseminierte Miliartuberkulose das Röntgenbild der kleingetüpfelten Lungenfelder. „Die Tüpfel entsprechen der Schattensummation der filmnahen Lungenherde. Der einzelne miliare Herd liegt jenseits der röntgenologischen Nachweisbarkeit. Die große Masse der unzähligen Herde kommt also nicht zur Darstellung." Die Verteilung sei gleichmäßig, die Größe pflege in kranio-kaudaler Richtung abzunehmen.

Die Heilung der Miliartuberkulose erfolgt über Verkleinerung der Herde, über Verminderung ihrer Zahl zur postmiliaren Fibrose und zum postmiliaren Emphysem. Auch G. SIMON (1971) betont die „Unsichtbarkeit" des Einzelherdes der Miliartuberkulose. Nicht nur die Größe sondern auch die mangelnde Dichte spielen eine Rolle. Die Herde sind nicht zu fassen im Frühstadium, vor Ausbildung einer entsprechenden Gewebsreaktion, und sie sind nicht zu sehen mit Abschluß der Behandlung unter der Wirkung der Tuberkuloseheilmittel. Zum Problem der „Summation" und zur radiologischen Darstellung der Herde insgesamt bezieht sich G. SIMON auf CARSTAIRS (1961), der mit Plastikkugeln sowohl Herd- wie auch kleine Ringschatten erzeugen konnte.

cc) Zur Differentialdiagnose

Hier sei zunächst gesagt, daß es zweifellos „miliare" Lungenbilder gibt, die durch die Gleichmäßigkeit der Ausbreitung in den Lungenfeldern, durch die gleiche „miliare" Größe der Herdchen, die Dichte des Befalls meistens so „typisch" sind, daß bei Kenntnis der klinischen Symptomatik die Diagnose einer Miliartuberkulose ohne weiteres möglich sein wird. Es gibt aber ganz ähnliche Bilder, die erhebliche diagnostische Schwierigkeiten bieten. Ich nenne als Beispiel die Sarkoidose (Abb. 69) oder die Lymphogranulomatose, bei denen allerdings die Vergrößerung der hilären bzw. mediastinalen Lymphknoten auf beiden Seiten für die Diagnose ins Gewicht fällt, oder die feinfleckige (pinhead) Silikose und die miliare Lungenadenomatose. ZEERLEDER (1953) hat zur Differentialdiagnose der radiologischen miliaren Lungenbilder eine ausführliche Darstellung gebracht. Pleuraschwarten, Zustand nach Lipiodolfüllung, miliare Bronchopneumonie bei Sepsis, Masern und Grippe werden ebenso aufgeführt wie Bronchiolitis obliterans, Sarkoidose, Bangsche Erkrankung, Psittakose, M. Hodgkin, Pilzerkrankung, Schistosomiasis, Pneumokoniosen, Lungenzirrhose, Speicherkrankheiten, Lungenödem, Stauungslunge, Periarteriitis nodosa, hämorrhagische Diathesen, leukämische Infiltrationen sowie Lymphangiosis carcinomatosa bzw. miliare Karzinose (s. Tabelle 13 u. 23) oder Zustand nach Lymphographie. – An die Kombination von Tuberkulose mit anderen Grundleiden, etwa Miliartuberkulose bei Silikose, wäre durchaus zu denken (JINDRICHOVA, 1968).

G. SIMON nennt zur Differentialdiagnose der Miliartuberkulose Veränderungen bei akuter Histoplasmose, akuter Viruspneumonie, M. Gaucher (im Kindesalter), Xanthomatose (Histozytosis X), gewisse Pneumokoniosen, idiopathische Hämosiderosen, Hämosiderose bei Mitralstenose, Periarteriitis, tropische Eosinophilie, Folgen inhalierter Antigene.

In übersichtlicher Form gehen FRASER und PARÉ (1970) auf die Differentialdiagnose der nodulären mikro- oder retikulonodulären Veränderungen ein. Bei den infektiösen Ursachen werden, neben dem Mycobacterium tuberculosis, Pilze (Coccidioides immitis, Histoplasmose, Blastomyzeten), Viren, Parasiten (Schistosomiasis und Filariasis) genannt. Unter den neoplastischen Ursachen finden sich das Alveolarzellkarzinom bzw. die Lungenadenomatose,

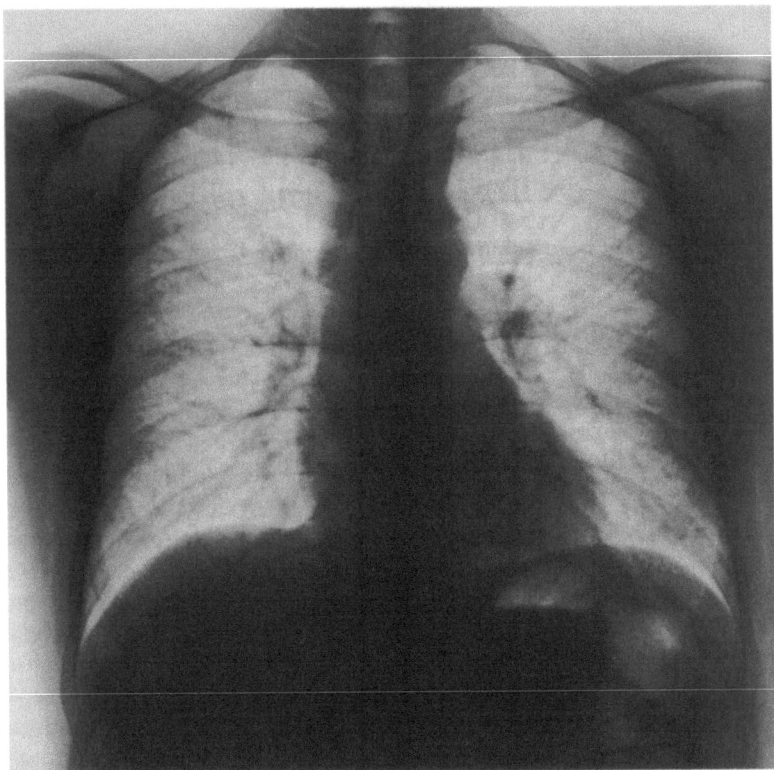

Abb. 69. K., Friedrich, 21 Jahre. Sarkoidose, durch Mediastinoskopie gesichert. Röntgenologisch und auch histologisch oft nicht von einer Miliartuberkulose abzugrenzen. Ein Hinweis ist die positive Tuberkulinreaktion (hier negativ) sowie der Nachweis von säurefesten Stäbchen im Gewebe

die Lymphangiosis carcinomatosa, der M.Hodgkin, das Lymphosarkom sowie die Leukämie. Unter den thromboembolischen Ursachen wird vor allem die Ansammlung von öligen Kontrastmitteln, zum Beispiel nach Lymphographie, genannt. Bei den kardio-vaskulären Ursachen ist an das interstitielle Lungenödem, die Pulmonalfibrose als Folge der pulmonalen Hypertension sowie an die Hämosiderose und die Lungenstauung zu denken. Unter „immunologischen Reaktionen" sind die Sklerodermie, die rheumatischen Erkrankungen, die Dermatomyositis, das Sjögren-Syndrom, die Makroglobulinämie sowie, als pars pro toto, die Nitrofurantoinlunge zu nennen. Als „inhalationsbedingt" werden die exogenen allergischen Parenchymreaktionen, wie beispielsweise bei der Farmerlunge und ähnlichen Reaktionen, zusammengefaßt. Inerte Staubablagerungen sind zu nennen sowie die Silikose, die Asbestose, die Siderose, die Beryllose, die Aluminiumlunge sowie Niederschläge von Zinn und Barium. Bei den Bronchiolitiden sind die Bronchiolitis, die Mukoviszidose, bei den „idiopathischen" Lungenkrankheiten die Sarkoidose, die interstitielle Fibrose, Histiozytose, die idiopathische Lungenhämosiderose, die interstitielle Pneumonie, die Desquamativpneumonie, die Lungenmyomatose, die Amyloidose sowie die Schädigung durch Sauerstoff in den Kreis der Überlegungen aufzunehmen.

Es zeigt sich damit, daß die Besprechung der Miliartuberkulose weit über den gesteckten Rahmen hinaus geht. Es kann sich um ein radiologisch sehr vieldeutiges Bild handeln, das durch den Zusammenhang mit der Klinik eingeengt werden muß. Wichtig ist, daß der Radiologe, der ein Bild in die Hand bekommt, das einer Miliartuberkulose entsprechen könnte, unverzüglich handelt, damit kein Augenblick für die Einleitung der Therapie versäumt wird.

Bei der Miliartuberkulose mit Meningitis kommt es zu einer Restitutio ad integrum, auch bei alten Menschen, bei schwersten Befunden, wenn die Therapie unverzüglich eingeleitet wird. Es besteht keine Notwendigkeit, mit ihr so lange zu warten, bis die Diagnose erhärtet ist. Auf die klinische Bestätigung zu warten, wäre falsch, wenn der radiologische und klinische *Verdacht* ausreichend groß ist.

c) Die „hämatogenen Tuberkulosen" allgemein

Die hämatogene Tuberkulose ist der Oberbegriff, in dem sich die Miliartuberkulose, die dis-

Die „hämatogenen Tuberkulosen" allgemein

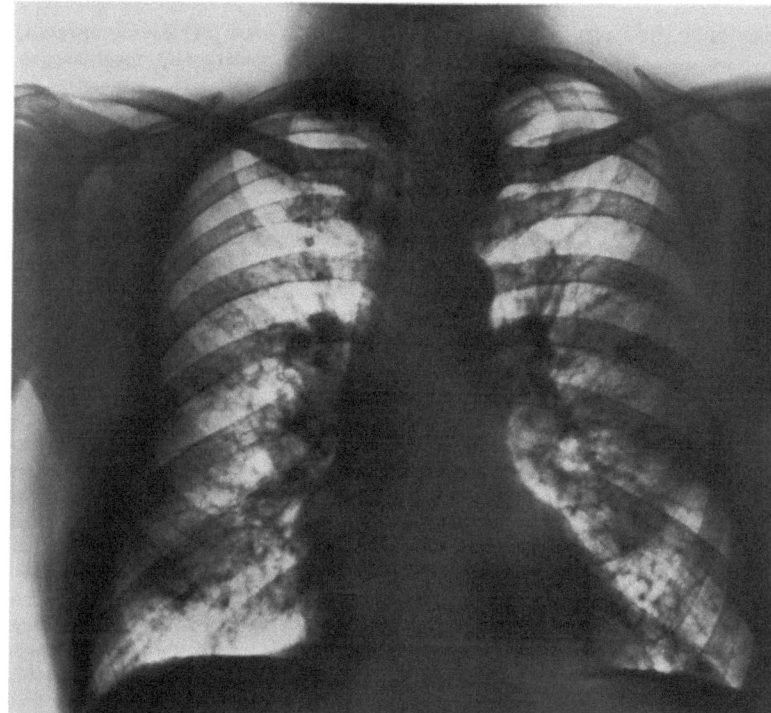

Abb. 70 a—d. „Die Vieldeutigkeit der fleckig-netzigen Lungenzeichnung".
L., Hermann, 42 Jahre

Abb. 70 a. Die Lungenübersichtsaufnahme zeigt reichlich fleckig-netzige Zeichnung in allen Lungenabschnitten

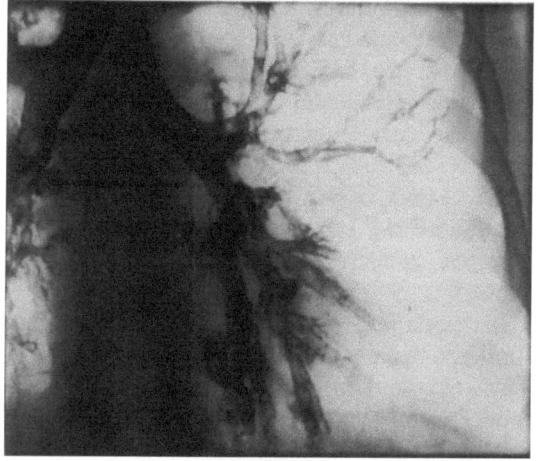

(b)

Abb. 70 b—d. Die Bronchogramme zeigen sehr ausgedehnte Bronchiektasenbildungen in beiden Lungen

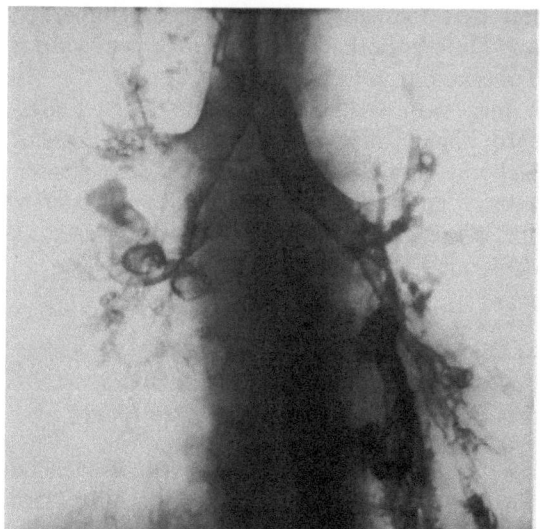

(c)

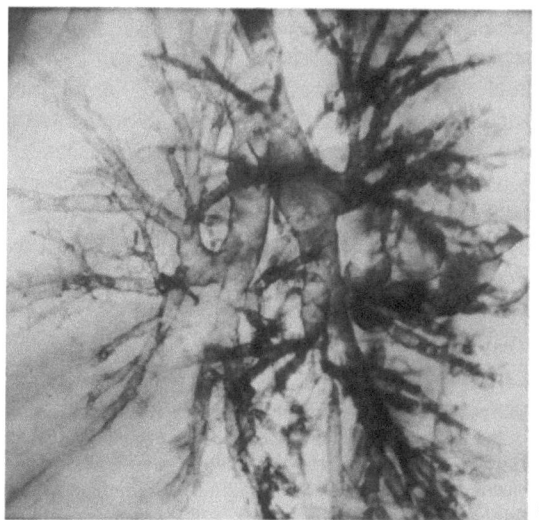

(d)

krete hämatogene Streuung, aber auch die Fernstreuung, die Metastasensetzung in anderen Organen subsummieren läßt. Mit zunehmender Entfernung vom klassischen Bild der Miliartuberkulose wird die pathogenetische Einordnung schwieriger und zufälliger.

Wir nehmen an, daß gröberes oder feineres Korn der Herde, die Gleichmäßigkeit der Verteilung der Herde, die Bilateralität der Veränderungen, der gleichzeitige Nachweis von Herden in anderen Organen, insbesondere in der Leber oder Bronchialschleimhaut, Hinweise auf eine hämatogene Streuung sein könnten. Alle anderen Kriterien gelten wie für die Miliartuberkulose. Beiträge dazu von CATEL, UEHLINGER, PAGEL, SIMMONDS und NASSAU sind bereits früher genannt worden. Die Zusammenfassung des Wissensstandes bei PAGEL (1933) bringt auch heute noch wertvolle Hinweise. Von radiologischer Seite ist von Bedeutung, daß die Herde oft sehr zart sein können, schwer zu erkennen. Vor allem in früheren Jahrzehnten, bei der Röntgendurchleuchtung in Fürsorgestellen waren diese Befunde eine ständige Sorge der Fürsorgeärzte. Abb. 70 möge hier als Beitrag zur Differentialdiagnose dienen.

4. Die Formen der „Lungentuberkulose im engeren Sinne"

a) Einleitung, Terminologie, Umriß des Themas

Hier soll davon gesprochen werden, was in den Lehrbüchern als „postprimäre Lungentuberkulose" oder „Reinfektionstuberkulose", „sekundäre Tuberkulose", Tuberkulose vom „Erwachsenentyp", „phthisische Entwicklung" oder auch als „chronische Tuberkulose" bezeichnet wird. Es handelt sich bei dieser Nomenklatur um eine „Konvention", die der Vielfalt der Kombinationen, der Unsicherheit der pathogenetischen Beurteilung, aber auch der Unsicherheit des „pathologisch-anatomisch-qualitativen Begriffes" nicht gerecht wird, die jedoch jahrzehntelang die gegenseitige Verständigung mehr oder minder erleichtert hat.

Die Problematik der Einteilung dieses Kapitels geht beispielsweise aus der Inhaltsübersicht von ZDANSKY hervor: „Die Lungenphthise wird eingeteilt in das sogenannte Frühinfiltrat, das sogenannte Spätinfiltrat, die akute käsige Pneumonie und schließlich in Spät- und Endphasen der chronischen Lungentuberkulose." Pathogenetische Gesichtspunkte stehen bei UEHLINGER (1973) im Vordergrund: Phthisische Entwicklung des Primärherdes, subprimäre Initialherde,
phthisische Entwicklung der Bronchustuberkulose,
phthisische Entwicklung der Sekundärinfiltrierung,
phthisische Entwicklung des Frühinfiltrates,
phthisische Entwicklung des tuberkulösen Rundherdes,
phthisische Entwicklung hämatogener Lungenspitzenmetastasen, einschließlich der postpleuritischen Phthisis,
phthisische Entwicklung disseminierter hämatogener Lungenmetastasen.

Hierbei sind durchaus zweckmäßige Ansätze gegeben. Im individuellen Entscheidungsfall sind sie freilich nur zum Teil realisierbar.

Eine zweifellos wichtige Einteilungsmöglichkeit wäre die nach klinischer Gutartigkeit bzw. Bösartigkeit. Hier bestehen insofern Schwierigkeiten, als die Vorhersage einen großen Unsicherheitsbereich aufweist. Insbesondere haben sich die Verhältnisse schwierig gestaltet, da früher gutartig zu bezeichnende Prozesse gegenwärtig anders beurteilt werden, weil sie oft auf die medikamentöse Behandlung nicht gut ansprechen. Andererseits sind früher tödliche Tuberkulosen, etwa die Phthisen der jungen Menschen, auch wenn sie ausgedehnt sind, besonders gut beeinflußbar. Das hängt mit der bakteriologischen Problematik und dem Wirkungsmechanismus der antituberkulösen Medikamente zusammen.

Wir werden dieses Kapitel so in Angriff nehmen, daß zunächst die tuberkulöse Grundläsion, bzw. die radiologisch erfaßte Grunderscheinung besprochen wird. Danach folgen Demonstrationen zu den einzelnen „Ausdehnungsgraden", die freilich nicht mit Entwicklungsstadien identisch zu sein brauchen. Diese quantitative Einteilung geht vom invisiblen Herd zum geringen, mittleren und weit fortgeschrittenen Prozeß.

In den danach folgenden Kapiteln werden Besonderheiten des Wirtes, insbesondere Besonderheiten der Lebensalter gestreift, danach Besonderheiten des „Terrains": Besonderheiten der Lunge, in der sich die Tuberkulose etabliert, mit den Gesichtspunkten der Erkennbarkeit und Differenzierbarkeit; Sonderformen, wie das Tuberkulom, folgen.

Insgesamt stellt die benutzte Darstellungsform einen Rückschritt auf Quantitatives dar. Sicherheit des Urteils, Möglichkeit des gegenseitigen Verständnisses wird den differenzierteren, spezialisierteren, aber auch weniger sicher zu deutenden Kriterien vorgezogen.

b) Die Bausteine des komplexen röntgenologischen Bildes der „Lungentuberkulose im engeren Sinne"

Bei den einzelnen Kapiteln wird sehr eingehend darüber zu sprechen sein, wie der einzelne Herd beschaffen ist. Die „klassische Phthisiologie" hat diesem Aspekt, der qualitativen Analyse von Schatten im Röntgenbild, die Arbeit von Generationen gewidmet, insbesondere bei den wenig ausgedehnten Formen der Tuberkulose. Die Möglichkeit der „Qualitätsdiagnose" war bereits in einem früheren Kapitel in Zweifel gezogen worden. Was wirklich interessiert, ist Prognose des Herdes und Abschätzung der Beeinflußbarkeit durch Medikamente, die Beantwortung der Frage, ob die Diagnose „Tuberkulose" über jeden Zweifel sicher ist und ob es sich *nur* um spezifische Veränderungen handelt oder ob ein unspezifisches „Bildelement" mitwirkt. Für eine Beschränkung in den qualitativen Aussagen spricht sich HUEBSCHMANN (1956) klar aus: „Man diagnostiziere nach der Größe der Einzelherde, nämlich miliare, azinöse und lobuläre und nach ihrer Menge und Verteilung in den Lungen." Die grundsätzliche Trennung in „exsudativen Herd" und „produktiven Herd" ist im Röntgenbild schwierig. Sie ist darüber hinaus grundsätzlich sehr oft nicht möglich. Wiederum ist HUEBSCHMANN (1952) zu zitieren: „... wir müssen in einem Entzündungsprozeß zwei Stadien von einander unterscheiden: Das exsudative Stadium mit Hyperämie, Leukozyten und Makrophagen und das produktive Stadium mit Lymphozyten und dem neu entstandenen (produzierten) Granulationsgewebe. Aber diese beiden Stadien sind bei den verschiedenen Entzündungsprozessen, insbesondere aber bei den auf infektiösen Einwirkungen beruhenden, zeitlich nicht gegeneinander begrenzt, sondern greifen vielfach ineinander, da während des produktiven Stadiums aufgrund besonders der infektiösen Einwirkungen immer wieder neue Schübe von Exsudationen eintreten können. Rein ist das exsudative Stadium nur im Beginn und das produktive Stadium nur am Ende des Prozesses ..." Mit dieser Problematik setzen sich REDEKER und WALTER 1929 auseinander: Die Probleme sind auch mit Verbesserung der Qualität der Röntgenbilder, auch mit der zeitweilig sehr großen Möglichkeit bioptischer Kontrollen nicht einfacher geworden. Es ist selbstverständlich, daß wir mit jedem Röntgenbild eine *pathologisch-anatomische Vorstellung* verbinden. Inwieweit sie richtig ist, ist jeweils eine offene Frage. LANDMANN (1960) äußert sich hierzu wie folgt: „Dichtere infiltrative Verschattungen im Röntgenbild entsprechen bei gleichem Aussehen häufig sehr unterschiedlichen pathologisch-anatomischen Strukturen."

So beschränkt sich auch HIRSCH (1957) im wesentlichen auf quantitative, morphologische Kriterien, indem er einteilt in vorwiegend grobfleckige Veränderungen, feinfleckige Veränderungen, streifige Veränderungen, Rundherde, flächenhafte Veränderungen und Hohlraumbildungen. Schließlich werden noch einige Spezialformen aufgeführt.

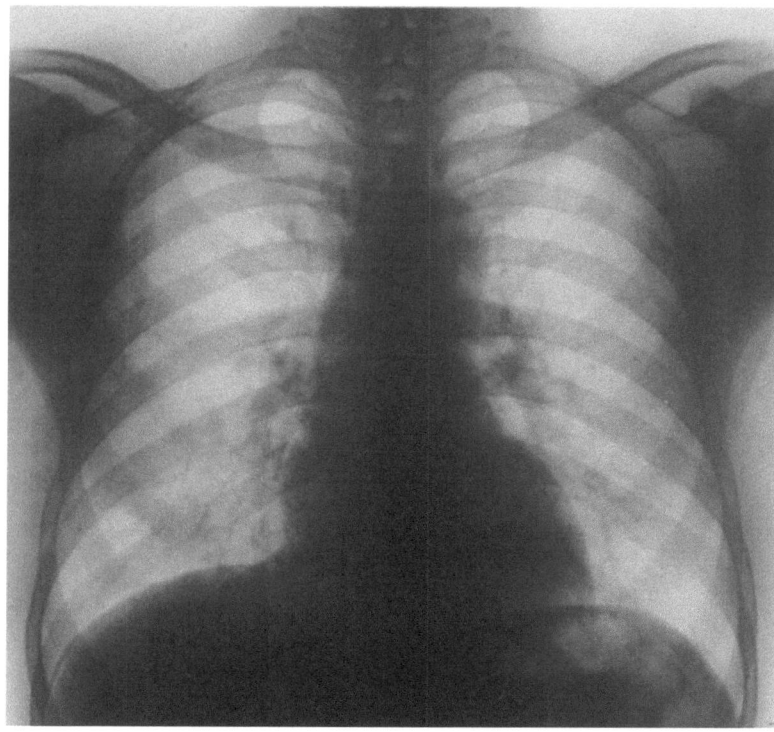

Abb. 71. Y., Halit, 41 Jahre. „Produktive Herde im rechten Mittelfeld". Thoraxübersichtsaufnahme: unsichere, „verwaschene" Trübungen im rechten Mittel-Unterfeld; fragliche Zeichnungsvermehrung auch links. Unsicher deutbarer Hüftgelenksbefund. Offene Lungenbiopsie. Histologischer Befund: „Azinös-nodöse Tuberkulose mit älteren abgekapselten, käsigen, nekrotischen Herden sowie zahlreichen produktiven Tuberkeln in Form unterschiedlich großer Knötchen. Außerdem Schleimhauttuberkulose der Bronchien." (Prof. LANGER, Krankenhaus Schwabing der Stadt München)

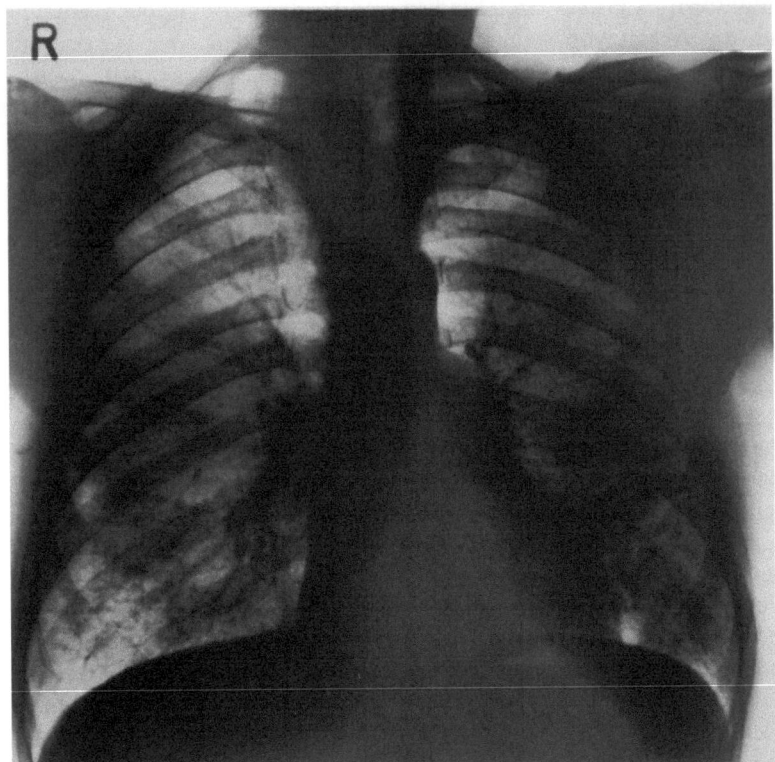

Abb. 72a—e. N., Josef, 70 Jahre. Entstehung einer käsigen Pneumonie; Sektionsfall

Abb. 72a. Aufnahme vom 15.9.1970: Kurzzeitige Behandlung wegen einer „Pneumonie" in auswärtigem Krankenhaus

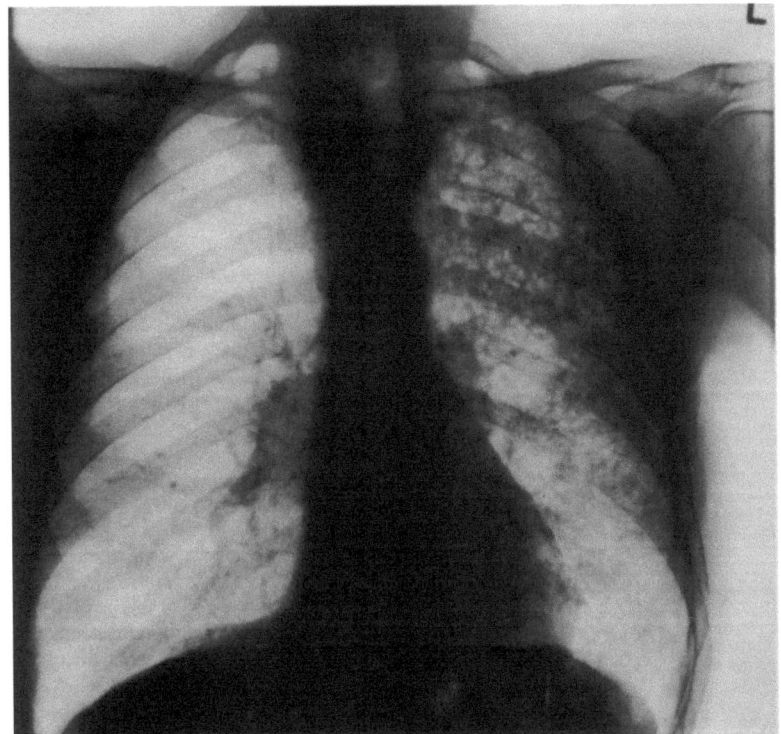

Abb. 72b. 1 Jahr später: Sehr ausgedehnte Durchsetzung der linken Lunge mit Wabenbildungen (8.9.71)

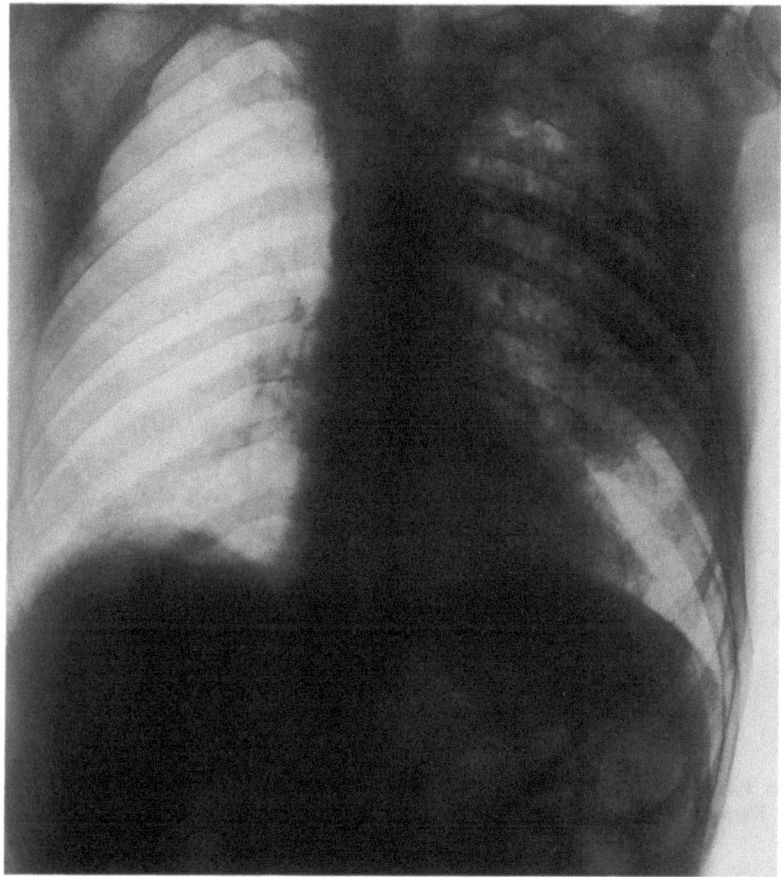

Abb. 72c. 15.9.71: Konfluenz der Herde

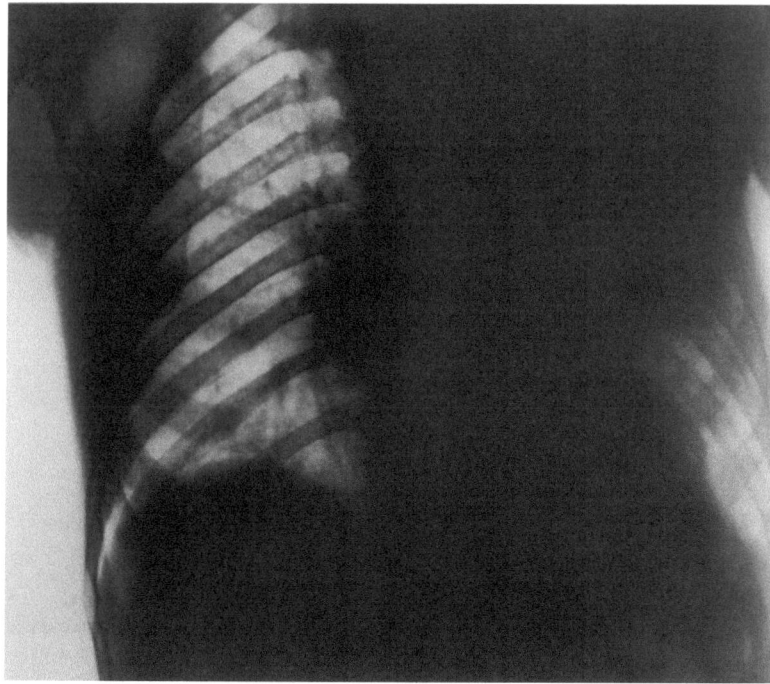

Abb. 72d. 20.9.71: „Homogene" Abschattung des linken Obermittelfeldes. Verlagerung des Mediastinums zur erkrankten Seite. Gleichzeitig Pankreasfibrose, chronische Hepatitis und Aortenklappen-Endokarditis

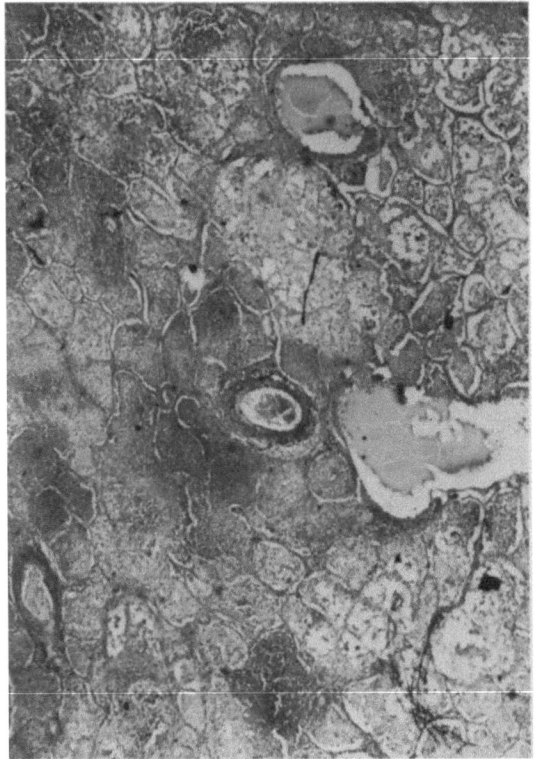

Abb. 72e. Exsudativer tuberkulöser Prozeß: käsig-gelatinöse Pneumonie mit Bildung von Kernschutt (Zentrum)

Der Rückzug auf formale Bedingungen, bzw. die Beschränkung auf formale Gruppierungen ist bei KUTSCHERA-AICHBERGER (1949) deutlich; konsequent durchgeführt bei G. SIMON (1971) mit Beschreibung homogener Schatten, linearer Schatten, Gruppierung nach Schattenintensität bzw. vermehrter Transparenz. Bei FRASER und PARÉ (1970) sind die entsprechenden *„ideomorphologischen bzw. homoiomorphologischen Gruppen"* zusammengefaßt, ohne Rücksicht auf Ätiologie, viel weniger noch mit Rücksicht auf Qualitätsdifferenzen bei gleicher Ätiologie.

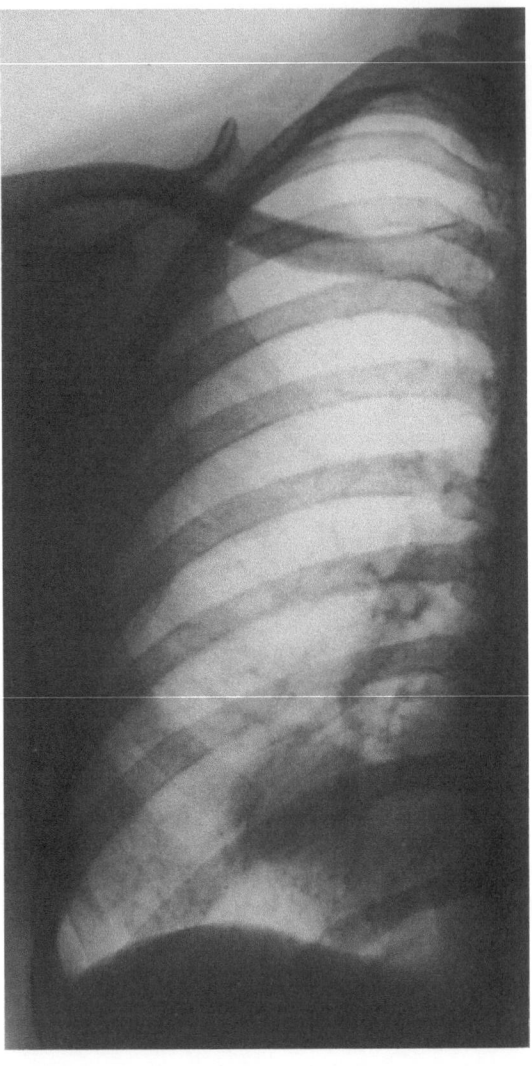

Abb. 73a u. b. P., Anneliese, 31 Jahre. Älterer käsig-pneumonischer Prozeß

Abb. 73a. Umschriebener Verschattungsbezirk, 4 × 4 cm, gut abgegrenzt, im rechten Unterfeld

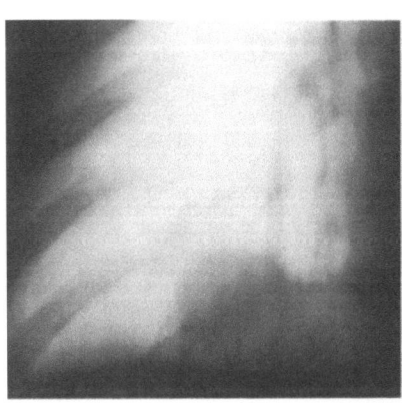
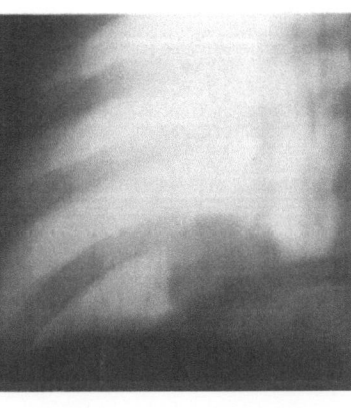

Abb. 73b. Schichtaufnahmen: Relativ homogener Herd, gut abgesetzt. Unterlappenresektion: „Reste einer käsigen Pneumonie mit noch schattenhaft erkennbarem Lungengerüst." Sekundäre Nekrose, breiter epitheloidzelliger Saum, darauf folgen schmale Zonen vernarbten Lungengewebes. Umschriebene Pleuratuberkulose über dem Herd

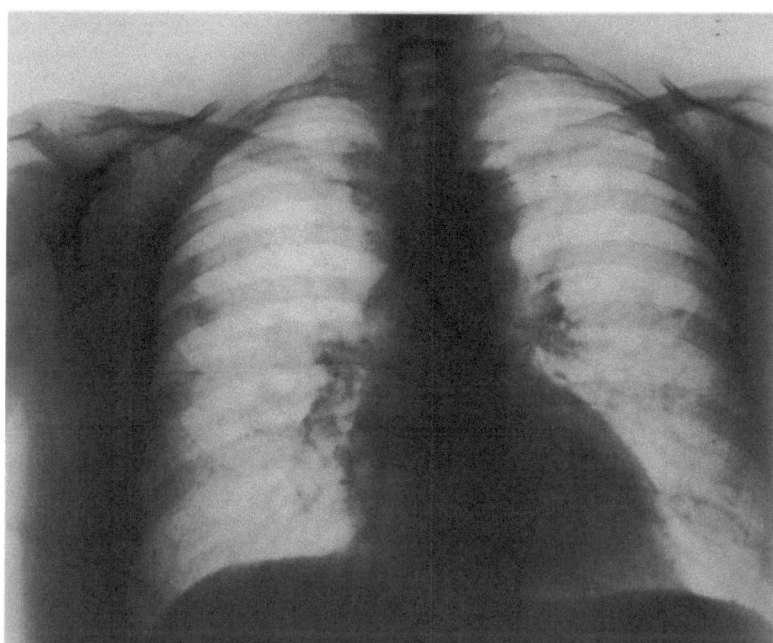

Abb. 74. Mehrfache Lungenrundherde: Verdacht auf Tumormetastasen. Histologisch: Frischere käsig-pneumonische Tuberkuloseherde (offene Lungenbiopsie)

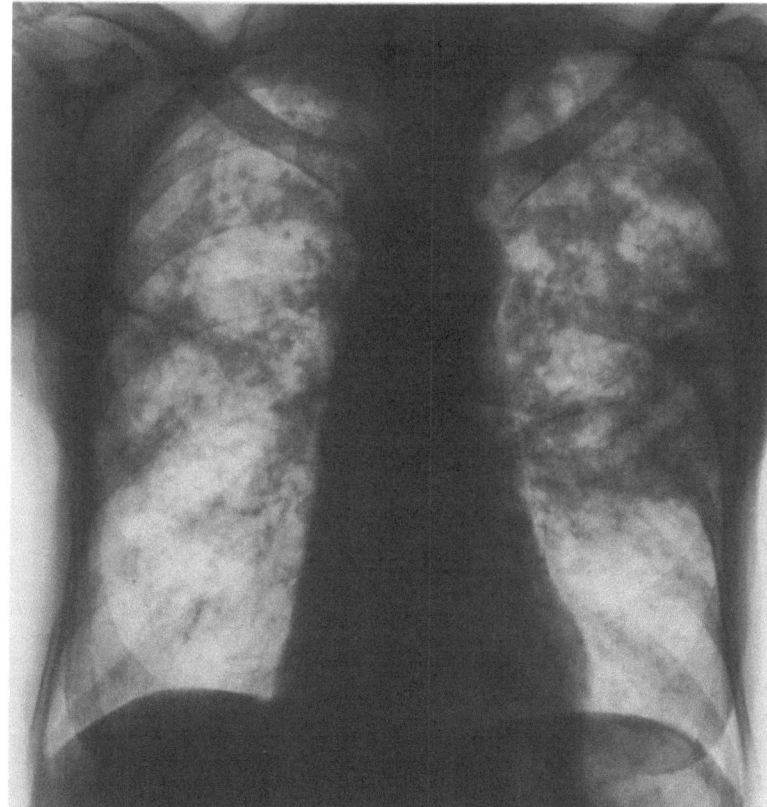

Abb. 75a—d. Ausgedehnte Tuberkulose. Beispiel für gleichzeitige ältere und frischere Herde (Sektionsfall)

Abb. 75a. Lungenübersichtsaufnahme: Ausgedehnte Herdsetzungen in beiden Lungen mit Kavernenbildung. (Aufnahme vom 8.3.73; Tod nach Lungenembolie am 27.3.73)

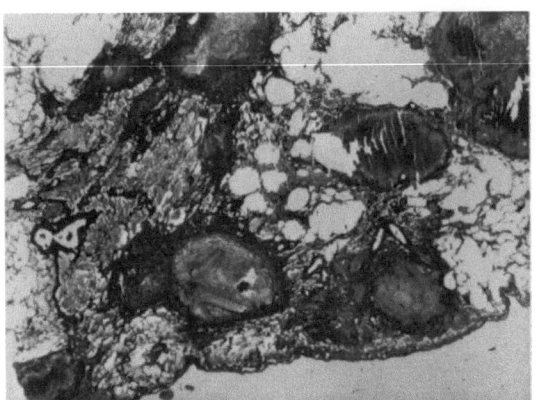

Abb. 75b. Histologie: Alte und frische Herde subpleural. Ein Teil der Herde mit frischem Granulationsgewebe; rechts im Bilde fibrös abgekapselter Herd

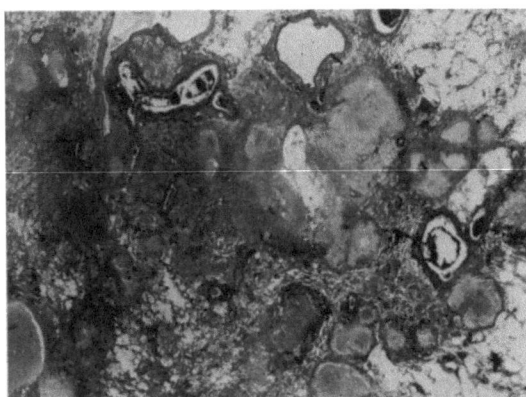

Abb. 75c. Frisch verkäsender Herd im Bildzentrum; daneben ältere Herde

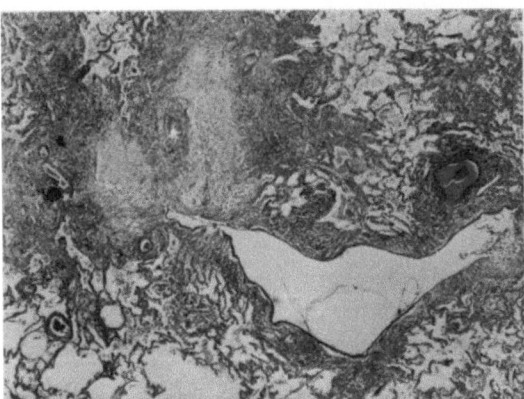

Abb. 75d. Frische produktive Herde; sekundäre Nekrose mit Einschmelzung in unmittelbarem Kontakt zu einem Bronchiolus

Die Grundlagen des zusammengesetzten Röntgenbildes sind Flecken verschiedener Größe, flächige Schatten, streifige Schatten und Ringschatten; hinzu kommen Belüftungsstörungen, Durchblutungsstörungen, Überlagerungen, Verziehungen. Ihre Wahrnehmung und Beschreibung ist die Aufgabe des Radiologen; die andere Aufgabe, die Art und Qualität des Schattens zu benennen, ist sehr oft ein komplexer Entscheidungsvorgang. Einige Beispiele mögen das Gesagte belegen:

In Abb. 71 wird das Röntgenbild des mehr oder minder typischen „produktiven Herdes" gebracht (offene Lungenbiopsie).

Abb. 72 gibt eine käsige Pneumonie mit Kernschuttbildung wieder. Die Abbildung zeigt auch, wie zufällig die Diagnose „Tuberkulose" die „Gesamtmenge" des individuellen Krankheitskomplexes betrifft, wenn eine Pankreasfibrose, eine chronische Hepatitis und eine Aortenklappenendokarditis bei einem 70jährigen Mann zum tödlichen Ausgang zusammenwirken, sich gegenseitig beeinflussend.

Ein weiteres Beispiel einer tuberkulösen Pneumonie gibt Abb. 73 wieder.

Käsige Herde, etwa an Hypernephrommetastasen erinnernd, zeigt Abb. 74.

Gemischte Herde, teils älter, teils frisch, zeigen die histologischen Bilder der Abb. 75.

c) Die „invisible Tuberkulose"

Bei der Miliartuberkulose, bei der Sepsis tuberculosa, waren wir auf die grundsätzliche Darstellungsfähigkeit feinster Herdbefunde eingegangen. Die Wahrnehmbarkeit kleiner Herde ist davon abhängig, wo sie liegen, wie dicht sie stehen, wie groß ihre „Dichte" ist. Das Problem der „invisiblen Herde" *kann reduziert werden auf*

mangelnde Größe
mangelnde Qualität („Dichte")
mangelnde Zahl (Summationsnotwendigkeit für Darstellbarkeit)
mangelhafte Differenzierungsmöglichkeit (gleichzeitig bestehende andere Veränderungen, pleural oder pulmonal)
ungünstige Terrainbeschaffenheit (Lungenemphysem, „Überstrahlung" von Herden).

Wir haben bei dem Kapitel „Miliartuberkulose" auf diese Probleme hingewiesen. Es gibt einen „grauen Bereich", in dem mit radiologischen Mitteln allein nicht entschieden werden kann, ob die Grenzen des Normalen überschritten sind. Der Faktor „Zeit" spielt eine Rolle, beispielsweise bei der Miliartuberkulose, wo Herde erst Tage, selbst Wochen nach dem Auftreten erster klinischer Symptome sichtbar werden können. Der Faktor „Zeit" ist auch insofern wichtig, als die Verlaufsbeobachtung Regression oder Progression beurteilen läßt.

Bei den Möglichkeiten einer verbesserten Darstellbarkeit insgesamt ist auf die Kapitel zur Technik zu verweisen.

Die „invisible Tuberkulose"

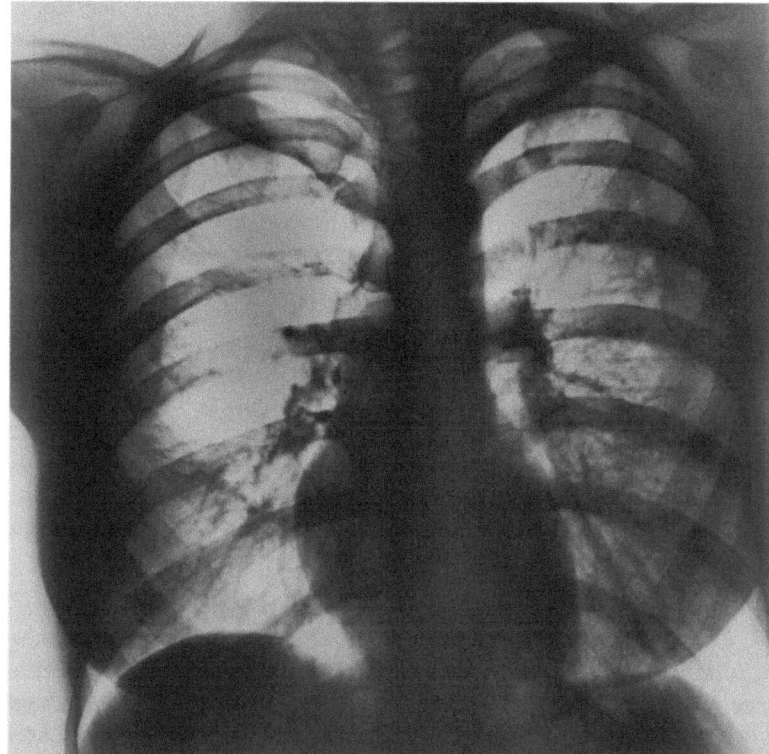

Abb. 76a u. b. R., Christa, 21 Jahre. Pflichtuntersuchung einer ausländischen „Arbeitnehmerin"

Abb. 76a. Untersuchung vom 21.8.72: Auf der vorliegenden Aufnahme kein sicher verwertbarer Befund

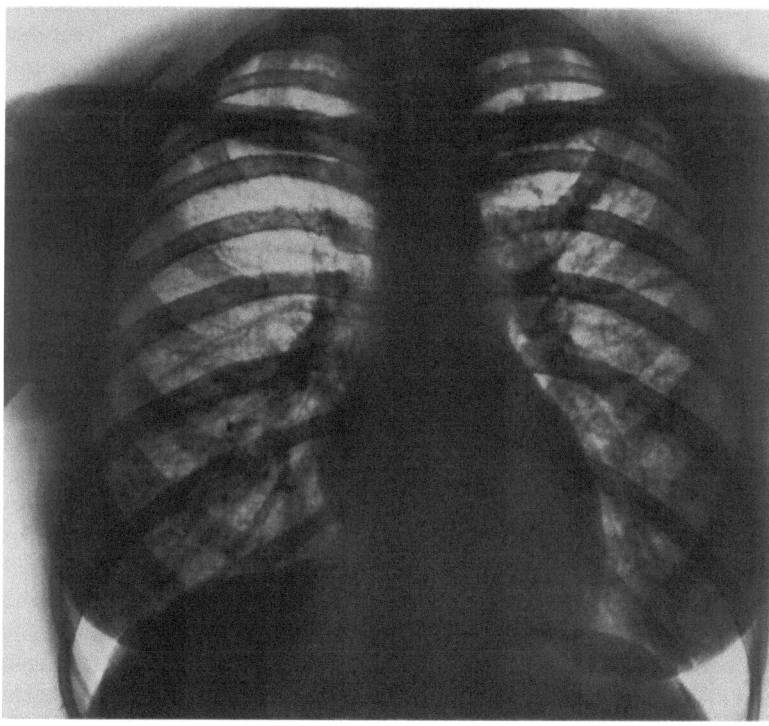

Abb. 76b. Aufnahme vom 2.11.72: Doppelseitiger Prozeß mit Ausscheidung von Tuberkulosebakterien

Hartstrahltechnik, gezielte Aufnahmen, Aufnahmen in a-p-Strahlengang, besondere Einstellungen mit Dislokation der Schlüsselbeine, Schichtbilder in verschiedenen Ebenen wie Aufnahmen in schrägen Durchmessern können zusätzlich zur Durchleuchtung Informationen bringen. Daß nur eine technisch einwandfreie Thoraxaufnahme die Beurteilung zuläßt, ob ein Lungenprozeß vorliegt oder nicht, scheint selbstverständlich zu sein, ist es jedoch nicht immer, wie Abb. 76 zeigt.

Objektive Grenzen der Wahrnehmbarkeit, Ungunst der Lage und subjektive Momente spielen für den Komplex „invisible oder nicht gesehene Tuberkulosen der Lunge" eine Rolle. Auf die Studien von NEWELL und GARNEAU (1951), SPRATT et al. (1963), RESINK (1949), GREENING und PENDERGRASS (1954), BEILIN, FINK und LESLIE (1951) sowie GOLDMEIER (1965) sei verwiesen. Es steht außer Zweifel, daß Herde bis zu 2 cm auch retrospektiv übersehen werden können, bzw. sich nicht dargestellt finden. Besonders schwierig ist die Interpretation von Befunden, die nahe der Konvexität an der Peripherie bzw. auch paramediastinal liegen. Es gibt Grenzbezirke im Bereich der retikulären und fibrösen Zeichnung, auch im Bereich von lockeren Einzelherden, in denen eine Entscheidung nicht möglich ist.

d) Die wenig ausgedehnten Befunde bei der Tuberkulose der Lunge

aa) Definition; Bedeutung der gering ausgedehnten Befunde

Die Beschreibung der Lungentuberkulose nach einem größeren oder geringeren Grad der Ausdehnung stellt eine „Organisationshilfe" dar. Die Begriffe sind angelehnt an die *„Diagnostic Standards",* Ausgabe von 1969. Der Gebrauch des Begriffes „advanced" „fortgeschritten" wird im Deutschen wohl besser ersetzt durch „ausgedehnt", um die begriffliche Identifizierung von „Ausdehnung" und „Fortschreiten in der Zeit" zu vermeiden. (Ich verweise auf das Eingangskapitel dieses Beitrages, in dem die einzelnen Einteilungsschemata gebracht worden sind.) „Gering ausgedehnt", „minimal" heißt: „die Gesamtausdehnung soll nicht größer sein als einem Felde entspricht, das das Spitzenoberfeld bis zur zweiten Rippe einnimmt. Kavernen sollen dabei fehlen. Der Prozeß soll nicht sehr dicht, nicht sehr homogen sein." Es soll damit ausgeschlossen werden, daß es sich um eine beispielsweise akute, schwere käsige Pneumonie im klinischen Sinn handelt.

Im übrigen wird auf die Bedeutung der „gering ausgedehnten Befunde" in einem späteren Kapitel noch eingegangen; dabei werden vor allem die Fragen der prospektiven Bedeutung dieser Herde besprochen werden: im Rahmen der Exazerbation, des Rezidivs, des Schubs.

„Gering ausgedehnte Tuberkulose" heißt keinesfalls „frühe Tuberkulose" oder „beginnende Tuberkulose", auch ganz sicher nicht, daß es sich um eine aktive oder inaktive, eine zu gutartigem oder progredientem Verlauf tendierende Läsion handelt. Es handelt sich vielmehr um eine Schachtel, in der sich ein inhomogenes Material befindet, das umschritten wird mit gängigen Ausdrücken, wie „gesunder Befundträger", Reinfiltrat, Spitzentuberkulose, Spitzenbronchitis, Nachschubinfiltrat, Spätfiltrat, Initialherde oder aber auch Simonsche Herde, Puhlsche Herde und Ghonscher Herd. Jedenfalls ist damit kein *Zeitfaktor* und keine *klinische Wertigkeit* verbunden. Hier gelten Formulierungen von DOUGLAS und PINNER aus dem Jahre 1945:

„Der rasche Beginn einer Lungentuberkulose ist nicht weniger häufig als ein schleichender Beginn.
Die Spitzenbeteiligung ist nicht charakteristisch für die beginnende Tuberkulose; sie findet sich jedoch häufig nach den ersten Erscheinungen.
Die Ausdehnung einer Läsion bedeutet keine direkte Beziehung zur Dauer der Erkrankung, und die Mehrzahl der Erkrankungen schreitet zu einem ausgedehnten Stadium innerhalb des ersten halben Jahres fort. Kavernenbildung ist keine Späterscheinung; sie findet sich gleich häufig in jedem Stadium der Erkrankung."

Als vorgezogene Nutzanwendung, Entscheidungshilfe, ist zu sagen, daß die Ausdehnung eines sich im Röntgenbild vorfindenden Befundes nichts über seine prospektive Potenz sagt (Abb. 77). Die röntgentechnischen Zufälligkeiten, die einen Herd hart oder weich, wohl begrenzt oder unscharf, regulär oder irregulär erscheinen lassen, sind größer als man gerne bei unserem fortgeschrittenen Stande der Technik gelten lassen möchte. Wir sehen oft sehr lange Verläufe von Tuberkulosen bei Gutachten: Dabei stehen uns nicht selten Röntgenbilder bis 1945 zur Verfügung. Der Wandel im „Eindruck" von Bild zu Bild ist immer wieder überraschend; Fehlinterpretationen ist Tür und Tor geöffnet.

Für das Gesamtproblem der „minimalen Lungentuberkulose" ist der Verhandlungsbericht der Deutschen Tuberkulosetagung von 1960 wichtig. WURM geht dabei darauf ein, daß die „minimalen Herdbildungen" seit Jahren ein wesentliches Problem der deutschen Tuberkuloseforschung waren. Die Schürmannsche Formulierung „postprimäre Herdbildung" gibt hier wohl den breitesten Grund, alle möglichen Formen zu decken. Pathologisch-anatomisch sind es Erstherde, Exazerbation, Folgen von Lymphknoteneinbrüchen, möglicherweise auch Herde nach Infektionen von außen, vielleicht auch „perifokale Entzündungen". Die minimale Spitzentuberkulose, die feinkörnigen produktiven Streuherdchen mit dem Bild der „Miliaris discreta" NEUMANN's, der nachfolgenden „Fibrosa densa", die atelektatischen Spitzennarben werden hier subsummiert. WURM geht dabei auf die Berichte von CANETTI (1959), FISCHER (1956)

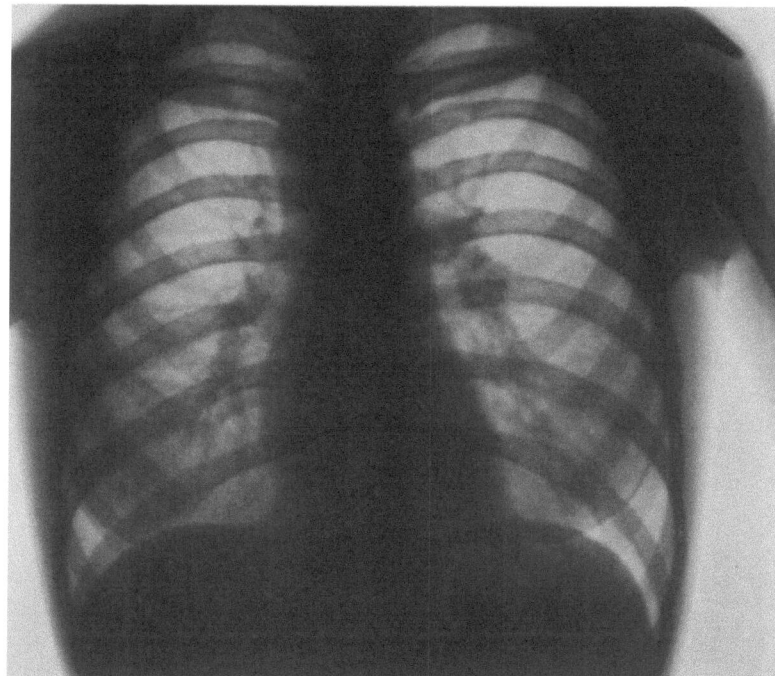

Abb. 77a—f. E., Therese, 17 Jahre. „Langsame Entwicklung einer Tuberkulose"

Abb. 77a. 29.7.69: (Schirmbild): Vergrößerung paramediastinaler Lymphknoten rechts; fragliche Lymphknotenvergrößerung im Bereich des linken Hilus

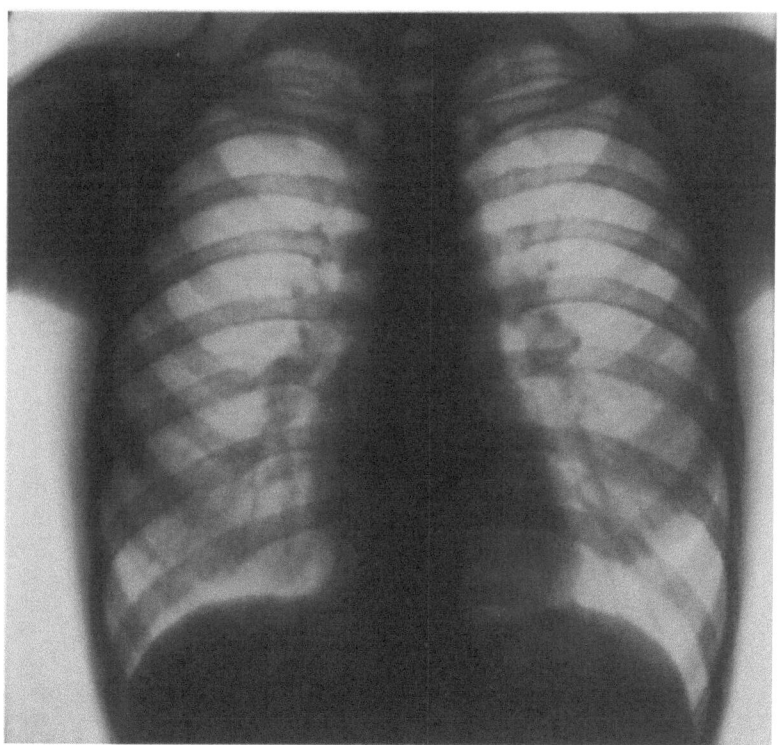

Abb. 77b. 8.7.71 (Schirmbild): Rückgang des Befundes

und auf die klassischen Darstellungen MEDLARS (1955), auf ROULET (1939) und auf P.G. SCHMIDT (1959) ein. Bei gleicher Gelegenheit – Deutscher Tuberkulosekongreß 1960 – hat SCHAICH (1961) sich mit dem Problem befaßt. Er berichtet über die Identität der Turbanschen Einteilung von 1899 mit den Diagnostic Standards. Eine Kreisbahn hat sich damit geschlossen, die über ASSMANN (1925), SIMON, REDEKER (1930), BRAEUNING (1939), LÖSCHCKE und KREMER wieder letztlich zu TURBAN zurückführt. STECKEN weist als Radiologe darauf hin, daß

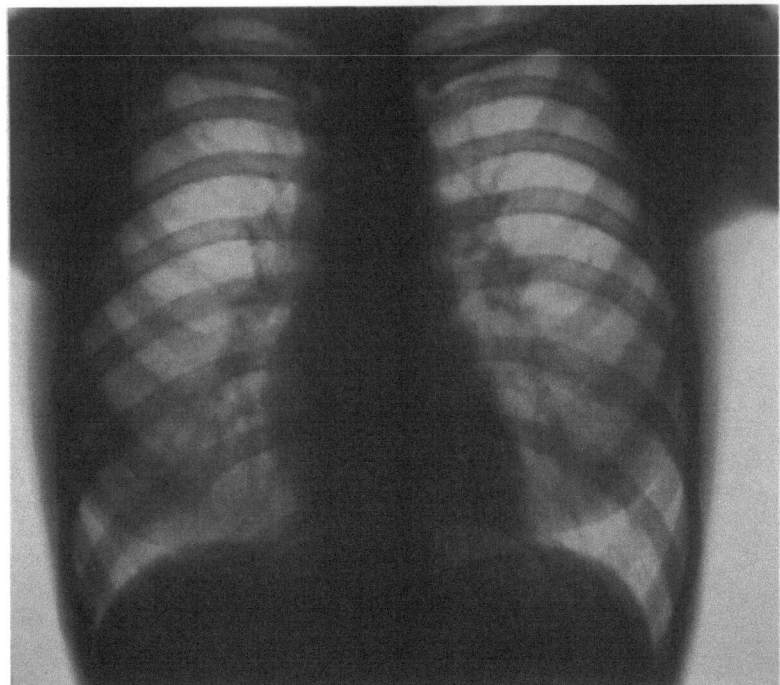

Abb. 77c. 21.1.72: Mediastinum noch immer verbreitert; fragliche Herdsetzung in der linken Spitze

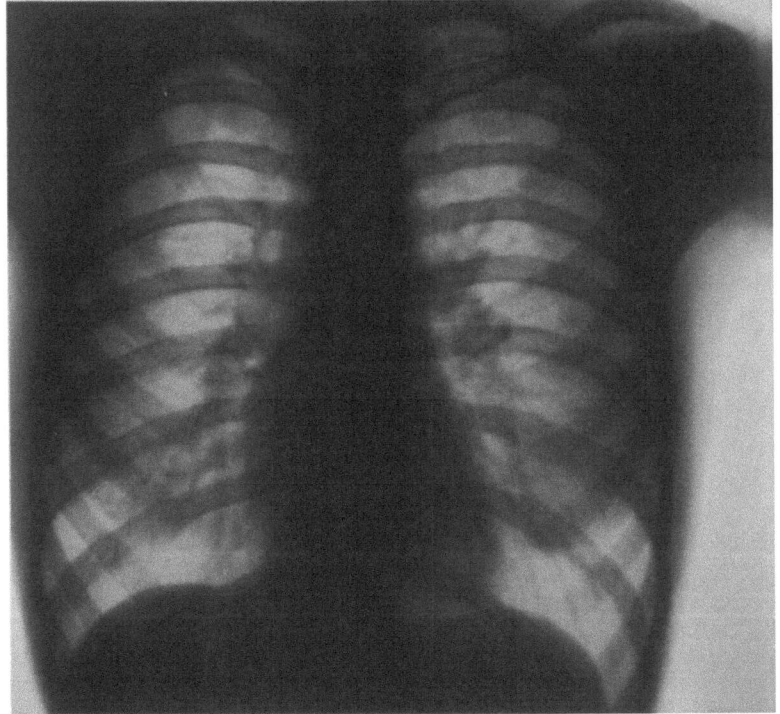

Abb. 77d. 2.3.72: Kein eindeutiger Befund

die Definitionen üblicherweise nur die röntgenologisch faßbare zweidimensionale Ausdehnung berücksichtigt, daß das röntgenmorphologische Substrat ausgesprochen heterogen ist, daß demzufolge die klinische und prognostische Bedeutung großen Variationen unterworfen sei. Kontrolle ist nötig; Vergleichbarkeit ist nicht immer gewährleistet; neben der „Flächenzuteilung" muß eine anatomische Lokalisierung erfolgen. An wichtigen Arbeiten nennt STECKEN BIRKELO und RAGUE (1948), BOBROWITZ und HURST (1949), BRILL (1959), FOWLER (1952),

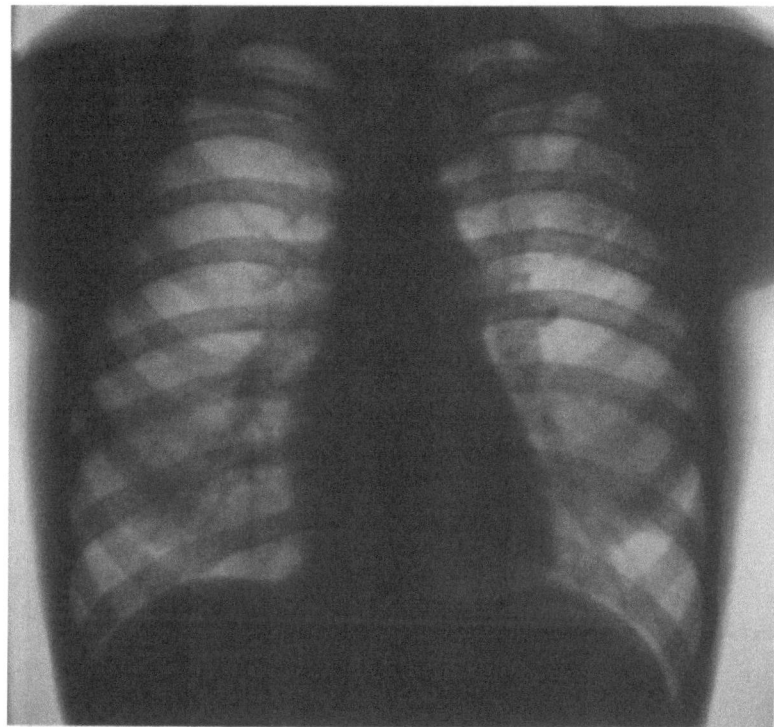

Abb. 77e. 31.10.72: Kavernöse Tuberkulose, linkes Spitzenoberfeld mit ausgedehnten Herdsetzungen: stationäre Aufnahme

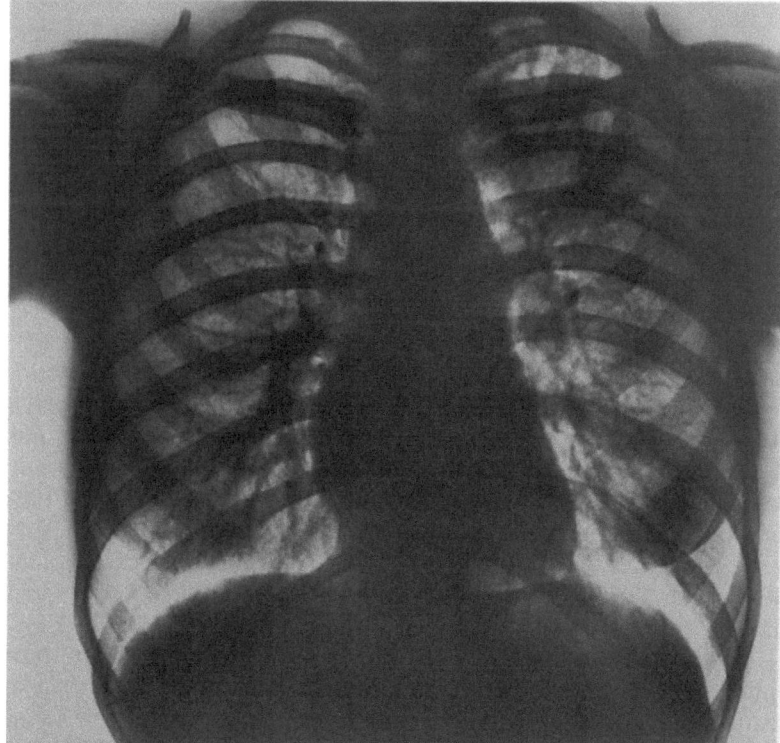

Abb. 77f. 24.11.72 (bei Aufnahme): Mehrfach kavernisierte Tuberkulose im linken Spitzenoberfeld. Feinherdige Aussaat in den abhängigen Partien

FRÉOUR und SERISE (1958), GAREGG (1957), HIRDES (1953), KATTENTIDT (1951), KRUEGER und VANCE (1957), MONTANI (1958), REISNER und DOWNES (1945) sowie STEIN und ISRAEL (1943).

Aus diesem Sammeltopf „geringfügig ausgedehnte Tuberkulose" seien einige Sonderformen herausgegriffen, die sicher historisches, z.T. jedoch auch klinisches Interesse beanspruchen.

bb) Die „Spitzentuberkulose"

Zunächst war es die *Spitzentuberkulose,* die – historisch gesehen – den Anlaß gegeben hat, auch den übrigen „wenig ausgedehnten" Lokalisationen der Tuberkulose besonderes Augenmerk zu schenken. Sicher war es so, daß die Spitzentuberkulose, der Beginn aus Spitzenherden, überbetont wurde. Diese Auffassung geht bis auf MORGAGNI (1741) und LAENNEC (1819) zurück. GRANCHER (1890) wäre hier mit zu nennen. SIMON und REDEKER teilen in ihrem „Praktischen Lehrbuch der Kindertuberkulose" die Spitzenbefunde wie folgt ein:

1. Primärherde mit atypischem Sitz im Spitzenbereich,
2. hämatogene Streuherde,
   Einzelherd,
   Gruppenherde,
   disseminierte Herde;
3. chronische Indurationen nach primären und sekundären Infiltrierungen,
4. pleuritische Spitzenkappen,
5. in der Spitze gelegene Frühinfiltrate oder Restzustände von solchen (phthisische Spitzenspätformen).

SIMON und REDEKER beziehen sich vor allem auf die Arbeiten von HUEBSCHMANN und erwähnen auch die von HUEBSCHMANN anatomisch belegte „perifokale Entzündung". Die klassische Darstellung früher tuberkulöser Spitzenherde ist 1925 durch SIMON (1925) erfolgt. Die „endogene Reinfektion" steht im Vordergrund. Dabei ist mit „endogener Reinfektion" die Exazerbation gemeint. LOESCHCKE (1928) wäre hier noch einmal zu nennen. Schließlich sei wiederum auf die zusammenfassende Darstellung im Handbuch der Pathologischen Anatomie von PAGEL und von HENKE verwiesen, insbesondere auf S. 377 ff. Die Darstellung aus diesem Beitrag gibt einen gewissen Überblick über die damalige Problemstellung: Exogene wie endogene Momente spielen sicher auch für die Spitzentuberkulose eine Rolle. Die Schwierigkeit der pathogenetischen Deutung wird auch hier betont. HAEFLIGER (1954) ist ebenfalls der Auffassung, daß die Spitzentuberkulose kein einheitlicher Prozeß ist. Die zentripetale Bedeutung von Spitzenherden betonen LOESCHCKE (1954) und KREMER (1954), die zentrifugale GÖRGENY-GÖTTCHE, UEHLINGER und SCHWARTZ. Die besonderen Schwierigkeiten der radiologischen Darstellung greift HAEFLIGER auf. Sie findet sich im übrigen in den klassischen deutschen Lehrbüchern der Zeit dargestellt.

Schließlich wäre noch auf die Beiträge von AAS (1951), APOSTOL et al. (1957), RAVELLI (1950), REINDERS (1925) und GESZTI (1925) hinzuweisen.

cc) Das „Frühinfiltrat", die „Initialherde"

Die Lektüre zu dem „heißen Eisen" der späten zwanziger und frühen dreißiger Jahre, der Lehre vom Frühinfiltrat, von „alter" und „neuer" Lehre, ist ein Beispiel wie die Zeit über scheinbar wichtige Probleme hinweggeht. ASSMANN hat darauf hingewiesen, daß die Spitzentuberkulose keineswegs der gewöhnliche Beginn der Erwachsenentuberkulose sei. Er hat einen charakteristischen Röntgenbefund beschrieben, der lautet: „Während die Lungenfelder im allgemeinen und besonders auch die Spitzenfelder hell und völlig frei von Herdschatten erschienen, zeigte sich eine immer wiederkehrende Stelle unterhalb der Schlüsselbeine, meist nahe dem lateralen Thoraxraum, der eine umschriebene, rundliche Verschattung von gleichmäßiger Beschaffenheit, deren Ränder sich deutlich, aber nicht mit scharfer Markierung von der Umgebung abhoben. Ihre Größe schwankte durchschnittlich zwischen der eines Fünfpfennig- und der eines Zweimarkstückes. ..." „... Es handelt sich m.E. um eine auf einen umschriebenen Bezirk beschränkte käsige pneumonische Infiltration tuberkulösen Ursprungs."

Die nachfolgenden Diskussionen sind für die Geschichte der Phthisiologie nicht unwesentlich (BADEN, 1930, SCHRÖDER, 1930, REDEKER). Ein Lehrgebäude ist darauf errichtet worden. Eine eingehende Behandlung findet sich bei TESCHENDORF (1950), SYLLA, HIRSCH und LIEBAU (1953), GISSEL und SCHMIDT (1949), BRAEUNING, ALEXANDER (1931), HAEFLIGER, STAUB (1931), KOMIS (1931), JOST (1931). Sie behandeln das Problem, welcher Initialherd die überwiegende klinische Bedeutung habe. Die Lehre vom Frühinfiltrat war sicher verdienstvoll. Sie hat die verschiedenen Möglichkeiten der Entstehung der „isolierten Phthise" unterstrichen. JACHES und WESSLER (1923) haben frühzeitig ähnliche Befunde erwähnt. Die Problematik wird von HEDVALL (1946) wie folgt geschildert: Die wirkliche fortschreitende Tuberkulose entstehe nur selten aus Spitzenprozessen, höchstens in 20%. Der wahre Ausgangspunkt der Phthise sei das Frühinfiltrat. Es handle sich um eine perifokalentzündliche Reaktion bei Neuherdbildung. Die „Sekundärinfiltrierung" stelle eine sekundäre allergische Frühreaktion um einen älteren Herd dar. Mit jeder Neuherdbildung sei ein sekundä-

Das „Frühinfiltrat", die „Initialherde"

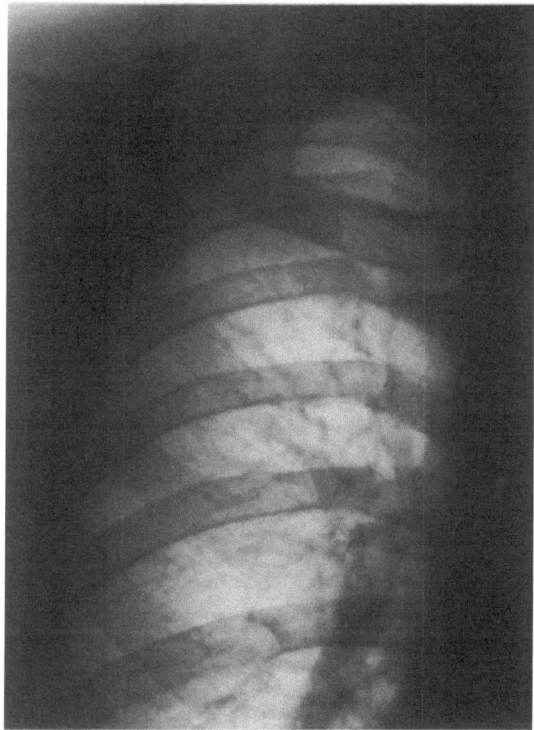

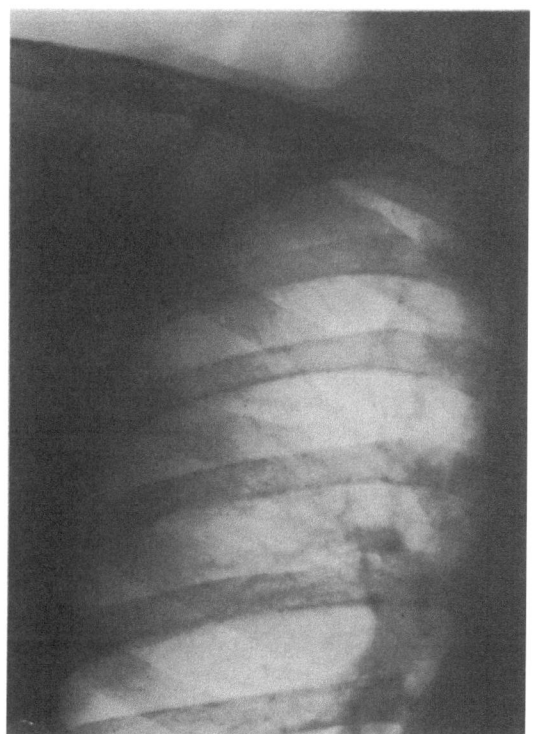

Abb. 78a—d. „Infraklavikuläres Infiltrat". G., Horst, 29 J.

Abb. 78a. Aufnahme vom 20.9.69: Fraglicher Verschattungsbezirk im 2. ICR rechts

Abb. 78b. Aufnahme vom 16.11.70: Lockere Fleckschatten in Deckung mit den vorderen Anteilen der 3. Rippe rechts

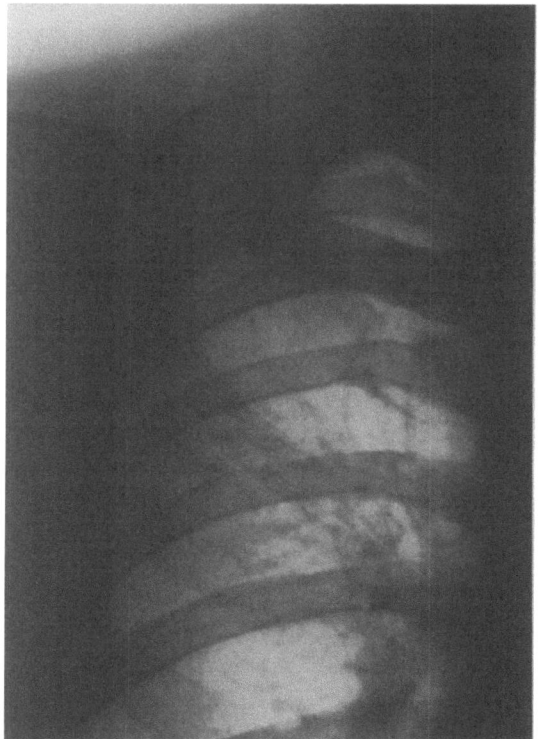

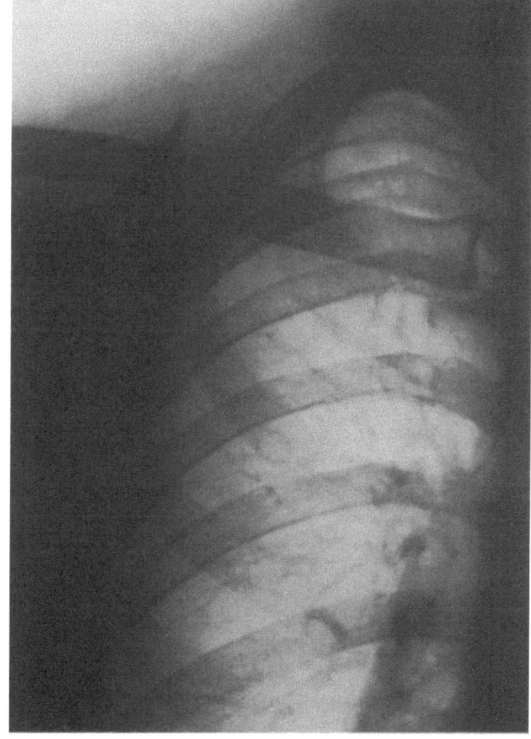

Abb. 78c. Aufnahme vom 26.2.72: Zunahme der fleckigen Zeichnung im genannten Areal

Abb. 78d. Aufnahme vom 2.8.72: 6 Monate mehrfach kombinierte ambulante Behandlung; weitgehende Rückbildung

res allergisches Phänomen verbunden. Ein Unterschied zwischen Erwachsenenphthise und Kinderphthise bestehe nicht. Schwächen der Lehre vom Frühinfiltrat sind die mangelnde Belegung durch die pathologische Anatomie sowie die Überstrapazierung der pathogenetischen Deutung. MALMROS und HEDVALL (1939) stellen dem konkrete Fälle mit Tuberkulinprüfungen gegenüber.

Es ist gar kein Zweifel, daß die Untermauerung der Befunde von MALMROS und HEDVALL (1939) durch Tuberkulinprüfungen, die Erfassung der Konvertoren, tatsächlich eine konkretere Basis für die Beurteilung der Initialherde geschaffen hat. Die Auseinandersetzungen haben als wichtigen Erfolg ein sorgfältiges Studium aller Befunde mit sich gebracht. Sie sind deswegen für die Tuberkuloseforschung fruchtbar gewesen. Die wesentlichen Veröffentlichungen jener Zeit sind mit ASCHOFF (1929), ASSMANN (1925, 1927, 1930), BOCHALLI (1943), BRAEUNING (1938), FROSTAD (1944), GRANCHER (1890), GRENZER und KAYSER-PETERSEN (1939), HEIMBECK (1929), MALMROS und HEDVALL (1939), REDEKER (1939) sowie REDEKER und WALTER (1928) zu nennen.

Die Bedeutung dieser Diskussion liegt auch darin, daß die praktische Arbeit gefördert wurde, indem nach geringen Veränderungen, nach vermeintlich „frühen" Veränderungen gefahndet wurde. Es trat eine Auflockerung starrer Vorstellungen ein, freilich um den Preis sehr lebhafter Kontroversen. Immerhin sind Hinweise wie von SCHULTE-TIGGES (1934) zur Intensivierung der Fürsorgearbeit, die Arbeit von BRAEUNING, die Initiativen von ICKERT, zum Teil in Abhängigkeit von der Lehre um die Minimalbefunde, mit dem optimistischen Glauben an die Möglichkeit der Früherfassung in Verbindung zu bringen. Die Arbeiten leiten über zur praktischen „Dépistage" der Tuberkulose, aber auch zur weiteren Klärung der lokalisatorischen Fragen. BROCARD (1950), BROCARD und BRINCOURT (1950), BROCARD und BASSET (1950), DOESEL (1964), HAEFLIGER, KENÉZ und VINCZE (1964), KISS (1962) und die praktischen Hinweise von MEINDL (1965), aber auch die Darstellung der Problematik auf dem Kongreß der Deutschen Gesellschaft für Tuberkulose und Lungenkrankheiten von 1964 ist ein später Nachfolger, „ideologiefrei", auf das Praktische zielend. Interessant sind die Bemerkungen von GRASS (1950), daß durch die Vorsorgeuntersuchungen, durch das Festhalten, das Behandelnwollen alter minimaler Läsionen wohl auch zur rechten Zeit eine Menge Schaden gestiftet wird. Der Arzt solle das Erwecken eines unnötigen Krankheitsbewußtseins vermeiden, indem er bei Fehlen eines klaren und festen Urteils die Diagnose überängstlich stellt und unnötige Maßnahmen anordnet. „Auf die Bedeutung dieser iatrogenen Schädigungen wird mit besonderem Nachdruck hingewiesen, weil sie oft recht schwer und sehr häufig sind, aber nicht bemerkt werden und daher kaum bekannt sind" (GRASS). Abschließend sei PINNER zitiert, der in einem Kommentar über die entsprechenden deutschen Arbeiten bemerkt, daß sie „einer häufigen kontinentalen Gewohnheit folgend, die Differenzen in Interpretierungen und Meinungen betonen, anstatt die gemeinsamen Punkte zu finden. Nach 20 Seiten Diskussion wird der Leser wahrscheinlich zu dem Schluß kommen, daß in einem großen Prozentsatz die Lungentuberkulose mit einem kleinen Herd oder einer Gruppe kleiner Herde exsudativer Art beginnt, gleich wie sie heißen mögen" (zu den Diskussionen von BRAEUNING, REDEKER und MALMROS und HEDVALL, S. 275 bei PINNER).

Abb. 78 zeigt ein infraklavikuläres Infiltrat und seine Rückbildung; ein verhältnismäßig frisches Infiltrat Abb. 79. Hierbei ist auf die Herde „gemischten Alters", die „Mehrfachqualität"

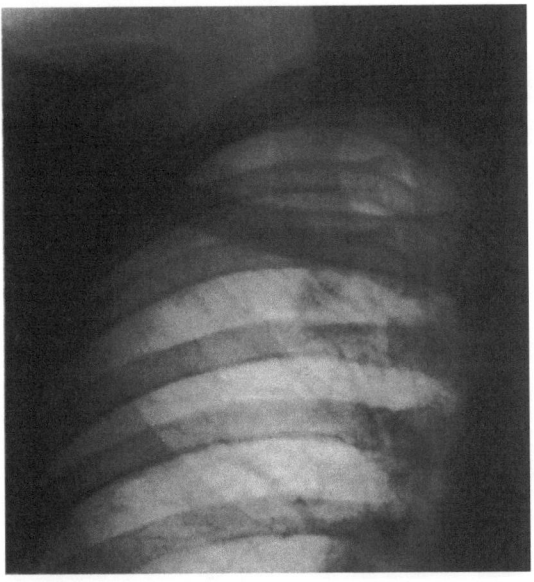

Abb. 79a—d. H., Günter, 44 Jahre. Frischer, „wenig ausgedehnter" Herd, bei Personalüberwachung erfaßt. Probethorakotomie bei Verdacht auf peripheres Karzinom

Abb. 79a. Übersichtsaufnahme: Fingernagelgroßer Herd im 1. ICR, nahe Schnittpunkt Klavikula/1. Rippe

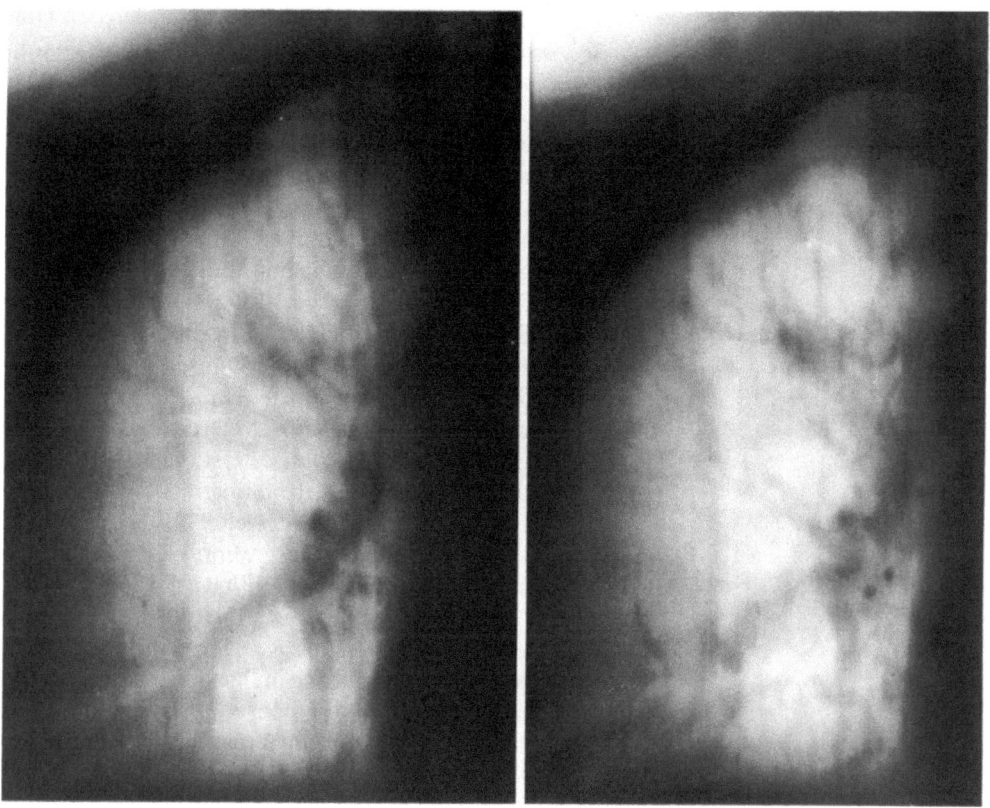

Abb. 79b. Schichtaufnahme „A": Weich imponierender Herd von gut Fingernagelgröße

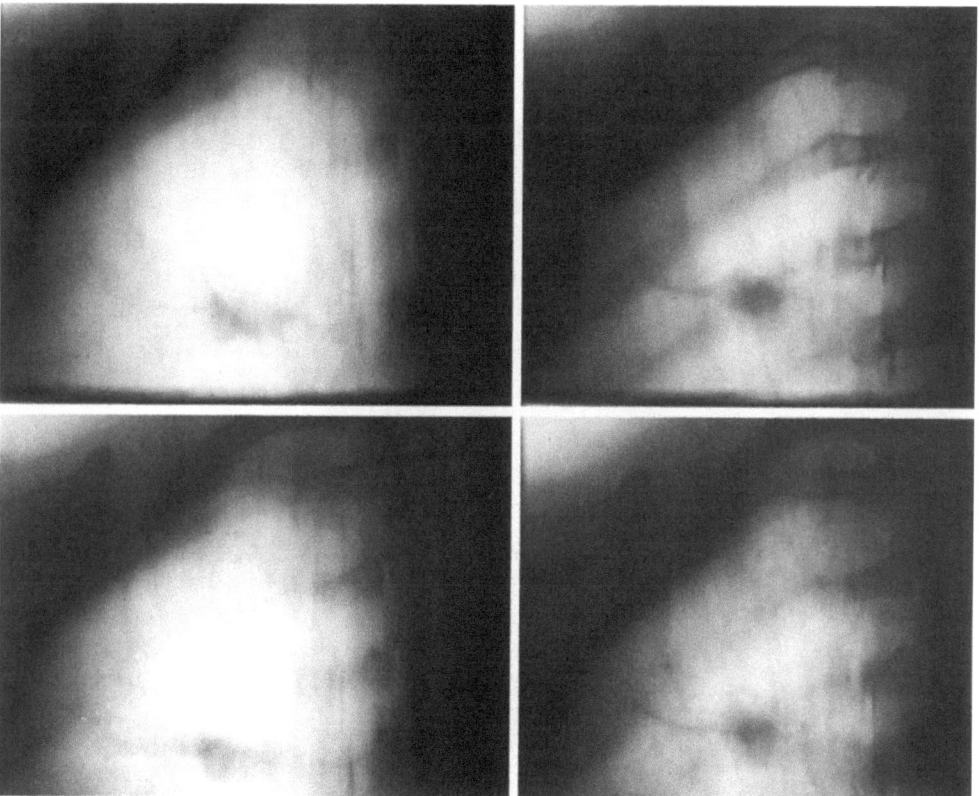

Abb. 79c. Schichtaufnahme „B": Gut abgesetzter Herd mit Ausläufern zur Peripherie. (Auch als Beitrag zur mangelhaften Qualitätsdiagnose aus Röntgenaufnahmen gedacht)

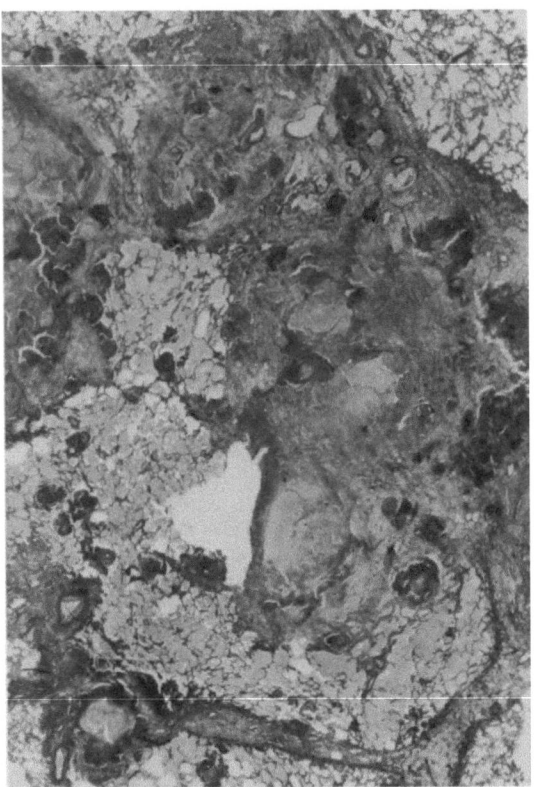

Abb. 79 d. Histologie: Gemischter tuberkulöser Herd. Käsig pneumonische Bezirke mit umgebenden produktiven, zum Teil vernarbenden Herden. Verbreiterung der Lobulussepten. Beispiel für die „Zusammengesetztheit der tuberkulösen Herde"

hinzuweisen, ein „Frühinfiltrat" gegen den Hintergrund älterer pathogener Streuherde (Simonsche Herde).

Schließlich sei noch einmal erwähnt, daß der gering ausgedehnte Lungenherd auch bei Beurteilung aller möglichen Kriterien aus Klinik, Laboratorium, unter Heranziehung der verschiedensten Techniken, unter Berücksichtigung der Tuberkulinempfindlichkeit, sehr häufig außerordentliche differentialdiagnostische Schwierigkeiten bietet. Ein frühes peripheres Karzinom und ein tuberkulöser Herd können identische Bilder geben. Daß die Differentialdiagnose granulomatöser Herde aus dem Röntgenschatten nicht möglich ist, versteht sich aus der Einheitlichkeit des Substrats. Wie oft bleiben beim Pathologen Zweifel an der Sicherheit seiner Diagnose, selbst wenn er das histologische Präparat vor Augen hat.

Das Abbildungspaar Abb. 80 u. 81 zeigt in einem Fall ein kleines Karzinom mit ausgedehntester Metastasierung in der Leber (der Tod trat nach wenigen Monaten ein); im zweiten Fall handelt es sich um einen relativ soliden tuberkulösen Herd.

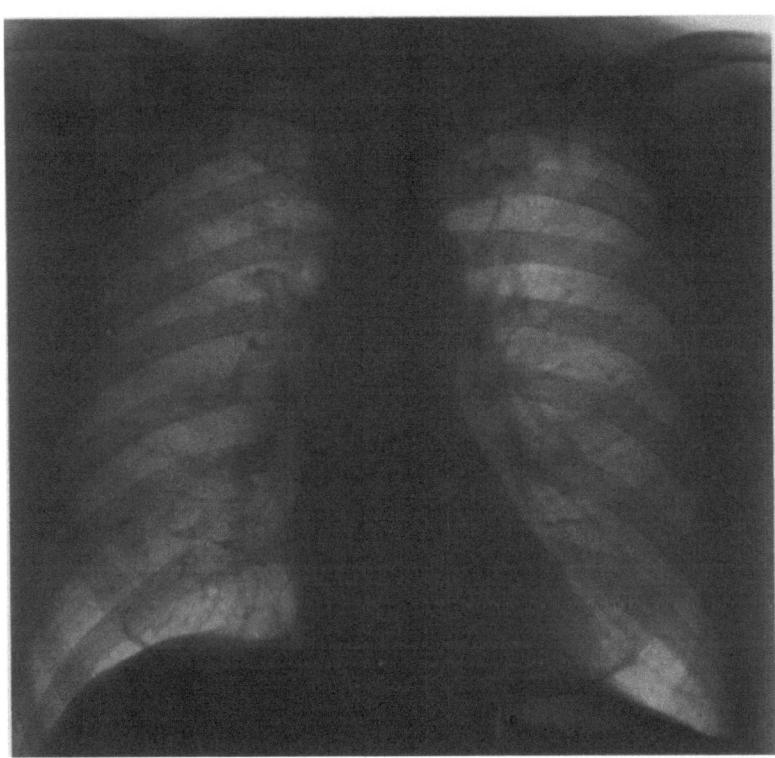

Abb. 80. B., Tobias, 62 Jahre. Adenokarzinom im rechten Unterfeld bei alter Lungentuberkulose. Ausgedehnte Lebermetastasierung

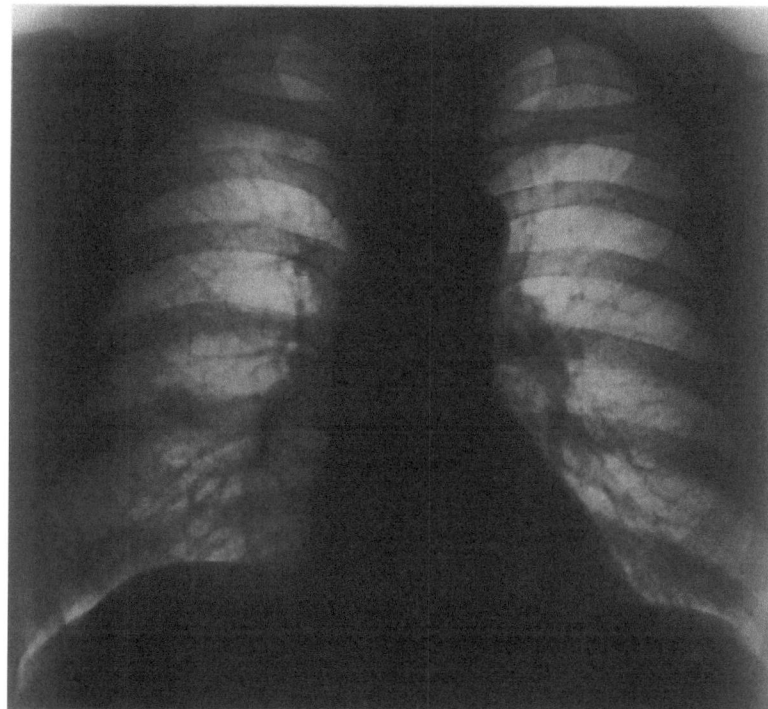

Abb. 81. v.K., Gerd, 55 Jahre. Tuberkulöser Konglomeratherd im rechten Mittel-Unterfeld. Abb. 180 u. 181 als Beispiel für die röntgenologisch unlösbare Aufgabe der „Differentialdiagnose" von Lungenherden

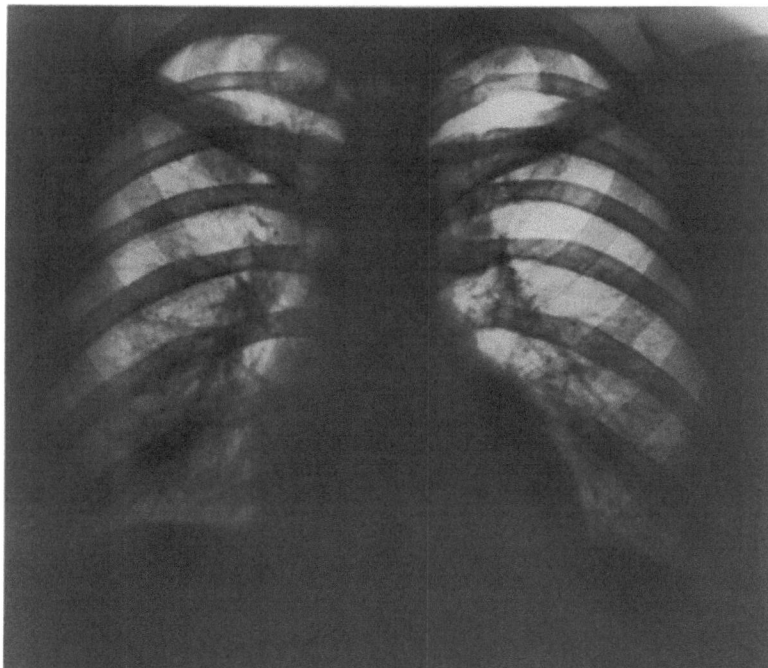

Abb. 82a—c. Sch., Ernestine, 19 Jahre. Frische Kavernisierung gegen den Hintergrund älterer Simonscher Herde

Abb. 82a. Aufnahme vom 17.8.72: Doppelseitige, gering ausgedehnte Spitzenoberfeldtuberkulose, zum Teil sehr harte Herdchen, wohl älter. Frische Kaverne in der rechten Spitze

e) Lungentuberkulose mittlerer Ausdehnung, auch mit Kavernen

Die *„Diagnostic Standards"* definieren wie folgt: „Ein- oder doppelseitiger Prozeß, dessen Gesamtausdehnung bei geringer oder mäßiger Dichte die Gesamtausdehnung einer Lunge bzw. eines Äquivalents davon in beiden Lungen nicht übersteigt; bei dichten und konfluierenden Läsionen sind die Grenzen auf ein Drittel des Volumens einer Lunge festgelegt. Der größte Durchmesser einer Kaverne, sofern sie vorhanden ist, soll 4 cm nicht übersteigen" (Abb. 82).

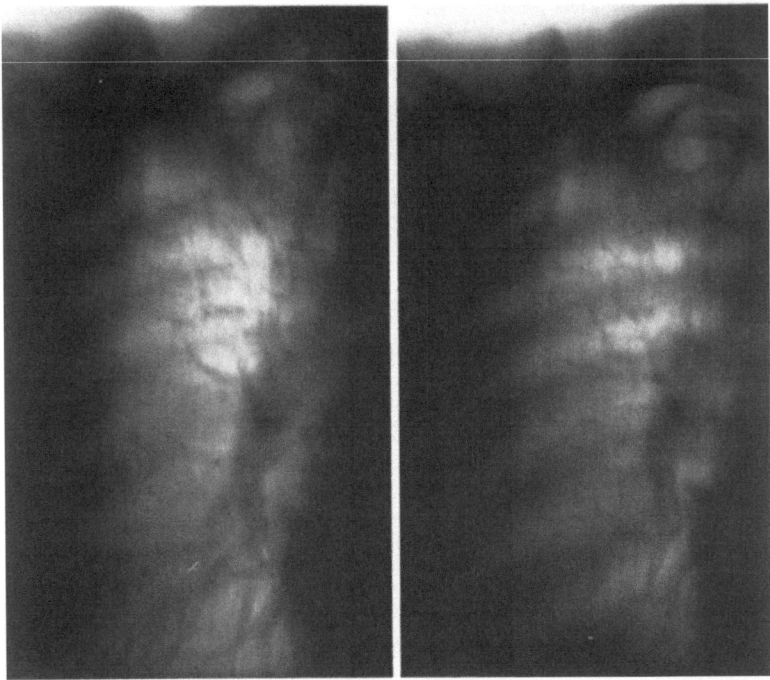

Abb. 82b. Das Schichtbild zeigt die unregelmäßig konfigurierte Kaverne

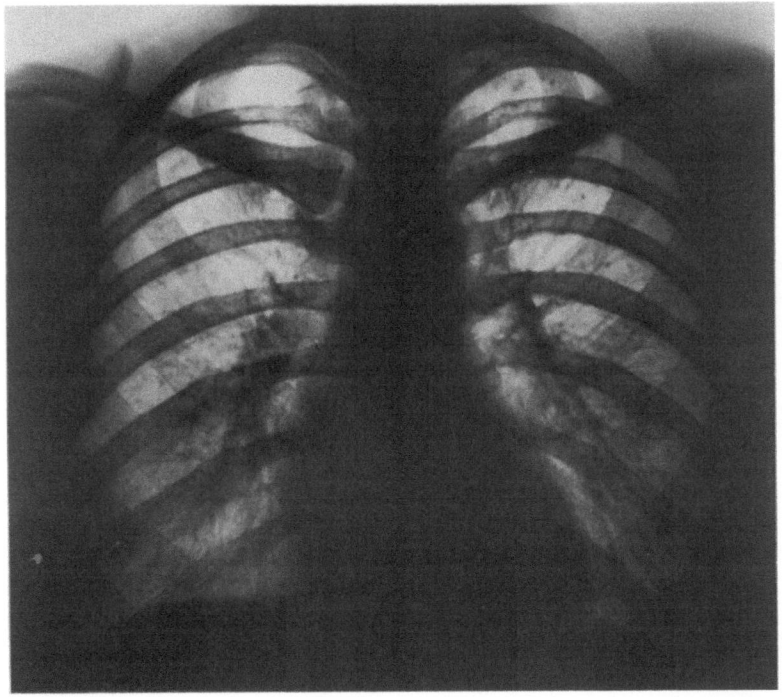

Abb. 82c. Aufnahme vom 1.12.72: Umwandlung der Kaverne zum zystischen Rest. Rückbildung der „Simonschen Herde" rechts. Die älteren Herde in der linken Spitze unverändert

Es sind klinisch-prognostisch verschiedenartige Prozesse, sowohl von der Pathogenese, als auch dementsprechend von der Röntgenmorphologie her.

Alles das, was nicht in Sonderkapiteln, unter Sonderformen, unter allgemeineren Begriffen zusammengefaßt ist, wäre hier aufzuführen.

Flächige Befunde
1. Käsige Pneumonie
2. Lobäre Pneumonie
3. Segmentale Pneumonie
4. Sehr flüchtige Befunde

Grobknotige Befunde
1. Unilateral 2. Bilateral

Feinherdige Befunde: Verweis auf Sonderkapitel: „Hämatogene Tuberkulose"
„Zufälle": Verweis auf das entsprechende Kapitel.
Der „frische" Befund
der „alte" Befund
Die Lokalisation, Ober-, Mittel-, Untergeschoßprozesse, Lingulaprozesse, alles evtl. mit Heilungsvorgängen

Zu all diesen Prozessen bzw. Manifestationen sind in diesem Buche reichlich Beispiele vorhanden.

f) Die weit fortgeschrittene Tuberkulose, die ausgedehnte Tuberkulose

Es handelt sich nach den *„Diagnostic Standards"* um diejenigen Prozesse, die ausgedehnter sind als die Prozesse mittlerer Ausdehnung.

Dabei ist selbstverständlich, daß hier, wohl mehr als bei den „Prozessen mittlerer Ausdehnung", ein Zeitelement hereinspielt. Die „sehr ausgedehnte Tuberkulose" ist, von den nicht sehr häufigen Prozessen akuter Durchsetzung beider Lungen, von akuten Prozessen pneumonischer Art in beiden Lungen mit raschem Zerfall abgesehen, auch ein Produkt der „Zeit". Es fällt nicht ganz leicht, hier „objektiv nur von Zeit zu sprechen", weil die Behandlungsqualität eine nicht ganz unwesentliche Rolle spielt. Allerdings glauben wir, daß die „Scholastik" moderner Chemotherapie, daß jede Tuberkulose in gleicher Weise gut beeinflußbar sei, nicht immer gilt. Wir glauben (K.F. PETERSEN, H. BLAHA), daß das Erregermoment nicht voll erfaßbar ist. Wir finden, gemeinsam mit DISSMANN, Stämme, die – trotz vorliegender Sensibilität – nicht wie „normale" Populationen auf die Behandlung reagieren. Die ausgedehnte Tuberkulose ist sehr häufig eine „alte Schuld". Wir finden sie heute noch bei Ersterfassungen, aber auch im weiteren Verlauf sich entwickelnd. Die ausgedehnten Tuberkulosen bei Ersterfassung sind zumeist exsudative Tuberkulosen, die oft einen somatisch geschädigten „Gesamtwirt" betreffen. Als weiteres Element der Späterfassung kommt sicher die Indolenz, der verminderte Wahrnehmungswille, oder die verminderte Wahrnehmungsfähigkeit des „Gesamtwirts" zur Geltung (Abb. 83).

Bei der Besprechung der Finalstadien ist der Begriff der „Niederbruchsform", wie ihn NIEBERLE (1942) geprägt hat, anzuführen: „Es gibt auch bei guter Behandlung terminale Phasen, indem eine Überschwemmung des Gesamtorganismus mit Keimen und ein schrankenloses Aufschießen und Zusammenschließen von Herden eintritt" (Abb. 84). Zwischen diesen Grenzen der primär und der sekundär ausgedehnten akuten Schwindsucht liegen die Formen des

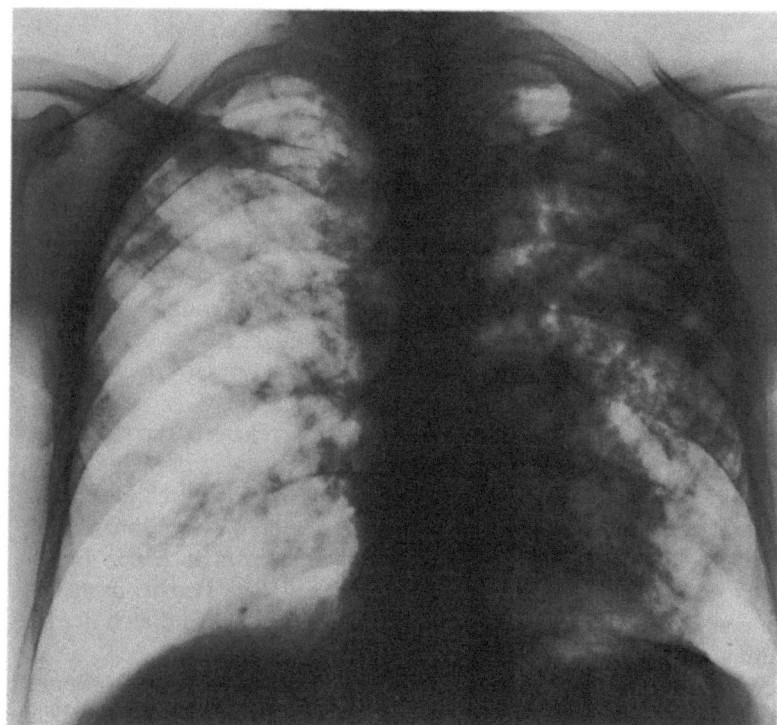

Abb. 83. B., Johann, 34 Jahre, zu spät erfaßt durch Indolenz des Patienten. Ärztliche Untersuchung durch Arbeitsamt veranlaßt. „Primär sehr ausgedehnte Tuberkulose"

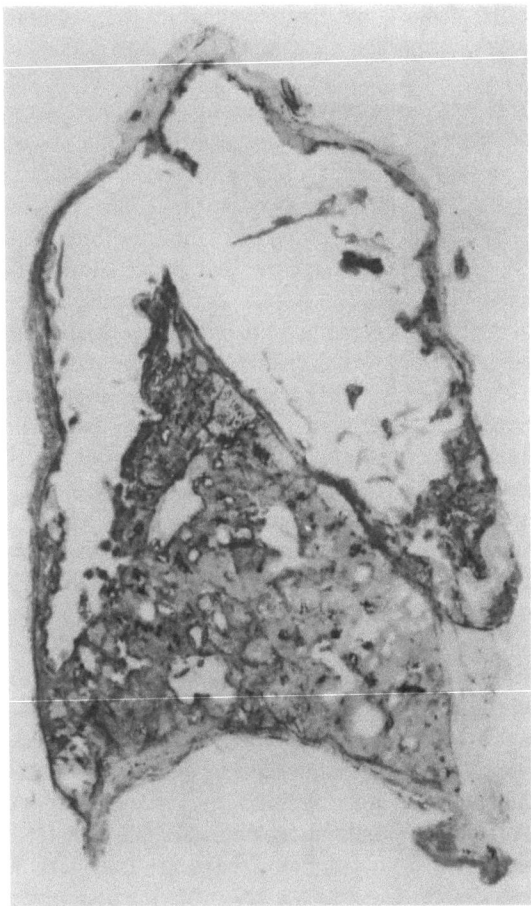

Abb. 84. Kavernöse Zerstörung der Lunge; käsig-nekrotisch einschmelzende tuberkulöse Pneumonie im Unterlappenast. (Sammlung Prof. Otto, Dortmund)

chronischen Siechtums, häufig gekennzeichnet durch Prozesse, die als „zerstörte Lungen" bezeichnet werden können (Abb. 85 u. 86). Die zerstörte Lunge ist nicht selten ein Mißerfolg der Behandlung. Sie ist aber auch eine besondere Ungunst des Sitzes der Erkrankung, indem Bronchialstenosen ebenso eine Rolle spielen können wie der Kollaps der Lunge, beispielsweise durch eine Kavernenperforation. Die Bedeutung der zerstörten Lunge ist aus „phthisiologischer Sicht" nicht gleichmäßig. Tuberkulöse Prozesse mit reichlicher Bakterienausscheidung, Verkäsungen im Bereich der Lymphknoten und der Bronchien und verkästen Hohlräumen finden sich ebenso wie Prozesse, die weitgehend des spezifischen Substratanteils entbehren. Wir kennen Bilder „zerstörter Lungen", nahezu identische Röntgenbilder, die einmal mit sehr reichlicher Bakterienausscheidung einhergehen und Fälle, bei denen die Bakterienausscheidung seit Jahren sistiert.

Sicher spielen „Zufälle" bei der Entstehung dieser ausgedehnten Formen einer Tuberkulose eine Rolle. Der Lymphknoteneinbruch, die Bronchialstenose, aber auch die Kavernenperforation mit nachfolgendem Empyem. Die mindere Erkennbarkeit der Ausdehnung der Zerstörung bei kollabierter Lunge kann nicht darüber hinwegtäuschen, daß gerade unter und durch Lungenkollaps, beispielsweise unter Thorakoplastik, schwerste Zerstörungen vorliegen. Auf entsprechende Bilder bei BLAHA („Bronchialveränderungen") sei hingewiesen. Wesentlich ist auch, bei gleicher Ausdehnung, zu überlegen was reversibel, was irreversibel ist und was damit definitive Zerstörung bedeutet.

g) Besonderheiten des Wirtes

Es handelt sich um so ausgedehnte Besprechungen, daß dieses Problem eines gesonderten Kapitels bedarf. Im Zusammenhang mit den verschiedenen Ausdehnungs- und Verlaufsformen sei zusammenfassend darauf hingewiesen, daß bestimmte körperliche Zustände, wie Veränderungen des Endokriniums, etwa durch Kortikosteroide, Bluterkrankungen, insbesondere Leukämien, Morbus Hodgkin, aber auch der Zustand nach Magenresektion, die Zuckerkrankheit in besonderer Weise zu einer manifesten Tuberkulose prädisponieren und ihre Manifestationsform wie auch ihren Verlauf mit bestimmen.

Darüber hinaus wird, ebenfalls späterhin umfassender aufzugreifen, der Ablauf der Tuberkulose durch Besonderheiten des lokalen Terrains mitbestimmt. Als Beispiel sei die Tuberkulose bei gleichzeitig bestehender Silikose genannt. Es ist jedoch nicht nur an eine etwaige kausale Verknüpfung zu denken, sondern auch an

verminderte Erkennbarkeit und
Differenzierbarkeit.

Bei der verminderten Erkennbarkeit ist vor allem die Emphysemlunge, Lunge des Asthmatikers zu nennen. Hier können erhebliche Befunde „überstrahlt" werden.

Die mangelnde Differenzierbarkeit von Veränderungen wird durch einen Kollapszustand der Lunge mitbestimmt, aber durch gleichzeitig bestehende andere Leiden, wie Fibrosen, Infarkte oder Mißbildungen (s.auch den Beitrag BLAHA „Mißbildungen des Tracheobronchialbaums und der Lungen" im Handbuch der Radiologie).

Von einem rein radiologischen Standpunkt aus ist der Faktor „Lebensalter" für die Bear-

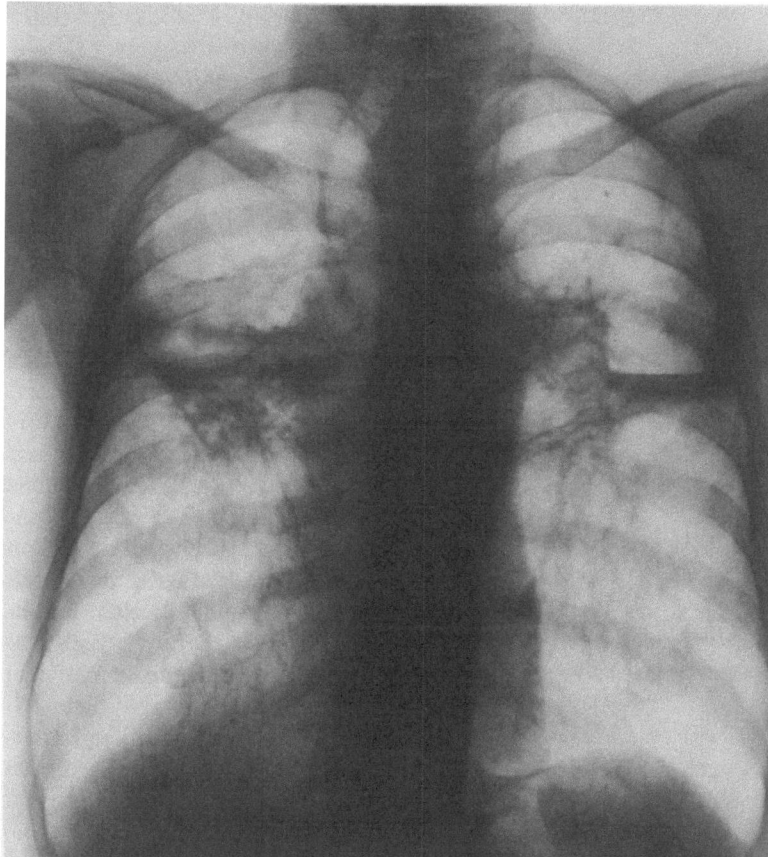

Abb. 85. L., Jakobine, 54 Jahre. Alte Tuberkulose, 1957 erstmalig festgestellt, fortschreitend über viele Jahre zur terminalen Phthise. Tod nach Hämoptoe. Kavernen zum Teil gereinigt. Kleines Myzetom, röntgenologisch nicht differenzierbar, in der rechten Unterlappenspitze

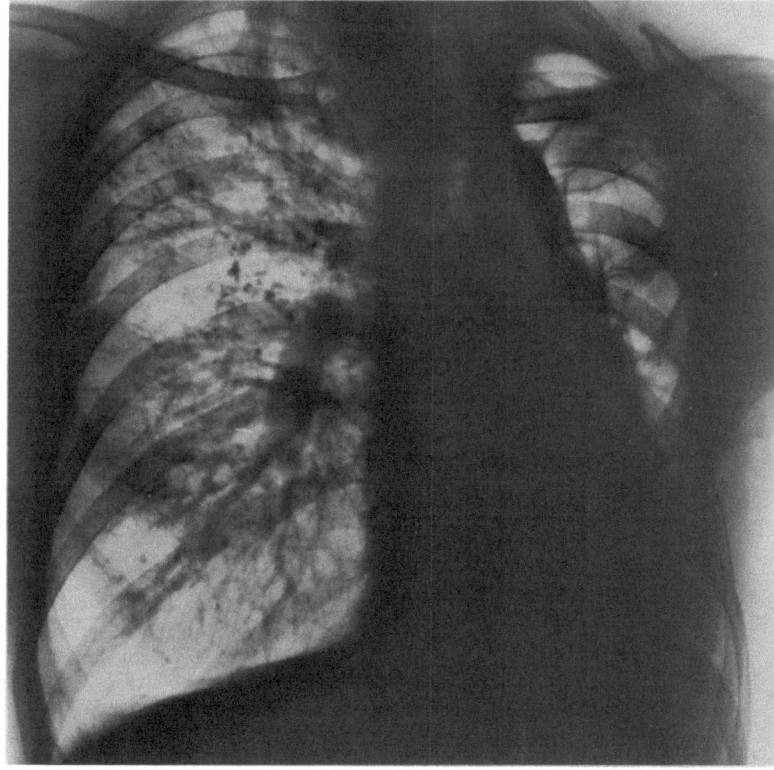

Abb. 86a u. b. F., Josef, 45 Jahre. Zerstörte Lunge links. Ausgedehnter Residualbefund rechts

Abb. 86a. Thoraxübersichtsaufnahme

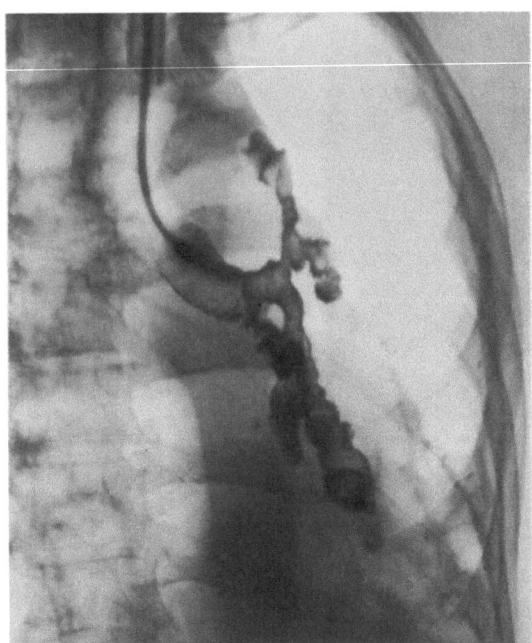

Abb. 86b. Bronchogramm: Offene Bronchien; extreme Deformierung

beitung dieses Themas insofern wichtig, als die *Untersuchbarkeit* damit zusammenhängt. Wir wissen, daß die Feststellung von Lymphknotentuberkulose beim Säugling, beim Kind mit dem scheinbar plumpen Bau der Mediastinalorgane extrem schwierig sein kann. Die Fehldiagnosen in den Kinderheilstätten gaben und geben noch ein beredtes Bild, wie häufig Täuschungsmöglichkeiten sind. Der „kurze Bau" des kindlichen Thorax führt oft zu einer fälschlichen Annahme von Lymphknotenvergrößerung. Nicht minder schwierig gestalten sich die Verhältnisse der Untersuchbarkeit in hohem und höherem Alter, wenn zahlreiche pathologische Prozesse über die Lunge hinweggegangen sind, wenn Narben und Fibrosen vorliegen, oder wenn das Altersemphysem das Aufdecken feinerer Veränderungen erschwert.

„Alter und Tuberkulose" spielen insofern eine wesentliche Rolle, als die Tuberkulose bei Menschen höheren Alters eine „lange individuelle Tradition" hat (Abb. 87). Die gegenwärtig 60-, 70- und 80jährigen stellen Kohorten dar, in denen die Tuberkulose sozusagen zumindest als Infektionsrisiko obligat war; das Erkrankungsrisiko war verhältnismäßig groß. Die Zahl der „Befundträger", ohne jemals akute Krankheitserscheinungen, mit bagatellisierten Krankheitserscheinungen oder Krankheitserscheinungen, die anderen Krankheiten zugeschrieben waren, wird mit der Untersuchung höherer Altersstufen häufiger. Die Häufigkeit der Kindertuberkulose vor 60 oder 70 Jahren spiegelt sich in den Residuen der älteren Altersgruppen der Gegenwart wieder.

„Alter und Tuberkulose" ist eine Frage der Beziehung von Erstinfektion zu „Tuberkulosen vom Reinfektionstyp". Die Veränderungen der jüngsten Jahrzehnte haben uns gelehrt, hierin nicht konkrete Verhältnisse anzugeben, sondern

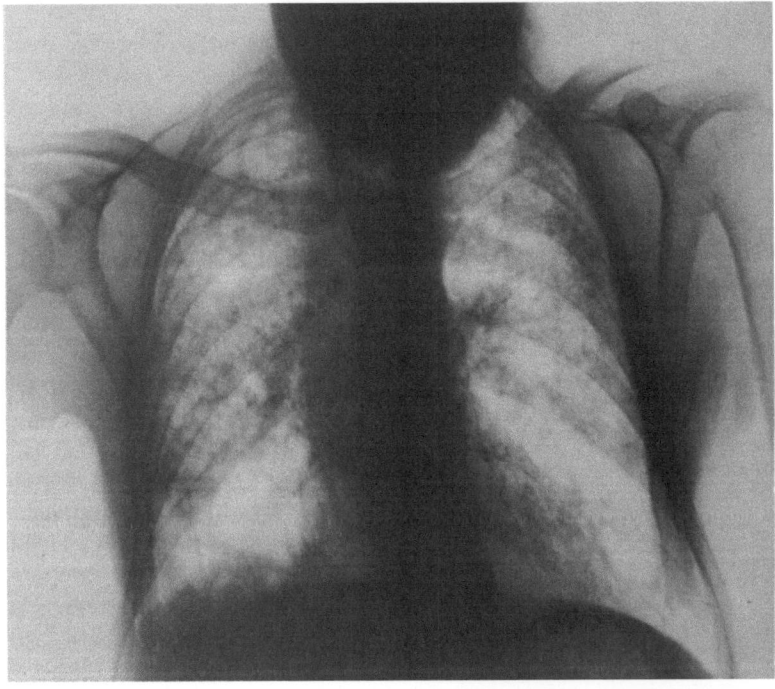

Abb. 87. L., Franz, 69 Jahre. Chronische Tuberkulose mit Kavernen in der rechten Spitze. Terminale Niederbruchsform mit florider käsiger Pneumonie. Dichtstehende Streuherde in allen Lungenabschnitten. Miliare Tuberkel der Milz und der Leber; Nebennierentuberkulose. Posttuberkulöse interstitielle Lungenfibrose. (Pathologisches Institut des Zentralkrankenhauses Gauting; Dr. SCHNELLER)

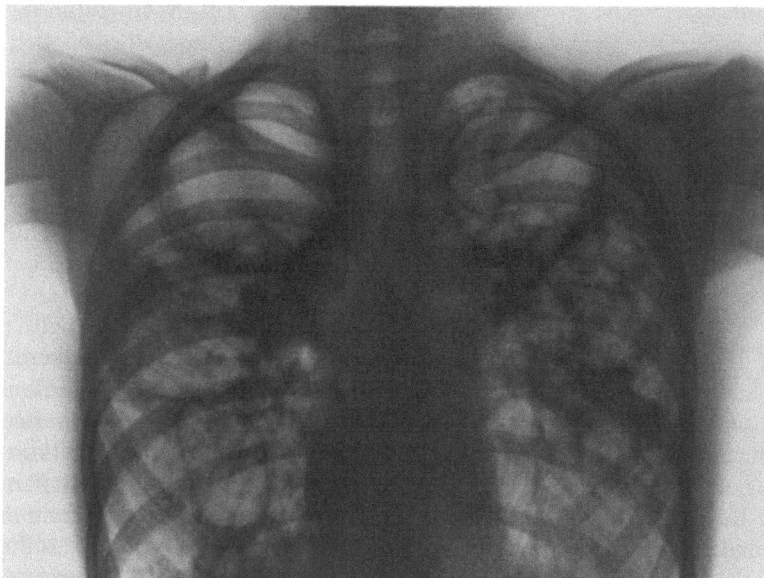

Abb. 88a u. b. R., Waltraud, 12 Jahre (Sammlung HECKESHORN). Kindertuberkulose vom Erwachsenentyp; metaphthisische Wabenlunge

Abb. 88a. Ausgedehnt kavernisierte Lungentuberkulose mit Zerstörung großer Areale beider Lungen; Aufnahme vom 18.1.1966

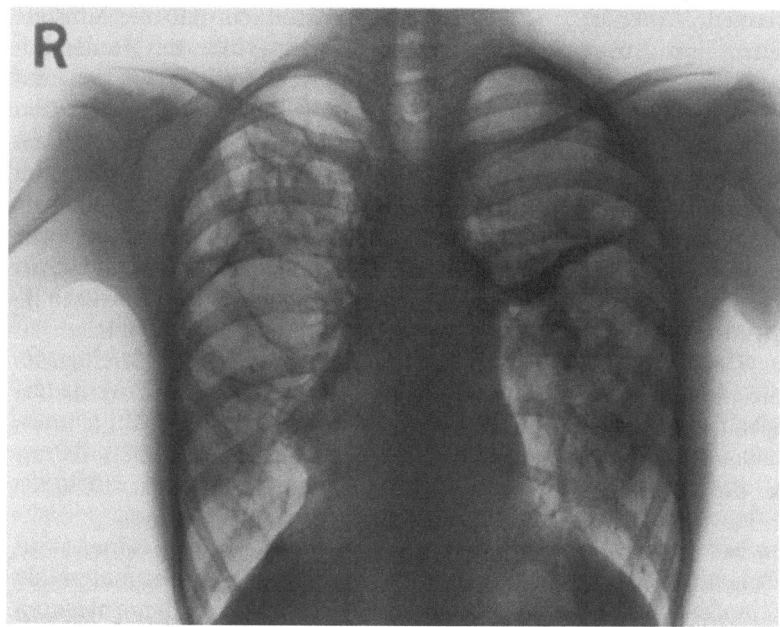

Abb. 88b. Aufnahme vom 21.4.67: Zystenlunge nach Tuberkulose

zu sagen, daß bei gleichbleibenden Verhältnissen die Wahrscheinlichkeit wächst, daß die Mehrzahl der Erkrankungen an Tuberkulose mit der Erstinfektion in Zusammenhang stehen wird. Der Begriff der „Erwachsenentuberkulose", wie wir ihn eingangs mit der „Reinfektionstuberkulose" gleichgesetzt hatten, ist nur mehr mit Vorbehalt als Synonym zu verwerten.

Die *tatsächlichen* Besonderheiten der Lebensalter bei der Erkrankung an Lungentuberkulose lassen sich für die *höheren Altersstufen* etwa wie folgt zusammenfassen. Im höheren Alter ist die Wahrscheinlichkeit, an einer endogenen lymphoglandulären Exazerbation zu erkranken, höher. Im höheren Alter sind die chronischen Tuberkulosen häufiger, Tuberkulosen, die über längere Zeit gehen. Es handelt sich nicht selten um Prozesse, bei denen ein gewisses Gleichgewicht zwischen Erreger und Wirt erreicht ist. Damit sind narbig-zirrhotische, „fibrokaseöse" Prozesse ebenso häufig wie „ulzerokaseöse". Die Möglichkeit von Spätgeneralisationen, die sehr typischen „Niederbruchsformen", ebenfalls eine Tuberkulose des Alters, sei noch einmal erwähnt. Auf die Arbeiten von LYDTIN (1922), BANYAI (1930), KALBFLEISCH und von KAYSER-PETERSEN (1932) sei hierzu ebenso hingewiesen, wie auf den Handbuchbeitrag von ROLOFF (1942, dort auch weiteres Schrifttum). Aus den Arbeiten von ADLER, LIBRACH und BERLIN (1961), BABOLINI und TUZI (1963), FRÉOUR (1962), MARK (1962), MUTOLO und LA BELLA (1961), ROMANOVSKIJ (1950), ROULET (1950) und UEHLINGER (1962) läßt sich ableiten, daß chronische Prozesse, sich überlagernde Schübe und terminale Prozesse im Alter häufig sind, daß die Bedeutung der endogenen Exazerbation, des Ausgangs von Lymphknoten, wie die Beteiligung der Lymphknoten, auch in Form von Perforationen, im Vordergrund stehen. „Die große Differenz im Aussehen der Veränderungen vom ältesten Schub mit seinen zähen, oft kohlehaltigen, käsigen Knoten und dem fast stets reichlich entwickelten, schiefrig indurierten Gewebe bis zum jüngsten Schub mit den frischen Veränderungen der käsigen Hepatisation, käsigen Bronchustuberkulose oder frischer Einschmelzung in den basalen oder vorderen Lungenabschnitten verleiht den tuberkulösen Lungen alter Menschen, in Verbindung mit allen möglichen, aus Zwischenschüben stammenden Veränderungen, sein schon makroskopisch charakteristisches Aussehen" (KALBFLEISCH, 1932).

Zur Tuberkulose der Kinder und Jugendlichen sei auf die klassischen Lehrbücher von SIMON und REDEKER, von CATEL und auf die zahlreichen Veröffentlichungen von BRÜGGER (1938) verwiesen. Die einschränkenden Gesichtspunkte, die zum Faktor „Alter" bei der „Alterstuberkulose" vorgebracht worden waren, gelten auch hier: Untersuchbarkeit, Alter der Tuberkulose, Begleitkrankheiten, ihre Anwesenheit oder ihr Fehlen (Abb. 88).

Sicher ist wohl, daß neben den Besonderheiten des „Ablaufs der Tuberkulose im Körper", neben der Veränderung der Reaktion durch Vorinfektion, die allgemeine Wirtsantwort, die allgemeine unspezifische Reaktionslage, Form, Verbreitung und ihr klinischer Verlauf, eine entscheidende Rolle spielen. R.W. MÜLLER ist dieser Auffassung ebenso wie RICH (1944) oder LYDTIN. Die Tuberkulose der Kinder und der Jugendlichen ist sicher einerseits gekennzeichnet durch die besondere Gutartigkeit, andererseits aber durch die lebhaften entzündlichen Reaktionen und die Ausstreuung, die „Durchseuchung". Die Schwindsucht im Pubertätsalter ist zusammen mit dem Schrifttum bei ROLOFF abgewandelt. Pneumonien im Anschluß an den Ersther, häufig exsudative Veränderungen mit Lymphknotenbeteiligung, Lymphknotendurchbruch, endobronchiale Ulzeration und hämatogene Aussaaten sind charakteristisch (EDITH LINCOLN, 1950). GÖRGENYI-GÖTTCHE (1963) weist in seinem Handbuchbeitrag auf das hohe Risiko nur gering ausgedehnter Veränderungen in der Pubertät hin; die Bedeutung der Pleuritis sei vor allem zu würdigen.

Die Beziehungen zwischen Lebensalter und Tuberkulose sind die Beziehungen zwischen Erstinfektion und Exazerbation; sie sind die speziellen Reaktionsweisen des Wirts auf den Erreger, modifiziert durch altersbedingte Besonderheiten; sie sind eine Frage der epidemiologischen Gesamtsituation jetzt und vor 60 oder 80 Jahren, und sie haben schließlich zu tun mit der Untersuchbarkeit, den Täuschungsmöglichkeiten durch physiologisch-anatomische Besonderheiten und der größeren oder geringeren Häufigkeit von Begleitkrankheiten.

h) Besonderheiten der Formen: das sog. „Tuberkulom"

aa) Zur Definition

Der Begriff „tuberkulöser Lungenrundherd" bzw. „Tuberkulom" bereitet bei der Definition erhebliche Schwierigkeiten. Diese zeigen sich darin, daß versucht wird, einigermaßen konkrete Gebilde in der Vorstellung zu schaffen und diese Begriffe bis an und über die Grenzen der Definition zu beladen. Von der Größe sollte die Definition keineswegs abhängen: MANGOLD (1954) zeigt mit seinen pathologisch-anatomischen Studien sehr deutlich, daß die Substratqualität nicht von der Größe des Herdes abhängt. Der Begriff geht wohl davon aus, daß die Verwechslungsmöglichkeit mit einem echten Blastom nicht gering sei. Wenn diese Ähnlichkeit bei der Begriffsbildung im Vordergrund stand, dann ist es wohl mehr oder minder die Singularität, die relative Homogenität insgesamt, die „Tumorähnlichkeit", die im gewissen Maße zur Definition beiträgt. Wir wissen jedoch, wie vielgestaltig das Bild peripherer Tumoren der Lunge ist, so daß diese „Analogiedefinition" sicher nicht brauchbar ist. Auf die Definitionen von GALY u.Mitarb. (1948), CULVER u.Mitarb. (1950), RADENBACH (1952), RÜTTIMANN und SUTER (1953), SCHMIDT (1950/51), SANTY u.Mitarb. (1952) sei verwiesen.

Wenn die Größe keine sichere Grenze ist, wenn das „pseudotumorale Erscheinungsbild" kein Pendant im „Tumor" hat, dann bleibt eigentlich nur ein Ausweichen auf das pathologisch-anatomische Erscheinungsbild. Hiermit freilich ist dem Radiologen wenig gedient: Wie soll er die Entstehung aus dem Käseherd, die konzentrische Schichtung, das Erhaltensein von zumindest rudimentären Strukturen nachweisen? Freilich ist der Radiologe dem Pathologen gegenüber oft in einer besseren Situation, indem er Röntgenverlaufsserien mit zur Beurteilung heranziehen kann. So wird es ihm gelegentlich möglich sein, die Entstehung eines „Tuberkuloms" aus einer Kaverne, durch „Konfluenz mehrerer kleinerer käsig-pneumonischer Bezirke" oder die Entstehung eines „typischen Tuberkuloms aus einem pneumonischen Herd" feststellen zu können. Die Bezeichnung „Tuberkulom" geht wohl (nach RÜBE, 1967) auf ULLERSPERGER (1867) sowie auf STARR (1893) zurück. 1921 beschreiben JACOBAEUS und KEY einen tuberkulösen Lungenherd, der wie ein Tumor aussieht („solitary tuberculosis simulating tumor"). Die Analogie zum Tumor zur Definition benützt auch DE SOUSA (1956). Auf die Arbeiten von ALBERT (1931), LACHMANN (1931), STRAUB (1932), VOIGTMANN (1936), SCHMIDT (1958, 1959, 1960) sowie auf KONJETZNY (1949) sei hingewiesen.

Wir halten die Bezeichnung „Tuberkulom", wenn sie verhältnismäßig eng gebraucht wird, nämlich für den relativ großen umschriebenen, wohlabgegrenzten, isolierten, mehr kugeligen, torpiden, uneingeschmolzenen, letztlich eher peripheren, in seiner tuberkulösen Natur gesicherten Herd, für gut und notwendig. Im übrigen sollte man sich um der Vielfalt des Erscheinungsbildes der Lungentuberkulose gerecht zu werden, „ad hoc-Bezeichnungen" wählen: multiple tuberkulöse Herde der Lunge oder zum isolierten Herd umgewandelte Kavernen oder „dichter Rest einer käsigen Pneumonie". Eine gewisse Sicherheit in der Nomenklatur verleiht vielleicht die Vorstellung, ob man einen Herd, wenn er im Hirn liegen würde, ebenfalls als „Tuberkulom" bezeichnen würde.

bb) Zur pathologischen Anatomie des „Tuberkuloms", Einteilungen

GIESE (1961/62) geht in seiner Beschreibung der pathologischen Anatomie des Tuberkuloms so vor, daß er die Kapsel, den Käseherd und schließlich den zugehörigen Bronchus beschreibt. Die Kapsel besteht aus einem – vom Zentrum her gesehen – epitheloidzelligen Granulationssaum, der sich um die verkästen Areale legt. Es folgt ein Lymphozytensaum mit Fibroblasten, dem der äußere Faseranteil, die unspezifische Kapsel, folgt. In der stationären Phase besteht die Kapsel nur aus zellarmem, kollagenem Fasergewebe. GIESE bemerkt allerdings: „Von den vielen Hunderten von Rundherden, die ich in den letzten Jahren untersucht habe, findet sich kein einziger großer Rundherd, bei dem nach morphologischen Kriterien von einer Heilung gesprochen werden kann." Wir wissen allerdings, daß klinische Aktivität und pathologisch-anatomische „Heilung" weit differierende Kriterien haben. In der käsigen, von der Kapsel umschlossenen Nekrose finden sich nicht selten Elemente der früheren Lungenstruktur. Die Verhältnisse zum Bronchialbaum

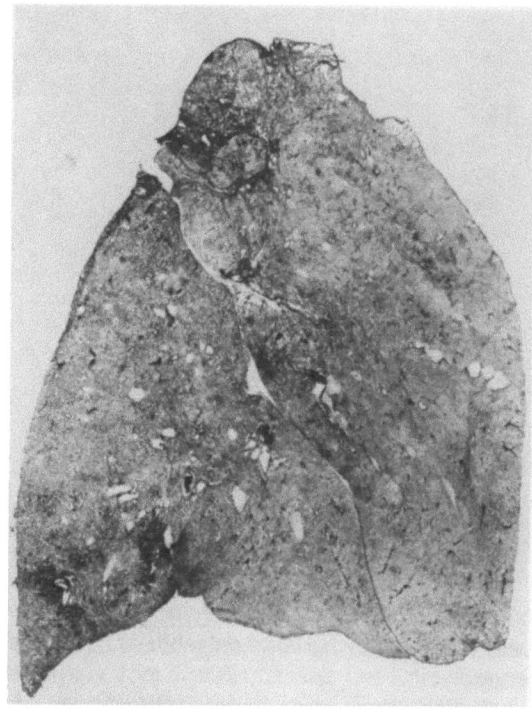

Abb. 89. Walnußgroßes Tuberkulom im linken Oberlappen mit einzelnen hirsekorngroßen tuberkulösen Streuherden, narbig konsolidiert, in der Umgebung Einziehung der Pleura; Verdichtung des distalen Lungenareals. (Sammlung Prof. OTTO, Dortmund)

sind insofern von entscheidender Bedeutung, als der Anschluß an das nicht obliterierte offene Bronchialsystem zur sekundären Kavernisierung führen kann. Das „typische Bild" des geschichteten Rundherdes beschreiben LACHMANN sowie UEHLINGER (1957). Die Beobachtungen von GRAHAM und SINGER (1933) kann für die Kenntnis des Bildes geschichteter Tuberkulome entscheidend sein. Die Schichtung geht nach BARIÉTY u.Mitarb. (1953), MAC LEOD und SMITH (1952), RADENBACH (1962), HARMSEN (1950), SANTY u.Mitarb. auf neue Schübe zurück. SCHNELLER (1961) ist demgegenüber der Auffassung, daß auch die geschichteten Tuberkulome mehr oder minder einzeitig entstehen. Sorgfältige Darstellungen von „Rundherden" im Krankheitsverlauf der Tuberkulose finden sich bei KOCH (1936); dort ist auch die pathologisch-anatomische Literatur bis 1935 besprochen, insbesondere mit den Arbeiten von ALBERT, KLEIN und WOLFF (1934) sowie VOIGTMANN.

Beispiele geben Abb. 89 u. 90.

Wenn man den „tuberkulösen Rundherd" als Oberbegriff auffaßt, ergibt sich mit RADENBACH (1954), RADENBACH und JUNGBLUTH (1962) so-

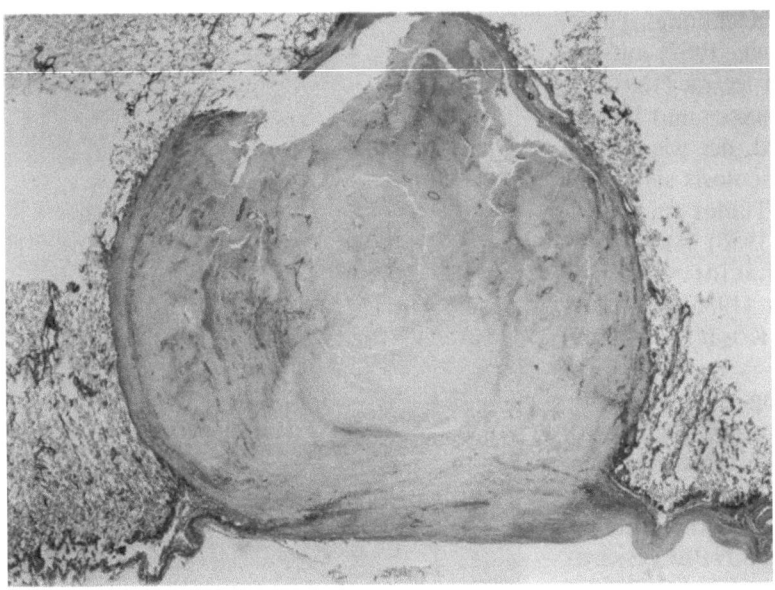

Abb. 90. Tuberkulom, subpleural. Im Zentrum käsige Pneumonie, daran anschließend sekundäre käsige Nekrose. Pleura durch Exsudat und Narbengewebe verdeckt. Die Schichten sind auseinandergezogen. Unter angedeuteter Kavernisierung Anschluß der käsigen Nekrose an einen Bronchiolus

wie RADENBACH (1964) folgende Klassifizierung:
a) Tuberkulome (tuberkulöse Rundherde im engeren Sinn); Sonderform: konzentrisch geschichtetes Tuberkulom,
b) größere, rundliche bronchopneumonisch-käsige Herde (ohne Bindegewebskapsel),
c) geschlossene, solide Herde (WURM) als eine Art der Kavernenrückbildung, „caverne pleine et exclue", „blocked, filled-in, inspissated cavity",
d) lobuläre Herde.

Als Sonderherd werden die lobulären Herde in der Arbeit von RADENBACH (1964), auch in Anlehnung an STRNAD (1951) sowie mit Bezug auf HERRNHEISER (1932) und HUEBSCHMANN (1956) beschrieben. Hier wird die Unsicherheit des Begriffes des „tuberkulösen Rundherdes" besonders deutlich. Aus der gesamten Literatur wird ersichtlich, daß der „tuberkulöse Rundherd", das „Frühinfiltrat", im neueren Sprachgebrauch das „Granulom", weitgehend, vor allem im radiologischen Schrifttum, sich überdeckende Begriffe waren oder sind. So beschreibt RADENBACH die Röntgenmorphologie des lobulären Lungeninfiltrats nach HERRNHEISER, STRNAD, RADENBACH und JUNGBLUTH wie folgt:
a) Form: In den Projektionsflächen rundlich, polygonal, rhombisch mit konvex vorgewölbten Seiten oder birnenförmig.
b) Größe: Durchmesser in der Regel 0,7—2 cm.
c) Begrenzung: Scharfe Konturen oder scharfe Konturierung mit partieller leichter Unschärfe.
d) Schattenintensität: Zart bis mäßig dicht.
e) Struktur: Homogen bis inhomogen.

Die Schwierigkeiten der Definition und der morphologischen Abgrenzung werden damit deutlich. Auf das Kapitel „Frühinfiltrat" und „Minimale Herde" wird verwiesen. Das Verdienstliche der Ausführungen RADENBACHS zum lobulären Infiltrat liegt eben darin, daß er die undeutlichen Grenzen deutlich macht.

Aktivitätszeichen aus dem röntgenmorphologischen Bild eines Tuberkuloms abzulesen, ist, wie aus den Ausführungen zur pathologischen Anatomie hervorgeht, schwierig: Der Pathologe findet praktisch immer histologisch „aktive" Prozesse; der Kliniker ist sowohl nach der Literatur wie auch der eigenen Erfahrung im Zweifel, ob das „Tuberkulom" ein in nennenswerter Zahl häufiges Exazerbationsrisiko in sich birgt. Die Frage hängt eng mit der Definition, der Begriffsbestimmung zusammen. Der solide, geschichtete, isolierte Herd hat wahrscheinlich eine günstige Prognose. Über die Prognose der „gering ausgedehnten isolierten Herde" war weiter oben gesprochen worden. Für das „Tuberkulom" werden unterschiedliche Zahlen genannt. DUROUX und JARNIOU (1952) nennen Konstanz bzw. Fehlen von Aktivitätszeichen in 85% ihrer Beobachtungen; auch MOYES (1951) hält die Prognose für günstig, nur 3 von 41 Herden zeigten eine Exazerbation; die Prognose wird allerdings mit zunehmender Größe des Herdes unsicherer. Auch HILLERDAL (1954) ist hier der Auffassung, daß das „Tuberkulom" eine eher gutartige Erkrankung darstelle, ebenso ROTHE u.Mitarb. (1960). Die Probleme

Tabelle 14. Röntgenbefunde von 35 Patienten mit torpiden tuberkulösen Rundherden nach MATZEL (als Beispiel für die Unsicherheit der Terminologie)

Einzelne Rundherde ohne Einschmelzung	11	Einzelne Rundherde mit Einschmelzung	17
davon mit Umgebungsherden	2	davon exzentrische Einschmelzung	4
davon mit Bakteriennachweis	1	mit Umgebungsherden	2
		mit Bakteriennachweis	3
		davon zentrale Einschmelzung	13
		mit Umgebungsherden	6
		mit Bakteriennachweis	2
Mehrere Rundherde ohne Einschmelzung	1	Mehrere Rundherde mit Einschmelzung	6
davon mit Umgebungsherden	0	davon exzentrische Einschmelzung	2
davon mit Bakteriennachweis	0	mit Umgebungsherden	0
		mit Bakteriennachweis	0
		davon zentrale Einschmelzung	4
		mit Umgebungsherden	1
		mit Bakteriennachweis	3

der Aktivitätsbeurteilung werden eingehend bei MATZEL (1963), abgehandelt, ebenso bei ROTHE u.Mitarb. Die Vielfalt dessen, was sich unter dem Begriff „Tuberkulom" verbirgt, die Inhomogenität des Begriffs, wird allerdings aus der Tabelle bei MATZEL besonders deutlich (Tabelle 14).

Unsere relativ vorsichtige Einstellung der Chirurgie gegenüber wird verständlich, wenn man weiß, daß pathogenetisch die Ursache des Tuberkuloms wohl in einer für den Wirt charakteristischen Reaktionsweise auf das Eindringen von Erregern zu sehen ist. Die Gleichmäßigkeit der Reaktion beim „Tuberkulom", „Histoplasmom" und beim „Kokzidioidom" läßt die überragende Bedeutung des Wirtsorganismus vermuten (s.auch BLACK und ACKERMANN, 1950, MAHON und FORSEE, 1950, GOOD, HOOD und MCDONALD, 1953, GOOD, CLAGETT und WEED, 1951 sowie GOODWIN und SNELL, 1969).

cc) Die radiologischen Probleme

Die radiologischen Probleme des Lungenrundherdes liegen in der Artbestimmung der Rundherde, Form, Lokalisation, Größe, Begrenzung, Wachstumstendenz, Einschmelzung, Kalkablagerung und in der Schattendichte bzw. Homogenität insgesamt.

In den vorausgegangenen Besprechungen ist auf die Frage der Form bezug genommen. Die Form ist der physikalische Effekt einer durch die umgebenden Strukturen beeinflußten Entwicklungstendenz. Das Runde, das Kugelige widerspricht dem wechselnden Widerstand, den Schwerkraftsverhältnissen, den „Zufälligkeiten", wie Lappengrenze, Septen, von peribronchial und perivaskulären resistenteren Gebilden. Der Begriff des Rundherdes ist nicht nur von der Definition, sondern auch von seiner Form her in weitem Maße fiktiv. Die Größe war als ungenügendes Kriterium angeführt worden. Der Rundherd muß sichtbar sein; das geht, wie wir weiter oben dargestellt haben, entweder bei mehreren Millimetern oder bei 1—2 cm an, abhängig vom Sitz der Läsion. Die Lokalisation des tuberkulösen Rundherdes findet sich überwiegend in den Oberlappen. Es sei gestattet, in Anlehnung an RÜBE, die Lokalisationen nach RÜTTIMANN und SUTER, RENOVANZ (1956), ROTHE u.Mitarb. wiederzugeben (Abb. 91 nach RÜBE).

Zur Größe ist noch zu sagen, daß große Tuberkulome (über 5 cm) selten sind, und daß es sich doch oft um Karzinome handelt. Bei den kleinen Herden ist die Frage völlig offen. Es gibt keine Möglichkeit der radiologischen Differenzierung. Die Größenverteilungen von SCHMIDT lauten:

Herddurchmesser
von 2 cm 15,3% nach DE SOUSA:
3 cm 32,7% von 2 cm 48,0%
über 3 cm 28,3% 3 cm 31,5%
  4 cm 17,5%
  über 4 cm 3,0%

(Angaben nach RÜBE)

Im übrigen sei auf GÜRICH (1955), IRMER u.Mitarb. (1958), LICHTENSTEIN (1931), RAUCH (1956/57) sowie ROTHE u.Mitarb. verwiesen. Für die Begrenzungen ist wohl einigermaßen charakteristisch, daß die Tuberkulome keine sicheren „Krebsfüße" aufzuweisen pflegen. Wahrscheinlich gibt es, vielleicht abgesehen von den Nabelbildungen, auf die RIGLER und HEITZMANN (1955) besonders hinweist, keine sicheren Unterscheidungskriterien. Nach RÜBE schließt insbesondere eine glatte Kontur ein Karzinom nicht aus. Darüber hinaus ist selbst die Wachstumstendenz kein entscheidendes differential-

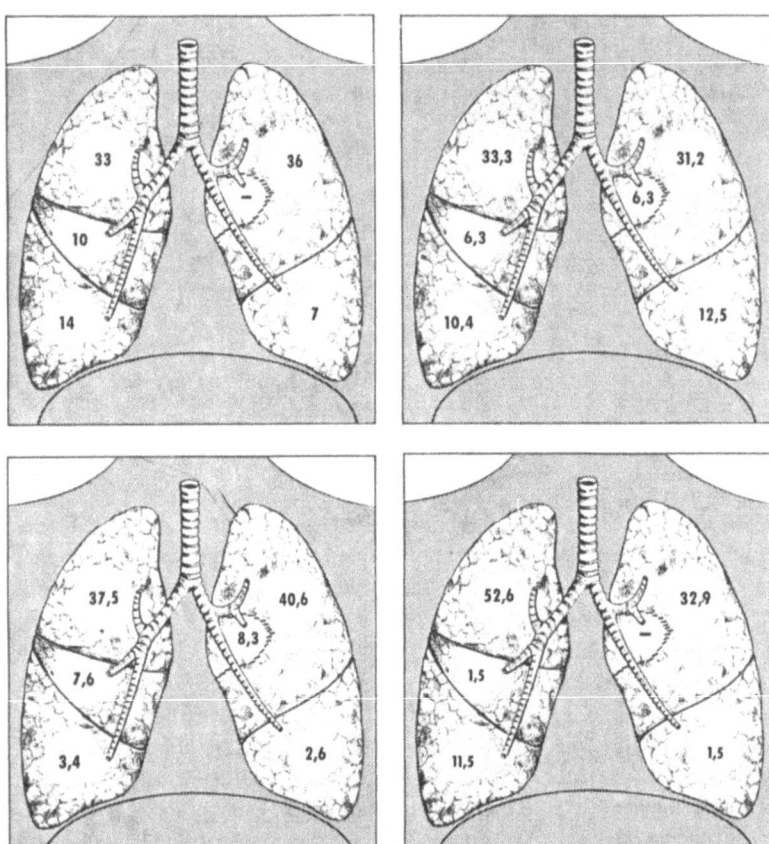

Abb. 91. Verteilung spezifischer Rundherde auf die einzelnen Lungenabschnitte, zusammengestellt von RÜBE nach RÜTTIMANN und SUTER, ROTHE u. Mitarb. und nach RENOVANZ

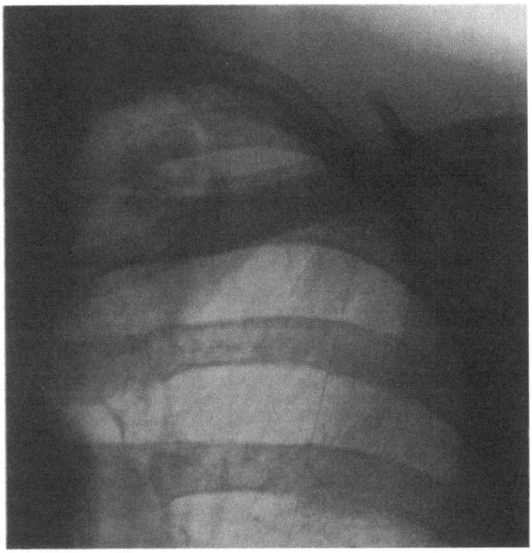

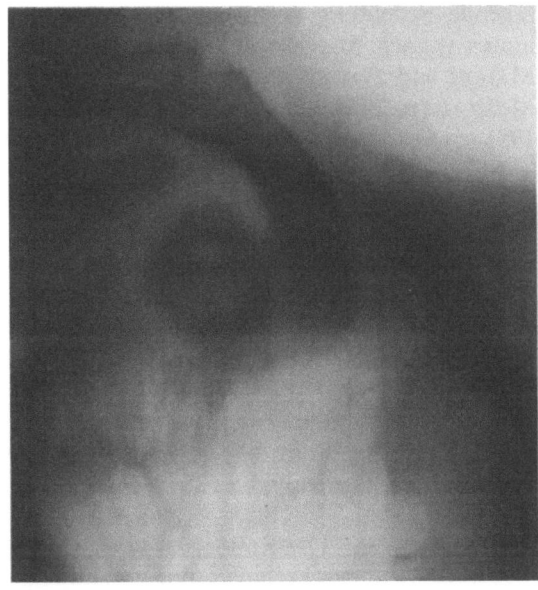

Abb. 92a u. b. S., Heinz, 30 Jahre. „Tuberkulom" im Bereich der linken Spitze

Abb. 92a. Lungenübersichtsaufnahme

Abb. 92b. Die Schichtaufnahme zeigt die zentrale Einschmelzung sowie die Kalkimprägnation. Kalk auch im Bereich der linken Lungenwurzel. Pathologisch-anatomisch: „Ältere Herde in einem käsig-nekrotischen Bezirk ... Höhle, mit Plattenepithel ausgekleidet. Vereinzelte Herde mit zahlreichen säurefesten Stäbchen"

Besonderheiten der Formen: das sog. „Tuberkulom"

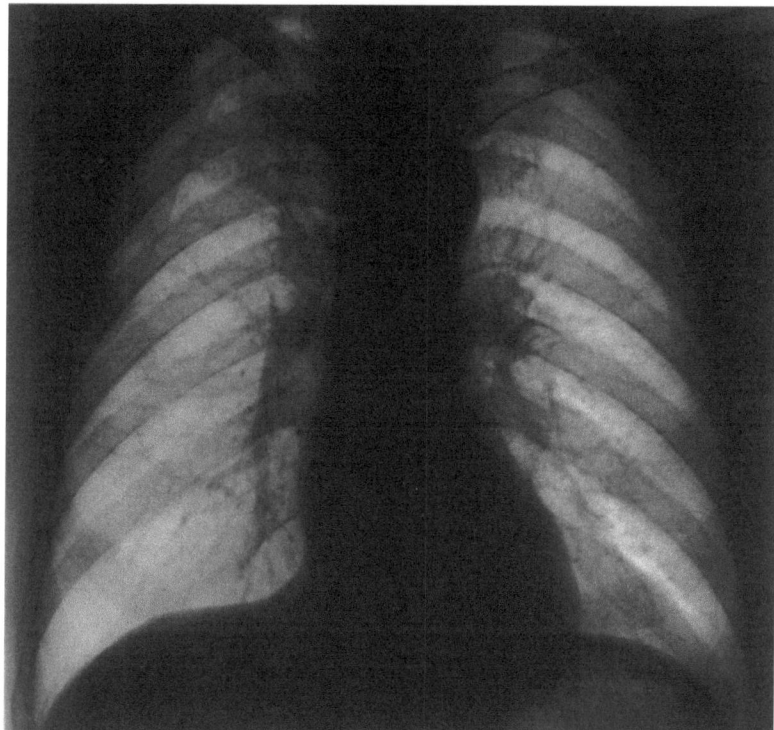

Abb. 93a u. b. J., Oswald, 60 Jahre. Tuberkulom im rechten Oberlappen

Abb. 93a. Lungenübersichtsaufnahme: Unregelmäßig begrenzt erscheinender Herd im rechten Oberfeld

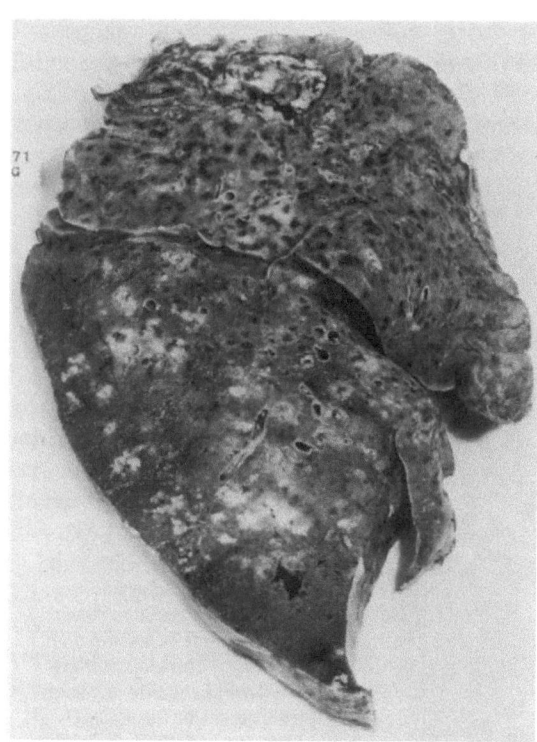

Abb. 93b. Scharf abgesetztes Tuberkulom im Oberlappen. Im Unterlappen eitrige Herdpneumonie. (Tod nach Apoplex)

diagnostisches Kriterium. Unter Umständen können sich tuberkulöse solitäre Herde verhältnismäßig rasch entwickeln. Die klinische Symptomatik ist für die Differentialdiagnose unbrauchbar. Wie so oft, sei hier auf die Bedeutung der Tuberkulinprüfung hingewiesen. – Beispiele bringen Abb. 92 u. 93.

dd) Zur Differentialdiagnose

Hierzu wäre vor allem auf die Arbeit von HAENSELT, DÜRSCHMIED und WEIDIG (1974) hinzuweisen, die sich praktisch in allen Belangen voll mit unseren Erfahrungen deckt. Um die wichtigsten, für die Differentialdiagnose in Betracht kommenden Prozesse aufzuzeigen, sei die dieser Abhandlung entnommene Tabelle 15 über die klinische Enddiagnose von 361 solitären Rundherden dargestellt. Bemerkt sei hierzu, daß es sich um ein unausgewähltes Krankengut handelt, wie es innerhalb zweier Jahre zur diagnostischen Abklärung eingewiesen worden war. Es überrascht nicht, daß das Bronchialkarzinom mit 70% weit an der Spitze liegt und im großen Abstand vom Tuberkulom mit 6,7% gefolgt wird. Auch diese Autoren betonen, daß die Radiologie zwar die Voraussetzung überhaupt für die Diagnose sei, daß die Röntgenmorphologie jedoch keine signifikanten Unterschiede gegenüber malignen Rundherden erkennen lasse. Immerhin bleibe festzuhalten, daß von den 254 peripheren Karzinomen nur ein einziger Rundherd eine glatte Kontur und homogene Struktur, bei Fehlen pleuraler Beziehungen aufwies. Alle anderen (99,6%) zeigten eine mehr oder weniger ausgeprägte polyzyklische Begrenzung, teilweise mit deutlichen Einkerbungen bzw. Nabelbildung. Den größten Anteil stellten mit 205 (78,5%) die teilweise unscharf begrenzten, polyzyklischen Rundherde mit streifigen Ausläufern. Aufschlußreich ist auch die Verlaufsdauer der Karzinome, die so exakt nachgewiesen werden konnte, weil bei der in der DDR üblichen jährlichen Röntgenreihenuntersuchung fast bei allen Kranken eine Filmverlaufsserie zur Verfügung stand (Tabelle 16). Die Bedeutung der Röntgenreihenuntersuchung, zumindest bestimmter Altersgruppen, mag auch aus dieser Sicht verdeutlicht werden.

Zu sagen ist ferner, daß bei solitären Rundherden die Differentialdiagnose noch schwieriger ist als bei mehrfachen Herdbildungen, bzw. daß bei diesen Prozessen die schnellste Abklärung im Hinblick auf die große Wahrscheinlichkeit, daß ein Karzinom vorliegt, zwingend ist. Die Bestätigung oder der Ausschluß eines malignen Tumors mit allen heute zur Verfügung stehenden Methoden, einschließlich der chirurgischen Exploration, ist unbedingt notwendig.

Tabelle 15. Qualität von 361 solitären Rundherden gemäß der klinischen Enddiagnose. (Nach HAENSELT, DÜRSCHMIED und WEIDIG)

Bronchialcarcinome	254	70,0%
Lungensarkom	1	–
Benigne Tumoren	22	6,0%
Hamartome	35	9,4%
Metastasen	14	4,0%
Tuberkulome	22	6,7%
Unspezifische Herde	4	1,1%
Bronchogene Cysten	2	0,5%
Mycetome	2	0,5%
Ungeklärte Ätiologie	5	1,4%

Tabelle 16. Verlaufsdauer der peripheren Bronchialkarzinome. (Nach HAENSELT, DÜRSCHMIED und WEIDIG)

Jahre	Größenzunahme		Anzahl
	ja	nein	
–1	126	15	141
–2	70	4	74
–3	20	–	20
–4	7	–	7
–5	2	1	3
–6	3	–	3
–7	1	–	–
–8	1	–	1
Keine FVS[a]	4		4

[a] FVS = Filmverlaufsserie

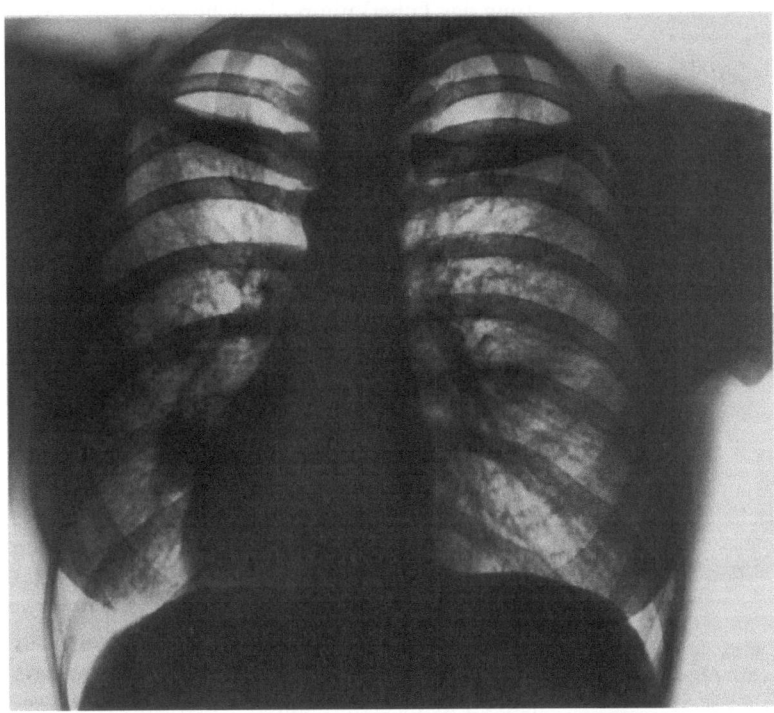

Abb. 94. N., Sieglinde, 32 Jahre. Adenokarzinom im linken Lungenunterlappen bei familiärer Belastung und positiver Tuberkulinprüfung. Die Lymphangiosis carcinomatosa wurde als tuberkulöse Streuung aufgefaßt. Resektion nach zweimonatiger Behandlung mit Tuberkuloseheilmitteln, nachdem keine Veränderung eingetreten war

Besonderheiten der Formen: das sog. „Tuberkulom"

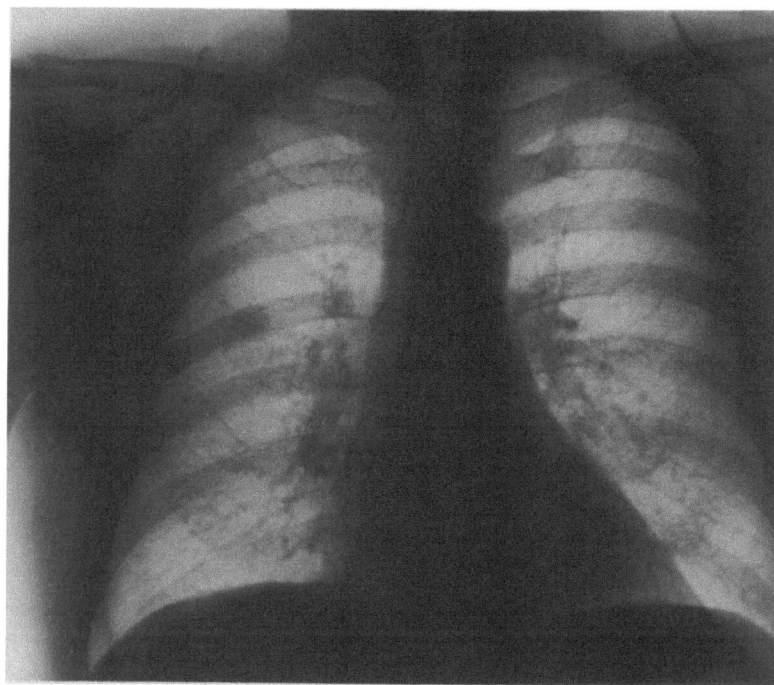

Abb. 95. G., Johann, 52 Jahre. Chondrom im rechten Mittelfeld bei ausgedehnten Verkalkungen im Bereich der rechten Lungenwurzel

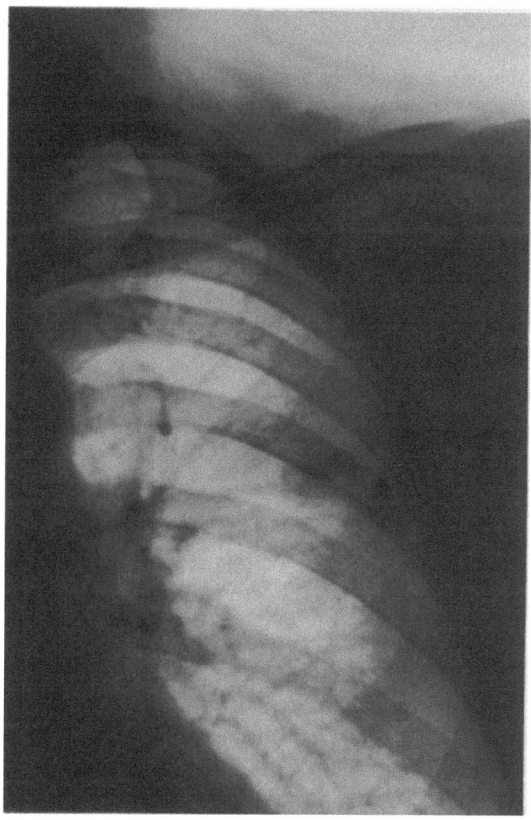

Mit CLAUBERG (pers. Mitteilung) ist aufgrund jahrzehntelanger Erfahrung zu sagen: Wenn man daran denkt, daß ein maligner Prozeß vorliegen könnte, ist die Indikation zur operativen Freilegung und Entfernung schon gegeben. Dazu gilt der Satz: Je kleiner der Herd, um so kleiner der Eingriff. Betont sei, daß die Verlaufsbeobachtung kein geeignetes Instrument zur Qualitätsdiagnose eines Rundherdes ist. Damit müssen wir auch, oder genauer unsere Patienten, in Kauf nehmen, daß sie operiert werden wegen eines Herdes, der kein Krebs ist. A. BRUNNER verdanke ich, gegen Ende seines Lebens im persönlichen Gespräch, den Satz: Für den Patienten ist das Schlimmste am Rundherd das Bewußtsein, daß es ein Krebs sein könnte. Wir sind aus entscheidungstheoretischen und menschlichen Gründen oft entschlossen, die Operation vorzuschlagen, auch weil wir immer wieder Lehrgeld zahlen, wenn wir anders handeln (Abb. 94, 95 u. 96).

Die differentialdiagnostischen Möglichkeiten könnten darin bestehen, Kalk nachzuweisen. Metastasen haben oft kalkige Einschlüsse und verkalken; die Wachstumsgeschwindigkeit ist kein erlaubtes Kriterium; Nabelbildungen, „Pleurafinger" können bei Tuberkulosen wie auch beim Krebs vorkommen, ebenso Einschmelzungen. Im übrigen sei zu den „Kalkeinlagerungen" auf die erwähnte Arbeit von GOODWIN und SNELL sowie auf ABELES und CHAVES

Abb. 96a—c. S., Desiderius, 64 Jahre. Tuberkulomähnliches Hämatom nach Enukleation eines Tuberkuloms

Abb. 96a. „Rundherd" links im 3. ICR. Histologisch älterer Tuberkuloseherd

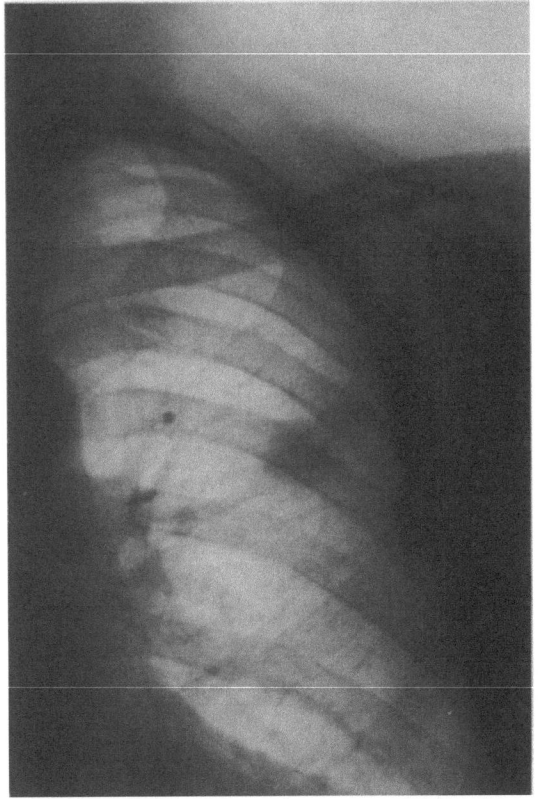
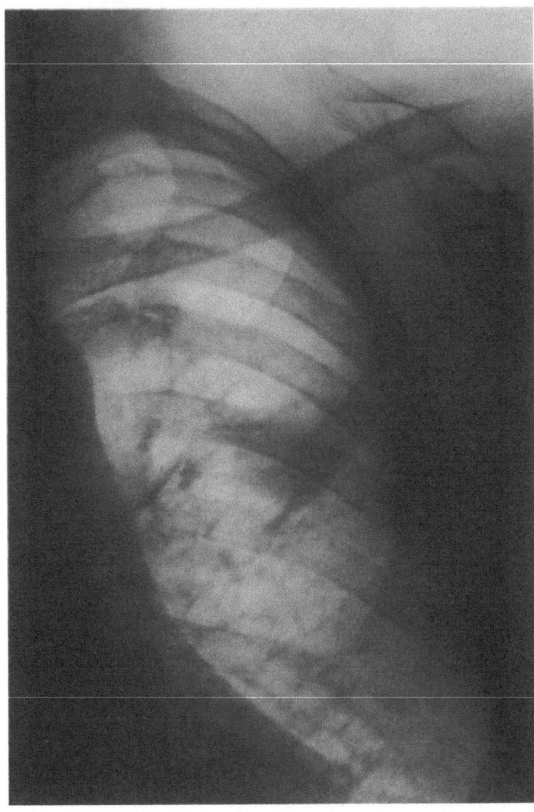

Abb. 96 b. 8 Wochen nach Operation „Rundherd" in Projektion auf die vorderen Anteile der 3. Rippe rechts. In Organisation begriffenes Hämatom nach Enukleation

Abb. 96 c. Das gleiche Hämatom 10 Tage nach Enukleation

(1952), CULVER et al., HODGES (1958), ROTHE et al., O'KEEF et al. (1957), HARTMANN (1955), TUTTLER et al. (1955), GOUGH et al. (1955), MEYER et al. (1953), PUGH et al. (1952) verwiesen.

5. Die tuberkulöse Kaverne in der Lunge

a) Einleitung

aa) Zur Nomenklatur

Zur Nomenklatur der „Kaverne" gibt R.W. MÜLLER, im Anschluß an die XX. Deutsche Tuberkulosetagung in Düsseldorf, 1962, einen Kommentar. Im Griechischen heißt die Höhle το σπελεον; Spelunke ist über das Lateinische „spelunca" eingewandert. Viele Bildungen, die vom Lateinischen „caverna" kommen, stellen lateinisch-griechische Mischwörter dar. Philologisch anfechtbar sind wohl auch Bezeichnungen wie „perikavernös" („cavernosus", „Kavernenreich"). Besser wäre es, von „perikavitären Atelektasen" oder von „intrakavitärer Injektion" zu sprechen, anstelle von „perikavernös" oder „intrakavernös".

Hierzu wären die Anmerkungen des Berner Altphilologen GIGON heranzuziehen, die BLAHA 1964 zu den verschiedenen Formen der „Höhlenbesichtigungen" erbeten hatte, so zum Beispiel „Speleoskopie", „Askoskopie" und „Histoskopie".

bb) Zur Bedeutung der Kaverne

Dem älteren Phthiseologen sind die Diskussionen um die Bedeutung der Kaverne, die „Zweitkrankheit Kaverne" (GRÄFF, 1935, ULRICI, 1927) in lebhafter Erinnerung. Die Beseitigung der Kaverne war das Hauptziel der gesamten Kollapstherapie. Die Wissenschaft von der Kaverne, ihrer Bildung, Rückbildung, Beschaffenheit, ihrer Erkennung, war in besonderem Maße gepflegt worden.

Gegenwärtig ist es so, daß die Diagnose der Kaverne nicht mehr dieselbe Bedeutung hat, nicht mehr ein „Todesurteil" darstellt, wie noch in der ersten Hälfte dieses Jahrhunderts. *Die prognostische Bedeutung* des Kavernennachweises ist zurückgegangen. Trotzdem bleibt eine *aktuelle Bedeutung*:

Im Zeichen der wirksamen Arzneimittelbehandlung der Tuberkulose spielt die Kaverne deswegen eine große Rolle, weil sie das entscheidende Bakterienreservoir ist. Je größer das Bakterienreservoir, um so wahrscheinlicher das Vorhandensein resistenter Mutanten. Der Bakterienreichtum einer Tuberkulose ist vermutlich ein mitbestimmender Faktor bei der Heilmittelbehandlung der Tuberkulose. Der Bakterienreichtum hängt mit der Ausbildung und Größe von Kavernen zusammen. Die Kaverne bedeutet einen Gewebsverlust. Das Ausmaß des Gewebsverlustes bei der Tuberkulose ist mitentscheidend für Ausmaß und Schnelligkeit der reparativen Vorgänge. Eine gewisse Kavernengröße und Kavernenbeschaffenheit kann anatomische Irreparabilität bedeuten.

Der Bakterienreichtum der Kaverne, die Tatsache der Verbindung zur Außenwelt, zum Bronchialbaum, bringt es mit sich, daß der Nachweis der Kaverne von erheblicher *seuchenhygienischer Bedeutung* ist. Der Nachweis der Kaverne wurde früher mit der Ansteckungsfähigkeit einer Tuberkulose epidemiologisch-statistisch gleichgesetzt („Ib-Fälle").

Die Kaverne ist die wichtigste Quelle der *bronchogenen Streuung*. Bakterienreichtum, Verflüssigung, Verbindung mit dem Bronchialsystem bilden die Voraussetzung für die bronchogene Streuung.

Die Kaverne stellt einen wesentlichen Herd für die hämatogene und lymphogene *Ausbreitung* dar. Sie kann Streuquelle für diskrete Absiedelungen in andere Organe sein, aber auch Streuquelle für die Miliartuberkulose.

Die Kaverne ist ein *perpetuierender Faktor* bei der Lungentuberkulose. Die unbehandelte Kaverne gehört zu den permanentesten Gewebsläsionen. Ihre Rückbildungsstadien sind noch Keimreservoire für spätere Exazerbationen.

Die Kaverne stellt eine *Quelle von Zufällen* dar. Die Kavernenblutung ist ein häufiges, nicht selten bedrohliches Ereignis.

Die Kavernenperforation ist auch heute kein ganz seltenes Ereignis. Wir kennen Fälle von Erstmanifestationen einer Tuberkulose in Form der Kavernenruptur in den freien Pleuraraum aus den letzten Jahren.

Große Kavernen können erhebliche Funktionseinbußen bewirken. Bei großen Hohlräumen spielt nicht nur der aktuelle Gewebsverlust, sondern die Totraumatmung, die Störung der Atemmechanik, eine Rolle.

Die *Ausheilungszustände* der Kaverne bieten weitere Komplikationsmöglichkeiten. Das metatuberkulöse Aspergillom mit der Gefahr der Blutung und der Gefahr der aspergillotischen Pneumonie in Niederbruchsphasen ist vor allem zu nennen. Die metatuberkulösen Bronchiektasen zeichnen sich ebenfalls durch eine nicht ganz gering zu veranschlagende Blutungsneigung aus.

An der Aktualität und prinzipiellen Bedeutung der radiologischen Kavernendiagnostik hat sich nichts geändert. Die Radiologie erweist sich weiterhin gerade auf diesem Gebiet als unentbehrlich. Sie brachte uns die wichtigsten Erfahrungen und Erkenntnisse über Bestehen, Verlauf, Heilungsformen und Heilungsphasen der Kaverne, noch bevor die pathologische Anatomie in der vorchemotherapeutischen Ära und vor der Ära der Resektionsbehandlung der Lungentuberkulose im größeren Ausmaß entscheidende Antworten auf diese Fragen geben konnte. Es ist dabei erstaunlich, wie groß die Übereinstimmung zwischen radiologischen Erkenntnissen und der pathologisch-anatomischen Wirklichkeit war. Die Kavernendiagnostik ist ferner wichtig aus ökologischer Sicht, als Reservoir in einem mobilen, aktiven, kontaktfreudigen Verbreitungsträger.

cc) Zur Definition der Kaverne

Es scheint kaum Zweifel zu geben darüber, was die Bezeichnung „Kaverne" im Verlauf einer Lungentuberkulose bedeutet. Wir engen allerdings insofern ein, als wir die „Parenchymkaverne", die Kaverne im Lungengewebe meinen; über „Lymphknotenkavernen", auch wenn sie sich radiologisch etwa als „Lungenkavernen" manifestieren sollten, wird später zu reden sein.

Die „bronchiektatische Kaverne" gehört definitionsmäßig nicht hierher, insoweit es sich um Ausbuchtungen einer Bronchialwand ohne Zerstörung der Wand und ohne freie Beteiligung des Lungengewebes handelt.

Von aktuellerer Bedeutung ist die Frage, ob noch eine „tuberkulöse" Kaverne vorliegt. Wann ist der spezifische Charakter als nicht mehr gegeben zu betrachten? Ab wann handelt es sich um einen „metatuberkulösen Hohlraum"?

Neben den realen pathologisch-anatomischen Gegebenheiten spielt die Frage eine Rolle, *ab welcher Größe* eine Kaverne radiologisch angenommen wird. Sicherlich beschreiben wir im

Röntgenbild Kavernen von Erbsengröße, wenn alle Kriterien zusammenkommen. Was darunter ist, ist im allgemeinen recht schwer zu beurteilen. Wir verbinden mit dem Ausdruck „Kaverne" eine gewisse klinische Bedeutung, eine Wertung. Wir sagen etwas aus über die Prognose. Wir verbinden also im klinischen, und damit radiologischen Bereich mit der Verwendung des Begriffes Kaverne eine gewisse Größenvorstellung. DE LA CAMP (1922) spricht von „unter Hanfkorngröße", von einem „eben erkennbaren Lumen". BRAEUNING (1924) äußert sich wie folgt: „Noch ungeklärt ist die Frage, einen wie großen Substanzverlust man verlangen muß, um von einer Kaverne zu sprechen. Manche Anatomen sprechen von mikroskopischen Kavernen…" Eine so weite Fassung des Begriffs Kaverne hat klinisch und prognostisch kaum Wert. Es ist hier weiter auf die Ausführungen von VIRCHOW (1922), V. BAUMGARTEN (1901, 1902, 1913), ZIEGLER (1892), ORTH (1917), KAUFMANN (1909), TENDELOO (1923, 1925) und ASCHOFF (1921, 1922, 1929) hinzuweisen.

Wir stellen an die Kavernendiagnose im klinisch-radiologischen Bereich die Anforderung:
a) die Spezifität zu beweisen.
b) Wir gehen von einer radiologisch sicher nachweisbaren Größenordnung aus.
c) Wir halten uns an bestimmte pathologisch-anatomische bzw. radiologische Kriterien gebunden.

Wir sind dabei im Zweifel, ob die „geschlossene Kaverne" unter unsere Definition fällt. Die zum geschlossenen Herd „rückgebildete Kaverne" wird im radiologisch-klinischen Sprachgebrauch nicht mehr als Kaverne bezeichnet. Die Kaverne, das Hohlgeschwür, setzt die Höhle voraus. Dabei kann die Höhle potentiell durchaus vorhanden sein. Sie kann pathologisch-anatomisch demarkiert sein. Die Erweichung und Ausstoßung gehören zum landläufigen Kavernenbegriff (s. auch PAGEL, HENKE, LAËNNEC, LETULLE, HUEBSCHMANN, 1927, 1928, SCHMINCKE, 1927, MALLORY, 1904).

Die Definition „Kaverne" ist an objektive Sachverhalte, aber auch an Konventionen geknüpft. Wir sprechen von „Knochenkavernen", ohne daß die Kriterien, etwa „Verbindungen zur Außenwelt" oder „Luftfüllung", vorhanden wären. Zu den objektiven Sachverhalten kommen pragmatische Konventionen hinzu.

Wir weichen damit von der Gräffschen Definition ab, der wie folgt formuliert: „… bezeichnen wir als tuberkulöse Kaverne der Lunge einen beliebig gestalteten Raum innerhalb tuberkulös verändertem Lungengewebes, dessen Wand gegenüber seinem weicheren Inhalt eine Grenzfläche erkennen läßt. Wir unterscheiden hier nach Mikro- und Makrokavernen, geschlossene und offene Kavernen." GRÄFF sagt jedoch weiter: „Der klinische Kavernenbegriff muß also immer enge sein; er ist beschränkt auf diejenigen Kavernenformen, die der klinisch röntgenologischen Diagnostik zugänglich sind."

b) Entstehung der Kaverne; das pathologisch-anatomische Substrat

Im ersten Teil, in den „Voraussetzungen", wurde auf die pathologisch-anatomischen Grundprozesse hingewiesen. Die Voraussetzung zur Kavernenentstehung ist die Verkäsung, und zwar – wie GRÄFF betont – nicht nur des intraazinösen oder intralobulären Exsudats, sondern auch des Lungengewebes. (Zum Kavernenproblem s. BRONKHORST, 1929, BROOKE, 1931, HART, 1922, HOCHSTETTER, 1934, KASPER, 1932, 1933, MARCHAND, 1922, PEARSON, 1930, PINNER, 1928, REINDERS, 1928, SILTZBACH, 1934, TERPLAN et al. 1933.)

Die Ausgangsmöglichkeiten der Verkäsung sind im weiteren die trockene Umwandlung mit Verkapselung, die Erweichung durch Wasseraufnahme und schließlich die Einschmelzung bis zur Verflüssigung (GRÄFF l.c.). Die Einschmelzung ist mit Wahrscheinlichkeit auf die Einwirkung von Leukozytenverbänden zurückzuführen.

(S. auch AUERBACH und SMALL, 1957, OUDET, 1966, SUTINEN, 1968, ZOLLINGER, 1971, SANDRITTER und THOMAS, 1970, UEHLINGER, 1966.)

Aufbau der Kavernenwand

Die Innenfläche der frischen Kaverne bietet das Bild einer tuberkulösen Geschwürfläche mit unregelmäßig-höckerigen Konturen. Mit zunehmender Reinigung glättet sich die Innenfläche. Die Unebenheiten sind durch den verschiedenen Widerstand der einzelnen Gewebsanteile gegen Verkäsung und Erweichung zu verstehen. Bindegewebssepten, Gefäße und Bronchien leisten Einschmelzungen Widerstand. Es kommt zu Kavernenbalken und zu Bindegewebsstümpfen (KASPER). Nach SILTZBACH und SATA sowie nach den gegenwärtigen Darstellungen der einschlägigen Lehrbücher besteht die Kavernenwand aus folgenden Schichten (Abb. 97):
Zentrale käsige Nekrosemassen und Tuberkelbakterien, Zellkerntrümmer,
anschließend Fibrin und neutrophile Granulozyten, als pyogene Membran zusammengefaßt.

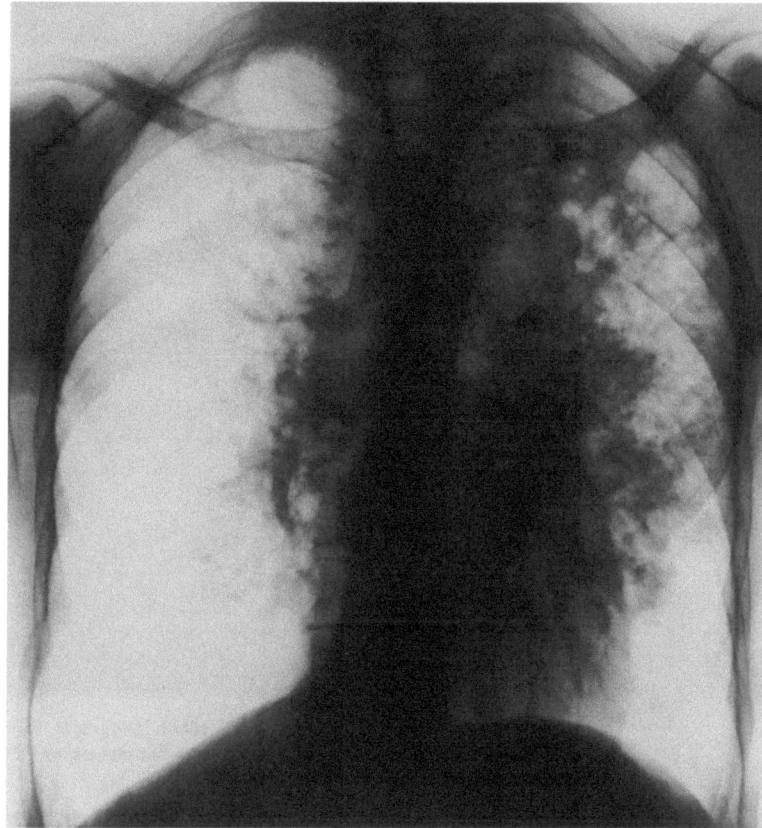

Abb. 97a—c2. G., Josef, 72 Jahre. Ausgedehnte Tuberkulose, hühnereigroße Kaverne links

Abb. 97a. Lungenübersichtsaufnahme mit großem Kavernensystem

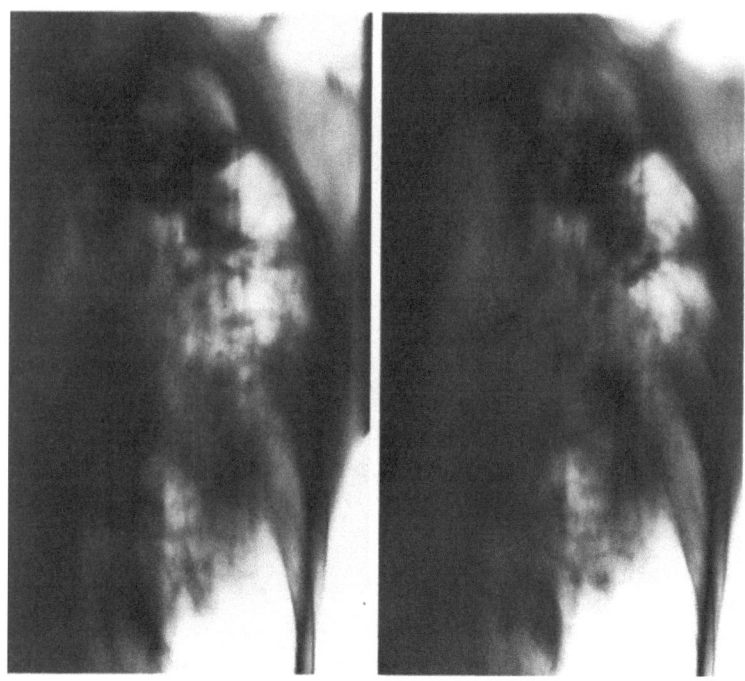

Abb. 97b. Die Schichtaufnahme zeigt die Zerfallskaverne mit umgebender käsiger Pneumonie

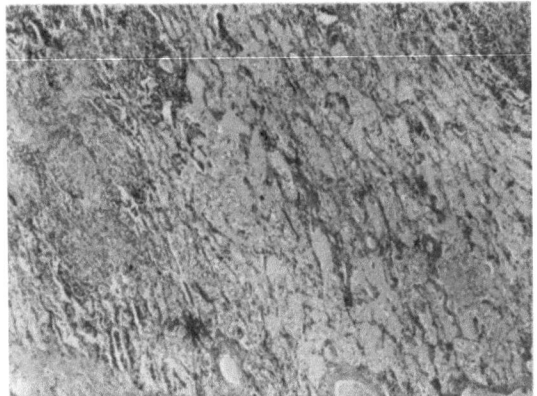

(c₁)

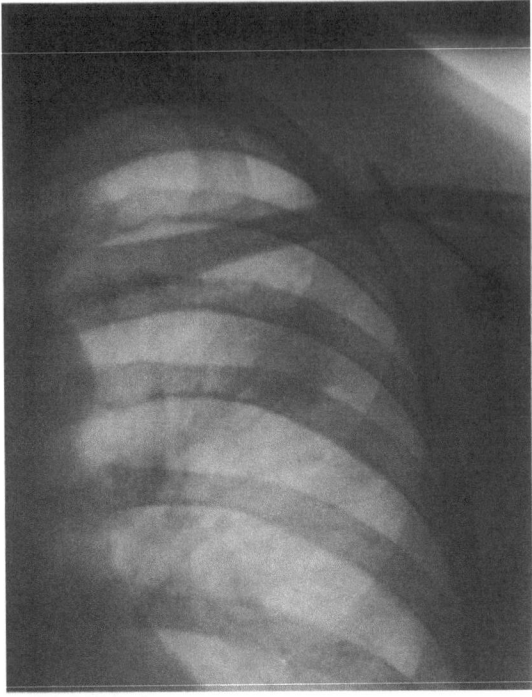

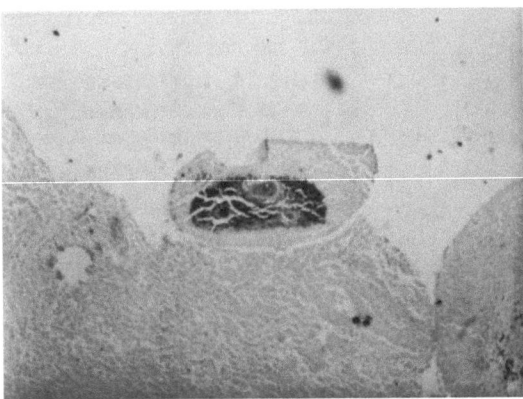

Abb. 98a—h. Entwicklung und Rückbildung einer Kaverne. 19jährige Stationshilfe in einem Krankenhaus (K., Helga)

Abb. 98a. 17.11.71: Wolkige Trübung links im Oberfeld

(c₂)

Abb. 97c₁ u. c₂. Mikrofoto: Käsige Massen als Kavernenauskleidung; „Kavernenlinse" mit massenhaft säurefesten Bakterien

Der Epitheloidzellschicht mit Langhansschen Riesenzellen, als spezifisches Granulationsgewebe, das gut vaskularisiert ist und einzelne Fibroblasten und gelegentlich Kollagen aufweist, schließen sich eine Zone von Lymphozyten sowie gegebenenfalls Zonen von lockerem Bindegewebe an als Ausdruck der perifokalen Reaktion. Den Abschluß bildet eine mehr oder weniger dicke Bindegewebsschicht, je nachdem, wie weit die perifokale, eben genannte Reaktion in Bindegewebe umgewandelt wurde.

Die weitere Entwicklung, das, was sich im Röntgenbild darstellt, ist nicht nur vom Gewebsverlust abhängig. Die spezifischen und unspezifischen entzündlichen Reaktionen können sich in ihrem Charakter wandeln, vom exsudativen in proliferative Prozesse übergehen. Die Entzündung kann ersetzt werden durch Bindegewebe, das Bindegewebe kann überwiegen; die Innenschicht der Kaverne kann ganz oder teilweise durch Epithel oder fibröses bzw. Bindegewebe ersetzt werden:

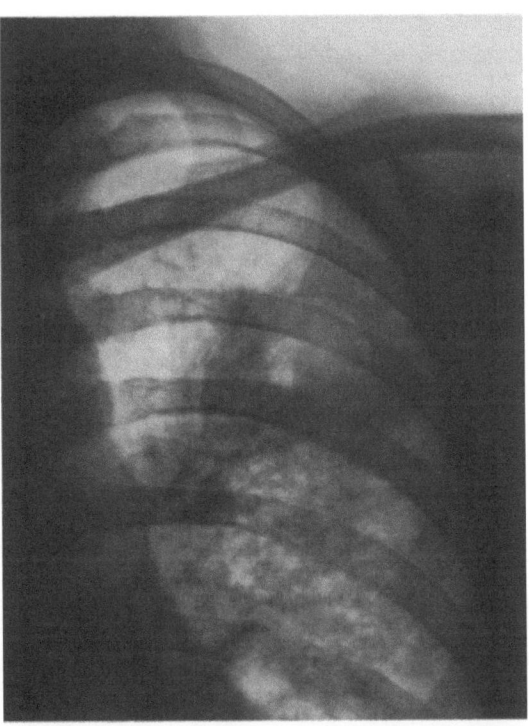

Abb. 98b. 25.11.71: Beginnender Zerfall

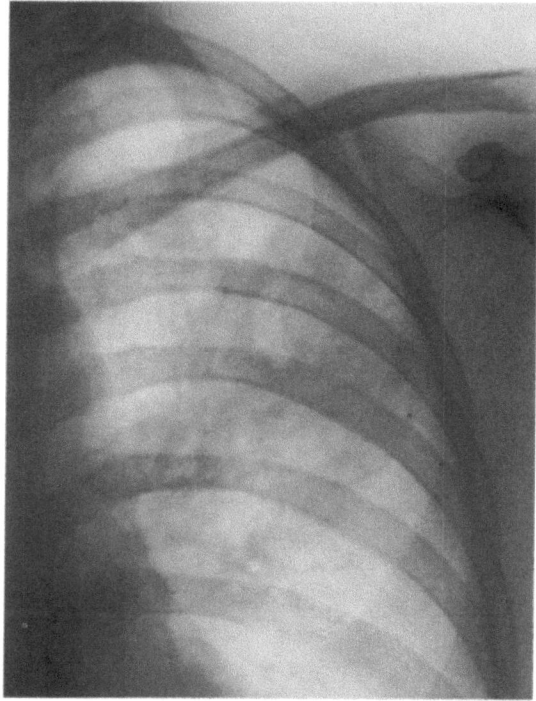

Abb. 98c. 1.12.71: Vergrößerung des Herdes, Umgebungsstreuung, zunehmender Zerfall („frische Zerfallskaverne")

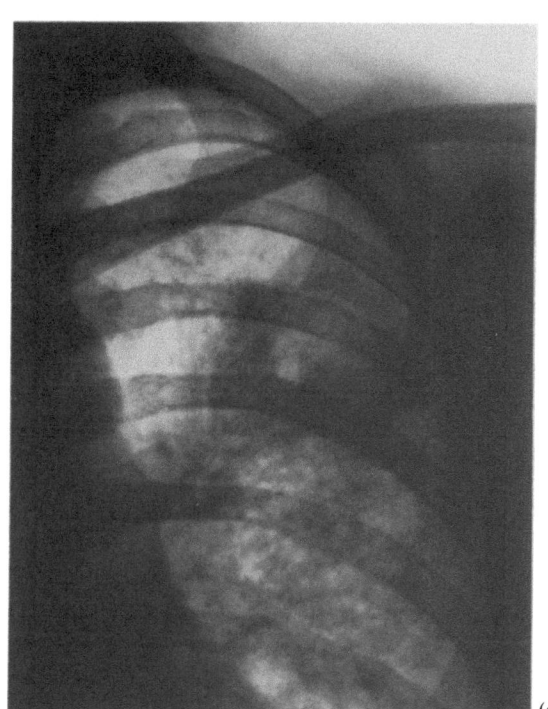

(e₁)

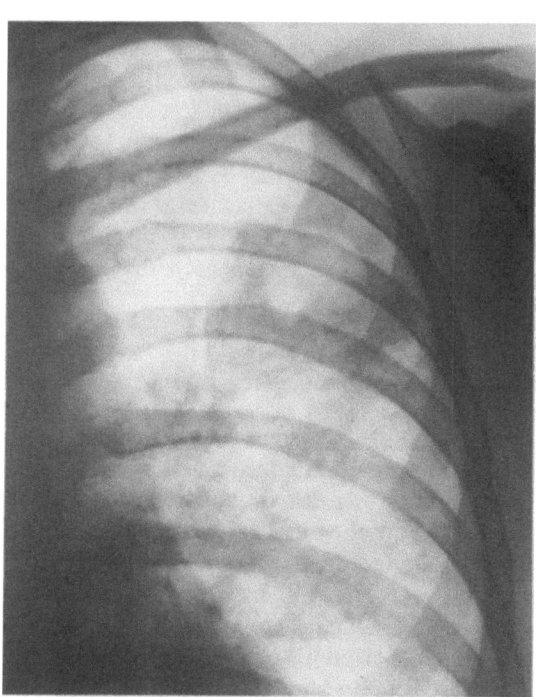

Abb. 98d. 8.12.71: Vergrößerung der Kaverne, Zunahme der Streuung ins Unterfeld

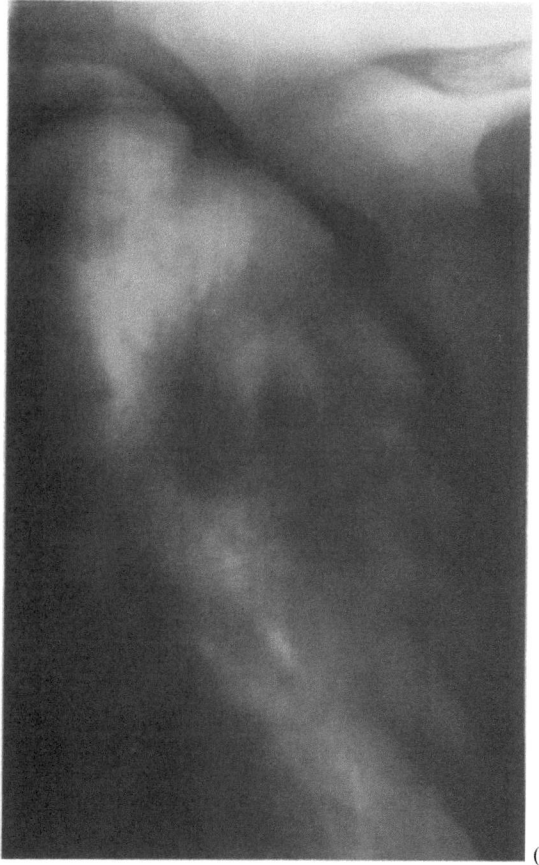

(e₂)

Abb. 98e₁ u. e₂. 10.12.71: Ausbildung eines Kavernensequesters; oben: Übersicht; unten: Schichtbild

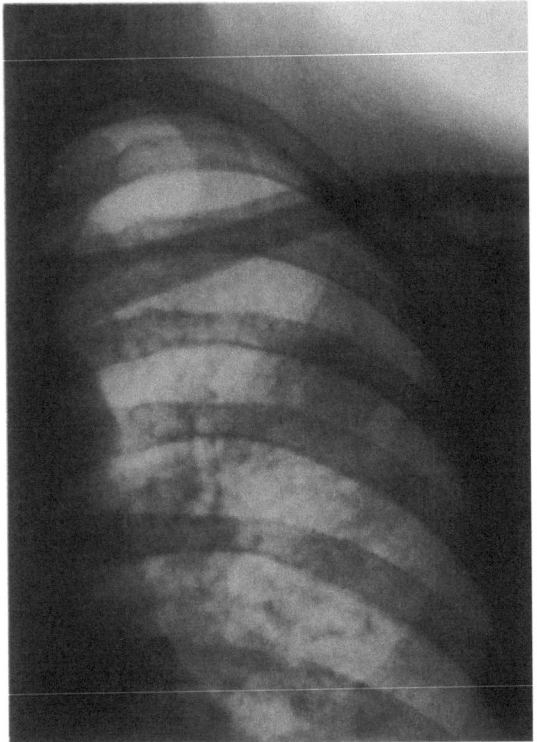

Abb. 98f. 22.12.71: 14 Tage nach Beginn der Behandlung: Wesentliche Verkleinerung des Herdes, wesentliche Verkleinerung der Kaverne

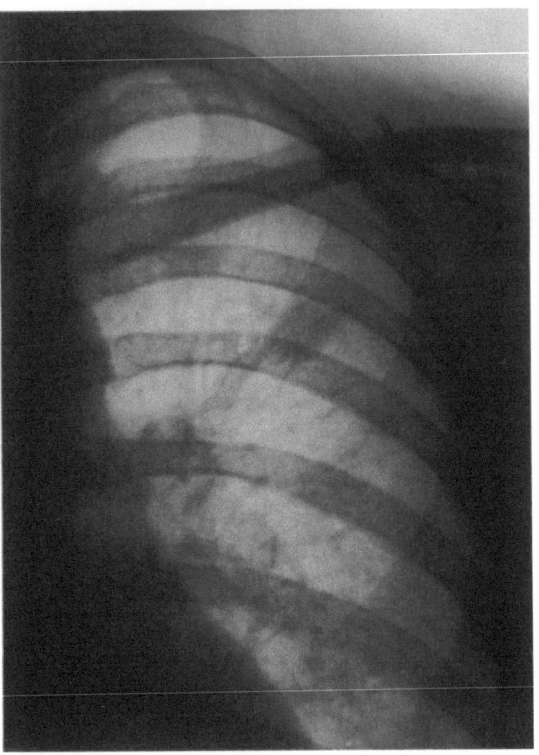

Abb. 98g. 28.3.72: „Rückbildung zum geschlossenen Herd"

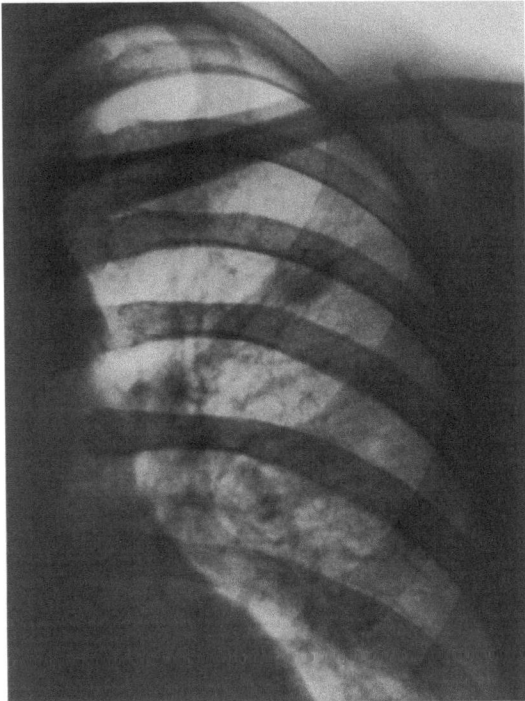

Abb. 98h. 5.6.72: Fingernagelgroßer Residualbefund, narbig imponierend. (Tuberkulose durch Bakteriennachweis gesichert; mehrfach kombinierte Behandlung bei voller Sensibilität der Erreger)

Das weitere Schicksal des Gewebsverlustes hängt von spezifischen und unspezifischen Faktoren ab, die das bestimmen, was wir dann in einem zufälligen Zeitpunkte der Kavernenentwicklung radiologisch feststellen (hierzu auch G. SIMON, 1971, Principles of Chest X-Ray Diagnosis). Abb. 98 zeigt die Entwicklung und Rückbildung einer Kaverne: Die Beobachtung ist einem besonderen Glücksumstand insofern zu verdanken, als die junge Stationshilfe unter dem Verdacht einer unspezifischen Pneumonie zunächst beobachtet wurde.

c) Gestaltungsfaktoren der Kaverne

Zu den phthiseologischen Gestaltungsfaktoren, wie sie eben im pathologisch-anatomischen Bereich skizziert wurden, treten Faktoren für die Kavernenformation und Kavernenform hinzu, die einmal ihre Ursache in der *Tuberkulose,* zum anderen im *Terrain,* ferner im Verhalten des *Bronchus,* des *Kaverneninhalts* haben und schließlich von den einwirkenden physikalischen Kräften und von Zufällen abhängen.

In einem Grenzbereich zwischen „spezifischem Prozeß" einerseits und „Terrain" andererseits liegend, ist die Beschaffenheit des perikavernösen Gewebes zu begreifen. Hier treten spezifische und unspezifische Faktoren durchaus zusammen. Es ist für die Gestalt der Kaverne ein Unterschied, ob eine karnifizierende, spezifische Pneumonie den Gewebsverlust mit der sichtbaren Kavernengröße infolge der Starrheit der Verhältnisse übereinstimmen läßt oder ob durch den elastischen Zug des in seinen physikalischen Qualitäten intakten Lungengewebes der Defekt wesentlich verändert, deformiert, evtl. auch vergrößert erscheint. Die fehlende Retraktionskraft der starren emphysematösen Lunge oder der Lunge des Bergmannes verhält sich anders als die frische, zarte Kaverne junger Menschen, etwa bei einer Miliartuberkulose.

Vom Einfluß des Terrains ist auch dann zu reden, wenn einmal eine Kaverne in der im wesentlichen von rigiden Strukturen freien Peripherie des Lungengewebes liegt oder nahe der Lungenwurzel, umgeben von den verhältnismäßig starren Strukturen der Gefäße und der Aufzweigungen des Bronchialsystems. Auch hierzu sind wieder GRÄFF, ALEXANDER (1930, 1933), SCHMINCKE, sowie SILTZBACH.

Für die Gestalt der Kaverne sind zweifellos die physikalischen Bedingtheiten entscheidend. Insbesondere spielt *das Verhalten des Drainagebronchus* eine wesentliche Rolle. Es ist wohl mit BRONKHORST anzunehmen, daß es bestimmte „reflektorische", „nervale" Einflüsse gibt, die eine Kaverne mehr oder weniger groß erscheinen lassen. Mit REINDERS ist anzunehmen, daß die physikalischen Kräfte rational faßbar sind, daß sie freilich von den jeweiligen pathologisch-anatomischen Bedingtheiten mitbestimmt sind. Die rhomboiden, elliptischen Formen gewisser Kavernen sind durch Außen- und Innendruck, durch elastischen Zug, im Verein mit den anatomischen Gegebenheiten ebenso erklärbar wie die Fixation einer Höhle bei physikalisch inerter Umgebung. Auf die Arbeiten von HALL, BROOKE, CORYLLOS, PEARSON, TERPLAN, KENNY und SANES ist hier hinzuweisen. Besondere Beachtung verdienen auch die Arbeiten von PINNER sowie von PINNER und PARKER.

Die Beziehungen der Kavernenform zum „Terrain" lassen sich wie folgt zusammenfassen:
a) Beziehungen zum tuberkulösen Terrain (beispielsweise in käsiger Pneumonie liegend; in fibrösen Strängen liegend).
b) Beziehungen zu Lungenstrukturen (Beispiel: in retraktionsfähigen peripheren Partien liegend, nahe der Lungenwurzel liegend).
c) Beziehungen zu Terrainveränderungen durch Belüftungsstörungen [Atelektasen; perikavernöse Atelektasen, Randatelektasen (LUKAS) (Abb. 99)].
d) Terrainveränderungen durch Strukturveränderungen der Lunge (z.B. Lungenemphysem).
e) Terrainveränderungen durch gleichzeitig bestehende Erkrankungen der Lunge (z.B. Steinstaublunge).
f) Durch Beziehungen zur Pleura.

Auf die Vielzahl der *Einteilungen* von Kavernen, wie sie in der klassischen Zeit der Kollapstherapie gebräuchlich war, sei hier verzichtet. Auf die Ausführungen, wie sie im allgemeinen Teil gemacht wurden, sei hingewiesen. Die Einteilung nach HOCHSTETTER, BRAEUNING und REDEKER, und PINNER sei erwähnt. GRÄFF trifft folgende Einteilung:

1. Zahl, Einzahl, Mehrzahl,
2. Größe, zweckmäßigerweise gemessen,
3. Lage,
4. Gestalt,
5. Wand, Innenschicht, Grenzfläche,
6. Inhalt,
7. Ableitungsbronchus,
8. Umgebung.

Zur Frage der Belüftungsstörungen sind vor allem die Arbeiten von FLEISCHNER (1930, 1934, 1935) mit heranzuziehen.

Auf das Atelektasenproblem ist besonders STURM (1950) eingegangen.

Von besonderer Bedeutung für die Morphologie der Kaverne ist das Verhalten des Drainagebronchus bzw. der drainierenden Bronchialäste. Offene Kommunikation oder Ventilmechanismus bedeuten Abfuhr des infektiösen Inhalts einerseits, Druckänderung im Kavernenlumen andererseits. Das Verhalten des Drainagebronchus kann eine mechanische Voraussetzung für die Entleerung einer Kaverne, aber auch für die Heilung, den Kollaps einer Kaverne darstellen. Häufige Beobachtungen und Mitteilungen über unterschiedliche Kavernengrößen, wie sie von BRONKHORST und BRAEUNING und REDEKER bereits früher beschrieben worden sind, mögen damit in Zusammenhang stehen. Die Bronchitis der Drainagebronchien kann einen gewissen, selbständigen Krankheitswert gewinnen. Hierzu wäre auch auf die Monographie von BLAHA (1954) mit weiterer Literatur verwiesen.

Bei den Gestaltungsfaktoren der Kaverne ist neben dem spezifischen Prozeß, der Umgebung, dem Terrain, der Lage, dem Verhalten der Bronchien, schließlich noch auf den Kaverneninhalt hinzuweisen.

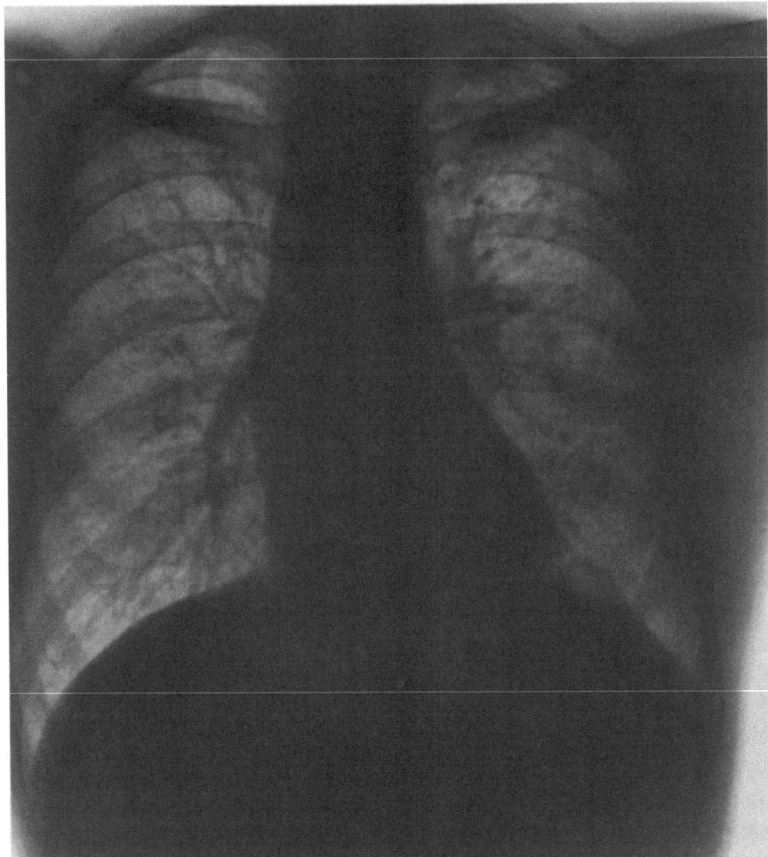

Abb. 99a u. b. B., Siegbert, 26 Jahre. „Kavernendistale Atelektase"

Abb. 99a. Übersichtsaufnahme

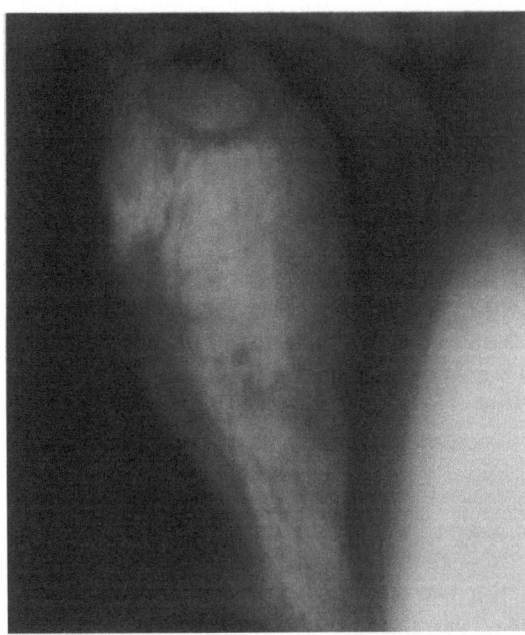

Abb. 99b. Schichtbild: Derb umwallte Kaverne mit „kavernendistaler Atelektase"

Wir können in Kavernen Gewebesequester, Blutkoagel, tuberkulösen Eiter finden (Abb. 100). Neben diesem gewöhnlichen Inhalt sind „Kavernensteine" keine Seltenheit. Sie können entweder vor der Kaverne existierende Anteile etwa eines Primärherdes oder eines sonstigen verkalkten oder verknöcherten Herdes darstellen (HART 1917) oder sich in lange bestehenden Kavernen bilden (PAGEL und HENKE; dort auch weitere Literatur).

Zum Problem des Kaverneninhalts wären noch die sekundären opportunistischen Besiedelungen etwa durch Aspergillen zu nennen. Diese Spätfolgen werden bei den metatuberkulösen Veränderungen gesondert besprochen.

Evident sind die Gestaltungsfaktoren, wie sie die Kavernenzufälle darstellen: Perforation in den Pleuraraum etwa, Perforation in den Ösophagus, Einbruch in große Blutgefäße. Es ist hier wiederum auf die klassischen Arbeiten zur pathologischen Anatomie und zur Klinik zu verweisen, ebenso auf die Übersicht von HAEF-

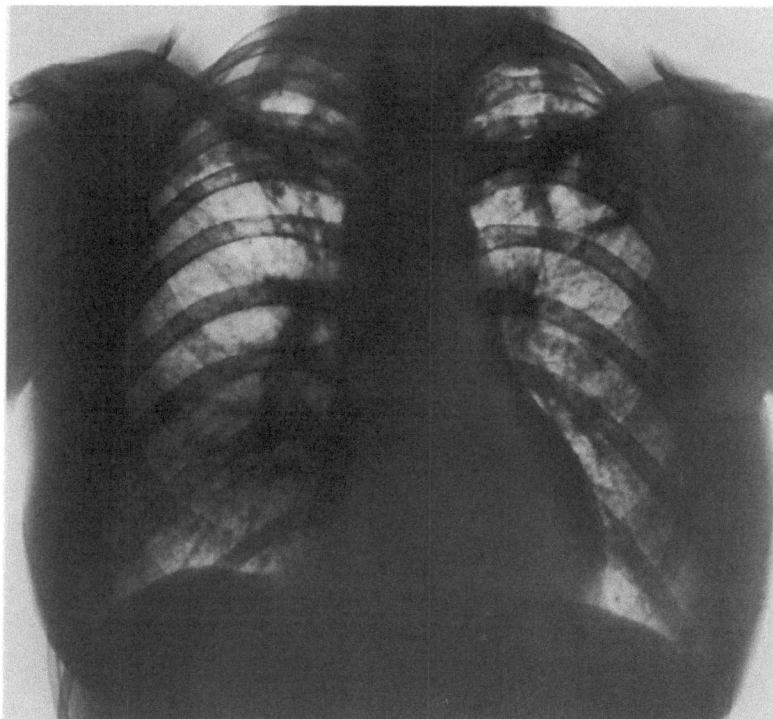

Abb. 100a u. b. T., Anna, 45 Jahre. Doppelseitige Tuberkulose, links mit großer Kaverne und Sequester; reichliche Ausscheidung von Tuberkelbakterien

Abb. 100a. Übersicht

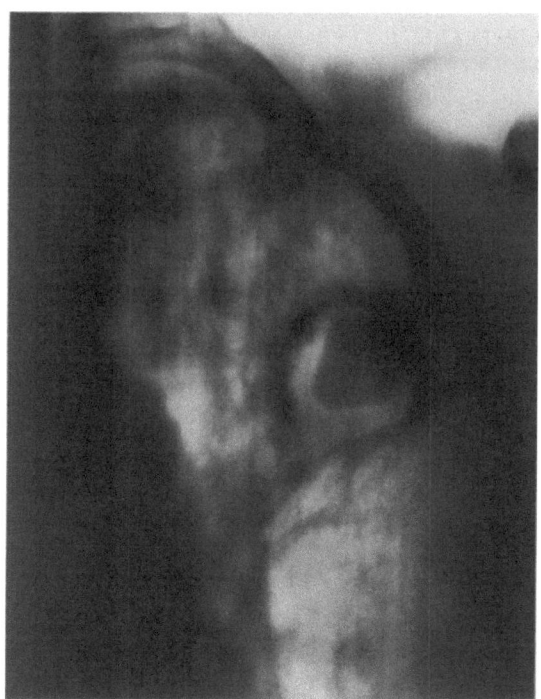

Abb. 100b. Schichtbild

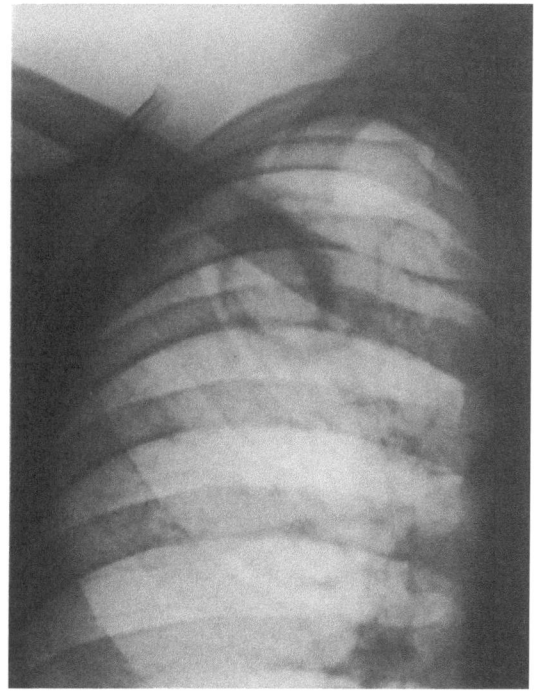

Abb. 101a—c. F., Gerhard, 21 Jahre. „Septierte Kaverne"

Abb. 101a. Übersichtsaufnahme: 5×5 cm messende Kaverne, von einem derben Septum durchzogen

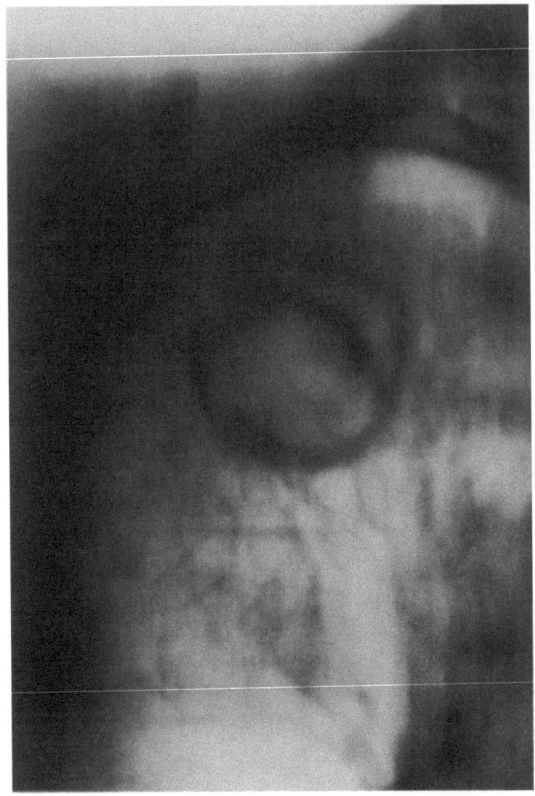

Abb. 101c. 3 Monate später. Nach kombinierter Behandlung nurmehr geringer streifiger Rest. Umwandlung zur Narbe im Gange

(b₁)

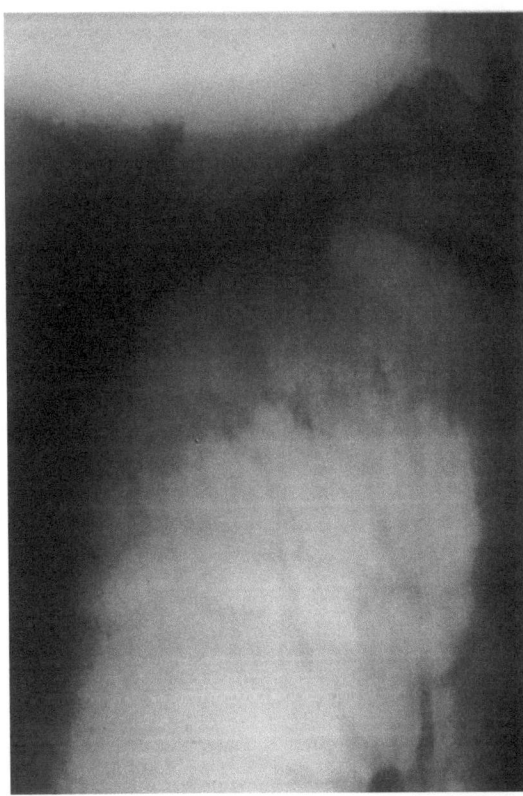

(b₂)

Abb. 101 b₁—b₂. Schichtaufnahme

LIGER, die zusammenfassenden *Beiträge* von GRÄFF (1927), TURBAN und STAUB (1925) sowie von LYDTIN (1924, 1926). Weitere Literatur bei STAUB in den Ergebnissen der gesamten Tuberkuloseforschung sowie bei ZDANSKY (1968).

d) Die Formen der Kaverne

Wir finden bei der Abstoßung eines erweichten, käsig-pneumonischen Herdes die Erweichungskaverne, die *Zerfallskaverne* mit unregelmäßigen Rändern, dichter Umgebung und mit Sequestern als Inhalt.

Die *„Frühkaverne"*, das „eingeschmolzene Infiltrat", die Gewebszerstörung bei diffusen exsudativen Prozessen mit geringer Umgebungsreaktion,

die *Blähkaverne,* abhängig von den durch den Drainagebronchus bedingten Ventilmechanismus, abhängig auch von der Retraktionsfähigkeit der Umgebung.

Die *Kaverne in der Atelektase,* weitgehend immobilisiert durch die Bedingtheiten der Umgebung.

Die *Spitzenkaverne,* eingemauert oft mit zähen Schwarten in die obere Thoraxapertur, im

Die Formen der Kaverne

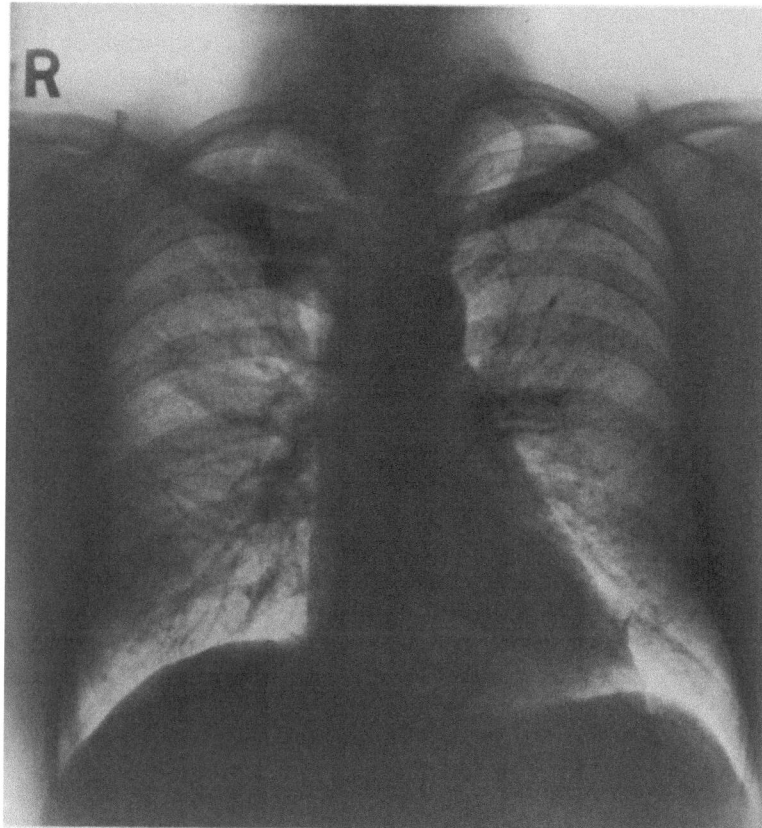

Abb. 102a u. b. Sch., Heinz, 48 Jahre. Kaverne mit breitem Randsaum

Abb. 102a. Übersichtsaufnahme

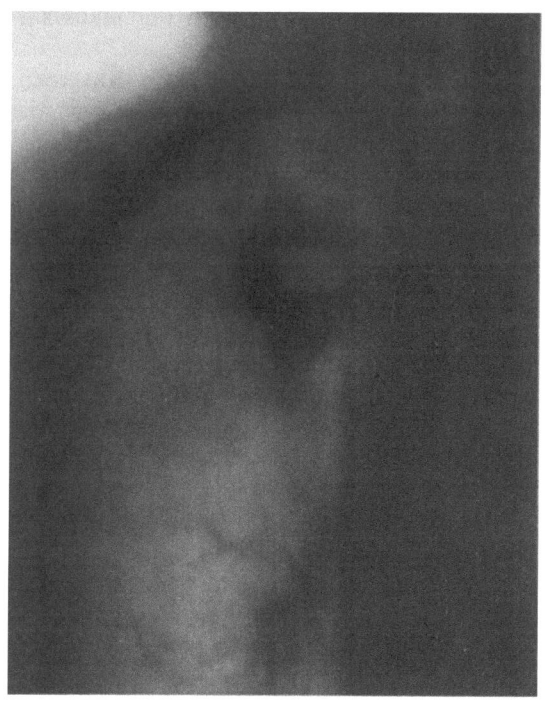

Abb. 102b. Schichtaufnahme. (Sammlung HECKESHORN)

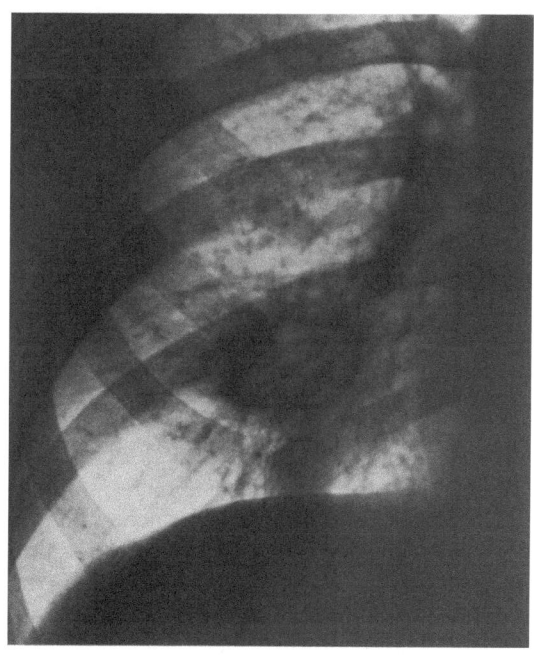

Abb. 103a—c. L., Walter, 30 Jahre. Unterlappenkaverne rechts

Abb. 103a. Aufnahme vom 27.3.73: Frisch erfaßte Tuberkulose

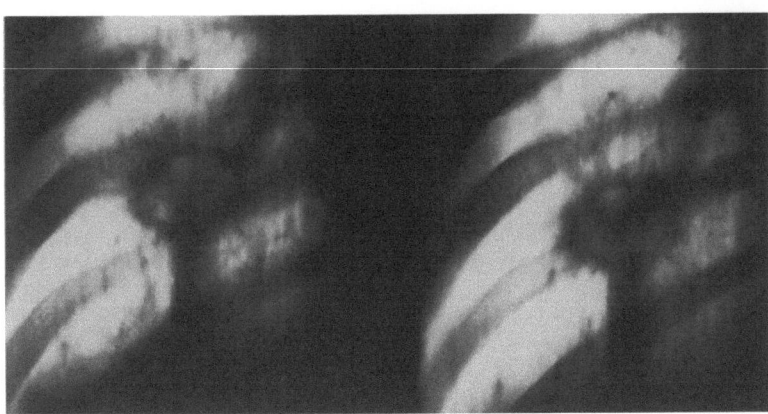

Abb. 103b. Schichtaufnahme: Kavernendistale Atelektase; unregelmäßige Kavernenwand; „strahlige" Ausläufer in die Umgebung

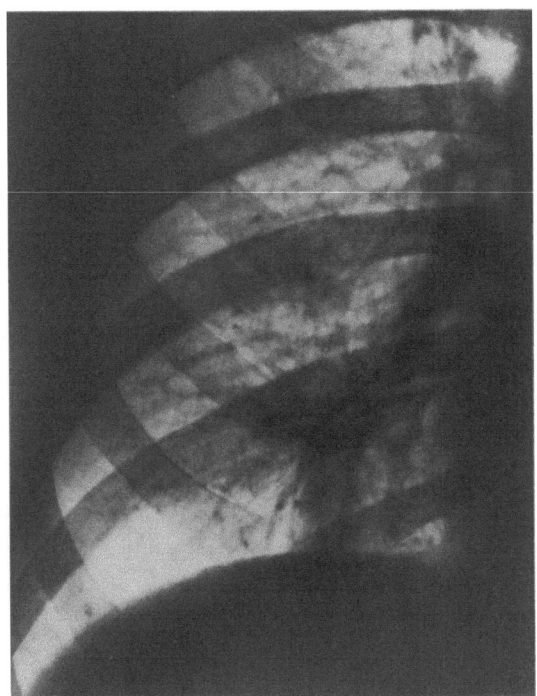

Abb. 103c. 3 Monate später: Beginnende Umwandlung zur Narbe

Verlaufe der „Erwachsenentuberkulose", der „Reinfektionstuberkulose".

Die *Schlauchkaverne,* die „bronchiektatische Kaverne", dem Verlauf geschrumpfter Lappenareale folgend.

Die *multilokulären Kavernen:* Kavernen, die etagen-, kaskadenförmig ineinander übergehen in verschiedenen Tiefen des Brustkorbs, mit großen oder kleinen Verbindungen.

Die *Riesenkavernen,* Produkt fortschreitender Gewebezerstörung, Produkt auch aerodynamischer Bedingungen, ähnlich den Riesenzysten.

Das Studium langer Verläufe zeigt aber, daß die zunehmende Aspiration, die zunehmende Karnifizierung mit nachfolgender Retraktion des verbleibenden Lungenrests die Kavernenvergrößerung ebenso durch Traktion, ähnlich den Pulsions-Traktionsdivertikeln des Ösophagus, mit bewirkt.

Schließlich wären die Einteilungen aufzuführen, die iatrogene Einflüsse darstellen:
Kaverne unter Kollapstherapie: die schlauchförmigen Restkavernen im „hinteren Winkel" nach Thorakoplastik.
Die Kavernenreste nach extra- und intrapleuralem Pneumothorax sowie nach Phrenikusexairese.
Die durch Pharmaka veränderten Kavernen, überwiegend die gereinigte Kaverne bzw. die zystische Umwandlung.
Der gereinigte (oder ungereinigte) Kavernenrest, die Resthöhle nach offener Kavernenbehandlung und nach Kavernendrainage („nach offener Kavernenbehandlung jeglicher Art").

Soviel zu den Voraussetzungen der Röntgendiagnostik der Kaverne. Es handelt sich damit um die radiologische Aufgabe, „den Nachweis von Hohlraum- und Blasenbildung verschiedenster Art und verschiedenster Wanddicke, unter den verschiedensten Bedingungen im Bereiche der Lungen zu führen".

Abb. 101, 102 und 103 geben einige Beispiele von Kavernenformen.

e) Zur radiologischen Kavernendiagnostik im engeren Sinne

aa) Allgemeines

Einer technisch guten radiologischen Untersuchung, mit Einschluß des Schichtbildes, wird es in den meisten Fällen mit großer Zuverlässigkeit gelingen, die Diagnose einer Höhle in der Lunge zu sichern. Selbstverständlich ist mit der Feststellung einer Kaverne noch nichts über deren Ätiologie ausgesagt. Verständlich ist auch im Hinblick auf die bisherigen Ausführungen zum Kavernenproblem, daß der radiologische Nachweis oder Ausschluß einer Höhle unter besonderen Umständen sehr schwierig sein und in Einzelfällen mit letzter Sicherheit überhaupt nicht geführt werden kann.

Die radiologische Information ist für die Diagnose einer Kaverne unentbehrlich. Sie hat aber gerade bei der tuberkulösen Kaverne trotzdem ihre Vorherrschaft verloren. Es kann gar nicht eindringlich genug betont werden, wie entscheidend wichtig für die Diagnose, Prognose und für die Beurteilung der Heilung, für die Einleitung der antibakteriellen Therapie, für die Qualität und Fortführung dieser Langzeittherapie die bakteriologische Untersuchung, einschließlich der Sensibilitätsbestimmungen, ist. Das radiologische Kavernenbild kann – abgewandelt in verschiedener Weise – bestehen bleiben. Trotzdem kann der Prozeß geheilt sein, was zu beweisen nur die Bakteriologie vermag und erst in zweiter Linie die fortlaufende radiologische Beobachtung.

Die Aufgaben der „Kavernendiagnostik" aus radiologischer Sicht sind:
1. Darstellung einer Zone verminderter Struktur,
2. Darstellung einer Zone vermehrten Luftgehalts,
3. Darstellung der Kavernenwand,
4. Darstellung des Drainagebronchus,
5. Darstellung des „Kaverneninhalts",
6. Beurteilung der Umgebung,
7. Verfolgung des Gestaltwandels unter natürlichen Bedingungen,
8. Darstellung des Gestaltwandels unter Therapie.

Die radiologischen Methoden der Kavernendarstellung bestehen in
1. der Röntgenaufnahme,
2. der Durchleuchtung,
3. der Darstellung im Schichtbild,
4. in Kontrastdarstellungen,
5. im Nachweis der fehlenden Durchblutung,
6. im Nachweis der fehlenden Speicherung radioaktiver Substanzen.

Es ist dabei interessant, das Schrifttum in den wesentlichen Organen der Pneumo-Phthisiologie zu verfolgen. Nach den Höhepunkten der Kollapstherapie und den Höhepunkten der pathologisch-anatomischen Literatur mit sehr zahlreichen Arbeiten und klassischen Darstellungen ebbt die morphologische Literatur mit dem Heraufkommen der Chemotherapie ab. Nicht mehr die Kavernendiagnose steht im Vordergrund, sondern die „Qualitätsdiagnose der Kaverne" unter der antituberkulösen Behandlung. Das Hauptproblem gegenwärtig stellt die qualitative Beurteilung des Resthohlraumes dar.

STAUB (1935) geht in seiner umfangreichen Darstellung, unter Besprechung der einschlägigen Literatur, auf die Kavernenkriterien ein. Er übernimmt dabei die wesentlichen älteren Arbeiten. Die Ausführungen im Atlas von GRÄFF und KÜPFERLE (1923) sind noch immer aktuell. Die verkäste Wand ergibt Figuren, die keineswegs einem geschlossenen Ring oder einem Oval zu entsprechen brauchen. Sie erwähnen auch die zapfenförmigen Gewebereste sowie die Bedeutung der käsigen Bronchitis. ULRICI (1924, 1932) sowie TURBAN und STAUB (1925), RITTER (1926) und BACMEISTER (1926, 1927) besprechen bereits eingehend die diagnostischen Probleme, wie sie aus der Unvollständigkeit der Ringfigur, aus der innerhalb der Kaverne sichtbaren Lungenstruktur, dem Verhalten des Flüssigkeitsspiegels bei Lagewechsel, der Verschleierung durch Schwartenbildung und durch Dichte der Infiltrationen hervorgehen. Dieselben Probleme sind auch im Lehrbuch von ASSMANN aufgeführt.

In den „Ergebnissen der gesamten Tuberkuloseforschung" weist STAUB (l.c.) auf die Wichtigkeit der genauen Betrachtung der Innenwand hin, um Aufschluß über eine etwaige Reinigung oder über noch bestehende Verkäsung zu gewinnen. Weiterhin setzt er sich mit der Auflösung des „Kavernenstiels" auseinander. Bei BLAHA („Schichtbilder von Bronchialveränderungen..." etc.) sind pathologisch-anatomische Vergleichspräparate gebracht. Das grobmaschige Netz am Boden großer Kavernen wird auf lokales Fortschreiten der Zerstörung vom Kavernenboden aus bezogen. Ein typisches Bild bietet die „Abschmelzung im frischen exsudativen Prozeß". STAUB weist auch auf die besonderen Probleme hin, die bei der Kavernendiagnose im Hilusbereich liegen („Strangkavernen"; REDEKER).

Zu bedenken ist freilich, daß mit Hilfe von Schichtbildern die diagnostischen Schwierigkeiten wesentlich behoben wurden.

Es ist dabei überraschend, noch 1935 das Erstaunen darüber herauszuhören, wieviele Kavernen „klinisch stumm" seien. Der stummen Kaverne ist bei STAUB ein ganzer Absatz gewidmet. Es zeigt, wie doch verhältnismäßig überraschend die radiologischen Befunde damals waren, indem selbst gänseeigroße Kavernen auskultatorisch nicht erfaßbar waren. (Weitere Literatur bei STAUB.)

Ausführlich äußern sich auch ZDANSKY und ENDREI (1968) in der „Röntgenpathologie der Lungentuberkulose" zum Kavernenproblem. „Als Regel kann gelten, daß Kavernen innerhalb von pulmonalen Verdichtungen röntgenologisch als Aufhellung, innerhalb von lufthaltigem Lungenparenchym als Ringschatten erscheinen." Probleme treten dann auf, wenn Kavernen klein, dünnwandig, filmferne gelegen sind oder wenn sie sich in andere Organe projizieren. ZDANSKY bezieht sich auf FLEISCHNER, indem er von der Verformbarkeit – von innen und außen – dünnwandiger Kavernen spricht.

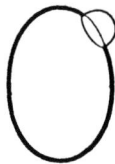

Abb. 104. Skizze nach FLEISCHNER: „Unvollständige Ringfigur", durch „Kavernenbucht" bedingt

Als Formelemente werden, wie bereits eingangs erwähnt, Wanddicke, Verhalten der Umgebung, Inhalt sowie perikavernöse Atelektasen erwähnt. Größe, Wandbeschaffenheit, insgesamt „Qualität der Kaverne", sind von radiologischer Seite nur mit großer Zurückhaltung wiederzugeben. Die Spalt- und Linsenform von Kavernen wird auf narbige oder atelektatische Schrumpfungen zurückgeführt. Auf die gute tomographische Nachweisbarkeit des Ableitungsbronchus wird hingewiesen.

Die klassische Darstellung von FLEISCHNER (1930), in der „Klinik der Tuberkulose der Erwachsenen" von W. NEUMANN, erwähnt die vielfältige Morphologie der tuberkulösen Hohlgeschwüre. Wichtig ist, daß bereits FLEISCHNER das Vorkommen von „bronchiektatischen Kavernen" erwähnt. Insgesamt führt FLEISCHNER aus, daß der feinere Bau der Kavernenwand für die Röntgendiagnose weniger bedeutend sei als der Zustand des umgebenden Lungengewebes. Die Möglichkeiten der ganz verschiedenen radiologischen Darstellung von Kavernen, je nach ihrer Ausbreitung, ihrer Lage bzw. der Lage des größten Durchmessers, wird erwähnt: einmal flache, kaum wahrnehmbare Helligkeitsdifferenzen, zum anderen deutliche Ringfiguren, können sich darstellen, indem einmal der Strahlengang den größten, zum andern den geringsten Tiefendurchmesser trifft. Der Unterschied des anatomischen Kavernenbegriffes: die sichere Demarkation, zum röntgenologischen Kavernenbegriff: Eintritt von Luft, wird hervorgehoben. Bereits bei FLEISCHNER sind die Möglichkeiten des Zustandekommens „unvollständiger Ringfiguren" angedeutet, indem eine „Kavernenbucht" den Ring durchbrochen erscheinen läßt. (S. auch beiliegende Skizze „Ringkaverne mit Kavernenbucht", entnommen FLEISCHNER in W. NEUMANN, „Die Klinik der Tuberkulose Erwachsener", Abb. 104.)

Es ist interessant, bei FLEISCHNER nachzulesen, wie problematisch die Kavernendiagnose damals war. Die Unterscheidung zwischen Blasen und zartwandigen Kavernen erwies sich, besonders ohne Filmverlaufsserie, wie auch heute noch häufig, als schwierig. Weiter erwähnt FLEISCHNER, daß er gelegentlich zu Kavernendiagnosen gekommen sei, indem er zunächst den Drainagebronchus gesehen und vom Drainagebronchus auf das Vorliegen einer Kaverne geschlossen habe. Die Erinnerung an den „diagnostischen Pneumothorax" ist ein wertvoller Hinweis; ebenso die Erinnerung daran, daß früher nicht selten, im Verlauf der Pneumothoraxbehandlung, intrapleurale Buchten als Kavernen verkannt worden waren.

bb) Schichtbild und Kaverne

Die Darstellung von GREINEDER (1941) zum Schichtbild der Lunge weist darauf hin, daß Kavernen nicht selten tatsächlich erst durch das Schichtbild erkannt werden (Abb. 105). Es ist gerade bei zartwandigen Kavernen immer wieder überraschend, wie sehr die Größendarstellung im Übersichtsbild und im Schichtbild variieren: teils aus physikalischen Gründen, teils auch infolge der „Aufhebung von Überlagerungen". In Zeiten der chirurgischen Behandlung ist es selbstverständlich gewesen, die „Gegenseite", vor Einleitung einer operativen Behandlung, durch Schichtbilder zu untersuchen. GREINEDER weist weiter darauf hin, daß vor allem nach künstlichen, „iatrogenen Verdichtungen", wie Plomben oder Oleothorax, das Schichtbild besonders dienlich ist. Er nennt das Schichtbild ein unentbehrliches Hilfsmittel für die Erkennung von Kavernen unter Thorakoplastik; hier war insbesondere die Beurteilung von kleinen spaltförmigen Aufhellungen schwierig.

Im Schichtbild sind also bessere Auskünfte zu erwarten über:
Wandverhältnisse und Form,
Inhalt, Umgebung,
Lage, Größe,
Drainagebronchus,
Septierung und
Erkennung insgesamt.

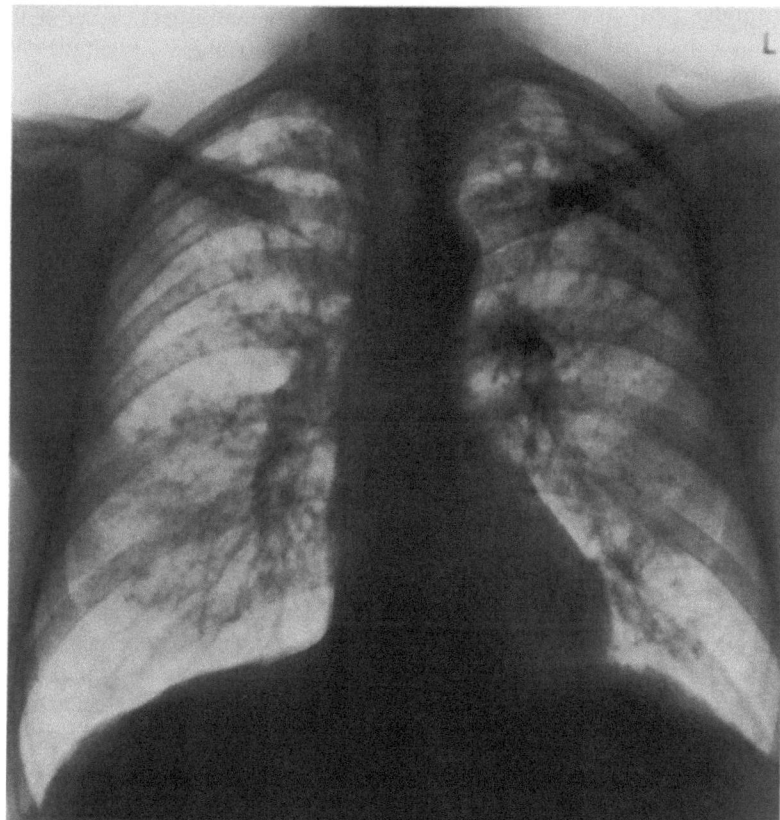

Abb. 105a u. b. K., Horst, 39 Jahre. Nur auf Schichtbild sichtbare Kavernen

Abb. 105a. Übersicht: Ausgedehnte Herde in beiden Spitzenoberfeldern

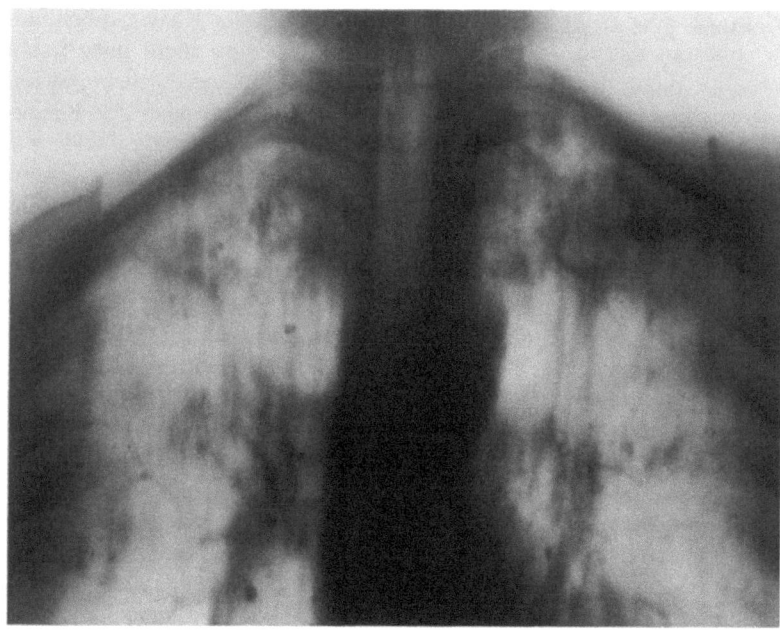

Abb. 105b. Das Schichtbild bringt mehrfache Kavernenbildungen zur Darstellung. (Sammlung HECKESHORN)

Die Bedeutung des Schichtbildes geht auch aus den Ausführungen von HAEFLIGER (1954) hervor: extra- und intrapulmonale Überlagerungen fallen weg, Kavernen werden aufgedeckt, die hinter Knochen, Weichteilen, Schwarten oder im infiltrierten Gewebe verborgen sind. Die Sicherung der Kaverne ist in Fällen möglich, in denen das Übersichtsbild Fragen offen läßt. Das Schichtbild deckt nicht selten Destruktionen auf, wo sie im Übersichtsbild kaum vermutet werden.

Mit Recht weist HAEFLIGER darauf hin, daß nicht selten Schnitte in Abständen von 5 mm notwendig sind, um Kavernen mit Sicherheit zu erfassen. Es ist darauf zu achten, daß Schichtaufnahmen weit genug nach dorsal reichen; insbesondere bei grazilen Personen empfiehlt es sich, dorsale Schnitte zusätzlich zu wählen.

Für technische Probleme wird verwiesen auf GEBAUER et al. (1959), TAKAHASHI et al. (1954), VALLEBONA (1937, 1938, 1948), BLOEDNER (1964), FAVEZ und SOLIMAN (1966), ARNOLD (1961), ARNOLD und WACKER (1958), BERNOU et al. (1958), ESSER (1956, 1960), FELSON (1960), TRICOIRE (1957, 1958) sowie TRICOIRE und FOURRIER (1958), FAVIS (1955), KAMEN et al. (1958), HONDA (1959), G. SIMON (1971), SOMMER und LAUBENBERGER (1964).

Zur Lage der Kavernen ist die verdienstliche Arbeit von HENNINGSEN (1941) heranzuziehen. Auf den unglücklichen Ausdruck „Hiluskaverne" ist zu verweisen. Die „Hiluskavernen" liegen, in Projektion auf den Hilus, nahezu ausschließlich in den dorsalen Bereichen und meistens in der Spitze des Unterlappens. Der Ausdruck „Hiluskaverne" sollte nur in Anführungszeichen, am besten überhaupt nicht, verwendet werden. In den Spitzengeschossen finden sich nach HENNINGSEN 17,5%, im Obergeschoß insgesamt 77,5%, im Mittelgeschoß 22,5%, in den Untergeschossen bei 118 Fällen keine Kaverne; ROTACH findet bei 300 tomographisch lokalisierten Kavernen 24,3% in der Spitze, 52% im Oberfeld, 20% im Mittelfeld und 3% im Unterfeld. Es entspricht der landläufigen Erfahrung, daß sich die überwiegende Zahl der Kavernen im dorsalen Lungenabschnitt findet: 64,7% (weiter nach ROTACH) in den hinteren, 29,0% in den mittleren und 2,7% in den vorderen Lungenabschnitten; in den lateralen Lungenabschnitten fanden sich 33%, in den mittleren 48,7% und in den inneren 14,7% der Kavernen (ROTACH, zit. nach HAEFLIGER).

Die Bedeutung der Schichtuntersuchung geht vor allem aus den Ausführungen von SCHMIDT und GAUBATZ (1938). hervor.

Hinzuweisen wäre darauf, daß sich die Anfertigung von Schichtbildern auch dann empfiehlt, wenn eine Kaverne auf dem Übersichtsbild eindeutig zu sehen ist. Abgesehen davon, daß man auf Schichtbildern immer wieder noch weitere Kavernen erkennt, ist die laufende Beobachtung der Heilphasen und Restzustände sehr viel einfacher und sicherer, wenn zum Vergleich Ausgangs-Schichtbilder zur Verfügung stehen.

cc) Weitere radiologische Techniken

Um die radiologischen Methoden der Kavernenerkennung zusammenzufassen, sei noch einmal auf die eingangs genannten Methoden zurückgegriffen. Die Lungenübersichtsaufnahme ist in der Lage, die große Mehrzahl der Kavernen vermuten zu lassen und oft eindeutig festzulegen. Zur postero-anterioren Aufnahme kann die anterior-posteriore *Aufnahme* hinzukommen, um eine deutlichere Abbildung zu bewirken. Die seitliche Aufnahme dient der „Lagebestimmung im Raum".

Bei der *Durchleuchtung* gelingt es, Kavernen aus überdeckenden Strukturen herauszudrehen, die Ringfigur als vollständig erscheinen zu lassen, eine Abgrenzung gegenüber Gefäßschatten zu ermöglichen. Die Dokumentation der so erhobenen Befunde kann durch gezielte Aufnahmen am Gerät erfolgen.

Kontrastdarstellungen können bei konkreten Fragestellungen eine gewisse Bedeutung haben, beispielsweise bei Verbindungen zum Bronchialsystem, etwa bei lokaler Kavernenbehandlung. Die Indikationen sind nicht ganz leicht vorstellbar. Die Möglichkeiten gehen sowohl über das Bronchogramm wie über die Kavernenpunktion.

Die Darstellung der Durchblutungsverhältnisse über *Angiographie* oder *Szintigraphie* können Aufschlüsse über Funktionsausfälle und anatomische Beziehungen geben. Typische Indikationen sind unter den gegenwärtigen technischen Bedingungen wohl kaum gegeben. Im übrigen sei zur radiologischen Darstellung von Kavernen auf PERRY und SELLORS (1963), CROFTON und DOUGLAS (1969), BREDNOW (1948), CATEL (1954), SYLLA (1952), LANDMANN (1960), GISSEL und SCHMIDT (1949) sowie auf BRÜGGER (1948) verwiesen. Die älteren Darstellungen wurden weiter oben erwähnt. Nachzutragen wären BACMEISTER und PIESBERGEN (1925), HAAPANEN (1956), CINOTTI (1964), PFUETZE und RAD-

NER (1966), NICOL und SCHRÖDER (1932), ROLOFF (1948).

Die nichtradiologischen Methoden der Kavernendiagnostik seien nur am Rande gestreift.

Daß der Auskultationsbefund unverbindlich ist, wurde erwähnt. Die Auskultation, der „feuchte Katarrh", das „amphorische Atmen", das „Kavernenquietschen" sind allerdings recht auffällige Befunde.

Im Vordergrund steht aber die bakteriologische Untersuchung. Eine mehr oder minder reichliche Bakterienausscheidung mit dem Sputum ist ein erhebliches Verdachtsmoment, daß Gewebszerfall vorliegt, sei es nun in der Bronchialwand, im Lymphknoten oder eben vor allem und am häufigsten im Lungengewebe. Auf die Differenzen zwischen radiologischem und pathologisch-anatomischem Nachweis wurde hingewiesen. Ich kenne Pathologen, die zur Diagnostik von Knochengeschwülsten immer die Röntgenaufnahme mit herangezogen haben. Die „Materialprüfung mit Röntgenstrahlen" hat gegenüber dem pathologisch-anatomischen Nachweis oder zusammen mit dem pathologisch-anatomischen Nachweis den Vorteil der „globalen Erfassung", der Durchdringung des ganzen Organs.

f) Über die Rückbildung und Heilung der tuberkulösen Kaverne

aa) Allgemeines zur Kavernenheilung

Wie bereits erwähnt, standen vor der Ära der Resektionsbehandlung der Lungentuberkulose nur wenige Fälle der anatomischen Untersuchung der Kavernen-Heilphasen zur Verfügung, so daß die radiologische Verlaufsbeobachtung sich um die Klärung dieser Fragen bemühte. NASSAU und PAGEL (1956) sagen dazu: „Die Kaverne bei der Lungentuberkulose ist das anatomische Substrat, das mit größter Sicherheit im Röntgenbild darstellbar ist und dessen Schicksal röntgenologisch verfolgbar ist. – Immerhin wurden aus einer Reihe von Einzelbeobachtungen die anatomischen Vorgänge der Heilung und des Verschwindens von Kavernen mit Hilfe von Röntgenserienbildern erschlossen." PAGEL hat so als erster eine größere Zusammenstellung des diesbezüglichen Materials (1930) im Handbuch von HENKE und LUBARSCH veröffentlicht.

Die landläufige Einteilung der Kavernenrückbildung und der Kavernenheilung sieht folgende Möglichkeiten vor:

1. Die lineare oder sternförmige Narbe.
2. Die gefüllte Kaverne, die Umwandlung zum geschlossenen Herd.
3. Die gereinigte zystische Kaverne, das bullöse Bild, die offene Kavernenheilung.
4. Mischformen.

Vielleicht ist aus morphologischen Gesichtspunkten eine andere Einteilung ebenso gerechtfertigt, nämlich
1. durch Umgebungsveränderungen,
2. durch Wandveränderungen.

Zu 1. „Veränderungen der Umgebung". Die Wiederbelüftung karnifizierter Bezirke, die Reaeration, schafft die Voraussetzungen für eine Kompensation des Defekts durch Wiederherstellung der physikalischen Qualitäten.

Die Raumverkleinerung insgesamt trägt zur Verkleinerung des Hohlraumproblems bei. Mit der Lappenschrumpfung, der Segmentschrumpfung, mit dem Nachrücken der Gebilde eines gesamten Hemithorax wird auch das spezielle Raumproblem der Kaverne verkleinert, versuchsweise nachgeahmt mit der „Kollapstherapie".

Zu 2. „Wandveränderungen" und „Umgebungsveränderungen" gehen fließend ineinander über. Die Kavernenwand ist Teil der Umgebung. Es läßt sich jedoch das Kavernenproblem „von innen" betrachten. Mit Abräumung des spezifischen Materials wird die Kaverne ihrer besonderen Bedeutung, wie im einleitenden Text aufgeführt, in bezug auf Seuchenhygiene, Streuquelle und Perpetuierungsfaktor der Tuberkulose entkleidet.

Als wiederherstellende Faktoren lassen sich demnach die

Lokomotion beim schrumpfenden Prozeß,
die Resorption und Narbe im umgebenden Parenchym
und die Veränderung der Kavernenwand und der Kavernendrainage

anführen.

Die Bedeutung der Ableitungsbronchien für die Heilungsvorgänge bei Kavernen wurde bereits 1936 von CORYLLOS erkannt. Vom Zustand der Drainagebronchien hängt es im wesentlichen ab, ob es zur offenen Kavernenheilung kommt oder zur Umwandlung in einen soliden Herd.

Auf das Grundsätzliche der Kavernenheilung ist besonders ausführlich WURM (1952), unter dem Aspekt der Kollapstherapie der Lungentuberkulose, eingegangen. Im Zeitalter der Kollapstherapie war die Voraussetzung für die Kavernenheilung, die Beobachtung des natürlichen Verlaufs der Kavernenheilung, besonders wichtig. Auch geringe Positionsvorteile des Arzt-Wirt-Systems gegenüber der Tuberkulose, wie Änderung des physikalischen Zustands durch Volumenverminderung, wurden auszuschöpfen versucht. Ein hohes Maß subtiler Beobachtungen und Differenzierungen waren dabei weit mehr als heute aufgewendet worden.

Wurm (1938) spricht von der
„Rückverwandlung der Kaverne zum geschlossenen Herd",
„Kavernenwandheilung" (offene Kavernenheilung) und der
„vollständigen Kavernenvernarbung" (Kavernenvernichtung).

Bei der Umwandlung zum „geschlossenen Herd" ventiliert Wurm, ob die atheromatöse Erweichung (Schürmann, 1938), die pastöse Kaverne (Gräff, 1938) Folge eines Kavernenverschlusses darstellen könne. Neben der Rückverwandlung zum festen käsigen Herd komme auch ein Hydrops der Kaverne (Gräff) vor.

Pagel meint, der vorgängige Verschluß des Ableitungsbronchus bei der Kollapsbehandlung, z.B. durch mechanische Abknickung, sei Voraussetzung für die Umwandlung in einen geschlossenen Herd. Nächste Folge sei Absorption der Luft, Kollaps der Wand, Eindickung des Kaverneninhalts und Schrumpfung der bindegewebigen Kapsel. Das Endresultat sei, ohne Kenntnis der Entstehung, von einem „Rundherd" nicht zu unterscheiden.

Die Kavernenwandheilung, die „offene Kavernenheilung" sei unter den spontanen Heilungsbedingungen der Tuberkulose eher selten. Zumeist wurden nur teilweise Epithelisierungen beobachtet (Giegler, Orth). Hansemann beschreibt einen Fall vollständiger Epitheliasierung. Weitere Fälle sind bei Wurm aufgeführt. Im Beitrage von Wurm findet sich auch eine den ganzen linken Oberlappen einnehmende Kaverne dargestellt, die kaum mehr spezifische Veränderungen aufwies. Der Tod erfolgte durch eine Massenblutung aus einer anderen Kaverne. Wurm hält die sehr weitgehende Ausstoßung käsigen Materials für eine mögliche Voraussetzung der „Reinigung", zum Teil auch Epitheliasierung. Die Frage des Epithels, Zylinderepithel oder Plattenepithel, oder auch fibröse Umwandlung, ist radiologisch weniger erheblich. Im pathologisch-anatomischen Präparat sind Mischformen ohnedies häufig (Abb. 106 u. 107).

Den anatomischen Endzustand der vollständigen Kavernenvernarbung kennzeichnet Wurm als einen Bindegewebskörper, der an der Stelle der früheren Kaverne liegt, bestehend aus gefäßreichem, fibrillärem Bindegewebe ohne geregelte Anordnung der Faserzüge.

Hier ist die für unsere Betrachtung bemerkenswerte Meinung Pagels zu erwähnen, daß „ohne gute Serienröntgenbilder der End- oder

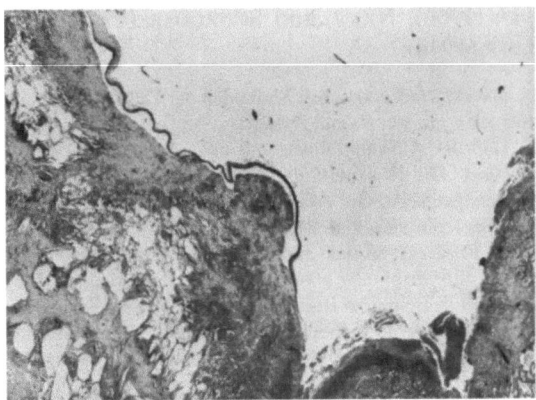

Abb. 106. Teilweise gereinigte Kaverne: auf der einen Seite mehrschichtiges verhornendes Plattenepithel, in anderen Bereichen noch käsignekrotischer Saum (im diabetischen Koma verstorben; unbehandelte Tuberkulose). (B., Florian, S 38/73, ZKH Gauting.) Die histologischen Bilder verdanke ich der Liebenswürdigkeit von Herrn Dr. W. Schneller, Pathologisches Institut des Zentralkrankenhauses Gauting

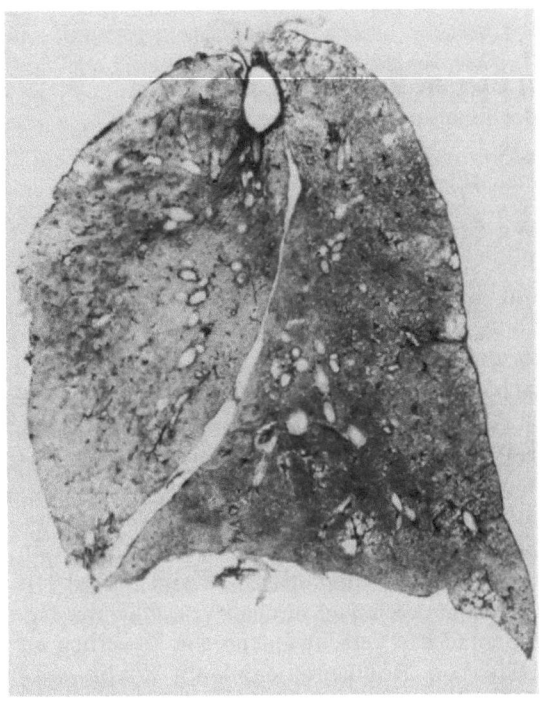

Abb. 107. Makroschnitt: Walnußgroßer, gereinigter Kavernenrest bei geschrumpftem Oberlappen. Emphysem in der hochgezogenen Unterlappenspitze (Sammlung Prof. Otto, Dortmund)

Restzustand leicht der anatomischen Untersuchung entgehen kann". Aus diesem Grunde sei auch die Deutung fibröser Narben als Endprodukt der Kavernenheilung unsicher. Die sternförmige Narbe, wie sie gelegentlich im Röntgenbild zu sehen ist, entspricht der Projektion bei in Wirklichkeit nicht selten erheblicher Ausdeh-

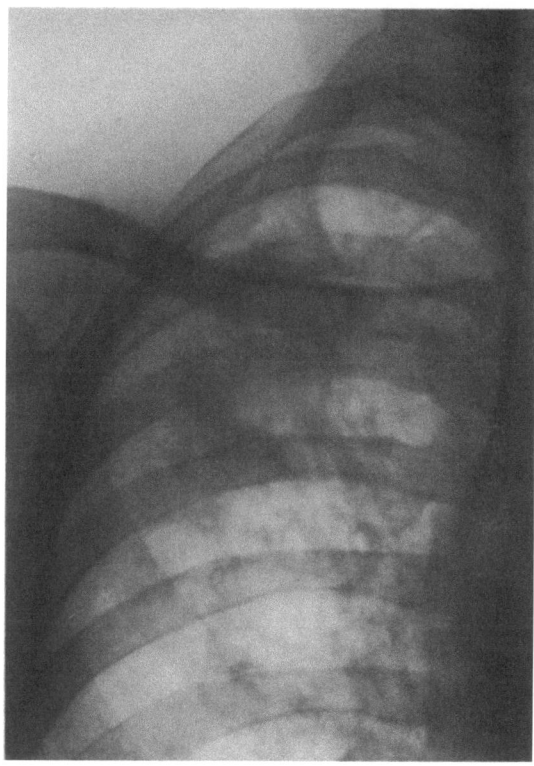

Abb. 108a u. b. C., Giovanni, 35 Jahre. „Kavernenrückbildung durch Lappenschrumpfung"

Abb. 108a. Zerfallskaverne im rechten Oberlappen

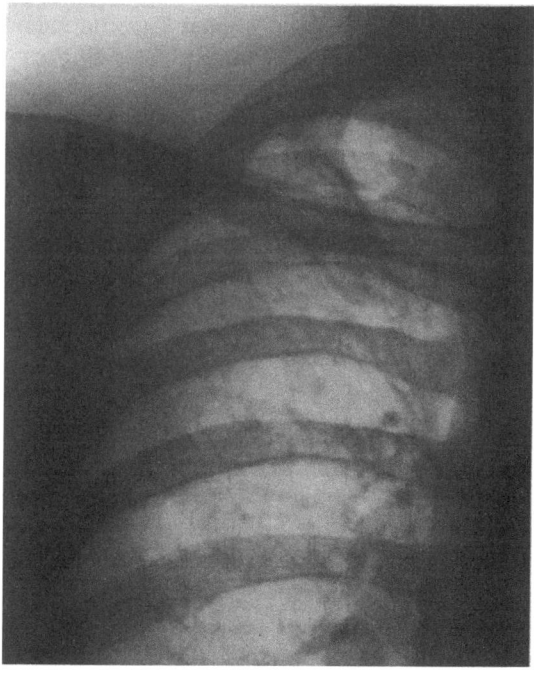

Abb. 108b. 6 Monate später: Schrumpfung des Oberlappens unter Einbeziehung der Kavernennarbe

nung in anderen Ebenen. Die „sternförmigen Ausläufer" sind nicht so sehr Reste der früheren Kaverne, sondern vielmehr zum Schrumpfungsherd hingeraffte, interlobuläre Septen und perivaskuläre Bindegewebszüge, die durch das vikariierende Emphysem besonders deutlich heraustreten. Auf die älteren Beschreibungen von ALBERT und CARSWELL wird dabei bezug genommen. Die Mechanismen der Hohlraumbeseitigung beschreibt WURM wie folgt: Zunächst sei die „elastische Schrumpfung" die unmittelbare Reaktion auf die Rückbildung entzündlicher Erscheinungen in der Umgebung; ein Größenwandel sei weiterhin durch die Verhältnisse im Bereiche des Ableitungsbronchus gegeben. Ein weiterer Faktor sei das perikavernöse Emphysem. Die Schwierigkeiten der Hohlraumbeseitigung, wie sie durch „hilusnahe Lage", durch subpleurale Lage oder durch kavernennahe Pleuraverwachsungen gegeben sind, werden erwähnt. Bei der „Tertiärkaverne" spielt die Narbenschrumpfung eine besondere Rolle. Der Ausgang kann unter Umständen eine sogenannte „Strangkaverne" sein (Abb. 108 u. 109).

Die spontanen Vorgänge bei der Kavernenheilung sind bei HAEFLIGER niedergelegt. Dem Drainagebronchus kommt eine besondere Bedeutung zu. Die Vernarbung kleiner Bronchien, die unmittelbar zur Kaverne Beziehung haben, stellt vermutlich einen eher günstigen Faktor dar; die Bronchialstenose von Segment- und Lappenbronchien ist in ihrer Bedeutung wohl eher ambivalent. Der Bronchialverschluß spielt sowohl bei der Narbenbildung wie bei der Umwandlung zum „geschlossenen Herd" seine Rolle. Weiter nimmt HAEFLIGER (1950) an, daß die Form, die Art der Ausgangskaverne, für das spätere Schicksal der Kaverne keine entscheidende Rolle spiele. Der bereits erwähnten Arbeit von GIEGLER ist zu entnehmen, daß die Reinigung von Kavernen in der Zeit vor der wirksamen medikamentösen Behandlung ein sehr seltenes Ereignis war. Es fanden sich stets noch Inseln spezifischer Entzündungen. Auf die wesentlichen Arbeiten von BERBLINGER (1941) in diesem Zusammenhang ist hinzuweisen. Er hält für den wichtigsten Vorgang beim Kavernenschwund die Obliteration des ableitenden Bronchus. Dieser Vorgang sei in den meisten Fällen maßgebend und dem Kavernenschwund vorausgehend. Diese Ausführungen leiten über zu den Wirkungen, die man der Kollapstherapie zugeschrieben hat. Mit Veränderung des Drainagebronchus sind auch „Scheinheilungen" von Kavernen in Zusammenhang zu bringen, wie

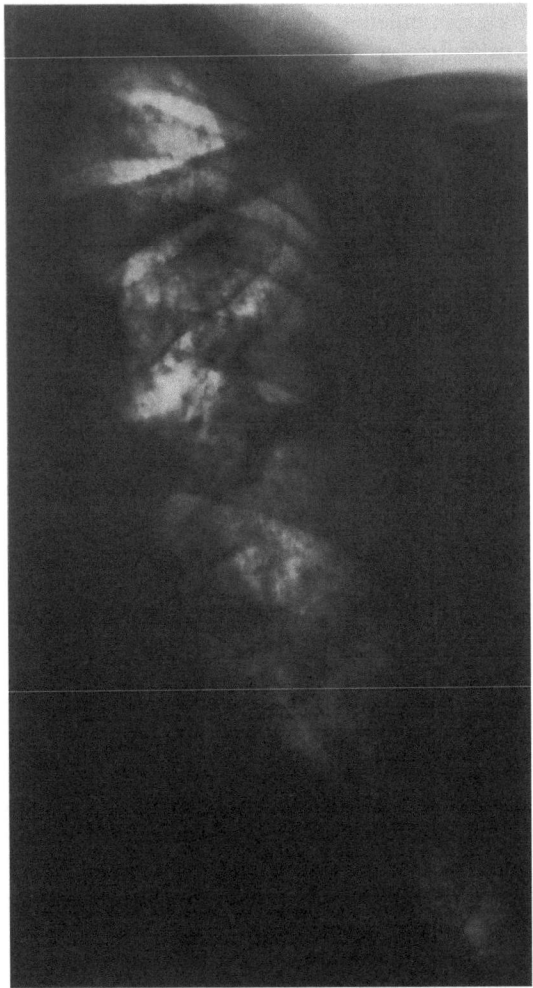

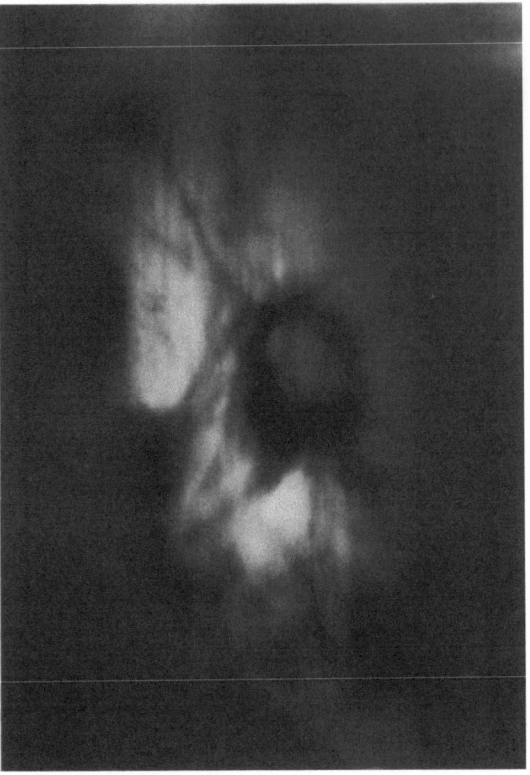

Abb. 109b. Das Schichtbild zeigt eine Zerfallskaverne mit derbem Wall

Abb. 109a—d. K., Otto, 60 Jahre. „Kavernenrückbildung zum geschlossenen Herd"

Abb. 109a. Ausgangsaufnahme: Große Kaverne im linken Oberfeld

sie etwa HOCHSTETTER erwähnt. Die Spontanheilung von Kavernen, auch die Heilung von Kavernen unter Kollapsmaßnahmen wäre ein verhältnismäßig unzuverlässiger Vorgang, wie aus den Ausführungen von ALEXANDER und von HAEFLIGER hervorgeht. Für die „Heilung" von Kavernen unter Kollapstherapie ist auf die Standarddarstellung in der „Kollapstherapie der Lungentuberkulose" mit Beiträgen von HEIN, KREMER und SCHMIDT (1938) zu verweisen. Während damals der Terminus „Restkavernen" zweckmäßig erschien, wird man heute wahrscheinlich besser von „Kavernenresten" sprechen, um die Unsicherheit der pathologisch-anatomischen Beurteilung wiederzugeben.

Der „Kavernenrest" präjudiziert nichts über die phthiseologische Bedeutung des Restlumens. Bei dem Ausdruck „Restkaverne" wird die Tatsache des noch Bestehens einer Kaverne mehr in den Vordergrund gerückt. Der Begriff „Restkaverne" ist noch zu sehr mit den Mißerfolgen der Kollapstherapie verbunden. ADELBERGER hat sich 1942 mit den Formveränderungen vermutlich „starrer Kavernen" nach Kollapsoperationen ausführlich beschäftigt.

Die Probleme der lokalen Kavernenbehandlung sind in der Monographie von NEEF (1969) noch einmal aufgegriffen. Bei allen Methoden der lokalen Kavernenbehandlung, seien sie nun in der Form der Schlauchdrainage, der Kavernentamponade, der offenen Kavernenbehandlung, der Instillationsbehandlung, der transbronchialen Instillation vorgenommen, stellt die radiologische Führung die entscheidende Voraussetzung dar. Es würde im Rahmen der rein radiologischen Besprechung zu weit führen, hierauf einzugehen. Auf die Arbeiten von ADELBERGER und OSTER (1964), ARTMANN (1953), BERNHARD und RADENBACH (1951), RADENBACH (1955), BOGUSCH (1962), BÜCHTER und ZEITLER (1962), FRIEDEL (1962), HAEFLIGER

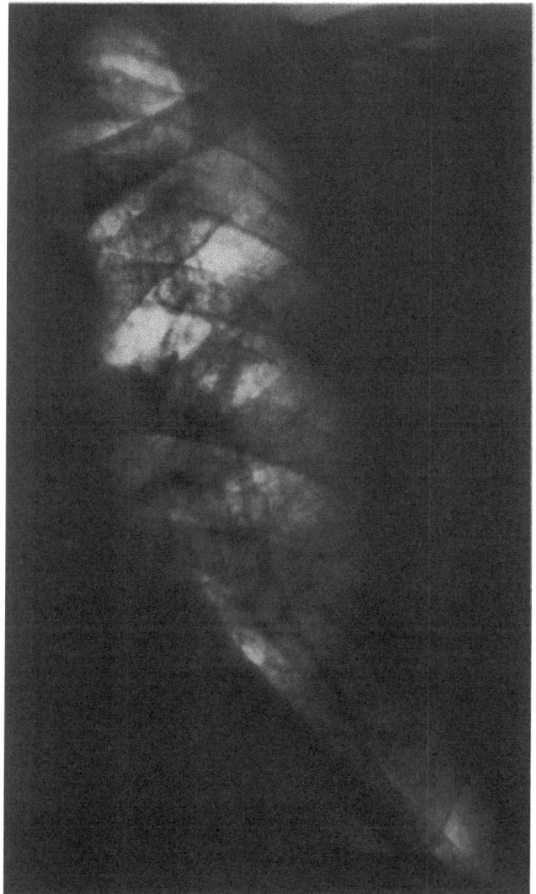 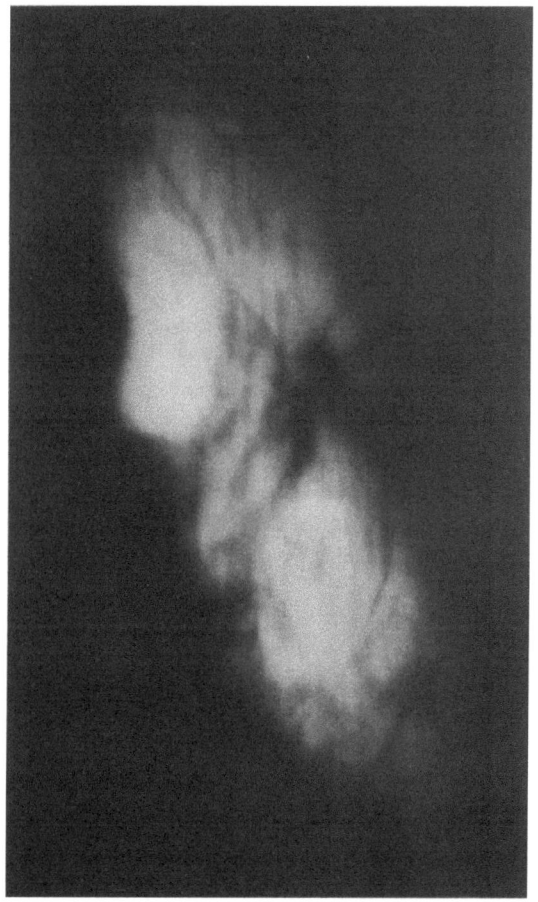

Abb. 109c. 5 Monate später: Solider Herd

Abb. 109d. Die Kaverne ist zu einem „soliden Herd" mit strahligen Narbenzügen geschrumpft. „Perikavernöses Emphysem"

(1962), HUZLY (1963), MAURER (1950), NEEF sowie von RINK (1963/64) sei verwiesen. Die Habilitationsschrift von RADENBACH enthält das Schrifttum bis 1959 sehr vollständig.

bb) Die Kavernenrückbildung unter medikamentöser Behandlung der Tuberkulose

Wenn es sich bei der Rückbildung von Kavernen unter Kollapstherapie nahezu ausschließlich um historische Reminiszenzen, freilich mit subtiler Aufklärung der Rückbildungsmechanismen, handelte und wenn die Aktualität der „offenen Kavernenbehandlung" verhältnismäßig gering ist, so hat die Heilung der tuberkulösen Lungenkavernen sowie ihr Modus unter medikamentöser Behandlung um so größere Bedeutung.

Die Effektivität der medikamentösen Behandlung ist evident. In einem großen Krankengut (Zentralkrankenhaus Gauting) werden seit Jahren mit Regelmäßigkeit 96 bis 98% der Patienten mit ansteckender Tuberkulose entseucht. Es ist überwiegend eine Frage der Behandelbarkeit, wie rasch der Erfolg erreicht wird. Die Rezidivquote ist verhältnismäßig gering. Ich kann hierzu auch auf die Arbeiten von SERI (1969), CROFTON (1958), RALEIGH (1957), TRENDELENBURG (1965) und STEELE (1959) verweisen. Die Kavernenheilung geht selbstverständlich in derselben Weise vor sich wie die Spontanheilung. Selbstverständlich laufen die Rückbildungsprozesse zumeist rascher als ohne medikamentöse Behandlung. Es ist jedoch keinem erfahrenen Kliniker fremd, daß es Kavernen gibt, die ohne jedes Zutun innerhalb von Wochen verschwinden. Die Durchschnittszeit für die Entseuchung im Zentralkrankenhaus Gauting betrug zwischen 2 und 3 Monaten. Die Besonderheiten der Rückbildung unter Chemotherapie finden sich bei OUDET (1965, 1966), UEHLINGER (1966), BERNARD

(1953, 1954), RENAULT und BERNARD, BREDNOW (1960) und SUTINEN (1968). OUDET betont dabei, daß die Leukozytenemigration im Bereich der Drainagebronchien zu einer Einschmelzung des Kaverneninhalts am Bronchusabgang führe; dadurch sei die Häufigkeit der „offenen Kavernenheilung" erklärbar. Die Umwandlung des spezifischen in unspezifisches Granulationsgewebe, dieses unspezifischen Granulationsgewebes wiederum in Narbengewebe erwähnt UEHLINGER. Vom pathologisch-anatomischen Standpunkt geht auch GIESE (1965) auf diese Probleme ein: kleine Kavernen, dünnwandige Kavernen können völlig verschwinden, bei größeren Kavernen ist die „Kavernenvernichtung, die Rückbildung zur belanglosen Narbe", kaum zu erwarten. Eingehend hat sich auch LÜCHTRATH (1954) mit dem Einfluß der antibiotischen und chemotherapeutischen Behandlung auf das pathologisch-anatomische Substrat befaßt. Die Verhältnisse werden von ihm treffend wie folgt gekennzeichnet: „Die Vernarbung und Abheilung gewisser tuberkulöser Formen ist an eine eng begrenzte Zahl von Möglichkeiten und geweblichen Vorgängen gebunden. Daran hat auch die Behandlung mit Antibiotika und Chemotherapeutika nichts geändert." So behalten auch die alten Beobachtungen von PAGEL im Handbuch der Pathologischen Anatomie sowie von GRÄFF (1935), PAGEL und ROBINSON (1938), DERSCHEID und TOUSSAINT (1937), PAGEL und ROBERTS (1938), PAGEL und SIMMONDS, AUERBACH und GREEN (1940) sowie BERBLINGER (1948) ihre Geltung. Die offene Kavernenheilung galt, wie erwähnt, vor der Möglichkeit einer wirksamen medikamentösen Behandlung, als eher selten (BERBLINGER, 1948; NASSAU und PAGEL). NASSAU und PAGEL vertreten auch die Auffassung, daß die geschlossene Form mehr oder minder als typisches Produkt der Kollapstherapie anzusehen sei. Allerdings sind SILVERMAN, KLOPSTOCK und GIBBONS (1952) der Auffassung, daß die Chemotherapie der Hauptfaktor für die damals beobachtete Zunahme der geschlossenen Kavernenabheilungen sei. Eine zusammenfassende Übersicht mit Einschluß des Schrifttums findet sich bei KÖNN (1951, 1953). Es sind dabei die Wirkungen der lokalen wie auch der allgemeinen Chemotherapie aufgeführt.

Die Frage der *offenen Kavernenheilung*, des „open-negative-syndrome", der „caverne détergée", ist ausführlich auf dem Wildbader Kongreß der Südwestdeutschen Gesellschaft für Tuberkulose und Lungenkrankheiten abgehandelt mit Beiträgen von SEIDEL und BOCKHOFF (1967) sowie von WOLFART und BIANCHI (1967). 80% der offen geheilten Kavernen blieben rezidivfrei. Allerdings lassen sich sehr häufig in „gereinigten Kavernenresten" spezifische Veränderungen nachweisen. WOLFART und BIANCHI geben ein Schema mit Unterscheidung zwischen „aktiver Kaverne", „inaktiver Kaverne" und „völlig epitheliasierter tuberkulöser Resthöhle". Es ergibt sich hier eine Diskrepanz zwischen dem klinischen und dem pathologisch-anatomischen Aktivitätsbegriff, ein Sprachunterschied, der sich durch die ganze Tuberkuloseliteratur zieht. Bei WOLFART und BIANCHI ist im übrigen das Schrifttum zur offenen Kavernenheilung bis 1965 aufgeführt, unter anderem mit den Arbeiten von GIESE (1955), MÜNCHBACH (1965), SANDRITTER (1965), P.G. SCHMIDT (1963) und WOLFART (1964). Die radiologischen Konsequenzen sind erheblich. Das morphologische Substrat „Hohlraumbildung", auch tuberkulöse Hohlraumbildung kann gegenüber früher bedeutend vieldeutiger sein. Vom Hohlraumnachweis verschiebt sich das Gewicht auf die Beurteilung der Qualität des Hohlraums, vor allem auf die Verlaufsbeobachtung. Wir kennen Fälle, bei denen der Übergang von der Kaverne zur Blasenbildung und zur Narbenbildung erfolgt. RINK ist mit Recht der Meinung, daß die Bezeichnung „offene Kavernenheilung" aus der pathologischen Anatomie stamme. Der Terminus sei für die Klinik nicht brauchbar. Entscheidend ist die radiologische Verlaufsbeobachtung und die sorgfältige bakteriologische Überprüfung. Die Unterschiede zwischen „pseudozystisch umgebildeten Kavernen" und „gereinigten Kavernen" sind wohl fließend. Es geht wohl nicht darum, der einen oder anderen Form eine größere Rezidivquote zuzugestehen; entscheidend ist die global geringe Rezidivquote der gut behandelten Tuberkulose. Unter medikamentöser Behandlung sind demnach die Rückbildungsformen nicht unterschieden von den Spontanrückbildungen. Die Beurteilungskriterien sind allerdings schwieriger geworden, indem die „Hohlraumbildung" auch ein Ausheilungsstadium darstellen kann.

Auf der 8. Tagung der Österreichischen Gesellschaft für Tuberkulose und Lungenerkrankungen 1965 wurde die Frage offenen Kavernenheilung ausführlich besprochen. LANGER (1965) zeigte dabei Fälle von „zerstörter Lunge" und von zirrhotisch-bronchiektatischen Kavernenformen. Für den Kliniker ist die Diagnose ebenso unbefriedigend wie für den Radiologen, der Qualitätsurteile abgeben soll. Entscheidend ist, wie bereits erwähnt, die sichere und anhaltende Sputumkonversion, das stationäre Verhalten des

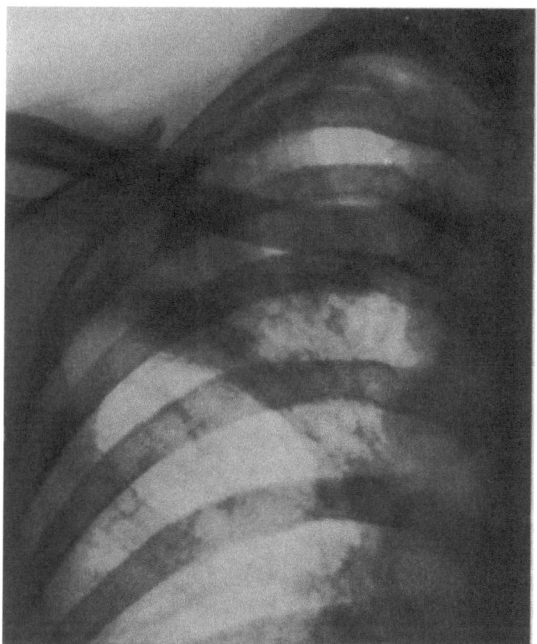 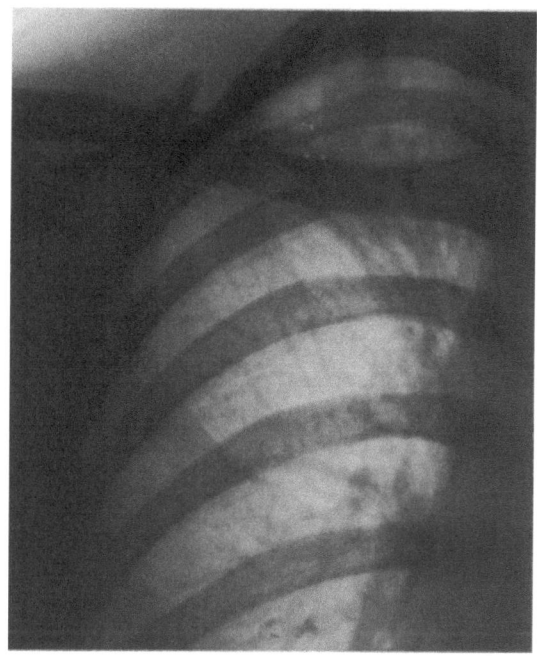

Abb. 110a—c. E., Berta, 21 Jahre. „Kavernenrückbildung"

Abb. 110b. Schrumpfung des Oberlappens nach dreimonatiger Therapie

Abb. 110a. 6 × 5 cm messende Kaverne im rechten Oberlappen

Röntgenbefundes, das Fehlen klinischer Aktivitätszeichen sowie die Bewährung in der Zeit. Bei „dem stationären Verhalten des Röntgenbefundes" ist freilich die weitere Verkleinerung der Zysten, die weitere Verdünnung der Wand und die eventuelle Umwandlung in zarte Narben durchaus mit der radiologischen Feststellung der „gereinigten Höhle" zu vereinbaren.

Von einer gewissen Bedeutung erscheint es, daß das perikavernöse Emphysem, wie es nach schrumpfenden kavernösen Prozessen in unmittelbarer Narben- bzw. Kavernenrestumgebung auftritt, nicht mit Zysten verwechselt wird. Diese perikavernöse Emphysembildung, unter Umständen mit zystenähnlichen größeren Blasen, wird gelegentlich als Kavernenrest fehlgedeutet. Auch LANGER ist der Meinung, daß die „offene Kavernenheilung" inzwischen häufiger geworden ist.

JUNKER (1965) befaßt sich mit der „offenen Kavernenheilung" vom Standpunkt des Fürsorgearztes aus. Unter Verwendung eines sehr lange beobachteten Krankenguts finden sich nur wenige gesicherte Fälle. Anders freilich verhält es sich, wenn nur das gegenwärtig behandelte Material beurteilt wird.

Gemeinsam mit HERMANN wurde das Krankengut des Zentralkrankenhauses Gauting im Jahre 1972 daraufhin untersucht (Entlassungen von Patienten mit kavernöser Tuberkulose), wie oft eine „offene Kavernenheilung" anzunehmen gewesen war. Die genaue Definition müßte heißen: verbleibende Resthohlräume bei erreichter und anhaltender Sputumkonversion. Wir sind der Auffassung, daß die „offene Kavernenheilung" gegenwärtig überwiegt. In der Reihe „Offene Kavernenheilung, Rückverwandlung zum geschlossenen Herd" und „Kavernenvernichtung durch Narbenbil-

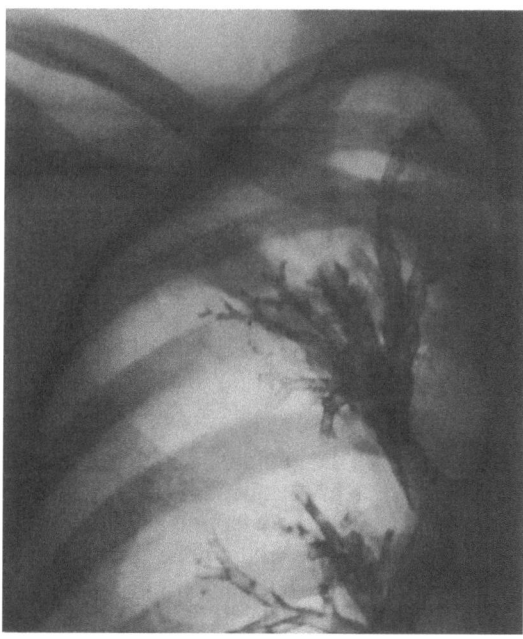

Abb. 110c. Bronchogramm hierzu: Sekundäre Bronchialveränderungen

dung" rangiert die offene Kavernenheilung sicher an erster Stelle. Wir nehmen ihre Häufigkeit mit über 50% an. Ein Unterschied der drei Formen in bezug auf Raschheit der Sputumkonversion ist nicht anzunehmen. Altersunterschiede und Ausgangsbefunde spielen kaum eine entscheidende Rolle.

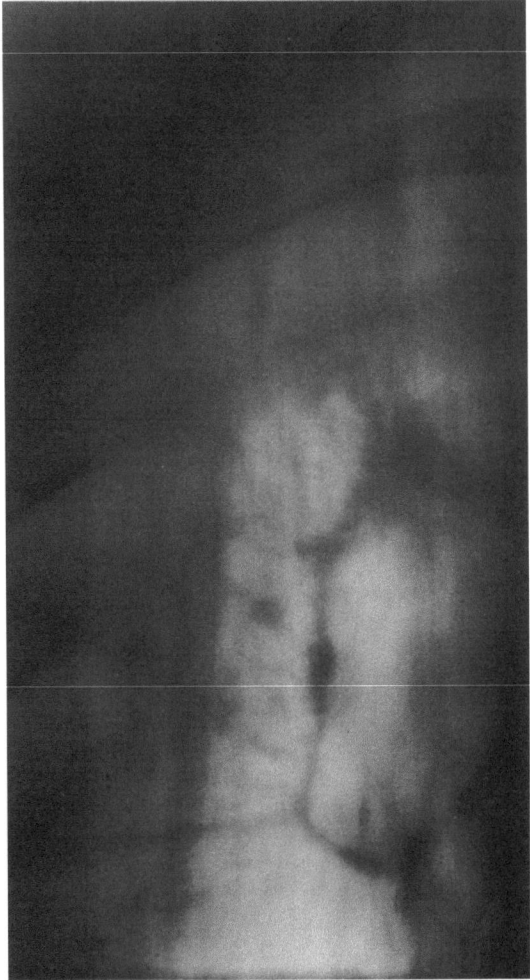

Abb. 111a u. b. E., Fritz, 64 Jahre. Rückbildung zum geschlossenen Herd

Abb. 111a. Schichtbild: 6 × 3 cm messende Kaverne rechts paramediastinal (12.7.72)

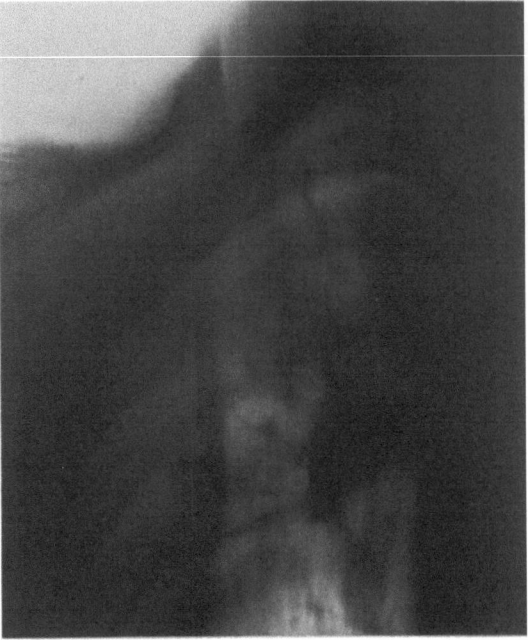

Abb. 111b. Kontrolle am 9.2.73, Schichtbild: „Rückverwandlung zum geschlossenen Herd"

Hält man sich die pathologisch-anatomischen Vorgänge der Kavernenheilung unter Chemotherapie vor Augen, so hat man bei häufiger radiologischer Beobachtung den Eindruck, daß es von der zeitlichen Koordinierung dieser Vorgänge, zu einem großen Teil wenigstens, abhängt, welche Form der Heilung resultiert. Man kann sich gut vorstellen, daß es bei frühzeitigem Verschluß der ableitenden Bronchien zu einer Umwandlung zum geschlossenen Herd kommen muß. Hat die Kaverne jedoch genug Zeit sich zu entleeren und zu reinigen, kommt es eher zur offenen Heilung. Verlaufen diese Vorgänge synchron, so wird das Ergebnis ein kleiner Restherd oder eine lineare bzw. sternförmige Narbe sein. PUECH, SCHLESINGER und SAU-

VAGET (1964) haben die radiologisch nachweisbaren Veränderungen von 550 Kavernen unter Langzeit-Chemotherapie in einer vorzüglichen Arbeit beschrieben. Auch sie sind der Meinung, daß die anatomischen Verhältnisse bei Behandlungsbeginn von relativ geringer Bedeutung seien; nur große und dickwandige und vielleicht basal gelegene Kavernen heilen langsamer und vielleicht weniger dauerhaft ab. Die Umwandlung zu einem größeren Herd (caverne pleine) scheinen von lokalen Veränderungen abzuhängen: Drainagehemmung, reichliche Verkäsung. Während einer Beobachtungszeit von 2—8 Jahren kam es in keinem Falle zu einem Rückfall mit Bakterienausscheidung.

Über die Kavernenrückbildung zum Rundherd bzw. zum soliden käsigen Herd („inspissated cavity", „caverne pleine") wären die Arbeiten von BERNARD et al. (1954) aufzuführen. STEER (1967) ist zu nennen sowie SUTINEN (1968), die Arbeiten von YASUHIRA und KOBARA (1962) sowie von BIGNAMINI, PETTINATI und TEMPORELLI (1967). Dabei werden Unterschiede gemacht zwischen mit käsigem Material gefüllten Kavernen, im Gegensatz zu „Kavernen, die mit amorphem Zellmaterial gefüllt seien". In den vollgelaufenen Kavernen, auch wenn sie ein relativ solides „Ruhestadium" darstellen, finden sich im Resektionsmaterial nicht selten vermehrungsfähige Tuberkulosebakterien. Aus dem eigenen Krankengut ist auf die Disserta-

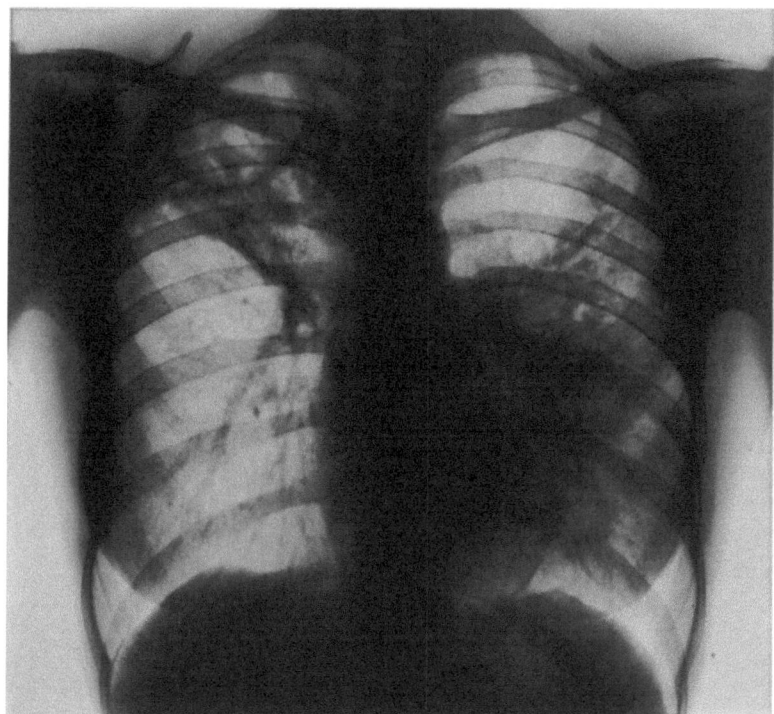

Abb. 112a—d. S., Johanna, 27 Jahre. „Offene Kavernenheilung"

Abb. 112a. Aufnahme vom 2.2.70: Großkavernöse Tuberkulose rechts. Ausgedehnte Infiltrationen links

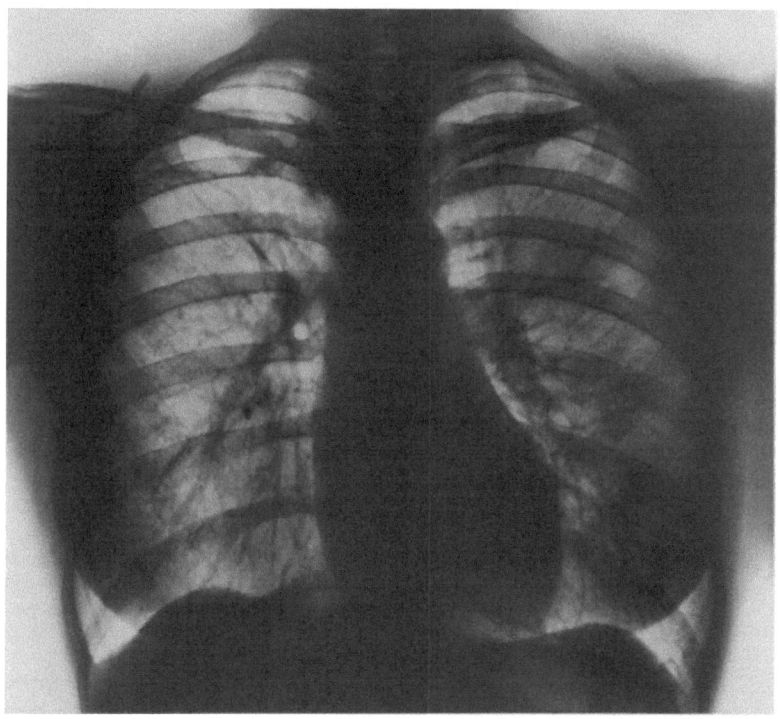

Abb. 112b. Nach 23 Monaten (11.1.72): Zystische Umwandlung der Kaverne rechts. Weitgehende Resorption der Entzündung links

tion von JOHANNSEN (1971), im übrigen auf die Angaben von CANETTI (1955) zu verweisen.

Es erscheint nicht zweckmäßig, bei den „Kavernenresten" besondere morphologische Unterschiede zu machen. Insbesondere bin ich nicht der Auffassung, daß zwischen „Zysten" und „gereinigten Kavernen" und „partiell gereinigten Kavernenresten" unterschieden werden sollte. Die Ausgangsbedingungen, die Rückbildungsbedingungen und die Modalitäten der Heilungsvorgänge in der Umgebung sind zu verschieden, als daß das röntgenmorphologi-

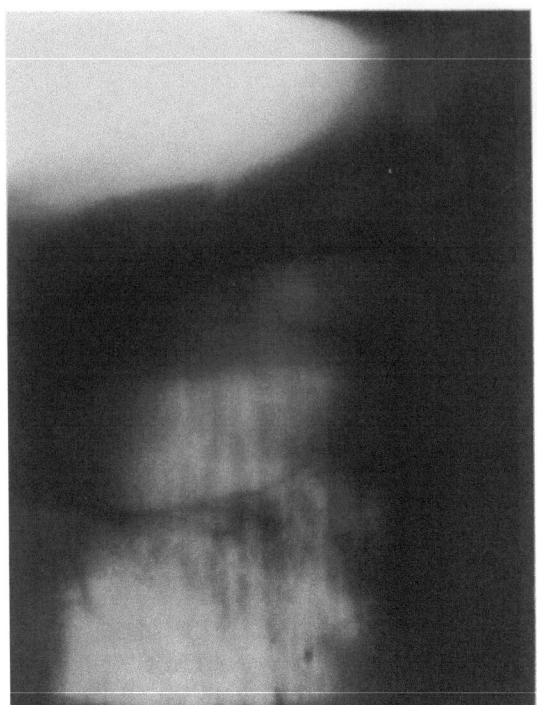

Abb. 112c. Schichtbild hierzu

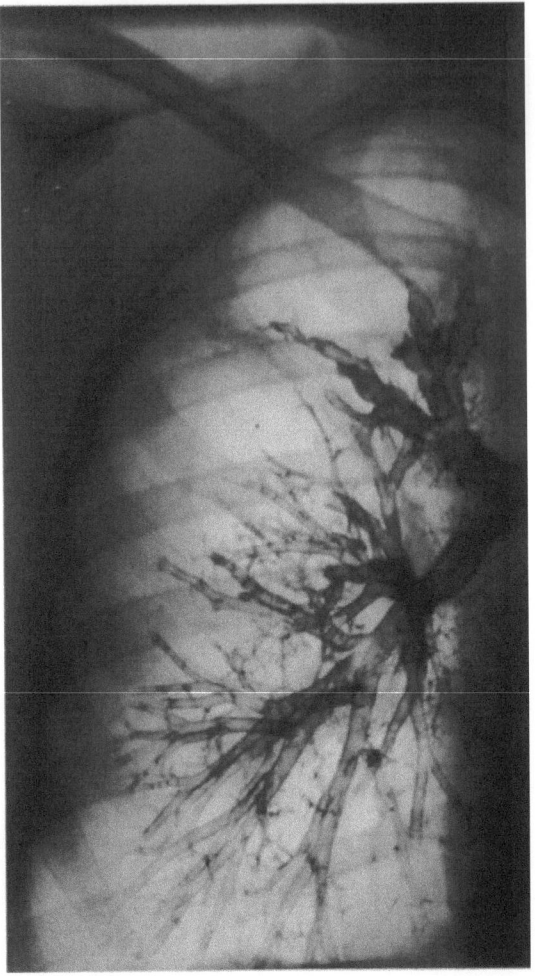

Abb. 112d. Bronchogramm hierzu: Sekundäre „Bronchiektasen"

sche Kriterium „Kavernenwandqualität" mit einiger Sicherheit verwendet werden könnte. Beispiele hierzu geben Abb. 110—113.

Beispiel Abb. 113 bietet insofern eine Besonderheit, als die Rückverwandlung zum geschlossenen Herd über die „Umwandlung zur Zyste" erfolgt ist.

Betont sei nochmals, wie entscheidend wichtig für die Beurteilung der möglichen Endzustände eine einwandfreie radiologische Dokumentation des Zustandes bei Behandlungsbeginn ist.

Zu den Häufigkeiten der offenen Kavernenheilung sind die Angaben von THOMPSON (1955), RENAULT und BERNARD (1957), CORPE und STERGUS (1957), ASP (1968), RINK (1964), JOLY und TOBE (1965), CANETTI et al. (1965) sowie von VOIGT et al. (1967) aufzuführen. Die Quoten liegen zwischen 2% und 15 bis 20%.

PUECH, SCHLESINGER und SAUVAGET haben 107 bullöse Bilder bei insgesamt 550 Kavernen beobachtet; in $^2/_3$ der Fälle bildeten sie sich mit der Zeit weiter zurück, der Rest scheint unbegrenzt weiterzubestehen.

Wir selbst sind der Auffassung, daß die „offene Kavernenheilung" mit Wahrscheinlichkeit gegenwärtig überwiegt.

Auf die Bedeutung der Isoniazid-Medikation für die Blasenentstehung sind BARRIE und ROULET (1955), BERNOU und BRUN (1955), BERNARD und CARRAUD (1953), CHENEBAULT (1954), JOLY und TOBE, KUHLMANN (1955), PRUVOST et al. (1953) eingegangen. Offensichtlich ist die „offene Kavernenheilung" mit offenem sowohl wie mit geschlossenem Drainagebronchus möglich. Den Aussagen von GALY et al. (1953) sowie von JOLY und TOBE stehen die Auffassungen von GÜRICH (1965), CORPE und STERGUS, BERNOU (1953), PRUVOST, DELARUE, MEYER, DEPIERRE, CANETTI, GROSSET, LE LIRZIN et al. gegenüber. Vermutlich ist die Diskussion müßig. Es gibt keinen sicheren Unterschied der Ausheilungszustände, weder nach dem Ausgangsbefund noch nach der Art der Therapie. Bei jeder Regression einer Tuberkulose tritt eine große Zahl von Faktoren zusammen, die den Ausgang mitbestimmen.

Die Rezidivquote bei der „offenen Kavernenheilung", beim „posttuberkulösen Kavernenrest" ist verschieden hoch angegeben. Insgesamt sind wir der Auffassung, daß die Rezidivquote von der Qualität der Behandlung abhängt und daß der Kavernenrest eine entscheidende prognostische Bedeutung nicht hat. Die Zahlen schwanken zwischen 1,7 und 38%. Einzelheiten sind in der Dissertation von HERMANN (1974) niedergelegt.

Im übrigen sei auf die Arbeiten von TORELLI (1964) und DE CHIARA, von BERNOU und TRICOIRE (1949), BÖSZÖRMÉNYI et al. (1963), von TOUSSAIN-FRANCX (1959), BARÁSZ,

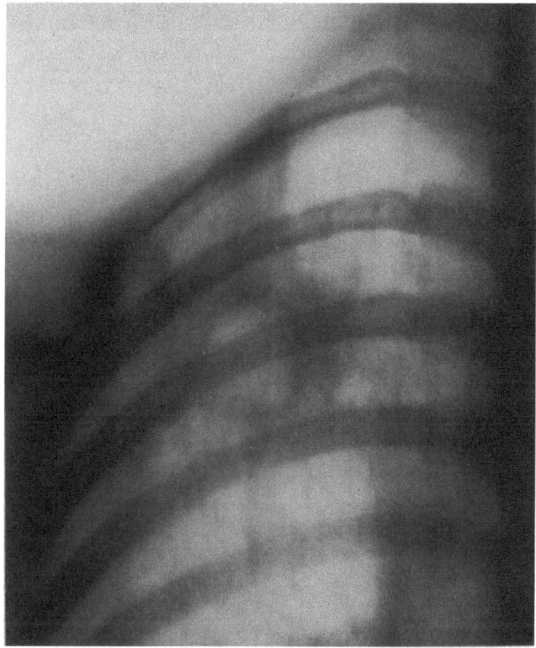
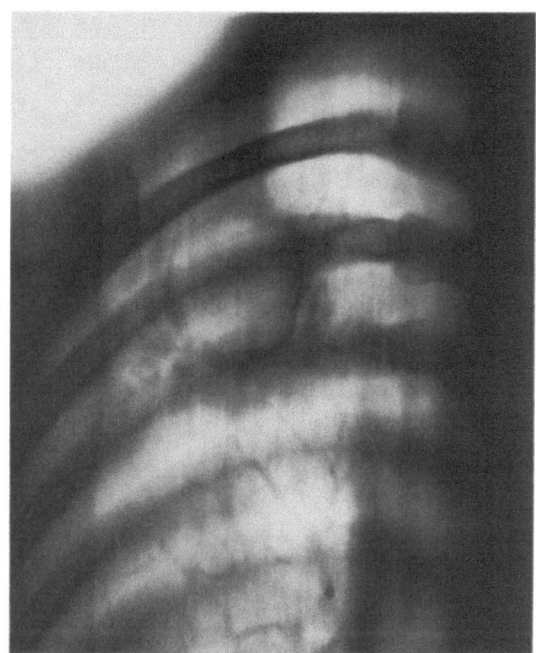

Abb. 113a—c. P., Angelika, 21 Jahre. „Kavernenheilung über Zyste zum geschlossenen Herd"

Abb. 113b. 18.6.71: Fortschreitende „Reinigung"

Abb. 113a. 28.4.71: Kaverne mit breitem Randsaum im rechten Oberlappen

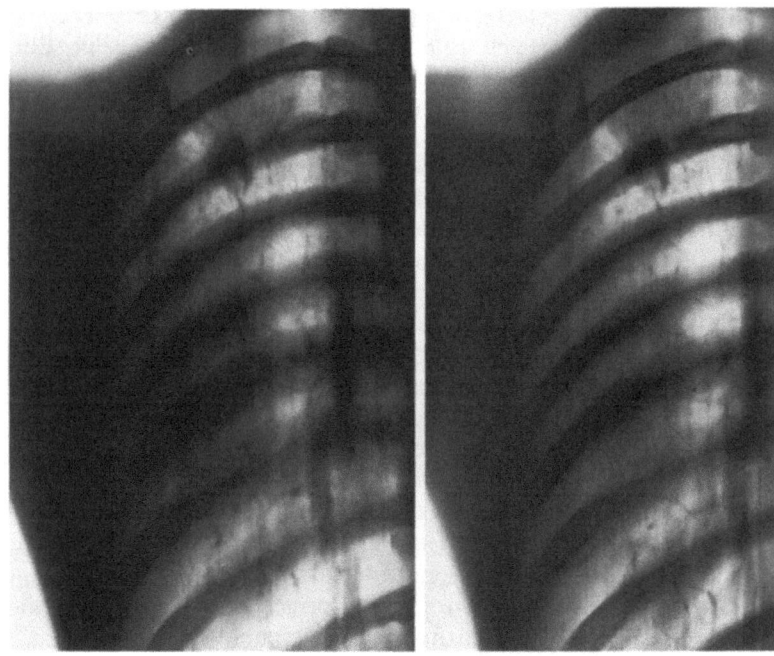

Abb. 113c. 3.9.71: „Umwandlung zum geschlossenen Herd"

UNGÁR und VINCZE (1963) sowie von CARDIS (1957) verwiesen.

Zur Frage der prognostischen Bedeutung der Restkaverne nach erreichter Sputumkonversion verweise ich noch einmal auf EULE und EWERT (1966) (Tabelle 17). Die „medikamentöse Behandlung der tuberkulösen Kaverne" stellt den Radiologen insofern vor besondere Probleme, als der „Aktivitätsgrad", die „prognostische Bedeutung" nicht beurteilbar ist: der Nachweis

Tabelle 17. Rezidive nach offener Kavernenheilung. (Nach EULE und EWERT)

Nr.	Autoren	Zahl der Patienten	Nachbeobachtungszeit	Gesamt	Rezidive Kavernen dünnwandig	dickwandig
1	BERNOU u. BRUN (1955)	25	2—8 Jahre	0		
2	BELL u.Mitarb. (1957)	118	3 Jahre	51=43%		
3	BERNOU u.Mitarb. (1957)	46	3 Jahre	5=10,9% (verstorben 1= 2,2%)		
4	BRAUER u.Mitarb. (1958)	94	2½ Jahre	10= 9,4%	4%	19%
5	WILSON u.Mitarb. (1958)	40	1½—5 Jahre	0		
6	MARINO (1959)	21	1 Jahr	13=62%		
7	KAMABE u.Mitarb. (1960)	188	3 Jahre	73=39%		
8	MINÁRIK u.Mitarb. (1960)	101	1—5 Jahre	32=32%	9%	
9	CORPE u. BLALOCK (1962)	457	bis 8 Jahre	18= 4% (verstorben 48=10,6%)	1,6%	9,7%
10	STEINBRÜCK (1963)	39	1 Jahr	2= 5,2%		
11	RINK (1964)	75	5 Jahre	4= 5,3%	0	16,7%
	Summe 1—11	1204	1—8 Jahre	208=16,8%		

des „Kavernenrestes" ist nicht das entscheidende Kriterium, sondern der bakteriologische Status bzw. der Behandlungsstatus.

g) Zur radiologischen Differentialdiagnose der tuberkulösen Kaverne

Wir können die Differentialdiagnose der tuberkulösen Kaverne in zwei Hauptgruppen einteilen.
1. Die Vortäuschung von Lungenhohlräumen, „scheinbare Kavernen" und „Pseudokavernen": fälschliche Annahme von Hohlräumen.
2. Die irrtümliche Annahme eines tuberkulösen Ursprungs bzw. einer tuberkulösen Natur wirklicher Hohlräume.

Es handelt sich bei diesem Abschnitt um eines der wichtigsten und schwierigsten Kapitel der Thoraxröntgenologie. Man muß sich beinahe bei allen krankhaften Prozessen, seien sie vaskulärer, entzündlicher oder neoplastischer Natur, ebenso auch bei Mißbildungen, mit Hohlraumbildungen befassen. Es möge hier eine kurze Übersicht genügen: auf die entsprechenden Ausführungen im „Handbuch der Radiologie", für die „Mißbildungen" bei BLAHA (1968), für die „Tumoren" bei SCHULZE, die „Systemerkrankungen" bei RADENBACH, die „Zirkulationsstörungen" bei SIELAFF (1964) wird verwiesen. In allen genannten einschlägigen Werken sind die „Scheinkavernen" aufgeführt. Ich verweise auf FRASER und PARÉ (1970), SIMON (1971), DÜNNER (1958), KANDT (1963), DE CHIARA (1957), WEBER (1948), HAEFLIGER (1954), P.G. SCHMIDT (1949) und auf W. TESCHENDORF (1950).

Die Vortäuschung nicht vorhandener Hohlräume kann durch folgende Phänomene erfolgen:
Pleuralinien,
Pleuraverkalkungen, ringartig angeordnet,
Defekte im Brustwandbereich, beispielsweise nach offener Kavernenbehandlung mit Einschlagung von Muskellappen.
Rippenanomalien mit Vortäuschung von Ringfiguren.
Vortäuschung durch nicht pulmonale Hohlräume: umschriebener Pneumothorax, abgesacktes Empyem mit innerer Fistel.
Vortäuschung von Hohlräumen durch Veränderung in den Weichteilen, auch Zustände nach Ablatio mammae bzw. Thorakotomie.
Mediastinale Hohlraumbildungen.
Mediastinalabszeß.
Gasgefülltes Ösophagusdivertikel.
Lufthaltiger Megaösophagus.
Gefäßbedingte Ringfiguren.

Bei ZEERLEDER (1953) sind interlobäres, abgesacktes Empyem mit innerer Fistel, intrapleurale Zysten, traumatisches zystisches Hämatom der Pleura sowie Hernien, diaphragmatische wie Mediastinalhernien, genannt.

Der gewöhnlichste Irrtum liegt vor, wenn es sich um „anscheinend ringförmig" angeordnete Gefäße handelt. Ringförmig angelegte Granulome, etwa bei Silikose oder bei Sarkoidose, umschriebene Schrumpfungen mit zentralen Emphysembildungen, etwa bei alter Sarkoidose, können Hohlräume vortäuschen. Insbesondere die älteren Zusammenstellungen geben ausführliche differentialdiagnostische Hinweise (SERGENT und PRUVOST, 1937, ZADEK, 1948, ALEXANDER und BAER, 1931, ALEXANDER, 1943). STAUB schreibt als Fußnote (1935): „Der Ausbau der in allerletzter Zeit von CHAOUL begründeten Tomographie wird in besonderem Maße der Kavernendiagnostik zugute kommen."

Eine grobe Einteilung pulmonaler Hohlraumbildungen bzw. röntgenologisch darstellbarer Ringbildungen und Bildungen vermehrten Luftgehalts, Hohlräume vortäuschend, würde wie folgt aussehen können:

I. *Mißbildungen,*
   Zysten, Blasen,
   Wabenlungen,
   intrapulmonale Separation bzw. Sequestration,
   enterale Zysten,
   Teratome.
II. *Erworbene Hohlraumbildungen*
   1. Trauma: das zerfallende Hämatom.
   2. Entzündungen.
   3. Parasiten.
   4. Degenerative Hohlraumbildungen.
   5. Systemkrankheiten
      (M. Hodgkin, M. Boeck).
   6. Gefäßkrankheiten. Infarkt,
      Periarteriitis nodosa
      (Sequestration).
   7. Exogene bedingte Hohlraumbildungen: Silikose.
   8. Tumorkavernen.

Eine andere Einteilung könnte wie folgt getroffen werden:

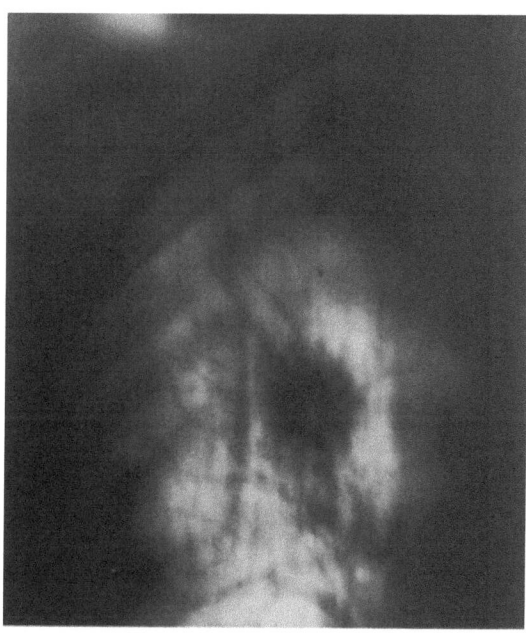

Abb. 114. H., Andreas, 67 Jahre. Zerfallendes Karzinom (begleitendes großblasiges Emphysem): „Großzelliges Carcinoma solidum", ein Jahr lang als Tuberkulose behandelt

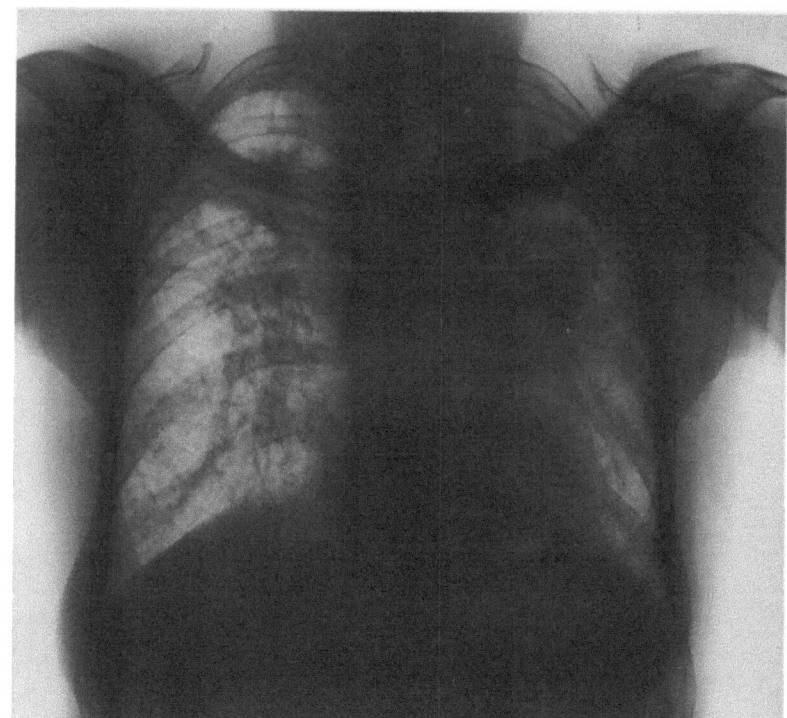

Abb. 115a—e. H., Else, 58 Jahre. Sarkoidose mit Höhlenbildung. Aspergillome

Abb. 115a. 1969: Ausgedehnte Höhlenbildungen im linken Oberfeld

I. Die akute Nekrose,
aus physikalischen Ursachen,
aus vaskulären Ursachen,
Tumornekrose,
entzündliche Nekrosen.

II. Die postnekrotische Kaverne,
mit sich reinigender Wand,
mit Organisation, mit Bindegewebsbildung.

III. Reparationsstadien:
Blasen,
Zysten,
Pneumatozelen,
Narben.

G. SIMON teilt die Hohlräume wie folgt ein:
Tuberkulöse Kavernen,
Infektionskavernen,
Spannungszysten,
Pilzinfektionen, mit Kavernen,
parasitäre Infektionen mit Kavernen,
Bronchialerweiterungen,
Tumorkavernen,
Infarktkavernen (unter Einschluß vaskulärer Läsionen wie beim diffusen Lupus erythematodes und der Wegenerschen Granulomatose),
Blasen,
entwicklungsbedingte Zysten,
Zysten bei Pneumokoniose,
Zysten bei Sarkoidose.

FRASER und PARÉ (1970) geben folgende Übersicht:
Mißbildungen,
Infektionskrankheiten: dabei werden neben den bakteriellen Ursachen Histoplasmose, Coccidioidose, Kryptokokkose und Aspergillose

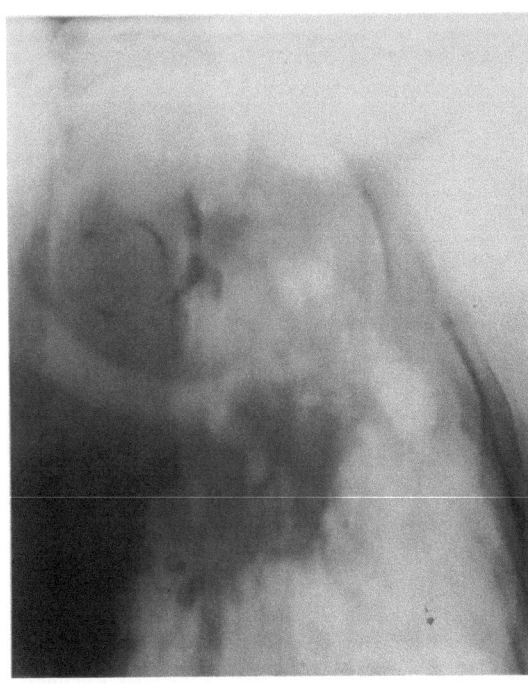

Abb. 115b. Die Höhlen kommen im Schichtbild deutlich zur Darstellung

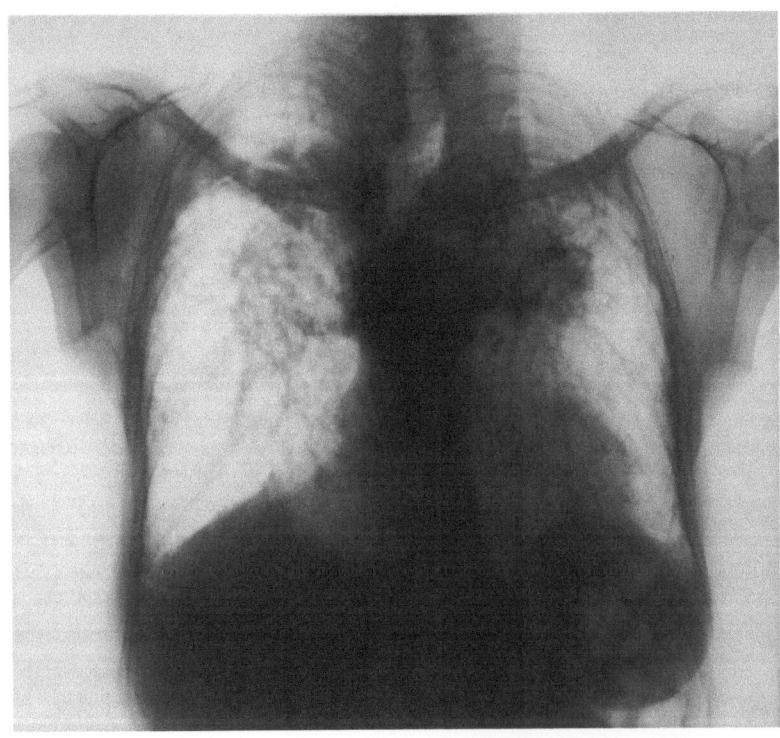

Abb. 115c. Übersichtsaufnahme 1973: Die Höhle ist durch ein Aspergillom aufgefüllt (feiner Luftsaum um das Aspergillom)

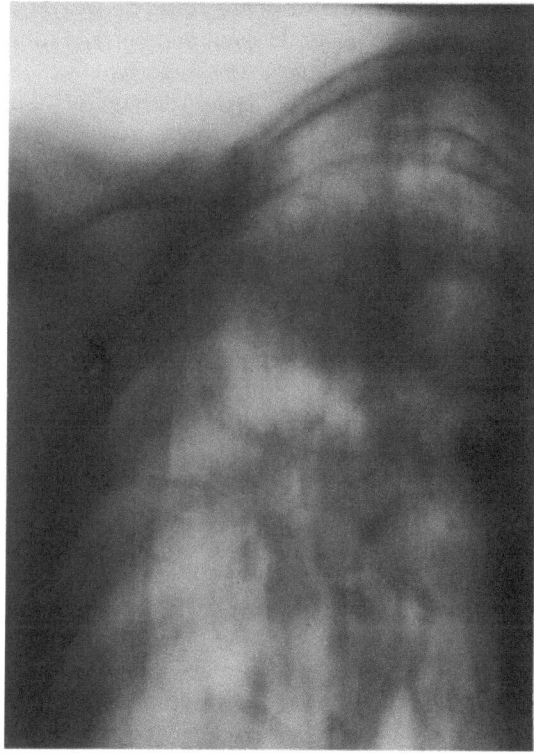

Abb. 115d. Höhlenbildung bei Sarkoidose auch rechts (1969)

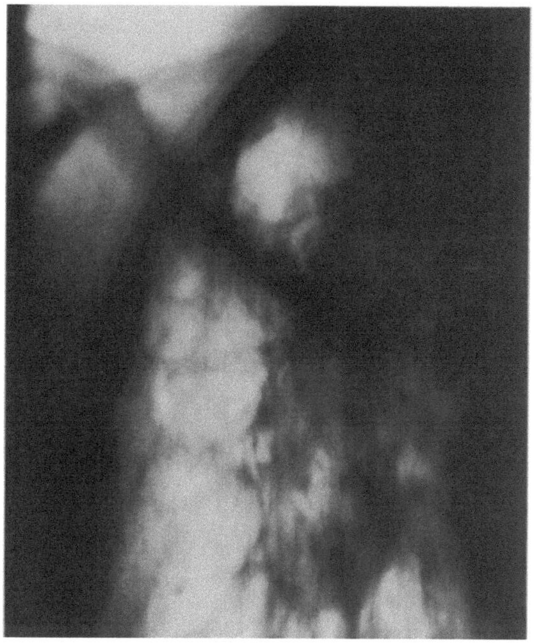

Abb. 115e. Aspergillom auch rechts. Tod durch akutes Rechtsherzversagen. Bei der Sektion noch floride Epitheloidzellgranulome

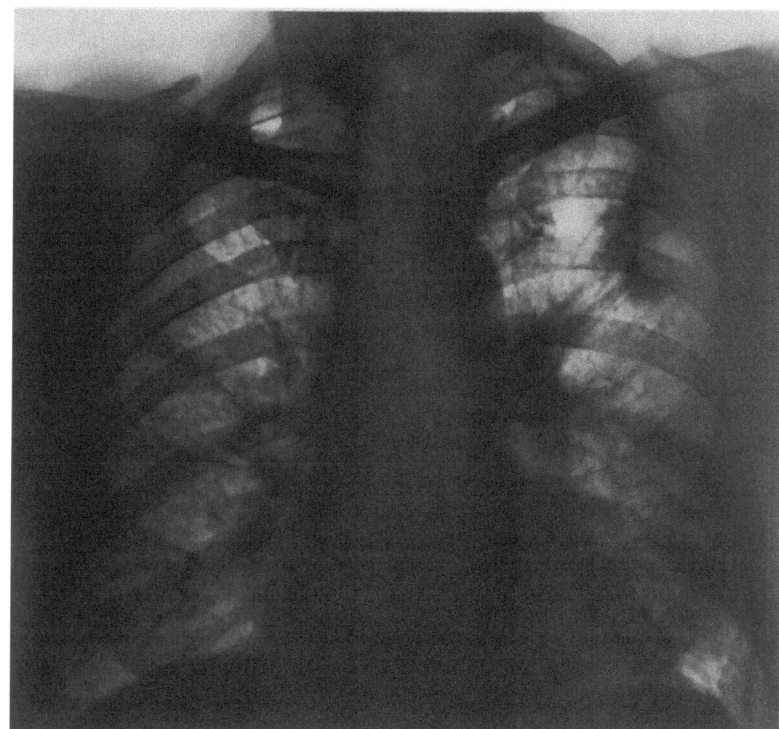

Abb. 116a u. b. N., Meinrad, 67 Jahre. „Krebskaverne". Interstitielle Lungenfibrose

Abb. 116a. Unregelmäßiger Hohlraum lateral im linken Oberfeld. Vermehrte Zeichnung über allen Lungenabschnitten. Kalk im Bereich des linken Hilus

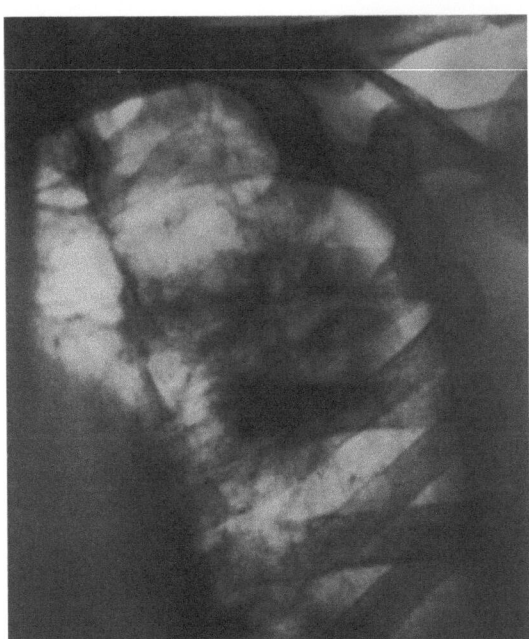

Abb. 116b. Gezielte Aufnahme: Kaverne mit Spiegel. Probeexzision 1, 12.9.67 (offene Lungenbiopsie): Interstitielle Lungenfibrose (muskuläre Zirrhose). Probeexzision 2, 3.10.67: Verhornendes Plattenepithelkarzinom

unter anderen aufgeführt; unter den Parasiten Amöben, Paragonismus, Echinococcus.
Tumorkavernen,
Thromboembolische Kavernen,
immunologische Erkrankungen (Wegeners Granulomatose, rheumatoide nekrotisierende Knoten, Kavernenbildungen durch inhalierte Stoffe: Silikose, Mischstaubpneumokoniose).
Erkrankungen der Luftwege:
Blasen, Bronchiektasen,
posttraumatische Defekte: traumatische Lungenzyste.

Für die Mißbildungen sei noch einmal auf die zusammenfassende Darstellung von BLAHA verwiesen, für die Blasenbildungen auf ZDANSKY (1968), BRÜGGER (1960), MASSHOFF und HÖFER (1968), HUZLY und HOFMANN (1968), ZADEK und RIEGEL (1958), AMGWERD (1967) sowie von UEHLINGER (1966), HAUSSER (1966), BRÜGGER (1966), UNHOLTZ (1966) und SATTLER (1966).

Ein sehr schönes Beispiel von Lungenkaverne bei Periarteriitis nodosa bringt RITTER (1960). Einige Beispiele zur Differentialdiagnose von intrapulmonalen Hohlräumen zeigen die Abb. 114—116.

Ich schließe das Kapitel „Differentialdiagnose" wie auch das ganze Kapitel mit einem Zitat von FLEISCHNER (1930):

„Die Differentialdiagnose sollte die Kaverne von intrapulmonalen Höhlen anderer Herkunft unterscheiden. Hier sind uns enge Grenzen gesetzt. Gangränhöhlen, Zerfallshöhlen bei Tumoren, solitäre Bronchiektasen zeigen grob morphologisch und damit grundsätzlich auch im Röntgenlicht keine hinlänglichen Unterscheidungsmerkmale."

6. Radiologische Aspekte der Lymphknotentuberkulose, der Bronchialtuberkulose; Folgen

a) Einleitung

Es handelt sich um ein scheinbar inhomogenes Kapitel: Die Lymphknotentuberkulose reicht von der Begleiterscheinung der Primärinfektion bis zur generalisierten Lymphknotentuberkulose als „selbstständiges" Krankheitsbild, die „Bronchialtuberkulose" von minimalen Spitzenherden zum Verschluß der großen Bronchien, die Spätfolgen vom ausgehusteten „Lungenstein" zur tödlichen Blutgefäßarrosion, zur poststenotischen Verödung, zum Parenchymuntergang, zur zerstörten Lunge.

Andererseits wäre es aber wohl nicht gut möglich, die einzelnen Bestandteile getrennt abzuhandeln. Der Lymphknoteneinbruch, die Lymphknotenkompression läßt sich von der „Bronchialtuberkulose" ebensowenig trennen, wie diese von den metatuberkulösen Bronchiektasen, von der Karnifikation.

An die pathogenetischen Vorstellungen angelehnt, wird hier zunächst „die Lymphknotentuberkulose" abgehandelt, danach die „Bronchialtuberkulose".

b) Die endothorakale Lymphknotentuberkulose

Die zentrale Stellung der Lymphknotentuberkulose ist in den Kapiteln zur pathologischen Anatomie, vor allem auch in den Abschnitten zur Primärtuberkulose ausgiebig beschrieben. Es handelte sich dabei nur um einen, wenn auch wesentlichen Gesichtspunkt.

Ein Gesamtüberblick über die „Rolle des Lymphknotens bei der tuberkulösen Erkrankung" könnte etwa wie folgt aussehen:
der lymphoglanduläre Anteil des Erstinfekts; Schleusenfunktion, Filterfunktion, Durchgangsstation.

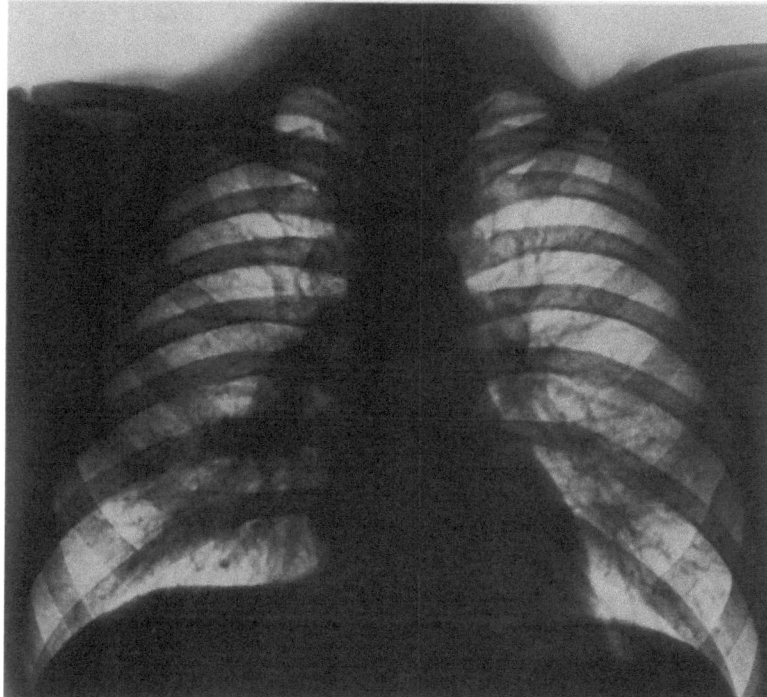

Abb. 117a—c. F., Luigi, 25 Jahre. Endothorakale Lymphknotentuberkulose

Abb. 117a. Übersicht: „Vergrößerte Hili beiderseits. Vermehrte Zeichnung in den Lungenfeldern: wahrscheinlich an der Grenze der Sichtbarkeit stehende Streuung. Im Anschluß an den unteren Hiluspol rechts Parenchymbeteiligung wahrscheinlich." Leberpunktion: Epitheloidzellige Granulome

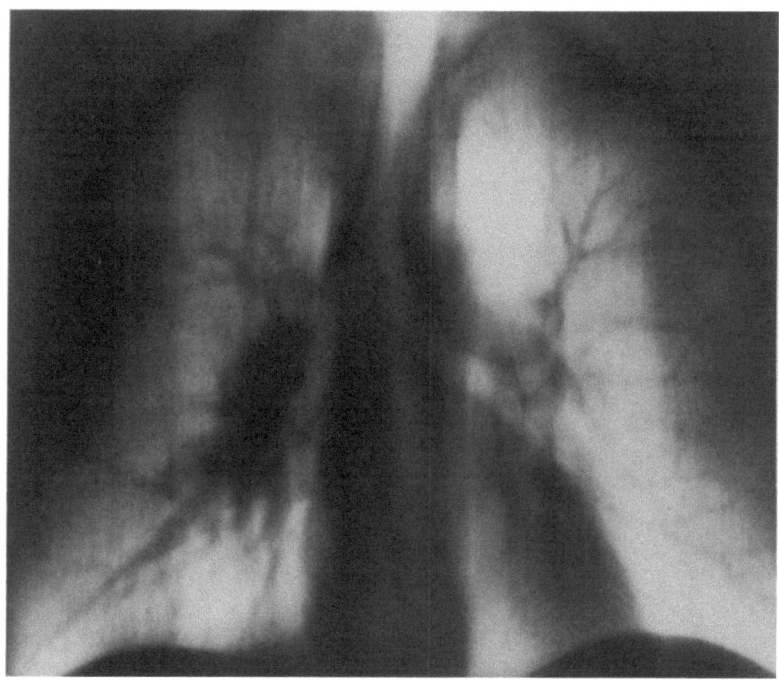

Abb. 117b. Die Lymphknotenvergrößerungen im Bereich der rechten Lungenwurzel kommen auf dem Schichtbild deutlich zur Darstellung

Das Reservoir für Tuberkulosebakterien: frühe Streuung, protrahierte Durchseuchung, Spätexazerbation, die lymphoglanduläre endogene Exazerbation.
Der kalte Lymphknotenabszeß, die „tuberculosis colliquativa" mit Durchbruch in: Bronchialbaum, Speiseröhre, Herzbeutel, Pleura, Lungenparenchym.
Die mechanische Spätkomplikation: Perforation von Lungensteinen in den Bronchialbaum, Arrosion oder Stenose von großen Lungengefäßen.

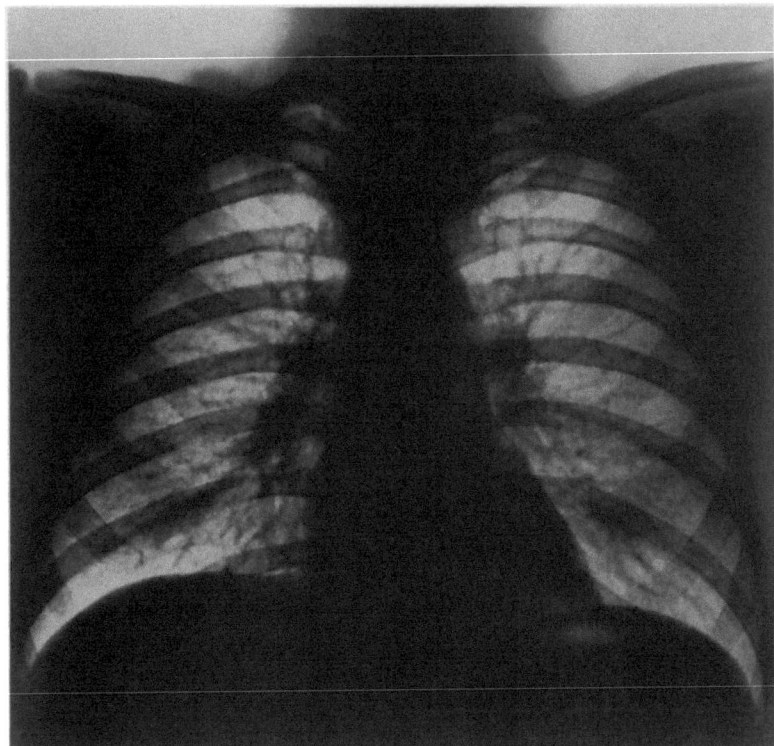

Abb. 117c. 4 Monate später: Zeichnungsverminderung in den Lungenfeldern. Verkleinerung der Lymphknoten. Mediastionoskopisch war zu Beginn eine verkäsende Lymphknotentuberkulose nachgewiesen worden

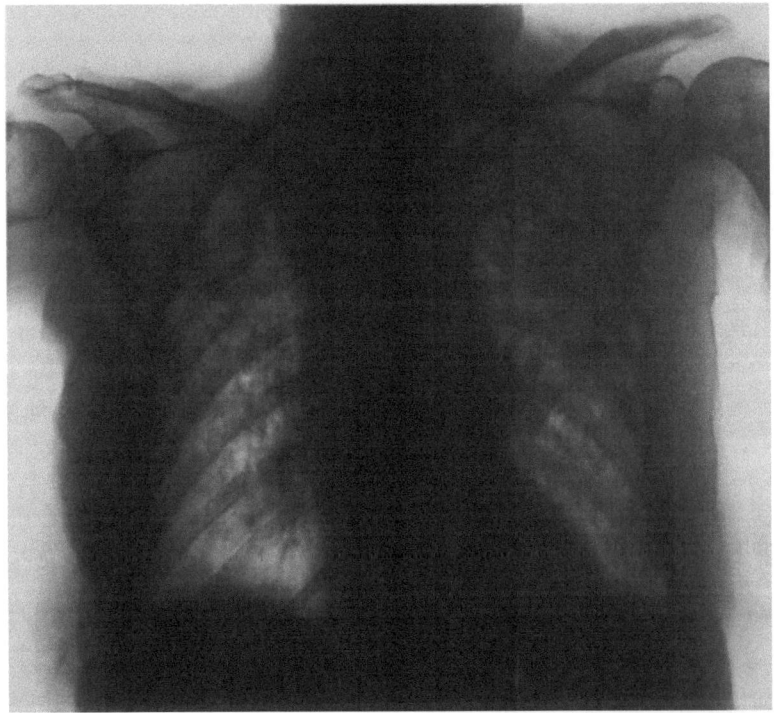

Abb. 118a u. b. R., Maria, 79 Jahre. Miliartuberkulose; verkäsende mediastinale Lymphknotentuberkulose

Abb. 118a. Lungenübersichtsbild (2 Tage vor dem Tod)

Der mechanische Faktor der vergrößerten Lymphknoten: Belüftungsstörungen, Sekretretention, Parenchymuntergang. (Abb. 117, 118 u. 119).

Der pathogenetische Indikator: Nachweis von Hiluskalk als Indikator der durchgemachten Erstinfektion.

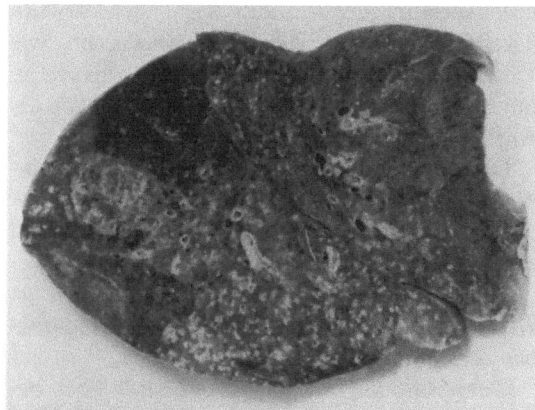

Abb. 118b. Großschnitt: Im dorsalen Oberlappenbereich frischer Infarkt. (Bei der Sektion Miliartuberkulose der Leber, der Milz, der Nieren und der Nebennieren)

Das differentialdiagnostische Problem (Abb. 120 u. 121).

Auf die großen Übersichten sei verwiesen: UEHLINGER (1953), TANNER (1957), BEITZKE (1954), DUFOURT und DEPIERRE (1954), BLAHA, O. SIMON (1941) sowie von R.W. MÜLLER; schließlich auch auf die Arbeiten von ERICHSON (1953), SCHWARTZ (1950/1951) und von WISSLER. Wesentliche Hinweise ergeben sich aus dem Bericht von SCHÜRMAN und KLEINSCHMIDT (1953) über die Lübecker Säuglingstuberkuloseerkrankungen.

Zur Geschichte der Kenntnis der Erkrankung der endothorakalen Lymphknoten an Tuberkulose ist auf die oben angeführten Arbeiten von SCHWARTZ zu verweisen. Eine sehr sorgfältige Zusammenstellung findet sich bei DUFOURT und DEPIERRE (1954). Dort werden die Berichte von LALOUETTE, CAYOL (1810), LAËNNEC, LEBLOND, BECKER, CLARK und BERTON sowie vor allem von RILLIET und BARTHEZ genannt. Im letztgenannten Werk finden sich auch Hinweise auf Lymphknotenkavernen. Weiterhin werden bei DUFOURT und DEPIERRE die Untersuchungen von LIOUVILLE; CADET DE GASSICOURT; MICHAEL sowie der anschauliche Fall von OEKONOMIDES genannt. Von besonderer Bedeutung sind Untersuchungen von GÖRGENY-GÖTTCHE (1951). Die ältere deutsche Literatur ist bei RIBBERT (1906) sowie bei GOLDSCHMID (1907) zusammengefaßt. Auf die Untersuchungen von BARZÓ und GONDKIEWICZ (1964), HAEFLIGER (1954), HILTZ, MACRAE und QUINLAN (1963), KITTREDGE und FINBY (1966), STEIN (1948), SZÖTS und DANIEL (1963), VOJTEK (1955) sowie von WISSLER (1950) wird hingewiesen.

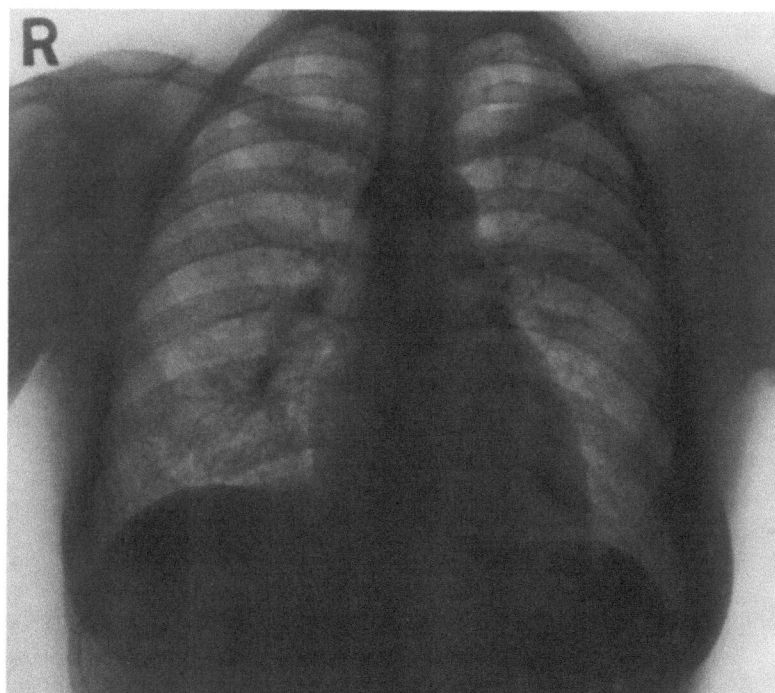

Abb. 119a u. b. P., Renate, 23 Jahre. (Sammlung HECKESHORN)

Abb. 119a. 3.12.64: Relativ grobe Herdsetzungen im Anschluß an den rechten unteren Hiluspol. Verdacht auf Lymphknotenvergrößerung. Bronchoskopisch: Lymphknoteneinbruch in das Bronchialsystem

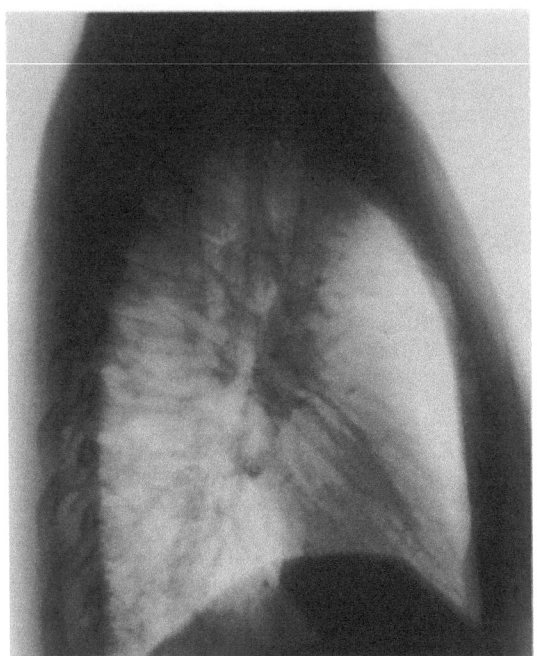

Abb. 119b. Seitliche Aufnahme: Einstreuung in die dorsalen Unterlappenpartien. Überblähung der dorsalen-basalen Lungenanteile

Zu den Fragen der radiologischen Technik ist in früheren Kapiteln ausführlich Stellung genommen: Auf die Arbeiten von HAEFLIGER, HERZOG (1950), TESCHENDORF (1967), CZARNECKI (1936), MATL (1958), TANNER (1957) und G. SIMON (1971) sowie von BLAHA (1954) wird verwiesen.

Die *radiologischen Aufgaben* stellen sich wie folgt:
Nachweis der vergrößerten Lymphknoten,
Nachweis der Funktionsstörung,
Nachweis der Folgen der Belüftungsstörungen,
Nachweis der Komplikationen.

Voraussetzung für die Beurteilung des Hilus ist die „Auflösung in seine Bestandteile". Dazu gehört die Kenntnis der Gefäßschatten, des Arterienverlaufs, des Verlaufs der Venen, sowohl der Pulmonalvenen wie der Körpervenen, wie V. cava und V. azygos. Der Bronchialbaum ist nur bedingt schattengebend. Er kann freilich als Aufhellungsband erkennbar sein.

Die Morphologie „des Hilus" wird häufig dadurch verzerrt, daß bei der Tuberkulose Parenchymveränderungen vorliegen, die Lage und Beurteilbarkeit des „Hilus" beeinflussen.

Der Nachweis vergrößerter Lymphknoten im Hilusbereich gehört zu den schwierigsten Aufgaben der radiologischen Diagnostik.

Dabei sind die Verhältnisse dadurch noch besonders erschwert, daß andere krankhafte Zustände Lymphknotenvergrößerungen vortäuschen können.

Der „Hilus" als „Spiegel" der akuten Infekte der Luftwege ist bekannt. Akute Infektionen des Respirationstraktes begleiten nicht selten die Tuberkulose und können den radiologischen Befund entsprechend abwandeln. Hier ist ferner

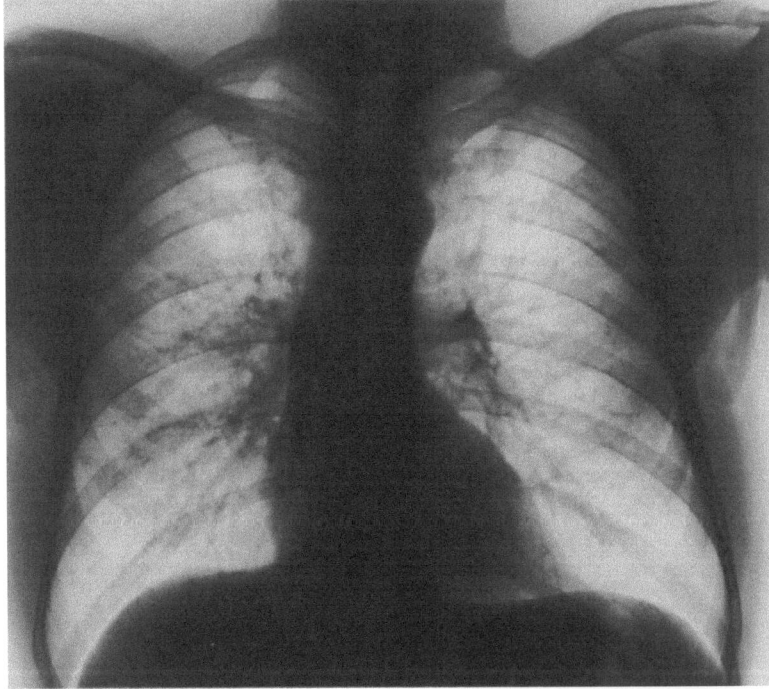

Abb. 120a—c. Dr. K., Helmut, 41 Jahre. „Die vieldeutige Granulomatose der Lymphknoten." Tuberkulinprüfung negativ. Histologie: „Epitheloidzellige Granulome, vereinzelt Nekrosen. Ziehl-Neelsen-Färbung: einzelne säurefeste Bakterien"

Abb. 120a. Herdsetzungen im Anschluß an die rechte Lungenwurzel; fragliche Mediastinalverbreiterung

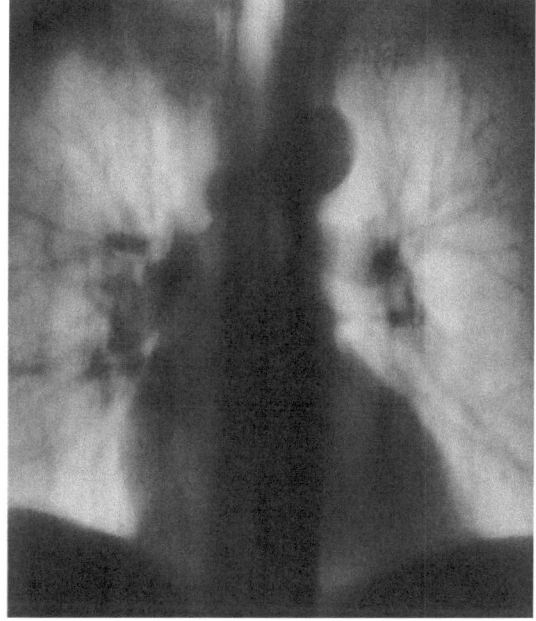
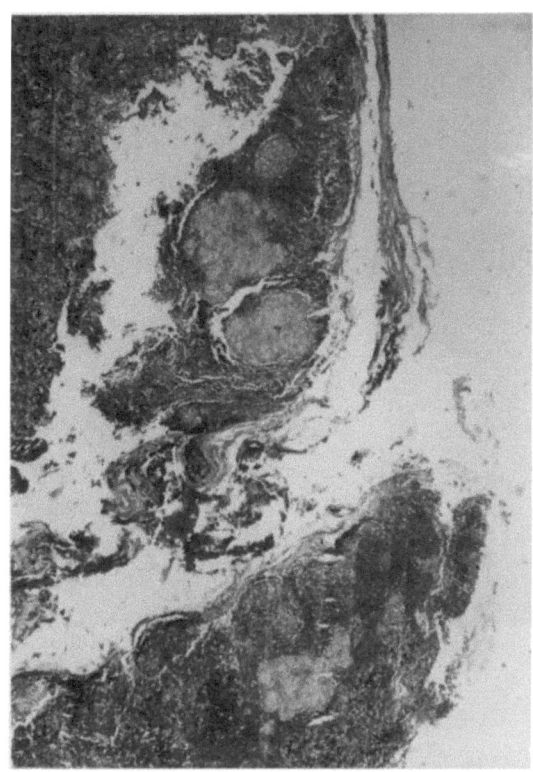

Abb. 120b. Schichtaufnahme mit Ausgleichskörper: Vergrößerung von Lymphknoten im Bereich des rechten Hilus wahrscheinlich

Abb. 120c. Histologie: Epitheloidzellige Granulome, vorwiegend produktive Veränderungen (vereinzelt säurefeste Stäbchen). „Begleitende Lymphknotentuberkulose"

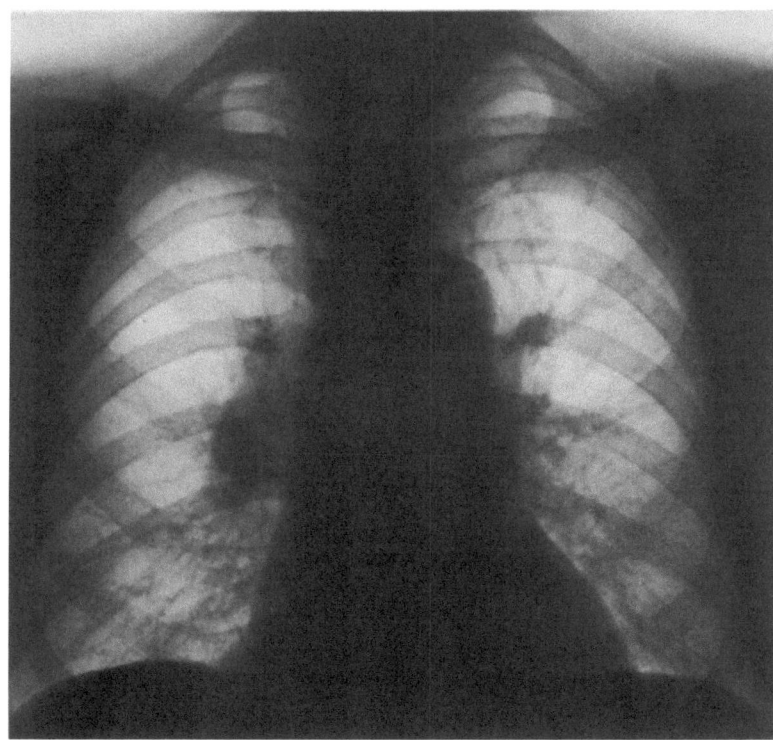

Abb. 121a—c. F., Herbert, 65 Jahre. *Zur Differentialdiagnose der Lymphknotentuberkulose.* Erheblich vergrößerte Pulmonalarterie, Lymphknotenvergrößerung vortäuschend

Abb. 121a. Übersicht

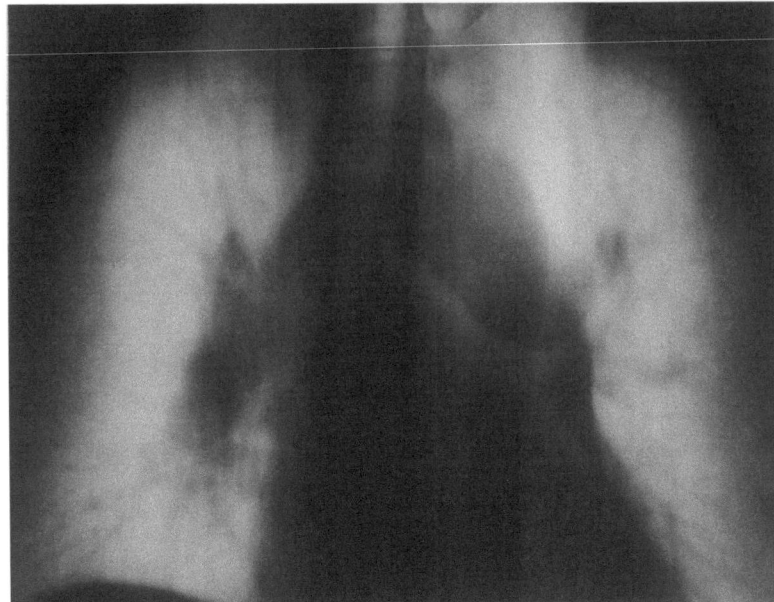

Abb. 121 b. Schichtbild im sagittalen Strahlengang

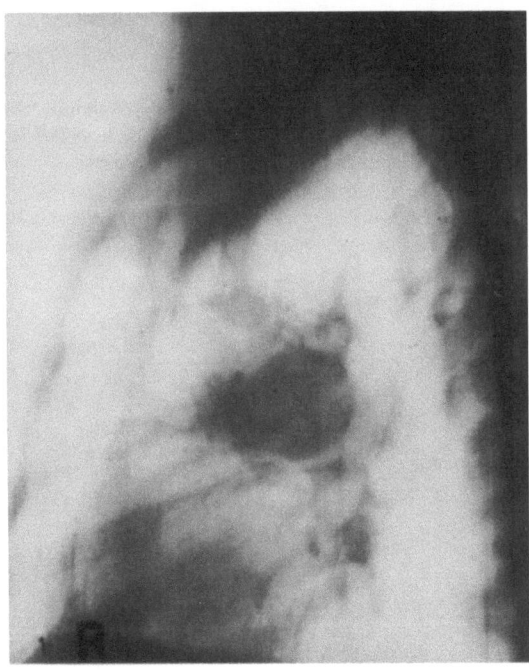

Abb. 121 c. Schichtbild im frontalen Strahlengang. Druck in der Pulmonalarterie 90 mm

insbesondere die Vergrößerung der Pulmonalarterie zu nennen. Die Anomalien der Gefäße und die Erkrankungen sowohl von Arterien wie auch Venektasien können sich auf die Lungenwurzel projizieren, Aneurysmen können Lymphknotenmassen ebenso vortäuschen wie etwa eine poststenotische Ektasie der Pulmonalarterie.

Besonders häufig ist die Notwendigkeit gegeben, in der Lungenwurzel liegende Veränderungen von Veränderungen zu unterscheiden, die sich auf die Lungenwurzel projizieren. Es handelt sich um die tägliche Aufgabe des Radiologen etwa vor oder hinter der Lungenwurzel liegende Veränderungen „an den rechten Ort zu stellen". Uns sind Fälle von Echinokokken, bronchogenen Zysten, neurogenen Geschwülsten, endothorakalen Strumen, Megaösophagus und von kalten Abszessen erinnerlich, die zunächst als „Hilusvergrößerung" gedeutet wurden.

Zur Unterscheidung sind lokalisatorische Untersuchungen heranzuziehen. Die Aufnahme im frontalen Strahlengang ist sehr oft schon in der Lage, Klärung herbeizuführen. Im Zweifelsfall sollte nie die Durchleuchtung unterlassen werden, die neben der Lokalisationshilfe als Unterscheidungsmerkmal beispielsweise eine „expansive Pulsation" zeigen kann. Schichtaufnahmen in mehreren Ebenen, Angiographie, Szintigraphie, Darstellung der Körpervenen kann Klärung schaffen. Das Schichtbild kann zur Unterscheidung sowohl durch Lokalisation wie auch durch die Möglichkeit der Verfolgung der Kontinuität des Gefäßes dienen (Abb. 122).

Für die Diagnose und Differentialdiagnose von Lymphomen des Mediastinums ist auf den entsprechenden Beitrag von R. KRAUSS sowie von H. BLAHA im Handbuch der Radiologie zu verweisen, ferner auf die Arbeiten von KITTREDGE und FINBY (1966), MASSIAS und NGUYEN-

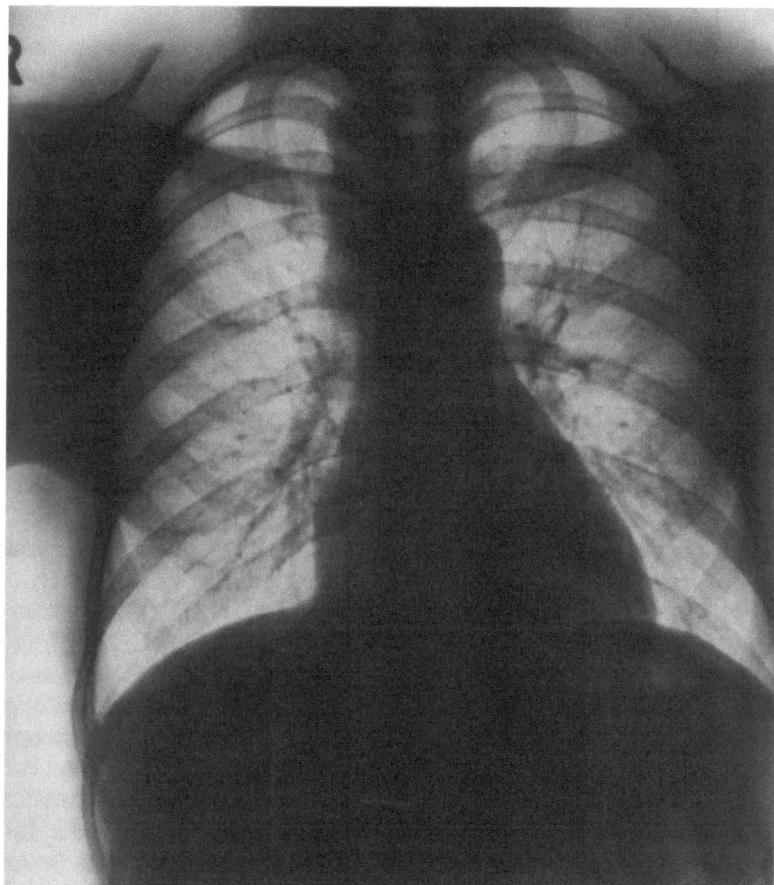

Abb. 122a u. b. E., Erich, 17 Jahre. Lymphknotentuberkulose. Glattrandige Begrenzung der Lymphome

Abb. 122a. Übersicht

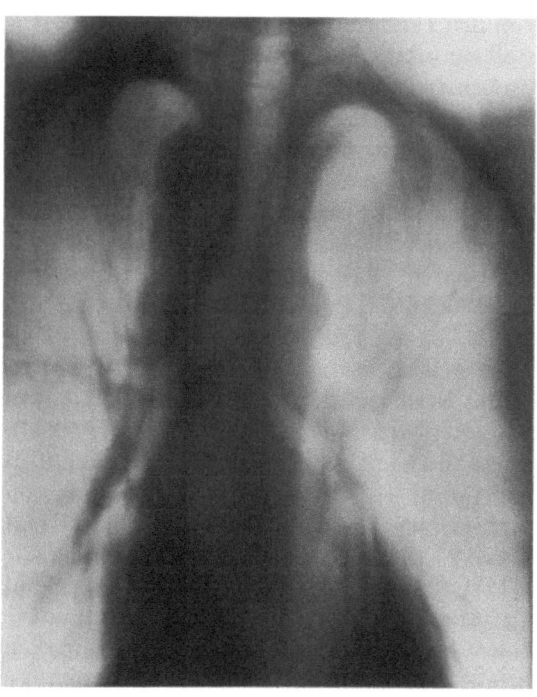

Abb. 122b. Schichtaufnahmen des Mediastinums. (Sammlung HECKESHORN)

DINHHAO (1949), MELLETIER *et al.* (1949) und von PERÄSALO (1950).

Die Bedeutung der intrathorakalen Lymphknotentuberkulose sollte, auch ohne Rücksicht auf die möglichen Komplikationen, nicht unterschätzt werden. Die Lymphknotenschwellung ist häufig das einzige und erste Zeichen einer tuberkulösen Infektion; sie kann dem Positivwerden einer Tuberkulinprüfung vorausgehen. Und wie eingangs erwähnt, kann sie der Ausgangspunkt der phthisischen Entwicklung sein: Hämatogen, bronchogen, per continuitatem und Ursache schwerer, das Organ oder auch das Leben des Wirts bedrohender Komplikationen.

c) Lymphknoteneinbruch in das Bronchialsystem

1954 hatte der Verfasser zu den Lymphknotenbefunden im Schichtbild bemerkt, daß die Fälle von Lymphknotenperforationen beim Erwachsenen im deutschen Material verhältnismäßig selten seien. In den vergangenen Jahren, fast Jahrzehnten, ist ihm zwar die Bedeutung des Lymphknoteneinbruchs in anderen Ländern, in Afrika, Pakistan, Südamerika, recht deutlich vor Augen gestellt worden. Bei dem großen operativen Material der Spezial-Lungenklinik Hemer, der Frankfurter Chirurgischen Klinik, bei sehr zahlreichen bronchographischen und bronchoskopischen Untersuchungen – die Zahl der an den verschiedenen Kliniken durchgeführten Bronchoskopien dürfte in der Größenordnung von etwa 20000 liegen – ist die Zahl der erfaßten Lymphknoteneinbrüche gleichbleibend niedrig geblieben. Es dürfte sich um eine Größenordnung unter 1% aller bei Tuberkulose durchgeführten Bronchoskopien handeln. Auch im operativen Material ist die Zahl der sicheren Lymphknotendurchbrüche, die Zahl sicherer Reste verhältnismäßig gering. Die Zahl scheint allerdings gegenwärtig zuzunehmen. Wahrscheinlich ist es eine Frage der Selektion; Überwiegend Erwachsene wurden untersucht und behandelt. Es handelt sich um eine besondere regionale und epidemiologische Situation. Die Tuberkulose ist in Europa zweifellos im Rückgang. Sehr schwere Tuberkulosen kommen zwar vor, sind aber doch eher in der Minderzahl. Die sorgfältige Röntgenuntersuchung und Beurteilung von Röntgenaufnahmen, insbesondere auch der Schichtbilder gibt keinen Hinweis darauf, daß die Lymphknotentuberkulose besonders häufig wäre. Eine Lymphknotenperforation, wenn sie klinisch bedeutend sein soll, muß ja wohl größere Eitermassen entleeren. R.W. MÜLLER vergleicht die Lymphknotentuberkulose der Lungenwurzel mit der Lymphknotentuberkulose am Halse. Hier wissen wir, daß es große Komplexe sind, die perforieren. Diese Komplexe sind im Röntgenbild, im Schichtbild faßbar. Am großen operativen Material der Spezial-Lungenklinik Hemer hat auch ADELBERGER (1952) die Erfahrung gemacht, daß Lymphknotenperforationen verhältnismäßig selten sind. Im Gegensatz zu den Schwartzschen Untersuchungen (1953, 1965) sind wir der Auffassung, daß bei der Tuberkulose der Erwachsenen der Lymphknoteneinbruch und die nachfolgende bronchogene Streuung nicht mit Regelmäßigkeit eine entscheidende pathogenetische Rolle spielt.

Immerhin zeigt aber die relativ häufige segmentbegrenzte Lokalisation von Herden und deren hilifugale Anordnung, daß das von SCHWARTZ so benannte „Prinzip der äquisektorialen Lokalisation" der Herde als Folge und Zeichen der lymphadenobronchogenen Entstehung nicht von der Hand zu weisen ist. Der Vorgang muß sich ja nicht immer in einem mehr oder minder akuten Einbruch abspielen, sondern könnte in einer torpiden, schleichenden, sukzessiven Penetration bestehen. Wir räumen ein, daß genauere Untersuchungen an Leichenlungen das Ereignis der Lymphknotenperforation häufiger demonstrieren können, insbesondere, wenn sorgfältig danach gesucht wird. Aber es ist eben dann auch ein Selektionselement für die Gesamtzahl der Fälle in Betracht zu ziehen. Zu diesem Problem sei noch einmal auf die monographischen Darstellungen von SCHWARTZ (1948, 1952 und 1959) sowie auf seine zahlreichen Einzelveröffentlichungen verwiesen. Weiterhin ist auf die Arbeiten von ARNSTEIN (1931, 1934), BEHREND (1951), DUFOURT (1946), DUFOURT und MOUNIER-KUHN (1946), GÖRGENYI-GÖTTCHE und KASSAY (1947), LEITNER (1950), LEMOINE et al. (1951), LÉVI-VALENSI et al. (1951), GEISSBERGER und von STEINER, UEHLINGER (1942, 1950), G. SIMON (1951), SUTER und ISELIN (1951) aufmerksam zu machen. Eine ausführliche Darstellung der Probleme ist durch BRÜGGER (1955) erfolgt.

Die historischen Daten finden sich bei SCHWARTZ in den monographischen Darstellungen sowie in der Wiener Zeitschrift für Innere Medizin 1953. Die Lehre von den Bronchiallymphknoteneinbrüchen und von der Entwicklung der Aspirationsinfiltrate mag eine ähnliche Bedeutung haben wie die frühere Lehre von den Frühinfiltraten. Ihr Wert liegt im Anstoß zur subtileren Beobachtung der pathogenetischen Zusammenhänge, soweit sie eben faßbar sind. „... Und die Bedeutung liegt ja nicht nur in den Prozentzahlen, sondern darin, daß der Bronchialeinbruch ein Ereignis mit schweren unmittelbaren Folgen: Aussaat, Asphyxie und endobronchiale Ausbreitung, sondern auch mit mittelbaren Folgen wie Bronchialstenosen, Bronchiektasen, persistierenden Luftleeren und schließlich mit Fibrothorax ist" (BLAHA, 1954). Dort werden auch die Befunde von LAËNNEC (1826), SCHÜRMANN (1925), WIESE (1925), SIMON und REDEKER, ENGEL und PIRQUET (1930), FLEISCHNER (1935), STEMMLER und OTTO (1939) angeführt; weiter werden die Berichte von GEISSBERGER (1944), GÖRGENYI-GÖTTCHE und KASSAY (1947), KOURILSKY (1950), ROGSTADT (1951), STEINER (1946, 1949, 1951), STEINER und GEISSBERGER (1943), UEHLINGER (1950) sowie von WISSLER (1950, 1958) genannt. Ausführlich befaßt sich der Ergebnisbericht von BEITZKE von 1954 mit diesem Problem; dort ist auch die Literatur zusammengefaßt. Auf die sorgfäl-

Tabelle 18. Literaturübersicht Lymphknotenperforationen. (Nach TANNER)

a) Statistik anhand autoptischer Befunde

Autor	Material	Zahl der untersuchten Fälle	Perforationen	Narben nach Perforationen
GHON (1912)	primoinfizierte Kinder	170	30 (17,1%)	
DEVELASCO (1932)	primoinfizierte Kinder		(18,7%)	
KUTSCHERENKO (1943)	primoinfizierte Kinder	85	5 (6%)	
GÖRGÉNYI und KASSAY (1947)	primoinfizierte Kinder	17	8 (47%)	
GÖRGÉNYI (1951)	Kinder (alle an Tuberkulose gestorben)	79	9 (11,3%)	
UEHLINGER (1952)	Kinder und Jugendliche (mit hämatogener Frühgeneralisation)	114	8 (7%)	
ARNSTEIN (1934)	50—90jährige Erwachsene (allgemeine Abteilung)	1132	51 (4,5%)	132
AUERBACH (1949)	Erwachsene (an Tuberkulose gestorben)	1000	12 (1,2%)	
SCHWARTZ (1949)	Erwachsene (allgemeine Abteilung)	426	36 (8,4%)	104
UEHLINGER (1942)	Spätprimärinfektionen	72	13 (18%)	
UEHLINGER (1952)	Spätprimärinfektionen	148	17 (11%)	

b) Klinische Beobachtungen über Lymphknotenperforationen

(Kinder)

Autor	Material	Zahl der untersuchten Fälle	Perforationen[a]
SOULAS und MOUNIER-KUHN (1949)	primoinfizierte Kinder	72	15 (20%)
CAREZ und BRUNINX (1950)	primoinfizierte Kinder	138	33 (23%)
GÖRGÉNYI und KASSAY (1950)	röntgenologisch „Epituberkulose"	28	18 (64%)
LEMOINE und FAYANCE (1950)	primoinfizierte Kinder	65	14 (21%)
JEUNE, MOUNIER-KUHN, BÉTHENOD, POTTON (1951)	primoinfizierte Kinder	96	30 (31%)
ROGSTAD (1952)	primoinfizierte Kinder	41	6 (14%)

[a] 25mal Granulationen und Ödem=fragliche Perforationen, zusammen 70%.

(Erwachsene)

Autor	Material	Zahl der untersuchten Fälle	Perforationen	Fragliche Perforationsnarben nach Perforationen	Prozent der insgesamt durch Lymphknoten geschädigten Bronchien
MYERSON (1941)	Erwachsene mit Lungentuberkulose	572	3 (0,5%)		
FROSTE (1950)	Erwachsene mit Lungentuberkulose	420	5 (1,2%)		
SUTER und ISELIN (1951)	Erwachsene mit Lungentuberkulose	192	12 (6%)	9	11
BOUCHER (1951)	primoinfizierte Erwachsene	125	17 (14%)	12	23
VAKSVIK (1952)	tuberkulöse Erwachsene	735	16 (2,2%)	73	10
HUZLY (1953)	tuberkulöse Erwachsene	650	9 (1,4%)	13	3,4
Eigene Beobachtungen	tuberkulöse Erwachsene	562	13 (2,5%)	38	7,3

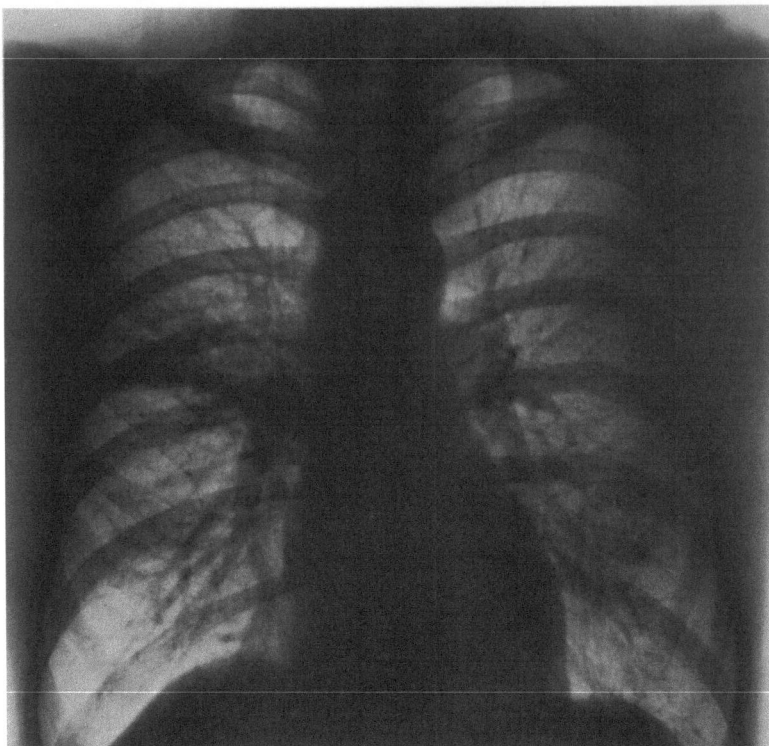

Abb. 123a—d. D., August, 19 Jahre. Lymphknoteneinbruch; mediastinale Lymphknotentuberkulose

Abb. 123a. Lymphome im Hilusbereich. Flächige Verschattung der basalen Oberlappenpartien

tige Zusammenstellung von DUFOURT und DE-PIERRE sei noch einmal verwiesen. Dort findet sich ein ausgedehntes Literaturverzeichnis, ebenso als Anhang zur Monographie von HUZLY und BÖHM (1955).

Die Bedeutung des Lymphknoteneinbruchs in das Bronchialsystem beim Erwachsenen ist anscheinend regional verschieden und abhängig von der epidemiologischen Situation. Zweifellos ist die Bedeutung des Bronchiallymphknoteneinbruchs im Kindesalter zeitweilig unterschätzt worden. So konnte DOESEL (1963) bei 257 Primärtuberkulosen in 31% Perforationen feststellen. HILLERDAL (1963) nimmt bei Primärtuberkulosen eine Lymphknotenperforation von 16% an. Die Kasuistik, die allgemein informierenden Arbeiten zum Problem des Lymphknoteneinbruchs, sind zahlreich. Zu nennen wären die Berichte von EHRNER (1951), E.J. FISCHER (1953), GOLDSHTEIN, KURAKOV und SHTERN (1964), HÖYER DAHL (1953), SCHEIDEMANDEL (1954), WISSLER (1950).

TANNER sind die nachfolgenden Litaraturübersichten (Tabelle 18) entnommen. Sie lassen erkennen, wie sehr die Häufigkeitsangaben schwanken. Die Differenzen sind, wie so oft, eine Frage des Suchens und der dazu verwandten Methoden. Realdifferenzen und Beobachter-

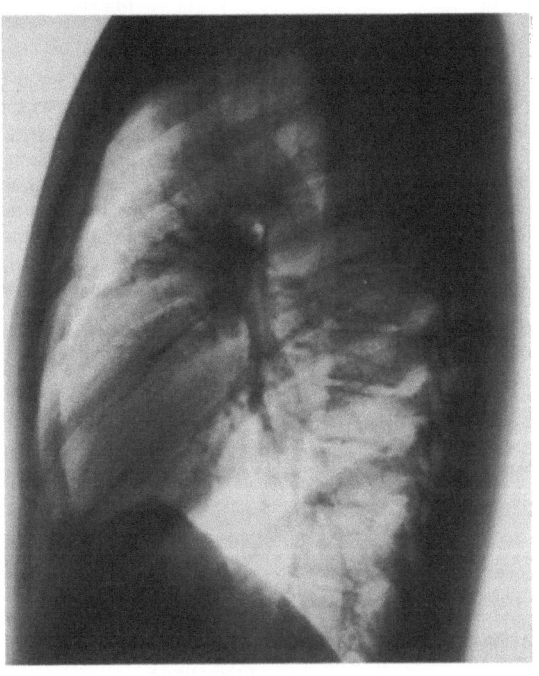

Abb. 123b. Aufnahme im seitlichen Strahlengang: große Lymphknoten. Einstreuung nach kranial-anterior

irrtum gehen ineinander über. TANNER findet lymphadenogene Schädigungen der Bronchialwand im eigenen Krankengut in 7,3%. Die Be-

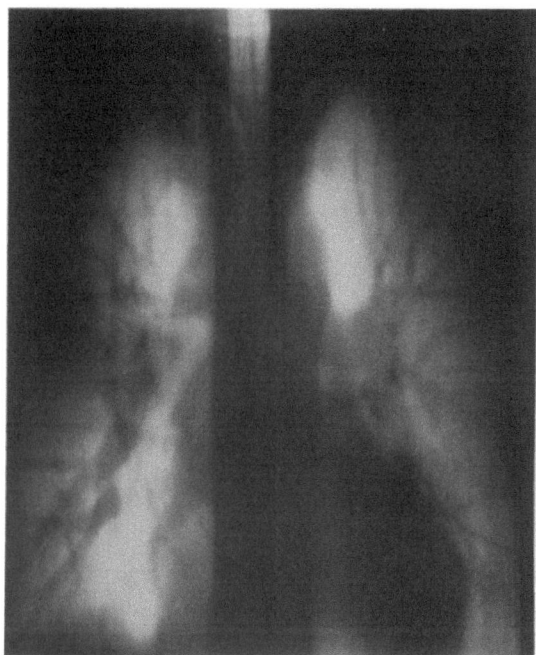

Abb. 123c. Schichtbild: Lymphknotenvergrößerung nicht sehr eindrucksvoll

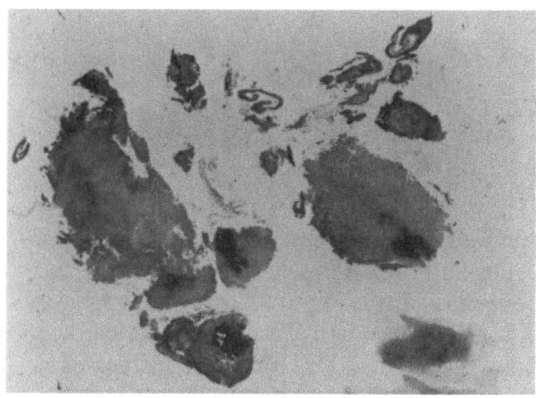

Abb. 123d. Bronchoskopisch: Käsige Massen im intermediären Bronchus. Histologie: Ulkus, Granulationsgewebe. Koagulationsnekrose mit Verkalkung. Offensichtlich Exazerbation eines älteren Prozesses

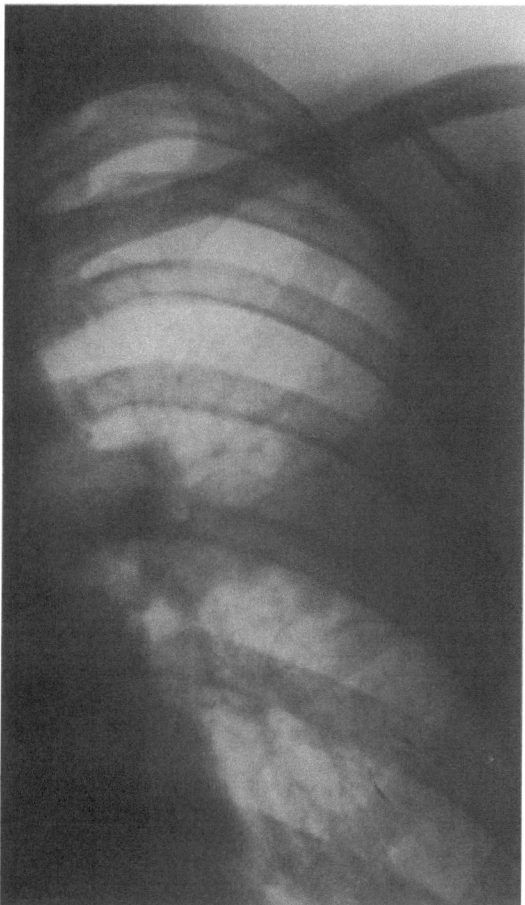

Abb. 124a—d. H., Herbert, 17 Jahre. Lymphknoteneinbruch links

Abb. 124a. Übersicht: Verbreiterung des Mediastinums wahrscheinlich; Vergrößerung der linken Lungenwurzel. Flächige Verschattung im linken lateralen Mittelfeld

vorzugung der rechten Seite geht, neben den Ergebnissen von TANNER, aus weiteren zahlreichen Untersuchungen so von DUFOURT und MOUNIER-KUHN, ENGEL, KALBFLEISCH (1932), ENGEL, PAUNZ (1940) und von SCHICK (1910) hervor.

Die Formen des Durchbruchs tuberkulöser Lymphknoten in den Bronchialbaum lassen sich wie folgt zusammenfassen:
1. Vorstufen.
2. Die akute Perforation.
3. Die chronischen Formen.
4. Die Heilungsstadien, die Residuen.

Bei den „Vorstadien" erwähnen HUZLY und BÖHM den „Bronchialfurunkel". Die bevorstehende Perforation mache sich durch Vorwölbungen, Verfärbungen, zirkumfokale Entzündungen bemerkbar.

Die Perforation selbst kann mit erheblichen, bedrohlichen klinischen Erscheinungen einhergehen, wenn große Sequester ausgehustet werden. Ein bitonaler Husten sei kennzeichnend, wenn hochgradige Stenosen bestehen. Das Lumen selbst, die Perforationsöffnung kann durch Eitermassen, später durch Granulationsgewebe verdeckt sein. Es ist wohl die Regel, daß die frischen Perforationen eine nicht unerhebliche

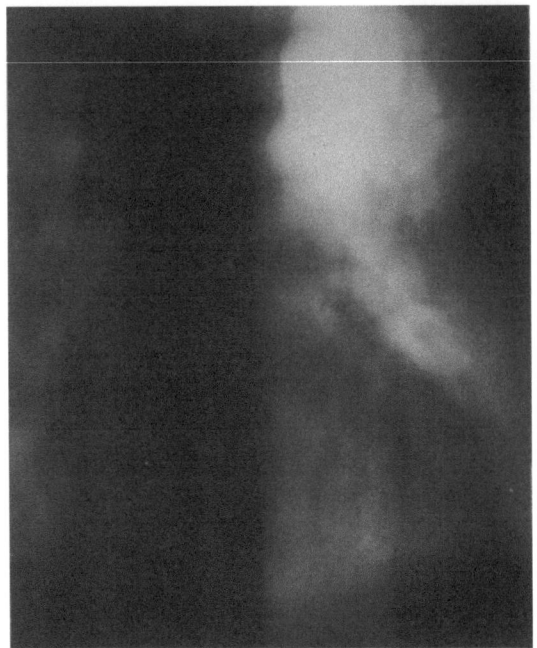

Abb. 124b. Die Schichtaufnahme zeigt zusätzlich Verschattungen, entsprechend dem Verlauf der basalen Bronchien; „Luftbronchographie"

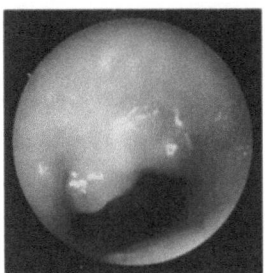

Abb. 124c. Endobronchiale Fotografie: Ausgedehnte Vegetationen im Bereich des Oberlappenabgangs links. Histologie: Epitheloidzellige Granulome

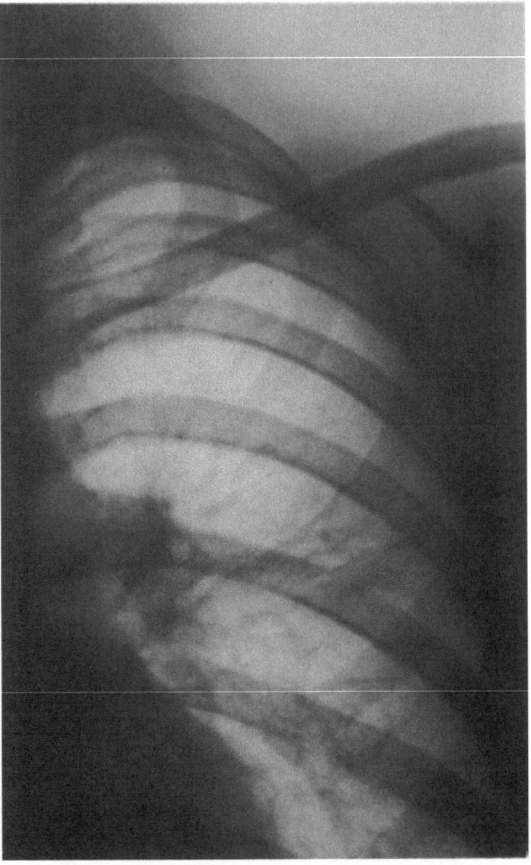

Abb. 124d. Lungenübersicht nach 4 Monaten: Weitgehende Rückbildung der großflächigen Verschattung

Größe aufweisen. Allerdings können auch kleine, stecknadelkopfgroße Perforationsöffnungen vorliegen. Der Sitz der Bronchiallymphknotendurchbrüche findet sich, wie bereits erwähnt und von JEUNE, MOUNIER-KUHN und POTTON (1951) und ROMAIN (1952) betont, häufiger rechts als links. Der Mittellappen ist wegen seiner zahlreichen benachbarten Lymphknoten besonders häufig befallen (BEITZKE). Die Zeit von der Erstinfektion bis zum Bronchiallymphknoteneinbruch wird verschieden angegeben; in der einschlägigen Literatur werden Wochen, Monate und Jahre genannt; dabei findet sich wohl nach GÖRGENYI-GÖTTCHE und nach SCHWARTZ das Maximum in den ersten 4—6 Monaten. Sehr frühe Einbrüche, Wochen nach der Erstinfektion, scheinen möglich. BEITZKE beschreibt das rasch verkäsende perifokale Entzündungsinfiltrat, das die Gewebe der Bronchialwand durchdringt und überflutet; dabei bleiben nicht selten die widerstandsfähigeren Knorpelringe längere Zeit als überbrückende Spange bestehen. Die Morphologie des akuten Bronchiallymphknoteneinbruchs ist vielfältig, entsprechend auch das klinische Bild. Bei Nachweis von Tuberkulosebakterien, ohne Nachweis von Parenchymläsionen, ist die Ursache häufig in einem perforierenden Bronchiallymphknoten, in einer Lymphknotenfistel zu suchen.

Im chronischen Stadium können sich Ulzera etablieren, deren Zusammenhang mit einer Lymphknotenperforation morphologisch oft nicht mehr faßbar ist. Häufig sind, wie bereits erwähnt, Granulationen, entzündliche Pseudotumoren, die histologisch aus „einem wenig charakteristischen Granulationsgewebe" bestehen (BEITZKE) nachweisbar. Zu den chronischen Formen ist die Tuberkulose der großen Bronchien mit ausgedehnten Verkäsungsarealen zu zählen, ebenso die Bildung einer sogenannten Lymphknotenkaverne (ARNSTEIN, 1934, BRÜG-

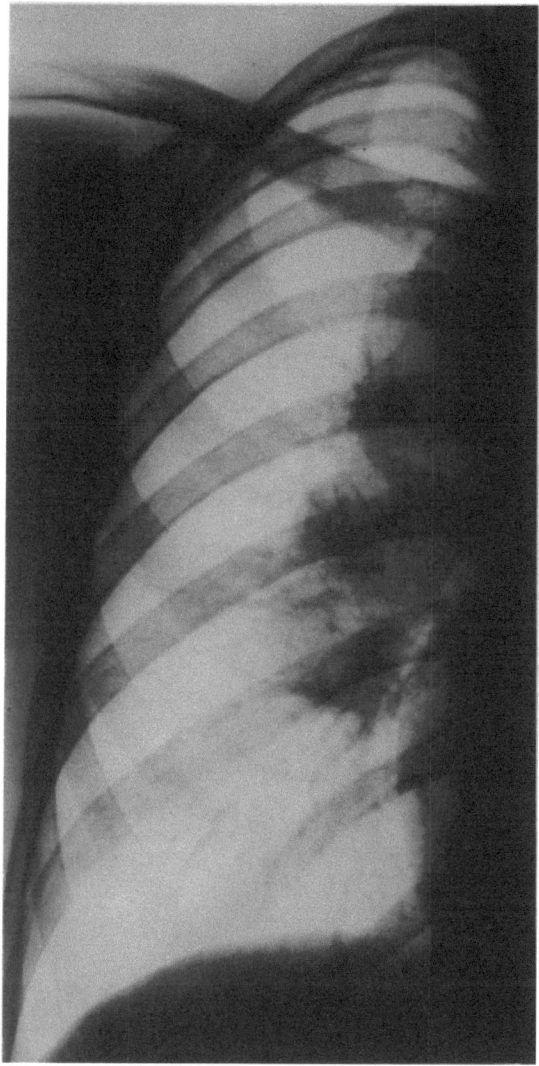 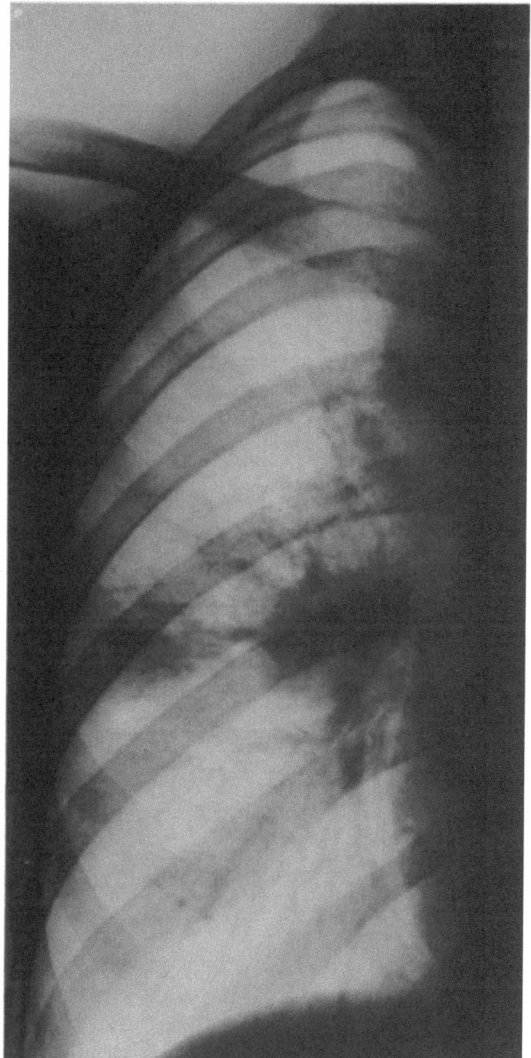

Abb. 125a—d. Sch., Otto, 17 Jahre. Sehr große Lymphknotenmassen rechts paramediastinal und im Hilusbereich; wiederholte Perforationen.

Abb. 125b. 29.12.71: Aufnahme nach Entleerung käsiger Massen

Abb. 125a. Aufnahme vom 6.8.71; schwer krank, hochfieberhafte Temperaturen

GER, KUTSCHERENKO, 1943, PAUNCZ, 1923, SCHWARTZ, 1950, UEHLINGER, WURM, 1954).

Die Endzustände können sowohl in der Bronchialstenose, im Bronchialverschluß bestehen als auch in der Abheilung zur unauffälligen, flachen Narbe. Eine Epithelialisierung der „Hiluskaverne", des verbleibenden Defekts nach Ausstoßung, nach Sequestrierung des Lymphknotens, kann eintreten.

Es wird im allgemeinen angenommen, daß der Bronchiallymphknoteneinbruch der Primärtuberkulose, der Primärinfektion nahesteht. Allerdings unterscheidet UEHLINGER, im Lehrbuch der Röntgendiagnostik, einen „Frühdurchbruch" und einen „Spätdurchbruch". Der Spätdurchbruch wird in Beziehung gesetzt zu wiederaufflackernder Bronchiallymphknotentuberkulose. Interessant ist dabei, daß KALBFLEISCH bei seinen Berichten zur Alterstuberkulose diese Durchbrüche nicht erwähnt.

Die radiologischen Befunde beim Lymphknoteneinbruch gehen aus dem Gesagten hervor. Die Aufgaben bestehen im

Nachweis der Lymphknoten. Hier können wir auf die eingangs gemachten Ausführungen verweisen.

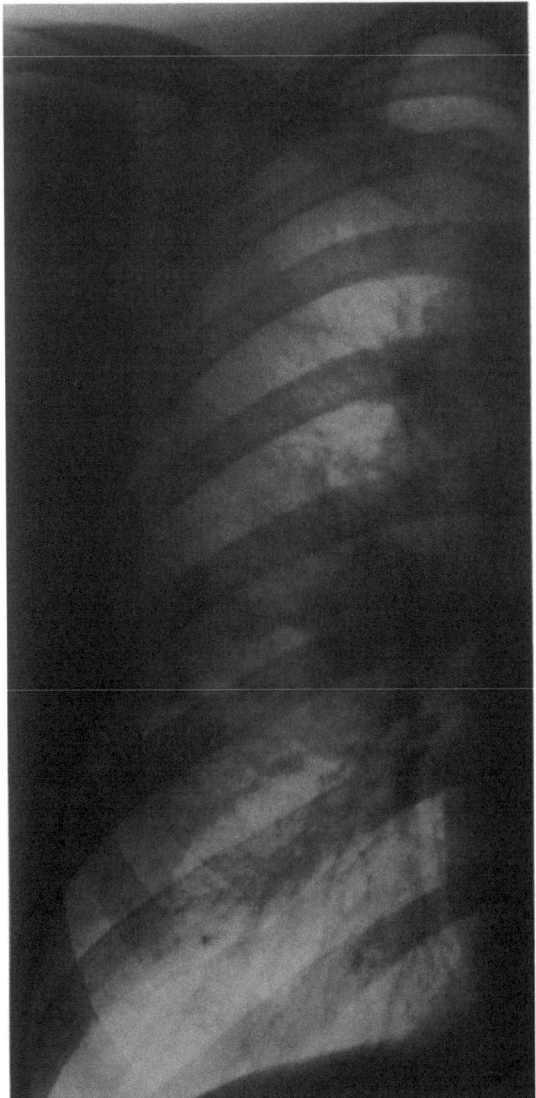

Abb. 125c. 3.2.72: Einstreuung in das rechte Mittel-Unterfeld

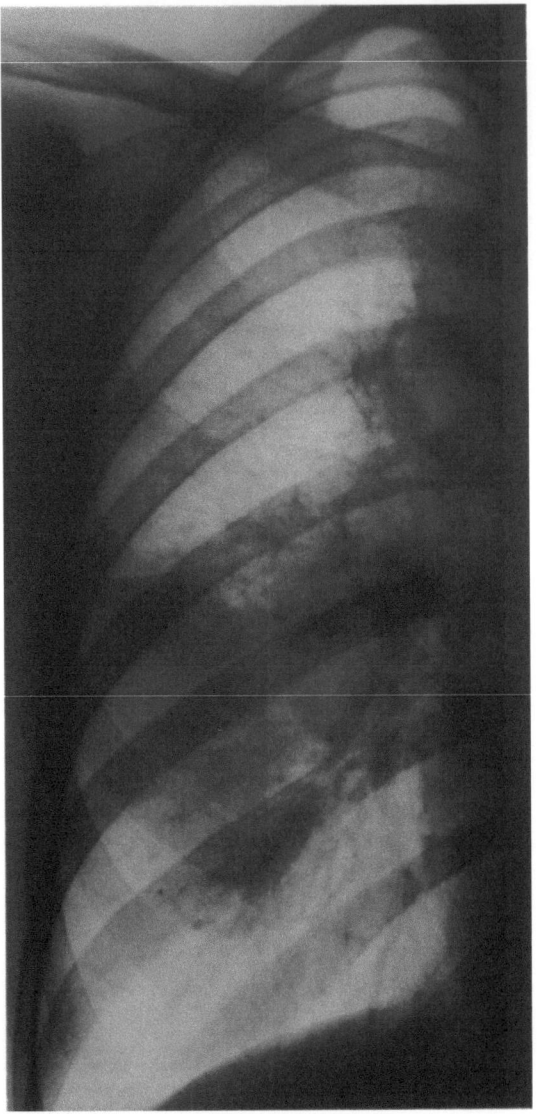

Abb. 125d. 6.3.72: „Segmentale Verschattung". Bronchoskopisch reichlich Käsemassen. Schwierige Erregerdifferenzierung: regelmäßig säurefeste Stäbchen nachweisbar, die kulturelle Züchtung außerordentlich erschwert

Nachweis der endobronchialen Massen. Wir werden hierauf im Kapitel Bronchialtuberkulose im engeren Sinn zurückkommen.
Nachweis der Folgen des Einbruchs: „Äquisektoriale" Einstreuungen, Segmentverschattungen, aber auch bronchopneumonische Prozesse. DOESEL (1963) nennt 35% fleckig-streifige Aspirationsinfiltrate, 30% homogene und keilförmige Verschattungen. Auch hier sind wieder die funktionellen Röntgenzeichen zu erwähnen, das Mediastinalwandern, das „lobäre Emphysem", das Nachhinken der betroffenen Seite, sowohl in bezug auf Brustwand wie auch Zwerchfell; Atelektasen, Mediastinalverziehung.

G. SIMON (zit. nach SCHWARTZ) definierte die pathogenetische Rolle der lymphadenogenen Bronchialschädigungen folgenderweise: „Wir sehen, wie klinisch verschiedenartige Vorgänge, Infiltrierungen und Infiltrate, Streuungen, käsige Pneumonien, massive Kalkherde, Indurationen, Schrumpfungen, Bronchiektasien letzten Endes auf einen gemeinsamen Nenner zurückgehen."

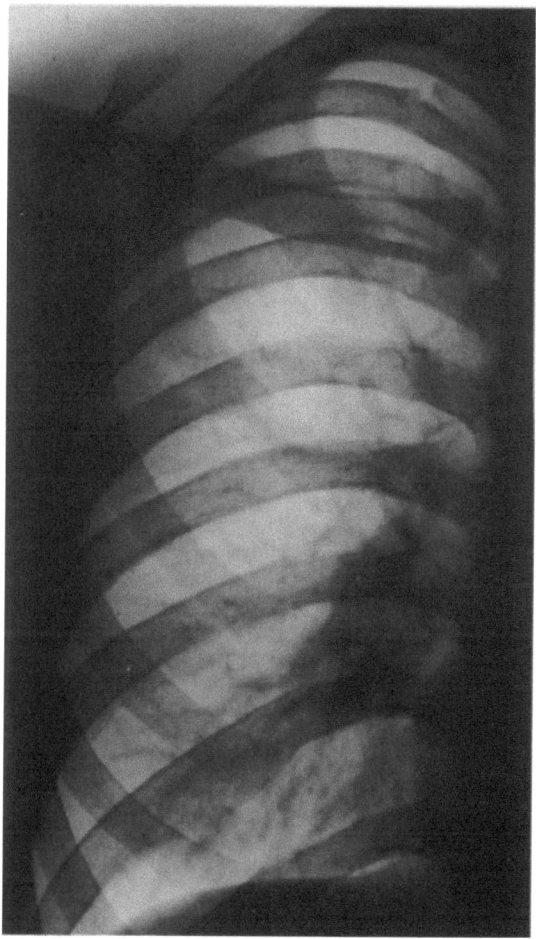

Abb. 126a—c. St., Sebastian, 18 Jahre. Lymphknoteneinbruch

Abb. 126a. Übersicht

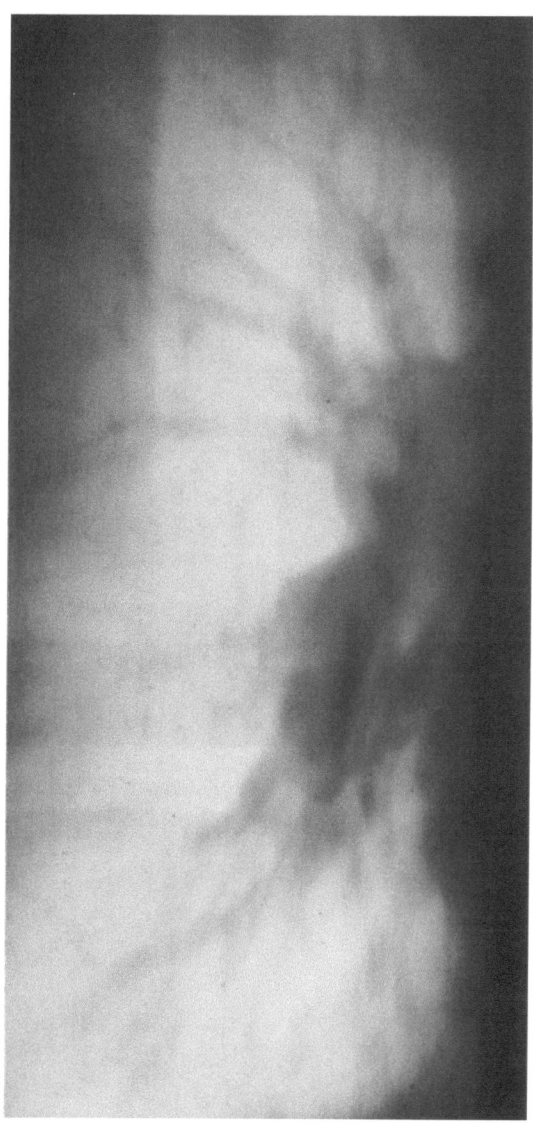

Abb. 126b. Schichtbild mit Stenose im Bereich des rechten intermediären Bronchus

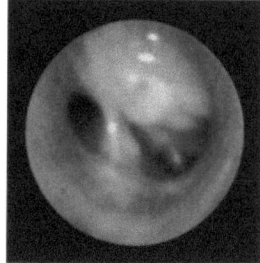

Abb. 126c. Weitgehende Verlegung des intermediären Bronchus durch Käsemassen

Besonders ist darauf zu achten, ob ein tumoriger Hilus nicht plötzlich kleiner wird; zu achten ist auch auf schubweise Veränderungen des Parenchymbefundes (Abb. 123—127). DOESEL erwähnt, daß Lymphknotenperforationen ohne faßbare Röntgenveränderungen vorliegen können. Zu achten ist nach GÖRGENYI-GÖTTCHE auch auf den Bifurkationswinkel, der nicht über 85 Grad betragen soll. MOUNIER-KUHN, JEUNE und POTTON (1951) weisen darauf hin, daß im Röntgenbild sehr häufig sichere Hinweise fehlen.

Die Vielfalt der Röntgenzeichen, vom fehlenden Befund bis zur Zerstörung eines Lungenflügels, geht auch aus den Berichten von DUMITRESKU und BERCHA (1962), EHRNER (1950), HECKING und LIMBURG (1950) hervor. Zu erwähnen ist schließlich noch, daß Perforationen tuberkulöser Lymphknoten in die Pleurahöhle, in den Herzbeutel, in Blutgefäße, in die Speiseröhre sowie in das Mediastinum vorkommen.

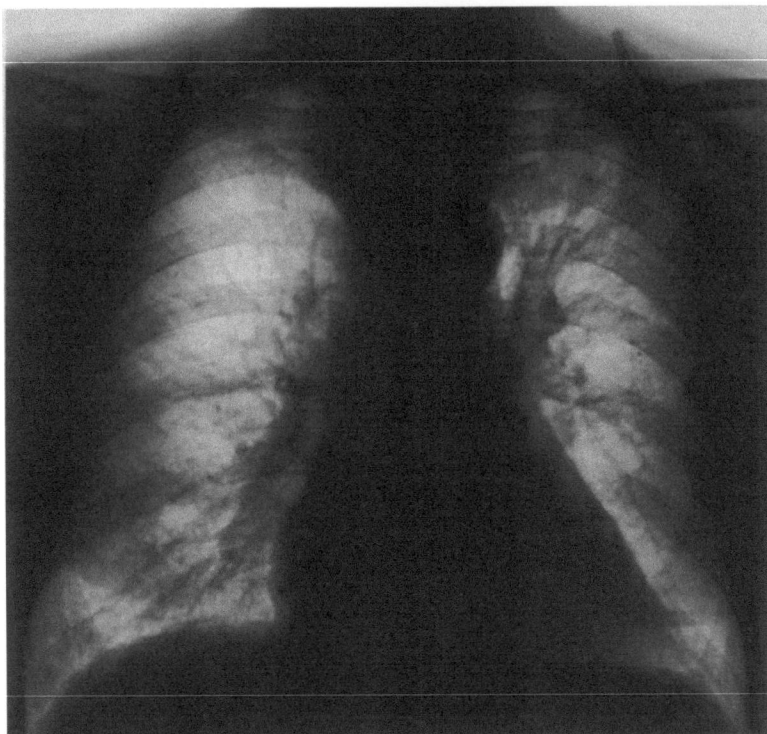

Abb. 127a—c. B., Georg, 81 Jahre. Lungentuberkulose; *Lymphknoteneinbruch rechts.* Verblutung durch Arrosion der Pulmonalarterie bei Lymphknoteneinbruch

Abb. 127a. Übersicht

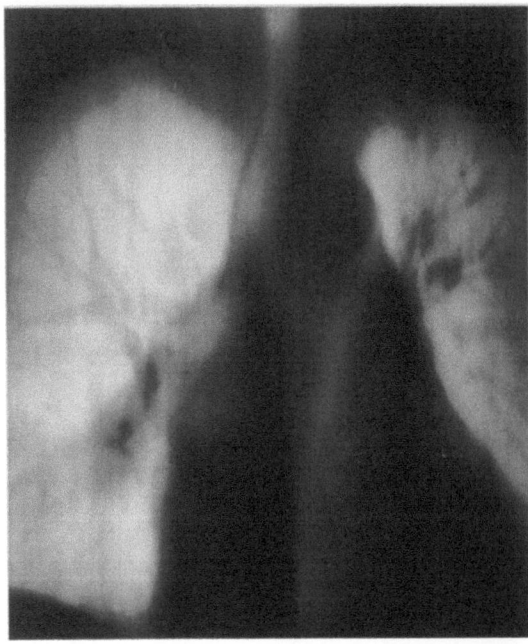

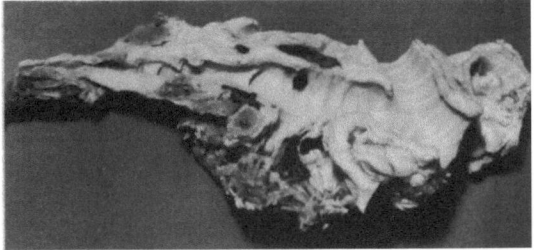

Abb. 127c. Makroschnitt: Bronchopathia deformans im Bereich des rechten Lungenhilus als Folge sehr alter tuberkulöser Lymphknoteneinbrüche. Stenose des rechten Oberlappenbronchus an seinem Abgang. Lymphknoteneinbruch in die Wand eines großen Pulmonalarterienastes (Sektionsfall)

Abb. 127b. Schichtbild: Verdacht auf Lymphknotenkaverne

Diese Fragen sind, ebenso wie der Zusammenhang zwischen Lymphknotenperforation und Entwicklung eines Lungenkrebses, im Beitzkeschen Ergebnisbericht mit einschlägiger Literatur behandelt.

Wir sehen im Lymphknoteneinbruch einen wichtigen pathogenetischen Faktor, zumindest in vielen Regionen der Welt und unter bestimmten Altersbedingungen, insbesondere bei der Tuberkulose der Kinder und Jugendlicher und im Alter. Es ist verständlich, daß diese Phänomene in den Breiten des Berichterstatters wenig eindrucksvoll sind, wenn die Infektionsquote der Zehnjährigen um 1—2% liegt. Allerdings ist die Bedeutung des Lymphknoteneinbruchs auch nach den Untersuchungen erfahrener Pathologen (V. ALBERTINI, O. KOCH, 1952, KÖNN, 1952, V. MEYENBURG, 1951, ROMAIN, UEHLINGER und WURM) keineswegs allgemein als überwiegender pathogenetischer Faktor anerkannt. Es handelt sich aber um Befunde, die radiologisch in ihren pathogenetischen Zusammenhängen schwer zu fassen sind. Bei der Bronchoskopie ist es leicht, diese Befunde zu übersehen. Der Pathologe, der nicht mit der Problemstellung vertraut ist, wird ebenfalls gelegentlich entsprechende Befunde übersehen. Dabei wird es insbesondere um die verhältnismäßig diskrete Spätperforation gehen, wenn das mechanische Element beim Einbruch in den Bronchialbaum gegenüber dem entzündlich-infektiösen Element überwiegt. Die zentrale Rolle in der Pathogenese mancher Tuberkuloseformen, aber auch die klinische Bedeutung für Bakterienausscheidung, für Komplikationen, wie Spontanpneumothorax, Durchbruch in die Pleura mit Durchbruch in die Pleurahöhle, Ergußbildung, Phrenikusparese, Divertikelbildungen an der Speiseröhre seien noch einmal erwähnt.

d) Bronchialtuberkulose im engeren Sinne

aa) Zur Bedeutung der Bronchialtuberkulose. Übersicht

Es handelt sich um Tuberkuloseformen, die von erheblicher pathogenetischer Bedeutung sind, die einer Heilung größere Widerstände entgegensetzen können als die Parenchymtuberkulose und deren Folgen für das Schicksal der Lunge entscheidend sein können. Diagnostische, therapeutische und prognostische Probleme machen die „Bronchustuberkulose" zu einem klinisch wichtigen Kapitel. Darüber hinaus ist die „Bronchustuberkulose" nur eine Betrachtungsweise, ein Artefakt, in dem eben die Tuberkulose eine Infektionskrankheit mit vielfachen Manifestationsformen ist. Die Bronchustuberkulose läßt sich weder herauslösen aus der Tuberkulose des Parenchyms noch aus der Tuberkulose der Lymphknoten, noch aus den Zufällen und Spätfolgen der tuberkulösen Infektion, wie etwa Atelektasen und Bronchiektasen.

Zur Bedeutung der „Bronchitis tuberculosa" wäre weiter anzuführen, daß die Bronchitis caseosa, die Spitzenbronchitis, als Schlüssel zum Verständnis der phthisischen Entwicklung herangezogen wurde (KREMER, 1941, 1942, LOESCHCKE, 1928, 1952).

Eine einfache *Übersicht* würde dahin gehen, die Einteilung so vorzunehmen, daß einerseits mit „Parenchymveränderungen vergesellschaftete Tuberkulosen der Bronchien" den „isolierten Bronchialtuberkulosen" gegenübergestellt werden. Diese Einteilung hat eine gewisse klinische Bedeutung, da die Bronchialläsionen, die ohne Parenchymbefund einhergehen, besondere diagnostische und therapeutische Probleme begründen. Es entsteht allerdings der Eindruck, daß das literarische Gewicht der „isolierten Bronchialtuberkulose" gegenüber der klinischen Häufigkeit überwiegt. Für die isolierten Bronchialtuberkulosen sind die Berichte von ALEXANDER (1947), von VON RECHENBERG und LABHART (1949), SAMSON (1936, 1937, 1938), von BRUNNER (1950), BÖHM (1951), FAASS (1951), ORSTEIN und EPSTEIN (1938) heranzuziehen. Infiltrative, ulzeröse und perichondritische Formen unterscheidet BERBLINGER (1949). MYERSON (1941) teilt in submuköses Infiltrat, ulzeröses Granulom, käsige Bronchitis und Schleimhautfibrose ein. UEHLINGER (1950) nennt hilifugale und hilipetale spezifische Bronchitiden; er führt hämatogene Herde der Bronchialschleimhaut an, wobei dazu auch die Endobronchitis caseosa zu rechnen wäre. 1973 unterscheidet UEHLINGER

a) eine durch hämatogene Infektion der Bronchialschleimhaut im Sinne einer Ausscheidungstuberkulose,
b) durch bronchogene hilipetale Infektion im Abflußgebiet einer Kaverne,
c) durch Perforation tuberkulöser Lymphknoten in die Bronchiallichtung entstandene Bronchialtuberkulose.

Die Endobronchitis caseosa wird als Deckflächennekrose im Sinn einer *hyperergischen* Antigen-Antikörperreaktion aufgefaßt; bemerkenswert sei die geringe Schattenbildung, das Fehlen eines größeren Parenchymzerfalls. SCHÜRMANN hat 1925 ähnliche Befunde abgehandelt. JONES und ALLEY (1951) nennen Wandveränderungen mit submukösen Knötchen, Ulzerationen und Erosionen sowie von verkästen Lymphknoten ausgehende Veränderungen des Lumens. Stenosen entstehen durch endobronchiale Prozesse, peribronchiale Fibrosen, Distorsion oder andere, von außen einwirkende Faktoren. Für die kleinen Bronchien und die Bronchiolen wird die Erweiterung und der Verschluß mit folgenden Unterteilungen aufgeführt:
Exsudat im Lumen,
Ödem der Bronchialwand,
submuköse Tuberkel,
Obliteration durch Zerstörung und Vernarbung verkäster Strecken.

Zu den Klassifizierungen sind zu erwähnen STEINER (1946, 1949, 1951) VON RECHENBERG (1949), BERNARD, SCHUBERT (1941) sowie SOULAS und MOUNIER-KUHN (1949).

GALY und TOUSSAINT (1951) unterscheiden im wesentlichen 5 Gruppen:
1. die diffuse autonome Bronchustuberkulose,
2. die diffuse Bronchialtuberkulose als Begleitkrankheit der Lungentuberkulose, unterschieden in chronische und akute Formen,
3. eine Gruppe der zirkumskripten Veränderungen der großen Bronchien,
4. die Gruppe der Stenosen: extramurale, endomurale und murale,
5. eine Mischgruppe der „poumons noirs", der ausgedehnten, lappenzerstörenden atelektatischen Prozesse.

In allgemeiner Fassung wurde die pathogenetische Bedeutung der Bronchialtuberkulose in den älteren Arbeiten von SCHÜRMANN, von LOESCHCKE (1928) und von PAGEL besprochen. SCHÜRMANN äußert dabei: „Die absolute Häu-

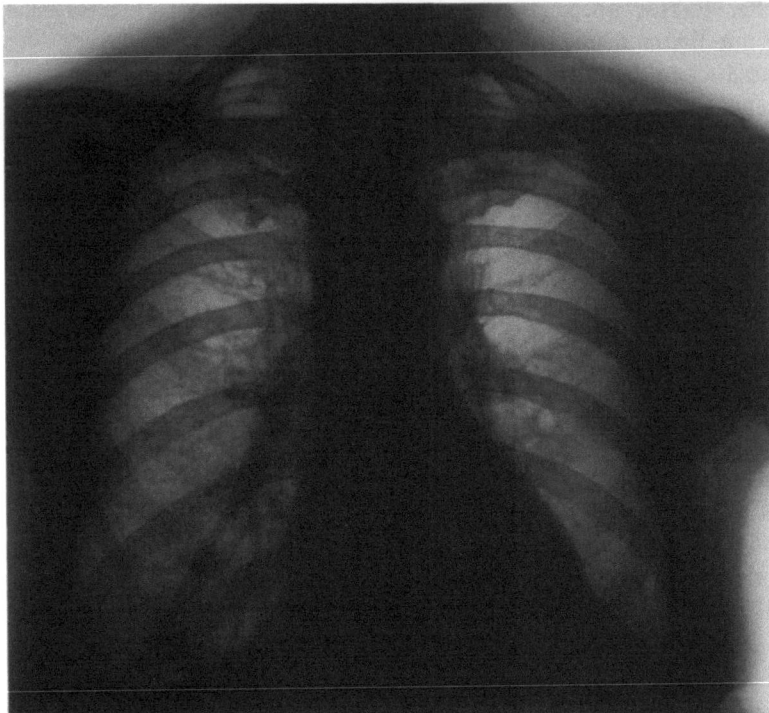

Abb. 128a—c. M., Maria, 75 Jahre. Nachweis von Tuberkulosebakterien bei ständigem Husten

Abb. 128a. Geringe Helligkeitsdifferenz zwischen rechts und links

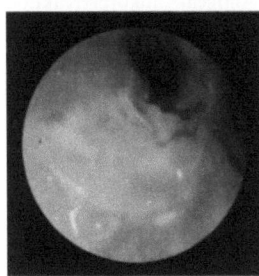

Abb. 128b. Großes tuberkulöses Ulkus im Anfangsbereich des linken Hauptbronchus

figkeit (sc. der Erkrankung der größeren Bronchien) ist nicht anzugeben, weil die Erkrankungen größerer Bronchien weniger zu Abheilungen neigen und rascher in eine nicht mehr analysierbare Phthise überzugehen scheinen." PAGEL äußert sich wie folgt: „Doch ist die käsige Bronchitis nicht ... der primäre Prozeß, sondern es besteht ein allmähliches Zurückweichen der Veränderungen vom Azinus in die Bronchiolen und die Bronchien herauf. Die käsige Bronchitis ist gewöhnlich der Vermittler exsudativer Aspirationsherde aus weichen oder kavernös zerfallenen produktiven Herden."

In der Monographie „Bronchus und Tuberkulose" gehen HUZLY und BÖHM einen anderen, einleuchtenden Weg, indem sie zunächst Bronchusveränderungen bei Tuberkulose des Lungenparenchyms in Anlehnung an die Art des Röntgenbefundes besprechen. Im 2. Abschnitt werden Bronchus und endothorakale Lymphknotentuberkulosen in Beziehung gebracht; weiterhin werden Bronchusveränderungen sekundärer Art bei pleuralen spezifischen Prozessen behandelt, denen sich die Bronchusveränderungen bei Kollapsmethoden, Phrenikusausschaltung und Resektion anschließen. Schließlich wird die Bronchustuberkulose sensu strictiori, ihr Ablauf sowie der Residualbefund besprochen. HUZLY und BÖHM unterscheiden grundsätzlich exsudative und produktive Formen der Bronchustuberkulose und nennen bei den exsudativen Formen
die ödematös infiltrative,
infiltrativ-ulceröse,
die käsige Bronchustuberkulose.

Bei den produktiven Formen werden
granulierende, knötchenförmige sowie
wuchernde, pseudotumoröse Bronchustuberkulosen genannt.

Wenn man die verschiedenen Einteilungen verfolgt, zeichnet sich folgendes Bild ab:

1. Knötchenförmige Einlagerungen in der Bronchialwand, entweder hämatogen oder aber auch als Bestandteil mehr oder minder umschriebener Tuberkulosen. Wir finden diese tuberkulösen Granulome oft bei unseren Probeexzisionen, ohne daß der Befund makroskopisch auffällig wäre.
2. Die käsige ausgedehnte Bronchitis als besondere Form. Wir haben solche Befunde 1954 beschrieben.
3. Die begleitende käsige Bronchitis bei der Parenchymtuberkulose.
4. Die umschriebene Bronchialtuberkulose. Dabei ist der Zusammenhang mit Lymphknoten oft zu vermuten, oft auch nicht sicher zu beweisen. Hier wären die Granulationen, die pseudotumorösen Befunde mit einzuordnen.
5. Die Restzustände, die Folgen; Heilungen, Spätzustände.

Einige Beispiele geben Abb. 128 u. 129 wieder.

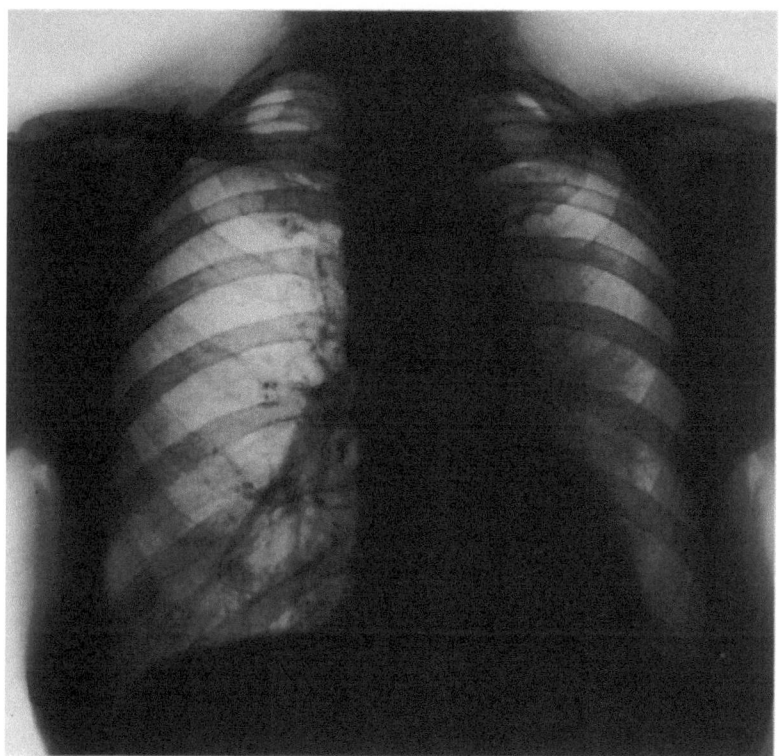

Abb. 128c. Nach 3 Monaten Entwicklung einer linksseitigen Atelektase

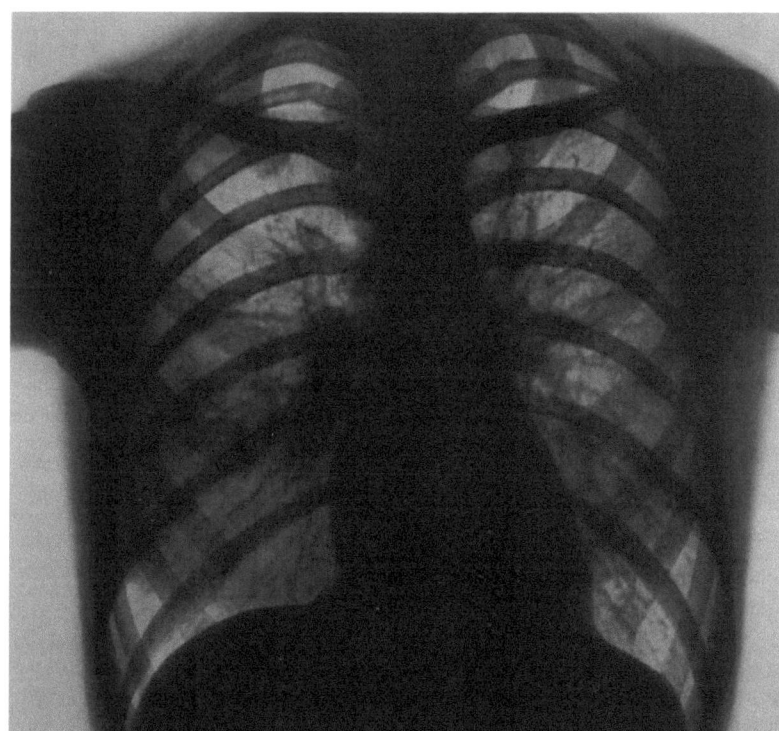

Abb. 129a—c. O., Gisela, 29 Jahre. Bronchialtuberkulose

Abb. 129a. Aufnahme vom 2.12.71: Vergrößerung der rechten Lungenwurzel, Streubefund. Links besteht zu dieser Zeit eine ausgedehnte Bronchialtuberkulose mit Beteiligung der Trachea. Histologisch ausgeprägte ulzerierende verkäsende Tuberkulose der Tracheal- und Bronchialschleimhaut

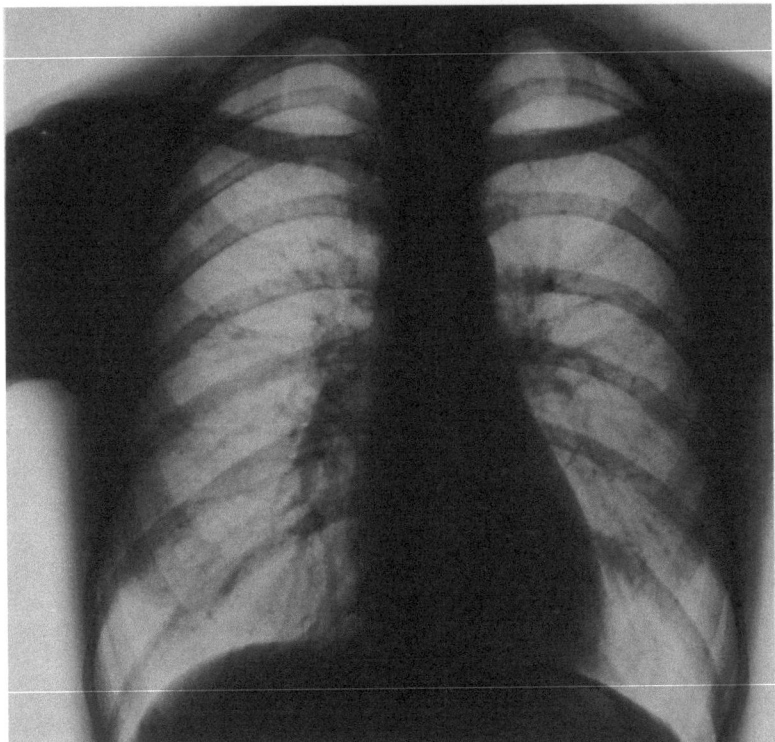

Abb. 129b. Nachuntersuchung am 18.1.73: Verschluß des linken Unterlappenbronchus. Blande Stenose. Histologisch: keine spezifischen Gewebsveränderungen

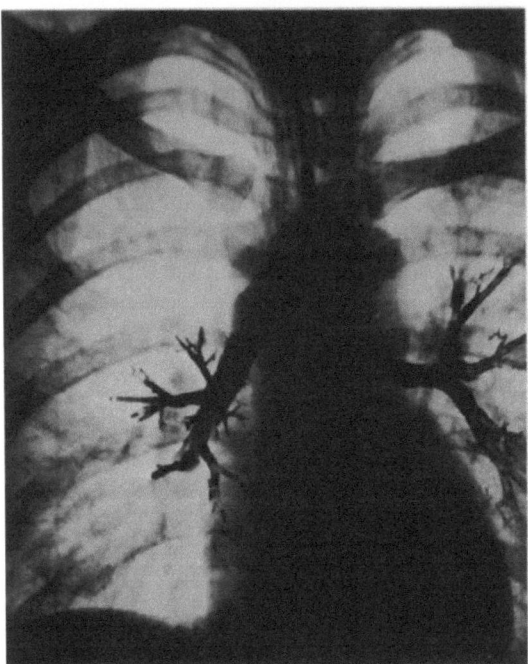

Abb. 129c. Bronchogramm: Verschluß des Unterlappenbronchus

die Zusammenhänge mit der Bronchiallymphknotentuberkulose sehr häufig eng, sehr häufig zu vermuten, aber auch bei erheblicher bronchologischer diagnostischer Aktivität oft nicht exakt zu belegen (s. hierzu die Untersuchungen von CALCIU et al., 1962, NÉLYUBINA, 1962, NAVARRO-GUTIERREZ und AGER-MUGUERZA, 1950 sowie von UEHLINGER, 1950).

bb) Zur Diagnose der Bronchialtuberkulose

Wir können davon ausgehen, daß eine große Zahl von Erkrankungen an Lungentuberkulose mit tuberkulösen Veränderungen der Bronchien vergesellschaftet ist.

BLAHA (1952) bringt eine Zusammenstellung nach JONES und ALLEY, die die Diskrepanz zwischen den bronchoskopisch erhobenen und den pathologisch-anatomisch gewonnenen Zahlen wiedergibt. Endoskopisch wird nur knapp die Hälfte aller Fälle erkannt. Jede Zahlenangabe ist unsicher, wenn nicht die Art und Weise der Gewinnung angegeben ist (Tabelle 19). SOULAS und MOUNIER-KUHN nennen bei 7—10%, HUZLY bei über 20% der bronchoskopisch untersuchten Patienten spezifische Veränderungen. AUERBACH (1949) weist pathologisch-anatomisch in über 42% von 1000 Tuberkulosesektionen Bronchialveränderungen nach. HAEFLIGER (1954) sowie BLAHA (1953) weisen auf diese Schwierigkeiten bei der Erkennung von Bronchialveränderungen hin. PALVA et al. (1958) fanden bronchoskopisch 7% aktive Bronchialschleimhauttuberkulosen und 5% Bronchusstenosen. Dabei wurden bronchographisch zahlreiche zusätzliche Befunde entdeckt. Besondere Probleme bietet die Erkennung der Tuberkulose kleiner Bronchien (KOVÁTS, 1963). Besonderheiten der Bronchialveränderungen bei tuberkulösen Pneumonien behandeln BROCARD u. Mitarb. (1950). Die Bedeutung für die Behandlung wird

Es sind damit die spezifischen Gewebereaktionen in den Hintergrund getreten: produktiv, exsudativ, geschwürig-zerfallend, narbig bedeuten ja bei der Tuberkulose zumeist keine Grundqualitäten, sondern auch oder überwiegend Phasen. Wie aus dem früheren Kapitel hervorgeht, sind

Tabelle 19. Häufigkeit von Bronchialveränderungen bei der Lungentuberkulose. (Nach BLAHA, 1952)

	Broncho- skopisch:
McINDOE, R.B., STEELE, J.D., SAMPSON, P.C., ANDERSON, R.S., und LESLIE, G.L.	11,0%
WARREN, W., HAMMOND, A.E., und TUTTLE, W.M.	13,3%
MACRAE, D.M., HILTZ, J.E., und QUINLAN, J.J.	10,5%
MEISSNER, W.A.	25,0%
BUCKLES, M.G., und NEPTUNE, W.B.	14,0%
SALKIN, D., CADDEN, A.V., und EDSON, R.C.	15,5%

	Pathologisch- anatomisch:
MEISSNER, W.A.	51,7%
BUCKLES, M.G., und NEPTUNE, W.B.	66,6%
SWEANY, H.C., und BEHM, H.	56,5%
WILBUR, G.H.	35,4%
FLANCE, I.J., und WHEELER, P.A.	3,2%
HUANG, C.S.	39,1%
BUGHER, J.C., LITTIG, J., und CULF, J.E.	33,6%
SALKIN, D., CADDEN, A.V., und EDSON, R.C.	40,0%

von JOSEPH (1950) betont. Besonders eingehend befaßt sich KRAAN (1963) mit der peripheren Bronchitis tuberculosa. Hier liege eine Domäne der Bronchographie. Besonderheiten bei der Erkennung von Bronchialveränderungen der Unterlappen betonen BARRAS und NANZER (1963). Sie fanden bei 80 Patienten 22,5% spezifische tuberkulöse Veränderungen oder Narbenstrikturen, im Gegensatz zu der Tuberkulose anderer Lungenlappen, in denen sich Veränderungen nur in 12% fanden. Besonders häufig seien im Unterlappenbereich Deformierungen. Die Sicherung der Fälle durch Histologie mit spezifischen Gewebsreaktionen führt freilich zu einer Reduktion dieser Zahlen. Der „geringere Befall anderer Lappen" mag die besonders gute Untersuchbarkeit der Unterlappenbronchien unterstreichen. – Denkbar ist, daß die spezifische, faßbare, tuberkulöse Bronchialveränderung zu einer allgemeinen Reaktion des Bronchialbaums mit allgemeineren bronchitisähnlichen, auch asthmaähnlichen Zuständen zu führen vermag (BRAND und BURKINSHAW, 1949). Es ist in gewisser Weise müßig, eine *klinische Symptomatik* für einen Bestandteil der Lungentuberkulose herausarbeiten zu wollen, der in etwa der Hälfte der Erkrankungen einen erheblichen Faktor des Gesamtbildes darstellt. ADELBERGER hat in einer Diskussionsbemerkung auf dem Deutschen Tuberkulosekongreß 1952 Zahlen für die Häufigkeit von Bronchialveränderungen aus dem Resektionsmaterial genannt. Eine spezifische Bronchitis, gleich welchen Grades, ließe sich in etwa 70% der Fälle nachweisen; schwere Bronchialveränderungen fanden sich in 30%; die Bronchialtuberkulose stand im Vordergrund des Krankheitsbildes in 3% der Fälle. Das klinische Bild des Bronchialsyndroms findet sich bei ALEXANDER, BÖHM, HOUGHTON, RÜEDI, SAMSON, SOULAS und MOUNIER-KUHN und UEHLINGER. Noch einmal sei verwiesen auf HUZLY und BÖHM sowie auf TANNER.

cc) Die radiologischen Zeichen der Bronchialtuberkulose

Diese sind wie bei der Lymphknotenperforation oder bei den Lymphknotenbefunden insgesamt in direkte und indirekte Befunde gruppierbar. Die indirekten radiologischen Symptome sind in dem klassischen Werk WESTERMARKS zusammengestellt: verminderte Belüftung, lokale Emphyseme, lokale Atelektasen; diese insbesonders, wenn sie vom tuberkulösen Parenchymherd her nicht erklärbar sind. Bearbeitung der Zusammenhänge zwischen Bronchialtuberkulose und Atelektasen liegen von ALEXANDER (1951), BRÜGGER (1945, 1950), BECK (1951), R.W. MÜLLER (1947), ESSER (1950) sowie ältere Bearbeitungen von CORYLLOS und BIRNBAUM (1929), STIVELMANN und BARNET (1934), TANNENBERG und PINNER (1942), JONES, RAFFERTY und WILLIS (1942), um nur einige zu nennen, vor. Die Sonderstellung der Bronchialtuberkulose im Rahmen der tuberkulösen Entzündungen ist eine Folge der Lokalisation mit Verlegung der Bronchialwege, einer minderen Durchgängigkeit für Luft und der Behinderung der Expektoration mit Retentionsfolgen. In sämtlichen Untersuchungsmethoden geht es darum festzustellen, ob

Änderungen des Verlaufs,
Veränderungen des Lumens,
Veränderungen der Wandkontur,
Veränderungen der Wanddicke oder
Verschlüsse

vorliegen.

Auf die Untersuchungen von GORDON (1951), die Bilder bei BUCKLES und NEPTUNE (1950), bei F.K. FISCHER (1948, 1950), HOPPE und MASSEN (1950), IBERS, VIETEN und WILLMANN (1951) sowie auf die Sammlung von Befunden bei BLAHA sei verwiesen.

Für die einzelnen Techniken der radiologischen Untersuchung des Bronchialbaums ist über die Übersichtsaufnahme und die Durchleuchtung nicht sehr viel zu verlieren. Die Durchleuchtung wird zu oft vergessen, wenn es sich darum handelt, das Holzknecht-Jakobsonsche Zeichen, das Mediastinalwandern, nachzuweisen. Es gelingt auch, bei der Durchleuchtung Helligkeitsveränderungen, Helligkeitsdifferenzen zwischen Lappen und Lungenflügeln dahingehend zu analysieren, ob es sich um Fehlaufnahmen mit Fehlstellungen oder um Aufnahmen mit korrektem Zentralstrahl handelt. Wir hatten an unserer Klinik zeitweilig eine Serie mit dezentriertem Zentralstrahl. Insbesondere ist darauf zu achten, ob nicht etwa Veränderungen an den Weichteilen vorliegen. Auf die Mammaschatten, insbesondere den Zustand nach Mastektomie ist zu achten. Ungleichmäßigkeiten kommen auch sonst vor. Eine Röntgenuntersuchung ohne Aufnahmen im frontalen Strahlengang kann, wenn nicht speziell die Oberfelder zur Debatte stehen, nicht als vollständig bezeichnet werden. Übersichten über die radiologischen Erscheinungen bei der Bronchustuberkulose des Erwachsenen gibt TANNER (1950). Hier werden freilich überwiegend die Spätfolgen besprochen. Bronchographie und vielleicht Bronchotomographie haben besonderen Wert. Die Bedeutung der Radiologie liegt u.a. darin, daß die spezielleren endoskopischen Untersuchungen durch den „Röntgenbefund" geführt werden. Die älteren einschlägigen Arbeiten finden sich bei PINNER (1945) zusammengestellt. Hier sind vor allem BARNWELL et al. (1937), COHEN und WESSLER (1939), ELOESSER (1934), ERWIN (1939), HALL (1922), JENKS (1940, mit weiterer Literatur), MCINDOE et al. (1939), MYERSON (1941), SAMSON et al. (1937), SALKIN et al. (1943) und WARREN et al. (1938) zu nennen.

Aus der Monographie von HUZLY und BÖHM geht besonders deutlich hervor, daß zwischen radiologischem und endoskopischem Befund erhebliche Differenzen bestehen können.

Folgende radiologische Befunde lassen es uns notwendig erscheinen, daß der Beurteiler des Röntgenbildes weitere endoskopische Untersuchungen in die Wege leitet:
1. Alle Lymphknotenvergrößerungen, mit oder ohne klinische Symptome.
2. Alle segmentären Veränderungen, lappenfüllende oder den ganzen Hemithorax einnehmende Veränderungen.
3. Belüftungsstörungen: Emphysem, Atelektase (auch partielle Atelektasen); Helligkeitsdifferenzen zwischen den beiden Lungenfeldern, Mediastinalflattern, Nachhinken einer Zwerchfellhälfte.
4. „Hilusnahe" Prozesse.
5. Zweifel an der Diagnose.
6. Mißverhältnis zwischen klinischem und radiologischem Befund. „Negativer radiologischer Befund" bei klinischen Symptomen oder Bakterienausscheidung.

Von klinischer Seite wäre noch darauf hinzuweisen, daß auch die fortbestehende Bakterienausscheidung, die ungenügende radiologische Rückbildung bei guter Behandlung mit Tuberkuloseheilmitteln einen Anlaß zur endoskopischen Analyse darstellt, insbesondere im Hinblick auf die Frage, ob eine persistierende Lymphknotenperforation, eine Fistel, vorliegt.

In der *speziellen Röntgendiagnostik,* wie sie BLAHA 1954 eingehend erläutert, wird insbesondere auf den Wert des Schichtbildes für die Erkennung der Bronchialtuberkulose eingegangen. Selbstverständlich ist aus dem Schichtbilde nicht die pathologisch-anatomische Qualität, die „peribronchiale Verkäsung" abzulesen. Die Befunde mit den Verdickungen der Bronchialwand sind jedoch durchwegs dort mit dem pathologisch-anatomischen Bilde verglichen worden. Zur normalen pathologischen Anatomie des Bronchialbaums wird auf das Handbuch für Radiologie verwiesen sowie auf die Publikationen von HERRNHEISSER (1951), ESSER (1951), P.CH. SCHMID, WEBER (1950), HERZOG (1950), und SCHINZ (1950), auf die großen Arbeiten von BROCK (1946) und von BOYDEN (1945, 1949). Die älteren grundsätzlichen Arbeiten von EPPINGER (1880), LOESCHCKE (1928), PAGEL und HENKE (1927), SCHRÖTTER (1896) und von SCHÜRMANN zur pathologischen Anatomie, zu den Bronchialveränderungen insgesamt sind noch einmal zu erwähnen. Die Rolle des Schichtbildes geht aus den Monographien von GEBAUER et al., von GREINEDER (1935, 1941), den Arbeiten von SCHUBERT (1941), O. SIMON, VON RECHENBERG (1949), SCARPA und SOSSAI (1940), WACKER (1951), GÖRGÉNYI-GÖTTCHE und von JOANNOU (1951) hervor. Die Grenzen des Schichtbildes liegen in der „mangelnden Qualitätsdiagnose". Schichtbild und endoskopische Untersuchungen ergänzen sich jedoch ganz ausgezeichnet, indem das Schichtbild „über die Bronchialwand hinaus Informationen liefert". Die Rolle der Bronchographie bei Verdacht auf Bronchialtuberkulose ist nicht ganz eindeutig zu benennen. Wenn die Bronchographie sich auf ihre Hauptdomäne, den Nachweis von Restzuständen, eventuell auch von Lymphknotenkavernen beschränkt, ist sie eine sehr wertvolle, räumlich orientierende Methode. Sie zeigt, wie das Schichtbild, die „typischen" Veränderungen: den Verlauf der Bronchialäste, die Lokalisation etwa veränderter Bronchien und Formveränderungen, die unterteilt werden können in Unregelmäßigkeiten der Wand mit Perlschnur- und Rosenkranzbildungen, Stenosen und Erweiterungen der Bronchien, letztere unterteilt nach ampullären, sakkulären und zylindrischen Formen. An Literatur hierzu wäre auf BEUTEL (1934, 1939), HUIZINGA (1934), VON RECHENBERG und LABHART, G. SIMON, O. SIMON, WIESE (1937) sowie auf BROCK zu verweisen. DYES hat sich bereits 1941 ausführlich mit den „Bronchien im Röntgenbild" befaßt. Unter Hervorhebung des Wertes der Schichtaufnahmen weist er auf die erheblichen Täuschungsmöglichkeiten hin. Die Darstellung der Bronchien wird auf homogene Gewebsdichte benachbarter Organe bezogen. Die Bedeutung der „Überstrahlung" mache die Beurteilung so außerordentlich schwierig. Zur Technik der Tomographie des Bronchialbaumes ist die ausführliche Arbeit von LODIN (1953) besonders wichtig. Hier ist auch die grundsätzliche Literatur zur Frage des Nachweises der „chronischen Bronchitis" insgesamt abgehandelt, mit den wesentlichen Untersuchungen von ANDRUS (1940), ASSMAN (1911), BREDNOW (1937), CHAOUL (1935), v. FALKENHAUSEN (1922), FLEISCHNER (1948), McDOUGALL und CRAWFORD (1937), DIRIENZO (1949), SAUL (1930), SHANKS und KERLEY (1951), VIETEN (1948) und ZIEDSES DES PLANTES (1933). LODIN geht davon aus, daß ein zylindrisches Objekt nur innerhalb einer bestimmten Region verwertbar dargestellt werden kann, wie sich an Plexiglasmodellen zeigen ließ; eine Koinzidenz der langen Achse des darzustellenden Gebildes und der Verwischungsrichtung sei zu vermeiden, ebenso ein Winkel des darzustellenden Objektes zur Bildebene. Bei sorgfältiger Technik lassen sich Objekte von verhältnismäßig geringer Dünne darstellen: „Die kleinsten erkennbaren Bronchien bei Normalpersonen müssen zumindest 2 mm stark sein." Zur klinischen Seite wird darauf hingewiesen, daß der Bronchialbaum beim älteren Menschen mit Vorsicht beurteilt werden muß. Bei Bronchiektasen leistet wohl die Bronchographie mehr als das Schichtbild. Stenosen sind schwierig zu beurteilen. Artefakte durch Gefäße oder Sekretretention sind nicht immer auszuschließen. Das Schichtbild kann das Bronchogramm und das Bronchogramm das Schichtbild nicht ersetzen.

7. Belüftungsstörungen

a) Atelektase und Tuberkulose

aa) Einleitung

Die Beziehungen zwischen Atelektase und Tuberkulose sind vielfältig.
1. Die Verschlußatelektase bei der Bronchialstenose.
2. Die Verstopfungsatelektase beim Lymphknoteneinbruch.
3. Die Verschlußatelektase durch tuberkulöse Vegetationen.
4. Die Verschlußatelektase durch Sekret bei Minderbelüftung.
5. „Kollapsatelektase", postoperative Atelektase, „postoperative Kollapsatelektase": intra- und extrapleuraler Pneumothorax, Thorakoplastik, iatrogen induzierte Umwandlung der Stenose in einen Verschluß.
6. Atelektasen bei Hämoptysen.
7. „Perikavernöse Atelektase".
8. Die sogenannte „Kompressionsatelektase", z.B. bei Pleuritis.
9. Die multilokulären luftleeren Räume bei vielen tuberkulösen Erkrankungen durch Beeinträchtigung der Motilität, Beeinträchtigung des Flimmerepithels, Sekretvermehrung, sequestrierte Partikel, Therapiefolgen: Immobilisierung, als Diagnostikfolgen: Bronchographie, Thorakoskopie.

Diese Übersicht zeigt, wie häufig atelektatische Vorgänge mit der „Tuberkulose" verbunden sind, so daß die Lehre von den „Atelektasen" einen erheblichen Bestandteil der radiologischen Diagnostik der Tuberkulose darstellt.

bb) Zur pathologischen Anatomie der „Atelektase"

Diese eben gebrachte Aufzählung ist gleichzeitig eine Erläuterung dazu, welche Vorstellungen zur Entstehung von luftleeren Bezirken, ohne spezifische oder unspezifische Entzündung, jedoch mit oder ohne begleitende Durchtränkung der Alveolen und der Gewebe und auch mit oder ohne Vermehrung der ortsständigen Gewebe eine Rolle spielen.

Auf die ausführliche und sorgfältige kritische Darstellung des Problems durch H. WURM in den Ergebnissen der gesamten Tuberkuloseforschung (1954) muß besonders verwiesen werden. Dort sind die wesentlichen historischen Sachverhalte mit Anführung der Arbeiten von BILLARD („Etablissement incomplète de la respiration", 1928) und von JOERG (1832, „vitium pulmonicum organicum ex respiratione neonatorum imperfecta ortum"), aufgeführt und als „Atelektasie" bezeichnet. Weiterhin wird auf LEGENDRE und BAILLY (1844) hingewiesen, die den Begriff der erworbenen Atelektase eingeführt haben, den MENDELSOHN (1845) und TRAUBE (1846) weiter benützten. Die bessere Bezeichnung „Alveolarkollaps" (COHN, 1954, WUNDERLICH, 1856 und A. FOERSTER, 1863) konnte sich gegen den nicht ganz glücklichen Begriff der Atelektase nicht durchsetzen. Das Nomenklaturproblem besteht in der Unterscheidung zwischen fetaler Nichtentfaltung und postnatalem Luftverlust. Mit WURM wäre die Korrektur des Begriffes „Atelektase", sein Ersatz durch „Alveolarkollaps" wünschenswert.

Die Einteilung der Atelektasen kann in Obstruktionsatelektase und Kompressionsatelektase erfolgen.

Dabei sind wir uns bei der „Kompressionsatelektase" im Klaren, daß es sich nicht um eine Kompressionswirkung, sondern um die

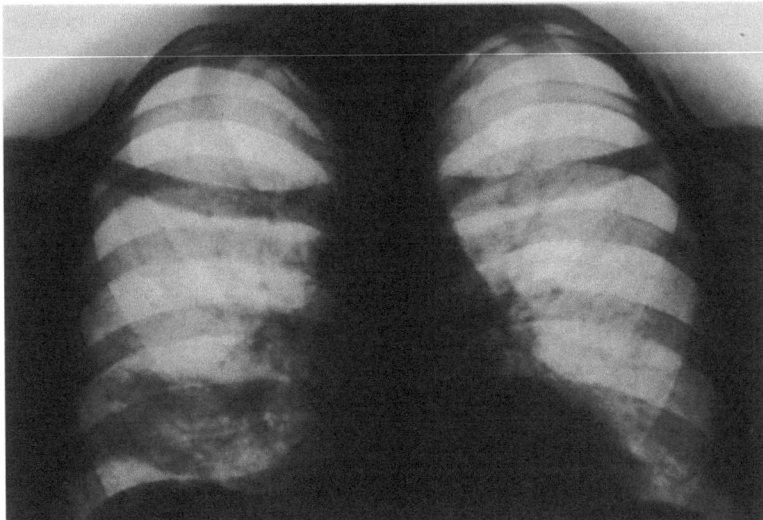

Abb. 130a u. b. B., Maria, 20 Jahre. Lymphadenogene Bronchialtuberkulose. Nachweis von Tuberkulosebakterien im Auswurf. Histologisch Nachweis epitheloidzelliger Granulome. Endoskopisch Stenose des Mittellappens

Abb. 130a. Trübungszone im Bereich des rechten Unterfeldes

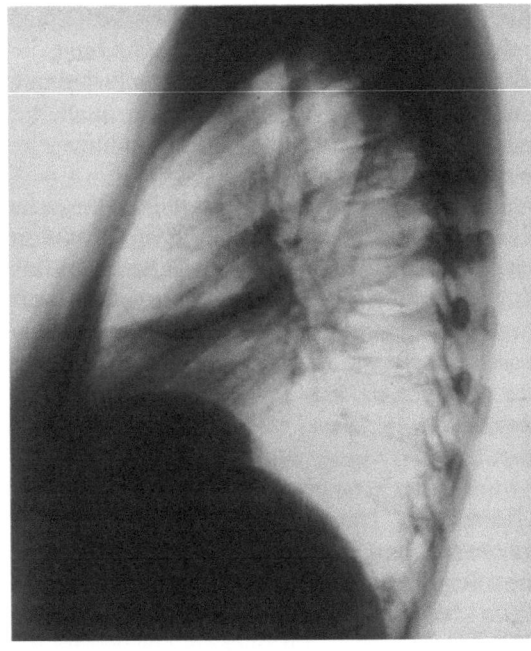

Abb. 130b. Scharf begrenzte Mittellappenatelektase im seitlichen Bild. (Auch zu den Grenzen der Qualitätsdiagnose: je nach Ansicht erscheint ein Körper scharf konturiert oder verwaschen)

Wirkung der Minderbelüftung in raumbeengten Bezirken handelt. LOESCHCKE hat im Handbuch der allgemeinen Pathologie die Verhältnisse ausführlich dargestellt. Das weite Feld der Kontraktionsatelektasen und der „funktionellen Lungenpathologie" ist bei WURM im einzelnen besprochen mit Ausführungen zur Rolle der glatten Muskulatur, insbesondere unter Diskussion des Befundes von BALTISBERGER (1921), wobei es sich „offenbar um eine nachträglich nicht mehr zu klärende, pathologisch bedingte Hypertrophie der glatten Muskulatur gehandelt hatte..." (WURM). WURM führt zur Berichtigung der Baltisbergerschen Auffassung von MOELLENDORF (1942), ENGEL (1950), BEHRENS (1950), NEWS (1954), v. HAYEK (1952, 1953) und KAUFMANN (1952) an. Zur Anatomie werden BRAUS (1934), v. GEHLEN (1940), und ENGEL genannt. Bronchomotorik, alveoläre Oberflächenspannung und Rolle der Bronchialschleimhaut sind, ebenso wie die gesamte Struktur der bronchopulmonalen Segmente und Lungenläppchen, der Cohnschen Poren, ferner die kollaterale Respiration und die Lungeninnervation zu nennen. Zur Frage der „nerval bedingten Atelektase" nimmt WURM wie folgt Stellung: „Der großen Zahl klinisch-röntgenologisch festgestellter reflektorischer Atelektasen stehen auffallend wenige autoptisch nachgeprüfte Befunde gegenüber." Zur speziellen pathologischen Histologie der Atelektase werden Veränderungen des Alveolarepithels von BERBLINGER (1944) genannt, von WURM aber in Zweifel gezogen. Die Obstruktionsatelektasen werden häufig durch unspezifische entzündliche Veränderungen kompliziert; Bronchusobstruktion und Sekretstauung gehen Hand in Hand (MCDONALD, HARRINGTON und CLAGETT, 1949, CHURCHILL, 1953, VOJTEK, 1952). Im weiteren Verlauf kommt es zur „atelektatischen Induration", die – nach Wurm – wie folgt aufgegliedert werden kann:

1. Atelektatische Induration mit elastischer Zirrhose.
2. Atelektatische Induration mit Karnifikation.

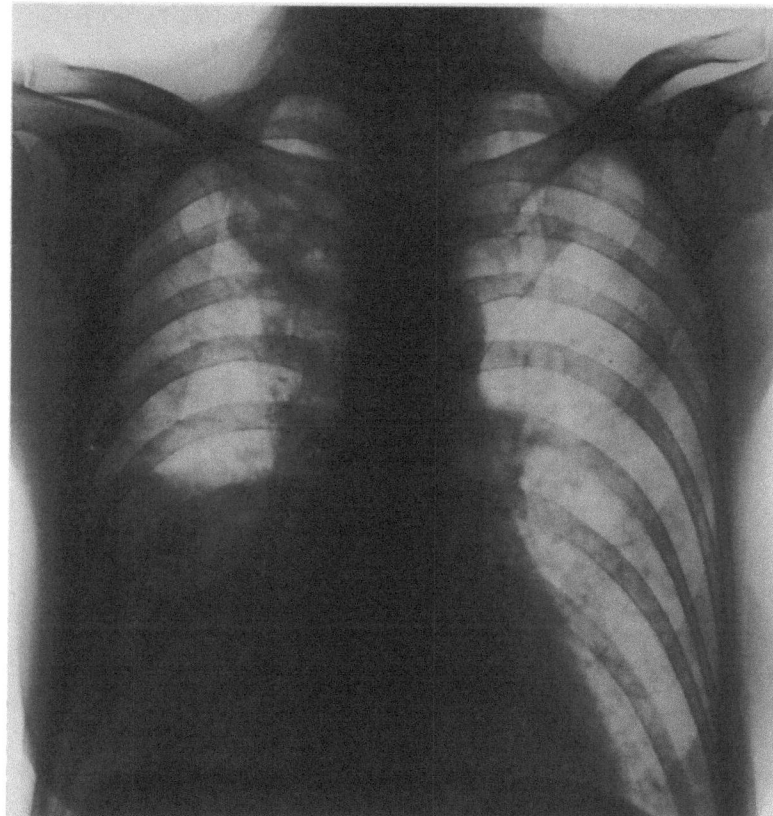

Abb. 131 a—d. F., Karoline, 50 Jahre. „Mittellappenatelektase" bei Tuberkulose, Unsicherheit der pathogenetischen Beurteilung

Abb. 131 a. Lungenübersichtsaufnahme: Ausgedehnte Verschattung des rechten Unterfeldes. Kavernöser Prozeß im rechten Oberfeld

3. Atelektatische Induration mit interstitiellpneumonischer Fibrose.

Im Zusammenhang mit den Problemen der früheren Kollapstherapie ist interessant, daß in Atelektasen tuberkulöse Veränderungen „zu scharfer Abgrenzung und zu scharfer Abkapselung..." neigen (WURM). Das „pathologischanatomisch bunte Bild" der „tuberkulösen" Atelektase wird besonders bei BRÜGGER (1949/50), auch bei BLAHA (1954) erwähnt; daß reflektorische Momente bei Lymphknotenprozessen eine Rolle spielen sollen, erwähnt CATEL und HAHN (1953) in Anlehnung an STURM (1948); daß die Lymphknotenperforation nicht an die „Primärtuberkulose" gebunden ist, geht bereits aus den älteren Arbeiten von ARNSTEIN hervor, das Mittellappensyndrom mag hier Erwähnung finden (Abb. 130 u. 131).

Die „perikavernöse Atelektase" ist wohl zum wesentlichen Teil als Verschlußatelektase, als Atelektase bei Zerstörung von Bronchien aufzufassen: die zahlreichen in größere Kavernen einmündenden Bronchien scheiden für die Belüftung der tributären Bezirke aus. LUKAS hat diese Verhältnisse besonders beschrieben und bringt Beispiele aus einer Arbeit von STEINERT. WURM führt aus, daß er verschiedentlich „kavernen-

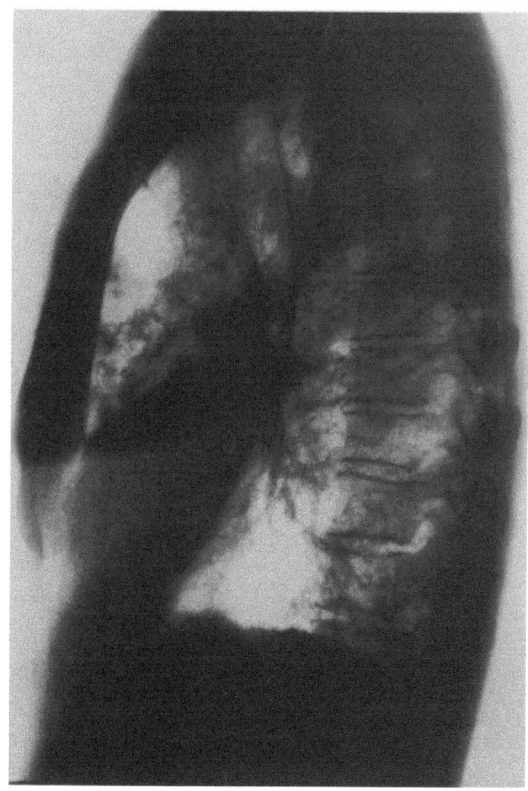

Abb. 131 b. Aufnahme im frontalen Strahlengang: „Mittellappenatelektase"

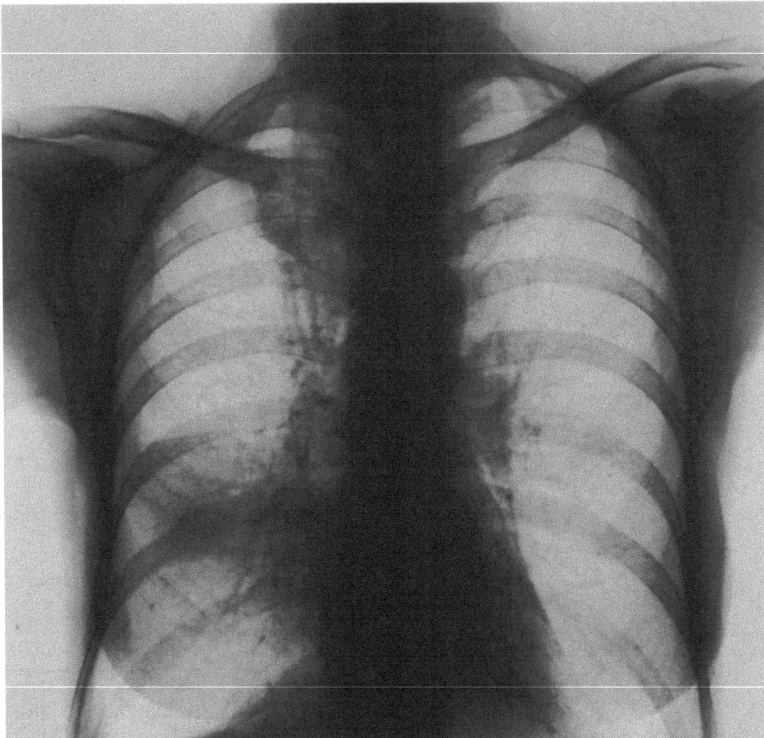

Abb. 131c. Nach $2^1/_2$ Monaten Übersicht: Rückgang der Verschattung im rechten Unterfeld. Aufnahme im frontalen Strahlengang: Schrumpfung des Mittellappens.
Sterbend 3 Jahre später eingeliefert. Sektion: Narbige Schrumpfung des Mittellappens mit spaltförmiger Verengerung des Mittellappenostiums. Kein Lymphknoteneinbruch. Vereiterte Bronchiektasen des Mittellappens: eitrige Bronchiolitis, Herdpneumonie. Gereinigte Kaverne in der rechten Lungenspitze

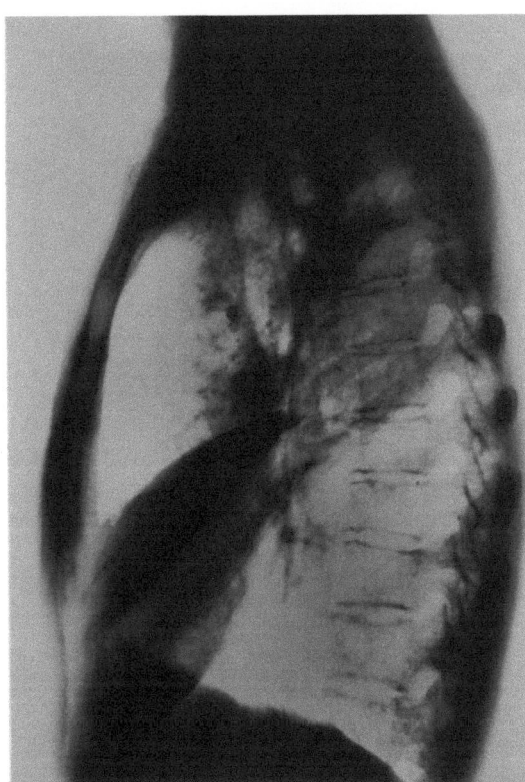

Abb. 131d. Zugehörige seitliche Aufnahme

distale" Bronchien gesehen habe, die teils verkäst, teils mit Schleim gefüllt waren. Die perikavernöse „Kontraktionsatelektase" spielt vermutlich gegenüber den mechanischen und entzündlichen Momenten keine gleichwertige Rolle.

Schließlich wären die atelektatischen Spitzennarben zu erwähnen. Die tuberkulöse Ätiologie dieses so häufigen Befundes ist freilich oft schwierig zu sichern.

cc) Zur Klinik der Atelektasen; Formen

Zur Klinik der Atelektase ist auch heute noch der Ergebnisbericht von O. SIMON (1941) nicht nur von historischem Interesse. SIMON setzt sich kritisch mit dem Begriff der „Kompressionsatelektasen" auseinander: Diese Atelektasen sind in der Mehrzahl der Fälle Minderbelüftungen durch lokale Beeinträchtigung der Atmungsbewegungen. Es handelt sich um einen „umschriebenen", wie es WURM nennt, „Alveolarkollaps". Aus der Zeit der Kollapstherapie stammt die Unterscheidung zwischen „einfachem Kollaps" und „atelektatischem Kollaps". Die Erfahrungen aus der Zeit der Kollapstherapie reichen nicht aus, alle Phänomene des Eintretens von „atelektatischem Kollaps" bei bestehender Tuberkulose zu erklären.

Die *Formen der Atelektase* lassen sich nach den verschiedensten Gesichtspunkten, auch nach klinischer Zweckmäßigkeit ordnen. So unterscheiden wir zwischen monostenotischen und polystenotischen Atelektasen, zwischen lobulären, segmentalen, lobären und Lungenflügelatelektasen; bei der Tuberkulose zwischen „reinen" und „unreinen" Atelektasen. Von „reinen Atelektasen" wäre dann zu sprechen, wenn das tuberkulöse Element, das zur Atelektase führt, sich nicht auf den atelektatischen Bezirk auswirkt. Bei den „unreinen Atelektasen" wären noch einmal die Definitionen Rössles (1936) sowie die Begriffe der Epituberkulose, der Infiltrierungen, der Kollapsatelektasen bei Kollapstherapie sowie Atelektasen bei Hämoptysen zu nennen. Zu den historischen Begriffen ist Trocmé (1951) anzuführen.

Als Synonym zur „Epituberkulose", zur „atelektatischen Tuberkulose" kann auch die „große gutartige Lungenverschattung" (Brügger, 1950) aufgeführt werden. Es handelt sich, wie erwähnt, um verschiedenartige Prozesse: Desquamativpneumonie, käsige Pneumonie, Atelektase und Schrumpfung. An spezifischen Gewebebildungen sind, neben der spezifischen Pneumonie, die Proliferation von Epitheloid- oder Riesenzellen zu nennen. „Bei einer gewissen Einheitlichkeit des radiologischen Bildes liegen komplizierte und mannigfaltige pathologisch-anatomische Grundlagen vor." Weiter sind zu erwähnen das „Aspirationsinfiltrat", die „gutartigen rückbildungsfähigen Lungenfeldverschattungen bei primärer pulmonaler Infektion" (R.W. Müller) sowie die „perifokalen Entzündungen": Unspezifische pneumonische Exsudationsprozesse auf spezifisch-hyperergischer Grundlage (Redeker, 1940/1942, G. Simon, 1934).

Zu dem gesamten Problem sind die Untersuchungen und Berichte von Düggeli (1942), Fleischner (1934, 1935, 1936, 1937), Huebschmann (1934), Kleinschmidt (1930), Leitner (1942), Markoff (1941), R.W. Müller, Rössle, Simon, Simrock (1949/1950), Uehlinger (1942), Vojtek und Maly (1959) sowie von Wurm (1948) hervorzuheben.

Gegenüber dem verhältnismäßig freien Gebrauch des Wortes „Atelektase" ist die Begriffsformulierung bei G. Simon („Principles of Chest X-Ray Diagnosis") präzise. Der Begriff „Atelektase" wird nur im Sinn von Absorptionsatelektase, im Sinn der Resorption von Luft aus den Alveolen beim Bronchialverschluß (Kerley, 1951) gebraucht, dabei können verschiedene pathologische Zustände distal des Bronchialverschlusses bestehen. Bei der akuten Atelektase, so beispielsweise bei Verlegung durch einen endotrachealen Tubus, kann die Schrumpfung und Verschattung des Lappens innerhalb von Sekunden eintreten; bei längerer Dauer finden sich weitere Veränderungen, wie Bronchialerweiterungen durch physikalische Kräfte, die an der Bronchialwand ansetzen, Sekretstauungen, intraalveoläres Ödem, Ödem der Alveolarwand, Infektion, entzündliches Exsudat. Die letztgenannten Faktoren stellen eine wesentliche Voraussetzung für das radiologische Bild dar (Dornhorst und Pierce, 1954); „Atelektase ist, allgemein formuliert, Luftleere zusammen mit Schrumpfung" (G. Simon). Lappenschrumpfungen ohne Verschluß eines Lappenbronchus kommen ebenso vor wie Bronchialverschlüsse ohne Lappenschrumpfung, ein Phänomen, auf das besonders Lobenwein aufmerksam macht („Bronchialverschluß bei lufthaltiger Lunge").

Die Zurückhaltung beim Gebrauch des Begriffes „Atelektase" von G. Simon geht daraus hervor, daß er ihn nicht angewendet wissen will für Luftleeren, die bezeichnet werden mit Kompressionsatelektase, „Mantelatelektase", „fokale Atelektase", wie sie bei der chronischen Bronchitis, beim Emphysem, bei manchen Pneumokoniosen und bei vielen anderen Prozessen gefunden werden; „Plattenatelektasen" oder „lineare Atelektasen". Hier wird die Bezeichnung deswegen als unzweckmäßig angesehen, weil zwischen Luftleere, alveolärem Exsudat, fibrotischer Organisation, Pleuraeinziehungen, lokalen Gefäßverschlüssen und Narben nicht unterschieden werden kann. Ebenso ist die „kongenitale Atelektase" nicht in den Oberbegriff „Absorptionsatelektase" aufzunehmen, da nie Luft in den Alveolen vorhanden war.

dd) Die radiologischen Zeichen der Atelektase

Diese wären wie folgt, in groben Zügen, zu benennen:
Volumenverminderung des betroffenen Lungenanteils,
Transparenzveränderungen („Milchglasschatten"),
Konkavität von Lappenbegrenzungen,
Überdehnung der Nachbarschaft: anderer Lappen oder benachbarter Lappenbezirke,
Nachweis funktioneller Zeichen: Nachrücken des Mediastinums, Nachrücken des Herzens, Verziehung bzw. Hochstand des Zwerchfells, Verziehung von Trachea, großer Bronchien und Gefäße; „Mediastinalwandern",
Untergang von Gefäßen im „Atelektasenschatten",
Verschmälerung der Zwischenrippenräume,

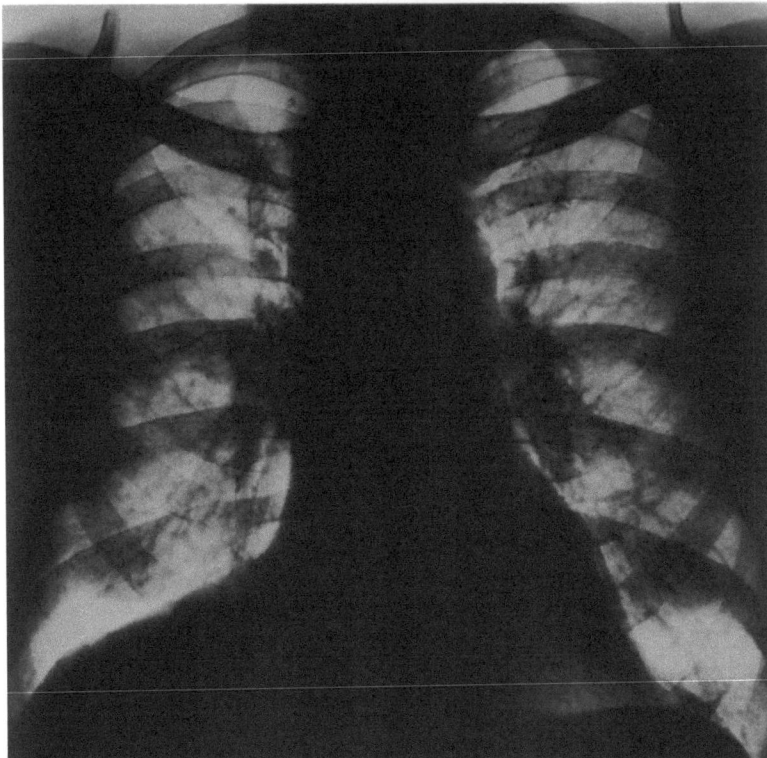

Abb. 132a—c. Sch., Rudolf, 60 Jahre. Tuberkulöse Oberlappenstenose bzw. -verschluß

Abb. 132a. Lungenübersicht: Extreme Schrumpfung des rechten Oberlappens, liegt dem Mediastinum als schattendichtes Band an

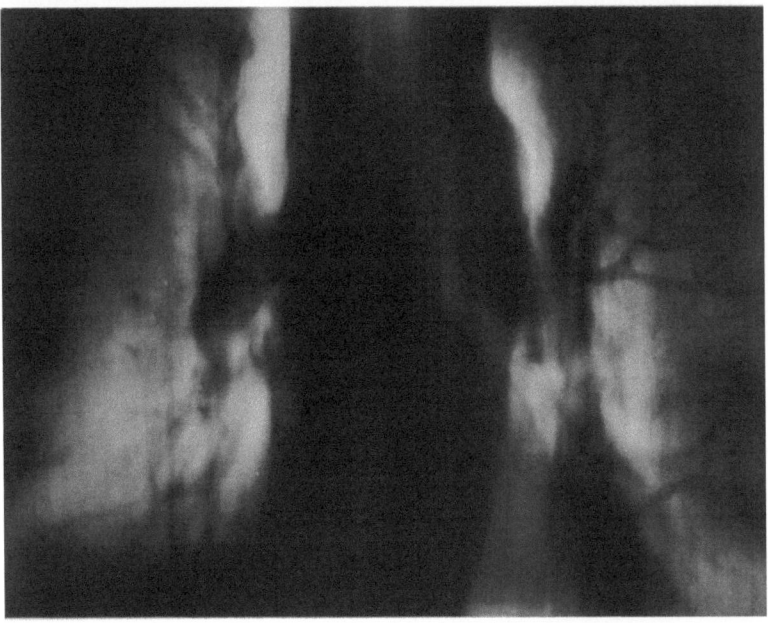

Abb. 132b. Schichtbild mit bronchiektatischen Aufhellungen im Bereich des Oberlappenrestes

Nachweis der Stenosen und ihrer Ursachen. (Abb. 132 u. 133.)

Auf die einzelnen Techniken des Nachweises dieser Faktoren ist nicht weiter einzugehen. Unterstrichen wird wiederum die Bedeutung der Durchleuchtung, eventuell der Kymographie und Kinomatographie und die Bedeutung seitlicher Aufnahmen zum Nachweis von Lappenrändern, aber auch zum Nachweis hochgezogener und immobilisierter Zwerchfellanteile. Der Nachweis von Atelektasen, die Abgrenzung gegen Schrumpfungen, pneumonische Prozesse, „atelektatische Pneumonien" kann ausnehmend schwierig sein.

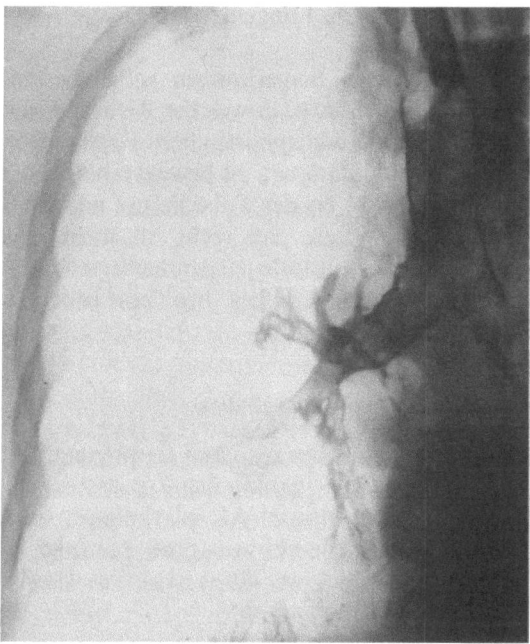

Abb. 132c. Bronchogramm: Verschluß des Oberlappenbronchus

Das Hauptproblem für den Untersucher mit Röntgenstrahlen bei der Tuberkulose besteht darin, „Atelektasen aus anderen Ursachen" und „Atelektasen von anderen pathologisch-anatomischen Substraten" abzugrenzen.

Bei den „anderen Ursachen" für Atelektasen (womit auch die Differentialdiagnose angesprochen ist) wären zu nennen: Mißbildungen, wie Gefäßhypoplasien oder -aplasien, Geschwülste, Bronchialverschlüsse durch endobronchiales Wachstum; Lymphknotenkompression; traumatisch: Verstopfung durch Fremdkörper, postoperative, posttraumatische Atelektase, Aspiration, Bronchialruptur, traumatischer Pneumothorax, „Kontusionsatelektase"; Motilitätsbehinderungen: neurogen: Poliomyelitis, Diphtherie, Apoplexie, Zwerchfellparese, Schluckparese; orthopädische Motilitätsbehinderung: Kyphoskoliose; iatrogen: Narkose, Betäubungsmittel, auch Mißbrauch; Bronchialerkrankungen: Asthma bronchiale mit Schleimretention, Mukoviszidose; gefäßbedingt: Aortenaneurysma. Abgrenzung gegen Verschattungen durch *anderes pathologisch*-anatomisches Substrat: Lungenödem (z.B. rasche Reexpansion nach Spontanpneumothorax), Pneumonie, Hämatom, Infarkt, Tumor, Agenesie der Gefäße, Kollapsinduration; pleurale Schatten, Erguß, Schwarte, Zwerchfellbrüche.

FRASER und PARÉ nennen unter den homogenen Schatten mit segmentaler Verteilung arteriovenöse Fisteln, neoplastische Prozesse, embolische Prozesse, Inhalationsschäden, traumatische Schäden und „idiopathische" Schäden.

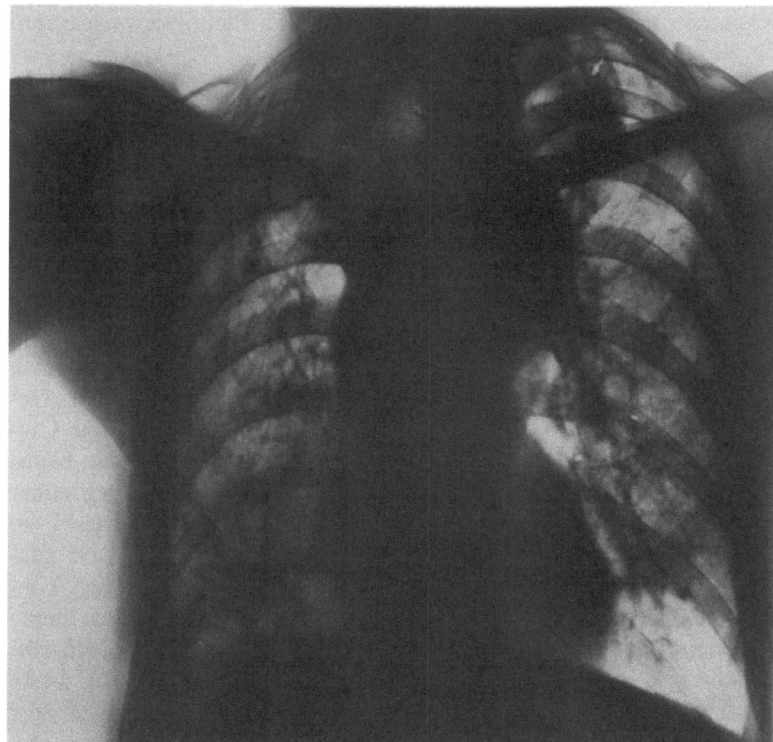

Abb. 133a u. b. W., Johann, 72 Jahre. Chronische Bronchustuberkulose bei kavernöser Tuberkulose

Abb. 133a. Lungenübersicht: Hochgradige Schrumpfung des rechten Brustkorbs. Schwarte. Kaverne im rechten Oberfeld mit Schwiele

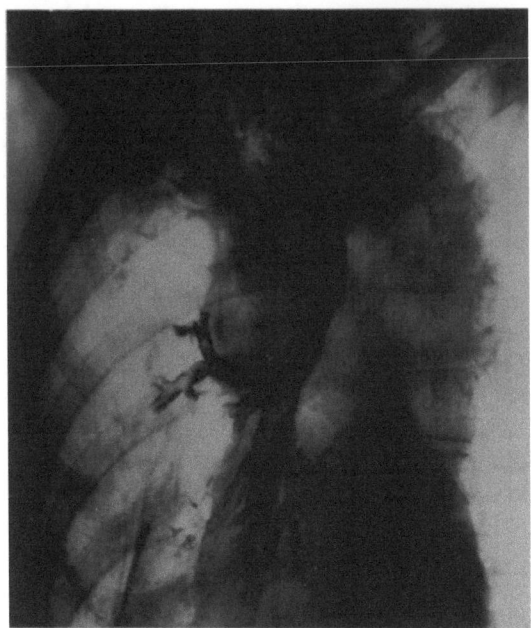

Abb. 133b. Bronchogramm: Sekundäre Bronchiektasen im geschrumpften Oberlappen

Bekannt sind die kleinen multiplen Atelektasen in den abhängigen Lungenpartien nach Hämoptoe, die sich manchmal überraschend schnell lösen, wenn die Pfröpfe ausgehustet oder resorbiert werden; radiologisch sind sie von lobulären Pneumonien nicht zu unterscheiden.

Hält man sich die charakteristischen radiologischen Merkmale einer Atelektase vor Augen, insbesondere die Volumenverminderung, die Form- und Gestaltänderung des Segments oder Lappens, die Schrumpfung und die Dislokation, die konkave marginale Begrenzung des geschrumpften Lappens, das kompensatorische „Emphysem" in der Nachbarschaft mit erhöhter Strahlendurchlässigkeit und Zeichnungsarmut, so wird meistens die Diagnose keine besonderen Schwierigkeiten bereiten. Man wird freilich immer wieder auf Befunde stoßen, besonders bei gemischten Prozessen, bei denen die Differentialdiagnose schwierig sein kann. Hier wäre gerade bei der Tuberkulose an die Volumenverminderung durch narbige Schrumpfung zu denken, dann etwa an das Mittellappensyndrom durch Kompression und Perforation spezifischer Lymphknoten mit Aspiration. Nicht immer führt eine bronchiale Obstruktion zur Atelektase; und von dem Prinzip der Volumenverminderung gibt es ebenfalls Ausnahmen, wenn z.B. distal von der Obstruktion ein entzündliches Exsudat oder Ödem auftritt, so daß der entsprechende Lungenteil auch vergrößert sein kann.

Diese wenigen Bemerkungen sollen bestenfalls ein Hinweis sein, in welcher Richtung sich unsere differentialdiagnostischen Erwägungen in fraglichen Situationen zu bewegen haben. Es ist jedoch gerade bei der Tuberkulose nochmals darauf hinzuweisen, daß recht oft mehrfache pathologische Substrate zusammentreten, und daß dies ein zusätzliches Problem bedeuten kann.

b) Emphysem und Tuberkulose

Die Zusammenhänge zwischen Emphysem und Tuberkulose wären, analog den Zusammenhängen zwischen Luftleere, Alveolarkollaps, bzw. Atelektase und Tuberkulose, etwa wie folgt zu gliedern: *Emphyseme durch Ventilwirkungen* (obstruktives Emphysem)
Lymphknotenkompression,
Bronchialstenosen,
Emphysem im Anschluß an schrumpfende Prozesse:
Narbenemphysem
perikavernöses Emphysem
Emphysem nach Miliartuberkulose
„kompensatorisches Emphysem"
Überblähung bei Schrumpfung („Alveolarvergrößerung")
„pleurogenes Emphysem": umschriebene Emphyseme im Bereich von Pleuraverwachsungen („Pleurazug")
Emphysem im Gefolge von Gefäßzerstörungen bei Tuberkulose bzw. metatuberkulösen Gefäßrarefizierungen.

Überwiegend wird es sich bei dem tuberkulösen bzw. metatuberkulösen Emphysem um kompensatorische Distensionen handeln, soweit hier diese Definition überhaupt zutrifft sowie um Narbenemphyseme, insbesondere im Bereich der Lungenspitzen. Die Beziehungen sind oft schwierig zu bewerten. Hierbei ergeben sich unter Umständen gutachterliche Probleme. Gegenwärtig ist allerdings zu sagen, daß die Umwandlung von Kavernen in „Blasen" ein häufiger Vorgang ist. Die Unterscheidung gegenüber genuinen Emphysemblasen ist deswegen so schwierig, weil anstelle verbliebener Kavernenreste „echte" Emphysemblasen auftreten können. Auf das „Kavernenkapitel" wird hierzu ebenso verwiesen wie auf das Kapitel „Miliartuberkulose". Nicht selten steht man vor dieser Situation beim bullösen Spitzenemphysem; die Pleurakuppelschwiele, die Emphysemblase und distal davon streifige atelektasebedingte Veränderungen, die als spezifische „fibröse" Prozesse gedeutet werden könnten, können ohne eine Filmverlaufsserie diagnostische Schwierigkeiten bieten. Hier überschneiden sich gegenwärtig aktuelle Probleme mit dem älteren Problem der bereits erwähnten „apikalen Lungennarben" (DAVSON, 1939; MEDLAR, 1947). Das Kapitel „Spontanpneumothorax" des Handbuches für Radiologie ist ebenso anzuführen wie die einschlägigen Monographien etwa von HARTUNG (1964). Außerdem wird noch einmal zu diesem Problem Stellung genommen werden in dem Kapitel „Tuberkulose in Verbindung mit anderen Erkrankungen". Vermutlich wird das mehr oder minder zufällige Zusammentreffen von Tuberkulose und Emphysem quantitativ das Hauptkontingent darstellen. Wir glauben dabei, daß es minder zufällig ist, indem das Mycobacterium tuberculosis ein potentiell opportunistischer Keim genannt werden kann, dem ein vorgeschädigtes Terrain nicht selten bessere Lebensbedingungen gewährt.

tungen": als *Kondensationsprodukt,* als Folge der zelligen Einlagerung in das Exsudat, als Folge des Zusammenrückens bei Verkleinerung eines Organteils, bei Schrumpfung. Berichte über Spontanheilungen finden sich bei HUBERT (1925) und SEUSS (1938), ebenso bei NASSAU und PAGEL (1956), mit Resorption spezifischer Entzündungen und mit Resorption begleitender Entzündungen, mit Einschmelzungsvorgängen, mit Induration und Verkalkungsvorgängen, dabei auch mit dem einschlägigen Schrifttum. Die Bildung faserigen Bindegewebes, die Verkalkung, die Verknöcherung sind die Ausgänge. Die Heilungsvorgänge unter Chemotherapie sind, wie schon erwähnt, dieselben wie beim Spontanverlauf; die Unterschiede sind mehr quantitativer als qualitativer Natur. Auf die Bronchialveränderungen als „Heilungsvorgang" haben wir im vorhergehenden Kapitel hingewiesen.

In der monographischen Darstellung von LÜCHTRATH (1954) „Der Einfluß der antibiotischen und chemotherapeutischen Behandlung auf das morphologische Bild der abheilenden Tuberkulose" ist das eben Gesagte im wesentlichen bestätigt. Die eingehende Beschreibung der mikroskopischen Veränderungen zeigt, daß die Chemotherapie die Abheilungsvorgänge überwiegend quantitativ beeinflußt: „Die Be-

8. Heilung der Tuberkulose, Reparationsvorgänge

a) Allgemeines, Modalitäten

1916 schreibt TURBAN: „Fortgeschrittene Lungentuberkulose heilt zuweilen ohne chirurgische Behandlung aus, auch wenn es sich von vornherein nicht um die fibröse Form gehandelt hat. Kavernen von beträchtlicher Größe können in Narbengewebe umgewandelt werden. Eine regelmäßige Folgeerscheinung der Ausheilung ist die Entwicklung von Bronchiektasen im Gebiete der früheren Erkrankung." Er führt ein ausführliches Schrifttum an, beginnend mit BENNET und BREHMER, beide Arbeiten von 1853. Unter diesen älteren Erfahrungen müssen wir das Ergebnis der gegenwärtigen Heilungsanstrengungen sehen. Durch die Behandlung mit wirksamen Heilmitteln ist die Heilung nicht anders geworden; sie geht nur zumeist schneller vor sich: Resorption, Abtransport, Regeneration, Organisation und Substitution „Resorptio, remotio, regeneratio, organisatio, substitutio" (MASSHOFF, 1949) treten häufig zusammen auf; wenn die Kavernenheilung besprochen wird, dann steht zuvor die Sequestration, die Abstoßung. HAEFLIGER (1954) unterscheidet zwischen vollkommener und unvollkommener Heilung, letztere dann, wenn die restitutio ad integrum nicht erfolgte. Auch hier Fragen des Mehr oder Weniger und keine absoluten Ansprüche. Exsudation, vielleicht produktive Umwandlung, Fibrosierung, Verkalkung, lösen einander ab, gehen nebeneinander her. Die Rückbildung „infiltrativer" Prozesse geht über eine Verkleinerung des Schattens, über eine Abnahme der Schattendichte, Auflösung der homogenen Schatten. Nicht selten sehen wir auch scheinbare „Verschlechterungen", insbesondere „Verdich-

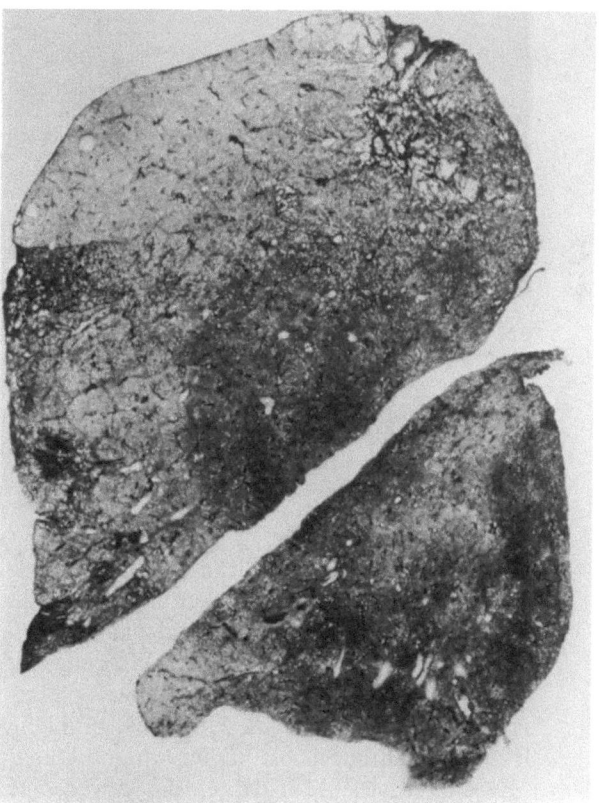

Abb. 134. „Ausheilungszustände". Haselnußgroßer, narbig kondensierter tuberkulöser Herd subpleural mit staubimprägnierten Narbenzügen in den abführenden Lymphbahnen; „emphysematöse Lungensklerose". (Sammlung Prof. OTTO, Dortmund)

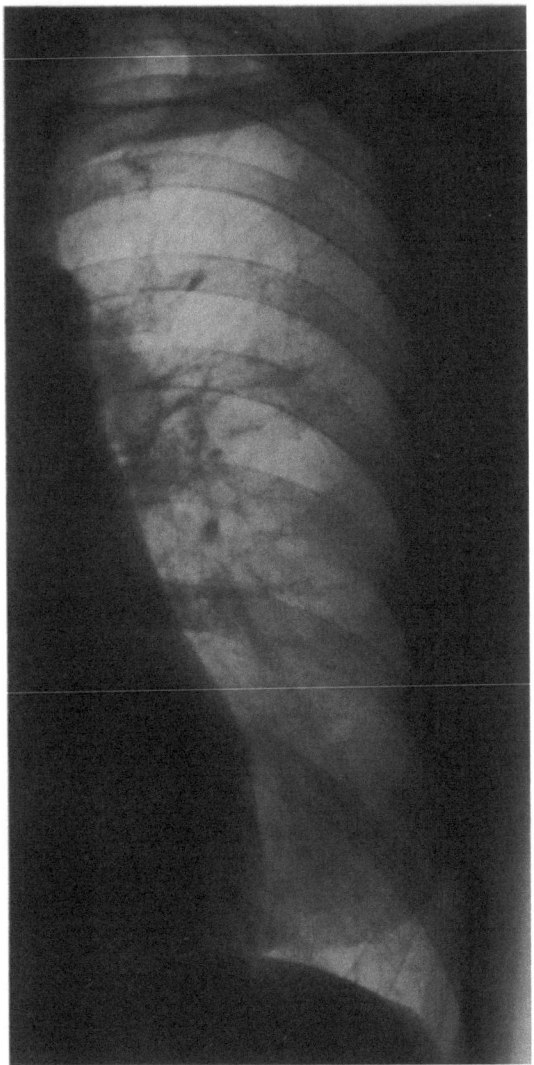 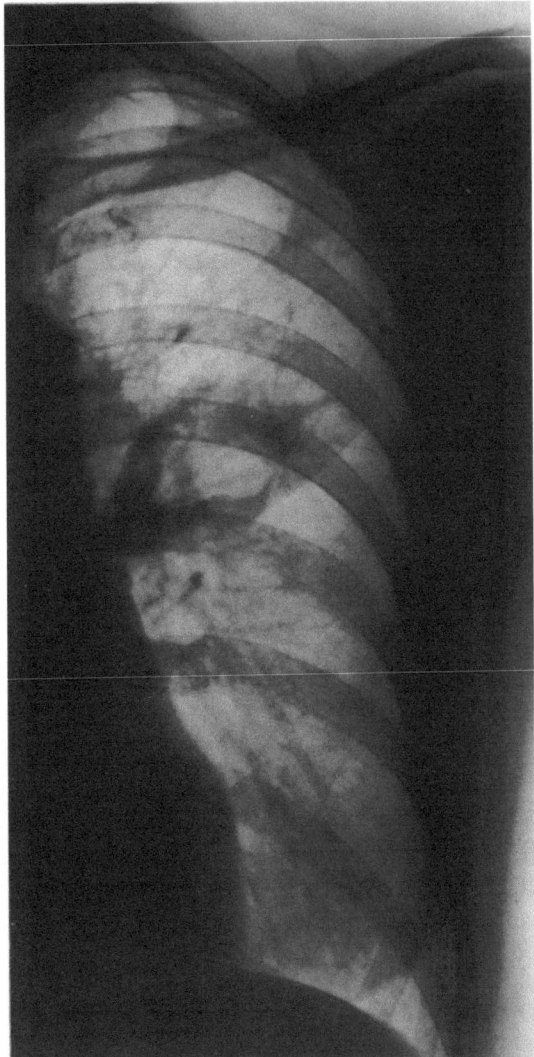

Abb. 135a u. b. G., Maria, 37 Jahre. „Der uncharakteristische Rest nach Tuberkulose"

Abb. 135b. 4 Monate vorher: Große Kaverne in diesem Bereich

Abb. 135a. Netzig-streifige Zeichnung im linken Oberfeld

handlung treibt die natürliche Heilungstendenz voran und führt in vielen Fällen zu einer völligen Vernarbung". Es ist auch festzuhalten, daß schon 1954 ein Unterschied der Wirkung der einzelnen Tuberkuloseheilmittel nicht angenommen wurde. Aus diesen verhältnismäßig frühen Erfahrungen ist ferner vorzumerken: „Es dauert viele Monate bis die gewünschte Dauerstabilisierung der Tuberkulose eingetreten ist." Die Heilung über das Granulationsgewebe, über die zellige Organisation schafft irreversible Zustände. Die röntgenologisch wahrnehmbare Rückbildung erreicht häufig anatomische Grenzen. Die Rückbildungsgeschwindigkeit nähert sich mit fortschreitender Zeit asymptotisch dem Werte Null (Abb. 134).

Sicher ist, daß die offene Kavernenheilung sehr viel häufiger geworden ist. Es ist dabei müßig, röntgenmorphologisch prüfen zu wollen, ob größere oder kleinere Inseln „spezifischen" Gewebes verbleiben, ob eine „pathologisch-anatomische Restaktivität" vorliegt. Im Kapitel über „Exazerbation" wird belegt, daß die Prognose von der allgemeinen Tendenz und nicht von den lokalen pathologisch-anatomischen Daten abhängt. (Zum Problem der offe-

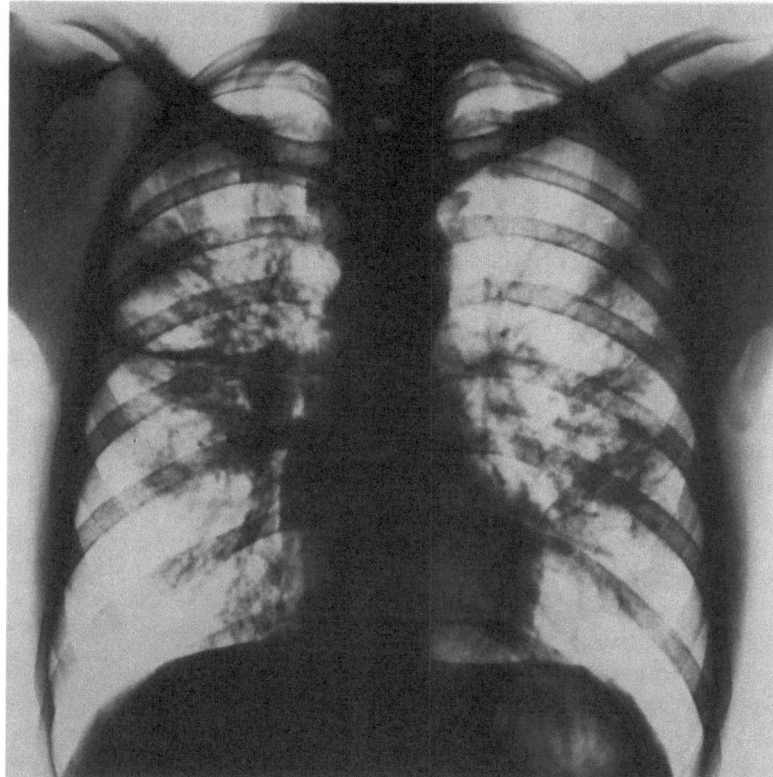

Abb. 136a u. b. W., Hans-Werner, 25 Jahre. „Der uncharakteristische Residualbefund"

Abb. 136a. Aufnahme vom 18.7.1972: Großkavernöse Tuberkulose rechts (Lobus venae azygos). Ausgedehnte Tuberkulose im linken Mittelfeld

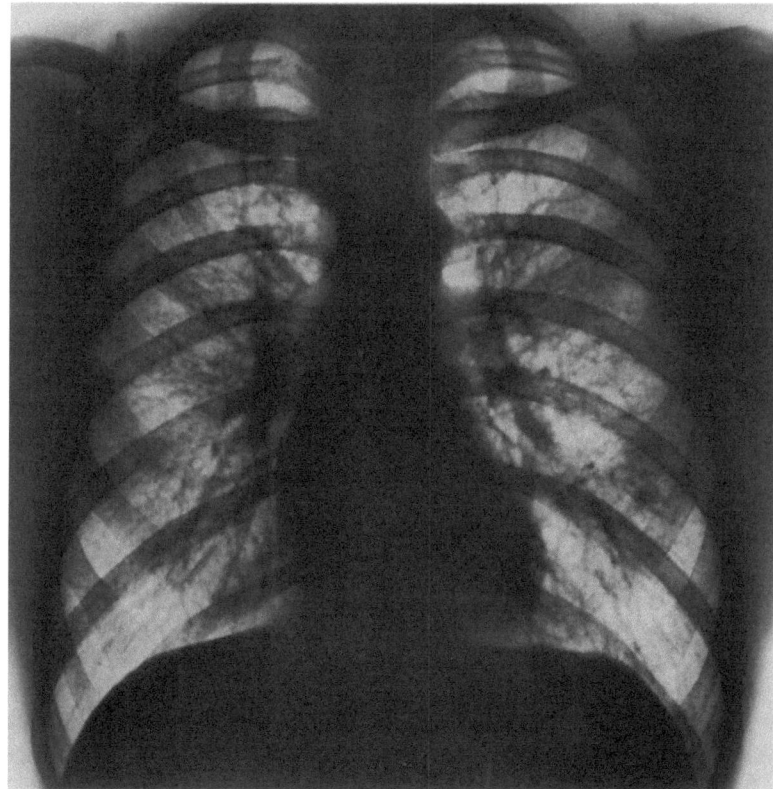

Abb. 136b. Aufnahme vom 5.1.1973: Vermehrte Zeichnung im rechten Obermittelfeld sowie im linken Mittelfeld: nur unsicher als durchgemachte Tuberkulose zu beurteilen. Mit dem vermehrten Auftreten solcher Befunde muß gerechnet werden

nen Kavernenheilung neben den im „Kavernenkapitel" gebrachten Arbeiten BÁRÁSZ, UNGÁR und VINCZE, 1963, HAEFLIGER, 1966, JOLY und TOBE, 1965, MINÁRIK *et al.,* 1963, OUDET, 1966, RINK, 1964). ZIERSKI (1968) bringt einen sehr ausführlichen Bericht. In Band XIII der Ergebnisse der gesamten Tuberkuloseforschung ist zur Chemotherapie der Tuberkulose die Literatur bis 1954/55 sehr ausführlich dargestellt. Die Veränderungen des morphologischen Substrats, die zeitliche Raffung, das häufigere Vorkommen von Ausheilungszuständen, auch mit konsekutiven Komplikationen wie Darmstenosen, Ureterstenosen, Hydrozephalus, Bronchialstenosen, Bronchialverschlüssen sind erwähnt. Aus der unübersehbaren Fülle der Berichte und Untersuchungen seien einige Einzelarbeiten, z.T. mit ausführlicheren Literaturangaben aufgeführt, wie BASSERMANN (1950), BERBLINGER (1948), HAIZMANN und HORNYKIEWITSCH (1954), HEIN und STEFANI (1952), LÜCHTRATH (1959), MÜLLER und STÜPER (1950), MINÁRIK *et al.,* SCHAICH, STADLER und KEIDERLING (1951) (Abb. 135 u. 136).

b) Die Heilung
unter medikamentöser Behandlung

Die Rolle der Radiologie, der Röntgendiagnostik ist im Anfangsteil dieses Beitrages ausführlich erörtert: Überwachung des Erfolgs, Feststellung des verzögerten Eintreten des Erfolgs, Überwachung des Mißerfolgs sind Beobachtungskriterien.

Es sei gestattet, einige Grundzüge der Arzneimittelbehandlung der Tuberkulose zu bringen. Sie hat das Bild und das Gesamtproblem der „Tuberkulose" genau so entscheidend beeinflußt, wie es die Entdeckung des Tuberkelbakteriums und der Röntgenstrahlen getan haben. BLAHA und PETERSEN (1969) haben eine Übersicht über die Grundsätze der Chemotherapie gebracht, aus denen einige knappe Gesichtspunkte herausgehoben seien: Sicherung der Tuberkulose. Wir werden später sehen, wie häufig nichttuberkulöse Begleitelemente des Röntgenbildes sind. Die Arzneimittelbehandlung der Tuberkulose soll kein Versuch am untauglichen Objekt sein; mindere Rückbildung unter Behandlung kann ihre Ursache im nichttuberkulösem Substrat bzw. Bildanteilen haben. Entscheidend ist die Sicherung, „Asservierung", des Erregers. Vor Behandlung sollte unter allen Umständen versucht werden, Kulturen anzulegen, damit die Behandlung unter bakteriologischer Führung erfolgen kann. Diese Führung beruht nicht nur auf der Taxonomie, der Bestimmung der Art des Erregers, sondern vor allem in der Bestimmung der Sensibilitätsverhältnisse, aber auch in der Beurteilung quantitativer Verhältnisse. Heilungshindernisse sind auch radiologisch zu beurteilen. Ausgedehnte Verkäsungsareale, ausgedehnte irreparable Zerstörungen, mindere Reparationsfähigkeit der Terrains; das verbliebene Lungengewebe reicht qualitativ oder quantitativ nicht zum Ausgleich des Defektes aus. An praktischen Hinweisen haben BLAHA und PETERSEN Folgendes aufgeführt:

1. Behandlung mit Tuberkuloseheilmitteln erfordert ein erhebliches Maß von Fachkenntnissen.
2. Die Einleitung der Behandlung erfolgt zweckmäßigerweise mit den wirksamsten Medikamenten.
3. Beginn der Behandlung dreifach kombiniert.
4. Überwachung der Einnahme, „Motivation zur Einnahme" der Medikamente.
5. Überwachung der Wirkung.
6. Überwachung der Nebenwirkungen.
7. Die Behandlung muß ausreichend lange, wohl etwa 1 Jahr, durchgeführt werden.

Die wichtigsten Medikamente sind gegenwärtig: Isoniacid, Streptomyzin, Rifampizin, Ethambutal, Ethionamid und Prothionamid. Die Dosierung für Isoniacid liegt bei 5—8 mg/kg Körpergewicht. Neurologische Störungen sind zu beachten sowie allergische Reaktionen. Die Dosierung des Streptomyzins liegt etwa bei 15 mg/kg Körpergewicht. Komplikationen der Behandlung sind nicht selten. Es handelt sich aber um ein Medikament, das seine Wirksamkeit früh an der tuberkulösen Meningitis bewiesen hat. Rifampizin hat sich als sehr wertvolles Heilmittel erwiesen. Die Dosierung liegt bei 8—12 mg/kg Körpergewicht. Hyperbilirubinämie, Transaminasensteigerungen, intestinale Störungen sind nicht selten. Bedrohlich sind u.U. bei intermittierender Behandlung mit sehr hohen Einzeldosen oder bei Wiederaufnahme der Behandlung nach längeren Abständen Blutungsübel. Die Dosierung des Ethambutol liegt bei 25 mg/kg Körpergewicht, bei Kindern vermutlich höher. Eine Optikusneuritis ist nicht ganz selten. Auf Schschäfe, Farbsehen und Gesichtsfeldeinschränkungen ist zu achten. Die subjektiven Wahrnehmungen sind früher faßbar als objektive Befunde bei der Untersuchung. Ethionamid und Prothionamid werden mit 10—15 mg/kg Körpergewicht dosiert. Nebenerscheinungen von seiten der Leber, Magen-Darm-Störungen sind nicht ganz selten.

Die Sputum-Konversionsquote unter dieser Behandlung liegt hoch; bei einer Behandlung, die anerkannten Grundsätzen folgt, weit über 90%. Die durchschnittlichen Konversionszeiten, d.h. die Zeit vom Beginn der Behandlung bis zum permanenten Negativwerden des Auswurfs, dürfte 2—3 Monate betragen, wie die sehr eingehenden Untersuchungen von HINKMANN (1972) und von ROTHHAMMER (1972) gezeigt haben. Die beiden Arbeiten geben, neben einem ausführlichen Literaturverzeichnis zur Frage des Resistenzproblems, grundsätzliche Informationen zur Taktik der Arzneimittelbehandlung. Wie wichtig bakteriologische Methoden, nicht nur quantitativ sondern auch qualitativ zur Steuerung der Überwachung der Chemotherapie der Tuberkulose sind, wird aus den Ausführungen von PETERSEN (1971) deutlich. Nicht nur die hohen Konversionsquoten sind für die Therapie charakteristisch, sondern die verhältnismäßig oft eintretende Sterilisierung der Herde. Hierzu ist vor allem auf die groß angelegten Untersuchungen von CANETTI et al. (1969) und von MULDER (1969) hinzuweisen. An einem kleineren Material hat JOHANNSEN (1971) zeigen können, daß säurefeste Stäbchen im Resektionspräparat zwar nicht selten noch sichtbar sind, daß jedoch die Vitalität der Keime beeinträchtigt ist, so daß die Kulturen steril bleiben; ähnlich äußern sich SZABÓ und SÁGODI (1963).

c) Das Problem der „Aktivität" und „Inaktivität" im Röntgenbild

Eine Frage, die auf das engste mit der Beurteilung des Erfolges in der Tuberkulosebehandlung, aber auch insgesamt der Beurteilung einer Erkrankung an Tuberkulose oder überhaupt mit als tuberkulös angenommenen Veränderungen verbunden ist, ist die Frage nach der „Aktivität", oder „Inaktivität" eines Prozesses, also eine Qualitätsfrage. Es ist hier auf das Kapitel „Techniken", sowie auf den Eingangsabschnitt hinzuweisen. „Die Radiologie" ist vom Wesen her nicht in der Lage zu sagen, ob sich noch Tuberkulosebakterien in einem Herd befinden, wie die Schattendichte zustande kommt: durch Narbe, durch dicht gepacktes Granulationsgewebe, durch Verkäsung zusammen mit Granulationsgewebe. Die Schatten sind dahingehend nicht zu analysieren. Der Faktor Zeit, der Faktor Veränderung treten neben die rein morphologische „statische" Analyse. Die Essenz der so außerordentlich reichhaltigen Literatur geht wohl dahin, daß die Frage im allgemeinen an den Radiologen nicht gestellt werden kann; wenn sie an den Radiologen gestellt wird, dann tut er gut daran, diese Frage nicht zu beantworten. Es können unter Umständen Angaben über das Alter, auch über das vermutete Alter, gemacht werden; so, wenn Kalkinkrustierungen vorliegen oder wenn eine Verlaufsbeobachtung zur Verfügung steht. Es können gewisse morphologische Kriterien, wie Dichte und Kontur, herangezogen werden. Insgesamt ist jedoch das Röntgenbild nicht geeignet, die „Inaktivität" eines Prozesses wahrnehmen zu lassen. Überdies sind Zweifel an der Zweckmäßigkeit dieser Begriffe zu äußern. Es handelt sich um unmerkliche Übergänge vom klinischen Kranksein zum, zumindest zeitweilig, bedeutungslosen Restbefund. RZEPKA (1963) teilt die Skepsis gegenüber den Möglichkeiten radiologischer Aktivitätsdiagnostik. Dort findet sich auch eine ausführliche Literaturzusammenstellung. Auch SCHAICH (1963) sagt: „Es bleibt somit in der Frage der Aktivität oder Inaktivität einer Tuberkulose nur die Möglichkeit, durch eine langfristige Beobachtung und die Ausschöpfung aller diagnostischen Maßnahmen, die größtmögliche Sicherheit für Patient und Arzt zu erreichen", wobei freilich die Röntgenverlaufsserie einen besonderen Wert hat. Die ausführliche Darstellung der Aktivität und Heilung im Röntgenbild bei HAEFLIGER (1954) bringt instruktives Anschauungsgut. FINGERLAND (1963) wie auch SANDRITTER (1965) befassen sich mit dem pathologisch-anatomischen Substrat.

d) Verkalkungen

In diesem Zusammenhang ist noch einmal kurz auf das Problem der Verkalkungen einzugehen. Die Bedeutung des Nachweises von Verkalkungen liegt in der Begründung der Wahrscheinlichkeit, daß eine tuberkulöse Infektion bestanden habe. Es ergeben sich daraus prognostische Perspektiven, auch versicherungsrechtliche Konsequenzen. Ghonsche Herde: Residuen des Primärkomplexes, Simonsche Herde: Reste von Frühstreuungen in den Spitzenbereichen, Puhlsche Herde: angenommene „Reinfektionsherde" seien in diesem Zusammenhang erwähnt. Die Hinfälligkeit der Konsequenzen, die aus dem Nachweis von Kalk gezogen werden könnten, geht aus einer Liste von SALZMANN (1968) hervor:

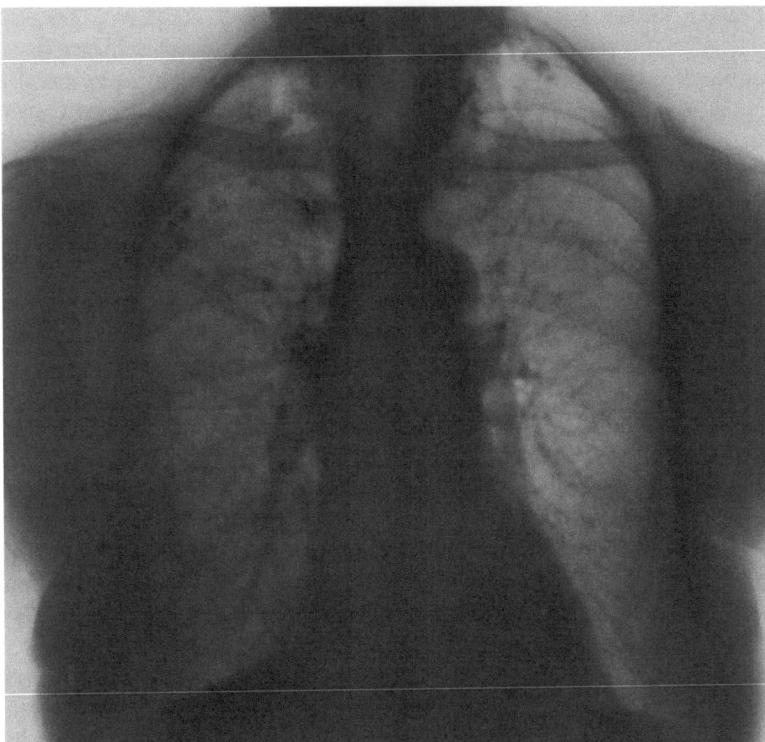

Abb. 137a—c. Sch., Hildegard, 66 Jahre. Ausgedehnte metatuberkulöse Verkalkungen (Lymphknoten) im Halsbereich, im Brustkorb und paramediastinal

Abb. 137a. Thoraxübersichtsaufnahme

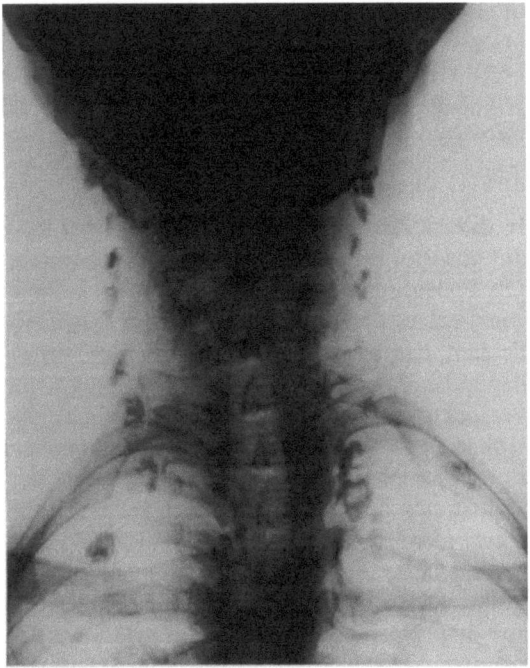

Abb. 137b. Kopf-Halsbereich

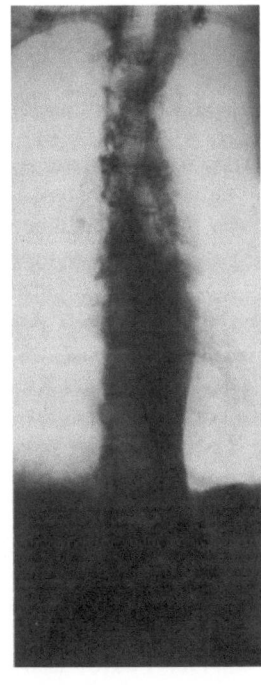

Abb. 137c. Brustwirbelsäule

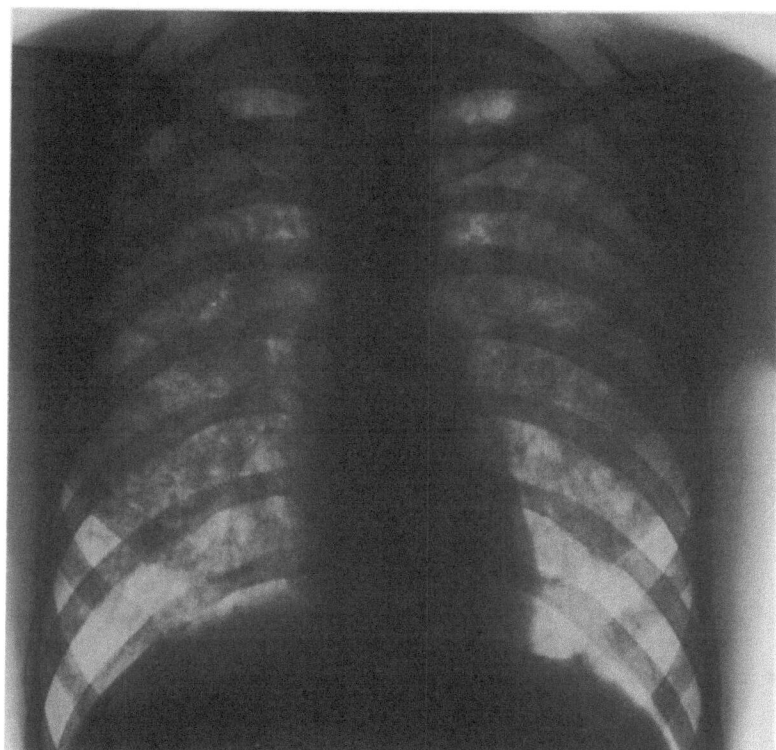

Abb. 138a u. b. R., Manfred, 38 Jahre. Sarkoidose; Verkalkung

Abb. 138a. Aufnahme vom 27.10.56: Dichte sarkoidotische Herdbildung in beiden Lungen

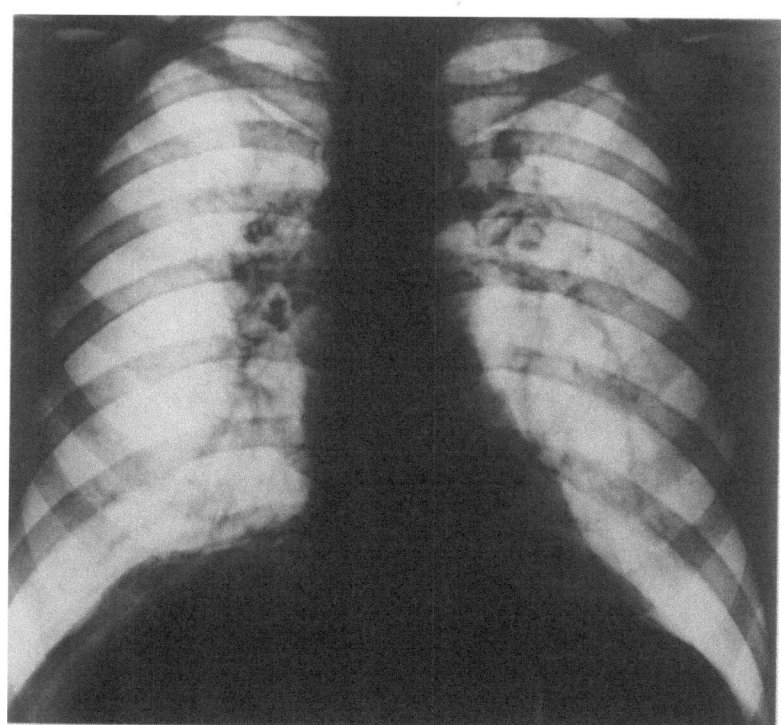

Abb. 138b. Aufnahme vom 14.8.68: Ausgedehnte Verkalkungen in beiden Oberfeldern bzw. im Hilusbereich

Einteilung von Lungenverkalkungen:

I. Umschriebene Verkalkungen
  A. Solitäre Verkalkungen
    1. Primärkomplex von granulomatösen Primärherden
    2. Solitärer infektiöser Granulomknoten
    3. Hamartochondrom
    4. Echinococcus
  B. Mehrfache Läsionen
    1. Primärkomplex bei infektiösen Granulomatosen (ev. mehrfach)
    2. Tuberkulöse Streuherde
    3. Caplan-Syndrom
    4. Paragonomiasis
    5. Armillifer armillatus bzw. Linquatula serrata
    6. Amyloidosis
    7. Sklerodermie
    8. Verkalkungen, bzw. Verknöcherungen bei Mitralfehlern
    9. Metastasen maligner Tumoren an der Lunge
  C. Sehr zahlreiche Kalkherde
    1. Miliare Histoplasmose
    2. Residuen nach Windpockenpneumonie
    3. Silikose
    4. Staubkoniose
    5. Schistosomiasis

II. Diffuse Verkalkungen
  A. Mikrolithiasis der Lunge
  B. Idiopathische Lungenverknöcherung
  C. Metastatische Lungenverkalkungen.

Die prognostische Bedeutung der Verkalkung zeigen Untersuchungen von MYDLIL und KLABACKOVÁ (1958): Wenn Verkalkungen vorhanden sind, finden sich diese überwiegend auf der Seite, häufig auch in der unmittelbaren Gegend der aktuell krankmachenden Läsion. Wichtig ist, worauf HAEFLIGER (1954) hinweist, daß Verkalkung keineswegs Vernarbung der Gesamttuberkulose bedeutet. Die Beurteilung hat sich nach dem Gesamtbild zu richten. Die Vielfalt der Darstellung von Verkalkungen hängt von der Vielfalt der Ausgangsbefunde ab. In den Ergebnissen der gesamten Tuberkuloseforschung ist BEUTEL (1932) auf das Problem ausführlich eingegangen. Entkalkungsvorgänge beschreibt BRÜGGER (1937). Die vielfältigen differentialdiagnostischen Möglichkeiten sind bei KNYVETT (1965) sowie SILVERMANN (1950) besprochen. Ausgezeichnete Bildbeispiele sowie das wesentliche englischsprachige Schrifttum finden sich bei SALZMANN (Abb. 137 u. 138).

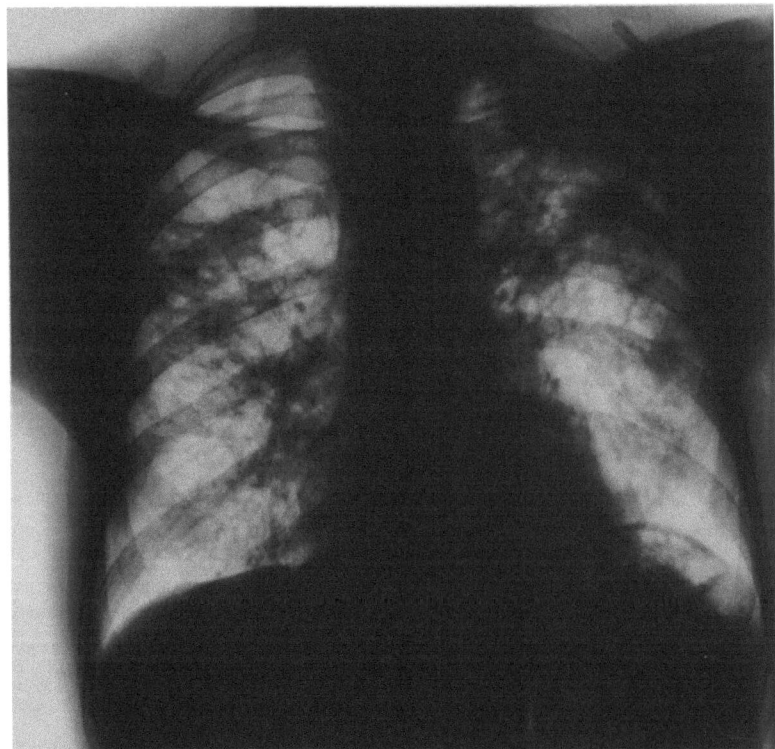

Abb. 139a u. b. L. FRITZ, 52 Jahre

Abb. 139a. Aufnahme vom 15.5.1974: Sehr ausgedehnte Tuberkulose mit grobkörniger Streuung und mit großer Kaverne im rechten Obergeschoß

e) Metatuberkulöse Veränderungen, Nachkrankheiten

Der kurze Abschnitt soll dazu dienen, deutlich zu machen, daß eine Reihe von pulmonalen, im Röntgenbild faßbaren Veränderungen, ohne dem anatomischen Substrat einer Tuberkulose zu entsprechen, ohne daß „spezifische" Gewebsveränderungen vorhanden wären, ohne daß sich Tuberkulosebakterien im Auswurf

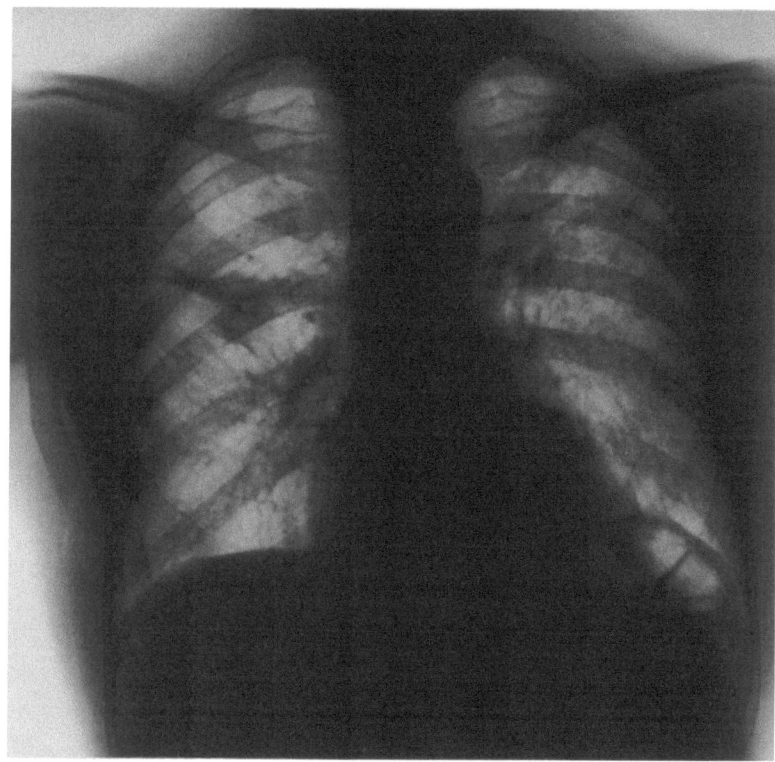

Abb. 139 b. Lungenübersichtsaufnahme vom 12.12.1975: „Metaphtisische Fibrose". Grobe Residuen nach Destruktionen und Verkäsungen. „Lineare und fleckige Schatten wie bei einer Lungentuberkulose", verstreut über alle Lungenfelder, als Rest der tuberkulösen Streuherde

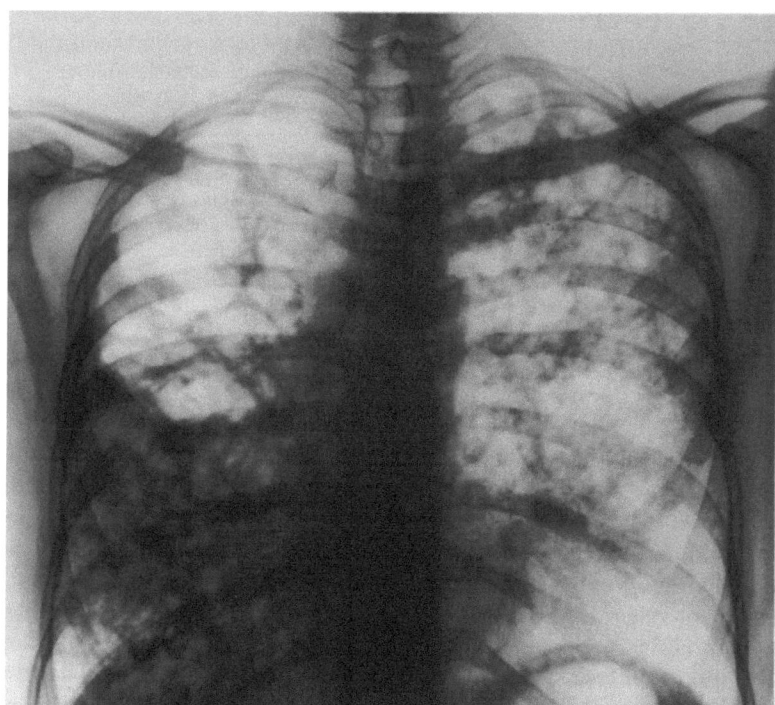

Abb. 140a u. b. W., Gottfried, 43 Jahre. Rückbildung einer sehr ausgedehnten Tuberkulose

Abb. 140a. Frisch erfaßte Tuberkulose mit Zerstörung großer Anteile der rechten Lunge und pneumonischer Durchsetzung großer Areale beider Lungen

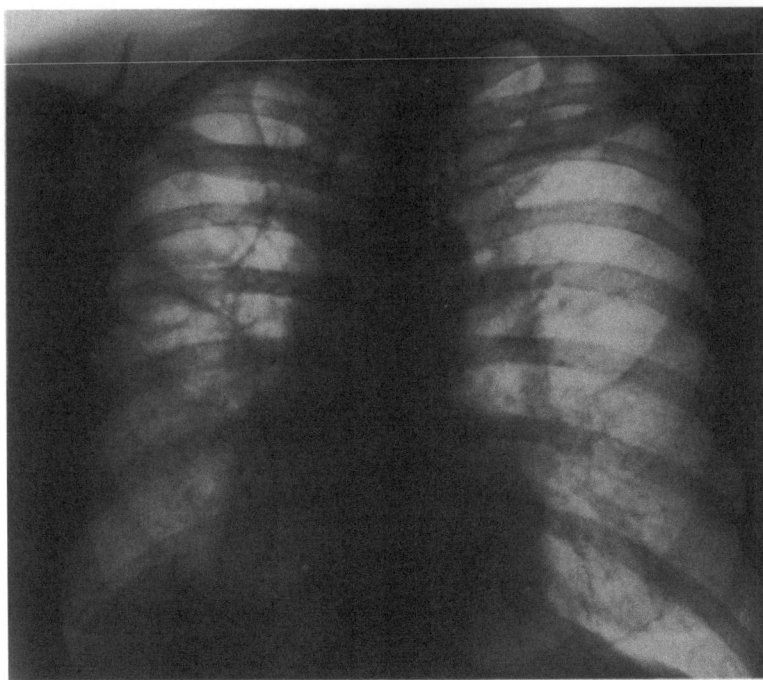

Abb. 140b. Metaphthisische Zystenlunge rechts, 1 Jahr vor Aufnahme schweres Schädel-Hirn-Trauma; Symptome seit einem halben Jahr vor Aufnahme

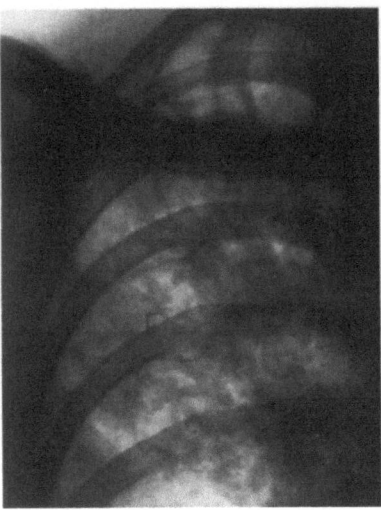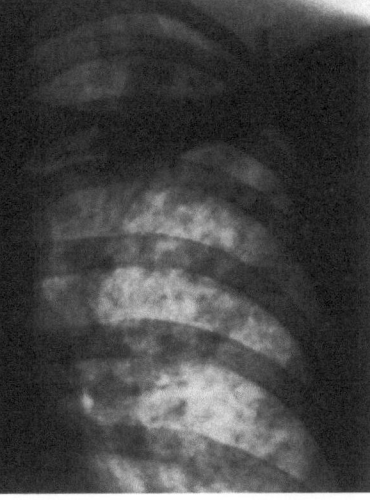

Abb. 141a—e. V., Ludwig, 31 Jahre. Metatuberkulöse Zysten und Fibrosen

Abb. 141a. 22.12.69: Ausgedehnte doppelseitige Tuberkulose mit großen Kavernen im rechten Spitzenoberfeld

nachweisen ließen, auf eine Tuberkulose, eine durchgemachte Tuberkulose, zurückzuführen sind. Die Kalkeinlagerungen, die Verknöcherungen, haben gewissermaßen eine Überleitung bedeutet.

Hier wäre zunächst die „postmiliare Lungenfibrose" zu nennen: Retikuläre Veränderungen, die den Heilungsvorgängen des miliaren Granuloms, der miliaren Exsudation, entsprechen. Es ist anzunehmen, daß die Mehrzahl dieser postmiliaren Fibrosen der Beobachtung entgeht (Abb. 139).

Ebenso abgehandelt wird das posttuberkulöse Aspergillom, ein klinisch wichtiges Gebiet, ausreichend gewürdigt im Abschnitt „Mehrfacherkrankungen" der Lunge.

Für die „pneumogenen Kardiopathien", das „Cor pulmonale nach Tuberkulose" sind die Ausführungen von SIELAFF (Handbuch der Radiologie) in allgemeiner Hinsicht zureichend; speziell ist nur noch hinzuzufügen, daß die ausgedehnte Tuberkulose ein sehr gewöhnlicher Anlaß zur Entwicklung des Cor pulmonale ist. Die Prävention der pneumogenen Kardiopathie

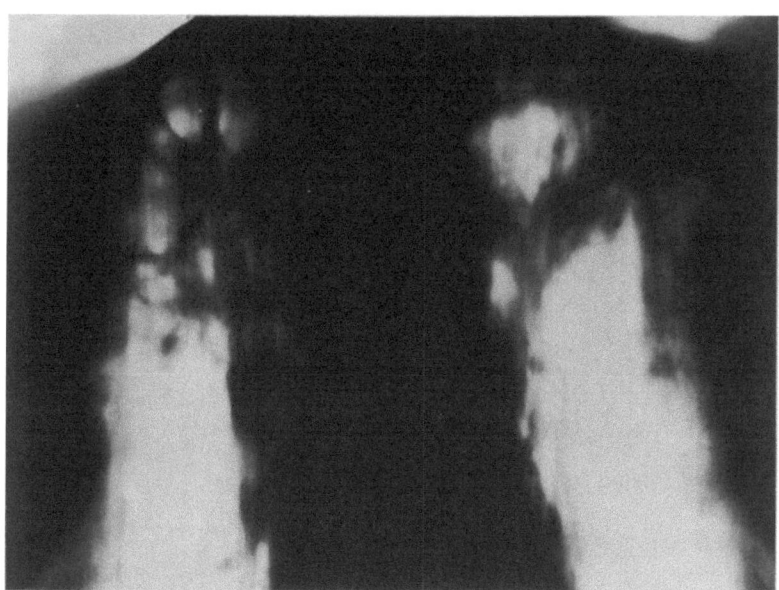

Abb. 141 b. Schichtaufnahme: Große Zerfallskavernen

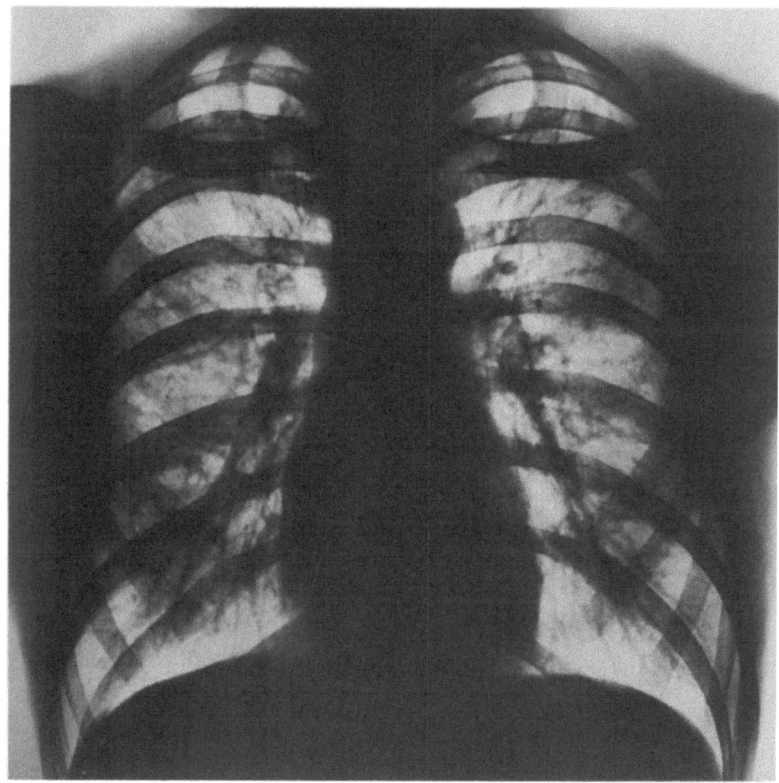

Abb. 141 c. 14.6.71: Doppelseitige uncharakteristische Lungenfibrose. Große Aufhellungsareale im rechten Spitzengebiet

liegt deswegen im rechtzeitigen Erfassen der Tuberkulose, in der guten Behandlung und in der Vermeidung chirurgischer Maßnahmen.

Die metatuberkulösen Zysten sind sowohl unter den „Kavernen" wie auch unter dem Abschnitt „Rückbildungsvorgänge und Heilung" zu finden. Ihre Bedeutung ist nicht nur differentialdiagnostisch wichtig, sondern auch wegen der Möglichkeit der sekundären Besiedlung mit Aspergillen.

Die metatuberkulösen Bronchiektasen finden sich mit Pathogenese, Diagnostik und mit Einordnung in das Gesamte der Tuberkulosemorphologie ebenfalls im entsprechenden Kapitel

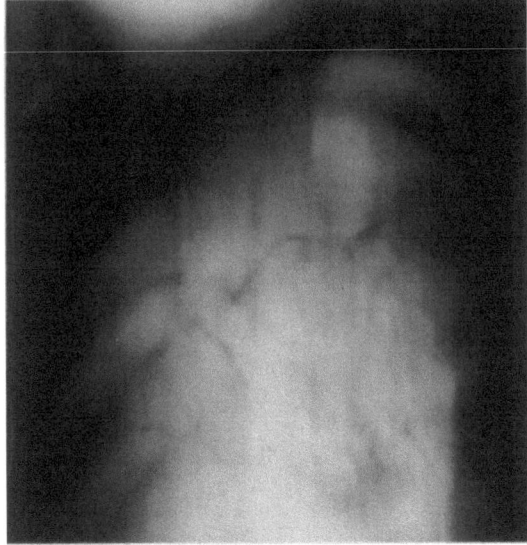 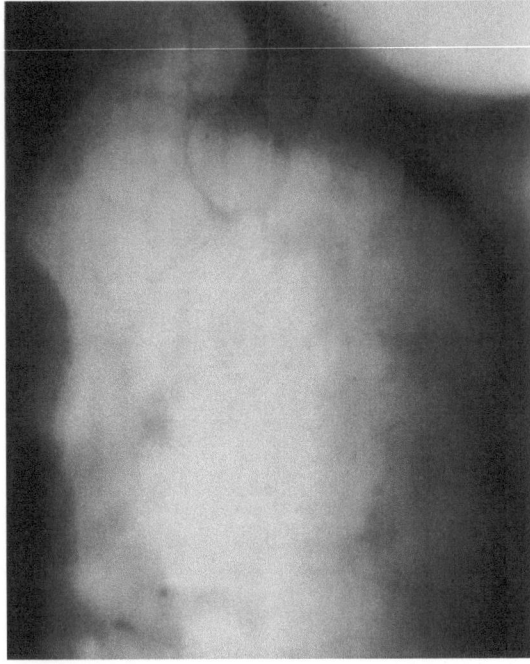

Abb. 141 d. Schichtaufnahmen rechts: Große Zystenbildungen im rechten Spitzenoberfeld

Abb. 141 e. Schichtaufnahmen links: Kleine zarte Zyste im linken Oberfeld

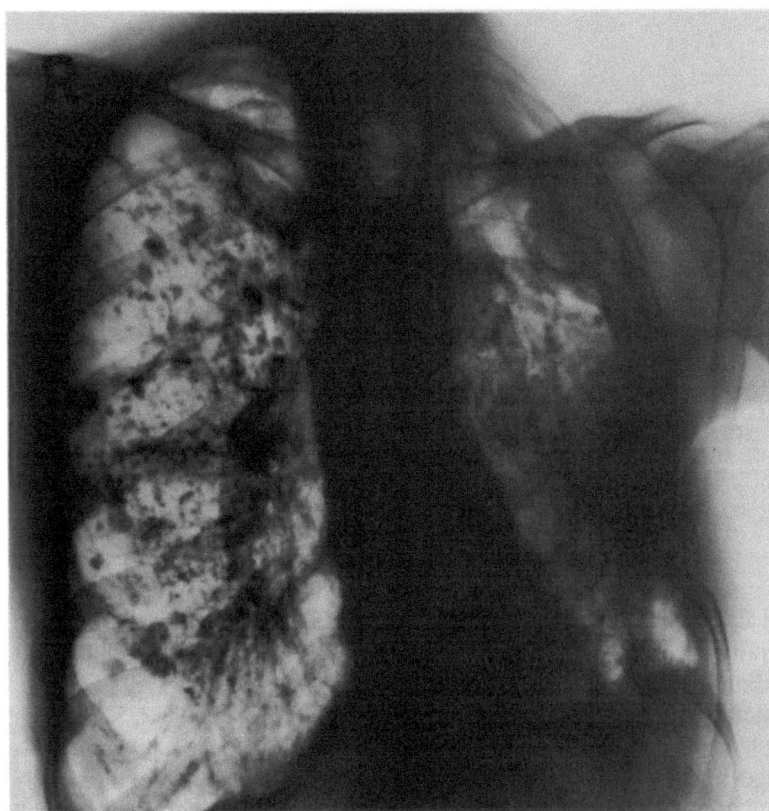

Abb. 142. R., Erich, 67 Jahre. Heilung einer Tuberkulose mit Schrumpfung und Verkalkung. Konsekutives Emphysem. Große Lungenschlagader; Verdacht auf pulmonalen Hochdruck

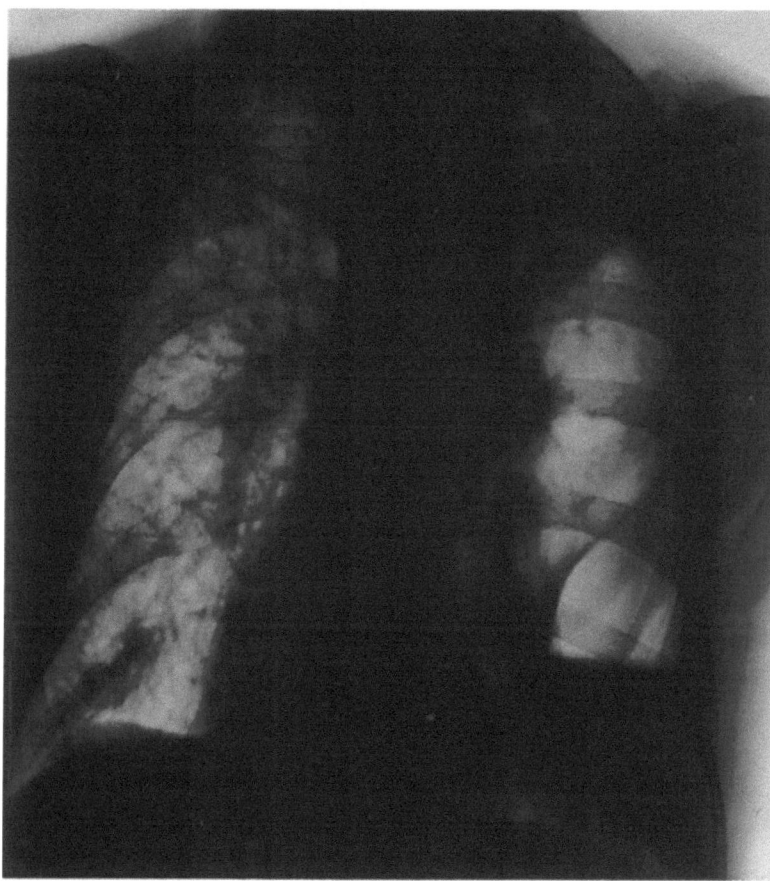

Abb. 143. K., Robert, 60 Jahre. Linksseitiges Pleuraempyem mit innerer Fistel nach Kavernendurchbruch. Kleines Myzetom in der linken Spitze. Käsige Tuberkuloseherde im rechten Oberfeld bei sehr alten Veränderungen. Spondylitis tuberculosa mit Zerstörung der Brustwirbelkörper 5 und 7; Querschnittslähmung. Sensibilität gegenüber allen Medikamenten. Es gibt unbehandelbare Fälle von Tuberkulose. (Begleitleiden: mykotische Herdpneumonie rechter Lungenunterlappen; eitrig abszedierende Pyelonephritis; Urolithiasis; chronisches Duodenalulkus)

mit Ausführlichkeit besprochen. Nachzutragen wären bei den entsprechenden Kapiteln die Äußerungen zum Mittellappensyndrom von HEKKING (1955), zu den segmentalen posttuberkulösen Veränderungen von P.CH. SCHMID (1950), für die Fibrosen BLASI (1961), MAZZEI und MIORI (1965), für die sekundäre mykotische Besiedlung MAZZONI, POLUZZI und BRUNELLI (1963), für die Bronchiektasen ROSENZWEIG und STEAD (1966), für das Cor pulmonale STEINER (1964), für die sekundäre Amyloidose MARSENIĆ et al. (1968). Beispiele bringen Abb. 140, 141, 142 und 143.

Im Handbuch der Radiologie hat BLAHA die posttherapeutischen Zustände nach Thoraxoperationen mit den Folgen nach thoraxchirurgischen Eingriffen bei Tuberkulose ebenso bearbeitet wie die Veränderungen bei und nach Pneumothorax (Band IX/3 des Handbuchs der Radiologie). Es erübrigt sich, hier noch einmal dieses weite, nur mehr historisch interessante Feld aufzurollen.

9. Komplikationen, Zufälle der Tuberkulose

Auch hier ist es so, daß auf das größere Kapitel „Tuberkulöse Gewebszerstörung, die Lungenkaverne" hingewiesen werden kann. *Die Kavernenperforation* ist, neben der Blutung, wohl mit die eindrucksvollste und schwerwiegendste Komplikation der Lungentuberkulose.

Bei der Besprechung des Kapitels „Pneumothorax" bzw. „Spontanpneumothorax" (s.o.) waren wir davon ausgegangen, daß es zweckmäßig ist, zwischen einem idiopathischen, einem tatsächlichen „spontanen" Pneumothorax und einem „symptomatischen Spontanpneumothorax" als Ausdruck eines Lungenleidens zu unterscheiden. Die Tatsache der Perforation, der unnatürlichen Luftansammlung im Pleuraraum kann unter Umständen von kritischer Bedeutung werden. Auf lange Sicht ist die Beantwortung der Frage „Was hat zur Perforation geführt?" wohl ebensowichtig. Die Beziehungen zwischen „Spontanpneumothorax" und Tuberkulose lassen sich wie folgt grob ordnen:
1. Kavernenperforation
2. Ruptur metatuberkulöser Blasen
3. Perforation pleuranaher Käseherde
4. Lymphknotenperforationen in die Pleura und zugleich ins Bronchialsystem

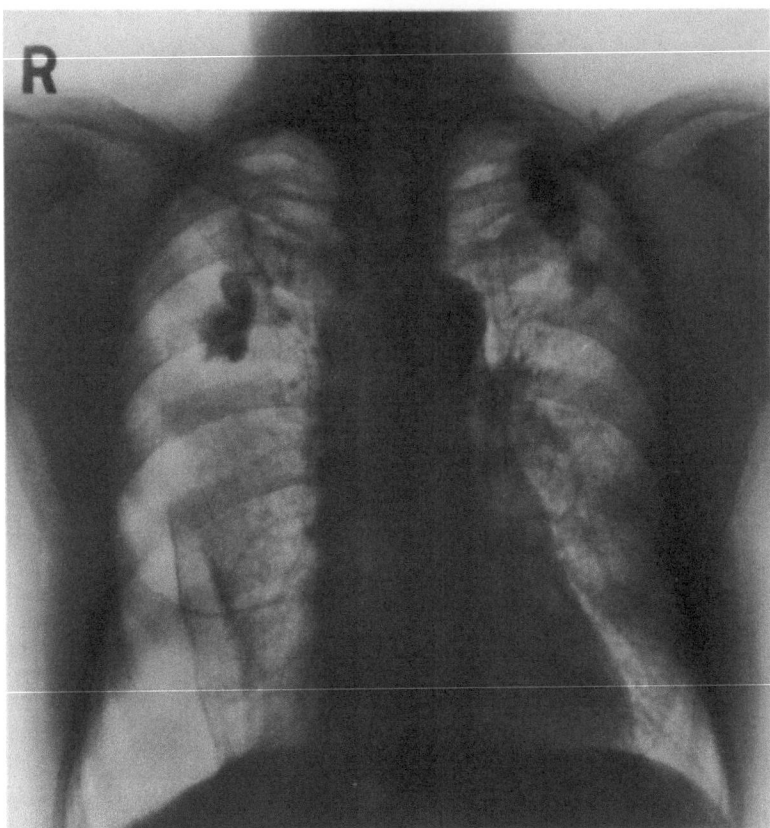

Abb. 144. Spontanpneumothorax bei alter verkalkter „Konglomerattuberkulose".
(S., Friedrich, 63 Jahre; Sammlung HECKESHORN)

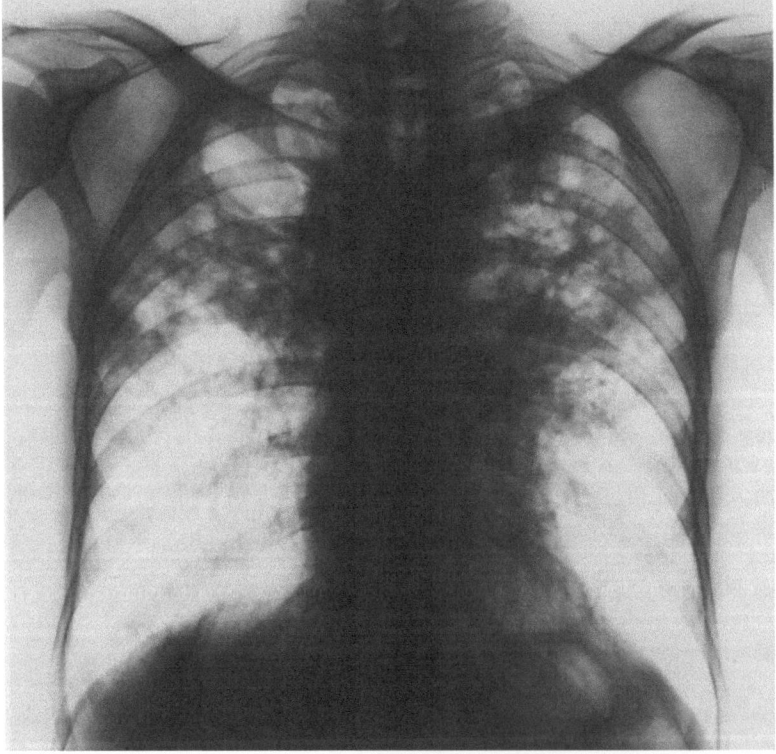

Abb. 145a u. b. Sch., Herbert, 34 Jahre. Lungenblutung

Abb. 145a. Lungenübersichtsaufnahme: Ausgedehnte doppelseitige Tuberkulose (Aufnahme am Todestag)

5. Ösophagobronchiale bzw. ösophagopleurale Fisteln
6. Posttuberkulöse Fibrose und posttuberkulöses Emphysem (Abb. 144).

REICHELT (1970) ist in seiner Einteilung diesem Vorschlag gefolgt. HYDE und HYDE (1950) machen auf diese grundsätzlichen Unterschiede ebenfalls aufmerksam. LEHMANN (1951) weist darauf hin, daß iatrogene pleuropulmonale Fisteln gar nicht so selten sind bzw. waren bei Punktionsversuchen oder bei Pneumothoraxbehandlung. BERNOU, TRICOIRE und BARBÉ (1949), FELLMER (1951), GROB (1948), SAXENA und KHANIJO (1968), VOLPE et al. (1964), YANITELLI (1949) beschäftigen sich ebenfalls mit diesem Problem.

Die unmittelbare Folge ist speziell bei der Kavernenperforation das Pleuraempyem. Auch hier ist auf die Beiträge von BLAHA in Band IX/3 des Handbuches der Radiologie „Posttherapeutische Veränderungen" sowie den Beitrag „Pneumothorax" zu verweisen; ferner auf die Arbeiten von ANDERSEN (1949), BRUNNER (1950), FELD (1949) sowie von O'ROURKE, O'BRIEN und TUTTLE (1949). In der Dissertation von H. SCHNITZLER sind Ursache und Therapie des Pleuraempyems unter Besprechung des Schrifttums behandelt (AKOVBIANTZ, 1962, ARTMANN, 1968, BLAHA und ARNEMANN, 1958, GRIMMINGER, 1960, HERTZOG, TOTY und HOFF-

MANN, 1958/1959, HERTZOG, 1967 sowie ZENKER, 1953).

Ähnlich gravierend wie die Kavernenperforation in die Pleurahöhle sind *Ösophagusperforation* bei Tuberkulose. LAMY et al. (1963), MELILLO und MARINELLI (1963) berichten über entsprechende Beobachtungen. Die Ausbildung einer Ösophagusperikardfistel ist ebenfalls beschrieben. Die Fisteln können weiter, abgesehen vom freien oder gedeckten Eindringen in die Pleuranachbarschaft, in die Trachea und in die Bronchien reichen. An die Ösophagusstenosen nach Paraffinplomben, die Ölmediastinitis mit Ösophagusstenose wird erinnert (NAGEL, 1948). Schließlich muß auch darauf hingewiesen werden, daß Ausbuchtungen, Aussackungen, Verziehungen des Ösophagus differentialdiagnostische Schwierigkeiten gegenüber Lungenkavernen mit sich bringen können (ENDES et al., 1970).

Die *Hämoptyse,* die tuberkulöse „Blutung", ist nicht nur ein therapeutisches Problem mit Ausräumung von Koageln, mit Notfallbronchoskopie. Die radiologische Differentialdiagnose bewegt sich zwischen der Abschätzung der Wahrscheinlichkeit der Bildung eines metatuberkulösen Aspergilloms bis zur Beurteilung, ob eine Streuung tuberkulösen Materials mit fortschreitender Tuberkulose oder passagere Verstopfung durch Blutkoagel vorliegt: keine „Qualitätsdiagnose", keine „ätiologische" Unterscheidung, sondern eine Beobachtung des Verlaufs beinhaltend (Abb. 145). Neben den Kavernenblutungen sind Blutungen aus den großen Gefäßen, Arrosionen durch Lymphknotenprozesse, unter Umständen mit gleichzeitigen Perforationen in den Bronchialbaum und in Gefäße, Ereignisse, die immer wieder zu beobachten sind. Die großen Blutungen sind nicht beherrschbar (LAHL, 1964, MISGELD, 1965).

Bei den Ösophagusfisteln war die gleichzeitige Perforation in das Perikard erwähnt (BLASI, 1962). Ein Chylothorax, bedingt durch Tuberkulose, wird von BUJKO, KRUC und MICHALOWICZ (1964) beschrieben.

Letztlich lassen sich die Komplikationen zusammenfassen als Folge der Gewebszerstörung und der Narbenbildung, der Induration: Gefäßverschlüsse, Verschlüsse von Bronchiallichtungen, Narbenbildungen, allgemeine Lungenzirrhose und Lungenfibrose auf der einen Seite, invasive, perforative Prozesse auf der anderen Seite. Hier wären auch Einbrüche von kalten Abszessen von der Wirbelsäule, von den Rippen her zu nennen, ebenso Entleerung eitriger Mas-

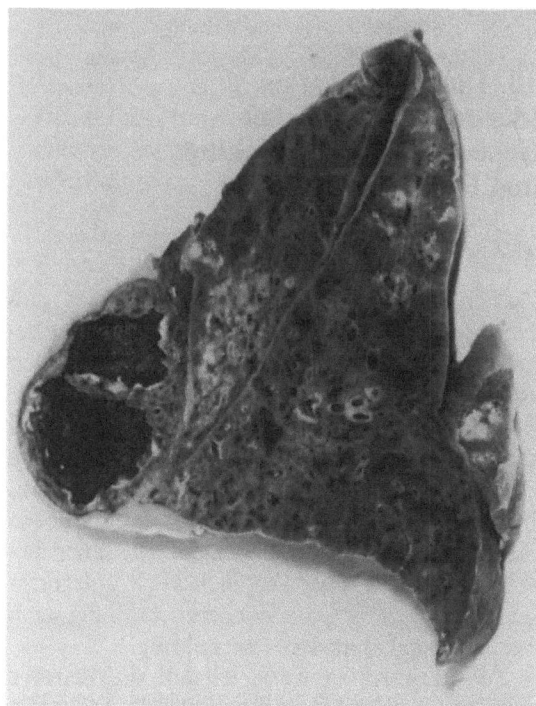

Abb. 145b. Großschnitt: Große Kaverne im rechten Lungenoberlappen, zum Teil epithelisiert, zum Teil ungereinigt. Pralle Füllung der Kaverne durch teils locker geronnenes Blut; Blutaspiration in die Bronchien beider Lungen. Zum Teil ungereinigtes, verzweigtes Kavernensystem im linken Lungenoberlappen. (Miliartuberkulose der Milz; submiliare Tuberkulose der Leber)

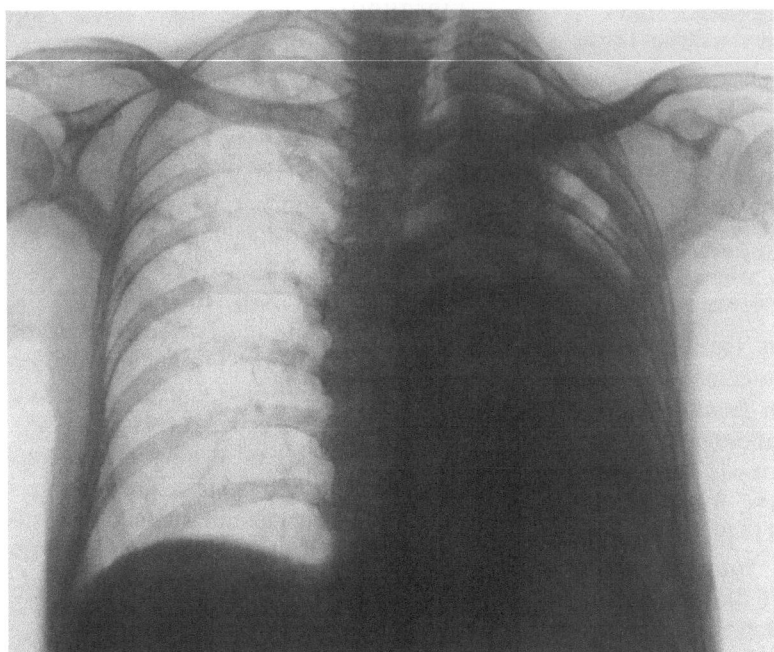

Abb. 146a u. b. W., Berta, 51 Jahre. „Zerstörte Lunge links; schwere Amyloidose"

Abb. 146a. Lungenübersichtsaufnahme: Zerstörte Lunge links mit zahlreichen unregelmäßigen Aufhellungsfiguren

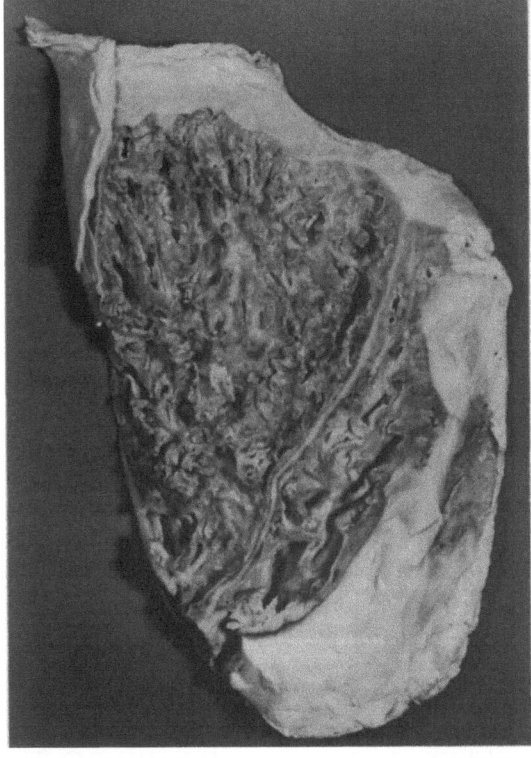

Abb. 146b. Aufnahme des Präparats: Fortgeschrittene Destruktion und Schrumpfung der linken Lunge mit großer Kaverne des linken Oberlappens, tubulären Kavernen des restlichen Oberlappens sowie des ganzen Unterlappens. Amyloidose der kleinen Koronararterienäste. Massive Amyloidose der Leber, der Milz, der Nieren, der Nebennieren, des Pankreas und der Schilddrüse (Tuberkulose seit 1941; 5 Behandlungsversuche, zumeist von der Patientin abgebrochen)

sen aus Lymphknoten in den Pleuraraum: auch mit nachfolgenden Allgemeinwirkungen (Abb. 146).

10. Die Exazerbation (der tuberkulöse Schub, Superinfektion, Reinfektion und Exazerbation)

a) Zur Definition und Nomenklatur

Zu den *Definitionen* wäre wohl anzuführen, daß man zweckmäßigerweise einen großen Oberbegriff schafft, der pathogenetisch unverbindlich ist. Es bietet sich der Ausdruck der *„Exazerbation"* an. Hierunter läßt sich begreifen sowohl die Weiterentwicklung, nach einem Intervall, aus dem Primärkomplex, wie auch das Aufbrechen, im weitesten Sinn gebraucht, der tuberkulösen Allgemeininfektion nach Latenz an einer bestimmten Stelle. Hier läßt sich auch unterbringen das „Rezidiv", die Wiedererkrankung nach zur Ruhe gekommener Erkrankung.

Zur Literatur verweise ich auf die Beiträge von BEITZKE (1940), BIELING (1940), GÄRTNER (1953), GIESE (1953), HAMBURGER und DIETL (1932), ICKERT (1939), KAYSER-PETERSEN (1935), KLEINSCHMIDT (1927), LANGE (1943), LURIE (1950), PAGEL und HENKE (1930), SCHWARTZ (1935), SIMON und REDEKER (1930), REDEKER (1930), VOGT (1954), WALLGREN (1953), WURM

(1943, 1953) sowie auf GRÄFF (1953) und KREUSER (1953).

Besonders klar sind die *Nomenklaturfragen* in den „Gesichtspunkten zur Nomenklatur bei der Begutachtung der Tuberkulose" des Deutschen Zentralkomitees zur Bekämpfung der Tuberkulose (Neufassung 1966) gegeben. Neben der *Erstinfektion* wird die *Neuinfektion, Reinfektion* nach biologischer Ausheilung der Primärinfektion genannt. Als *Superinfektion* wird die Aufpfropfinfektion bezeichnet, nach nicht erfolgter biologischer Ausheilung der Primärinfektion. Es handelt sich um eine zusätzliche Ansteckung.

Als *Exazerbation* bzw. Wiederaufbruch tuberkulöser Herde wird das Aufflackern aus exogener oder endogener Ursache mit der Möglichkeit der Ausbildung weiterer Schübe bezeichnet. Letzlich wird der Ausdruck „Exazerbation" in einem weiteren Sinne gebraucht, indem gesagt wird, daß „nur schwer zu entscheiden ist, ob die Exazerbation einer Tuberkulose die Folge von Superinfektionen oder die Folge nicht spezifischer exogener oder endogener Ursachen ist".

Der Ausdruck *„Reinfektionstuberkulose"* wird im amerikanischen Schrifttum nicht in diesem klaren unmißverständlichen Sinn gebraucht. KATZ (1966) überschreibt sein Kapitel „Reinfection tuberculosis": Der Inhalt des Kapitels behandelt die „postprimäre, progressive Tuberkulose".

Letzlich sind die gesamten Begriffe im Individualfall nur mit äußersten Schwierigkeiten anwendbar. Sicher ist der schubweise, diskontinuierliche Verlauf, der Verlauf „in Exazerbationen" (R.W. MÜLLER, „Der Tuberkuloseablauf im Körper"). Sicher ist auch, daß diese Exazerbation in jedem Zeitpunkt auftreten kann. R.W. MÜLLER benützt den Begriff „Schub" als den Sammelbegriff, für den wir die „Exazerbation" gebrauchen; dieses jedoch nur deswegen, um das exogene Moment in den Oberbegriff mit einbeziehen zu können. Die Exazerbationen können am Ort oder aber als Streuung oder Streuungsfolge erfolgen. Die Probleme der Reinfektion und Superinfektion sind in besonders sorgfältiger Weise von TERPLAN abgehandelt. „Reinfektion", so wie wir den Begriff gebrauchen, geht wohl auf TERPLAN zurück, nämlich daß sich zu einem alten, völlig abgeheilten Primärkomplex ein zweiter zugesellt. Die pathologisch-anatomische, die histologische Abgrenzung ist schwierig. Logisch ist die Auffassung R.W. MÜLLERS, der die Grenzen zwischen Superinfektion und Reinfektion für unscharf hält, sowohl in der Theorie wie in der Praxis. Die Aufrechterhaltung der positiven Tuberkulinreaktion gehe auf wiederholte, latente, minimale Superinfektionen zurück. Andererseits ist nur zu einleuchten, daß das Ausmaß der „erworbenen Immunität" kontinuierlich abnimmt. Freilich müssen wir bedenken, daß die mit Tuberkulinprüfungen gemessene Allergie quantitativ nicht identisch ist mit der „Immunität". R.W. MÜLLER spricht von einer „Relativität der Grenzen zwischen Superinfektion und Reinfektion": „Die Frage Reinfektion und Superinfektion ist also keine Frage des entweder – oder, sondern eine Frage des mehr oder weniger".

b) Das Problem der Superinfektion

Nach vorliegenden kasuistischen Mitteilungen, nach epidemiologischen und zahlreichen experimentellen Untersuchungen, besteht an der Möglichkeit einer Superinfektion kein Zweifel. Es ist jedoch unter den gegenwärtigen Verhältnissen nicht wahrscheinlich, daß sie eine entscheidende Rolle spielt. Epidemiologisch ist in dieser Hinsicht, wie URBANCZIK (1970) meint, die Tatsache aufschlußreich, daß in all den Ländern, in denen jahrelang entsprechende bakteriologische Untersuchungen durchgeführt werden, die Zahl der Neuerkrankungen an Tuberkulose, bei denen eine primäre Chemoresistenz gegen Isoniazid gefunden wird, seit vielen Jahren keine ansteigende Tendenz aufweist. Bekanntlich stellen Kranke mit therapeutisch induzierter Chemoresistenz das Keimreservoir dar, aus dem diese Neuerkrankungen kommen. Beachtenswert ist weiter, daß anscheinend Erkrankungen mit primärer Chemoresistenz häufiger bei Kindern und Jugendlichen als bei älteren Erwachsenen vorkommen, d.h. bei Primärinfektionen und eben nicht im Sinn einer Superinfektion bei älteren Erwachsenen, die ihre Primärinfektion schon viel früher durchgemacht haben.

Zu Fragen der Nomenklatur und zur „progressiven, protrahierten Durchseuchung" sind SCHÜRMANN (1926) und DIEHL (1926) zu nennen; zum Problem der Superinfektion STEINBRÜCK, KAYSER-PETERSEN (1935), ANSTETT (1961), BRAUN und LEBEK (1958), KREBS (1959), LANGE (1937).

Die extrapulmonale Superinfektion ist bei EHRING (1969) erwähnt; zum Gesamtproblem sind BÖHME (1949), GRASS (1949), ROEGEL, LANG und WEITZENBLUM (1965), DAVID und ROSIN (1956) zu nennen.

BLAHA (1975) hat auf dem Kongreß der Süddeutschen Gesellschaft für Lungenkrankheiten ausführlich zum Gesamtthema berichtet.

Der Nachweis der tuberkulösen Superinfektion gelingt auch mit Hilfe von Sensibilitätsprüfungen. Es findet sich gelegentlich ein abweichendes Resistenzmuster, entweder bei Patienten, die ihre Krankheit vor der Einführung der Tuberkuloseheilmittel durchgemacht hatten, oder bei wiederholten Resistenzprüfungen. Nicht alle Arbeiten halten einer Kritik stand.

Tabelle 20. Zur Rolle der Superinfektion: chemoresistente Tuberkulosebakterien als Indikator. (Nach FINKLER, 1957)

Autor und Datum der Publikation	Alter und Geschlecht	Beruf	Infektionsquelle oder Exposition	Vorheriger Röntgenbefund und Tuberkulinreaktion	Auftreten und Grad der Resistenz	Art und Sitz des Prozesses
McCoy 1950	24 ♀	Schwesternschülerin	Arbeit in Tb.-Abt. während 2 Monaten 1946	Rtg. o.B. 1944—1949 Tuberkulin positiv 1944	1949 1000 γ/cm^3 Streptomycin	Kleines Infiltrat 1949
Canetti u. Mitarb. 1951	24 ♀	Laborantin	Manipulation verkorkter Röhrchen mit resist. Bazillen	Rtg. o.B. 1946 Tuberkulin positiv 1946	1949 100 γ/cm^3 Streptomycin	Gruppe subpleur. kleiner Herde, li. Oberlappen. Zu exkav. Rundherden konfluierend.
Piéchaud u. Mitarb. 1951	26 ♂	Stud. med.	Wiederholt Arbeit in Tuberkulose-Sanatorien	Rtg. o.B. 1943—1950 Umschlag der Tuberkulinreaktion 1943	1950 50 γ/cm^3 Streptomycin	Bds. exsud. Proz. mit kav. li. Chorioideatuberkel, Pharynxtb.
Thomas u. Mitarb. 1954	26 ♂	nicht vermerkt	Ehefrau?	Tuberkulose seit 1947 bekannt	1952 Streptomycin Ratio 128[a]	nicht vermerkt
Thomas u. Mitarb. 1954	49 ♂	nicht vermerkt	Ehefrau?	Tuberkulose seit 1947 bekannt	1951 4 γ/cm^3 Streptomycin Ratio 8[a] 2 γ/cm^3 PAS, Ratio 16[a]	nicht vermerkt
Thomas u. Mitarb. 1954	18 ♂	nicht vermerkt	nicht eruiert	Tuberkulose seit 1946 bekannt	1953 4 γ/cm^3 PAS Ratio 64[a]	nicht vermerkt
Beck 1955	31 ♀	Schwester	Arbeit in Tuberkuloseabteilung	Rtg. 1950 o.B. Tuberkulin pos. 1940	1951 10 γ/cm^3 Streptomycin	nicht vermerkt
Gadd 1956	49 ♀	Industriearbeiterin	Ehemann	Tuberkulose seit 1936 bekannt	1955 80 γ/cm^3 Streptomycin 5 γ/cm^3 INH 30 γ/cm^3 PAS	Re: frisches infracl. Infiltrat Li: Neuer Rundherd mit Einschmelzung
Baldamus u. Mitarb. 1956	68 ♂	nicht vermerkt	nicht eruiert	Tuberkulose seit 1952 bekannt	1955 10 γ/cm^3 INH	Aktive offene doppels. prod. zirrhot. Lungentb. m. Riesenkaverne und pleur. Adhäsionen.
Baldamus u. Mitarb. 1956	74 ♂	nicht vermerkt	nicht eruiert	Tuberkulose seit 1952 bekannt	1954 1 γ/cm^3 INH	Aktive offene doppels. exs. prod. Lungentb. mit Kaverne im rechten Obergeschoß. Darmtb.
Finkler 1957	42 ♂	Lungenarzt	Arbeit in Lungenpoliklinik	Rtg. o.B. (Kalk) 1942—1956 Tuberkulin positiv 1942	1956 10 γ/cm^3 Streptomycin 1 γ/cm^3 INH	Gruppe subpleur. weicher kleiner Herde, apicopost. Segment re. Oberlappen. Zu exkav. Rundherd konfluierend.
Finkler 1957	22 ♀	Krankenschwester	Arbeit in Tb.-Abt. (6 Monate)	Rtg. o.B. 1949—1956 Tuberkulin positiv 1949	1956 10 γ/cm^3 INH	Gruppe subpleur. weicher kleiner Herde, apik. Segment re. Unterlappen. Zu exkav. Rundherd konfluierend.

Tabelle 20 (Fortsetzung)

Autor und Datum der Publikation	Alter und Geschlecht	Beruf	Infektionsquelle oder Exposition	Vorheriger Röntgenbefund und Tuberkulinreaktion	Auftreten und Grad der Resistenz	Art und Sitz des Prozesses	Bemerkungen
Meyer, A. u. Mitarb. 1951	39 ♀	nicht vermerkt (Hausfrau?)	Ehemann	Rtg. o.B. 1950 Tuberkulin: unbekannt	1951 100 γ/cm³ Streptomycin	Frische Kaverne linke Spitze und rechtes Mittelfeld	Alter und Exposition des Pat. lassen Primoinfektion mit resistenten Bazillen ausschließen
Cummings u. Mitarb. 1952				Tuberkulose schon vor 1946 bekannt	1952 Streptomycin		Vor 1946 wegen Tb. hospitalisiert
Cummings u. Mitarb. 1952				Tuberkulose schon vor 1946 bekannt	1952 Streptomycin		Vor 1946 wegen Tb. hospitalisiert
Thomas u. Mitarb. 1954	30 ♂	nicht vermerkt	nicht eruierbar	Tuberkulose seit 1947? bekannt	1952 2 γ/cm³ Streptomycin Ratio 8 0,5 γ/cm³ PAS Ratio 2	nicht vermerkt	Bakteriol. Befund von 1947 fehlt. Rtg.-Befunde und klin. Verlauf für Tb. beweisend.
Beck 1955	43 ♂	Angestellter in Sanat.	Arbeit?	Rtg.: Kalk 1951 Tuberkulin und Histoplasmin positiv 1951	1952 10 γ/cm³ Streptomycin	Exkav. Infiltrat rechte Spitze	Pos. Histoplasmintest und Tuberkulintest erklären Kalk gleichermaßen. Primoinfekt. mit 42 Jahren eher unwahrscheinlich.
Baldamus u. Mitarb. 1956	72 ♀	nicht vermerkt	nicht eruiert	Tuberkulose seit 1953 bekannt	1953 10 γ/cm³ INH	Aktive offene prod. exs. kav. Tbc. links	Tb. erst seit 1953 bekannt. Alter läßt Primoinfektion ausschließen. Reinfektion?

[a] Nach der vom britischen Medical Research Council angegebenen Methode der Resistenzbestimmung.

Es ist nicht auszuschließen, daß es eine „Wildresistenz" gibt, die von der Einführung der Tuberkuloseheilmittel unabhängig ist. Hierzu wären Arbeiten von Finkler (1957), Gadd (1956), Lepeuple et al. (1960) und Neumann (1956) heranzuziehen. Finkler stellt insgesamt 18 Fälle, davon 2 eigene, vor, bei denen nach dem Resistenzmuster eine Superinfektion wahrscheinlich ist. Unsicherheiten der Vorbehandlung, der „Therapieanamnese", Unsicherheiten der Methoden der Resistenzbestimmung, eventuell differierende Populationsanteile sind wohl nie ganz auszuschließen (Tabelle 20).

Auf die zahlreichen experimentellen Arbeiten wird nicht weiter eingegangen; hierzu findet sich Schrifttum vor allem bei Freerksen (1959); weiter sind Nitti (1968), K. Simon (1956) und Canetti (1964/1965) zu nennen.

Zur Epidemiologie und Superinfektionskasuistik seien die Beiträge von Biermann (1926), Braeuning (1930), Jaksch-Wartenhorst (1936), Jensen (1949), Ickert (1939), Kreuser, Rocher und Seguin (1953), Romeyn (1970), Seri, Horváth und Czanik (1960), Seri und Balogh (1962) sowie Weber und Dusch (1937) genannt. Erkrankung des Krankenpflegepersonals, Ehegattentuberkulose, Kindermorbidität in tuberkulösem Milieu sind verwertbare Kriterien (s. auch Blaha, 1975).

Insgesamt ist anzunehmen, daß die Superinfektion in Tuberkulosekrankenanstalten mit konsequenter medikamentöser Tuberkulosebehandlung keine wesentliche Rolle mehr spielt (Clauss, 1972). Es erscheint jedoch nicht vertretbar, die Möglichkeit einer Superinfektion ganz auszuschließen. Die weitere Sammlung kasuistischen Materials ist zweckdienlich.

Für den Radiologen mag es einerseits eine Beruhigung sein, daß z.B. die Ehegattentuberkulose doch relativ selten ist, daß wiederholte enge Kontakte mit reichlich bakterienausscheidenden Patienten wohl als Voraussetzung für die Superinfektion gelten müssen („fließende Infektionsquellen"); andererseits ist die Beobachtung hygienischer Bedingungen zweckmäßig. Insbesondere sind gerade radiologische Abteilungen der abtötenden Lichtwirkung gegenüber Mykobakterien zum Teil entzogen. Jeder Radiologe sollte über seinen „Tuberkulinstatus" Bescheid wissen, auch mit Rücksicht auf etwa eintretende Begutachtungsfragen.

c) Die „Reinfektion" im allgemeineren Sinne

aa) Zur Definition

Im vorliegenden Kapitel wird der Ausdruck „Reinfektion" in dem Wortsinn gebraucht, den der zu referierende jeweilige Autor meint. Es ist also sowohl von „endogener" wie „exogener" Reinfektion die Rede; vielfach ist eine Abgrenzung gegen die im vorangehenden Kapitel „Superinfektion" nicht möglich.

Der Gebrauch des Wortes „Reinfektion" nicht ausschließlich im Sinn von neuer Infektion bedeutet eine Konzession. Diese Konzession ist notwendig, weil der pathologische Anatom nicht mit Regelmäßigkeit unterscheiden kann, ob es sich um Erstinfektion oder um eine Wiederinfektion handelt. Die pathologisch-anatomischen Kriterien sind nicht eindeutig (GIESE, 1953, PH. SCHWARTZ, 1942).

Aus radiologischer Sicht ist dazu zu bemerken, daß nach UEHLINGER beim Primärkomplex im Kindesalter und bei Jugendlichen die Lymphknotenkomponente meist größer als der Primärherd ist, während bei Erstinfektionen im Erwachsenenalter der Lymphknotenanteil weniger hervortritt. Ebenso scheint es beim Reinfektions-Komplex zu sein, so daß der radiologischen Diagnostik hier Grenzen gesetzt sind.

Nach R.W. MÜLLER sind die Übergänge zwischen Superinfektion und Reinfektion fließend (s. auch SYLLA, 1952). Für die jahrzehntelang andauernde Diskussion dieses Problems sind BRAEUNING (1923/1924), BALLIN (1924) und neuerdings STEAD (1967) und ROMEYN (1970) zu nennen.

bb) Zur sog. „exogenen Reinfektion"

Wir haben ausgeführt, daß die Abgrenzung gegen die „Superinfektion" nur sehr bedingt möglich ist. Wenn wir beispielsweise die Tuberkulose der Ehegatten behandeln, dann spielt sicherlich die Frage der tuberkulösen Erstinfektion, der Superinfektion, der exogenen Stimulation bestehender Herde wie auch die Frage der „echten Reinfektion" eine Rolle. Bei „fließender Infektionsquelle" ist die Festlegung auf bestimmte pathogenetische Mechanismen nicht möglich. BIERMANN (1926) hat sich eingehend mit diesem Problem befaßt. Er fand bei Ehegatten in 4,3% der Fälle Erkrankungen an offener Tuberkulose, die als wahrscheinlich exogen entstanden erklärt wurden. Die Zusammenfassung enthält einen Satz, der gegenwärtig noch Gültigkeit hat: „Man muß aufgrund der vorliegenden Untersuchung fordern, daß gesunde Erwachsene, sei es in der Familie, in der Krankenpflege oder im Laboratoriumsbetrieb, soweit als angängig vor zu reichlicher Ansteckungsmöglichkeit zu schützen und wiederholt zu untersuchen sind. Kleinliche Bazillenfurcht hingegen, die jeden Bazillus vom Gesunden oder Kranken aus Furcht vor exogener Reinfektion vermeiden will, ist bei der starken natürlichen Immunität des Menschen abzulehnen."

Die Bedeutung der „exogenen Reinfektion", des exogenen Moments überhaupt, bei der Entstehung der „Erwachsenentuberkulose" wird in den älteren Beiträgen etwa von SIEGEN (1926), PUHL (1922) oder von BEITZKE (1923) hervorgehoben; in jüngerer Zeit etwa vor allem von CANETTI (1950/1954), CANETTI und ROBERT (1950), BABOLINI und MARCONI (1955) sowie von BLASI (1957) von VAN DER LEE (1957). Auf die zusammenfassende Darstellung von ICKERT (1939) sei noch einmal hingewiesen.

cc) Das Rezidiv, die Exazerbation im engeren Sinne; die „endogene Reinfektion"

Dieser Hauptteil des Kapitels, auf dem auch das klinisch-radiologische Schwergewicht liegt, wird nach folgenden Gesichtspunkten unterteilt:

1. Entwicklung aus dem Primärkomplex
2. Entwicklungen aus dem Lymphknotenanteil
3. Exazerbation von Frühstreuungen und Spitzenherden
4. Die minimalen Läsionen („die gesunden Befundträger")
5. Die postpleuritische Tuberkulose
6. Das klinische Rezidiv, die Exazerbation im engeren Sinn
7. Die Ursachen des Rezidivs
8. Das Pseudorezidiv.

Die einzelnen Kapitel sind von unterschiedlichem Gewicht. Primärkomplex und Lymphknotenanteil, sowie ihre Exazerbationen, ihre Folgen sind in den vorausgegangenen Kapiteln eingehend abgehandelt; die Erwähnung erfolgt mehr oder minder der Vollständigkeit halber. Auch zu den Fragen des Beginns der Erwachsenentuberkulose, der Lungentuberkulose, der „Tertiärphthise" ist in früheren Abschnitten

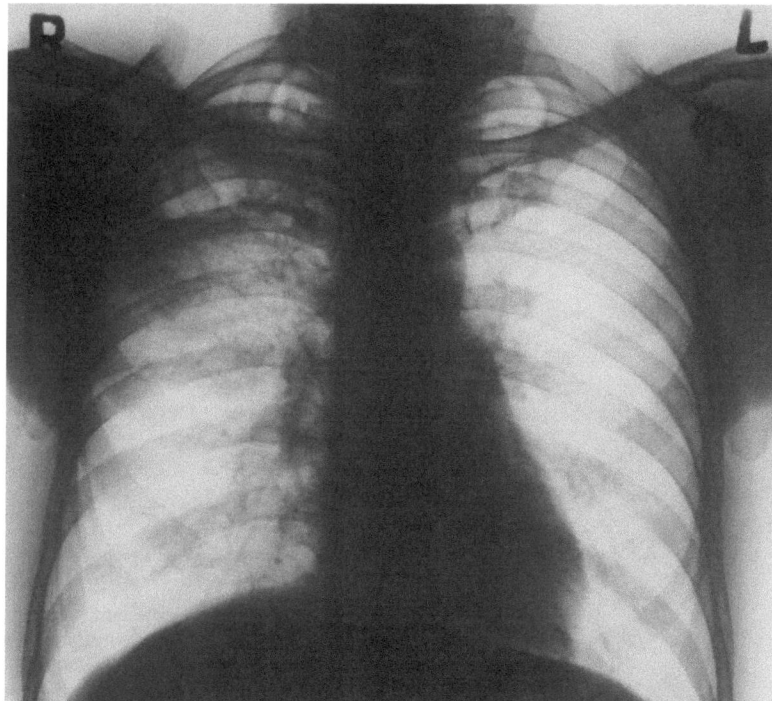

Abb. 147a—c. R., Johannes, 50 Jahre. „Rezidiv"

Abb. 147a. Aufnahme vom 22.5.1957: Ausgedehnte rechtsseitige Obergeschoßtuberkulose mit großer Kaverne

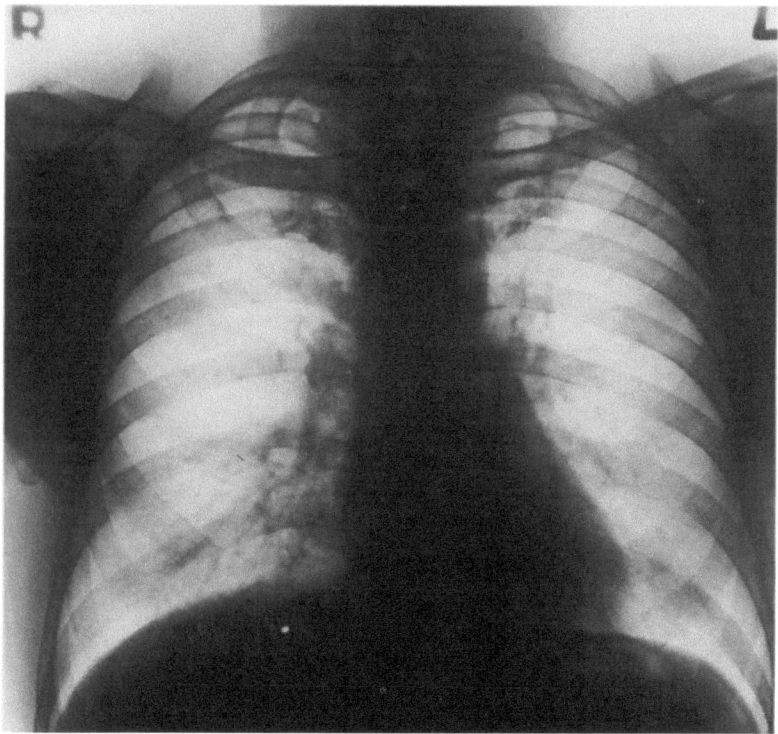

Abb. 147b. Aufnahme vom 24.7.1957: Weitgehende Rückbildung

Stellung genommen worden. Die „minimalen Läsionen" haben, neben ihrer klinisch prospektiven Bedeutung, ihre epidemiologischen Aspekte. Auch die „postpleuritische Tuberkulose" ist weniger eine morphologisch-klinische Besonderheit als vielmehr ein pathogenetischer Gesichtspunkt. Als zusammengehörig werden behandelt das klinische Rezidiv, die Faktoren, die für die Entstehung des klinischen Rezidivs eine Rolle spielen sowie das fälschlich angenommene Rezidiv, das „Pseudorezidiv" (Abb. 147, 148 u. 149).

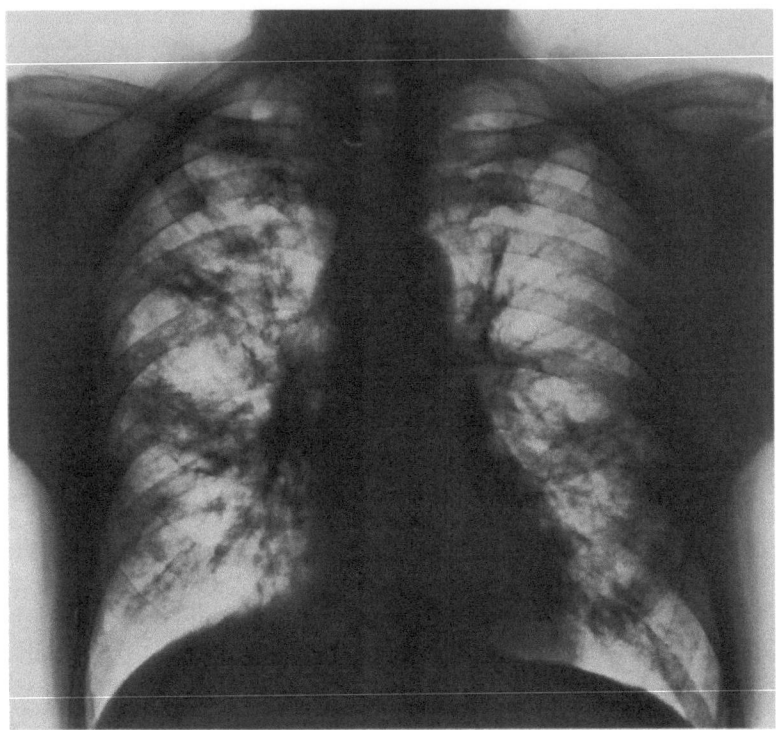

Abb. 147c. Aufnahme vom 21.6.1971: Rezidiv mit ausgedehnt disseminierter „Emphysemtuberkulose". Nachweis von Tuberkulosebakterien

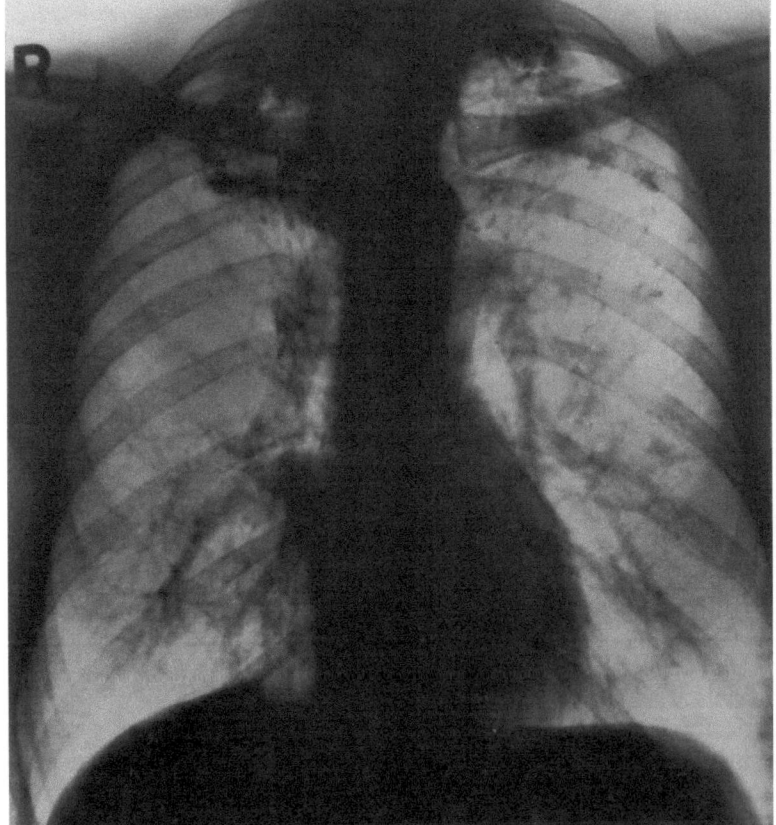

Abb. 148a—d. Sch., Alexander, 54 Jahre. „Rezidiv bei verkalkter Tuberkulose"

Abb. 148a. Kaverne im rechten Oberfeld; verkalkte Herde bilden den Boden der Kaverne (28.4.64)

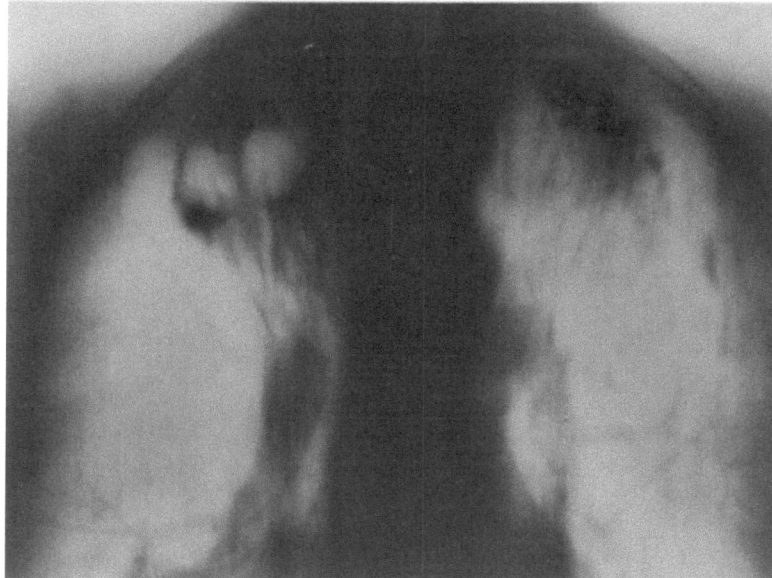

Abb. 148b. Zeigt den kavernösen Prozeß im Schichtbild mit Einbeziehung von Kalkherden in die Kaverne

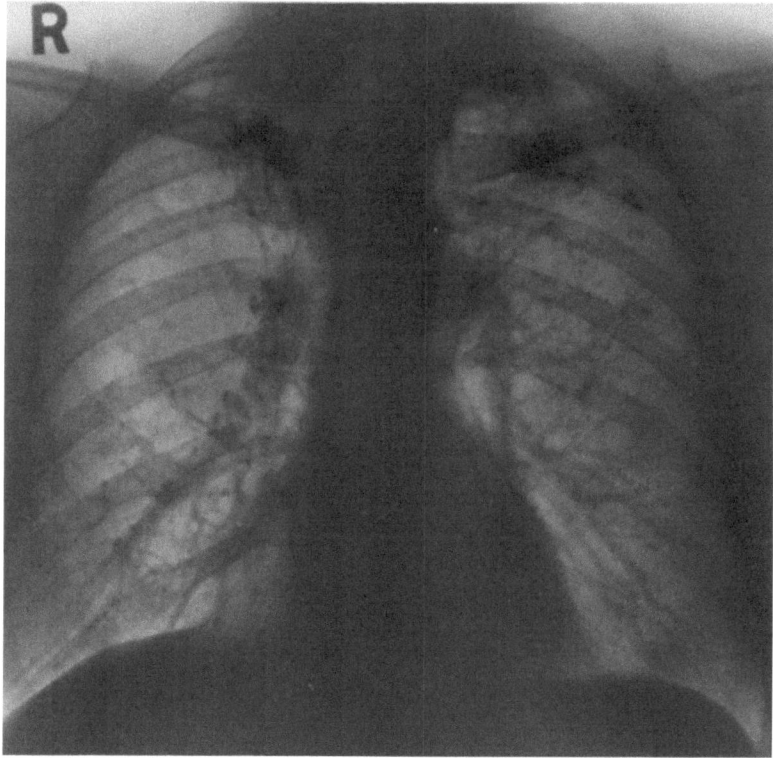

Abb. 148c. Mitnahme der Kalkherde bei der Schrumpfung (Aufnahme vom 19.1.65)

Zur Frage der Weiterentwicklung, auch nach Latenz, aus dem tuberkulösen Primärherd haben wir in dem entsprechenden Kapitel Stellung genommen. Für Exazerbation des Lymphknotenanteils ist auf die wichtige, noch immer lesenswerte Arbeit von GHON und KUDLICH (1925) hinzuweisen. Weiter wären die Untersuchungen von HUEBSCHMANN (1923), ORTH (1923) und PUHL (1922) heranzuziehen. PAGEL, SIMMONDS und NASSAU (1964) sind der Auffassung, daß die Primärläsion, auch wenn sie für Jahre inaktiv zu sein scheint, in der Lage sei,

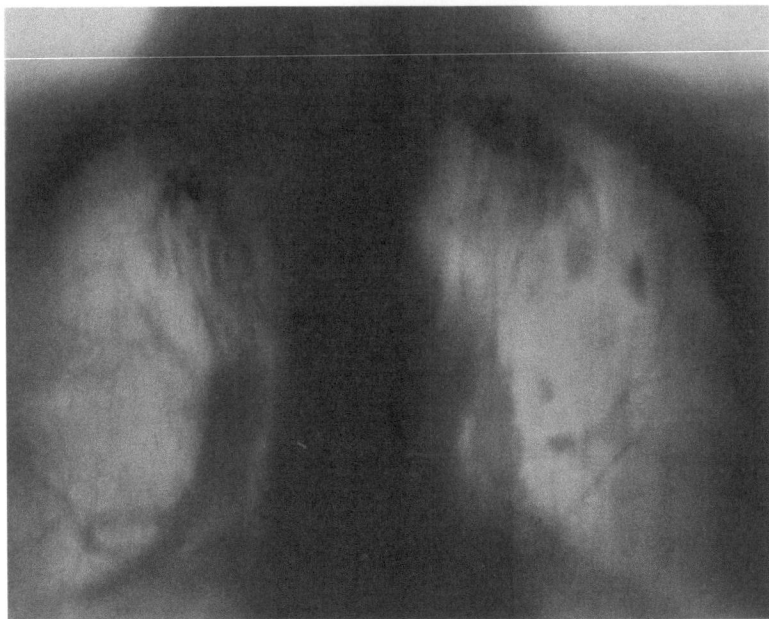

Abb. 148d. Schichtbild der geschrumpften Kaverne: „Kalk wandert mit"

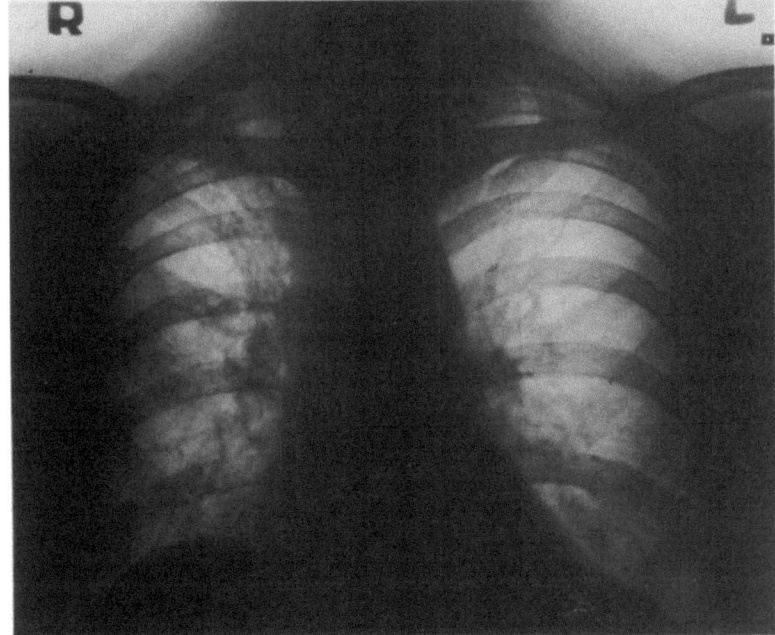

Abb. 149a u. b. P., Walter, 48 Jahre. „Rezidiv der Gesamterkrankung Tuberkulose"

Abb. 149a. Aufnahme vom 5.5.58: Fibrotische Tuberkulose im Bereich des rechten Spitzenoberfeldes. Geringe Streuherde auch links

eine tuberkulöse Bakteriämie aufrecht zu erhalten. Sie geben hierzu treffende Beispiele. Weiter sei auf die Untersuchungen von MEDLAR, TRIP und MEYERS sowie UEHLINGER verwiesen.

Anschaulich ist bei PAGEL et al. die Entstehung der Lungenschwindsucht durch „endogene" Entwicklungsreihen aufgezeichnet, indem sie den Frühherd als Exazerbationsfolge entweder auf dem Blut- oder auf dem endobronchialen Weg aufführen; dabei trennen sie von der Frühstreuung und der endobronchialen Frühausbreitung, von Residuen des Primärherdes und des Lymphknotens die Ausbreitung, die von postprimären Streuherden, nämlich den feinen Simonschen Spitzenstreuherden, sowie den verschiedenen „Infiltraten" ausgeht.

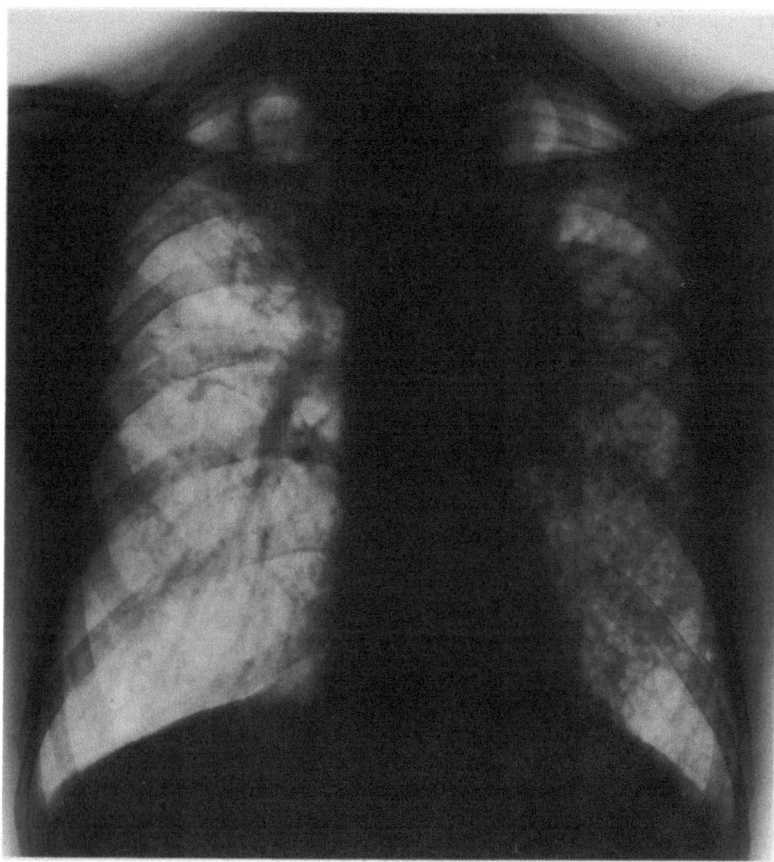

Abb. 149b. Aufnahme vom 5.1.70: Ausgedehnteste Phthise mit großen Zerstörungen in beiden Lungenoberfeldern nach 12 Jahren. Langes freies Intervall

dd) Entwicklung aus Minimalbefunden; Spitzenherde; Infraklavikularherde

Hier ist nicht der Ort, noch einmal ausführlich auf den „Beginn der Erwachsenentuberkulose" insgesamt einzugehen. Die schubweise Entwicklung der Tuberkulose ist ein allgemeines, selbstverständliches Element. Die Löschckesche „käsige Spitzenbronchitis" ist zumeist klinisch stumm. Ihr radiologischer Nachweis ist an besonders subtile Techniken gebunden. Das gesamte Problem der exogenen und endogenen Entstehung der Tertiärphthise ist sehr sorgfältig bei ROSENKRANZ (1934) abgehandelt. Die unglückliche frühere Nomenklatur geht aus dem Satz hervor, „..., daß die Reinfekte mit an Sicherheit grenzender Wahrscheinlichkeit als Reste hämatogener Streuungen anzusehen sind". Die sorgfältigen früheren deutschsprachigen Untersuchungen lassen keinen Zweifel daran, daß der Beginn der Erwachsenentuberkulose, zumindest unter den damaligen Bedingungen, in der überwiegenden Zahl der Fälle ein „endogener" Vorgang war. Radiologisch geht es darum, nach Spitzennarben, Spitzenfibrosen, diskreten miliaren Spitzenaussaaten, umschriebenen Herden zu fahnden.

Die Erfahrungen aus Untersuchungen von Lungenresektionspräparaten und aus tomographischen Untersuchungen zeigen eindringlich, was in den Lungenspitzen auch auf guten Übersichtsaufnahmen nicht zu sehen ist und wie oft der „minimale" Spitzenprozeß in Wirklichkeit doch größer und schwerwiegender ist. Für den pathogenetischen Zusammenhang der aus der Periode der Frühstreuung stammenden Herde und der Fortentwicklung zur Phthise durch Exazerbation sprechen die Beobachtungen von MEDLAR eine deutliche Sprache. Bei 1125 Sektionen von auf gewaltsame Art ums Leben gekommenen Personen fand MEDLAR in 96 Fällen „minimale" spezifische Lungenprozesse; es handelte sich dabei in 86% der Fälle um „histologisch aktive" abgekapselte Nekroseherde ohne klinische Symptomatik. Die Herde lagen zum größten Teil in den apikodorsalen Segmenten der Lungenoberlappen.

Über die frühere Vorstellungen geben die Arbeiten von ADLER (1930) und GJERTZ (1930) Auskunft. Beide sind der Auffassung, daß die

Entwicklung aus alten Herden, aus Resten hämatogener Streuungen, erfolgt. Eingehend hat sich auch SYLLA (1939), unter Berücksichtigung der damals vorliegenden Literatur (bis 1938), mit der „Reaktivierung als wesentlicher Ursache der fortschreitenden Tuberkulose Erwachsener" befaßt. Mit der vorsichtigen Bewertung des „ruhenden tuberkulösen Herdes" nimmt SYLLA, wie so viele frühere Bearbeiter des Themas, die gegenwärtige Auffassung von der Bedeutung der „gesunden Befundträger" als Reservoir für später manifest Erkrankende vorweg.

Zum nächsten Unterabschnitt dieses Kapitels, der Bedeutung der *„minimalen Läsionen"*, ergibt sich damit ein fließender Übergang. In ausgezeichneter Weise, unter Berücksichtigung der wesentlichen Literatur, ist das Problem bei NEUMANN (1962) in der Monographie „Die epidemiologische Bedeutung der inaktiven Lungentuberkulose" zusammengefaßt. Aus diesen Untersuchungen ergibt sich, daß die Aussichten, einen Rückfall zu erleiden, auch nach 20jähriger Inaktivität nicht viel geringer seien als vorher. Geschlecht, Lebensalter und Ausgangsbefund führen zu keinen brauchbaren Kriterien zur Schätzung der Rückfallwahrscheinlichkeit. Es könne kein Zweifel daran bestehen, daß die Gruppe der inaktiven Tuberkulosen in epidemiologischer Hinsicht bedeutsam sei und von allen Kollektiven die größte Ausbeute an neuen aktiven Fällen bei systematischer Überwachung erwarten lasse.

Daß die „Tuberculosis minima" mit ihrer prospektiven Bedeutung nicht ein Ergebnis jüngerer Untersuchungen ist, geht aus der Arbeit von KATTENTIDT (1954; mit einem Überblick über die ältere Literatur) hervor. Besonders hinzuweisen ist auf den Kongreß der Internationalen Union gegen die Tuberkulose in Rio de Janeiro, 1952, mit den Vorträgen von AMBERSON und JONES (1953), MEDLAR (1953), MANTZ (1953) sowie RIST und BERNARD (1953). Es ist interessant, daß eine fast vollständige Informationslücke zwischen den „klassischen" deutschsprachigen Arbeiten und den Berichten von diesem Kongreß klafft.

Im übrigen ist der Begriff „minimale Tuberkulose" im deutschen und im amerikanischen Sprachgebrauch unterschiedlich. Die korrekte Übersetzung der „minimal lesions" wäre „Lungentuberkulose von geringer Ausdehnung". Wie in der Abteilung A dieses Beitrages ausgeführt, handelt es sich um geometrisch begrenzte Felder. Eine minimale Läsion im deutschen Sprachgebrauch ist sehr viel weniger ausgedehnt als die „minimal lesion". Es besteht weitgehend Sinngleichheit mit den „gesunden Befundträ-

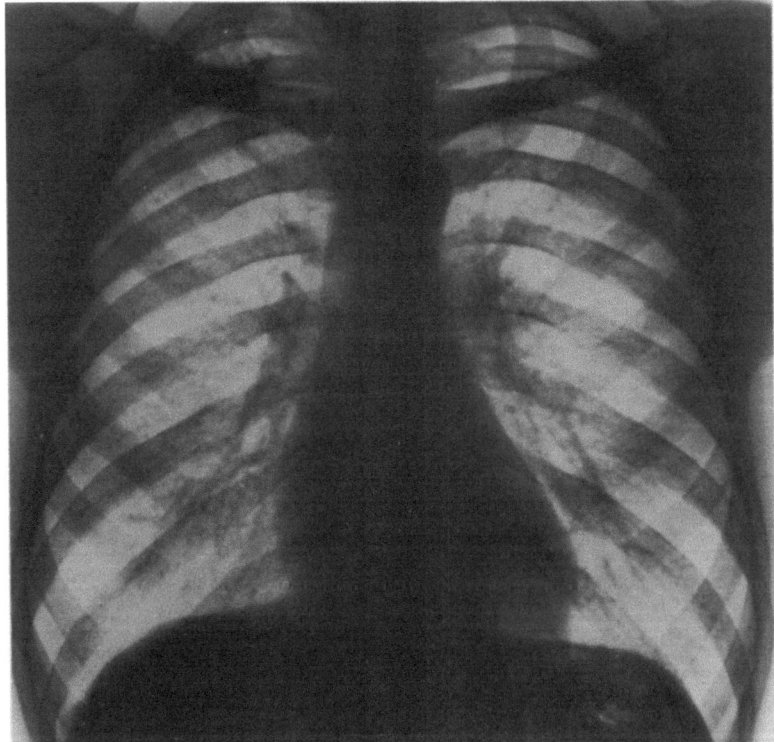

Abb. 150a—c. W., Horst, 29 Jahre. „Rezidiv eines Spitzenprozesses"

Abb. 150a. Aufnahme vom 14.2.1962: Indurierter Prozeß hinter Schnittpunkt Klavikula/ 1. Rippe in der rechten Spitze

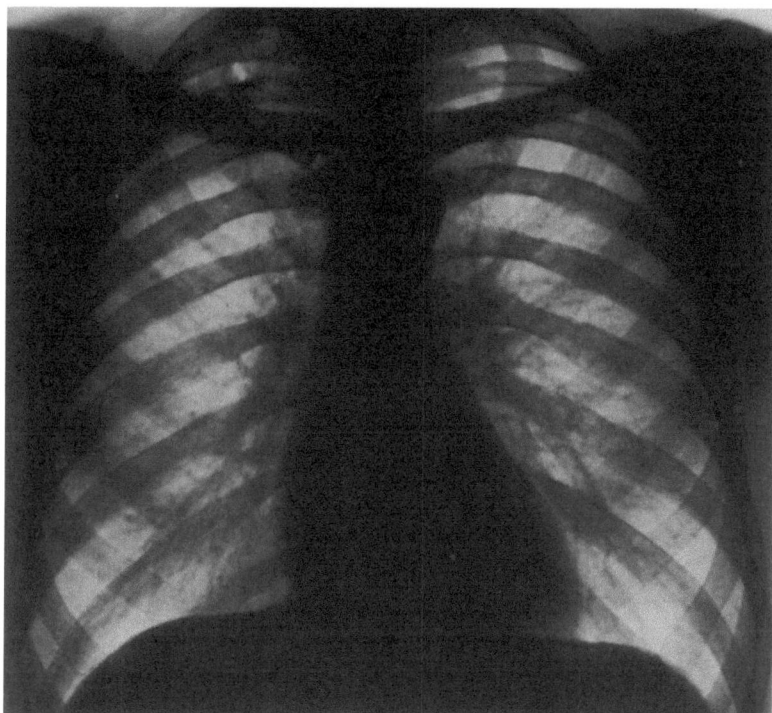

Abb. 150b. Aufnahme vom 27.6.1965: Eher weiter zurückgebildeter Prozeß in der rechten Spitze. Fragliches „perifokales Emphysem"

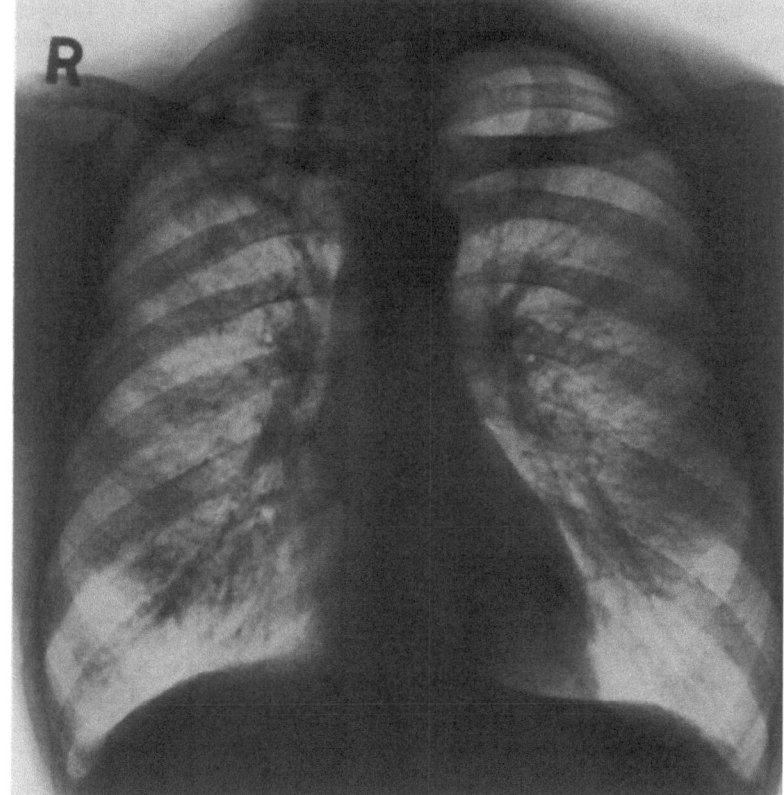

Abb. 150c. Aufnahme vom 23.9.1966: Großkavernöse Phthise im Bereich der Restherde. „Örtliche Exazerbation"

gern". Alle diese Termini sind mit Vorsicht zu gebrauchen, sozusagen jeweils in Anführungszeichen. WURM betont mit Recht: „Wir betreten dabei (sc. mit den ‚minimal lesions') kein Neuland, sondern ein Gebilde, das von der Tuberkuloseforschung der letzten 50 Jahre in allen Richtungen durchgepflügt worden ist, um den Beginn der Lungentuberkulose des Erwachsenen aufzuklären" (s. auch CANETTI, 1954; FISCHER, 1956; MEDLAR, 1948; ROULET, 1939; WURM, 1961/1962).

Die röntgenologische Erfassung dieser sehr gering ausgedehnten Herde wird von STECKEN behandelt. Wie HASCHE (1961/1962) betont STECKEN (1961/1962), daß die hier zusammengefaßten Herdformen ausgesprochen heterogen seien. Insbesondere ist die radiologische Aktivitätsbeurteilung ausnehmend schwierig und nur im Verlauf zu klären (s. auch BIRKELO und RAGUE, 1948; BOBROWITZ und HURST, 1947/1949; BRAEUNING, 1951; FOWLER, 1952; FRÉOUR und SERISÉ, 1958; REISNER und DOWNES, 1945; STEIN und ISRAEL, 1943).

Über die Entwicklung der Tuberkulose aus Narbenfeldern berichtet HAEFLIGER (1954) eingehend. Späteinschmelzungen an Kalkherden beschreibt BEHRENDT (1956; s. auch das Kapitel „Primärtuberkulose").

Für den Radiologen ergibt sich sowohl aus epidemiologischer wie auch individualmedizinischer Sicht, daß „die gering ausgedehnten Herde" wohl nicht ohne weiteres aus der Beobachtung entlassen werden sollten. Es verbirgt sich unter dem „gering ausgedehnten Substrat" eine Menge pathogenetisch heterogener Befunde von sehr verschiedener prognostischer Bedeutung. (BARIETY, COURY und BOIRON, 1954; BERNARD, HAUTEFEUILLE und BERNARD, 1953; HEDVALL, 1953; MONTANI, 1958; PAINE, 1951) (Abb. 150).

d) Die postpleuritische Tuberkulose

Die postpleuritische Tuberkulose stellt eine bestimmte Form eines Rezidivs dar. Sie ist Teil des Ablaufs der Tuberkulose in Schüben, so daß die Besprechung hier nicht ohne weiteres gerechtfertigt ist. Es ist jedoch zu unterstreichen, daß jeder Pleuraerguß, der als tuberkulosebedingt angesehen werden kann, ebenso eine Erkrankung an Tuberkulose darstellt wie jede andere Tuberkulose, beispielsweise der Lunge oder der Lymphknoten. Die radiologische Analyse wird sich vor allem darum bemühen, den „Ursachen der Pleuritis" nachzugehen: Parenchymherde sind aufzudecken, Lymphknotenherde, Lymphknoteneinbrüche, eventuell auch extrapulmonale Manifestationen. Noch heute gilt, daß die Tuberkulose eine der wichtigsten Ursachen des Rippenfellergusses ist. Die Differentialdiagnose ist allerdings nicht einfach. Beim jugendlichen Menschen mag nach wie vor zutreffen, daß bei positiver Tuberkulinreaktion die tuberkulöse Genese auch ohne zusätzliche Sicherungsmöglichkeit wahrscheinlich ist. Zur Bedeutung der Tuberkulinprüfung kommt die bakteriologische Diagnostik des Ergusses und des Auswurfs. Die zellu-

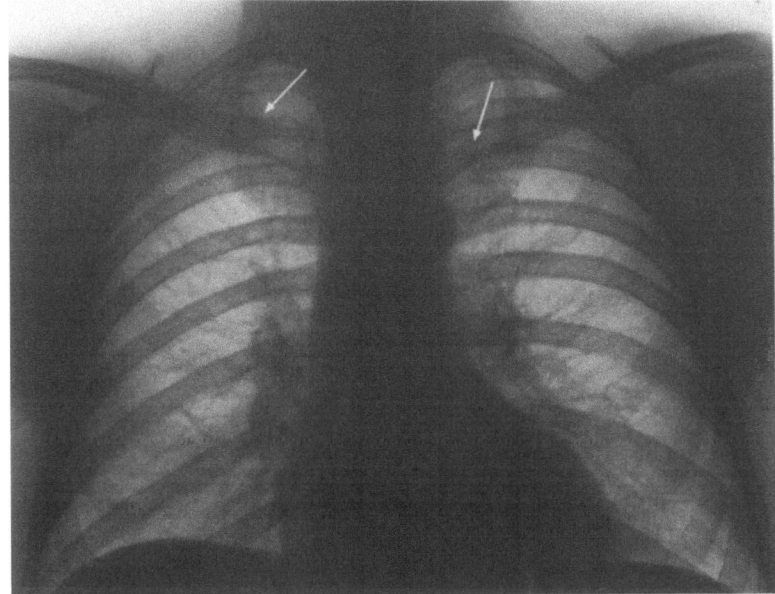

Abb. 151 a—c. K., Kurt, 45 Jahre. „Prognostische Bedeutung des Minimalbefundes"

Abb. 151 a. Aufnahme vom 28.11.67: Gering ausgedehnte Befunde in beiden Spitzen

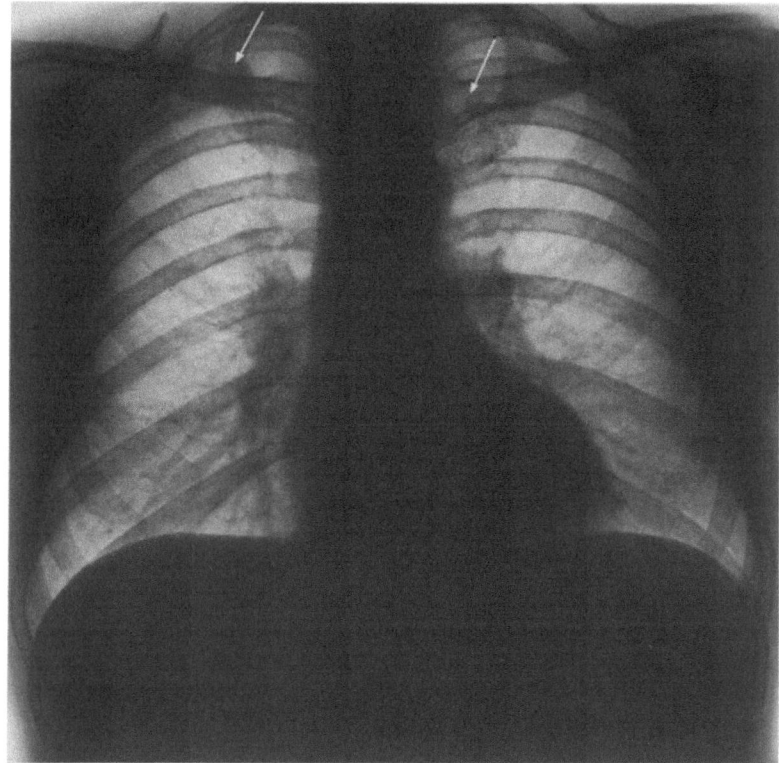

Abb. 151 b. Aufnahme vom
24. 4. 68: Rückbildung der Herde

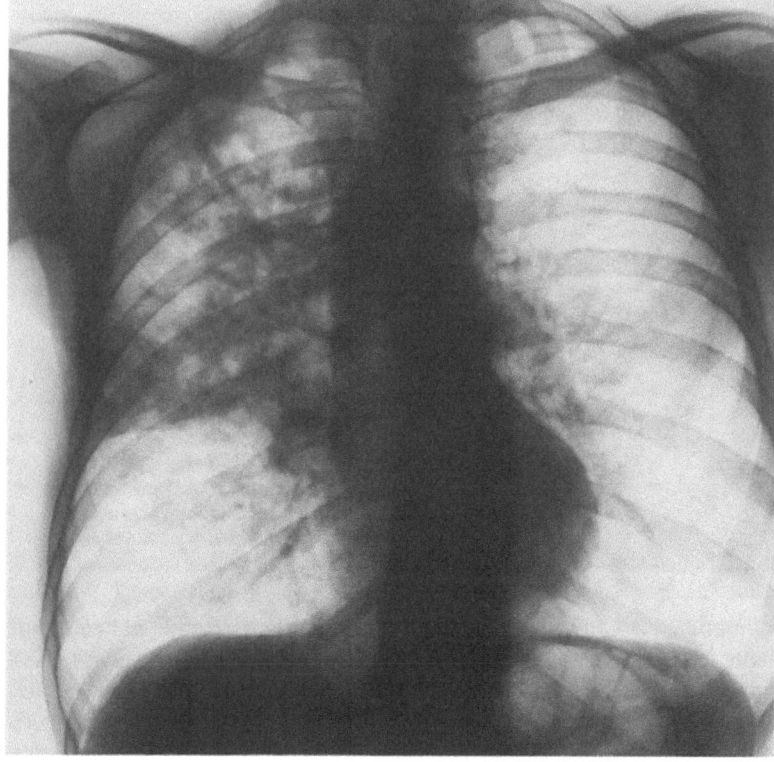

Abb. 151 c. Aufnahme vom
9. 4. 70: Ausgedehnte Phthise

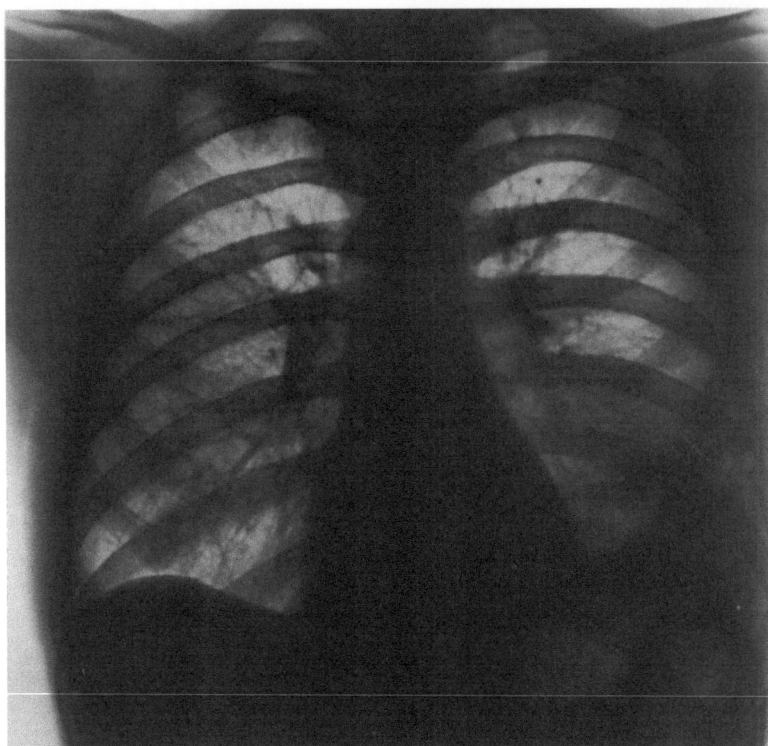

Abb. 152a u. b. Sch., Andreas, 25 bzw. 30 Jahre alt. Postpleuritische Tuberkulose

Abb. 152a. Aufnahme vom 22.6.1967: Linksseitige Pleuritis. Fragliche kleine Herde im rechten Mittelfeld

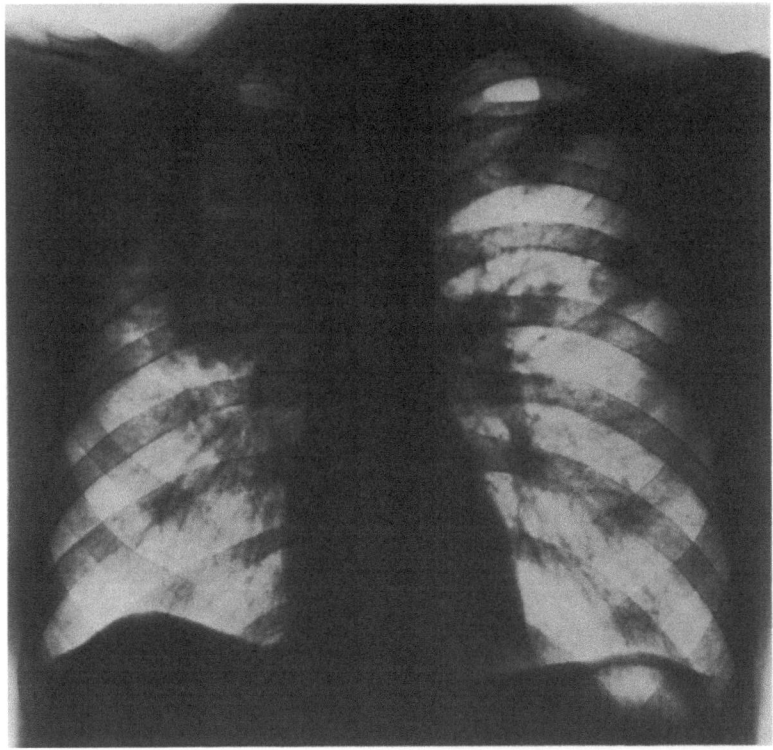

Abb. 152b. Aufnahme vom 26.7.1972: Ausgedehnte Phthise. Erstbehandlung eigenmächtig abgebrochen nach 6 Tagen; keine weitere Behandlung

läre Untersuchung trägt nicht maßgebend zur positiven Entscheidung, daß eine Tuberkulose vorliegt, bei. Kultur- und Tierversuch stehen im Vordergrund. Die feingewebliche Diagnostik bedient sich verschiedener Nadeltypen, die die gemeinsame Unsicherheitsquelle haben, daß Gewebeproben blind entnommen werden. Die thorakoskopische Entnahme, soweit zumutbar, ist zweifellos überlegen (BRANDT und KUND, 1964; SATTLER, 1957, 1958, 1961). Der radiolo-

Tabelle 21. Häufigkeit der postpleuritischen Tuberkulose. (Nach KUNTZ, 1968)

		Postpleuritische Tuberkulose		
		pulmonal %	extra-pulmonal %	insgesamt %
PAUL	1960	5,0		
JANOVIC	1953	9,4		
FRONDA u. Mitarb.	1955	11,3		
KUNTZ	1966	18,2		
PÄTIÄLÄ	1954	30,3		
SIBLEY	1950	46,0		
HOVESEN	1952	50,0		
STEAD u. Mitarb.	1955	59,0		
PÄTIÄLÄ	1954		8,4	
HAIZMANN	1952		13,0	
THOMPSON	1949		15,0	
SIBLEY	1950		21,6	
GLOOR	1963		35,3	
REINHARD	1951		36,5	
STEVENSON	1955		42,8	
MYERS	1955			9,7
KRATOCHVIL	1965			12,7
WYNN-WILLIAMS u. Mitarb.	1955			15,0
PÄTIÄLÄ	1964			15,8
FROSTAD	1951			16,0
SKAGGS u. Mitarb.	1955			16,0
RONA u. Mitarb.	1964			17,5
FABRE	1963			19,0
BROUET	1962			20,0
REINHARD	1951			20,0
KLEIN u. Mitarb.	1956			22,1
FINKLER	1947			25,0
THOMPSON	1949			25,0
ZAMPORI	1954			28,4
GERTH	1952			29,6
EMERSON	1957			29,9
DEIST	1952			30,0
STEINER u. Mitarb.	1957			41,0
LALLEMAND	1963			43,0
PÄTIÄLÄ	1954			43,1
ROBERTSON	1952			45,0
SIBLEY	1950			51,0
ROPER u. Mitarb.	1955			58,0

gische Nachweis des Ergusses ist, wenn er eine gewisse Größe hat, einfach. Wir bilden uns daneben ein Urteil über die Beweglichkeit der Flüssigkeit und damit über das Ausmaß etwa bestehender Verwachsungen. Wir versuchen weiter, uns ein Urteil zu bilden über das Ausmaß der Pleuraverdickung, auch über etwaige festere Bestandteile. Allerdings sind die radiologischen Möglichkeiten verhältnismäßig begrenzt.

Der Aspekt, unter dem wir hier das Kapitel „tuberkulöse Pleuritis" behandeln, ist die Frage des Schubes, der postpleuritischen Exazerbation, der „postpleuritischen Tuberkulose" (Abb. 151 u. 152). Eine Zusammenstellung findet sich, mit kritischem Kommentar versehen, in der Monographie von KUNTZ, die als weiterführende Lektüre empfohlen wird (Tabelle 21).

Es zeigt sich auch hier, daß die Zahl der „postpleuritischen Tuberkulosen" in weiten Grenzen schwankt, aus Gründen der Krankheit und aus statistischen Gründen: Beobachtungsdauer, Auswahl der Fälle, Erfassungsmodus einerseits, Lebensalter, Ausdehnung der Ersterkrankung, Stellung im Tuberkuloseablauf, Art und Dauer der Vorbehandlung andererseits. Die Rolle der Behandlung geht nicht nur aus den Ausführungen von KUNTZ sondern auch von WIER (1966), neben der landläufigen Erfahrung, hervor; dazu wären auch ARRINGTON (1964), BURKE (1950), RICHERT et al. (1960), STEAD et al. (1955), SULAVIK und KATZ (1963) sowie WALLGREN (1948) zu nennen.

Die Feststellung des Rippenfellergusses soll Anlaß sein, eine zweckentsprechende langdauernde Behandlung einzuleiten, wenn nicht der Verdacht auf das Vorliegen einer Tuberkulose weggeräumt ist. Eine radiologische Aufgabe ist es, Nachuntersuchungen solcher Fälle auf die Entwicklung einer Organtuberkulose hin zu veranlassen. Und es soll auch daran gedacht werden, daß der Meldepflicht genügt wird, damit die vorsorglichen Maßnahmen zur Entdeckung der Kontaktfälle getroffen werden können.

e) Die Exazerbation im engeren Sinne; das „Rezidiv"

aa) Definition, Pathogenese

Die nomenklatorischen Fragen sind bei NEUMANN (1962) im einzelnen besprochen. Er faßt wie folgt zusammen: „Der Rückfall ist eine Sonderform der Verschlechterung..., dabei ist das Auftreten von neuen Veränderungen, ein Rückfall im Bereich alter Herde oder eine langsame Progression, möglich."

Gleichzeitig ist der Begriff des „Rückfalls" vom Begriff der „Aktivität" bzw. „Inaktivität" abhängig. In vielen Fällen ist es sicherlich nicht möglich, eine exakte Definition dahingehend zu finden, ob es sich um einen „Schub" oder um einen „Rückfall" handelt.

Das entscheidende Kriterium liegt darin, daß nach einer längeren Zeit der Latenz, evtl. der

Rückbildung, neue Herde auftreten bzw. sichtbar werden, oder daß auf andere Weise ein Fortschreiten der Tuberkulose insgesamt erkennbar wird. Nach der Verlautbarung des Deutschen Zentralkomitees zur Bekämpfung der Tuberkulose ist eine Erkrankung so lange als aktiv zu betrachten, als Behandlungsbedürftigkeit vorliegt oder wenn innerhalb eines gewissen Zeitraums neue Tuberkuloseschübe zu erwarten wären. Als Übereinkunft hat sich hier eine Zeit von etwa ein bis zwei Jahren als zweckmäßig erwiesen. Es handelt sich aber um Übereinkünfte, die mit dem Sachverhalt, d.h. mit dem pathologisch-anatomischen Substrat, keine Übereinstimmung zu zeigen brauchen. Wir sind sehr häufig auf Mutmaßungen angewiesen.

Zur pathologischen Anatomie sind die Untersuchungen von LOESCHCKE (1928) besonders wichtig, der sehr genau die einzelnen Mechanismen der Exazerbation beschreibt. Weiter ist auch auf NICOD (1955) und TERPLAN zu verweisen.

Auf die zeitlichen Zusammenhänge bei den Rückfällen ist mit besonderer Sorgfalt ebenfalls NEUMANN eingegangen. Es geht hier sowohl um die zeitliche Verteilung der Rückfälle wie die Beziehung zwischen Dauer der Inaktivität und dem Eintritt des Rückfalls. Das Problem der Spätrezidive wäre zu behandeln. Mit den bei NEUMANN aufgeführten Daten ist anzunehmen, daß „Rückfälle" nach 20 und mehr Jahren keineswegs selten sind; insbesondere wird auf die Zusammenstellung von ROSSEL und BIAUDET (1951) hingewiesen. Über diese Probleme wird allerdings noch einmal im Zusammenhang mit der epidemiologischen Bedeutung zu sprechen sein.

Aus den Statistiken des Zentralkrankenhauses Gauting der Landesversicherungsanstalt Oberbayern ist ersichtlich, daß die Anzahl der Rezidive, der Wiederholungsbehandlungen, zurückgeht. Die Einführung einer wirksamen medikamentösen Tuberkulosebehandlung scheint, unabhängig von der Ausdehnung des Residualbefundes, einen Wandel herbeizuführen.

Das anliegende Schaubild von CUJNIK (Abb. 153) über den Rückgang der Wiederholungsbehandlungen im Zentralkrankenhaus Gauting zeigt dies deutlich. Gegenwärtig finden sich kaum mehr als 15% Wiederholungsbehandlungen unter den Patienten des Zentralkrankenhauses Gauting, einer Anstalt, die ständig zwischen 400 und 500 Tuberkulosepatienten behandelt. Das Rezidiv wird anscheinend ab-

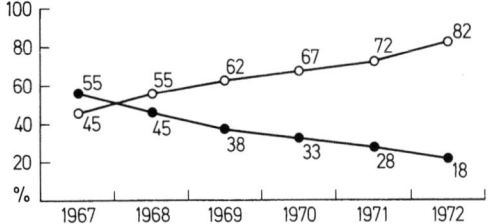

Verhältnis zw. den erstbehandelten u. wiederholt beh. Patienten

Abb. 153a u. b. Erst- und Wiederholungsbehandlungen im Zentralkrankenhaus Gauting. (Nach CUJNIK)

Abb. 153a. Verhältnis zwischen erstbehandelten und wiederholt behandelten Patienten im Zentralkrankenhaus Gauting von 1967 bis 1972

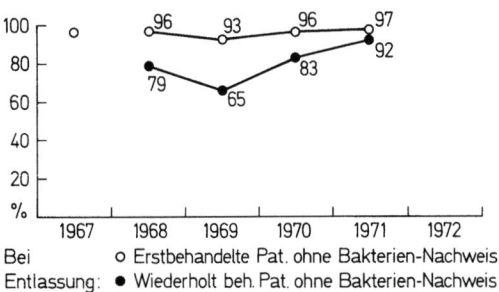

Bei Entlassung: ○ Erstbehandelte Pat. ohne Bakterien-Nachweis
● Wiederholt beh. Pat. ohne Bakterien-Nachweis

Abb. 153b. Negativierungsquote der Erstbehandlungen und Wiederholungsbehandlungen

solut seltener; darüber hinaus mögen die Möglichkeiten der ambulanten Rezidivbehandlung ausreichend erscheinen.

STEINLIN (1955) versteht unter dem Rezidiv im engeren Sinn, also dem Rezidiv am gleichen Ort,
die Reaktivierung eines alten Herdes; davon abgegrenzt
die Einschmelzung und Zerfall eines alten Herdes,
das Wiederauftreten einer früher vorhandenen Kaverne und
die Wiedervergrößerung einer nicht vollständig verschlossenen Kaverne.

Das Rezidiv im weiteren Sinn wird wie folgt eingeteilt:
frische bronchogene Streuung,
frische hämatogene Streuung über Lunge oder andere Organherde,
Progression latenter hämatogener Streuherde.

Es fällt die Ähnlichkeit mit der alten Redeker-Walterschen Einteilung (1929) unter der Rubrik „Nachschub" auf:

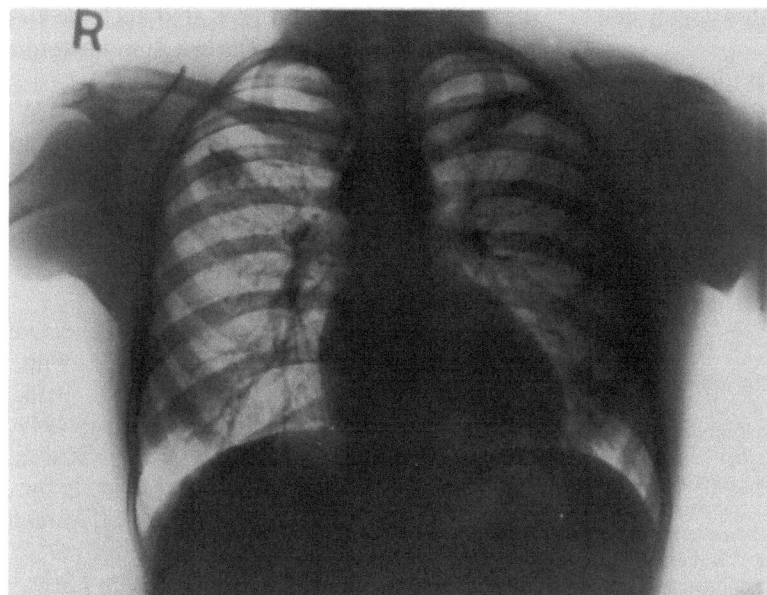

Abb. 154a—c. Sekundärinfiltrierung vom verkalkten Primärkomplex. P., Sigrid, 13 Jahre

Abb. 154a. Aufnahme vom 1.6.1965: „Rundherd" im rechten Oberfeld. Kalkdichte Einlagerung

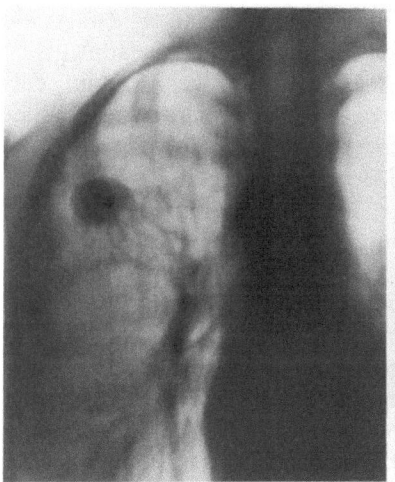 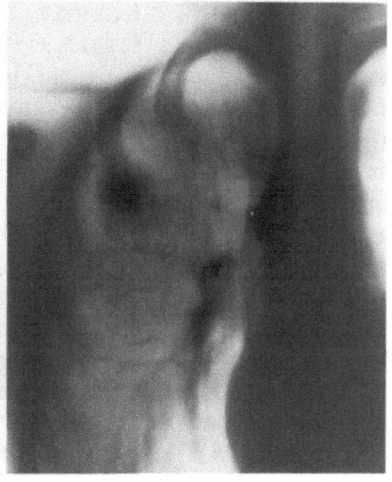

Abb. 154b. Die Schichtbilder zeigen den verkalkten Primärkomplex sehr deutlich

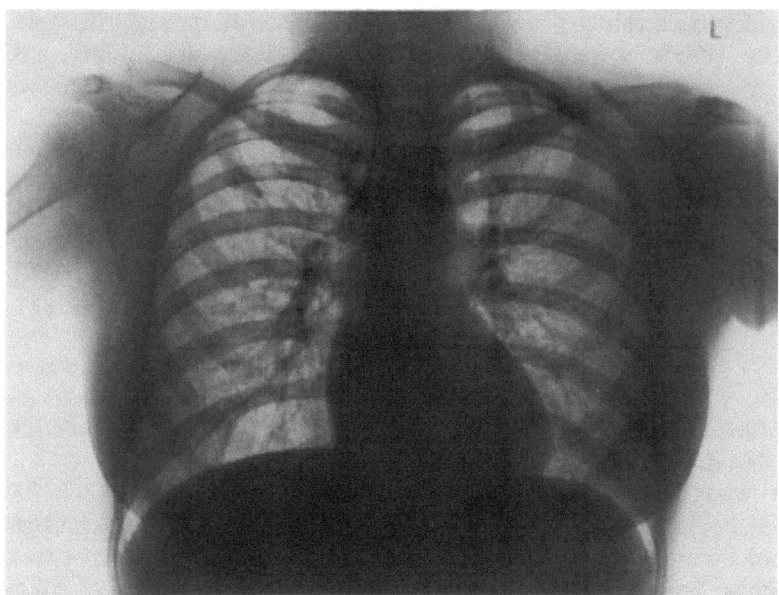

Abb. 154c. Aufnahme vom 1.7.1966; nach Therapie: Rückbildung der zirkumfokalen Reaktion; Kalkherd jetzt gut zu sehen

Nachschübe in Form von Infiltrationen innerhalb alter Indurationsfelder
Nachschübe in Form von Infiltrationen um alte isolierte Herde
Nachschübe durch Neuherdsetzung bei alten disseminierten Herden
Nachschübe bei bereits typischen phthisischen Intervall-Formen.

Dabei geht dieses ganze Kapitel über in den „schubweisen klinischen Verlauf der Tuberkulose". (Abb. 154).

Ausführliche Mitteilungen zum Rezidivproblem aus klinischer Sicht liegen vor von SCHAICH (1964). Es ist aus diesem Beitrag hervorzuheben, daß die Zahl der Wiederholungsbehandlungen in Krankenanstalten 1952/1953 bei 42%, 1960 bei 45% lag. Auf den Zusammenhang mit dem Resistenzproblem sei hingewiesen. SCHAICH zitiert CROFTON (1963), wonach nach dreimonatiger chemotherapeutischer Behandlung 36%, nach 3—5monatiger 17%, nach 6—8monatiger Behandlung 6,5%, nach 12—17monatiger Behandlung 1% Rezidive aufgetreten seien. Patienten mit resistenten Erregern wiesen 22% Rezidive, Patienten mit empfindlich gebliebenen Erregern 6% Rezidive auf.

Wie viele Faktoren zusammentreten geht aus einer Zusammenstellung von BROCARD, BURIN und DESCOINGS (1972) hervor, wonach die Rezidivrate bei Negern, trotz guter Behandlung und weitgehender Rückbildung, in den letzten Jahren zuzunehmen scheint. Zur Klinik des Rezidivs ist auf die Arbeiten von DANZER (1960), GABUS (1957), STEIGER (1959) und von CARDIS (1960) hinzuweisen, ferner auf die Untersuchungen von BREU (1959), der *British Tuberculosis Association* (1961), LOW (1959), STEINITZ (1959) und von VIDAL und GUIN (1960). Eine Zusammenstellung zur Häufigkeit findet sich bei F. MÜLLER (1963). Neben vielen anderen Mitteilungen, sind zur Frage des Rezidivs nach chirurgischer Behandlung ANSTETT (1960) sowie KRAAN (1960) zu nennen.

Eigene Untersuchungen lassen vermuten, daß die Zahl der „Pseudorezidive" der Zahl der wirklichen Rezidive die Waage hält; wir werden später noch darüber sprechen. Das Rezidivproblem ist ein Problem des Ausgangsbefundes, ein Wirtsproblem, mit psychischen-, somatischen- und Verhaltenskomponenten, und ein Problem der Behandlung.

bb) Die Ursachen des Rezidivs

Die Ursachen des Rezidivs bedürfen kaum einer besonderen Besprechung. Es sind dieselben Ursachen, die bei stattgehabter Infektion einmal zur Ausheilung der natürlichen Infektion praktisch ohne Residuen, zum anderen zur fortschreitenden Erkrankung führen. So wie hier die Ursachen unbekannt sind, sind auch die Ursachen des Rezidivs im weitesten Sinn nicht mit Sicherheit faßbar.

Ausführlich ist dieses Problem bei R.W. MÜLLER behandelt. Eher seltene Ursachen sind Operationen (KRANIG, 1950), Kontrastdarstellungen (WEIGER, 1952), Nagelungen (ROTTHAUWE, 1953), Meningitis nach Trauma (ERDÖS et al., 1959), Verkehrsunfälle, Lungendurchschuß (HARRFELDT, 1952).

Die ungenügende medikamentöse Therapie mag eine Rolle spielen (STEINLIN, 1955; PHILLIPS, 1966; DADDI, 1955; BLASI, 1961; RINK, 1956; ALLEN, 1964; BAUM und BAUM, 1949; GRZYBOWSKI et al., 1966; LANE, 1957; NICHOLS, 1957; PHILLIPS, 1968; PRIDIE und STRADLING, 1961; SVIGIR, 1967), Umwelteinflüsse werden von GRAHAM (1957), KAYSER-PETERSEN (1950), Impfungen von SCHÜTTMANN (1963) und SIMON genannt. Weiter sind bei PFAFFENBERG (1969), KODHELI, VOLPE und GIACONI (1964) sowie STEIGER (1959) Rezidivursachen genannt.

Unser eigener Eindruck geht dahin, daß auch Faktoren, die im Verhalten des Individuums liegen, wesentlich sein können. Das fängt an bei der regelmäßigen Einnahme der Medikamente, bei der ordnungsgemäßen, vernünftigen Durchführung der Heilmaßnahmen insgesamt, über die Lebensweise insgesamt zum Alkoholismus, Unseßhaftigkeit, Unter- und Fehlernährung.

Sehr eingehend ist FORSCHBACH (1973) den Ursachen des Tuberkuloserezidivs nachgegangen. Rezidive werden zwar heute im allgemeinen mit unzureichender Arzneimittelbehandlung der Tuberkulose in Zusammenhang gebracht. Trotzdem bestehen die nicht therapieabhängigen Rezidivursachen wohl weiter, z.B. Alter, Alkoholismus, Magenprozesse, Diabetes und Gravidität.

Die Prognose des Rezidivs ist von einer sachgemäßen Therapie abhängig; Ergebnisse von Resistenzbestimmungen müssen die Behandlung beim Rezidiv führen. FORSCHBACH bespricht dazu die Arbeiten von CAMPBELL (1967), EDSALL et al. (1970), GANGUIN (1970), GRZYBOWSKI et al. (1966), KURIHARA (1973), NAMIKAWA (1973), NEUMANN (1964), PFAFFENBERG (1970), die Berichte der „British Tuberculosis Association" (1961) sowie von STEINBRÜCK (1972).

INGRID RIKL (1974) hat in jüngster Zeit 100 Rezidive von Tuberkulose im Zentralkrankenhaus Gauting überprüft. Auffallend ist dabei, daß von 100 Patienten mit Rezidiven 28 Alkoholiker waren; ebenfalls 28 hatten ein „Magenleiden", entweder Magenresektion oder Ulkus. Sie findet auch, daß es sich bei einer großen Zahl von Rezidiven um nur scheinbare Rezidive, um ein Aufflackern nach scheinbarer Latenz handelt; auch sie fand „Pseudorezidive" häufig.

cc) Das Pseudorezidiv; Beitrag zur Differentialdiagnose des Rezidivs

Unter Pseudorezidiv verstehen wir das fälschlich angenommene Rezidiv. Das kann darin bestehen, daß ein Schub eintritt nach fälschlich angenommener Latenz. Aber auch das Rezidiv

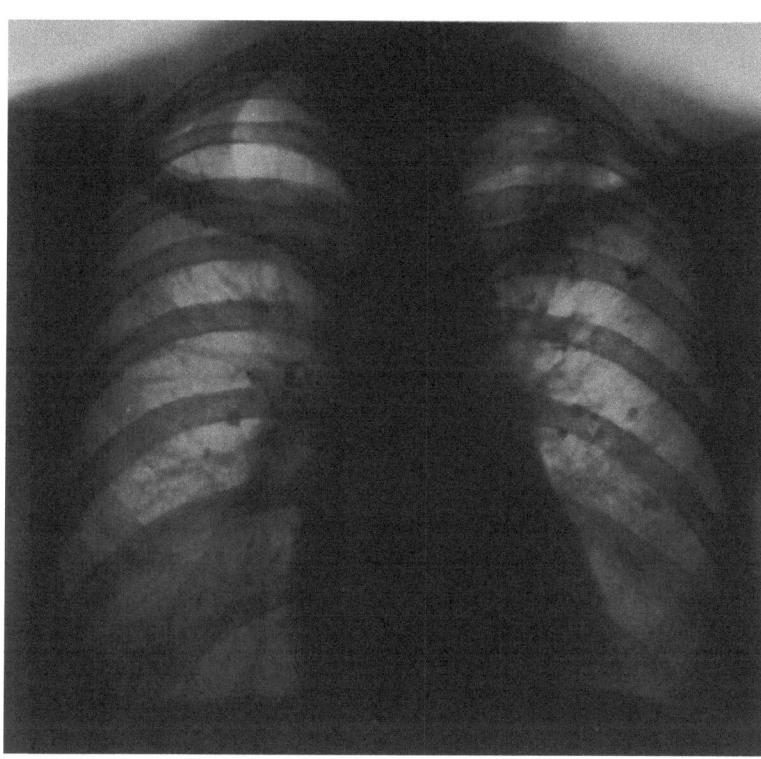

Abb. 155a u. b. G., Erna, 31 Jahre. Pseudorezidiv: „Aspergillom". Vor 20 Jahren in Kinderheilstätte wegen Tuberkulose, jetzt Einweisung wegen Hämoptyse

Abb. 155a. Mehrfache Verkalkungen in beiden Lungen. Im linken Spitzengebiet „Kaverne"

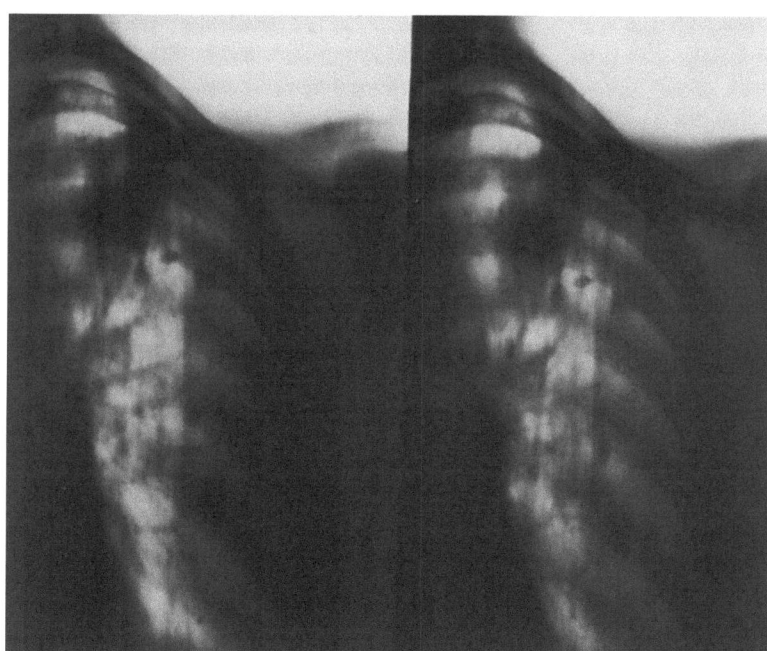

Abb. 155b. Schichtaufnahmen: „Image en grelot" Aspergillenserologie negativ. Segmentresektion. Histologie: Kaverne von breitem Saum eines zellreichen unspezifischen Granulationsgewebes umgeben, zum Teil mit eitrig-fibrinöser Exsudation. Myzetom

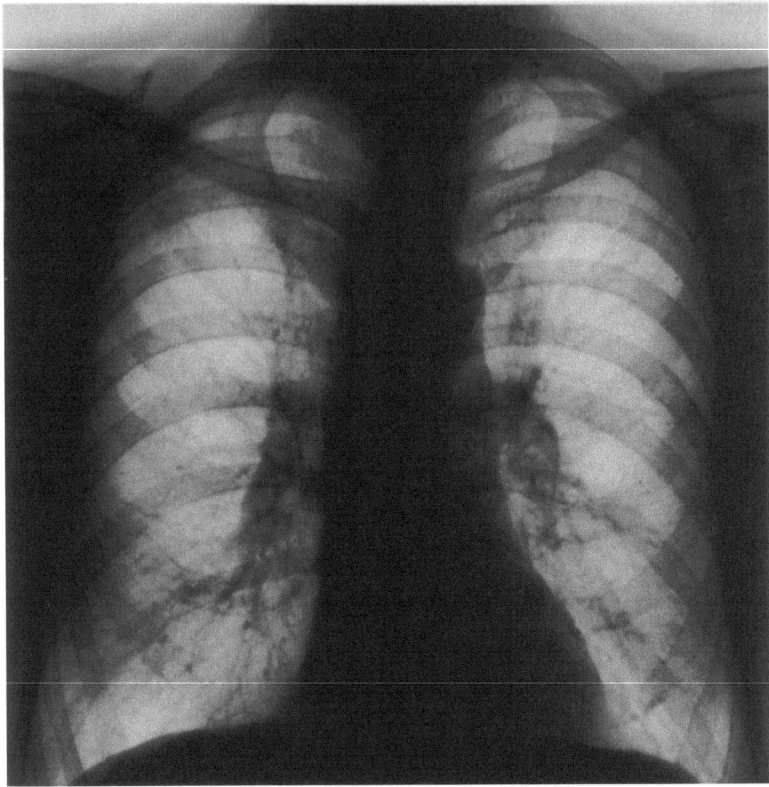

Abb. 156. v.E., Ernst, 59 Jahre. Einweisung wegen Zunahme von Herdschatten rechts infraklavikulär sowie im Anschluß an den linken oberen Hiluspol. Tod an Hirnmetastasen. Sektion: „Bronchuskarzinom, ausgehend vom apikalen Oberlappensegmentbronchus links. Lymphangiosis carcinomatosa, besonders der rechten Lunge. Lymphknotenmetastasen an den Lungenwurzeln, an der Bifurkation paraaortal und mediastinal. Metastasen in der Leber, in den Nieren und im Gehirn. Alte erloschene Lungenspitzentuberkulose beidseits mit kleinen Narbenfeldern." – Die Tuberkuloseanamnese als falsche Fährte

selbst kann fälschlich angenommen werden: Interpretationsschwierigkeiten, qualitativ ungenügende Aufnahmen, Anwendung verschiedener Techniken; Vorgabe klinischer Symptome, um Leistungen zu erschleichen, entweder Anstaltsbehandlung oder Barleistungen; Arbeitsscheu. Eine andere Art des Pseudorezidivs ist das Auftreten anderer Krankheiten der Lunge. Ein typisches Beispiel ist das Aspergillom in metatuberkulösen Höhlen (Abb. 155). Häufig ist auch das Zusammentreffen von Karzinom und Tuberkulose bzw. die Nacherkrankung an Karzinom nach durchgemachter Tuberkulose. Dieses Kapitel wird gesondert behandelt. Zusammenfassend kann man sagen, daß das Pseudorezidiv darin besteht, daß 1. fälschlich Latenz angenommen, 2. Röntgenbilder und klinische Zeichen falsch interpretiert wurden, 3. daß klinische Zeichen fälschlich angegeben werden, 4. daß andere hinzukommende Erkrankungen der Lunge eine Exazerbation der Tuberkulose vortäuschen (Abb. 156).

Besonders wichtig ist in diesem Zusammenhang der Bericht von EDSALL, COLLINS und GRAY (1970). Eindeutig sicher war die Reaktivierung nur bei 36 von 328 angenommenen Fällen. Soziale und technische, aber auch Krankheitsprobleme selbst machen die Entscheidung sehr oft schwierig. Auch in diesem Bericht steht der Alkoholismus weit im Vordergrund mit 26% aller Reaktivierungen; unzureichende Chemotherapie wurde in 41% angegeben. Wesentlich ist, daß Reaktivierung nach mehr als 7 Jahren in 37% anzunehmen gewesen war. Eine der Hauptquellen eines fälschlich angenommenen Rezidivs ist wohl die Überbewertung von technisch oft ungenügenden Röntgenuntersuchungen.

RIKL fand unter 100 Rezidiven 20 sichere Pseudorezidive, sowie 8 nur „fraglich sichere" Rezidive. Die 20 Pseudorezidive gliederten sich wie folgt auf:

10 „vorsichtig beurteilte" Fälle,
4 „Sozialrezidive",
6 andere Erkrankungen, die als Tuberkuloserezidiv eingewiesen worden waren.

dd) Das epidemiologische Problem

Die Bedeutung der gesamten „Rezidivfrage" liegt auch darin begründet, daß aus einer kleinen Gruppe der Gesamtbevölkerung die Mehrzahl aller zukünftigen Erkrankungsfälle an Tuberkulose entsteht. Es handelt sich um die Infizierten einerseits; andererseits um *die Infizierten, bei denen Herde im Röntgenbild der Lungen auffindbar sind*, um die sogenannten „gesunden Befundträger". Die epidemiologische Bedeutung der Gruppe der „inaktiven Tuberkulosen", die weitgehend identisch ist mit den oben genannten Gruppen, geht aus den Zahlen von NEUMANN (1959) hervor. Die Erkrankungswahrscheinlichkeit der Wohnbevölkerung von Stuttgart betrug 0,21%, die Erkrankungswahrscheinlichkeit von Gefährdeten 0,41%, die Rückfallwahrscheinlichkeit mit einer „inaktiven Tuberkulose" dagegen 2,85%. Es ergibt sich daraus die Notwendigkeit, auch Träger „minimaler Befunde" zu überwachen. Die Überwachungsdauer muß wohl nach dem, was wir bereits weiter oben ausgeführt haben, mit der hohen Zahl der Spätrezidive, zeitlich unbegrenzt sein. „Das Intervall zwischen den Untersuchungen soll die Jahresgrenze nicht überschreiten". So sagt auch OTT (1971), daß das Exazerbationsrisiko der „stummen" Lungenherde oft unterschätzt werde. HORWITZ und WILBEK (1971) weisen auf das erhöhte Morbiditätsrisiko der tuberkulös Infizierten hin. Im Gesamtproblem „Erfassung der Tuberkulosekrankheiten" spielt das *„case holding"* eine wesentliche Rolle. Die Fälle mit geringen Läsionen, mit „fibrösen" Läsionen, haben ein etwa 10mal höheres Erkrankungsrisiko als Personen mit radiologisch normalem Lungenbefund.

Untersuchungen im Kreise KOLIN (CSSR) haben ergeben, daß die Anzahl der Neuzugänge aus der Gruppe von 3 000 Personen mit geringen Läsionen praktisch genau so groß war wie bei 97 000 Personen der übrigen Bevölkerung (STYBLO, 1965). Das Rezidivproblem der Tuberkulosefürsorgestelle gibt NEUMANN wie folgt an: Erkrankungsrisiko bei

negativer Tuberkulinreaktion:
　　7 auf 100 000
positiver Tuberkulinreaktion:
　　66 auf 100 000
Vorhandensein verkalkter Residuen:
　　356 auf 100 000
bei Vorhandensein geheilter Läsionen:
　　1 090 auf 100 000
(nach FRIDRICH, 1961).

Insgesamt ist wohl anzunehmen, daß Wiedererkrankte an der Gesamtzahl der Tuberkuloseerkrankungen etwa 20 bis 25% ausmachen (NEUMANN, 1969 und STYBLO, 1967). Sorgfältige Untersuchungen von ZAUMSEIL (1970) lassen annehmen, daß ein Drittel aller Rückfälle nach 5—10 Jahren eintritt. Die durchschnittlichen Rückfallquoten werden von GANGUIN (1970) nach 2jähriger Beobachtung bei Ersterkrankung mit 7,01%, bei Wiederholungsbehandlungen mit 10,64%, nach 5jähriger Nachbeobachtung mit 10,94% bei Erstbehandlungen und 17,07% bei Wiederholungsbehandlungen angegeben. Schließlich sei noch einmal mit der Arbeit von MASUHR (1970) auf das überhöhte Risiko der „Befundträger" eingegangen. Die Erkrankungswahrscheinlichkeit betrug bei Lungengesunden 3,2, bei Befundträgern 39,1%.

Die Zusammenfassung des Gesamtproblems Exazerbation, Rezidiv und Rückfall kann wohl in folgender Form geschehen:

1. Die Feststellung der „Latenz" ist eine Übereinkunft; Klinik, Radiologie und pathologisch-anatomisches Substrat brauchen nicht übereinzustimmen. Damit ist dem Gesamtproblem ein Teil des realen Bodens entzogen.

2. Eine sichere Abgrenzung zwischen exogener Superinfektion und exogener Reinfektion ist nicht möglich. Mit R.W. MÜLLER ist anzunehmen, daß es sich um relative Begriffe handelt, um ein „Mehr oder Weniger".

3. Die „Exazerbation" ist ein dem Tuberkuloseverlauf innewohnendes Element; sie entspricht dem schubweisen Verlauf der Tuberkulose. Die Abgrenzung nach verschieden langen „Latenzen" ist willkürlich.

4. Die Erfassung von Exazerbationen ist an solide radiologische Techniken gebunden. Das „Pseudorezidiv" als technisch-diagnostischer Irrtum ist nicht selten.

5. Das Vorhandensein einer Tuberkulose, das Vorhandensein von Resten einer durchgemachten Tuberkulose sollte keinen Entscheidungsfaktor, etwa für oder gegen die Annahme eines Karzinoms, bilden.

6. Eine wesentliche radiologische Aufgabe besteht darin, die gesunden Befundträger regelmäßiger Überwachung zuzuführen. Unter gesunden Befundträgern versteht man Personen mit gering ausgedehnten Befunden, gleich welcher Art, bei denen eine aktive Tuberkulose nicht ohne weiteres anzunehmen ist und die sich in angemessener Zeit nicht verändern. Die Erkrankungswahrscheinlichkeit dieser „gesunden Befundträger" ist etwa 10mal höher zu veranschlagen als die der Personen ohne im Röntgenbild nachweisbare Herde.

III. Für die Tuberkulose bedeutsame mehrfache pathologische Zustände in der Lunge; Allgemeinkrankheiten gemeinsam mit Tuberkulose. (Gleichzeitig als Beitrag zur Differentialdiagnose von Lungenveränderungen)

1. Übersicht

Die „Mehrfacherkrankungen der Lunge" sind anscheinend in zusammenfassender Weise nicht bearbeitet worden. Es finden sich zwar zahlreiche Einzeldarstellungen, auf die im weiteren Verlauf einzugehen sein wird. Das komplexe Problem der gegenseitigen Beeinflussung, der ätiologischen Verknüpfung, der Konditionierung durch Vorschädigung und Alter, das Problem der Differentialdiagnose, darüber hinaus auch, wie bereits früher erwähnt, die Frage der Erkennbarkeit überhaupt, verleiht dem Kapitel „Mehrfacherkrankungen" besondere Bedeutung. Es geht hier im wesentlichen um ein Zusammengreifen, Zusammenführen der einzelnen Befunde.

Das Problem kann sozusagen „vertikal" gesehen werden, wenn SIMPSON (1968) in der Nachbeobachtung von chronischer Bronchitis und Lungenemphysem bei 175 Fällen im Verlauf von knapp 10 Jahren 13mal eine Bronchopneumonie und 7mal eine Lungenembolie findet; wenn SCHULTE-BRINKMANN (1970) etwa beschreibt, wie nach mehreren Pneumonien der tumorbedingte Lungenprozeß wiederum für eine Pneumonie gehalten wird. Die Schwierigkeiten werden „horizontal" deutlich, wenn W. FISCHER (1950) eine Kombination von Lymphogranulomatose, Tuberkulose und maligner Geschwulst in Lunge und Lymphknoten beschreibt oder GABUS (1959) Silikose, Tuberkulose und Bronchialkarzinom. JONES (1970) findet bei interstitieller Lungenfibrose ein Alveolarzellkarzinom; VAN DER WAL u.Mitarb. (1966) gehen dem Problem des Zusammenhangs zwischen Lungenkarzinom und chronischer Bronchitis nach, ebenso wie ASHLEY und DAVIES (1966). PRIMER (1972) weist auf die Ergiebigkeit der Fälle nach chronischer Bronchitis als „Risikogruppe" für das Karzinom hin. Gemeinsame Noxen spielen für Karzinom und Bronchitis unter Umständen eine Rolle. Die Übersicht von HUEPER (1959) „Luftverunreinigung und Krebs" wäre hier zu nennen.

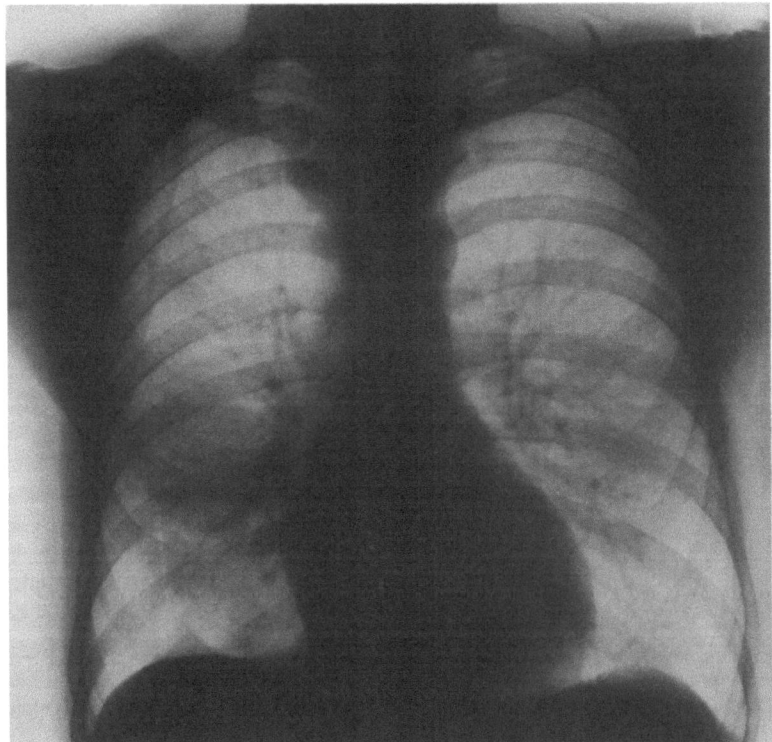

Abb. 157a—c. W., Otto, 40 Jahre. „Abfolge verschiedener Krankheiten in der Lunge nacheinander"

Abb. 157a. Großer, wenig dichter Herd im Bereich des rechten Mittel-Unterfeldes; Unterlappenresektion; es handelte sich um einen Infarkt (Operation in einem auswärtigen Krankenhaus)

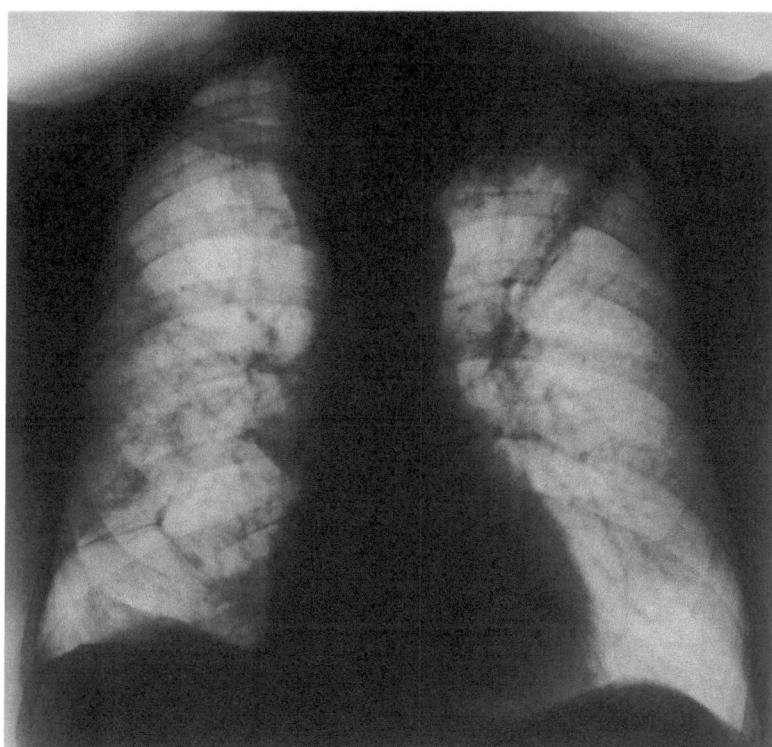

Abb. 157b. Aufnahme vom 13.3.1973: Kavernöse Tuberkulose im Bereich des linken Oberlappens. Ausgedehnte Streuherde mit Kavernisierung in der Restlunge rechts

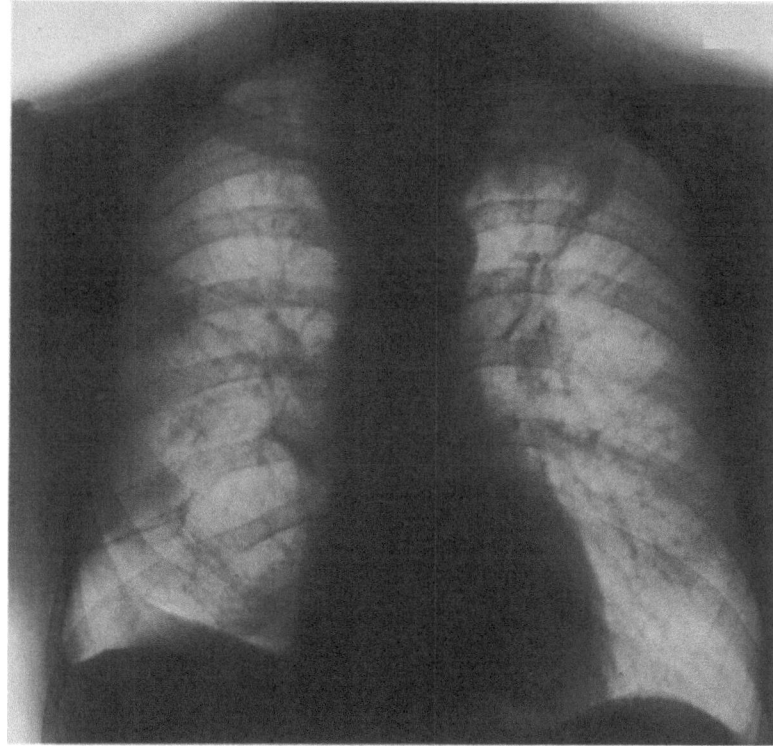

Abb. 157c. Aufnahme vom 21.8.1973: Rückbildung des kavernösen Spitzenbefundes links. Scheinbare Zunahme des Befundes rechts: „Konglomeratbildung" und damit eindrucksvollere Wahrnehmung des Befundes bei zunehmender Besserung

242 Für die Tuberkulose bedeutsame mehrfache pathologische Zustände in der Lunge

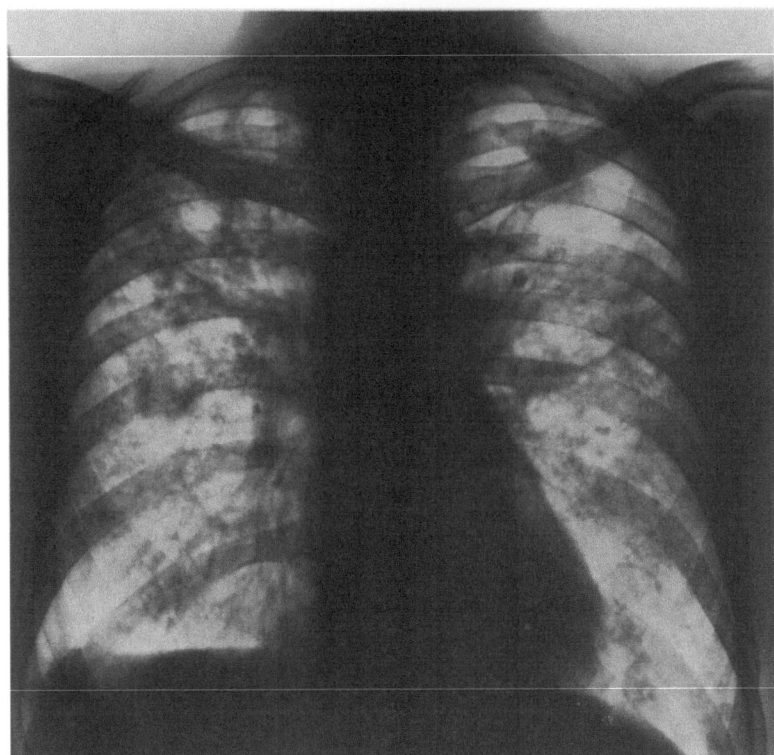

Abb. 158a—d. L., Hans-Georg, 49 Jahre. „Unspezifische Pneumonie im Verlauf einer Tuberkulose"

Abb. 158a. Aufnahme vom 11.3.1971: Ausgedehnte doppelseitige Tuberkulose mit vielfachen Kavernen. Vermutlich vorgeschädigte Lunge; alte Pleuritis

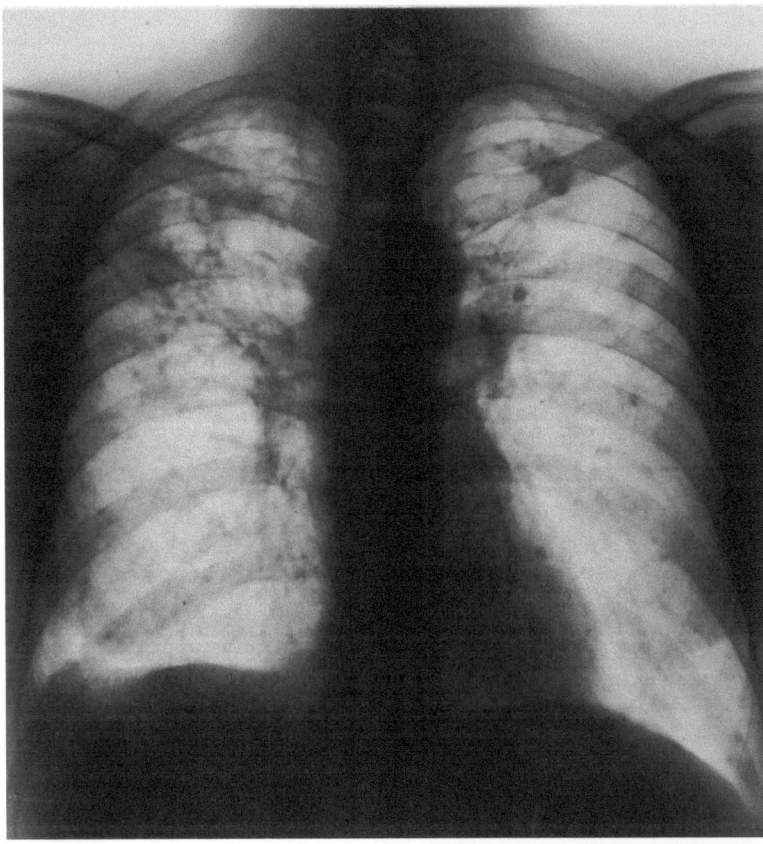

Abb. 158b. Aufnahme vom 23.11.1971; nach 8monatiger Behandlung weitgehende Rückbildung: Ausgedehnte Narbenfelder und Rarefizierungen

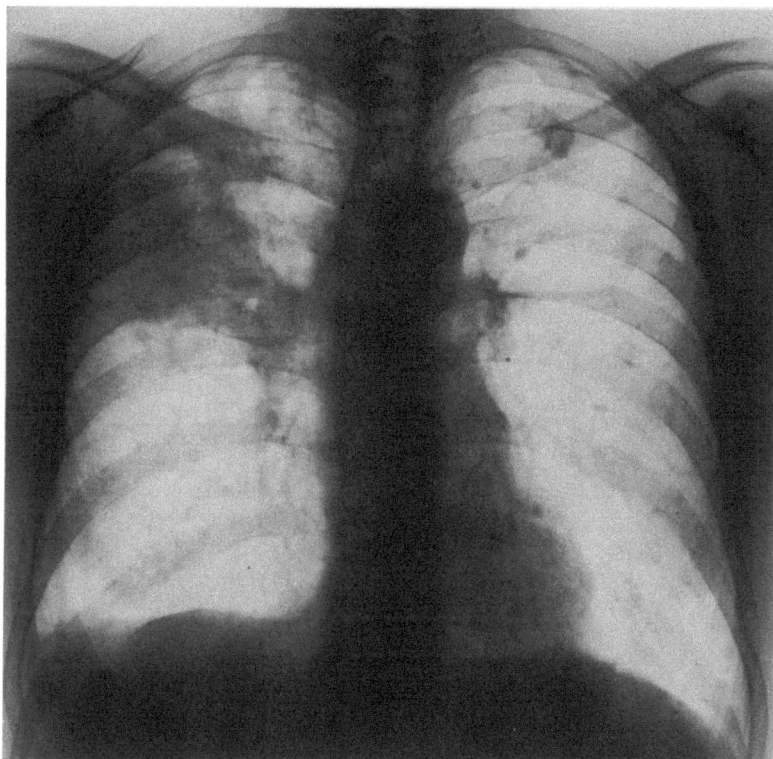

Abb. 158c. Aufnahme vom 29.12.1971: Ausgedehnte pneumonische Infiltrierung im Bereich des rechten Oberfeldes. Schwerer Krankheitszustand. Nachweis von pathogenen Keimen; kein Nachweis von Tuberkulosebakterien. Rasche Rückbildung unter Tetracyclinen

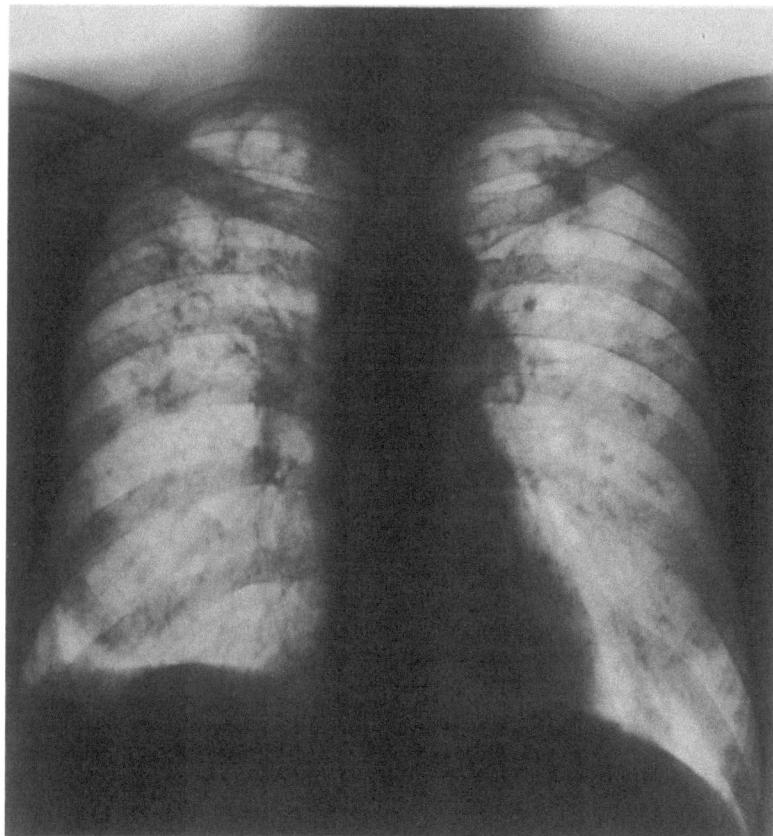

Abb. 158d. Aufnahme vom 7.2.1972: Der Zustand von November 1971 ist nahezu wieder erreicht (zugleich auch ein Beitrag zum Thema „Pseudorezidiv")

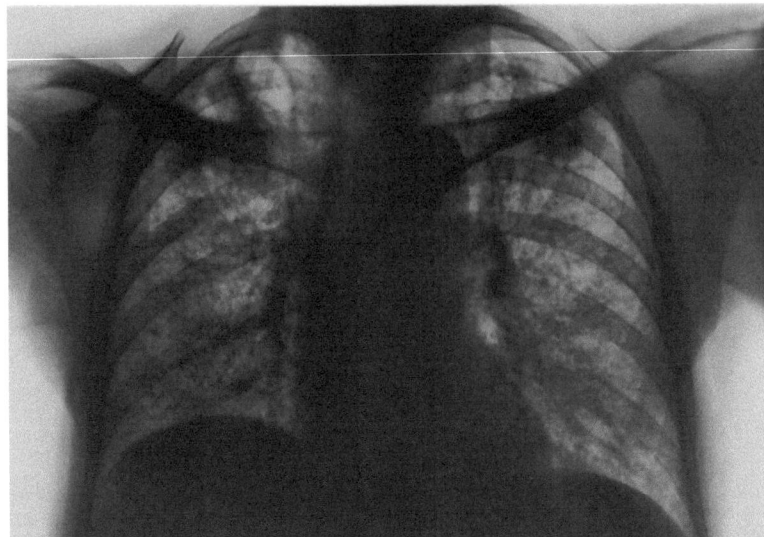

Abb. 159a—c. M., Elisabeth, 62 Jahre. Beispiel für gleichzeitige Mehrfacherkrankung der Lunge

Abb. 159a. Lungenübersichtsbild: Kaverne rechtes Spitzengebiet. Ausgedehnte feinherdige Durchsetzung beider Lungen

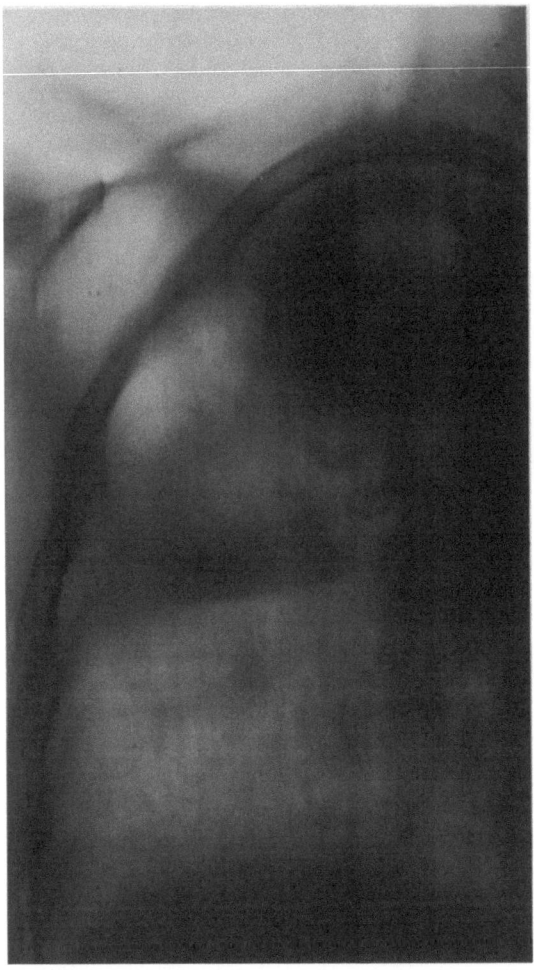

Abb. 159b. Schichtaufnahmen des rechten Spitzenoberfeldes

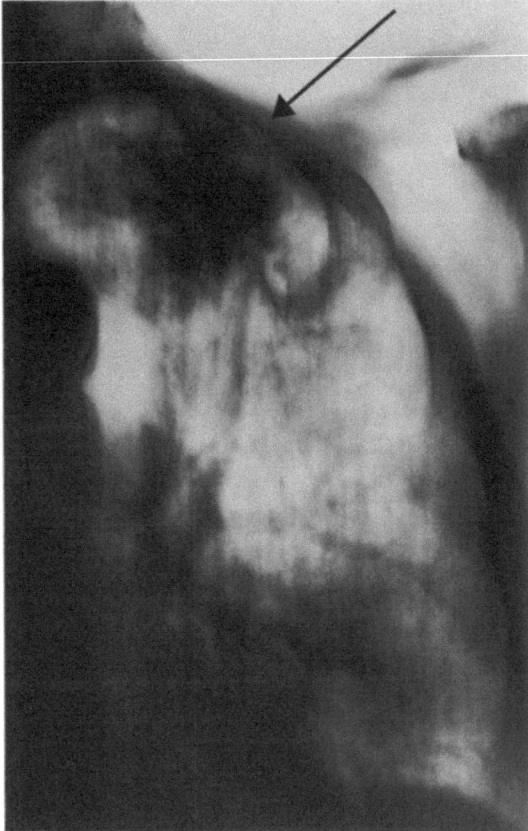

Abb. 159c. Schichtaufnahmen des linken Spitzenoberfeldes. „Image en grèlot". (Histologie: „Käsig-pneumonische mittelgrobe Streuherde über allen Lungenabschnitten. Gereinigte Kaverne in der rechten Spitze. Käsig-pneumonischer Herd in der linken Spitze mit Myzetom. Mischstaubpneumokoniose mit interstitieller Lungenfibrose der Lungenbasis, in Wabenlunge übergehend." Dazu Allgemeinkrankheiten: Leberzirrhose, Diabetes; Polyresistenz. Die Begrenztheit der „Diagnose" als operativer Begriff wird deutlich)

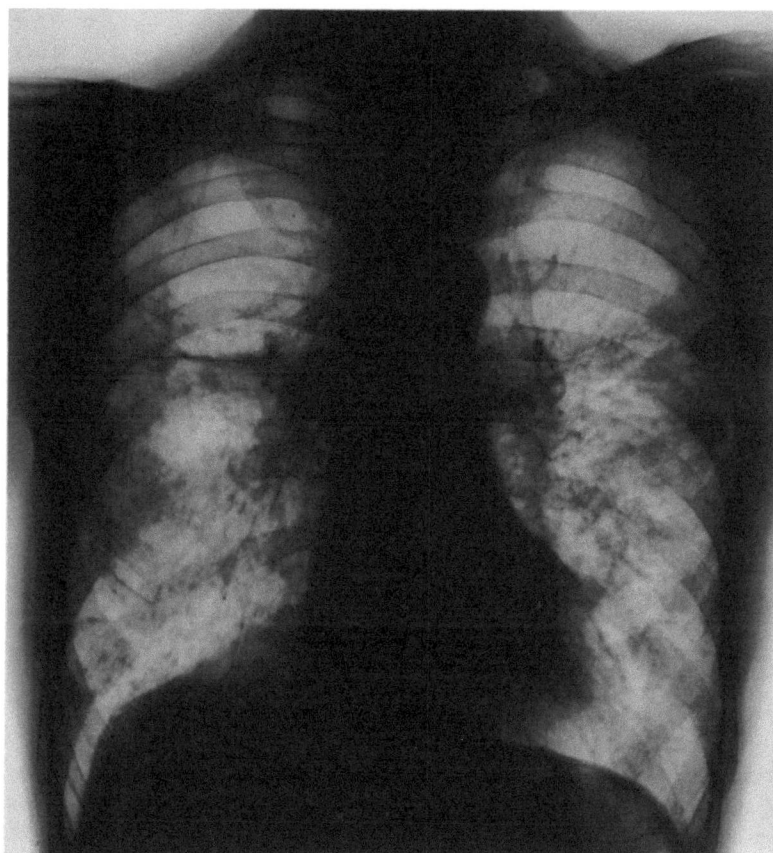

Abb. 160a u. b. „Mehrfacherkrankungen der Lunge". H., Karl, 50 Jahre. – Klinische Diagnose: Ausgedehnte Lungentuberkulose, Emphysembronchitis, Herzinsuffizienz, Salmonellose. Pathologisch-anatomische Diagnose: Chronische kavernöse Lungentuberkulose, Mykose der Kaverne. Bronchuskarzinom, Salmonellose. Tuberkulose seit 1964 bekannt

Abb. 160a. Lungenübersicht: Kaverne im rechten Oberfeld. Ausgedehnte Streuherde über beiden Lungen

Es handelt sich um klinische Probleme; dabei kommen die Informationen vor allem aus der pathologischen Anatomie, aus den Operationspräparaten wie auch Sektionsfällen. MODLMAIR ist diesen Problemen in seiner Dissertation nachgegangen. Dabei sind die Rückschlüsse aus den pathologisch-anatomischen Befunden auf die Klinik besonders wichtig. Wie bereits im allgemeinen Teil erwähnt, ist die Zahl der klinisch nicht erkannten Tuberkulosen sehr hoch; BERGER und ZSCHOCH (1966) nennen eine Zahl von 69% klinisch bedeutsamer unerkannter Befunde. Unter 8234 Sektionen war 450mal eine Tuberkulose festgestellt worden; in mehr als einem Viertel der Fälle war sie für den Tod verantwortlich.

Die Wichtigkeit der pathologisch-anatomischen Analyse des Krankengutes wird aus diesen Beiträgen deutlich. In dem von MODLMAIR untersuchten Krankengut war ein großer Teil der Befunde klinisch nicht erkannt worden. Für die Differentialdiagnose der Lungenerkrankungen stellt die „Mehrfacherkrankung" ein wesentliches Problem dar. Aus der Perspektive der Tuberkulose kommt noch hinzu, daß diese „Mehrfacherkrankung" für eine chronische, potentiell opportunistische Infektionskrankheit eine besondere Bedeutung hat insofern, als Voraussetzung für das Angehen und Seßhaftwerden der Infektion nicht selten den Zusammenhang von Voraussetzung und Realisierung hat.

Für den vorliegenden Beitrag haben wir, mehr oder minder beliebig, die Tuberkulose als Grundlinie, als Standpunkt für die Betrachtung des Themas gewählt, auf die die übrigen Erkrankungen bzw. pathologischen Zustände bezogen sind. Die Kombinationen werden in folgender Reihenfolge besprochen:
Zirkulationsstörungen: Infarkt, Thromboembolie, Stauung, Gefäßveränderungen im allgemeinen. Dabei wird auch das Cor pulmonale, die „pneumogene Kardiopathie" erwähnt.
Krankhafte Zustände unbekannter oder gemischter Ursache: bronchitisches Syndrom, Emphysem, Fibrosen und Bronchiektasen.
Tuberkulose, gemeinsam mit endothorakalen Geschwülsten. Entzündliche Erkrankungen, gemeinsam mit Tuberkulose: Pneumonien, Abszesse, Mykosen, Mykobakteriosen.
Tuberkulose, gemeinsam mit exogenen Schädigungen, insbesondere Silikotuberkulose.

In Abb. 157 wird ein Beispiel für die komplizierten diagnostischen Probleme dargestellt, die

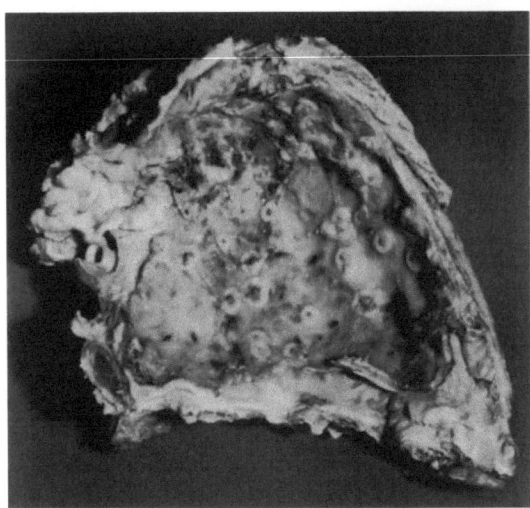

Abb. 160b. Makropräparat: Große Pilzkolonien in der Kavernenwand. Das Karzinom ist nicht sichtbar. Auch hier wird wieder die Begrenztheit des Begriffs „Diagnose", ebenso die Begrenztheit der Röntgenmorphologie deutlich

bei „sukzedanem Auftreten von Lungenkrankheiten" bestehen, in dem nach Resektion einer Infarktkaverne eine Tuberkulose manifest wurde. Ähnlich problematisch sind die Verhältnisse, wenn nach ausgedehnter, in Behandlung befindlicher Lungentuberkulose, eine unspezifische Pneumonie eintritt (Abb. 158). Die Probleme werden auch deutlich, wenn sich bei einer Sektion eine kavernöse Tuberkulose, eine Silikose, ein Mycetom, daneben an Allgemeinkrankheiten eine Leberzirrhose, ein Diabetes bei Alkoholismus, findet. Die Vielfachresistenz der Tuberkulosebakterien ist dann nur Ausdruck der Schwierigkeiten, die sich der Behandlung entgegensetzen (Abb. 159).

Ähnlich verhält es sich in dem Fall, dessen Bilder in Abb. 160 gezeigt sind. Neben der kavernösen Tuberkulose besteht eine Pneumomykose sowie ein Karzinom. Allgemein findet sich ein Zustand nach Magenresektion, eine Ausscheidung von Salmonellen sowie terminal ein apoplektischer Insult. Die Grenzen der radiologischen Diagnostik im Thoraxbereich werden damit deutlich. Die „Spezifität" der Veränderungen ist dann nicht mehr herauslösbar. Dasselbe Problem besteht auch im Fall der Abb. 161: Neben einer doppelseitigen Tuberkulose besteht ein Karzinom im linken Lungenoberlappen sowie eine ätiologisch unklare „Wabenlunge".

In Abb. 162 handelt es sich um eine Patientin, die wegen einer „Tuberkulose" eingewiesen worden war. Die Sektion zeigt eine hypostatische Pneumonie, eine Embolie im Bereich der

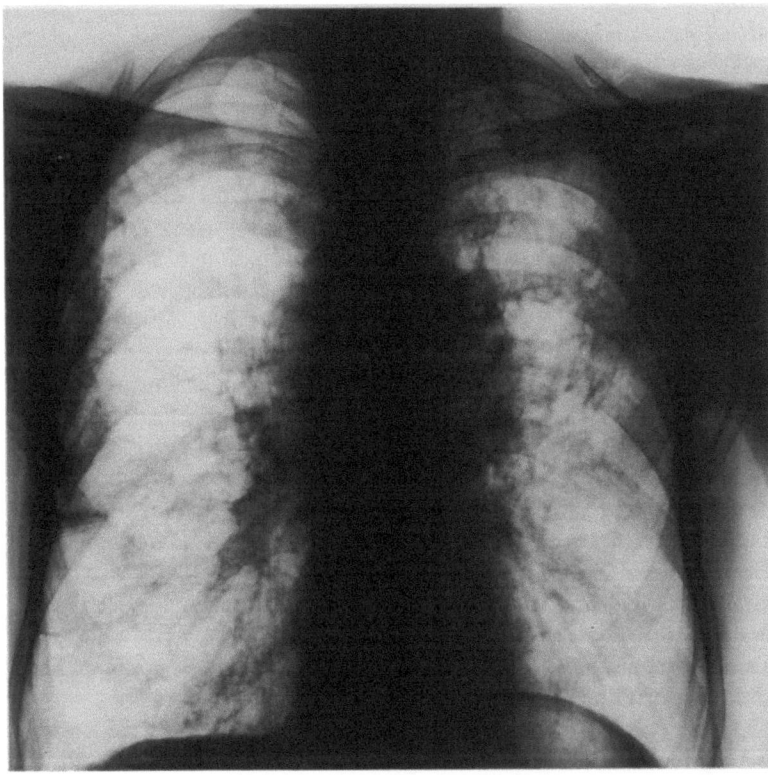

Abb. 161. H., Anton, 65 Jahre (Sektionsfall). Karzinomknoten links im Bereich des Hilus. Karzinommetastasen in den mediastinalen und Halslymphknoten. Interstitielle Lungenfibrose nach Art einer Wabenlunge mit bullösem Emphysem. Alte, vernarbte tuberkulöse Spitzenherde; in Gruppen liegende, käsige, tuberkulöse Streuherde im rechten Oberlappen

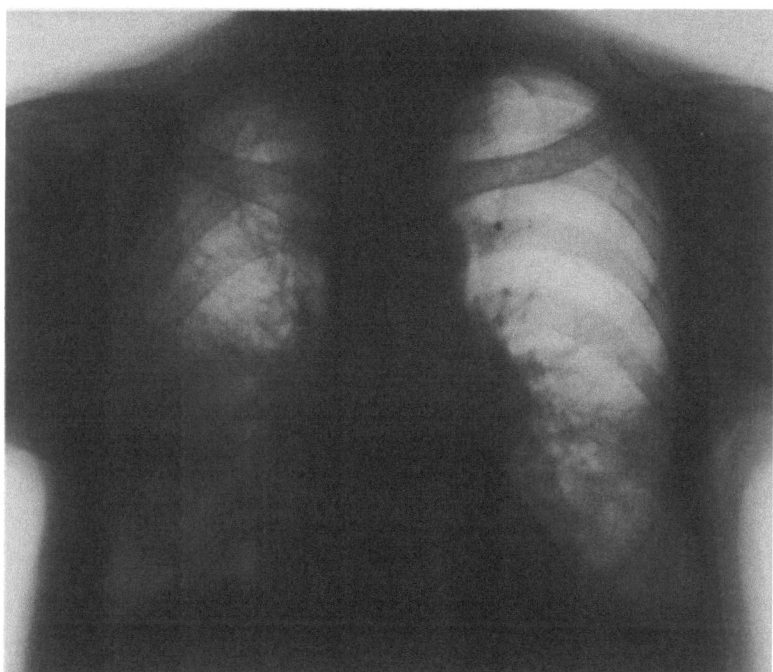

Abb. 162. G., Josefa, 80 Jahre. Fälschlich angenommene Tuberkulose. Sektion: „Hypostatische Pneumonie, hämorrhagischer Infarkt linker Unterlappen, Emphysem beide Oberlappen, Metastasen eines Hypernephroms in beiden Unterlappen"

linken Lunge, einen hämorrhagischen Infarkt, eine Emphysem in beiden Oberlappen sowie Metastasen eines Hypernephroms.

Es handelt sich dabei nicht nur um terminale Zustände, bei denen die klinische Diagnostik nicht von entscheidender Bedeutung wäre. Die Mehrfachpathologie wird eines unserer diagnostischen Hauptprobleme darstellen.

2. Tuberkulose, gleichzeitig mit krankhaften Zuständen der Lungenzirkulation

Wir haben gemeinsam mit MODLMAIR (1974) die Sektionsprotokolle des Zentralkrankenhauses Gauting von 1967—1972 durchgesehen. Es handelte sich um 482 Sektionen. Davon fanden wir bei 150 Sektionen mehrfache Erkrankungen der Lunge. Dabei wurden selbstverständlich Verbindungen wie Tuberkulose und Pleuritis exsudativa bzw. Bronchialkarzinom und Lymphangiosis carcinomatosa nicht aufgeführt. Es ergibt sich aus diesen Zahlen, daß über 31%, fast ein Drittel aller Sektionsfälle, mehrfache Erkrankungen der Lungen aufwiesen. Außerdem wurden bei 104 offenen Lungenbiopsien 9 Fälle von „Mehrfachpathologie" gefunden.

Bei 112 Sektionsfällen mit Tuberkulose wurde 37mal eine Pulmonalarterienthrombose, 13mal eine Pulmonalarterienembolie, 9mal ein Lungeninfarkt und 3mal eine Pulmonalarteriensklerose gefunden. Besonders wichtig erscheint, daß in diesem Krankengut von 150 Fällen insgesamt 18 Infarkte pathologisch-anatomisch vorgefunden wurden; in keinem Fall war die Diagnose Infarkt aus den übrigen Veränderungen „herausdifferenziert" worden. In einem Fall war der Infarkt als Tuberkulose angesehen worden, die Tuberkulose fälschlich angenommen worden; bei einem weiteren Fall wurde die Infarktkaverne zunächst als eine tuberkulöse Kaverne angesehen, bei zusätzlich bestehender Tuberkulose.

Die Beziehungen „Infarkt und Tuberkulose" lassen sich wie folgt darstellen:
Terminaler Lungeninfarkt bei weit fortgeschrittener Tuberkulose: Lungeninfarkt als Todesursache.
Lungeninfarkt als Begleitleiden: Der unspezifische, nicht unter Therapie rückbildungsfähige Anteil einer „Lungentuberkulose".
Das differentialdiagnostische Problem, insbesondere die „Infarktkaverne".

Zum Infarktproblem mag interessant sein, daß das häufigste Begleitleiden, wie erwähnt, in 9 Fällen die Tuberkulose war. Ein ausgeprägtes Lungenemphysem fand sich in 8 Fällen, eine Herdpneumonie in 8 Fällen; Pleuraverwachsungen bestanden in 7 Fällen, Pleuraergüsse in 2 Fällen. 4mal fand sich der Infarkt mit einem Karzinom vergesellschaftet, 2mal mit Bron-

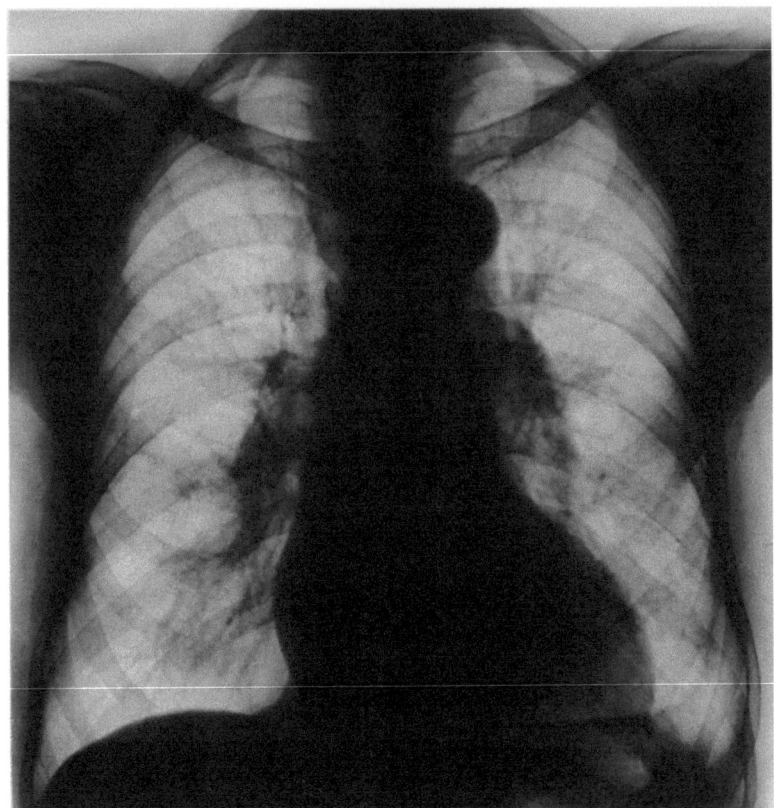

Abb. 163a—c. Infarktkaverne als diagnostisches Problem. R., Johann, 82 Jahre. Entwicklung einer Infarktkaverne

Abb. 163a. Aufnahme vom 6.10.1970

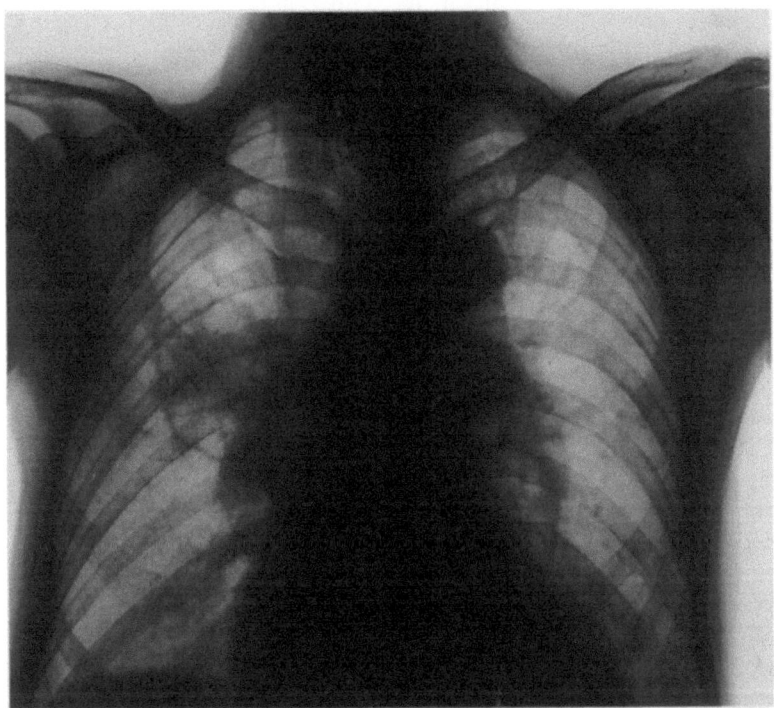

Abb. 163b. Aufnahme vom 27.10.1970. Großer Hohlraum im Anschluß an den rechten Hilus. Sehr große Pulmonalarterie (wesentlich größer als am 6.10.)

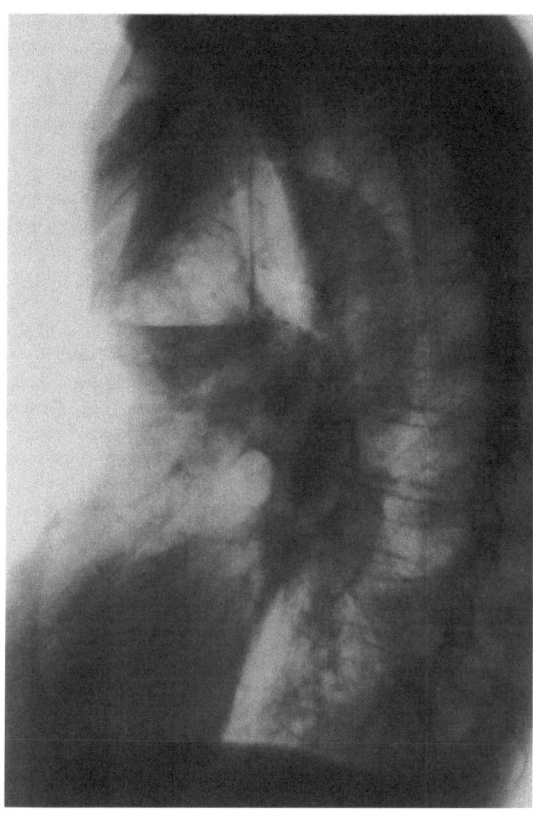

Abb. 163c. Aufnahme im frontalen Strahlengang: Großer Hohlraum mit Sekretspiegel im anterioren Thoraxbereich. (Pathologisch-anatomisch: Verschluß des rechten Pulmonalarterienhauptastes durch einen purifizierten Thrombus. Älterer, teils ausgelaugter, purifizierter und teils kavernisierter, hühnereigroßer, hämorrhagischer Lungeninfarkt im rechten Unterlappen vorn. Ausgang von alter Thrombose der linken V. ilica communis)

chiektasien, 1mal mit einer Silikose. Insgesamt fanden sich bei diesen 18 Fällen von Lungeninfarkten 50mal begleitende oder führende pathologische Zustände. Es handelte sich keineswegs nur um terminale Embolien, bzw. Infarkte (Abb. 163, 164 u. 165).

Für das Schrifttum zum Lungeninfarkt sei auf den Beitrag von SIELAFF in Band IX, Teil 3 des Handbuchs für Radiologie verwiesen. Die pathologische Anatomie ist, neben den Handbüchern, bei UEHLINGER (1968) abgehandelt. Die radiologisch schwierige Darstellbarkeit geht aus den verschiedenen zeitlichen Abläufen, wie auch aus den verschiedenen Reaktionen des Lungengewebes, je nach kollateraler Versorgung und Zustand der Lungenzirkulation insgesamt hervor, ebenso sind die klinischen Erscheinungen entsprechend uneinheitlich. Zur Radiologie sei verwiesen auf WESTERMARK (1938), HAMPTON und CASTLEMAN (1940), SHORT (1951), LAUR und DILLER (1962) sowie auf FLEISCHNER (1967). Neben den Konsequenzen, die sich aus der Verstopfung der Pulmonalarterie für das Lungenparenchym selbst mit Veränderung der Schattendurchlässigkeit ergeben, seien insbesondere die Beeinträchtigung der Zwerchfellmotilität sowie die Infarktpleuritis, die Infarktpneumonie sowie die Infarktkaverne hervorgehoben. Die Infarktkaverne ist keineswegs selten, wie unsere Beobachtungen (HOFMILLER) zeigen. Sie stellt eine der geläufigen Erwägungen bei der Differentialdiagnose der Kaverne dar. Der Übergang in putride Erweichung kann dazu führen, daß der ursprüngliche Infarktvorgang durch ein abszeßähnliches Bild, durch die eitrige Nekrose, überdeckt wird. Auf die Untersuchungen von AUFDERMAUR (1944) sowie GSELL (1935) sei hingewiesen.

Wir müssen unterscheiden zwischen Lungenembolie und Lungeninfarkt einerseits und autochthonen Thromben andererseits. Diese spielen vermutlich bei der Tuberkulose eine erhebliche Rolle; sekundär kommt es zur Infarzierung. Bei der Lungenembolie unterscheiden wir zwischen kleinen,

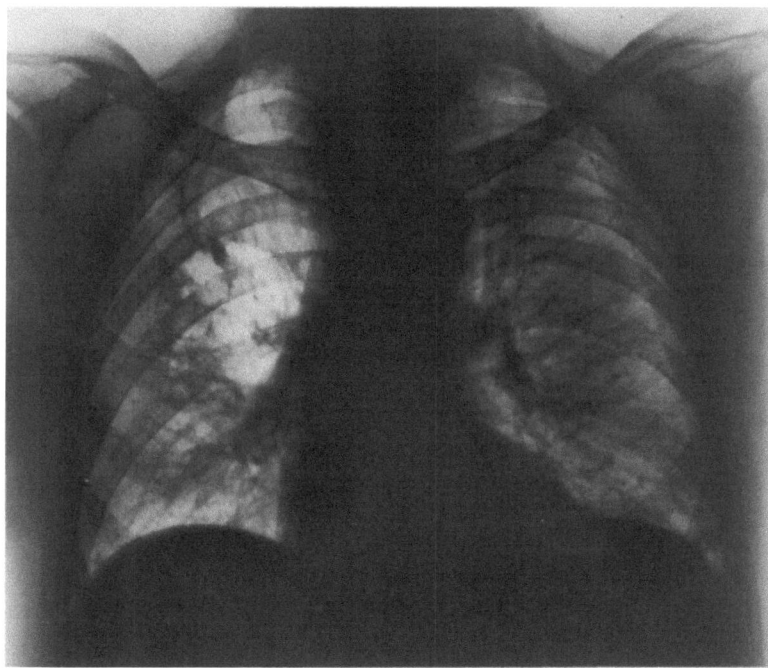

Abb. 164a u. b. M., Maria, 73 Jahre. Zarte zystische Gebilde im Bereich der rechten Lunge; eingewiesen als kavernöse Lungentuberkulose. Pathologisch-anatomisch: Verschluß des rechten Pulmonalarterienhauptastes; kirschgroße zystische Infarktkaverne im rechten Unterlappen

Abb. 164a. Übersicht

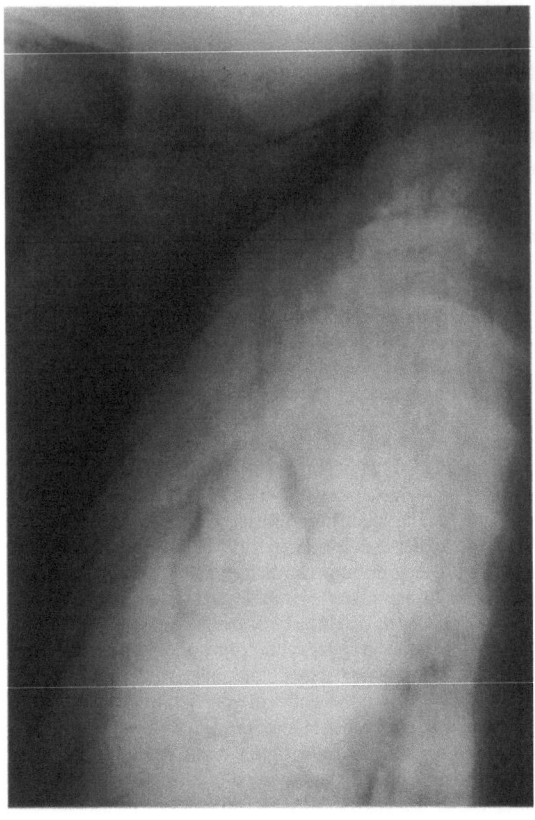

Abb. 164b. Schichtaufnahme. Auf der Übersicht ist ein erheblicher Transparenzunterschied auffällig: Minderdurchblutung der rechten Lunge

mittelgroßen und großen Embolien. In allen Fällen sind Probleme in der Diagnostik einer Tuberkulose wie auch in der Therapie zu erwarten. Wir kennen zahlreiche Fälle aus unserem Sektionsgut (Leiter des Pathologischen Instituts am Zentralkrankenhaus Gauting Dr. W. SCHNELLER), bei denen die „Tuberkulose" durch die Gewebsverdichtungen des Infarktes überlagert oder von ihnen begleitet war.

PAPE (1967/1968) spricht von „Grenzfällen" die mit Angiospasmen oder Embolien einhergehen, von spastischen Zuständen bei Embolie ohne Infarkt, bei verstecktem Infarkt, bei flüchtigem Infarkt oder auch bei Entzündungen. Die Lungenszintigraphie kann unter Umständen bei entsprechendem Sitz und bei entsprechender Größe der Durchblutungsstörung Hinweise geben, ebenso wie die Tomographie (LOBENWEIN, 1968) und selbstverständlich die Angiographie; auf RUDOLPH (1968), MOSTBECK (1968), DENCK (1968) sei hingewiesen. Auf die zusammenfassende Darstellung bei AVIADO (1965) sowie bei MORAWETZ (1968) sei verwiesen, sowie auf die Arbeiten von ALLISON, DUNNILL und MARSHALL (1960), AUFDERMAUR, BJORK und ANSUSINKA (1965), CHRISPIN et al. (1963), COCCHI (1950), FLEISCHNER (1962) sowie FLEISCHNER, HAMPTON und CASTLEMAN, FLEMING und BAILEY (1966), GSELL, URECH (1945), SASAHARA et al. (1964), KAUFMANN und KERESZTES (1967), MARSHALL (1965), MITTELBACH und VAN DE WEYER (1963), MLCZOCH (1968), MORRELL et al. (1963), SHAPIRO und RIGLER (1948), SOUCHERAY und O'LOUGHLIN (1953), STARZL et al. (1963), TORRANCE (1963), UEHLINGER, UHLAND und GOLDBERG (1964), WAGNER und TOW (1967), WAGNER et al. (1964), WEIDNER et al. (1967), WESTERMARK (1938), WESTPHAL (1907), WIENER, EDELSTEIN und CHARMS (1966), WILLIAMS et al. (1963) sowie ZWEIFEL (1935) sei aufmerksam gemacht.

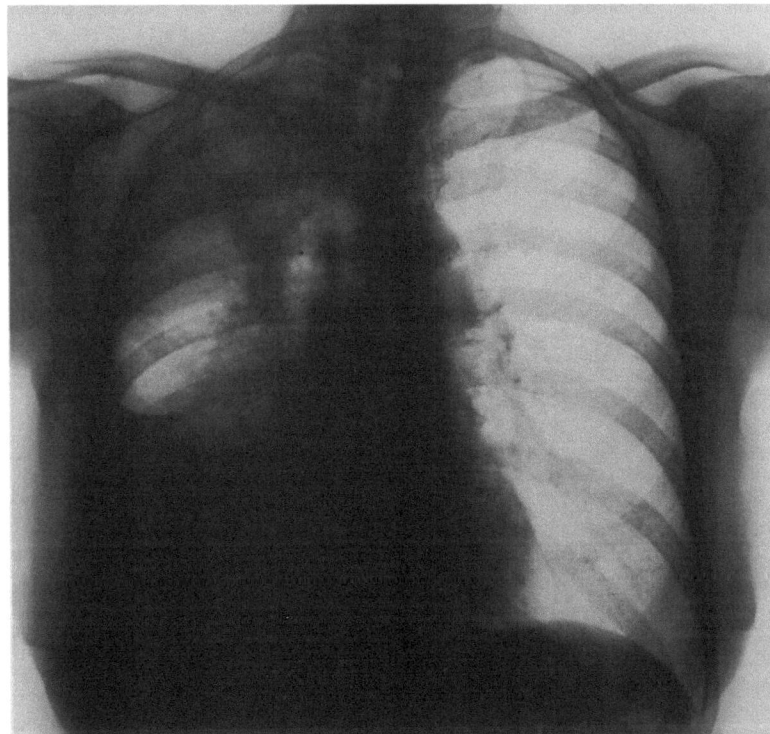

Abb. 165a—c. Sch., Elsa, 82 Jahre. Lungentuberkulose mit Infarkt und „Infarktpleuritis"

Abb. 165a. Übersichtsaufnahme vom 27.1.1972: Ausgedehnter Prozeß im Bereich des rechten Spitzenoberfeldes. Nachweis von Tuberkulosebakterien. Erguß rechts basal

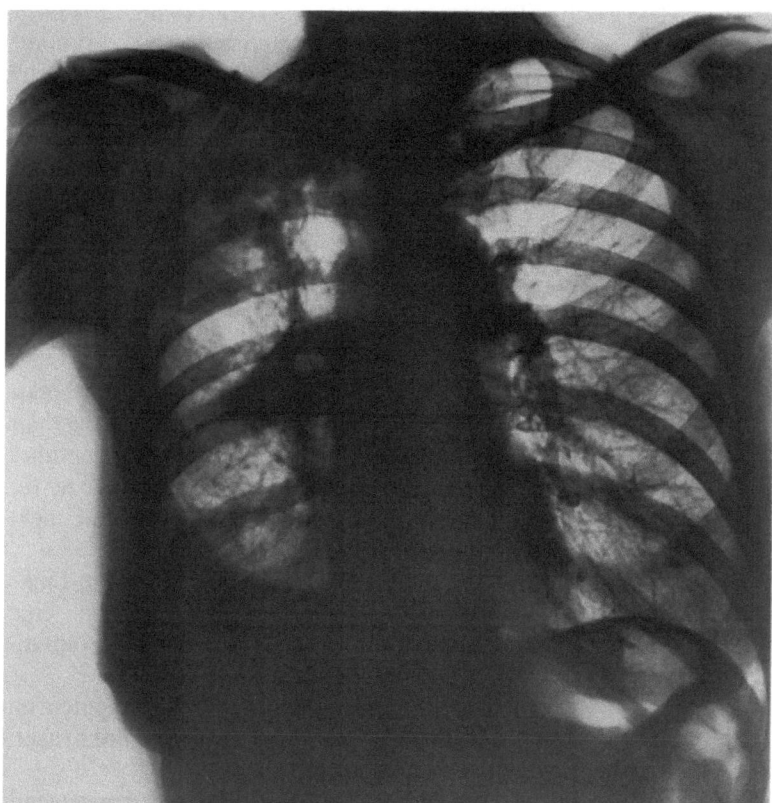

Abb. 165b. Aufnahme vom 12.4.1972: Rückgang des spezifischen Prozesses; Aufhellung der Lungenfelder

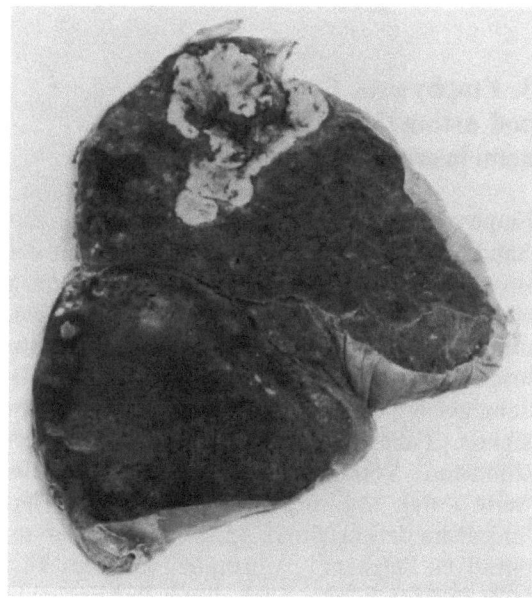

Abb. 165c. Makroschnitt (Tod 3.5.1972); Sektionsbefund: Käsige Pneumonie rechte Oberlappenspitze mit massenhaft säurefesten Bakterien. Unvollständige hämorrhagische Infarzierung des rechten Unterlappens mit eitrig abszedierender Infarktpneumonie und Bildung kirschgroßer Infarktkavernen; Infarktpleuritis

Über die Verbindung des Infarkts mit der Tuberkulose findet sich im übrigen nicht sehr viel Schrifttum. Über die terminalen, kardiopulmonalen Thrombosen bei Lungentuberkulosen mit respiratorischer Insuffizienz äußern sich BRUN et al. (1967). Die Unterscheidung zwischen Tuberkulose und Lungeninfarkt stellt, genau so wie die Abgrenzung gegenüber dem peripheren Karzinom, eine problematische diagnostische Aufgabe dar, auf die DENCK verwiesen hat. Die klinischen bzw. die klinisch-chemischen Möglichkeiten der Unterscheidung sind begrenzt (SCHONELL et al., 1966, ILLIG, 1968).

Zusammenfassend wäre zum Infarkt, zur radiologischen Diagnose des Infarkts, zu sagen, daß es kein typisches Röntgenbild gibt, wie aus beigefügter Tabelle 22 nach MORAWETZ hervorgeht.

Auch wenn gleichzeitig eine Tuberkulose vorliegt, sollte mit MORAWETZ an die Möglichkeit eines Lungeninfarkts gedacht werden: 1. bei jedem Prozeß im Bereiche der Lungen mit oder ohne charakteristische radiologische Veränderung, bei bestehender Tuberkulose sinngemäß

Tabelle 22. Röntgenzeichen des Lungeninfarkts (397 Fälle). (Nach Morawetz)

Art der Verschattung	Zahl der Patienten	Prozent
„Typische Verschattungen"	22	5,5
„Atypische Verschattungen"	136	34,3
Atelektasen	11	2,7
Tumorähnliche Verschattungen	9	2,2
Kavernenbildung (Hohlraumbildung)	4	1,0
Röntgenologisch inapparent	66	16,6
Röntgenologische Hinweise für Abgelaufene Embolien bzw. Infarkte a) Zwerchfellhochstand und Unverschieblichkeit b) nicht entfaltbarer Sinus c) Pleurale Trübung und Adhäsionen	149	37,5

Tabelle 23. Literaturübersicht zum Problem Lungentuberkulose-Linksherzfehler. (Nach H. Grosse, 1962)

Neutropie:
Frommolt (1875)   Davis (1947)
Blumenfeld (1925) E. Müller (1951)
Sweeney (1940)   Liener (1954)

Dystropie:
Rokitansky (1856) Rössle (1932)
Lebert (1867)   Pfeil (1937)
Traube (1864, 1871) Gloyne (1937)
Otto (1896)   Raboni (1942)
Grau (1911)   Ulrici[a] (1944)
Huebschmann (1928) Gissel u. Schmidt[a] (1949)
Pagel (1930)   Rosenblatt (1949)
Krisevosky (1931) Deist u. Krauss (1951)

bei „neu auftretenden Veränderungen", 2. bei jeder Wanderpneumonie oder flüchtigen beiderseitigen basalen Lungenveränderungen mit Ausbildung von „Streifenatelektasen" und „Zwerchfellhochstand", 3. bei jeder unklaren ein- oder beidseitigen Pleuritis, vor allem aber auch bei rezidivierenden pleuralen Ergüssen, 4. bei zunehmender Atemnot, Hyperventilationssyndrom, bei sonst ungeklärten Tachykardien, Herzrhythmusstörungen, Angst- und Verwirrtheitszuständen.

Tuberkulose und Herzerkrankungen. Abgesehen vom Lungeninfarkt, ist die pulmonale Hypertension, die Vielfalt der Vitien, die Herzschwäche für die Bildgestaltung ein wesentlicher Faktor. Die „kardiogenen Pneumopathien" können die Beurteilung spezifischer Prozesse besonders schwierig machen. Beziehungen zwischen Lungentuberkulose und Vitien, insbesondere Mitralvitien, sind seit Rokitansky (1855), Traube und seit Ebstein (1866), Romberg (1899) und Liebermeister (1899) diskutiert. Eine zusammenfassende Darstellung findet sich bei Grosse sowie bei von Smekal und Pappas (1965). Bei Grosse (1960) findet sich eine Aufstellung (Tabelle 23) über die nicht eindeutige Beurteilung des Verhältnisses zwischen Vitien und Häufigkeit einer Tuberkulose. Erich Müller (1951) teilt nach einer kritischen Übersicht aus 982 Sektionen und dem Studium von 2600 Krankenblättern in bezug auf Linksherzfehler Folgendes mit:

1. Anhand von 1500 Sektionen von Tuberkulosen ist es unmöglich, ein Ausschlußverhältnis zwischen Herzfehlern und Lungentuberkulose zu errechnen; die Hundertsätze verhalten sich in der tuberkulösen und nichttuberkulösen Population gleich.
2. „Es ist unmöglich für die Kranken mit Linksfehlern, insonderheit mit solchen einer Lungenstauung, eine Normung der spezifischen Substrate zu finden."
3. „Es ist nicht möglich, für die Patienten mit einem Herzfehler eine längere Krankheitszeit der Phthise zu errechnen."
4. „Es fehlt in der Literatur jedes überzeugende Element von der heilsamen Wirkung der Lungenstauung auf den Gang der Tuberkulose." Für die Literatur wird auf diese Arbeit sowie auf D. Esch und F. Grosse-Brockhoff verwiesen.

3. Emphysem, Bronchitis und asthmaähnliche Zustände, gemeinsam mit Tuberkulose

Emphysem, Bronchitis, asthmaähnliche Zustände, Erweiterungen und Verengerungen der Bronchien, Bronchiektasen, Fibrosen können eine Tuberkulose begleiten, ihr nachfolgen, unter Umständen den Boden für eine Tuberkulose begünstigen, ihren Verlauf ändern. Die Abhängigkeiten sind vielfach: ursächliche Abhängigkeit, Tuberkulose als Ursache, verlaufsbestimmend: Verkürzung des Lebens, beispielsweise durch respiratorische Insuffizienz, Heilungsbehinderung durch „Erschöpfung der reparativen Substanz"; Chronifizierung des Verlaufs hierdurch, aber auch durch Begünstigung der chronischen anderweitigen, auch mykobakteriellen Infektion. Ob die Lungentuberkulose Folge oder Ursache ist, ob die genannten pathologischen Zustände unabhängig von der Tuberkulose bestehen: die Erschwerung des Verlaufs,

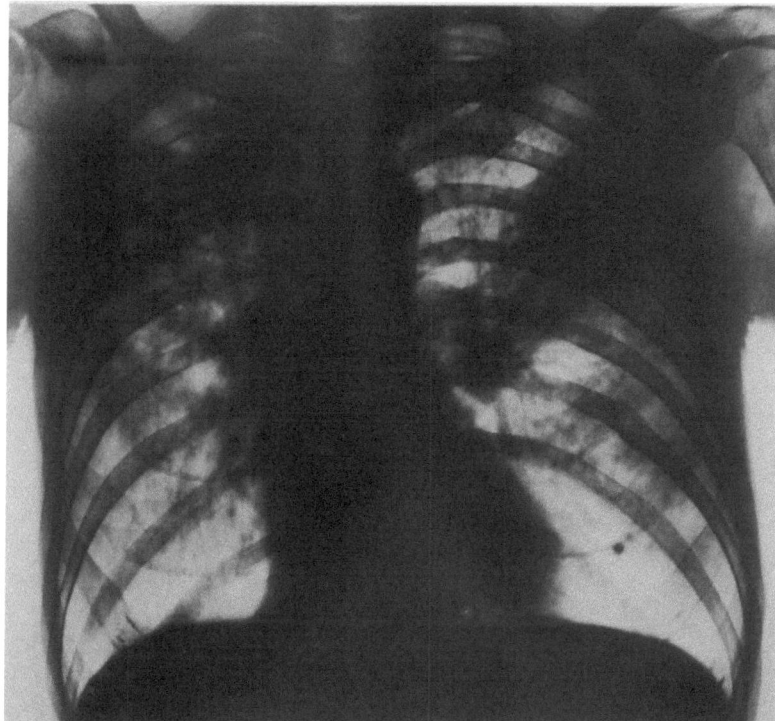

Abb. 166a—c. E., Oskar, 62 Jahre. Tuberkulose und Lungenemphysem

Abb. 166a. Lungenübersichtsaufnahme: Ausgedehnte Tuberkulose in beiden Lungenoberfeldern, käsig-pneumonisch imponierend. Vermehrte Transparenz der Unterfelder

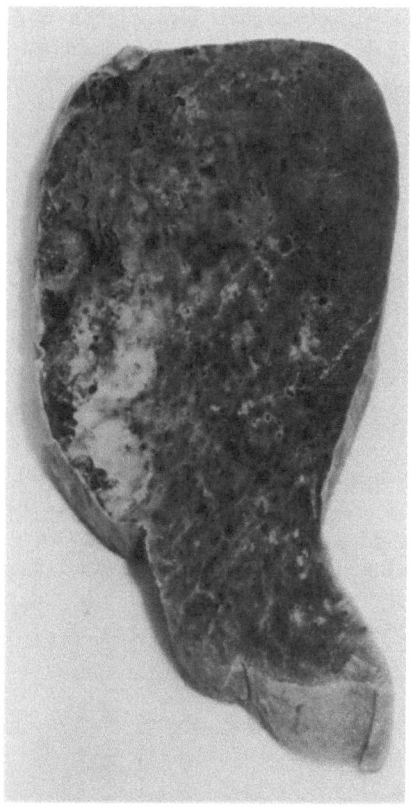

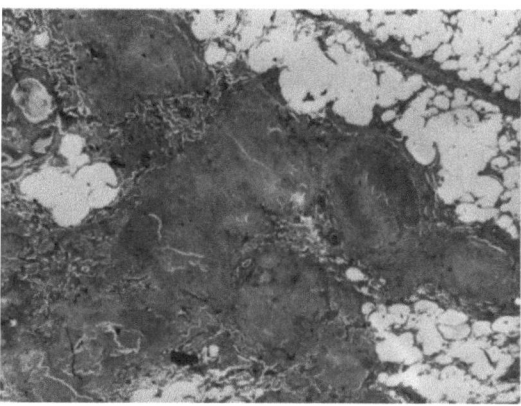

Abb. 166c. Mikroaufnahme: Große Exsudatmassen in den Emphysemblasen mit Resten von Gefäßen

Abb. 166b. Makroschnitt linker Oberlappen: Ausgedehntes marginales Emphysem mit käsig-pneumonischen Arealen

die Komplikation, wohl auch die differentialdiagnostischen Schwierigkeiten bleiben (Abb. 166, 167 u. 168). Für das Lungenemphysem sei insgesamt auf die zusammenfassenden Darstellungen von BECKENKAMP (1970), HARTUNG (1964), RODMAN und STERLING (1969) und FRUHMANN (1966) hingewiesen. (Weitere Literatur bei GREENBERG, BOUSHY und JENKINS, 1967; für die Altersveränderungen bei CANDER und MOYER, 1964). Das Problem „Lungenemphysem und Bronchitis" wird auch deswegen ak-

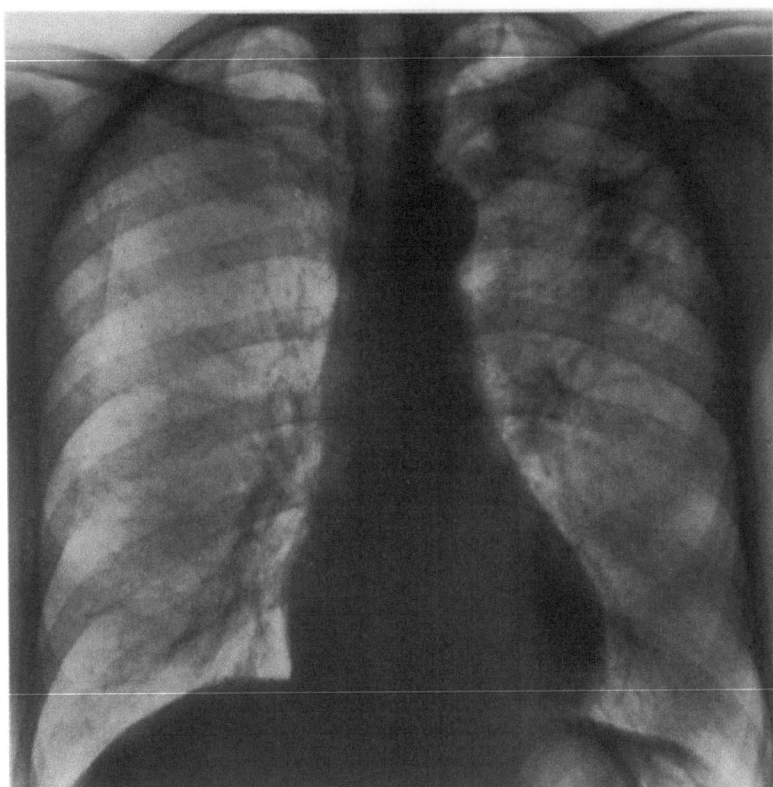

Abb. 167a—c. F., Alfred, 59 Jahre. Emphysem und Tuberkulose

Abb. 167a. Auf der Lungenübersichtsaufnahme Lungenemphysem anzunehmen. Tuberkulöser Herd im linken Obergeschoß

tuell, weil sich das Haupterkrankungsalter an Tuberkulose, freilich regional verschieden, in höhere Altersgruppen verlagert.

Neben der veränderten Alterszusammensetzung der „Population Tuberkulosekranke" spielt die Wirkung der Tuberkuloseheilmittel eine Rolle, indem ausgedehnteste Veränderungen unter Zurücklassung von Narben, die freilich oft im Röntgenbild, wenn Vorbefunde fehlen, nicht als solche erkennbar sind, ausheilen. Die größere Häufigkeit des Emphysems als Todesursache nach Behandlung einer Tuberkulose geht aus den Ausführungen von KATZ und KUNOFSKY (1964) hervor. Der Anteil derjenigen Patienten, die – außer der angegebenen Todesursache Tuberkulose – gleichzeitig ein Emphysem hatten, betrug 13,5%. Demgegenüber betrug der Anteil der Emphysemkranken bei anderen Erkrankungen als Todesursache nur 4,9%. LANCASTER und TOMASHIEFSKIE (1963) zeigen, daß von 386 Patienten mit Lungentuberkulose 50,8% eine diffuse obstruktive Funktionseinschränkung hatten. Die Funktionseinschränkung geht der Schwere und Dauer der Erkrankung parallel, so daß die Tuberkulose als Ursache des Emphysems angesehen werden könnte. Zu ähnlichen Ergebnissen kommen SNIDER, DOCTOR und DEMAS (1971). BIRKUN (1966) beschreibt die histologischen Grundlagen und die Einteilung der Fibrosen bei Lungentuberkulose, die auf fibröser Umwandlung spezifischen Gewebes, Karnifikation, Umbau des interstitiellen Gewebes, Atelektasen und Wandveränderungen der Bronchiolen entstehen. Bei LANCASTER und TOMASHIEFSKI (1963) sind die Arbeiten von GAENSLER und LINDGREN (1959) sowie von HALLETT und MARTIN (1961) aufgeführt, die teils Emphyseme, teils obstruktive Beeinträchtigungen der Lungenfunktion fanden. Bei der Verschiebung der Altersverteilung der Tuberkulose ist an die erhöhte Krebshäufigkeit zu denken (THOMPSON, 1960), wie später noch auszuführen sein wird.

Wiederum komme ich auf die Untersuchungen von MODLMAIR zurück, der eindrucksvoll das eben Gesagte belegt, indem er bei 112 Fällen mit Tuberkulose (Sektionsbefunde: Pathol. Institut des Zentralkrankenhauses Gauting der LVA Oberbayern, Leiter Dr. W. SCHNELLER) Folgendes gefunden hat:

Lungenemphysem	39	35 %
Bronchitis	10	9 %
Bronchiolitis	7	6,3%
„Lungenfibrose"	9	8 %
Bronchiektasen	4	3,6%

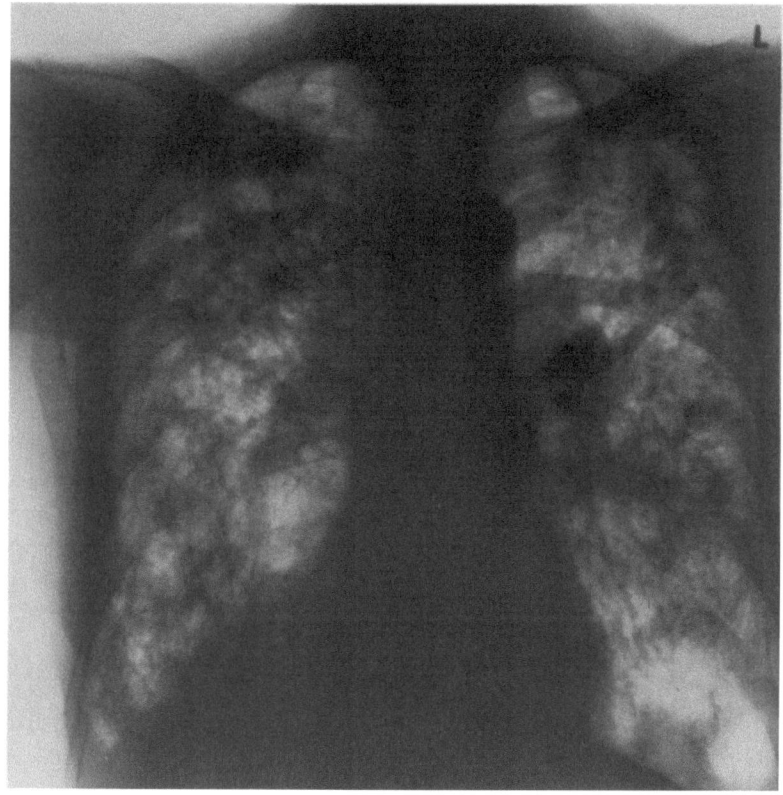

Abb. 167b. Schub bzw. Rezidiv 1966: Ausgedehnteste Durchsetzung beider Lungenfelder

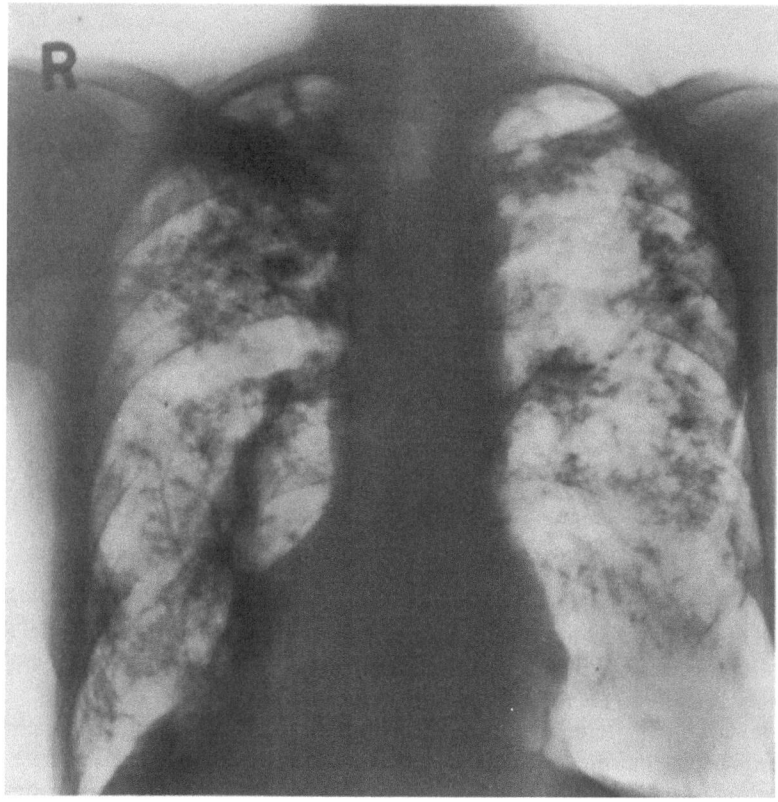

Abb. 167c. 1967: Schrumpfung der Lunge, insgesamt Verkleinerung des Lungenareals gegenüber 1956. „Metaphthisische Fibrose"

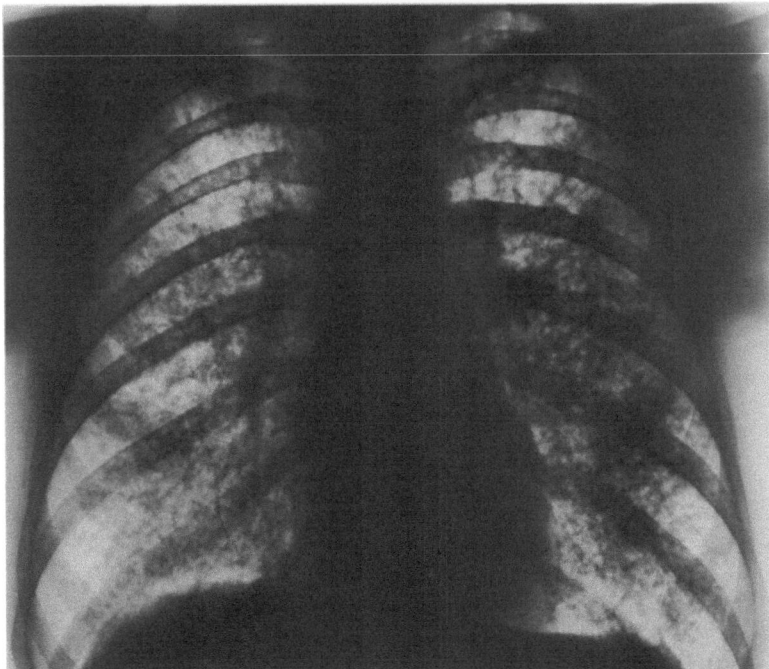

Abb. 168a—c. V., Alfred, 44 Jahre „Metatuberkulöse Fibrose mit nachfolgendem Karzinom"

Abb. 168a. Aufnahme vom 27.1.1965: Ausgedehnte tuberkulöse Durchsetzung beider Lungenfelder

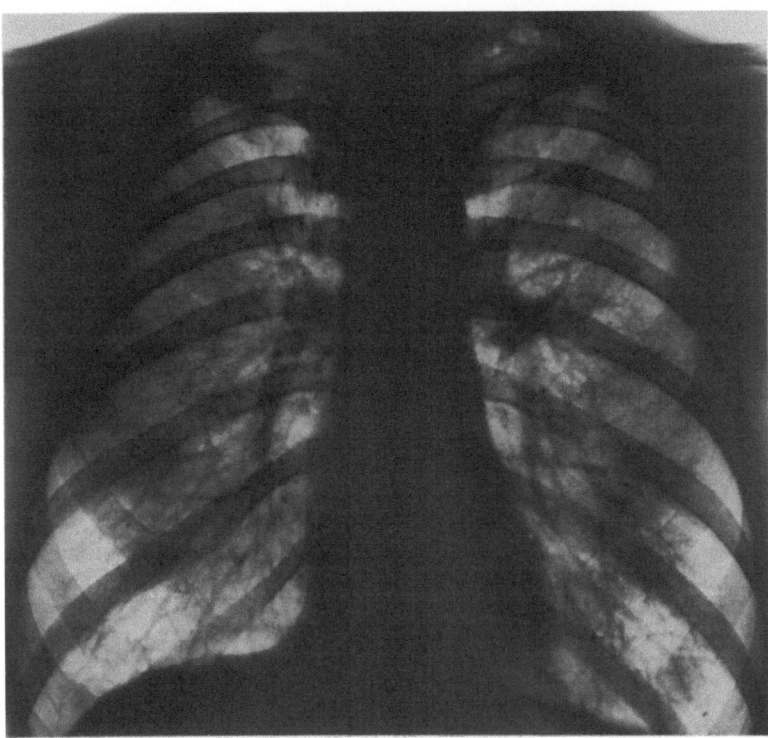

Abb. 168b. Übersichtsaufnahme vom 27.11.1970: „Metaphthisische Fibrose". Kleiner Herd, neu aufgetreten, im Schatten des anterioren Anteils der 2. Rippe links

Es handelt sich nicht um spezifische Veränderungen, sondern um solche, die der Tuberkulose nachfolgen, um metatuberkulöse bzw. eigenständig begleitende krankhafte Zustände. Aus diesen Untersuchungen wird verständlich, wenn wir vom „*Terrain*", dem pathologisch-anatomischen Zustand, den die Erkrankung an Lungentuberkulose betrifft, sprechen. Dieses Terrain stellt einen nicht unwesentlichen Faktor für die Gesamtbeurteilung, die Gesamtprognose, die Beurteilung der Heilungschancen, dar.

Die nachfolgende Aufstellung unterstreicht noch einmal, wie selten die Diagnose „Tuberkulose" allein richtig ist. Bei den 112 Fällen des

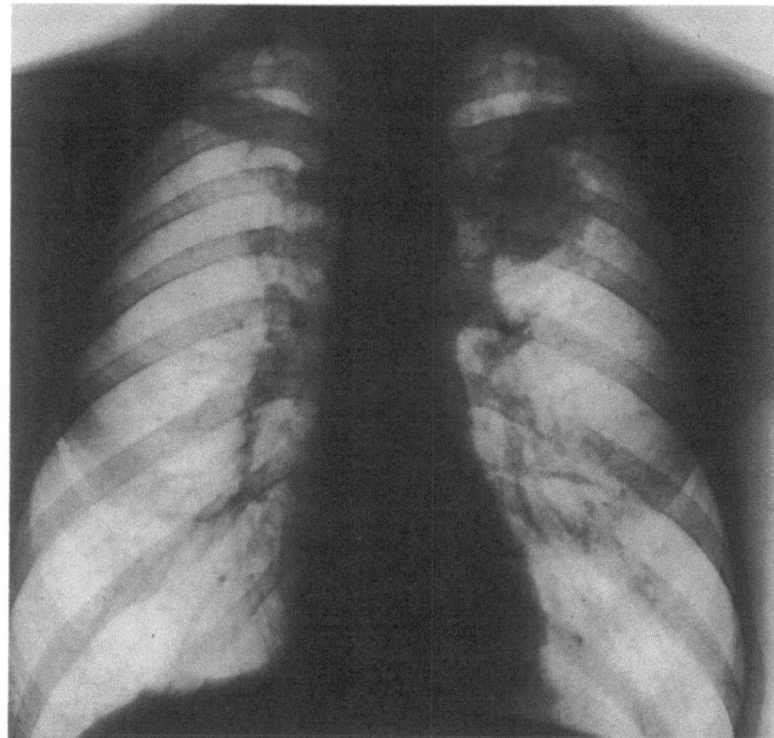

Abb. 168c. Nicht verhornendes Plattenepithelkarzinom mit herdförmigem nekrotischen Zerfall im linken Oberlappen. Beurteilung des „Terrains": Im resezierten Präparat, ziemlich dicht verstreut, ausgedehnte Narbenfelder ohne spezifische Gewebsreaktion. Beispiel für den „unspezifischen Rest nach Tuberkulose" (Pathologisches Institut des Krankenhauses Schwabing der Stadt München, Prof. LANGER; für Detailinformationen bin ich Oberarzt Dr. KEIDITSCH verbunden)

Zentralkrankenhauses Gauting ergab sich für die Häufigkeit von „begleitenden krankhaften Zuständen" folgendes Bild:

Tuberkulose + ein zusätzliches Krankheitsbild:
    8   7,2%

Tuberkulose + zwei zusätzliche Krankheitsbilder:
    34   30,6%

Tuberkulose + drei zusätzliche Krankheitsbilder:
    40   36 %

Tuberkulose + vier und mehr zusätzliche Krankheitsbilder:
    30   27 %

Die allgemeineren Zeichen des Emphysems sollen noch einmal kurz in Erinnerung zurückgerufen werden:

1. Auf dem p.-a. Film
   a) Abflachung des Zwerchfells, Verlust der Wölbung
   b) Einkerbungen des Zwerchfells
   c) Örtliche Transparenzvermehrungen
   d) Allgemeine Transparenzvermehrung
   e) Stärkung des Kalibers der zentralen Pulmonalarterie, Verminderung der peripheren Vaskularisation
   f) Kleines senkrecht gestelltes Herz
2. Lateraler Film
   a) Abflachung des Zwerchfells mit streckenweise konkaver Begrenzung nach kranial
   b) Verbreiterung des retrosternalen Luftsaumes (mehr als 3 cm) Vergrößerung des sternodiaphragmatischen Winkels über 90°
3. Aufnahme in Exspiration, p.-a.
   a) Zwerchfellexkursion weniger als 3 cm zwischen max. In- und max. Exspiration
4. Durchleuchtung
   a) Verminderung der Zwerchfellbeweglichkeit (weniger als 3 cm zwischen max. In- und Exspiration)
   b) Paradoxe Beweglichkeit des Zwerchfells bei rascher Atmung oder bei Schnupfen
   c) Verlängerung der Exspirationsphase
   d) Zeichen ungleichmäßiger Ausdehnung
5. Schichtbild
   a) Rasche Verjüngung der Zweige der Pulmonalarterie
   b) Abstumpfung des Winkels der Gefäßverzweigungen
   c) Irreguläre Verlagerung kleinerer Arterien durch avaskuläre Blasen
   d) Periphere Pulmonalarterien gestreckt und verjüngt
   e) Nachweis von Blasen, die auf den p.-a. Filmen nicht sichtbar sind
6. Angiographie der Lunge
   a) Alle Befunde, wie sie unter „Schichtbild" erwähnt sind,
   b) Zeichen eines zeitlich und räumlich ungleichmäßigen Flusses
   c) Zeichen von Arterienverschlüssen mit oder ohne Revaskularisation oder Kollateralkreislauf
7. Bronchographie
   a) Vergrößerung der Winkel der Bronchialverzweigungen
   b) Vergrößerte Durchmesser zentraler Bronchialabschnitte bei der Inspiration
   c) Abnorme Verminderung des Durchmessers oder Kollaps großer Bronchien bei forcierter Ausatmung oder beim Husten
   d) Fleckförmiger Füllungsausfall in den kleinen Bronchien

e) Kleine Kontrastmitteldepots in der Peripherie, zumeist in den Oberfeldern der Lungen bei Patienten mit zentrolobulärem Emphysem. (Nach RODMAN und STERLING, 1969).

Eine umfassende Darstellung des Gesamtproblems der Ventilationsstörungen hat W. SCHULZE (1968) gegeben.

4. Lungentuberkulose und Lungenfibrosen; Bronchiektasen

Der Begriff der „Lungenfibrose" geht weit, von umschriebenen narbigen Bildungen zu generalisierten Fibrosen, Arzneimittelschädigungen, inhalativen Fibrosen, zu den charakteristischen Restzuständen „ausgebrannter" Granulomatosen. Die grundsätzlichen Zusammenhänge bei Mehrfacherkrankungen der Lunge treten auch hier wieder auf:

1. Tuberkulosefolgen
   a) generalisierte Parenchymveränderungen
   b) umschriebene Veränderungen als Folgen von Veränderungen am Bronchialsystem oder am Gefäßsystem
   c) „pleurogene Fibrosen" des Parenchyms
2. Vorbestehende bzw. begleitende Fibrosen:
   a) allgemeine primäre Fibrosen
   b) umschriebene Fibrosen
   c) postgranulomatöse Fibrosen

Aus dieser Grobeinteilung wird ersichtlich, daß sich beide Begriffe überschneiden, insbesondere bei den postgranulomatösen Fibrosen. Dieses Problem ist bei GUJER (1955) ausführlich abgehandelt. Auf die zusammenfassenden Darstellungen von BRAEUNING und REDEKER (1931), DELARUE, HAEFLIGER (1944), LYDTIN (1932), A. UEHLINGER (1968) sowie von WURM (1943) sei verwiesen. In der zusammenfassenden Darstellung über die Lungenfibrosen von A. UEHLINGER ist die „chronische Miliartuberkulose und die „granulie froide" (DELARUE, 1930) behandelt. Zur Röntgentechnik wird erwähnt, daß im Summationsbild die Einzelherde vom perinodulären Emphysem überstrahlt werden; das „Ergebnis" sei die „geheilte Miliartuberkulose" (A. UEHLINGER). Die Unterscheidung zwischen einer Tuberkulose und einer Fibrose anderer Ursache kann, insbesondere wenn eine wirksame Tuberkulosebehandlung durchgeführt worden war, schwierig sein (DAVIES, 1970; ROMANO, 1963; TITOV, 1965).

Der Übergang zu den „Wabenlungen" und „Bronchiektasen" ist fließend. Zu den „Bronchiektasen" sei auf das frühere Kapitel verwiesen. Die Bronchiektasen als Tuberkulosefolge, als begleitende Manifestation der Parenchym- oder Bronchialtuberkulose sind bekannt. Unlängst hat HUZLY (1973) das Thema noch einmal aufgegriffen. MÜNZ (1970) hat sich eingehend damit befaßt. Im übrigen ist mit E. MÜLLER und POPPENDIECK (1953) zu sagen: „über die Beziehung zwischen Bronchiektasenkrankheit und der Tuberkulose bestehen bis heute Unklarheiten". Wichtig ist die Feststellung, daß bei der Durchsicht von 981 Sektionsprotokollen von Phthisikern die ganz ungewöhnliche Seltenheit der Kombination zwischen der echten Bronchiektasenkrankheit und Lungentuberkulose auffällt. Klinische Fälle bestätigen die pathologisch-anatomische Vermutung. Dabei wird ausgeführt, daß die Tuberkulose, wenn sie schon beim Bronchiektasenträger auftrete, in einem nicht erkrankten Bezirk der Lunge sitze. Beide Erkrankungen führen gewissermaßen ein eigenes Leben (weitere Literatur bei MÜLLER und POPPENDIECK). Zu den Beziehungen zwischen Bronchiektasen und Tuberkulose sind die Arbeiten von ANASTASATU *et al.* (1959), ANDRUS (1937), CAIONE (1959), CHODKOWSKA und PAWLICKA (1959), GARLICK (1955), GOOD (1950), IVANCENCO *et al.* (1957), KOETTGEN (1932), MYDLIL *et al.* (1957), PROETEL und KÖNN (1958), WIPF und TADDEI (1958), BURKE (1958) sowie der Ergebnisbericht von WORTH (1966) zu nennen.

5. Lungentuberkulose und Lungenkrebs

WILKESMANN hat in seiner Dissertation „Lungenkrebs und Lungentuberkulose als Kombinationskrankheit" die einschlägigen Fälle des Zentralkrankenhauses Gauting in der Zeit von 1960 bis 1970 analysiert. Wie Tabelle 24 und Abb. 169 zeigen, hat die Häufigkeit der Kombinationen in den Beobachtungsjahren wesentlich zugenommen, sicher ein Effekt verbesserter diagnostischer Maßnahmen. Das zeigt auch eine Durchsicht des Sektionsgutes des Zentralkrankenhauses Gauting (Tabelle 25). Freilich ist in den Beobachtungsjahren auch eine nicht unerhebliche Zunahme der Mortalität an Lungenkrebs gleichzeitig zu verzeichnen gewesen (Tabelle 26, Abb. 170). Im gleichen Zeitabschnitt haben jedoch Zugänge und Bestand an Lungentuberkulosen wesentlich abgenommen (Tabelle 27).

Wenn wir hiermit die Altersverteilung vergleichen, dann sehen wir (Abb. 171 u. 172), daß

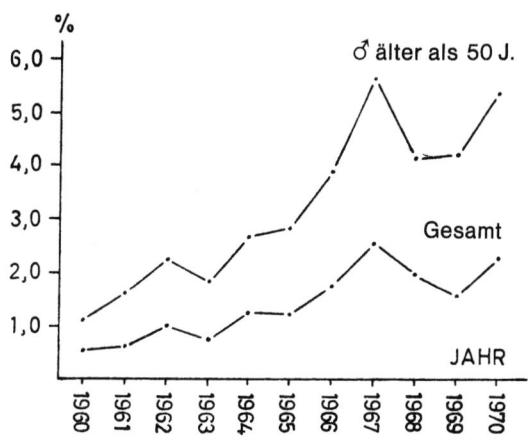

Abb. 169. Graphische Darstellung der Kombinationsfälle von Lungentuberkulose und Bronchialkarzinom in den Jahren 1960—1970 im Zentralkrankenhaus Gauting

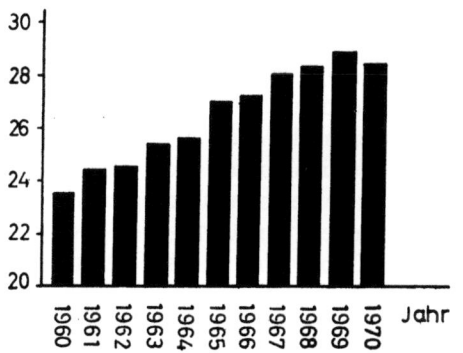

Abb. 170. Graphische Darstellung der Mortalität an Lungenkrebs in Bayern in den Jahren 1960—1970 auf 100000 der Bevölkerung

Tabelle 24. Kombinationsfälle von Lungentuberkulose und Bronchialkarzinom in den Jahren 1960—1970 im Zentralkrankenhaus Gauting, unter besonderer Berücksichtigung der Männer über 51 Jahre

Jahr	Kombinationsfälle auf Lungentuberkulose kollektiv bezogen (%)	Dasselbe für Männer ab 51 Jahren
1960	0,51	1,08
1961	0,60	1,56
1962	0,98	2,22
1963	0,75	1,83
1964	1,24	2,68
1965	1,20	2,82
1966	1,75	3,90
1967	2,55	5,64
1968	1,99	4,14
1969	1,56	4,21
1970	2,26	5,37

Tabelle 25. Kombination Lungentuberkulose mit Bronchialkarzinom. Sektionsgut des Zentralkrankenhauses Gauting von 1967 bis 1970. Es ergibt sich, daß 7,9% der mit einer Lungentuberkulose Verstorbenen gleichzeitig einen Lungenkrebs aufweisen

Jahr	Lungentuberkulosen insgesamt	Kombinationsfälle (einschl. Metastasenfälle)	Kombinationsfälle (ohne Metastasenfälle)
1967	47	3	2
1968	52	6	6
1969	49	3	3
1970	42	7	4
Insges.	190	19	15

Tabelle 26. Mortalität an Lungenkrebs in Bayern von 1960—1970, bezogen auf 100000 der Bevölkerung gleichen Geschlechts

Jahr	Insgesamt	Männlich	Weiblich
1960	23,5	42,5	6,9
1961	24,4	44,1	7,2
1962	24,5	44,1	7,5
1963	25,4	45,3	7,7
1964	25,6	45,4	7,9
1965	27,0	47,8	8,3
1966	27,2	48,8	7,9
1967	28,0	50,0	8,3
1968	28,3	52,2	7,0
1969	28,8	52,0	7,7
1970	28,4	51,5	7,6

Tabelle 27. Entwicklung der Lungentuberkulose in Bayern in den Jahren 1960—1970 (vgl. dazu Angaben über das Bronchialkarzinom)

1960	135	1966	96
1961	124	1967	90
1962	108	1968	87
1963	104	1969	88
1964	102	1970	89
1965	103		

Krebs und Tuberkulose am häufigsten in den Altersgruppen zwischen 50 und 70 Jahren sind, und daß die Größenordnungen beider Erkrankungen, Zugänge an Tuberkulose bzw. Bestand an Tuberkulose, etwa in Relation gesetzt zur Mortalität an Lungenkrebs, in denselben Größenordnungen liegen.

Aus den zeitlich und örtlich stark wechselnden zahlenmäßigen Verhältnissen für das Bronchialkarzinom und die Lungentuberkulose ergibt sich, daß die Beziehungen zwischen Tuber-

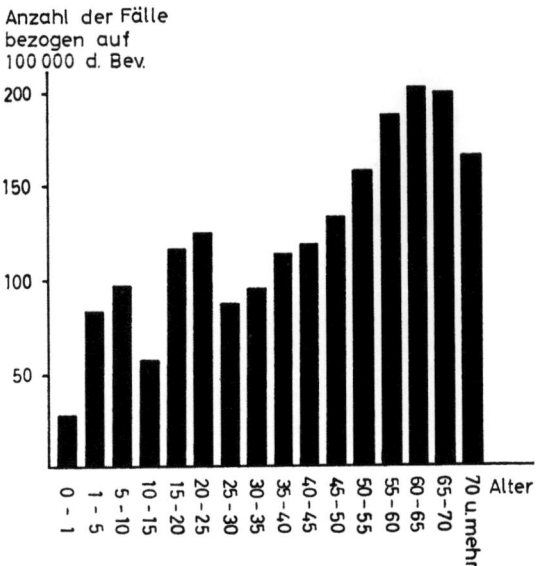

Abb. 171. Graphische Darstellung der Altersverteilung der männlichen Erkrankten an Lungentuberkulose (Zugänge). Der relative Gipfel liegt bei den 15- bis 25jährigen, ein absoluter Gipfel bei den 55- bis 70jährigen Männern. (Sämtliche Daten nach „Die Tuberkulose in Bayern 1970" bzw. nach den „Berichten über das Bayerische Gesundheitswesen"; z.T. verdanken wir die Daten der Liebenswürdigkeit von Frau Dr. E. ZIMMERMANN, Bayr. Statistisches Landesamt)

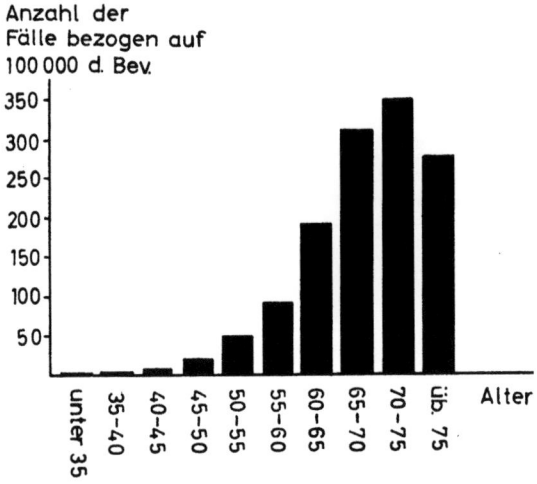

Abb. 172. Lungenkrebsmortalität in Bayern 1970, Altersverteilung bei Männern

kulose und Karzinom anhand der jeweiligen epidemiologischen Daten bestimmt werden müssen. Feste Zahlen sind nicht anzugeben.

Wir halten als subjektiven, örtlich und zeitlich zufälligen Wert fest, daß wir bei Männern über 50 Jahren sehr häufig mit dem Zusammentreffen einer Tuberkulose und eines Lungenkrebses rechnen müssen. Die Größenordnung dürfte zwischen 3 und 6% liegen. (Wesentliche Angaben verdanke ich MARTIN WILKESMANN, der in seiner Dissertation die Frage besonders ausführlich und sorgfältig behandelt hat.)

Die Angaben von STEINBRÜCK (1971) aus der DDR bestätigen die sich in stetem Wandel befindlichen Relationen. Im Jahre 1969 wurden 4000 Fälle von aktiver Lungentuberkulose durch die Röntgenreihenuntersuchung festgestellt, gleichzeitig etwa 2400 Fälle von Bronchialtumoren, 1960 9000 Fälle von Tuberkulose und 2000 Fälle von Bronchialkarzinom.

Bei diesen Zahlen ist interessant, daß nur bei 50—70% der Erfaßten auf früheren Aufnahmen kein krankhafter Befund zu sehen gewesen war. STEINBRÜCK zitiert in diesem Zusammenhang VEEZE, der mitteilt, daß bei 6% der Patienten schon 3 Jahre, bei 14% 2 Jahre, bei 54% 1 Jahr und bei 76% 9 Monate, schließlich bei 86% 6 Monate vor der Erkennung des Karzinoms bereits ein Röntgenbefund retrospektiv faßbar gewesen sei.

Zur Epidemiologie sei auf die „Fährtensuche" durch Erhebung der Berufsanamnese hingewiesen. Fragen nach Arsen-, Chrom-, Nickel- und Asbestexposition sollten nicht unterlassen werden. Die Frage der berufsbedingten Krebse ist in den Arbeiten von OETTEL, THIESS und UHL (1968, 1970) bzw. von THIESS, OETTEL und UHL (1969) eingehend behandelt. Weitere Daten finden sich bei BLAHA (1972). 1973 ist BLAHA auf die Frühdiagnose und Expositionsprobleme eingegangen. Die umfassende Darstellung von SCHULZE im Handbuch der Radiologie bringt die Literatur zu den endothorakalen Geschwülsten. Teilaspekte finden sich bei BLAHA, UNGEHEUER und KAHLAU (1965).

Eine gute Bearbeitung der Gesamtfrage „Tuberkulose und Bronchialkarzinom" gibt HERRMANN in seiner Dissertation von 1969. Auch findet sich dort ein Schrifttumverzeichnis. Die Häufigkeitsverhältnisse, nach Orten und Zeiten wechselnd, gibt die große Zusammenstellung nach WILKESMANN (Tabelle 28a u. b) wieder.

Mit allgemeinen Fragen des Zusammenhangs zwischen Lungenkarzinom und Lungentuberkulose befassen sich ATTINGER (1950), ANASTASATU et al. (1960), CAMPBELL (1961), FRIEDLÄNDER (1885), HAMMER (1964), HEDDÄUS, HERXHEIMER (1917), LETULLE (1920), MUNTEAU und AMON (1950), OUDET und ROEGEL (1958), SEYFARTH (1952), SIMECEK und SIMECKOVA (1967), STEINITZ (1965), WESTERGREN (1959) und WOLF (1895).

Auf besondere Fragen, insbesondere auf Narbenkrebse, gehen BUSCH (1956), FEUCHTINGER (1937), FINKE (1956 u. 1958), FRIEDRICH (1939), GÄLY et al. (1958), GELZER (1956),

Tabelle 28a u. b. Sammelstatistik Kombination Lungentuberkulose und Lungenkrebs. (Nach WILKESMANN; z.T. Angaben nach NÜSSLE und BÖHLKE)

Tabelle 28a. Bezogen auf Lungenkrebs

Jahr	Autor	Zahl der untersuchten Lungenkrebse	Zahl der gefundenen Kombinationsfälle	Kombinationsfälle bezogen auf Krebskollektiv (%)	Jahr	Autor	Zahl der untersuchten Lungenkrebse	Zahl der gefundenen Kombinationsfälle	Kombinationsfälle bezogen auf Krebskollektiv (%)
1924	KLOTZ	24	2		1950	MUNTEAU	86	9	
1925	KIKUTH	246		8,94	1951	BRYSON und SPENCER	866		1,8
1926	GROVE und KRAMER	21	1		1951	WENZL	130	15	11,5
1926	BRECKWOLD	47		8,51	1952	SEYFARTH (path.)	25	7	28,0
1927	PROBST	76		5,25	1952	SEYFARTH (klin.)	1103		11,42
1927	WAHL	81		9,87	1953	NUESSLE	96		4,2
1929	SIMPSON	139	6	4,3	1953	CREMER und KAUFMANN	350		15,15
1930	DAVIDSON	107	7	6,5	1954	PATZELT	181		9,0
1931	BERBLINGER	82		1,22	1957	BALÓ u.a.	200		10,0
1932	DERISCHANOFF	90	16	17,8	1957	GROSSE	7511	58	0,8
1933	HRUBY und SWEANY	12	3		1958	MEYER, H.	208	26	12,5
1935	OLSON	69	1		1958	MURASAWA	39	14	
1935	LEADER	29	1		1959	WESTERGREN	100	54	54,0
1935	JAFFE	100	7	7,0	1959	BALDAMUS	24	9	
1936	KRAMER und SOM	100	4	4,0	1959	ANASTASATU (Weltzusammenstellung)	10161	763	7,5
1938	BAUER	32	2						
1938	ARKIN	85	4						
1938	KOLETSKY	100	2	2,0	1960	CAMPBELL und HUGHES	650	24	3,7
1938	STEIN und JOSLIN	100	4	4,0	1961	EITER	35	8	
1942	PERRONE und LEVINSON	38	1		1963	BARIETY und RULLIERES	250	24	9,6
1947	LUNCEVICH	270		14,0	1965	BÖHLKE	1286		10,88
1948	DRYMALSKI und SWEANY	57	15	26,3	1965	BARTH: männlich	122	20	
1948	FRIED	319	34	10,7		weiblich	25	3	
1949	FARBER u.a.	266		3,8	1966	GOLUBTSOV	1398	103	7,3
1950	REINGOLD, OTTOMAN und KRONWALER	60	6		1967	HACKL	781	102	13,1
1950	ATTINGER	89	12	14	1969	HERRMANN	773	84	10,87

Tabelle 28b. Bezogen auf Lungentuberkulose

Jahr	Autor	Zahl der untersuchten Lungentuberkulosen	Zahl der gefundenen Kombinationsfälle	Kombinationsfälle bezogen auf Tuberkulosekollektiv (%)	Jahr	Autor	Zahl der untersuchten Lungentuberkulosen	Zahl der gefundenen Kombinationsfälle	Kombinationsfälle bezogen auf Tuberkulosekollektiv (%)
1946	GERSTL u.a.	1600		0,44	1961	HAMMER	515		4,3
1950	ATTINGER	590	12	2,04	1961	EITER: männlich	1570	7	0,4
1951	SEYFARTH	323		2,16		weiblich	720	1	
1953	CREMER und KAUFMANN	396		13,35	1964	HAMMER	1000		4,0
					1965	BÖHLKE	5582	140	2,5
1953	NUESSLE	726		0,6	1967	LARMI (männlich)	925	4	0,4
1954	PATZELT	804		3,0	1967	HACKL	3375	102	3,0
1957	GROSSE	3115	58	1,9	1973	Zentralkrankenhaus Gauting:			
1958	MEYER, H.	1032	26	2,5		klinisch	10380	150	1,45
1959	BALDAMUS	2628	9	0,34		pathologisch-anatomisch	190	19	10,0
1960	CAMPBELL und HUGHES	11000	24	0,2					

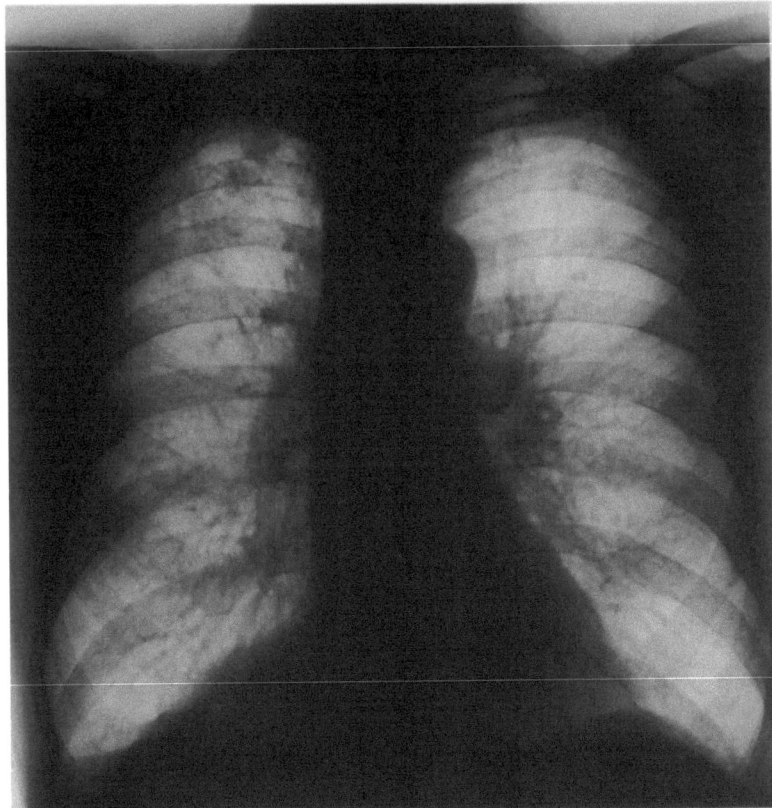

Abb. 173a—d. Krebs und Tuberkulose. Sch., Otto, 64 Jahre

Abb. 173a. 1968: Doppelseitiger pulmonaler Prozeß, überwiegend jedoch im Bereich des rechten Spitzenoberfeldes (Tuberkulose erstmalig festgestellt 1960)

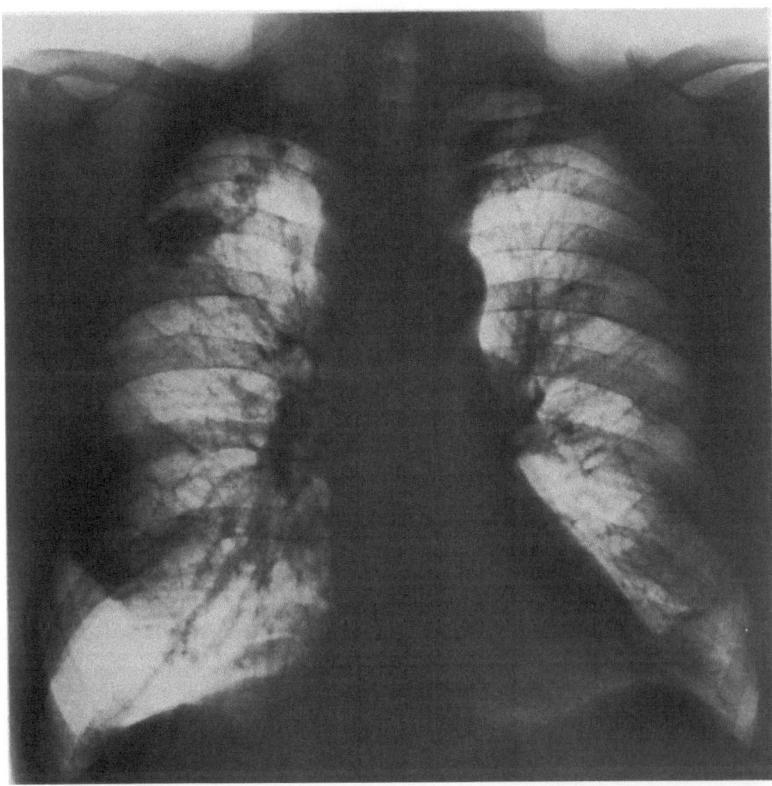

Abb. 173b. 1972: Walnußgroßer Herd rechts im 2. ICR lateral

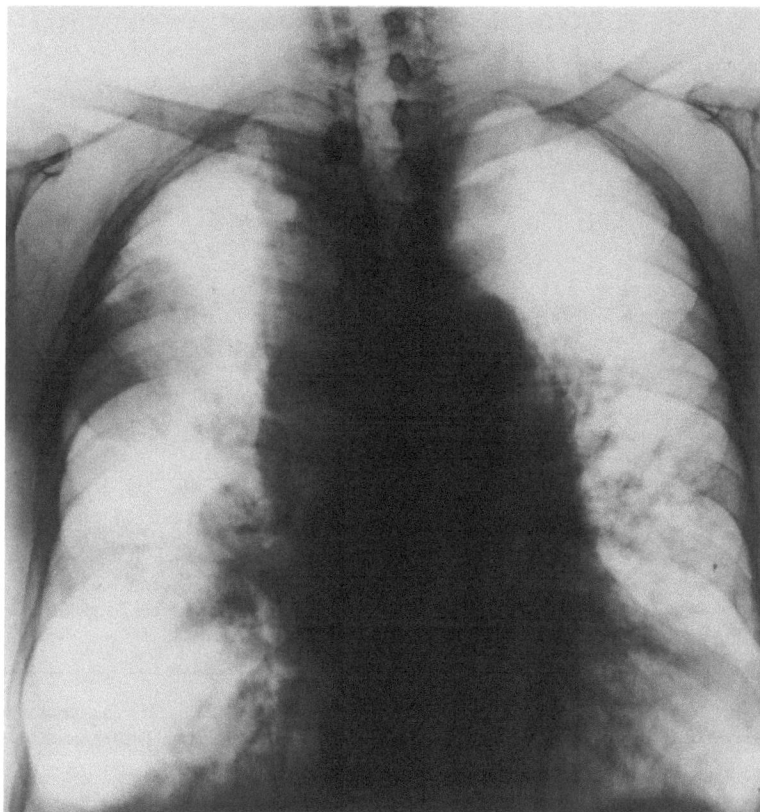

Abb. 173c. Aufnahme vom 19.7.1973: Endstadium des Bronchialkarzinoms

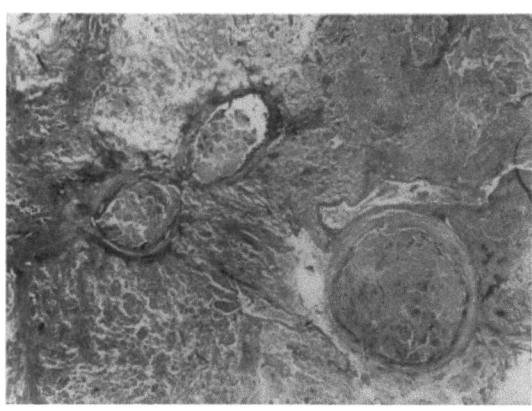

Abb. 173d. Histologischer Befund: 3 abgekapselte ältere käsige pneumonische Herde inmitten eines kleinzelligen Karzinoms. Die Kapseln sind hier nicht infiltriert. Ein „Aufbrechen" der tuberkulösen Herde durch Invasion und Nekrose erscheint jedoch möglich

LEMOINE et al. (1956), LÜDERS (1959), LÜDERS und THEMEL (1954), POHL (1960), RAEBURN und SPENCER (1957), RÖSSLE (1943), SCHWARTZ (1950, 1960, 1964), THEMEL und LÜDERS (1955), WOODRUFF et al. (1952) sowie YOKOO und SUCKOW (1961) ein. Mit dem Kavernenkarzinom befaßt sich besonders NACHTIGAL (1949).

Was sich aus den Statistiken ableiten läßt, ist die Feststellung, daß Lungentuberkulose und Lungenkrebs notwendigerweise nicht selten zusammentreffen müssen.

Aus den klinischen Erfahrungen ergibt sich, daß die Heilung der Tuberkulose auch bei bestehendem und fortschreitendem Karzinom nahezu ungestört ist.

Das differentialdiagnostische Problem ist oft nahezu unüberwindlich.

Bei dem „Pseudorezidiv" sind wir davon ausgegangen, daß einerseits die Tuberkulose Veranlassung sein kann, daß durch regelmäßige Überwachung ein Karzinom verhältnismäßig früh entdeckt wird; andererseits wird häufig fälschlich eine Exazerbation einer Tuberkulose angenommen und die Krebsdiagnose verfehlt.

Die weitgehende Inaktivität einer Tuberkulose, trotz inniger Beziehungen zwischen Lungenkarzinom und Lungentuberkulose, zeigen Abb. 173—175. Zu den differentialdiagnostischen Problemen mögen Abb. 176—178 dienen. Fragen des Zusammenhangs drängen sich bei Betrachtung der Abb. 179 auf.

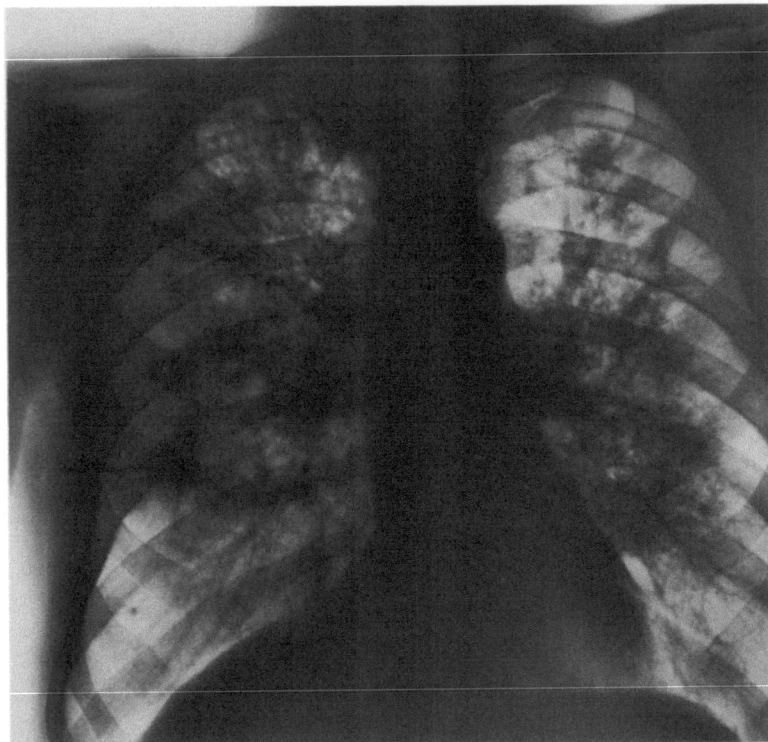

Abb. 174a—e. B., Alois, 69 Jahre. „Ausheilung einer Tuberkulose bei Bronchialkarzinom"

Abb. 174a. 1959: Ausgedehnte doppelseitige Tuberkulose

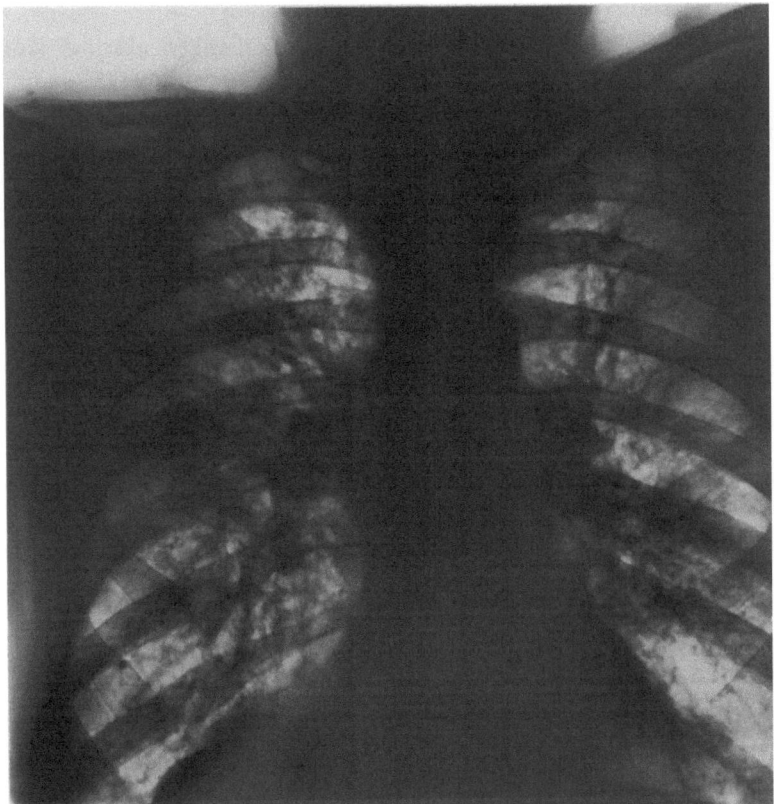

Abb. 174b. 1966: Erheblicher Residualbefund

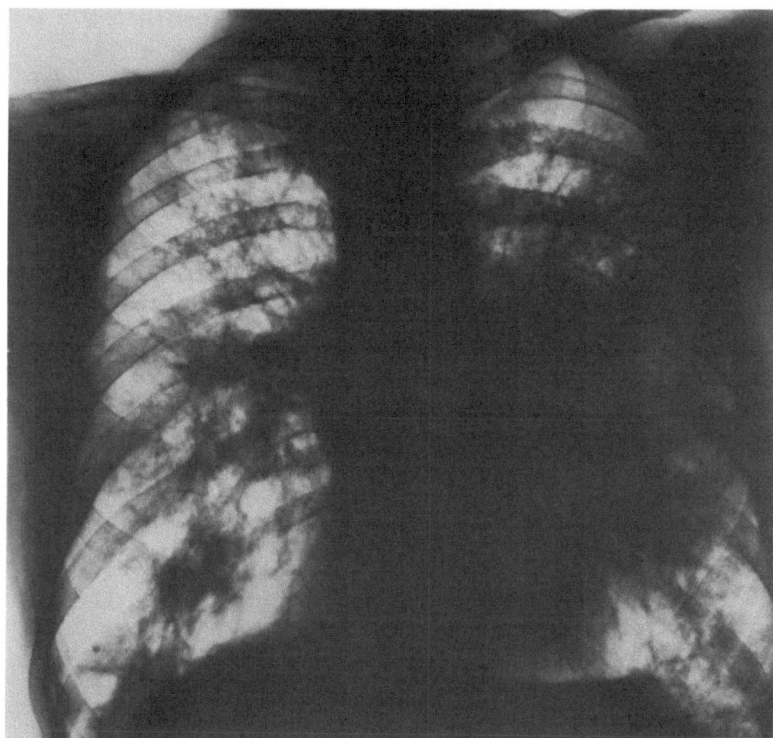

Abb. 174c. 1968: Zunahme des Befundes im linken Mittelfeld

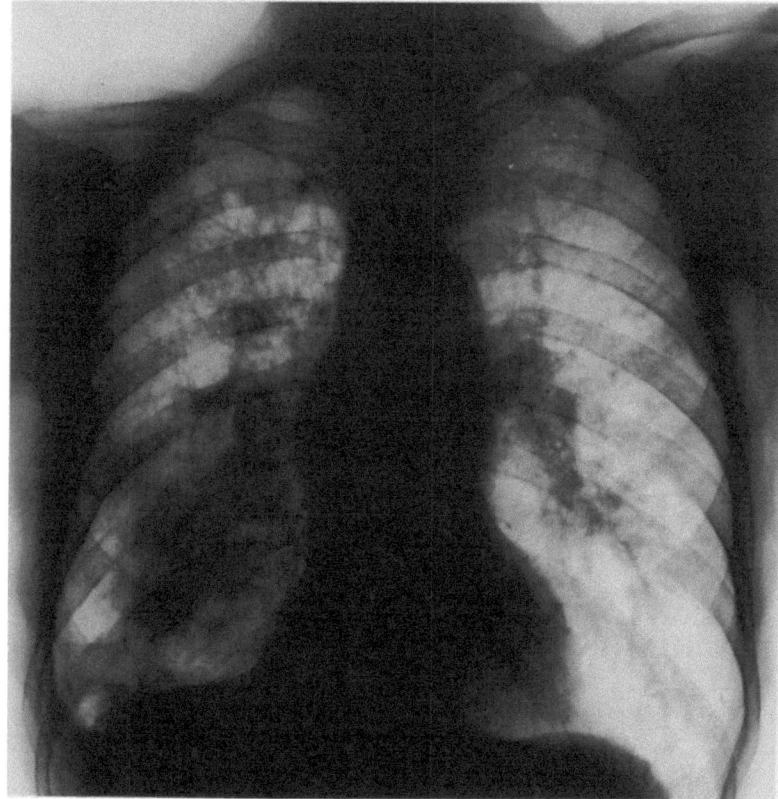

Abb. 174d. Karzinomatöse Veränderungen im rechten Unterfeld, beginnend auf Voraufnahme schon erkennbar

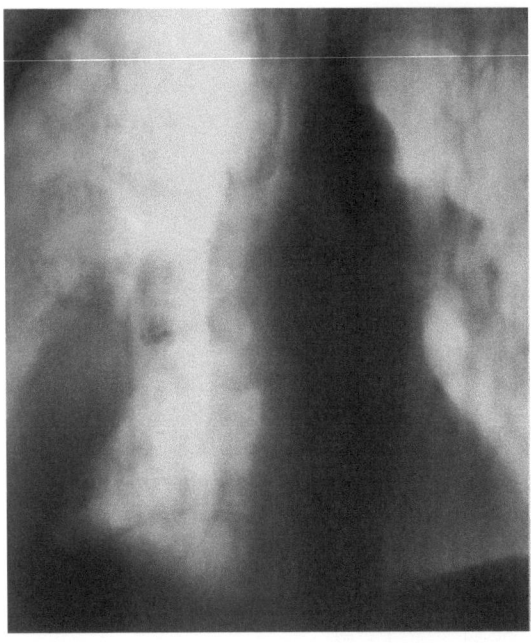

Abb. 174e. Schichtbild: Im Bereich des Karzinoms Kalkherde. Sektion: Verhornendes Plattenepithelkarzinom mit faustgroßer Tumorbildung im rechten Lungenunterlappen. Alte, erloschene Lungentuberkulose mit narbiger Schrumpfung des rechten Oberlappens. Bullöses und zentrilobuläres Lungenemphysem; Herdpneumonie. Cor pulmonale

Mit WILKESMANN und BLAHA (1974) läßt sich das Problem wie folgt zusammenfassen:

1. Die Frage des Zusammenhangs ist als offen zu bezeichnen. Beide Erkrankungen sind häufig; beide Erkrankungen betreffen dieselben Altersgruppen und überwegend Männer. Beide Krankheiten treffen gehäuft zusammen (GUTOWSKI, 1969, 1972). Für das Kavernenkarzinom ist zu sagen, daß nur eine verschwindende Zahl von Kavernen ein Alter erreicht, das unseren gängigen Vorstellungen von der Dauer der Krebsentstehung entgegenkommt.

2. Das zweite Hauptproblem besteht in der Differentialdiagnose. Auffällige Veränderungen im Ablauf einer Tuberkulose, geringeres Ansprechen auf Tuberkuloseheilmittel sind krebsverdächtig. Eine histologische Klärung ist unumgänglich. Der Nachweis von Tuberkelbakterien im Auswurf besagt nicht, daß kein Krebs vorliegt.

3. Zur Klinik ist ferner zu sagen, daß die Tuberkulose auch bei bestehendem Krebs auszuheilen ist.

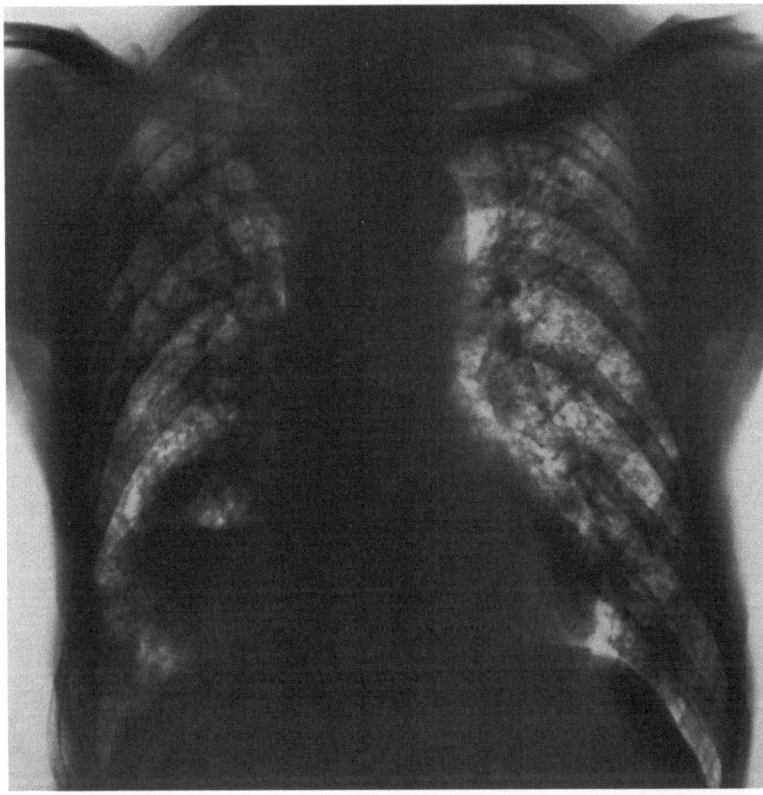

Abb. 175. A., Alois, 72 Jahre. Karzinom und Tuberkulose. Tumorkaverne im rechten Lungenunterlappen „mit zapfenförmigen Tumorresten in der Wand"; tuberkulöse Streuherde in beiden Lungen, zum Teil frisch, käsig-pneumonisch

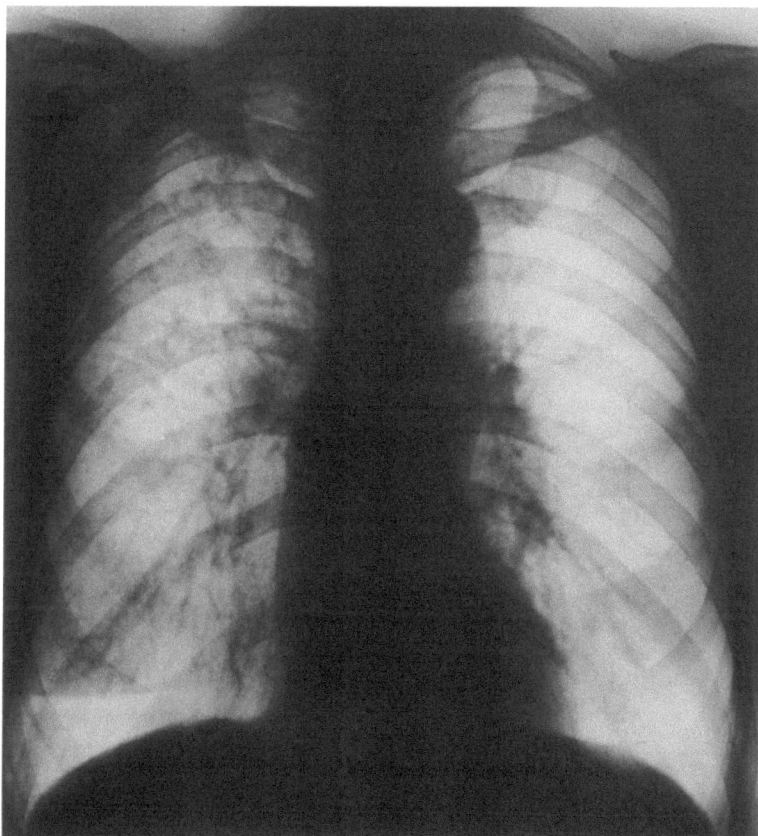

Abb. 176a u. b. R., Helmut, 61 Jahre

Abb. 176a. Rechtsseitige Lungentuberkulose mit reichlicher Bakterienausscheidung. Transparenzdifferenz zwischen rechts und links. Unsichere Rippenfraktur links

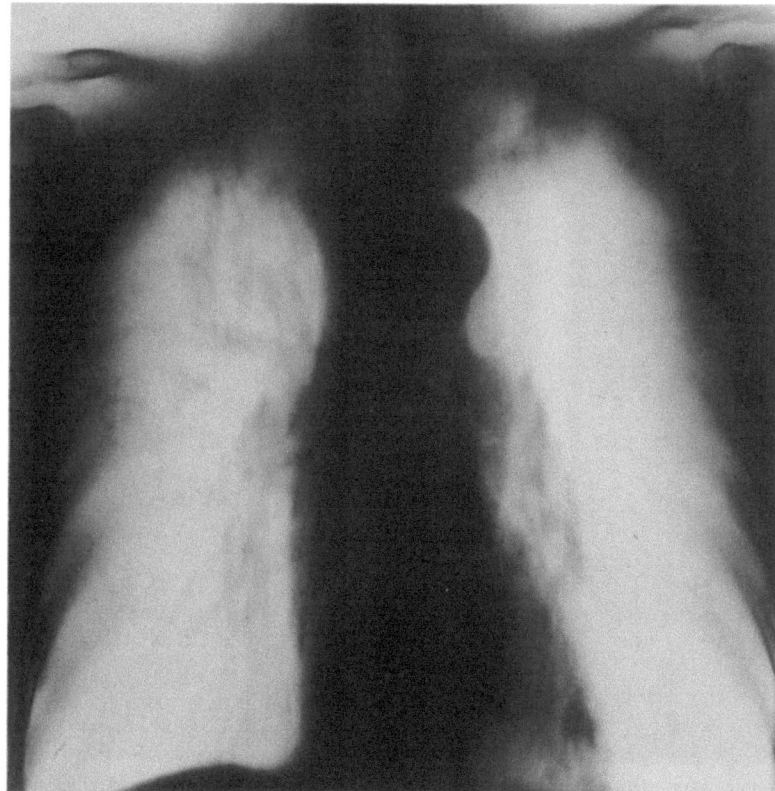

Abb. 176b. Schichtbild: Hochgradige Stenose des linken Oberlappenbronchus. Lymphknotenmetastasen im linken Hilus. Sektion: In Rückbildung begriffene Lungentuberkulose; metastasierendes Plattenepithelkarzinom

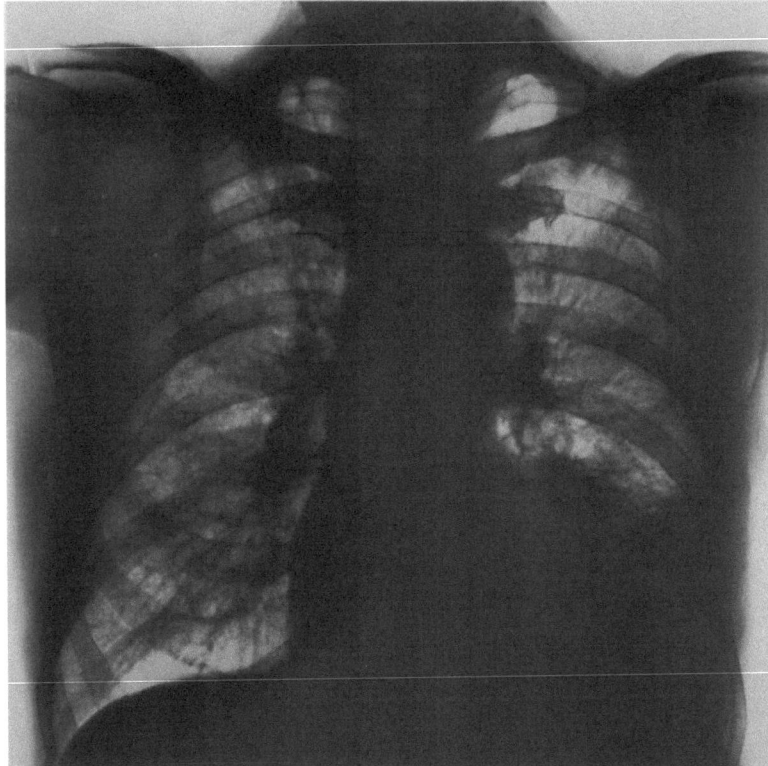

Abb. 177a—c. A., Janis, 69 Jahre. Krebs und Tuberkulose

Abb. 177a. Sektionsbericht: „Alter Tuberkuloseherd rechts, hinter Schnittpunkt Klavikula/ 1. Rippe. Karzinomatöser Herd links, hinter Schnittpunkt Klavikula/1. Rippe; faustgroße ausgedehnt nekrotisch zerfallende Tumorbildung im linken Lungenunterlappen. Zwischen den Befunden rechts und links in der Spitze sind radiologische Unterscheidungskriterien nicht denkbar"

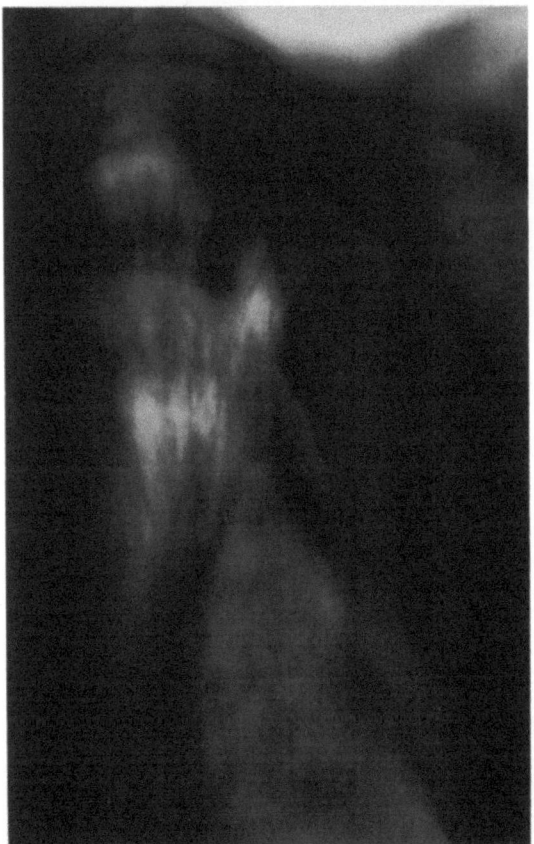

Abb. 177b. Schichtaufnahmen des linken Spitzengebiets

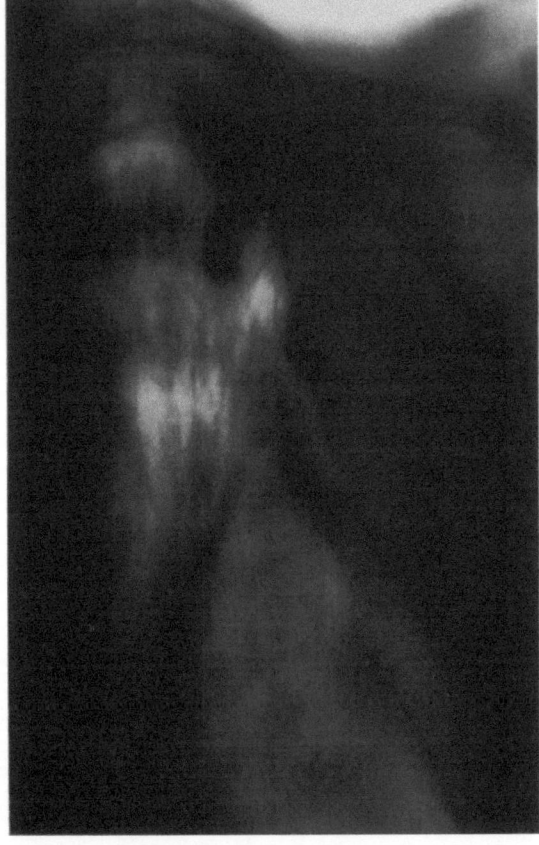

Abb. 177c. Schichtaufnahmen des rechten Spitzengebiets

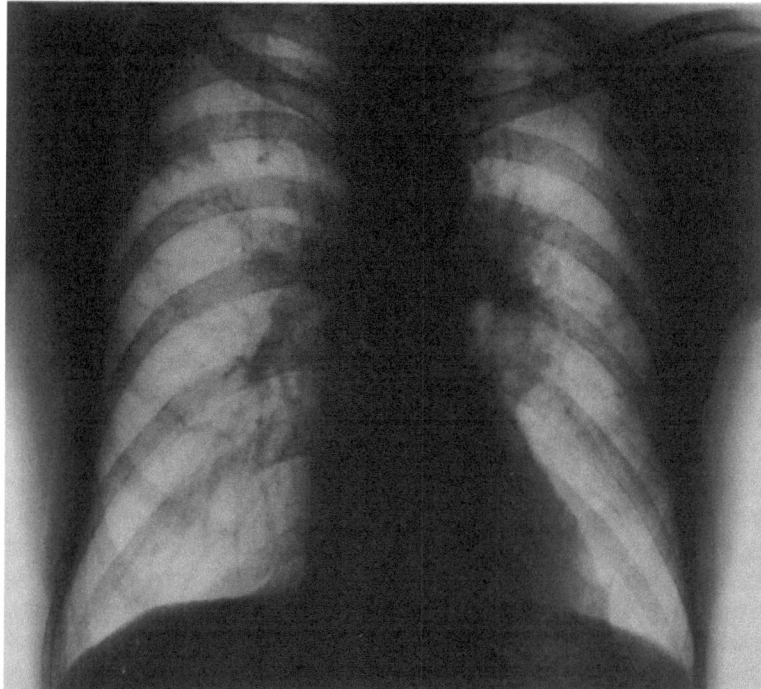

Abb. 178a u. b. G., Peter, 49 Jahre. Tuberkulose im rechten Spitzenoberfeld; tumorige Hilusverdichtung links. Vortäuschung eines Karzinoms

Abb. 178a. Lungenübersicht

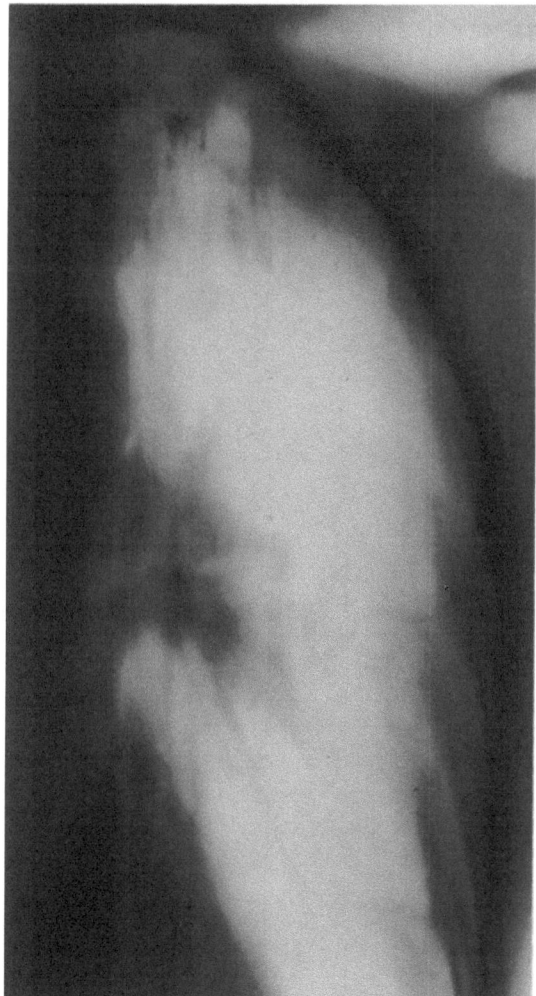

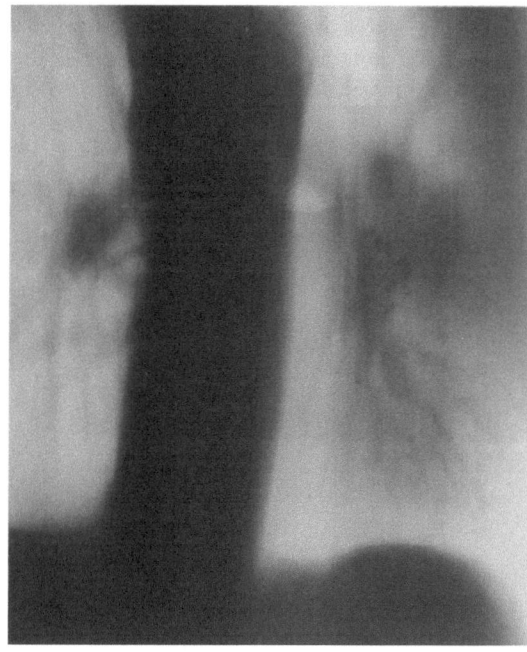

Abb. 179. L., Josef, 68 Jahre. Kleinzelliges Karzinom im Bereich von alten Verkalkungen

Abb. 178b. Schichtaufnahmen: Einengung des Bronchialsystems im Bereich des linken Oberlappenostiums. Ummauerung durch Massen. (Bronchoskopie mit Probeexzision aus dem linken Oberlappenabgang: Epitheloidzellige Granulome mit ausgedehnteren Verkäsungen; Verdacht auf Lymphknotenperforation bei Tuberkulose)

Das Zusammentreffen von Tuberkulose und Bronchialkarzinom ist ein eindrückliches Beispiel für die Begrenztheit unseres Begriffs der „Diagnose", indem der sichere bakteriologische oder histologische Nachweis *einer* Krankheit das Vorhandensein *weiterer* Erkrankungen derselben Lokalisation nicht ausschließt.

6. Tuberkulose und Pilzerkrankungen der Lunge

a) Aspergillome und Aspergillosen

aa) Problemstellung

In der wiederholt gebrachten Zusammenstellung von Mehrfacherkrankungen der Lunge, darunter 112 Fälle von Tuberkulose, finden sich 6mal Lungenmykosen. Es ist bei Betrachtung der möglichen „konditionierenden Faktoren" sowohl an die Tuberkulose wie auch an die 25 Fälle von Karzinom, an die 9 Fälle von Lungeninfarkt, an die 9 Fälle von Lungenfibrose, an die 4 Fälle von Bronchiektasen bzw. an die Pneumokoniosen als Faktor für die Etablierung des mykotischen Anteiles zu denken. Die gegenseitige Abhängigkeit pathologischer Prozesse in der Lunge, ihr Seßhaftwerden und Seßhaftbleiben, zu klären, ist im einzelnen ein schwieriges Unternehmen. Generell läßt sich jedoch wohl sagen, daß die Lungentuberkulose der gewöhnlichste Wegbereiter einer Lungenmykose ist. BEER (1973) findet bei insgesamt 42 Fällen von aspergillenbedingten Lungenkrankheiten in 26 Fällen als präexistente, bzw. prädestinierende Erkrankung eine Tuberkulose; in 2 Fällen war die Tuberkulose nicht eindeutig gesichert, jedoch als Vorkrankheit zu vermuten; in einem weiteren Falle handelte es sich um eine Silikotuberkulose. Beim Aspergillusmyzetom handelt es sich zumeist um die sekundäre Besiedlung einer präformierten Höhle. Die bronchiektasierende Wirkung von Pilzmassen vertreten zwar MONOD u.Mitarb. (1952/1957) sowie HOFFMANN (1959), jedoch sprechen, neben der klinischen Evidenz, für die sekundäre Besiedlung eines präexistenten Hohlraumes, um nur einige zu nennen, A. BRUNNER (1958/1967), HASCHE, HINSON, HÖFFKEN (1956), PIMENTEL (1966) sowie FINGERLAND u.Mitarb. (1959); freilich lassen LAGAZE u.Mitarb. sowie FOUSHEE und NORRIS (1958) beide

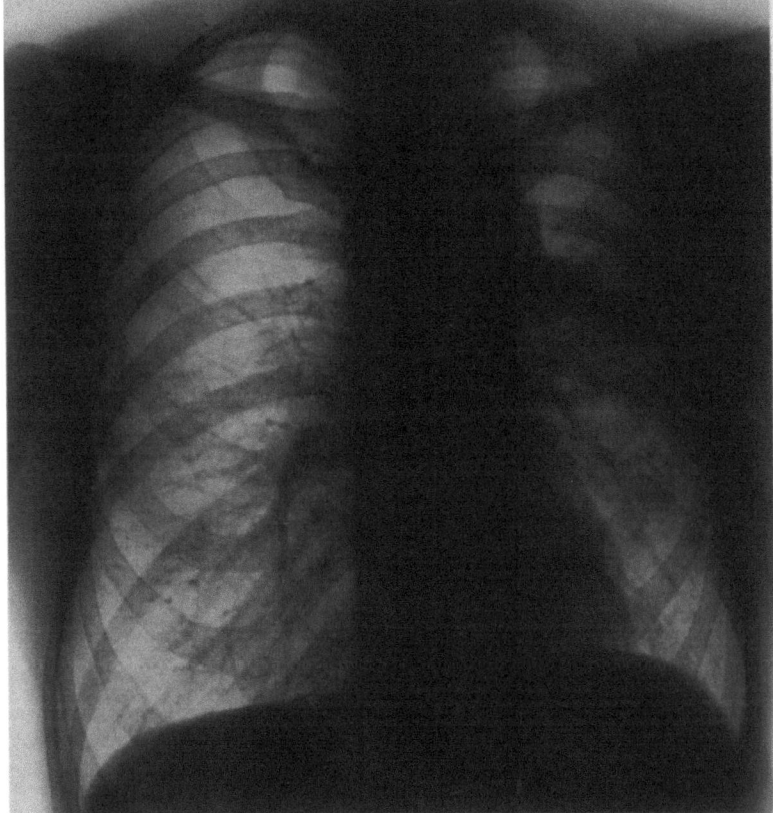

Abb. 180 a—c. Sch., Josef, 48 Jahre. Aspergillom nach Tuberkulose; Tod durch Verbluten

Abb. 180a. Entlassungsaufnahme vom März 1971: Großer Resthohlraum im linken Spitzenobergeschoß; kein Nachweis von Tuberkulosebakterien mehr

Möglichkeiten offen. Eine zusammenfassende Übersicht zum Aspergillosenproblem insgesamt findet sich bei BLAHA, PETERSEN und SEELIGER (1972) sowie bei BLAHA und BEER (1973). Die Mehrzahl der „klassischen Aspergillome" bewegt sich in einer Größenordnung von etwa 3 cm in Kavernenresten; bevorzugte Lokalisationen sind der Oberlappen. Die Verteilung der Aspergillome des Zentralkrankenhauses Gauting ergab sich wie folgt:

re. Oberlappen	24mal
li. Oberlappen	14mal
re. Mittellappen	1mal
re. Unterlappen	5mal
li. Unterlappen	3mal
Pleura	3mal

Zumeist sind in den Höhlen Bronchialmündungen nachweisbar. Die Größe der Höhlenbildungen kann sehr erheblich schwanken; IKEMOTO (1963/1964) nennt einen Durchmesser von 19 cm (Abb. 180); HINSON u.Mitarb. (1952) beschreiben Höhlenbildungen von 1 cm. Mehrfachmyzetome sind keineswegs selten (SCHWARZ et al., 1961) – Verkalkungen können vorkommen (GERSTL u.Mitarb., 1948). Die Antwort des Gewebes auf die Anwesenheit von Aspergillen bzw. Aspergillomen sind nach PENA Nekrose, eitrige Entzündung und granulomatöse Entzündungen. Die letzteren können unter Umständen differentialdiagnostische Probleme bei Anwesenheit von Epitheloid- und Riesenzellen bilden. Die Beziehungen zwischen Aspergillose und Tuberkulose sind oft schwierig herzustellen; gelegentlich läuft die Tuberkulose unbemerkt ab; auf die Bemerkungen von DAVIES zur differentialdiagnostischen Problematik wird verwiesen. Auch REINHARDT (1968/1969) geht auf die Schwierigkeiten ein, die gelegentlich darin bestehen, festzustellen, ob tatsächlich eine Tuberkulose vorausgegangen war. Sicher sind die Myzetome mit der erfolgreichen Behandlung der Tuberkulose, vor allem mit der Ausheilung der Tuberkulose in Form von „Zysten" häufiger geworden (Abb. 181). Es ist damit zu rechnen, daß etwa in 20% der tuberkulösen Restkavernen eine Besiedlung mit Aspergillen erfolgt. Die Gemeinschaftsstudie des Research Council der britischen Tuberkulosegesellschaft betraf 455 Patienten. DE HALLER (1968/1970/ 1972) fand bei posttuberkulösen Resthöhlen in 14% serologisch positive Befunde. Der Bericht

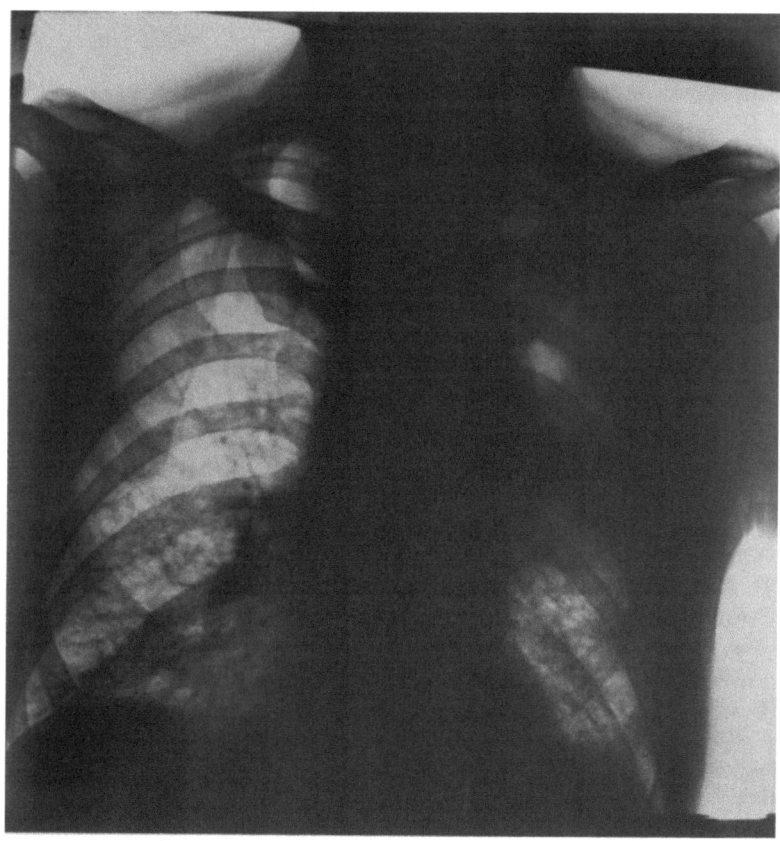

Abb. 180b. Juli 1971: Aufnahme im Krankenhaus München-Schwabing mit Hämoptoe. Aspirationsherde in beiden Unterfeldern nach Hämoptoe

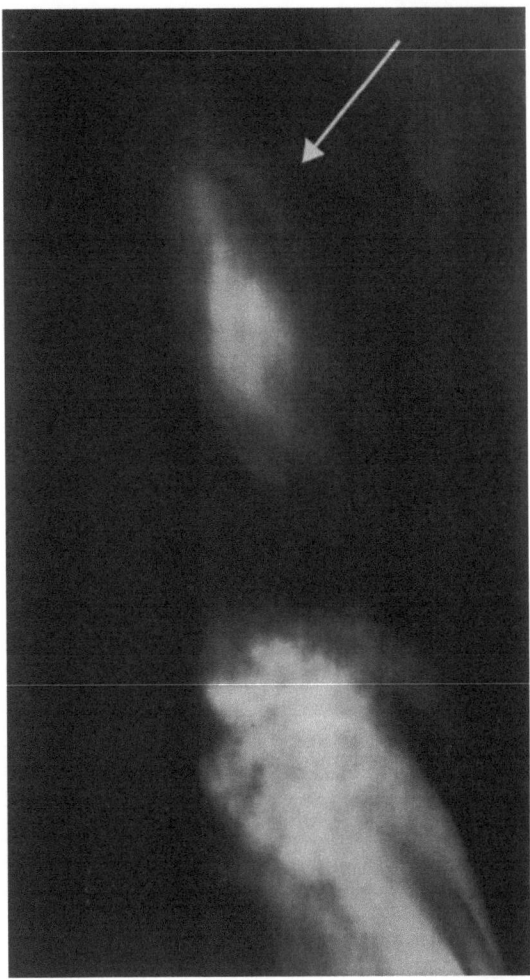 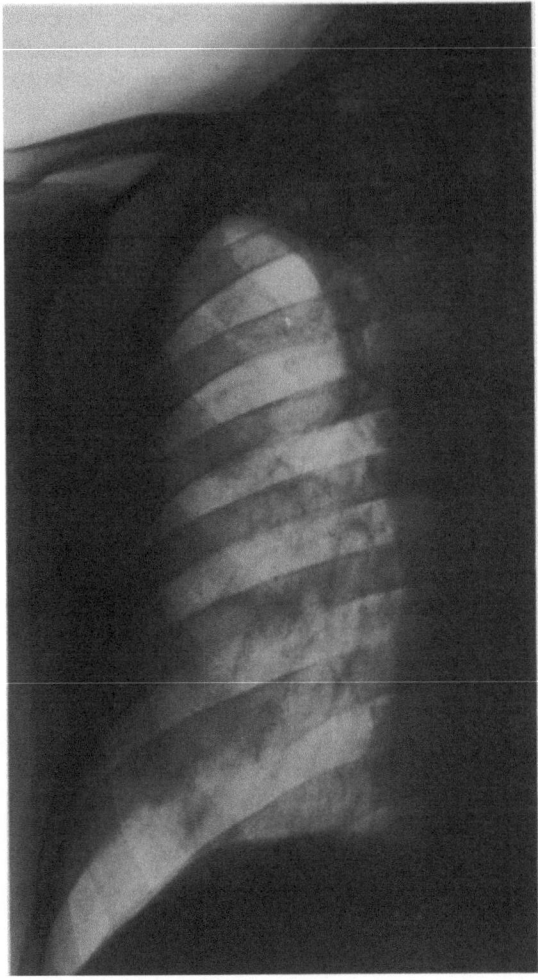

Abb. 180c. Schichtaufnahmen vom 22.7.1971: Fragliche Aspergillombegrenzung auf dem 8 cm-Schnitt; Aspergillome sind nicht immer homogen schattendicht. (Sektion: Gereinigte Kaverne, Aspergillom, Pilzpneumonie in der Umgebung)

Abb. 181a—f. F., Bartholomäus, 41 Jahre. Entwicklungsreihe Tuberkulose – Zyste – Aspergillom

Abb. 181a. Aufnahme vom 7.4.1970: Tuberkulöse Schrumpfung des rechten Lungenoberlappens mit Kavernenbildung

des British Medical Research Council gibt Mycetome in 6% der nachuntersuchten Fälle an. Als fördernde Faktoren sind Kortikosteroide und Antibiotika anzusehen. Klinisch steht der Bluthusten in 60% im Vordergrund. Freilich ist das „Myzetom" nur *ein* typisches Reaktionsbild, eine gegenwärtig häufige Manifestation; Granulome, Pneumonien, Nekrosen, lokal invasive Formen können auch die pathologisch-anatomische Beurteilung erschweren. Auf die Arbeiten von LOECKELL u.Mitarb., HERTZOG u.Mitarb. (1949), DUROUX et al. (1954), GUENON et al. (1959), RILEY und TENNENBAUM (1962), MOREL u.Mitarb. (1963), RODRIGUEZ, JOLIE und STREUMER (1967), BERNOU u.Mitarb.

(1959), BOULET et al. (1957), ENJALBERT (1959), DE MEUTTER und WIEN (1955) ist hinzuweisen. In unserem eigenen Krankengut konnten wir in 5 Fällen zum Aspergillom zusätzlich eine Pilzpneumonie in der Nachbarschaft nachweisen. Eine Altersprädisposition besteht nicht. Unser jüngster Patient war 28 Jahre alt, der älteste 75 Jahre. PIMENTEL berichtet über einen 10jährigen Patienten mit Aspergillom; LEVIN (1956) über eine Patientin von 82 Jahren; LOEKKELL (1962, 1964) über einen Patienten von 87 Jahren.

Immerhin läßt sich annehmen, daß mit zunehmender Verschiebung der Tuberkuloseerkrankungen ins höhere Alter, auch mit zuneh-

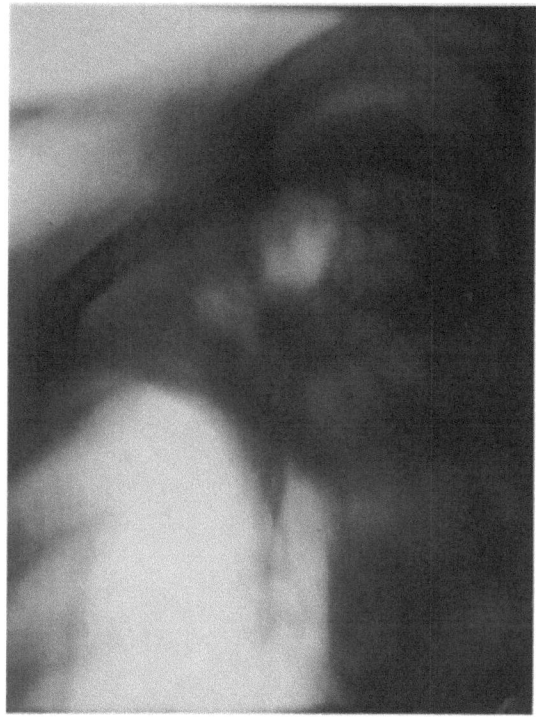

Abb. 181 b. Darstellung der Kavernen im Schichtbild

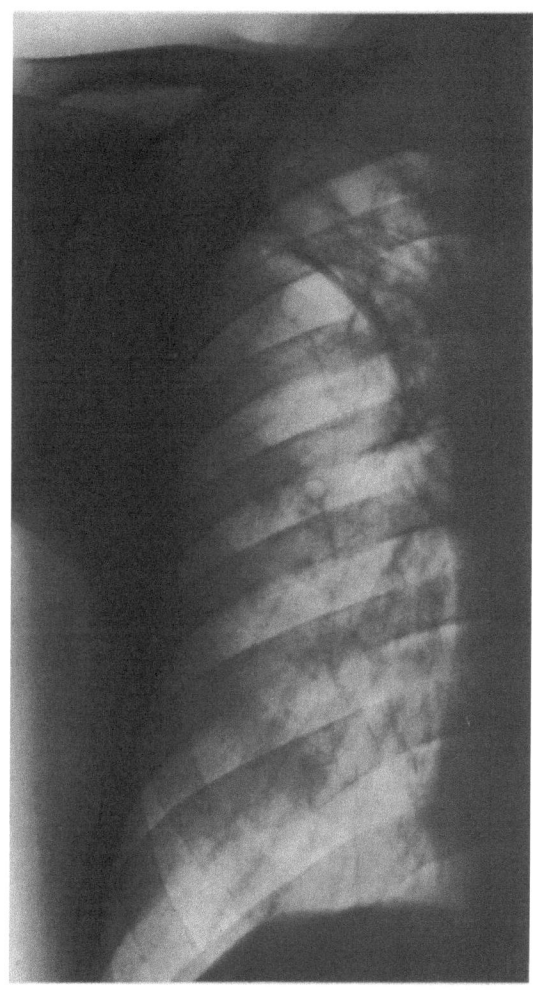

Abb. 181 c. 17.8.1971: Zystische Umwandlung unter Chemotherapie des vorher dicht infiltrierten Lappens

mender Chronizität, zumindest der Resthöhlen, die Aspergillombildung noch häufiger zu erwarten ist (BASSERMANN, 1972; BERGMANN, 1961/1969; A. BRUNNER, 1958, 1967; EBERTSEDER, 1967; HOFFMEISTER, 1954; MENZ, 1958; REINHARDT, SKOBEL, 1963, 1965, 1967).

Für die klinische Diagnose sei auf die einschlägigen Standardveröffentlichungen verwiesen, vor allem auf die Empfehlungen des American College of Chest Physicians von 1971 und 1973. Aus den Tabellen von 1973 sind die Aspergillose und die Candidiasis als wichtigste hierhergehörige Pilzerkrankungen herausgezogen.

Aspergillose:

Hautreaktionen,
　bei allergischer Aspergillose. Von geringerem Wert beim Aspergillom. Unsichere Beurteilung bei invasiver Aspergillose (Aspergillotische Pneumonie).

Agar-Gel-Doppeldiffusionstest:
　bei positivem Ausfall nahezu sicheres diagnostisches Zeichen beim Aspergillom und bei allergischer Aspergillose. Unsichere Aussage bei massiven Aspergillosen.

Komplement-Fixationstest:
　von gewissem Wert beim Aspergillom und bei allergischer Aspergillose. Patienten mit invasiver Aspergillose (aspergillotischer Pneumonie) reagieren nicht.

Indirekte fluoreszierende Antikörper:
　ohne sicheren Wert. Reaktionen gleich verteilt auf Patienten mit den verschiedenen Formen der Aspergillose und normalen Kontrollen.

Immunoelektrophorese:
　Antikörper nachweisbar bei Patienten mit allergischer Aspergillose; nicht nachweisbar bei Patienten mit invasiven Formen.
　　(American College of Chest Physicians)

Eine nicht unbedeutende klinische Frage, die auch auf die Radiologie Auswirkungen hat, besteht darin, ob ein gewisses Ausschließungsverhältnis zwischen Pilzbesiedlung und Besiedlung

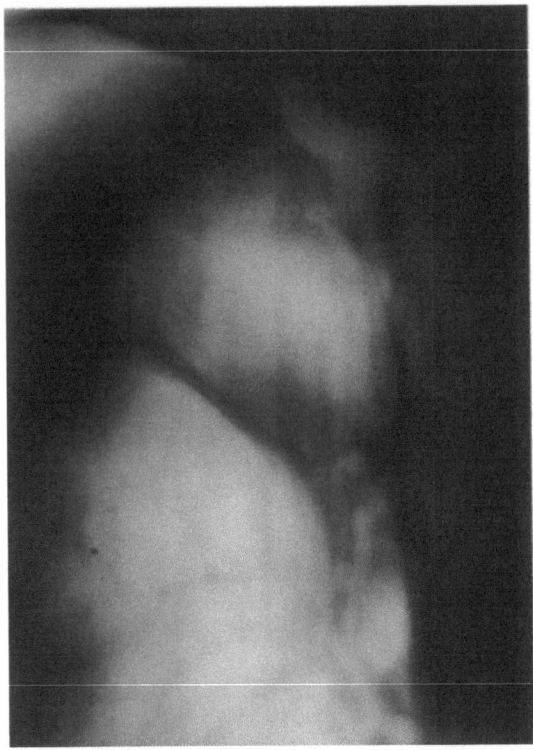

Abb. 181d. Das Schichtbild zeigt die zystische Umwandlung bzw. zystische Aushöhlung des Restlappens

durch Tuberkulosebakterien besteht. So ist BERGMANN (1959) der Ansicht, daß zwischen beiden Mikroorganismen eine „biologische Konkurrenz" bestehe. Bereits SCHRÖDER hat jedoch das gleichzeitige Vorkommen beider pathologischen Zustände beschrieben; ebenso konnten KANDT u.Mitarb. (1967) zeigen, daß Aspergillen und Tuberkulosebakterien gemeinsam in der Lunge vorkommen und sich vermehren könnten. PIMENTEL hat den Nachweis von tuberkulösen Läsionen in der Wand eines Aspergilloms erbracht. Eingehend ist diese Frage bei FRIEDRICH und BERGMANN (1961) behandelt. Es wird durch mikroskopische und kulturelle Untersuchungen die gleichzeitige Entwicklung einer Tuberkulose und eines Aspergilloms wahrscheinlich gemacht. Tuberkulosebakterien im Sputum bei Anwesenheit eines Myzetoms haben DENIS et al. (1967), BARLOW (1954), COLLAS et al. (1960), PIMENTEL und CORTEZ (1967), MARTIN-LALANDE (1961), ESCHAPASSE (1961), MEYER u.Mitarb. (1956) sowie LE NOUENE et al. (1957) beschrieben. Das gleichzeitige Auftreten von Aspergillen und säurefesten Stäbchen erwähnen JOLIE und STREUMER (1967) sowie KRAKOWKA, GRYMINSKI und HALWEG (1960) (nach REINHARDT).

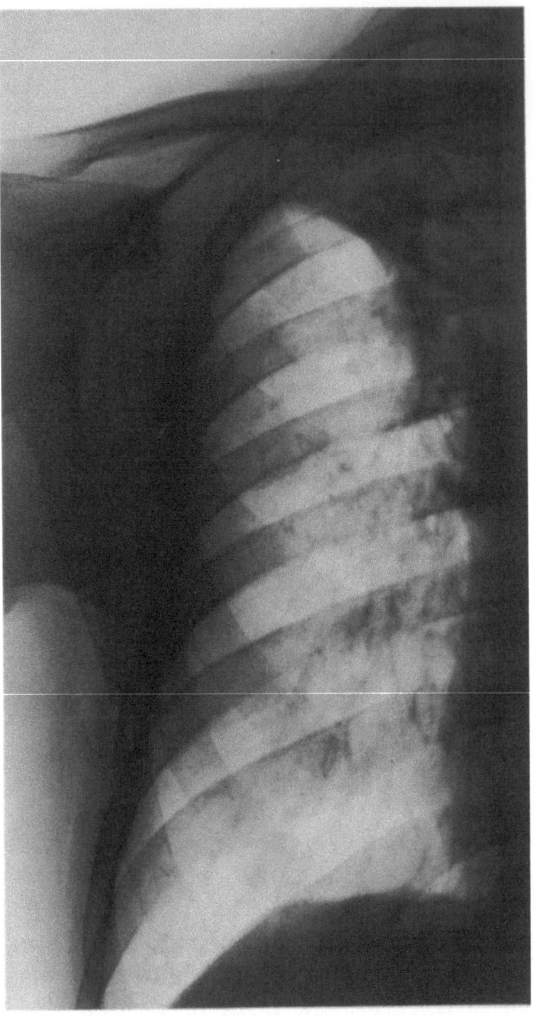

Abb. 181e. Wiederum dichte Abschattung des Spitzenoberfeldes: „Pleuraverdichtung als Aspergillomzeichen." Aspergillom zu vermuten

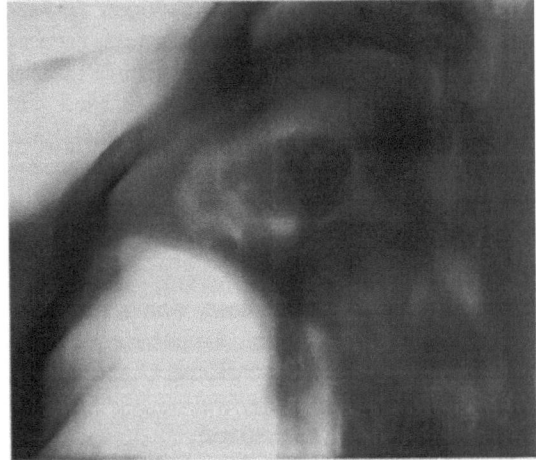

Abb. 181f. Aspergillom im Schichtbild. Fibrotische Gewebsreaktion der Umgebung. Eine auffallende biologische Wirkung des Aspergilloms, ebenso wie die Hypervaskularisation

Im Material des Zentralkrankenhauses Gauting besteht der Eindruck, daß eine gewisse Regression der Tuberkulose eintritt, bevor es zum Auftreten eines Myzetoms kommt. Operationspräparate und Sektionsuntersuchungen ergeben zwar das gleichzeitige Bestehen von Tuberkulose und Myzetom; eine enge Nachbarschaft ist eher eine Seltenheit. Ein Ausschließungsverhältnis besteht mit Sicherheit nicht. Bei den von BLAHA und BEER (1973) berichteten Fällen von Aspergillose der Pleura ist die für eine mykobakterielle Besiedlung als spezifisch angesehene Reaktion, gegenüber den Reaktionen auf die Besiedlung mit Aspergillen, in den Hintergrund getreten.

bb) Die Röntgenzeichen der Aspergillose

Von der Nomenklatur her ist die Bezeichnung „Aspergillom" ein Wagnis: Die Grenzen der Nomenklatur werden dadurch deutlich, daß der Radiologe, der ohne Kenntnis weiterer Angaben, mit dem „Aspergillom" konfrontiert ist, damit rechnen muß, daß es „Myzetome" gibt, die nicht durch Aspergillen hervorgerufen sind. Schließlich ist zu bedenken, daß die Differentialdiagnose durch eine Reihe ähnlicher Bilder bei anderen Erkrankungen schwierig sein kann.

Das Fehlen des typischen „image en grelot", des Bildes der Narrenschelle: Hohlraum mit Einschluß, hat REINHARDT (1968/69) mit reichlichem Schrifttum belegt. Einerseits kann ein Pilzballen vorliegen bei homogenem Schatten, ohne daß die Luftsichel in Erscheinung tritt; andererseits kennen wir Fälle, bei denen die Auffüllung eines Hohlraums so uncharakteristisch war, das Myzetom im Vergleich zum Hohlraum so klein, daß das typische Bild nicht zustande kam (GOLDBERG, 1962; NAJI, 1959; FRIEDMAN et al., BUHL und STENDERUP, 1959; HOCHBERG et al., 1950; MANOUDEAU et al., 1955; SCHWARZ et al., 1967; YESNER und HURWITZ, 1950., GERSTL, WEIDMAN und NEWMANN, 1948). Wir selbst haben eine Pilzpneumonie durch Direktpunktion der Lunge sichern können, bei der sich ein „sequestrierendes Myzetom" im Rahmen einer nekrotisierenden Entzündung entwickelte. Es kommt dabei auch auf die zeitlichen Verhältnisse an, wann die Röntgenaufnahme angefertigt wird, in welcher Position, damit ein einigermaßen typisches Bild zustandekommen kann. REINHARDT gliedert die röntgendiagnostischen Kriterien auf in:
das Röntgenbild der Höhle,
das Bild des Inhaltskörpers,
das Bild der Luftsichel,
die Myzetomentwicklung im Röntgenbild mit Größenänderung, Formänderung und Verschwinden des Inhaltskörpers.

Die sehr zuverlässige und vollständige Literatur ist bei REINHARDT hierzu nachzulesen.

Für das Myzetom nach Tuberkulose ist wichtig, daß Form und Größe des Myzetoms von der präformierten Höhle mitbestimmt sind.

Als diagnostisches Zeichen, bereits von REINHARDT (1968/69) erwähnt, ist die Verdickung und Verdichtung der Höhlenwandung nicht selten zu finden. Tuberkulosebedingte bzw. als metatuberkulös aufzufassende Veränderungen in der Umgebung können Hinweise auf das Primärleiden geben. Wie erwähnt, läßt die Bakteriologie für die Erkennung der begleitenden bzw. der Vorerkrankung an Tuberkulose nicht selten im Stich.

Die Schichtaufnahme ist besonders geeignet, die Verhältnisse der Wand und des Inhaltskörpers zur Darstellung zu bringen. Freilich ist durch Veränderung der Lage die Luftsichel gelegentlich nicht mehr nachweisbar (HASCHE und HAENSELT, 1960). Der Wert des Schichtbildes wird von HERTZOG u.Mitarb. sowie MORETTI u.Mitarb. betont. Die Differenzierung des Inhaltskörpers bzw. der Wand, auch in bezug auf Verkalkungen, ist gelegentlich im Schichtbild besser erkennbar (REINHARDT, dort auch weitere Literatur). Wichtig mag noch sein, daß ein Myzetom relativ rasch entstehen kann. DUROUX beobachtete die Entwicklung eines Myzetoms nach einem Monat; JOLIE und STREUMER nach 2 Monaten, VON VERBEKE nach 6 Monaten, (nach REINHARDT) (Abb. 182).

Die Röntgendiagnostik ist bei G. SIMON mit den typischen Bildern aufgezeichnet: Herdförmige aspergillenbedingte flüchtige Infiltrationen; Überempfindlichkeitsreaktion mit lobären und segmentalen Schatten; invasive Pilzpneumonie, nicht unterscheidbar röntgenmorphologisch von anderen Pneumonien; und schließlich „das Aspergillom". Dabei bringt G. SIMON das sehr eindrucksvolle Bild einer „Doppelkaverne", indem die präformierte Höhle ein Myzetom umschließt, das zentral zerfallen ist. Für weitere Literatur ist, neben REINHARDT, hinzuweisen auf BELCHER und PLUMMER (1960), CAMPBELL und CLAYTON (1964), GOLDBERG (1962), HINAUT et al. (1967), IRWIN (1967), LE HEGARAT et al. (1966), LEVENE et al. (1965), LODIN (1957), LONGBOTTOM et al. (1964), MACARTNEY (1964), MONOD et al. (1964), PROCK-

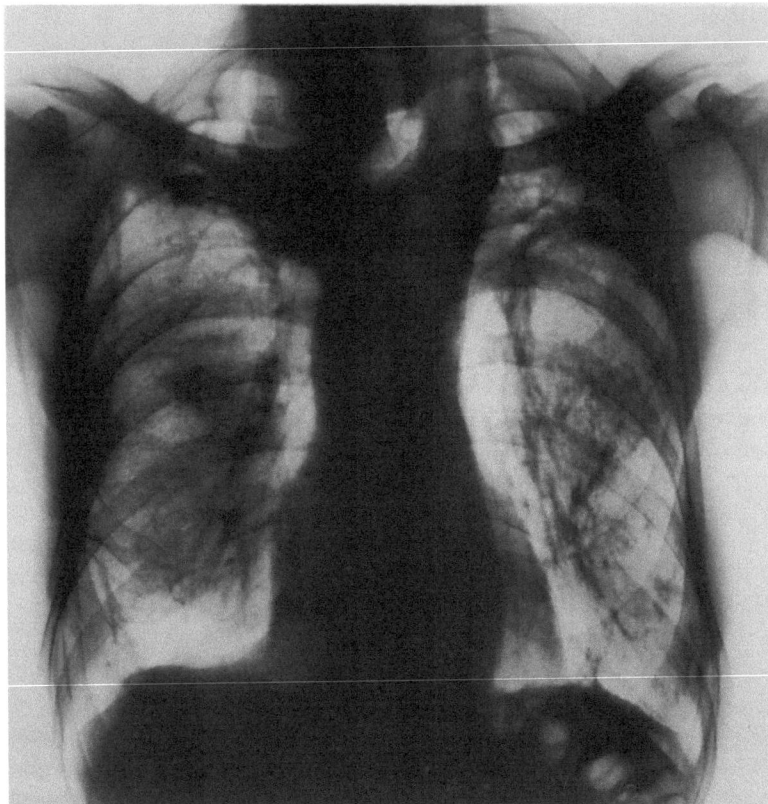

Abb. 182a—d. G., Georg, 70 Jahre. Doppelseitiges Aspergillom

Abb. 182a. Aufnahme vom 6.7.1972: Chronische Lungentuberkulose mit Höhlenbildungen in beiden Spitzenoberfeldern

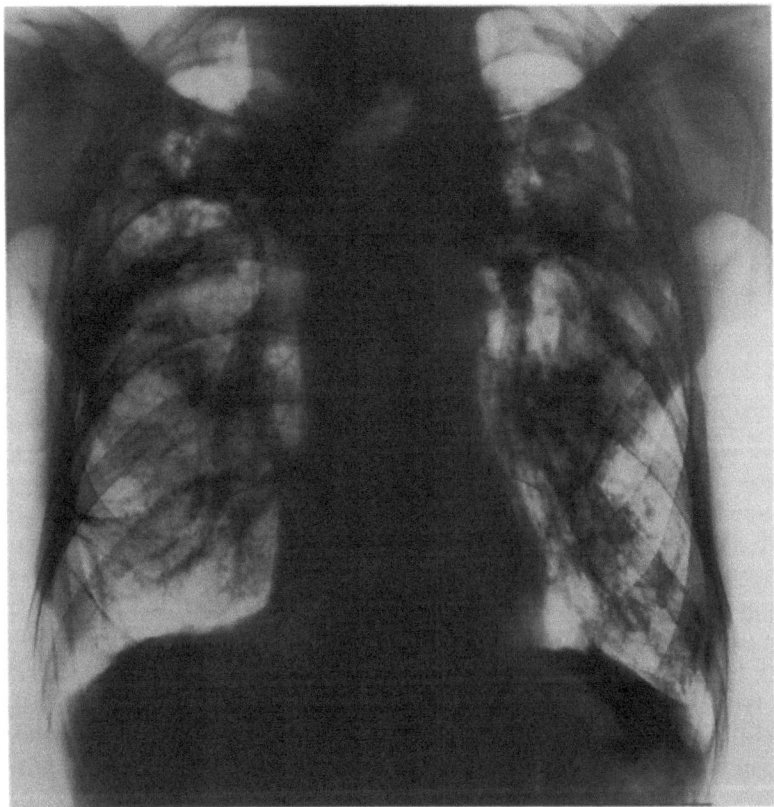

Abb. 182b. 7 Monate später Gewichtsabnahme, Husten. Beidseitige Aspergillome, Gewebseinschmelzung und Pleurareaktion als Reaktion auf die aspergillotische Besiedelung

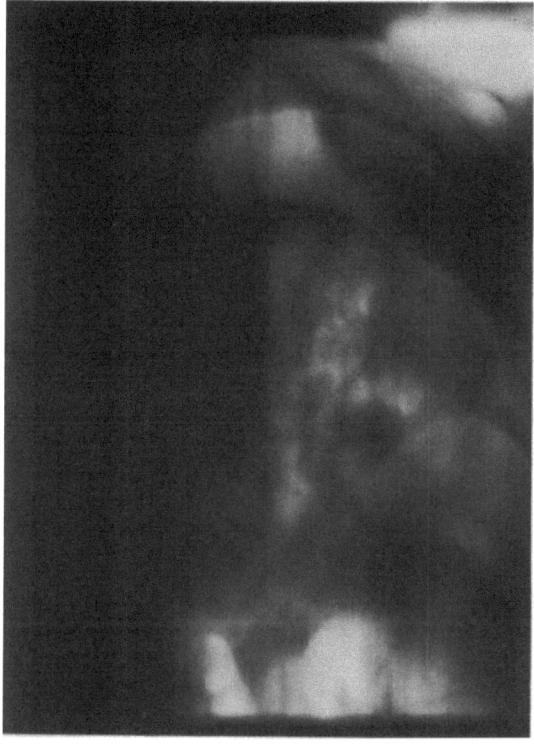 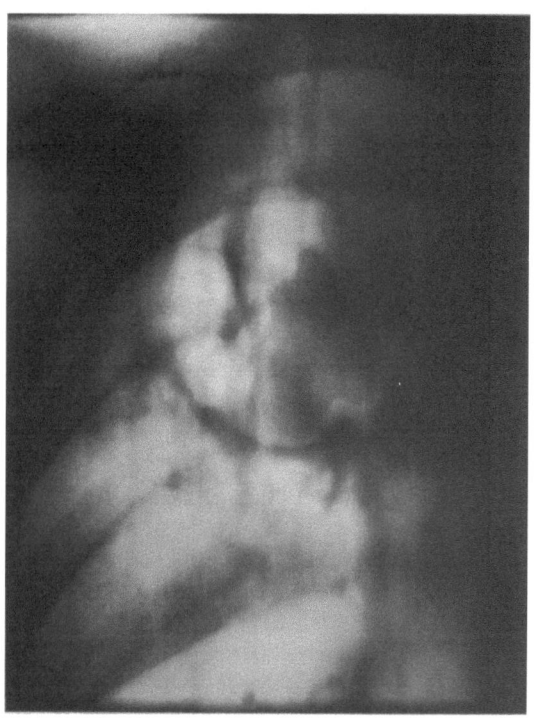

Abb. 182c. Schichtbild des linken Spitzenoberfeldes: Auffällig die inhomogene Struktur des Inhaltskörpers bzw. des Aspergilloms

Abb. 182d. Schichtbild des rechtsseitigen Aspergilloms. Die wichtige Rolle des Aspergilloms in bezug auf Vortäuschung eines Rezidivs der Tuberkulose sei unterstrichen. Nachweis von Präzipitinen gegen Aspergillen (Dr. DE HALLER, Davos)

NOW und LOEWEN (1960), RIFKIND et al. (1967), RILEY und TENNENBAUM (1962), SALIBA et al. (1961).

Die durch Aspergillen bedingte Reaktion und Infektion der Lunge ist ein wichtiges differentialdiagnostisches Kapitel im Hinblick auf die Tuberkulose der Lunge. Die Aspergillose ist eine der zahlenmäßig wichtigsten Nachfolgekrankheiten. Die klinische Bedeutung ist erheblich, besonders im Hinblick auf den Bluthusten, der zu Verwechslungen mit aktiver Tuberkulose Anlaß gibt. Eine der gewöhnlichsten Ursachen des Bluthustens im weiteren Verlauf einer unter Therapie stehenden oder scheinbar abgeheilten Tuberkulose ist das Aspergillom.

Die Diagnose des Aspergilloms, auch des posttuberkulösen Aspergilloms, mag eine der einfachsten radiologischen Diagnosen im Bereich des Brustkorbs sein. Wir weisen andererseits darauf hin, daß wir von 42 beobachteten aspergillenbedingten Erkrankungen 13 erst bei der Sektion gefunden haben. Ursachen für das Nichterkennen ist, neben der Unkenntnis des Krankheitsbildes und seiner verschiedenen Manifestationsformen, die Kleinheit des Herdes, das Mißverhältnis zwischen Hohlraum und Myzetom, die möglicherweise sehr hohe Dichte der Wand und vor allem die Überlagerung durch andere krankhafte Strukturen.

Die wichtigsten differentialdiagnostischen Überlegungen bei einem „image en grelot" dürften die Tuberkulose mit akuter Einschmelzung und Sequesterbildung sein. Beim eigentlichen sekundären Aspergillom in präformierten Höhlen ist die Differentialdiagnose wohl nicht besonders erschwert; anders verhält es sich bei pilzpneumonischen Prozessen mit primärer Sequestration. Die Struktur des Tuberkuloms läßt im allgemeinen das „image en grelot" nicht zu; indessen kann eine vollgeblutete Kaverne ein ähnliches Bild ergeben. Zu den differentialdiagnostischen Überlegungen gehören der Lungenechinokokkus, zerfallende Lungentumoren, Lungenabszesse, auch die Infarktkaverne und das Kavernenkarzinom. Zum Schluß des Abschnittes sei noch einmal auf die erschöpfende Darstellung bei REINHARDT zur weiteren Information hingewiesen. Eine gute Übersicht zum Thema gibt auch ein Leitartikel im Lancet von 1968.

b) Candidamykosen

Es bestehen Schwierigkeiten, bei der Lungentuberkulose eine wirksame, zusätzlich krankmachende Besiedlung durch Candida mit Sicherheit zu beweisen. Die Hefen sind so „ubiquitär", daß ihr Nachweis nur in quantitativer Beurteilung einen Hinweis geben kann. Soorbesiedlung im Schlundbereich kann Schlüsse zulassen auf anderweitige, eventuell bronchopulmonale, Besiedlung. Die Problematik ist bei SCHULTE (1957) dargestellt und geht aus seinen Fällen hervor, bei denen nicht über jeden Zweifel sicher ist, daß die nachgewiesenen Hefen pathogenetisch eine Rolle spielten, besonders nachdem die serologischen Reaktionen zweifelhaft waren. Wir glauben, wie SCHULTE, daß allerdings die Candida-Infektion bei der Tuberkulose, insbesondere schwerster Tuberkulose, keineswegs selten ist. Sie spielt möglicherweise eine Rolle bei der scheinbaren Therapieresistenz gegenüber Tuberkuloseheilmitteln, besonders in einer fieberhaften Initialphase. Der klassische Wegbereiter für die Candidamykose ist entweder eine konsumierende Krankheit oder aber eine Störung des Gesamtorganismus in seinen Abwehrleistungen durch Kortikosteroide oder Immunsuppressiva mit gleichzeitiger Verschiebung des ökologischen Gleichgewichts durch Antibiotika. Das typische Beispiel ist die Behandlung der myeloischen Insuffizienz mit Antibiotikagaben und Kortikosteroiden: Eine der häufigsten Todesursachen ist die Candidainfektion. WEGMANN und HANNE-LENE MÜLLER (1972) konnten sicherstellen, daß eine Kreuzreaktion zwischen Tuberkulose und Candida beim Hämagglutinationstest keine entscheidende Rolle spielt. Titer von 1:160 werden im allgemeinen als „positiv" angesehen. Die Möglichkeit weiterer Analysen durch Immunelektrophorese und fraktionierte Antikörper ist gegeben. Die Empfehlungen des *American College of Chest Physicians* zur Diagnostik der Candidamykose gibt folgende Übersicht:

Hautreaktion ohne diagnostischen Wert.

Präzipitierende Antikörper, eine positive Reaktion, bedeutet einen gewichtigen Hinweis auf systemische Candidiasis; eine positive Reaktion findet sich nicht bei Gesunden oder bei oberflächlichen Besiedlungen.

Agglutinierende Antikörper, ansteigende Titer sind in hohem Maße verdächtig auf das Vorliegen einer viszeralen Candidiasis; niedere Titer sind ohne wesentliche Aussagekraft.

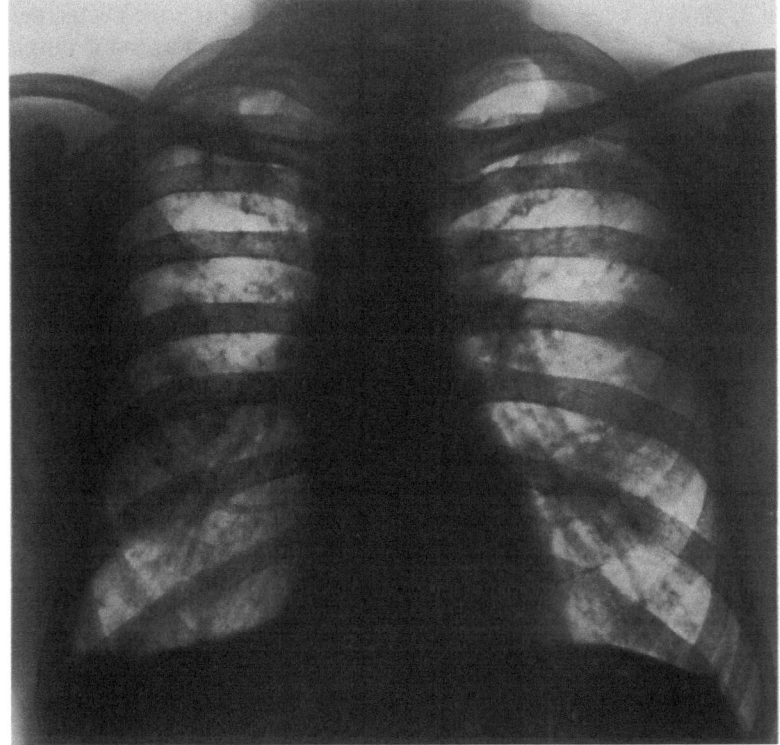

Abb. 183a—c. G., Josef, 50 Jahre

Abb. 183a. Doppelseitige Lungentuberkulose 1958 mit Kaverne in der rechten Spitze

Candidamykosen

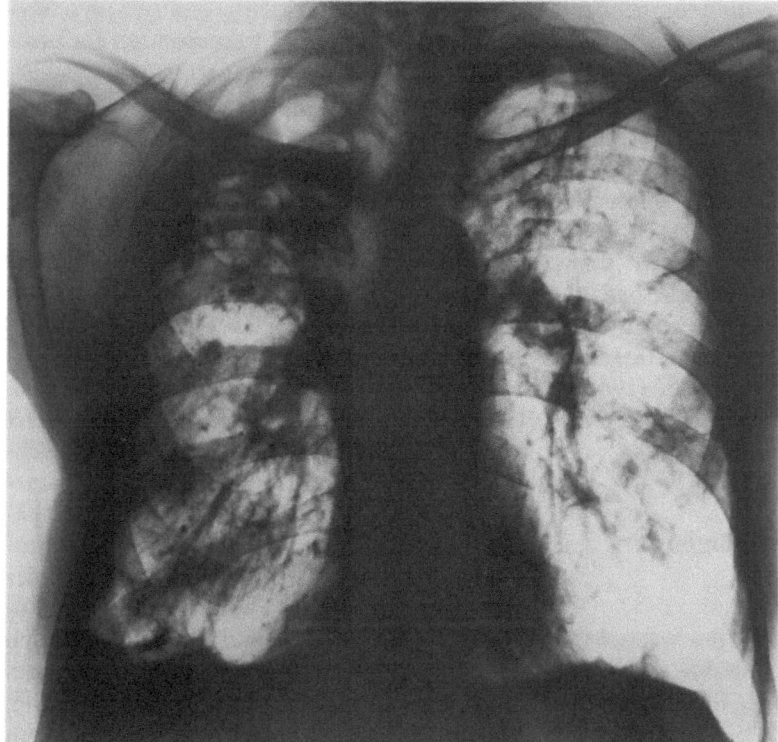

Abb. 183 b. Schlauchförmige Kaverne im rechten Spitzengebiet 12 Jahre später

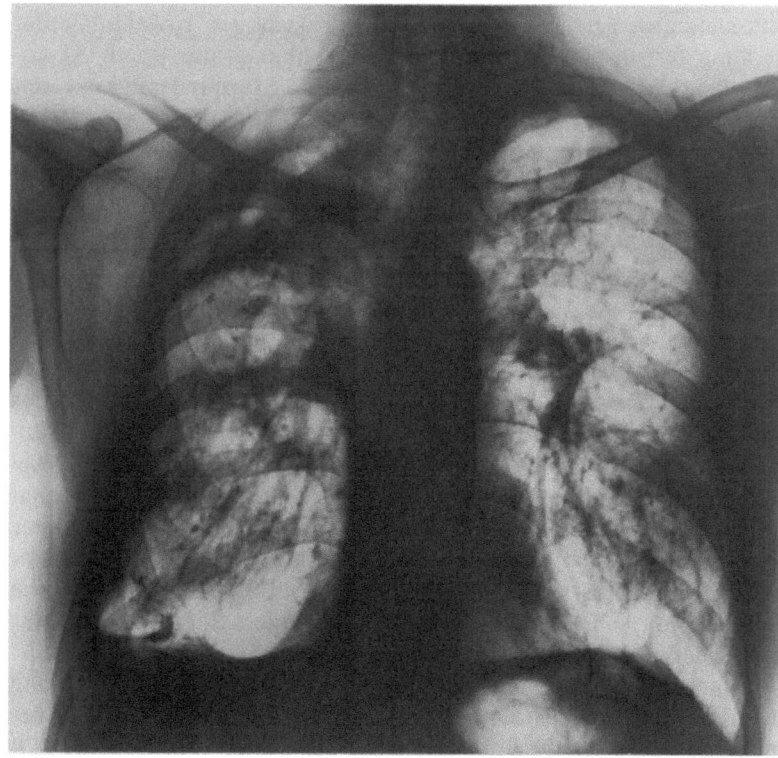

Abb. 183 c. Aufnahme kurz vor dem Tod. Sektionsbefund: Terminale Candidapneumonie (positive Serologie, Nachweis von Candida im Gewebe). Der Gedanke an eine „Autonomie des metaphthisischen Befundes" drängt sich auf; dabei ist letztlich die Art der Besiedelung, ob Mykobakterien oder Pilze, im Vergleich zu den Terrainkonditionen unerheblich. Entwicklung einer Polyresistenz, trotz „schulmäßig" geführter Therapie

Fluoreszierende Antikörper sind brauchbar zum „Durchkämmen" klinischen Materials nach Hefen. Sie sind nicht Spezies-spezifisch.

Ein Beispiel für eine Candidamykose bringt Abb. 183.

Im übrigen verweise ich auf die zusammenfassenden Darstellungen von WEGMANN (1968/69) sowie auf die Berichte von GREER (1962), CONANT et al. (1954), KENNEDY (1959) und SCHWARZ et al. (1961), außerdem auf die bereits früher genannten Beiträge zu den Mykosen von BARTH (1956), BÄRTSCH (1971), DE HALLER; HOFFMEISTER; PENA (1971), POLEMANN (1961), SCHOLER (1965, 1968), SEELIGER (1957, 1965), SKOBEL sowie SKOBEL und SEELIGER.

7. Opportunistische Besiedlungen bei Tuberkulose

Es handelt sich um ein Kapitel der menschlichen Pathologie bzw. Infektionslehre, das erst mit wirksamer Behandlung von Erkrankungen aktuell geworden ist: die Abfolge der Infektionen vom grampositiven Erstbesiedler über gramnegative Keime zu den Mykobakterien und Mykosen. Die klassische Infektionslehre wird z.T. abgelöst durch eine mehr konditionalistische ökologische Betrachtungsweise.

Der *Radiologie* obliegt es, nicht nur kennzeichnende radiologische Veränderungen zu erfassen, sondern auch die konditionierenden Terrainfaktoren für weitere Besiedlung festzustellen. Die „Biographie" eines geschädigten Organs kann verlaufen etwa von der Steinstaublunge über die Tuberkulose zum Myzetom und schließlich zum terminalen Karzinom. Der Weg kann auch verlaufen über die Tuberkulose, das spezifische Empyem zur Aspergillenbesiedlung der Pleura; oder von der Miliartuberkulose zum Lungenemphysem und zu den Bildern des pulmonalen Hochdrucks. Das Kapitel der pulmonalen Mehrfacherkrankungen wird hier nur teilweise „sukzedan", überwiegend jedoch simultan, außerdem aus der engen Perspektive der Tuberkulose, behandelt. Genau so reizvoll wäre es, die „consecutio morborum" in der Lunge, in der historischen Reihe, aufzugreifen. Bei der Behandlung des Themas ist noch einmal darauf hinzuweisen, daß der vorgeschädigte Organismus die Basis bietet für die Ansiedlung sonst wenig pathogener, opportunistischer Keime. FITZEK und RÖHLAND (1972) beschreiben einen Fall von M. Hodgkin mit generalisiertem Vorkommen von Mycobacterium kansasii. Es erscheint nicht ausgeschlossen, daß zwischen Mykobakteriosen und der „Tuberkulose" ein Erregerwechsel vorkommen kann, daß möglicherweise die ausgeheilte Tuberkulose den Nistplatz für die nachfolgende „opportunistische Mykobakteriose" bereitet. SCHRÖDER hat einen Fall beschrieben, bei dem zunächst durch zwei verschiedene Laboratorien das Mycobacterium avium isoliert wurde. Das Autopsiematerial ergab an zwei verschiedenen Stellen Mycobacterium tuberculosis mit voller Sensibilität. Ein Irrtum ist kaum wahrscheinlich. Besonders eindrucksvoll ist diese Problematik von SCHMIEDEL (1967) geschildert. Bei einem Patienten wird 9 Wochen vor der Operation ein Stamm gezüchtet, der alle Charakteristiken des Mycobacterium tuberculosis hatte. Unmittelbar präoperativ und bei der Operation werden photochromogene Mykobakterien vorgefunden. Auch der zweite von SCHMIEDEL erwähnte Fall wirft ähnliche Probleme auf. Vermutlich handelte es sich um die mykobakterielle Besiedlung einer „rein silikotischen Zerfallshöhle". Die saprophytäre, opportunistische Nistung in der präformierten Höhle ist wahrscheinlich. Zum Problem der anonymen, „atypischen" Mykobakterien insgesamt haben wir weiter oben Stellung genommen. Es sei noch einmal auf die Literatur bei MEISSNER sowie bei CHAPMAN (1960), HOBBY et al. (1967), JENKINS (1959) und bei KAMAT et al. (1961) hingewiesen.

Das Kapitel sei nach der Erwähnung der Kombination „Mykobakteriose durch Mycobacterium kansasii bei Morbus Hodgkin", mit einer kurzen Besprechung des gemeinsamen Vorkommens von Lymphomen bzw. M. Hodgkin und Tuberkulose allgemein abgeschlossen. Zu diesem Problem bringen ARDEN und ROTTINO (1966) eine Übersicht. Die Häufigkeit des Zusammentreffens wird von L'ESPERANCE (1929), VAN ROOYEN (1933), BRANCH (1931) betont. PARKER et al. berichteten 1932 über 30% Tuberkulose bei Patienten mit M. Hodgkin. Die Tuberkulin-Negativität mag als Ausdruck der Anergie gelten, worauf HOFFMAN et al. (1950), GOOD und ZAK (1956), LAMB et al. (1962) sowie AISENBERG und LESKOWITZ (1963) aufmerksam machen. Auf den Zusammenhang weisen weiter HOSTER et al. (1945), HOWELS (1939), LEMON (1924), MCMAHON und PARKER (1930) sowie TWORT (1924) hin. Weitere ältere Beiträge finden sich bei BAUMGARTEN (1914). Eine ausführliche pathologisch-anatomische Darstellung bringt W. FISCHER (1950). KOHOUT (1970) berichtet, daß unter 108 Fällen verschiedener maligner Lymphome 11 gleichzeitig eine aktive Tuberkulose aufwiesen. Bei 15 Fällen lag eine solche in der Anamnese bei Beginn der Erkrankung vor. Bei allen Fällen von KOHOUT ist weiter bestätigt, daß die Tuberkulinreaktion sehr häufig negativ war; 66% der Fälle reagierten negativ auf 100 Tuberkulineinheiten. KOHOUT schließt daraus, daß bei allen Tuberkulosefällen, die trotz normaler Keimsensibilität nicht oder schlecht auf eine Behandlung mit Heilmitteln ansprechen, an das Vorliegen eines malignen Lymphoms gedacht werden soll. Ein solches malignes Lymphom kann lange Zeit isoliert als „tuberkulöser" Lymphknoten fehlinterpretiert werden. Für die radiologische Diagnostik ist wichtig, wie KOHOUT (1973) annimmt, daß die Tuberkulosebehandlung besseren Erfolg hat, wenn gleichzeitig auch das Lymphom behandelt wird. Eine ausführliche Darstellung des etwaigen Zusammenhanges zwischen Lymphogranulomatose und Tuberkulose hat WURM 1942 vorgelegt. Die Problematik geht bis auf STERNBERG zurück, der 1898 mit PALTAUF die Lymphogranulomatose als „eine einzigartig verlaufende Form der Tuberkulose des lymphatischen Systems" bezeichnete.

8. Die Tuberkulose gemeinsam mit Silikose

a) Die Größe des Problems; Häufigkeit

Was über die Epidemiologie der Tuberkulose, die Häufigkeit der Tuberkulose, die Verteilung von Erstinfektion und Exazerbationen, „Reinfektionen" gesagt wurde, gilt auch hier: Die Tuberkulose wird insgesamt weniger häufig beobachtet. Das Infektionsalter verschiebt sich mehr und mehr in höhere Altersgruppen. Tuberkulosen im Anschluß an die Primärinfektion werden in Zukunft wohl noch weiter überwiegen. So ist anzunehmen, daß die Silikotuberkulose immer mehr an Bedeutung verliert. Die Arbeitsmedizin, die von den Erkrankungen der Bergarbeiter im wesentlichen ihren Ausgang genommen hat, verlagert sich von einem pneumologischen Teilgebiet mehr und mehr auf das Gesamtgebiet der ökologischen Medizin, von der sie einen Teilausschnitt darstellt. Die Häufigkeit der Kombinationskrankheit Silikotuberkulose wird von der Häufigkeit der beiden einzelnen Komponenten bestimmt. Der Rückgang an Silikose und Silikotuberkulose im Bergbau in der Bundesrepublik Deutschland wird aus der Darstellung nach WOHLBEREDT (1972) besonders deutlich (Abb. 184).

Außerordentlich eindrucksvoll stellt sich auch die Zunahme der Lebenserwartung bei Silikose und Silikotuberkulose in der Bundesrepublik Deutschland dar (Abb. 185).

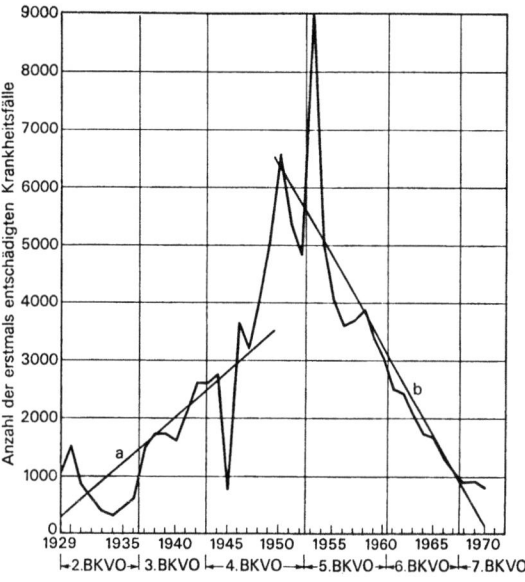

Abb. 184. Entwicklung der Häufigkeit erstmals entschädigter Silikose- und Silikotuberkulosefälle im Bergbau der Bundesrepublik Deutschland seit dem Jahre 1929. (Nach WOHLBEREDT)

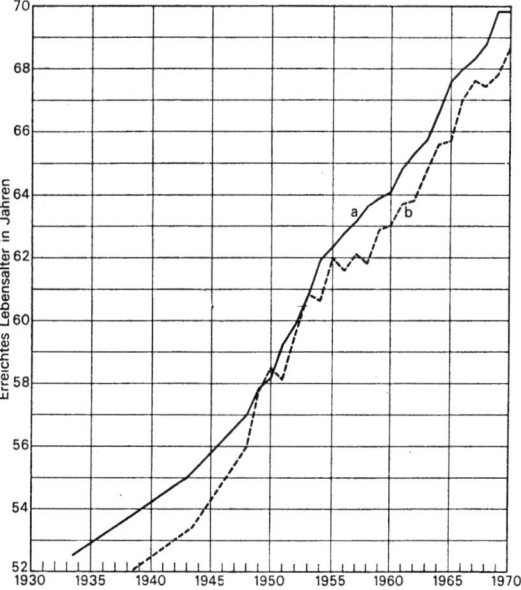

Abb. 185. Durchschnittlich erreichtes Lebensalter der mit einer Tuberkulose oder Silikotuberkulose Verstorbenen im Bergbau der Bundesrepublik Deutschland von 1930/1940 bis 1970. a Silikose, b Silikotuberkulose. (Nach WOHLBEREDT)

Das Kapitel Silikose und Tuberkulose gewinnt seine spezielle Bedeutung aus der Häufigkeit der Kombination. Bei der gegenwärtigen Beurteilung der Kombinationskrankheit müssen wir allerdings davon ausgehen, daß die Lebenserwartung des an Silikose leidenden Menschen ebenso wie die Lebenserwartung des an Tuberkulose erkrankten Menschen nur mehr wenig, im großen gesehen, von der allgemeinen Lebenserwartung abweicht. Der „Bestand" an Silikotuberkulosen ist damit für lange Zeit noch hoch, indem die Verhältnisse früherer Jahre fortgeführt werden. Es ist jedoch anzunehmen, daß die Zahl der „Zugänge" an Silikotuberkulosen, auch im Vergleich zu der verminderten Zahl der Zugänge an Pneumokoniosen, relativ rascher zurückgehen wird. Von der Wahrscheinlichkeit her gesehen, ist es wohl richtig, in Zukunft mit noch größerer Zurückhaltung eine Silikotuberkulose ohne Nachweis von Tuberkulosebakterien anzunehmen. Wenn man die vielfachen theoretischen Erörterungen vergangener Jahrzehnte zur Ätiologie (siehe später), der schwieligen Silikose zu den Akten legt, dann stellt sich das Problem wie folgt dar:
Erkrankungsrisiko,
Infektionsrisiko,
differentialdiagnostische Probleme,
therapeutisches Problem.
Zu reden wäre von den
sozialmedizinischen Problemen,
der Begutachtung und auch der
Prävention.
In der umfassenden Bearbeitung von WORTH und SCHILLER (1954) ist die Literatur bis 1954 zusammengefaßt. Wie die Häufigkeit des Zusammentreffens zwischen Tuberkulose und Silikose zu schätzen war, geht aus Tabelle 29 hervor. Es besteht kein wesentlicher Zweifel, daß die Silikose zur Tuberkulose prädisponiert; und daß die Zahl der Kombinationsfälle mit der Schwere der Silikoseerkrankung zunimmt.

Exakte Zahlen über die Häufigkeit des Zusammentreffens sind nur schwer zu erbringen. Es handelt sich immer um ein mehr oder minder zufällig ausgelesenes Krankengut; die rasche Veränderung der Tuberkuloseepidemiologie in den letzten Jahren trägt erschwerend zur Festlegung von Wahrscheinlichkeiten bei. KOLLMEIER und FICHTEL (1967) weisen besonders darauf hin, daß die Zahl der jährlichen Silikotuberkulosetodesfälle ständig kleiner wird.

Das Sterbealter der Kollektive der Silikose wie auch der Silikotuberkulose steigt ständig an. Interessant ist in dieser Untersuchung, daß auf 15695 Todesfälle an Silikose 5310 Todesfälle an Silikotuberkulose kamen. BARBU und SZABÓ nehmen noch 1967 an, daß 50% aller an Silikose Erkrankten an Tuberkulose starben. BRUCE (1968) schätzt für Schweden 10%, BURCKHARDT (1967) für die Schweiz etwas über 20%. CATHCART u.Mitarb. (1960) schätzen eine Kombination zwischen Tuberkulose und Mischstaubkoniose auf unter 10%; DECHOUX (1968) nennt zwischen 17 und 22%. Den Todesursachen von 2862 Silikosekranken gingen GHEZZI und FINULLI (1965) nach: Die Todesrate an Tuberkulose sank in den Jahren 1943—1965 von 56,9% auf 34,9%. MOSTI et al. (1970) fanden zwischen 1960 und 1969 unter 178 „tuberkulosegefährdeten Individuen" bei 36 eine Silikotuberkulose. PARRAVICINI und RAMPINI (1959) nennen Prozentzahlen (nach DADDI) von 75—95%, VIGLIANI 60—70%, BALDI in 69%, MAURO in 60%, MARTIN in 45,4%. Im eigenen Material nennen PARRAVICINI und RAMPINI einen Anteil von Silikotuberkulosen von 34,9%. VIELI (1961) nennt für die Schweiz in der Zeit von 1953—1957 21,4% Silikotuberkulosen. Die Zahlen hängen ganz entscheidend davon ab, ob es sich um klinisches oder autoptisches bzw. bioptisches Material handelt.

Trotz des Rückgangs der Tuberkulose darf das Risiko, bei bestehender Silikose an Tuberkulose zu erkranken noch nicht als unerheblich

Tabelle 29. Häufigkeit der Tuberkulose bei der Silikose der Ruhrbergleute; Gegenüberstellung der Befunde verschiedener Autoren nach WORTH und SCHILLER; vor allem aus historischem Interesse

Autor	Stadien der Silikose					Gesamtzahl der Fälle
	0	0—I	I	II	III	
LOHMEYER (zit. nach BÖHME, 1938)			9,7%	33,9%	65%	
DI BIASI (1933)			35%	52%	63,5%	669 Autopsien
REICHMANN (1949)	4,66% (15193)	5,22% (6229)	8,91% (5248)	11,46% (1335)	15,27% (203)	28208[a]
BÖHME (1935)			6% (120)	20% (115)	50% (74)	309

[a] Die in dem Material von REICHMANN enthaltenen Tuberkulosefälle betreffen nicht nur aktive, sondern alle, auch abgeheilte, röntgenologisch sicher erkennbare tuberkulöse Veränderungen mit Ausnahme isolierter Kalkherde im Hilus und isolierter Spitzenbefunde

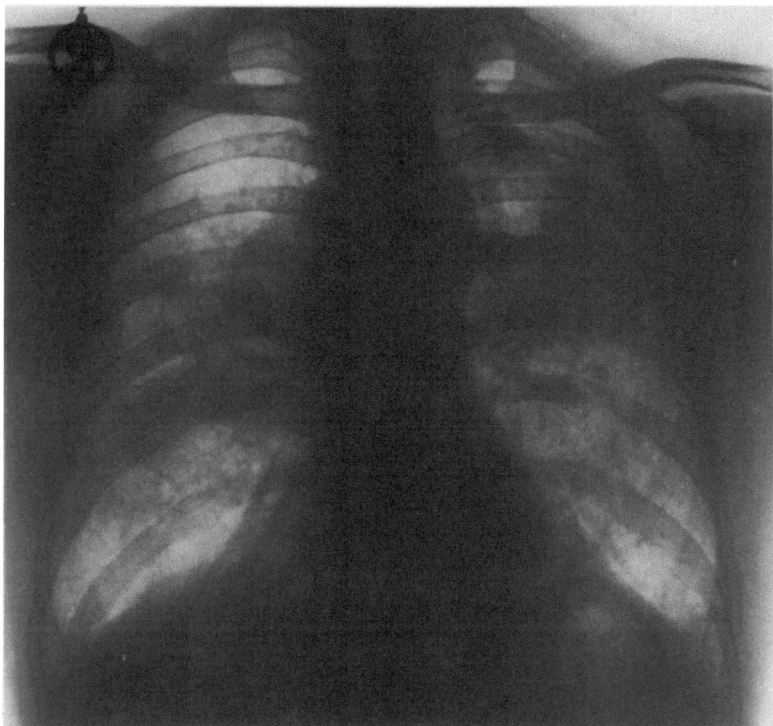

Abb. 186a u. b. Silikotuberkulose nach Exposition gegenüber Neuburger Kieselkreide

Abb. 186a. Übersichtsaufnahme

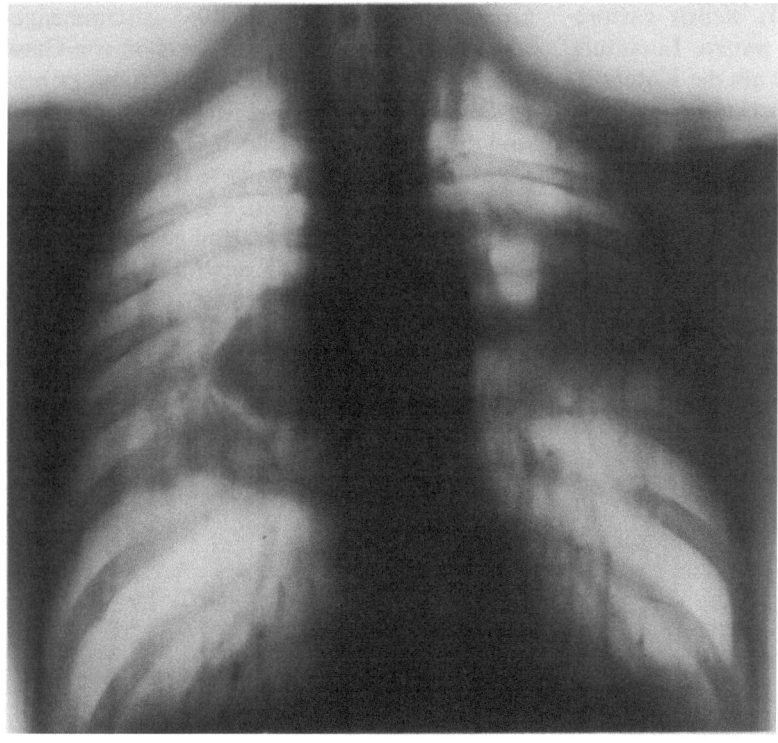

Abb. 186b. Schichtaufnahme (Für die Überlassung des Falles bin ich Herrn Dr. BASSERMANN, Chefarzt des Krankenhauses Donaustauf, zu besonderem Dank verbunden)

angesehen werden, insbesondere in höheren Altersgruppen. So wurde noch 1963 auf der Internationalen Tuberkulosekonferenz in Rom erwähnt, daß die Tuberkulose bei 40—50% der Silikosefälle als Todesursache zu erwarten sei.

Weitere Angaben finden sich bei AMDUDRU und QUINOT (1968), BARRAS (1970), CAPEZZUTO (1969) in der zusammenfassenden Darstellung von GALY et al. (1968), GELFAND und MORTON (1970), GOMBOS et al. (1964), GRUENDORFER und

RABER (1970), JONES, OWEN und CORRADO (1967), KISS und MIANDI (1967), LAMBERT (1966), LAUGERI (1969), TOLOT, CASANAVE und GENEVOIS (1963), ROCHE und VERNHES (1960) sowie in der Übersicht von SEPKE (1965). Auf speziellere Verhältnisse gehen COSIO (1971), KEY und AYER (1972), PHIBBS et al. (1971) (Bentonite) sowie TESSERAUX, EINBRODT und FITZEK (1961) (Feingiesser) ein. Der Tuberkulosebefund bei Silikose wird im Alter häufiger, auch wird er häufiger mit zunehmender Schwere der Silikose. Eine Silikotuberkulose nach Exposition gegenüber Neuburger Kieselkreide zeigt Abb. 186.

Es ist heute überwiegend wahrscheinlich so, daß die Tuberkulose zu einer Silikose hinzutritt. Wahrscheinlich ist es auch, daß vor allem endogene „Reinfektionen" eine Rolle spielen. Ob das für die Zukunft als wahrscheinlich gelten kann, ist fraglich. Über die Spätinfektion bei vorbestehender Silikose hat UEHLINGER (1953, 1956, 1962) geschrieben. Für die Rolle der „Infektion", sei es Superinfektion oder Erstinfektion, spricht das gehäufte Vorkommen von „atypischen Mykobakterien" bei Silikosen; NELLES und NIEGSCH (1965) stellen entsprechende Fälle vor (dort auch weitere Literatur).

Die früheren Diskussionen um die Kombinations- und Komplikationstuberkulose (HUSTEN, 1931, 1950, 1952, 1958), die Frage der tuberkulösen Genese der massiven „Fibrose" sind eingehend bei SCHILLER, WORTH (1961) bei H.J. SCHMID (1956) und bei ICKERT (1931) abgehandelt.

b) Zur pathologischen Anatomie

Bei der pathologischen Anatomie lassen sich wohl „Komplikationsformen" und „Kombinationsformen" abgrenzen. Wahrscheinlich ist es doch so, daß ein sehr breites Band tuberkulöser Manifestationen auch bei bestehender Silikose vorliegen kann. Die Gesamtheit der möglichen tuberkulösen Veränderungen, hineinprojiziert in die silikotischen Läsionen, ist vermutlich ausreichende Erklärung für alle Bilder. Diese enge Verbindung freilich bietet insofern eine typisches Bild als sich Tuberkulose und Silikose gegenseitig durchdringen und ein *besonderes makroskopisches, aber auch mikroskopisches Bild geben* (DI BIASI, 1949, 1953). Makroskopisch erscheint so das Bild als eine „Marmorierung". Im übrigen kommen alle endothorakalen Charakteristiken der Tuberkulose bei Silikosen in Betracht: Lymphknotenerkrankungen, Höhlenbildungen, auch hier als gemeinsame Wirkung von aseptischer Nekrose und mykotischem Zerfall, Perforationen, Fistelbildungen, hämatogene Aussaaten. Aus der Sicht des Radiologen sind die pathologisch-anatomischen Grundlagen von DI BIASI 1965 zusammengestellt. Im übrigen sei auf die Arbeiten von GIESE (1962), OTTO (1962/63) und von UEHLINGER hingewiesen. Von großem historischem Interesse sind die zusammenfassenden Darstellungen von SCHMIDTMANN und LUBARSCH (1930) sowie von PAGEL und HENKE (1930). Es werden in diesen Übersichten Mortalitätszahlen genannt, die uns den Fortschritt der Arbeitshygiene besonders

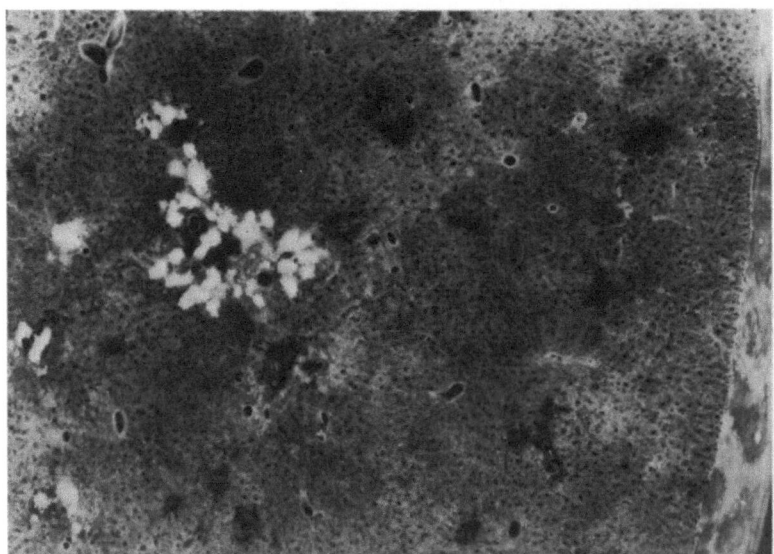

Abb. 187. Lokalisierungseffekt der Silikose auf eine frische tuberkulöse Streuung: Postkartengroßer Ausschnitt einer Lungenschnittfläche mit disseminierten, etwa hirsekorngroßen, strahlig verankerten typischen silikotischen Knötchen (auf der Schnittfläche schwarz gefärbt); frische tuberkulöse Streuaussaat, konzentriert um silikotische Lymphbahnverschwielungen. (Sammlung Prof. OTTO, Dortmund)

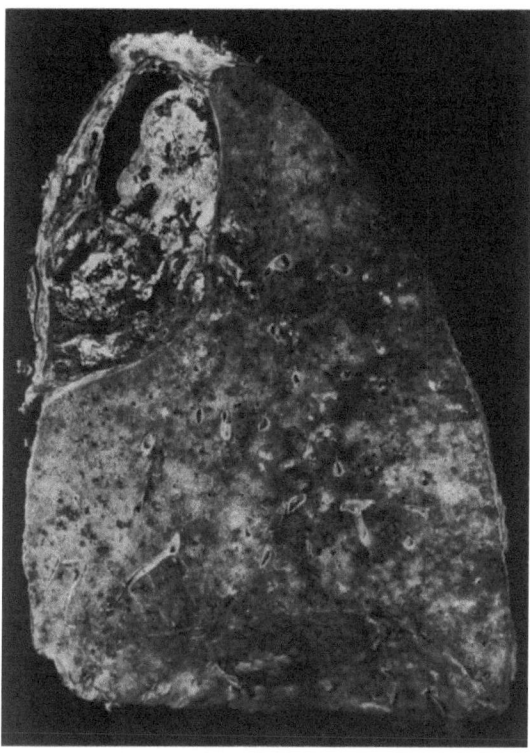

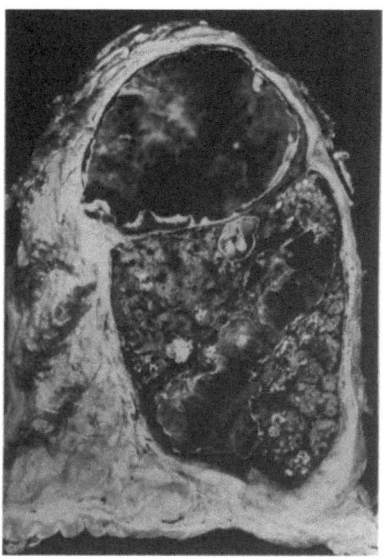

Abb. 188. Akuter, käsig-nekrotischer Zerfall einer den gesamten Oberlappen links einnehmenden silikotuberkulösen Schwiele. Noduläre Silikose in den übrigen Lungenabschnitten. (Sammlung Prof. Otto, Dortmund)

Abb. 189. Linke Lunge: weitestgehende Zerstörung der gesamten Lunge unter Miteinschmelzung silikotischer Schwielen. Vor allem die Konfluenzschwielen sind eingeschmolzen, erhalten ist lediglich eine disseminierte, kleinknotige Tuberkulose. (Sammlung Prof. Otto, Dortmund)

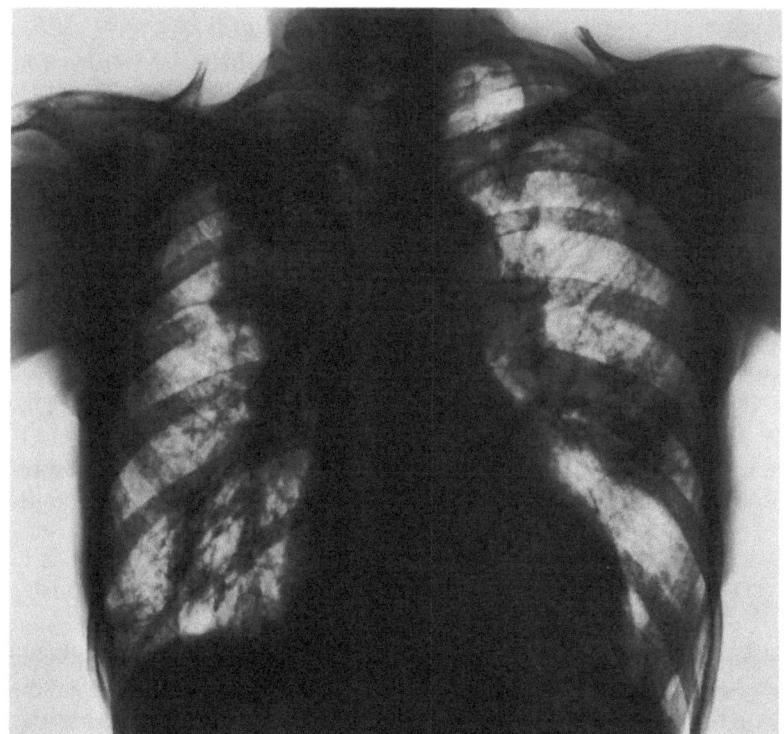

Abb. 190a u. b. K., Elisabeth, 76 Jahre. Silikotuberkulose. „Kombinationsform der Silikotuberkulose"

Abb. 190a. Ausgedehnte Verschwielung im Bereich des rechten Lungenoberlappens. Exposition: 33 Jahre als Porzellanglasiererin gearbeitet

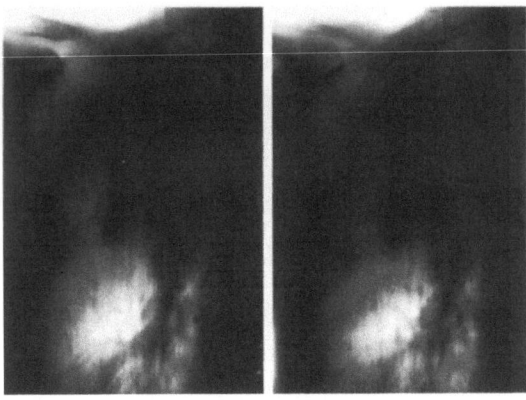

Abb. 190 b. Schichtaufnahme zeigen „homogene Schwielen". Sektionsbericht: Grobknotige, im rechten Oberlappen konfluierende, silikotische Narbenbildung. Einschluß eines walnußgroßen, alten, jetzt frisch erweichten, tuberkulösen Herdkonglomerats in der rechten Lungenspitze; dattelgroße tuberkulöse Kaverne mit vereinzelt säurefesten Bakterien (Dr. SCHNELLER, ZKH Gauting)

deutlich machen: bei Feuerstein- und Quarzitgewinnung 77,8% bzw. 88,9% Anteil der Tuberkulose an allen Todesfällen. Neuere Einzeldarstellungen finden sich bei COTTE et al. (1966), DELORD et al. (1972), DOGLIONI und RUSSO (1964), FOVINO und PONTIGGIA (1963) sowie bei SCHUDEL (1960). Übersichten gibt NICOD (1961) sowie SCHEPERS (1964). Es sei auch an dieser Stelle daran erinnert, auf das Vorkommen „atypischer Mykobakterien" bei Silikosen bzw. bei Verdacht auf „Silikotuberkulosen" zu achten (KONETZKE, 1971; NAKAMURA und SHONAKA, 1963; Clinical Conference Diseases of Chest 1969; NEDVEDOVA et al., 1969; ROSMANITH und NEDVEDOVA, 1969). Auf das Vorkommen von Aktinomyzeten und Nokardien bei Patienten mit Silikotuberkulose weist SEEBER (1968) hin, ohne allerdings diesen Befunden klinische Bedeutung beimessen zu wollen. Eine zusammenfassende Darstellung der grundsätzlichen Reaktionsweisen sowie der pathologischen Anatomie findet sich bei KING und HARRISON (1960) und bei GOUGH und HEPPLESTON (1960). Demonstrationen zur pathologischen Anatomie bringen Abb. 187, 188 u. 189, die ich Prof. OTTO, Dortmund, verdanke; einen Sektionsfall bringt Abb. 190.

c) Zur Radiologie der Silikotuberkulose

Die Problematik der Radiologie der Silikotuberkulose liegt darin, daß sich zwei Krankheiten, die ähnliche Substrate erzeugen, die im Verlauf ähnlich sein können, sich über- und ineinander lagern. *Die Aufgabe: „Unterscheidung zwischen Silikose und Tuberkulose" und ebenso die Aufgabe „Unterscheidung des Tuberkuloseanteils und des Silikoseanteils" ist vom Grundsätzlichen her nicht lösbar.* Diese grundsätzliche Problematik findet sich in allen Berichten: BOHLIG (1964), WORTH und SCHILLER (1954), NIEGSCH (1962/63), AHLENDORF et al. (1961), AMSLER (1966), HAENSELT (1963), NAEYE und DELLINGER (1972) sowie SCHAFFER (1970). Es kann als wahrscheinlich gelten, daß die Tuberkulose im allgemeinen klinisch zu häufig diagnostiziert wird, wie vor allem aus den Untersuchungen aus Bad Berka (HAENSELT, 1963; NIEGSCH, SCHAFFER, 1970) hervorgeht. Bakteriologische Untersuchungen, zytologische Untersuchungen (SAUER, ZIMMER und KÜHNERT, 1969) sowie vor allem Tuberkulinprüfungen können, neben den gesamtklinischen Hilfsmitteln, in gewissem Umfang die Differentialdiagnose fördern. (KOLLMEIER et al., 1969; TSOLOF und MICHEVA, 1964). Allgemeine Übersichten, auch zu radiologischen Problemen, finden sich im Handbuch der Inneren Medizin (H.J. SCHMID, 1956) und im Handbuch der gesamten Arbeitsmedizin (WORTH, 1961). Weitere Übersichten geben BARNI, CARINI und STUART (1967), CHEKIN (1960), FERRARI-SACCO et al. (1959), GALY (1967), KÜHNE (1963), NIEGSCH, SEPKE (1961), SYMANSKI und BECKENKAMP (1969), TRONZANO (1966), WORTH, MUYSERS und EINBRODT (1968), ZORINI (1963).

Besonders regionale Verhältnisse werden von AHLMARK und BRUCE (1967) sowie von BRUCE (1968) für Schweden, von APPELMAN (1966) für Holland, von CAU et al. (1967) für Frankreich, BRINK, GRZYBOWSKI und LANE (1960) für Kanada, MILJIC (1965) für Jugoslawien, MACEDO (1965) für Portugal, REY et al. (1965) für Argentinien, GALUSHKA (1968), MALOV und SHUMAKOV (1966), SOKOLIK und LEIKIN (1965) für die UdSSR und FRITZE (1966) für die Verhältnisse an der Ruhr gegeben. Auf die eingangs vorgelegten Häufigkeitsangaben mit regionalen Unterschieden sei hingewiesen.

Es mag zweckmäßig sein, bei der Besprechung von zwei grundsätzlichen Betrachtungsweisen auszugehen:
Morphologie
Dynamik
der Kombinationsformen.

Die Grundlage der Tuberkulosemorphologie ist sehr häufig das *Granulom;* ebenso ist die Grundlage des Röntgenbildes der Silikose das Granulom. Die morphologische Unterschei-

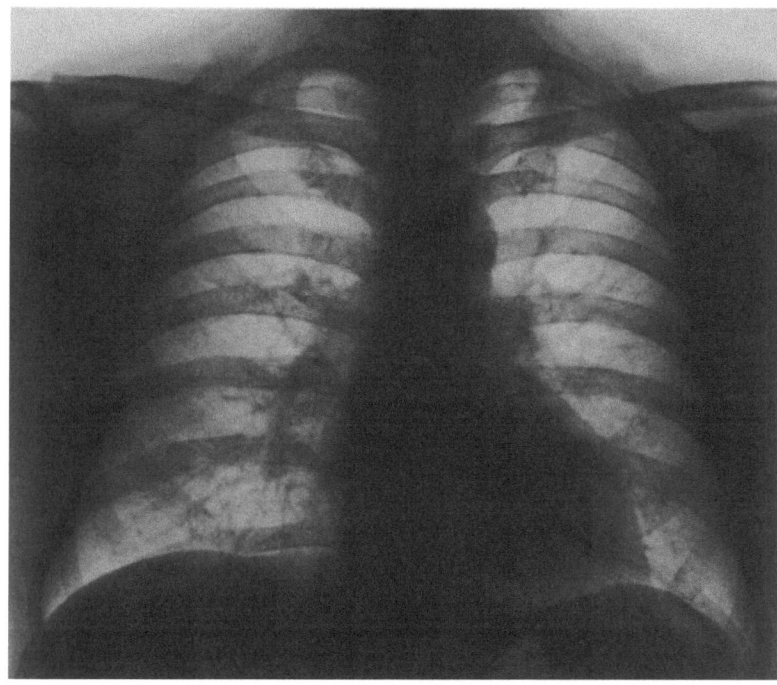

Abb. 191. H., Max, 74 Jahre. Silikotuberkulose. „Die Diskretheit der silikotischen Läsionen". Im Auswurf Nachweis von Tuberkulosebakterien. Histologie (offene Lungenbiopsie): „Feinknotige Silikose im Lungengewebe." Allein radiologisch ist der Befund kaum entscheidbar. Die Aufnahme stellt ein wichtiges Dokument dar

dung des Granuloms mag gewisse Wahrscheinlichkeiten für die Silikose anführen lassen: gegebenenfalls höhere Dichte, unter Umständen unregelmäßigere Formen. Die sichere Unterscheidung des tuberkulösen und des silikotischen Granuloms ist nicht möglich. Von vornherein sind der Nachweisbarkeit Grenzen gesetzt (Abb. 191). Die experimentellen Untersuchungen von OTTO, SCHACHINGER und MÜLLER (1966) sind hier zu nennen. Isolierte Knötchen ließen sich noch in einer Größe von 2,5—3 mm nachweisen; im Thorax implantiert erst ab 3—4 mm. Bei mikroradiographischen Kontaktaufnahmen lassen sich Knötchen bis 0,5 mm erfassen. Die Probleme wurden bei der Besprechung der Miliartuberkulose bereits erwähnt. Die Schwierigkeiten, die sich bei der Deutung der schwieligen, der „großen Befunde" ergeben, sind bei den pathologisch-anatomischen Grundlagen erörtert worden. Wenn pathologisch-anatomisch der Streit über Jahrzehnte ging, ob es eine reine „massive, progressive Fibrose" überhaupt gibt, ob nicht die Tuberkulose in allen Fällen eine Rolle spielt, wird verständlich, daß hier kein Feld für radiologische Differenzierungen besteht.

Als *Unterscheidungsmöglichkeiten* zwischen feinherdiger Tuberkulose und feinherdiger Silikose werden die Symmetrie, gleichmäßige Verteilung, die gleichmäßige Dichte und Größe genannt. Wir kennen Miliartuberkulosen von sehr homogenem Korn und wir wissen, daß die Gleichmäßigkeit der Größe und Schattendichte nicht nur eine Funktion des Herdes, sondern weitgehend eine Funktion der Summationen ist. Die Spitzenbeteiligung mag bei der Tuberkulose ausgeprägter sein; ein sicheres Kriterium ist hierin nicht gegeben. Die Zusammenhänge werden noch schwieriger, wenn man mit HUEBSCHMANN (1956), aber auch mit SEPKE davon ausgeht, daß die spezifischen Residuen als Aggregationszentrum für eine nachfolgende Silikose, gewissermaßen als *„Matrix"*, gelten könnten. Von REICHMANN (1930, 1944) ist besonders die Frage der Hilusverbindung angeschnitten. Überwiegend handelt es sich bei den Bahnen zum Hilus um Gefäße. „Perihiläre Verdichtungen" sind bei allen die Lungenwurzel mit einbeziehenden pathologischen Zuständen Folge von Bronchialverlegungen. Bei tuberkulösen Lymphomen können sie ebenso vorkommen wie bei silikotischen Verschwielungen und Einbrüchen.

CLAUBERG bringt einen eindrucksvollen Fall zur Lymphknotenperforation bzw. Bronchialstenose bei Silikose. Es versteht sich, daß eine röntgenmorphologische Unterscheidung von einem Lymphknoteneinbruch bei Tuberkulose nicht möglich ist. Die Symmetrie der Verteilungen ist ein ebenfalls nur unsicher verwertbares Kriterium. Zahlreiche pathologische Zustände, die vor oder während der Entwicklung einer Silikose auftreten, können das Bild be-

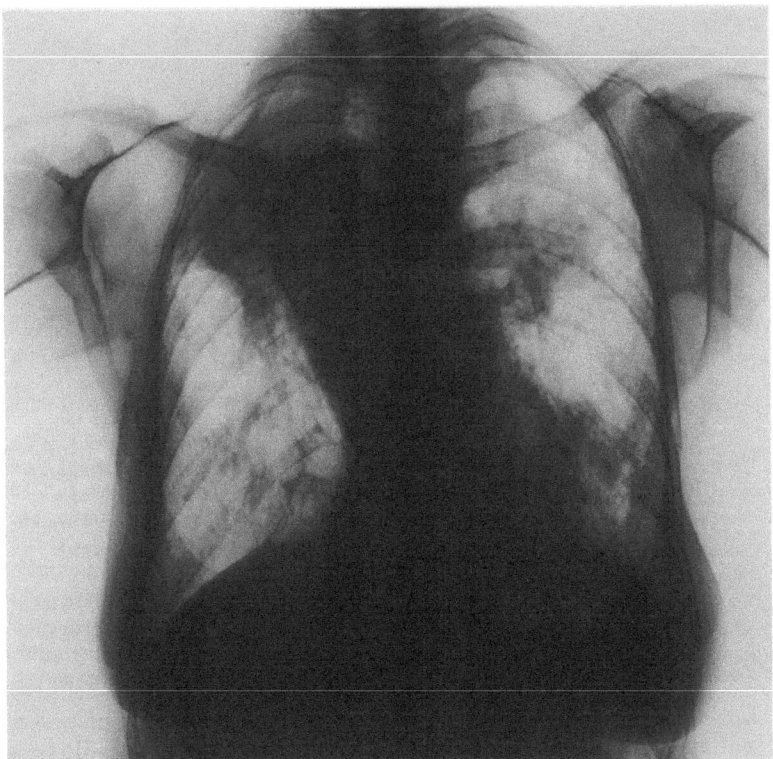

Abb. 192a—d. H., Berta, 66 Jahre. Silikotuberkulose bei Mesaortitis luica

Abb. 192a. Übersichtsaufnahme

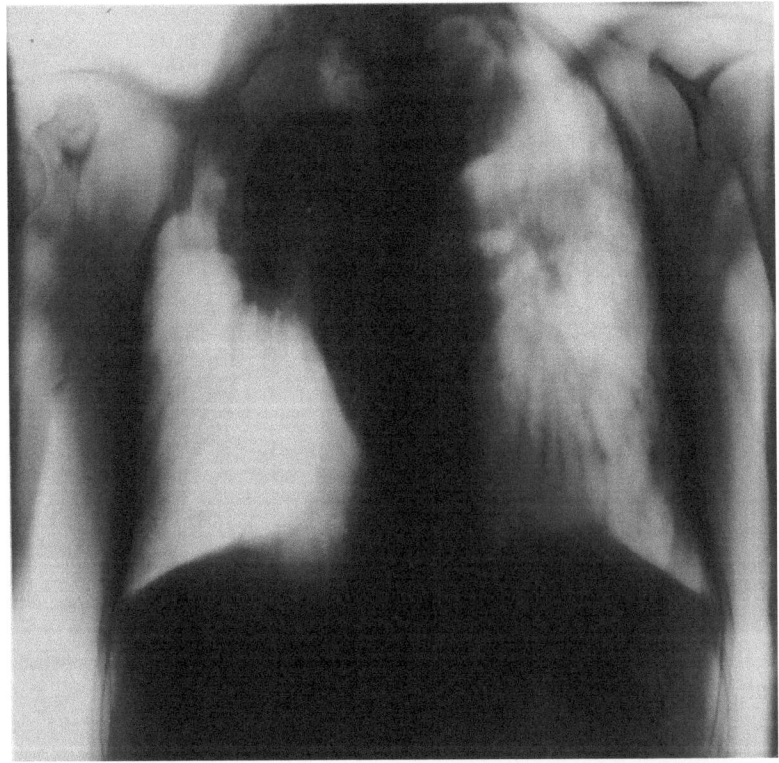

Abb. 192b. Tomogramm

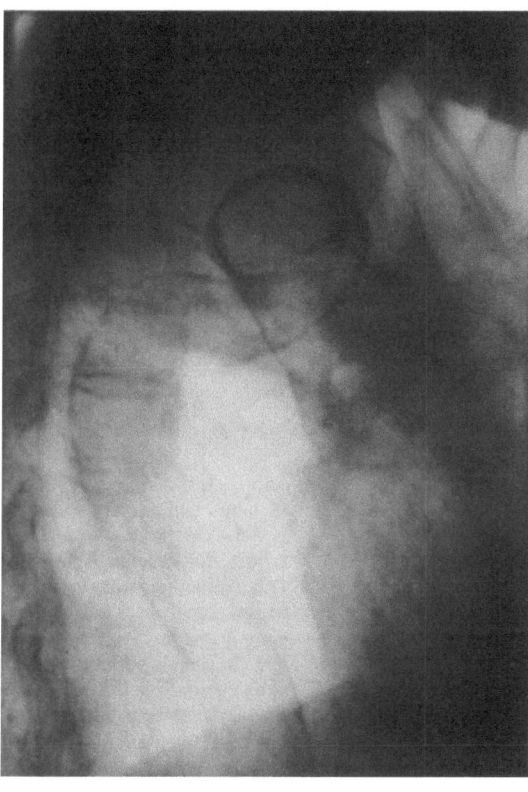

Abb. 192c. Seitliche Aufnahme

stimmen, so beispielsweise Pleuritisreste, Verminderung der Durchblutung, Bronchialverlegungen, insgesamt Belüftungsstörungen (Abb. 192 u. 193).

Die Unterscheidung zwischen Tuberkulose und Silikotuberkulose gehört häufig zu den nicht entscheidbaren radiologischen Problemstellungen. Besondere Formen der Silikose sind in den bereits genannten Lehr- und Handbüchern aufgeführt. Hier werden noch einmal tumorale Formen und infiltrativ pneumonische Formen (GORBULIN, 1967/68, PANA, 1968), unilaterale Silikosen (GOMBOS und MERSTEN, 1963, HADJIDECOB und GERASSIMOW, 1969) genannt; GRIECO und SARTORELLI (1962) beschreiben pseudotumorale Formen, ebenso SCHAWOHL und KISSING (1969) sowie BRUN et al. (1966). Zur Differentialdiagnose insgesamt sind zu nennen: IZAR (1961), BOLAYEW, MONACO (1963), SEPKE (1965), TORELLI (1962), TSOLOV und MICHÉVA (1967) sowie mit einer zusammenfassenden Darstellung WORTH und STAHLMANN (1965). Übersichten zum Gesamtproblem finden sich bei GERNEZ-RIEUX et al. (1956, 1958), PRIGNOT (1959), ZORN et al. (1952); zu Detailproblemen bei ALIX (1960) sowie bei MOREL et al. (1960): „Invisible Befunde"; bei BASTENIER et al. (1960): Vergrößerungstechnik; bei BELAYEW (1951/52): Bedeutung der Tomographie; bei BERARD, ODE und BOGEMANN (1956): Atypische Tuberkuloseformen; bei BRUN et al. (1954): Atypische Tuberkuloseformen bei latenter Silikose; bei GALY et al. (1956): Pseudotumorale Formen; bei GALY et al. (1956): differentialdiagnostische Probleme; bei GERNEZ-RIEUX, BALGAIRIES, COLLET und FOURNIER (1955), GERNEZ-RIEUX, BALGAIRIES, FOURNIER und und VOISIN (1958): Höhlenbildungen; bei KRÖKER (1948): Einseitige Staublungen.

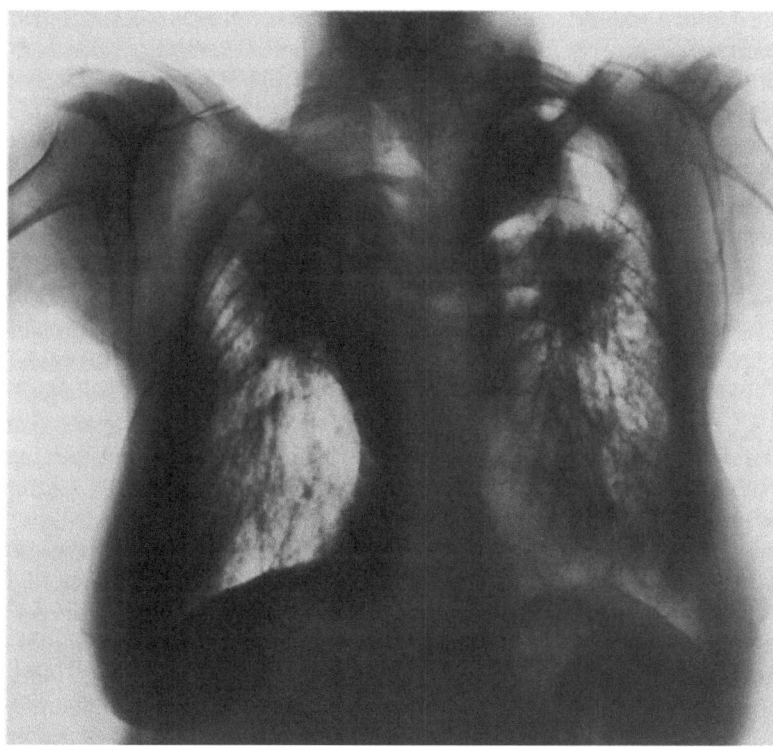

Abb. 192d. Aufnahme 3 Jahre nach Aufnahme Abb. 192a. Unter Chemotherapie Rückbildung des Befundes. Sistieren der Bakterienausscheidung

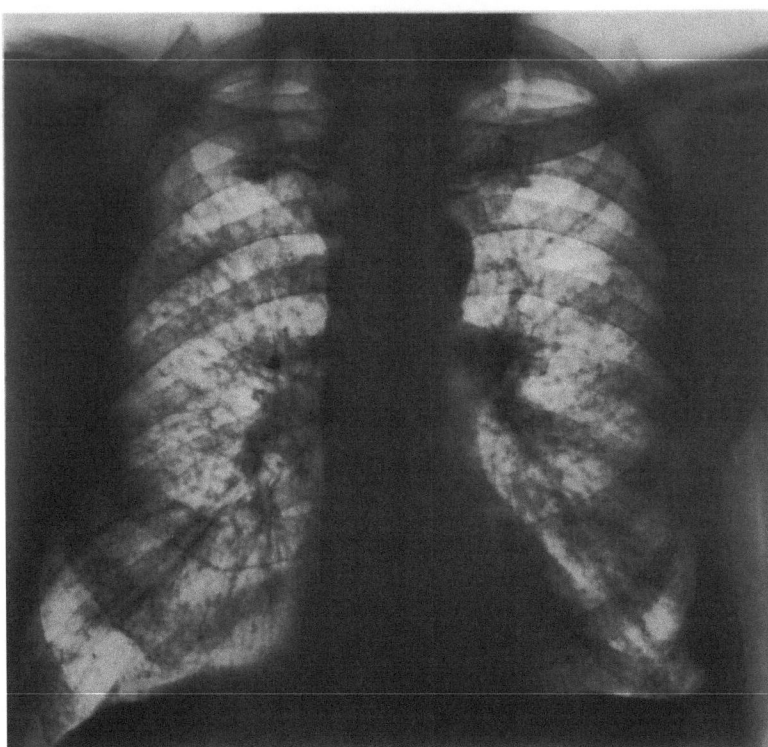

Abb. 193. W., Alfred, 68 Jahre. Silikotuberkulose. „Primat der Bakteriologie". Es werden mit Regelmäßigkeit Tuberkulosebakterien nachgewiesen. Fragliche Kavernenbildung rechts im Oberfeld. Die rein röntgenologische Entscheidung zwischen Silikose und Tuberkulose ist nicht möglich (Steinmetz von 1917 bis 1939)

Von den Reichmannschen Unterscheidungsmöglichkeiten ist damit nicht mehr sehr viel geblieben: Die Asymmetrie ist ein unsicheres Element. Das regelmäßige Vorhandensein von Strängen gilt weder für die Tuberkulose noch für die Silikose. Große Knoten können sowohl bei der Silikose wie bei der Tuberkulose in Verbindung zum Hilus stehen. Vergrößerte Lymphknoten sind auch bei der Tuberkulose des Erwachsenen selten. Die Verziehungen der großen Gefäße zur Verdichtungszone hin sind allgemeine Schrumpfungsfolge, ebenso die Verziehungen des Zwerchfells. Höhlenbildungen sind sowohl bei der Tuberkulose wie bei der Silikose möglich. Die Lokalisation bietet ebenfalls keine sicheren Hinweise auf Unterscheidungsmöglichkeiten. Sicherlich sind Pleuritisreste Zeichen einer vorausgegangenen Tuberkulose; sie haben einen gewissen Wert als „Indiz".

Die Differentialdiagnose der Höhlenbildungen der Lunge ist bei „der tuberkulösen Kaverne" besprochen. Als sicheres Kriterium ist der Nachweis von Tuberkulosebakterien zu werten. Wir wissen damit, daß eine Höhle von Mykobakterien mit Wahrscheinlichkeit besiedelt ist. Ob es sich nur um die opportunistische, saprophytische Besiedlung eines zerfallenden Silikose- bzw. Mischstaubherdes handelt, muß offen bleiben.

Voraussetzung für jede morphologische Analyse ist eine gute Technik. Die Hartstrahltechnik darf mit den bereits genannten Einschränkungen als zweckmäßig gelten. Die Bedeutung der Technik für die individuelle Beurteilung, aber auch für Reihenuntersuchungen geht aus den Arbeiten von WISE und OLDHAM (1963), LOSDYCK und PREVOST (1965), REGER und MORGAN (1970), GARAVAGLIA (1970) sowie BATTIGELLI et al. (1959) ebenso hervor, wie aus den bereits oben angeführten Berichten, insbesondere von BOHLIG und von SEPKE.

Die Differentialdiagnose kann schwierig, nahezu unmöglich sein. Die morphologischen Kriterien sind unsicher. Um so größeres Gewicht erhalten klinische Daten, hier vor allem der bakteriologische Beweis: auch wenn immer wieder Arbeiten aufgeführt werden, bei denen zwar säurefeste Stäbchen bzw. Mykobakterien nachgewiesen wurden, allerdings dann das pathologisch-anatomische Substrat sehr schwer oder nicht zu finden ist.

Wir nennen als ein wesentliches Kriterium für die Unterscheidung zwischen Silikose und Tuberkulose die *Mobilität des Befundes,* die *Dynamik* der röntgenologisch faßbaren Veränderungen. Aus dem Beitrag WORTH des Handbuchs für Radiologie ist zu entnehmen, daß „akute Silikosen" keineswegs selten, daß rasche

Veränderungen auch bei der Silikose durchaus möglich sind. Im Gegensatz dazu soll nicht vergessen werden, daß Silikosen nach sehr langer Latenzzeit auftreten können, daß die Anamnese, die berufliche Exposition oft sehr schwer zu ermitteln ist. Wir müssen insbesondere daran denken, daß bei ausländischen Arbeitskräften Erhebungen der Vorgeschichte oft unmöglich sind. Schließlich gibt es durchaus Fälle von Silikosen, bei denen ein scheinbarer Rückgang der Veränderungen dadurch vorgetäuscht wird, daß silikotische Knötchen durch ein „Emphysem" überstrahlt werden, und daß durch Verschiebungen und Kondensationen eine Verkleinerung des Herdes vorgetäuscht wird. So müssen wir damit rechnen, daß wir scheinbare Rückbildungen bei Silikose vorfinden, daß andererseits Tuberkulosen torpide verlaufen und den schwieligen Charakter silikotischer Veränderungen haben können. Hilusverkalkungen geben uns keine sicheren differentialdiagnostischen Hinweise, auch wenn die „Eierschalenverkalkungen" zweifellos bei der Silikose sehr viel häufiger sind.

Alle Fachkenner sind sich einig, daß für die Beurteilung einer etwa vorliegenden Silikotuberkulose die Verlaufsserie entscheidend ist. Es geht ja, wie eingangs ausgeführt, nicht so sehr darum, torpide, sehr träge, spezifische Beteiligungen bei einer Silikose erkennen zu müssen, sondern um die individualmedizinischen Probleme, eine fortschreitende Tuberkulose behandeln zu müssen und um das sozialmedizinische Problem, eine Weiterverbreitung einer Tuberkulose zu verhindern. Von den dynamischen Veränderungen ist das Auftreten von Höhlen ein nur wahrscheinliches Zeichen für das Vorliegen einer Tuberkulose; – die älteren Arbeiten von SCHEID (1931), WÄTJEN (1933, 1936) und SCHULZE (1934) wären dazu heranzuziehen – ebenso halten VORWALD (1941) und MASSHOFF (1952) die Höhlenbildungen für häufiger, wenn gleichzeitig eine Tuberkulose vorliegt. Festzuhalten ist jedoch, daß Höhlenbildungen auch ohne begleitende Tuberkulose vorkommen.

Es kommen allerdings bei der Silikose auch akute Tuberkuloseformen vor, die kaum wesentliche Schwierigkeiten für die Darstellung und Differentialdiagnose bieten.

Die pathologisch-anatomischen Diskussionen sind über weite Strecken dahin gegangen, ob die Silikose ein retardierendes Moment für den Verlauf der Tuberkulose oder ein begünstigendes Moment darstelle. Beides ist wahrscheinlich unter individuellen Wirts- und Terrainverhältnissen richtig. Jedenfalls sind bei der Silikotuberkulose hämatogene Aussaaten, miliare Formen keineswegs selten (ZOLLINGER, 1946; UEHLINGER und ZOLLINGER, 1946/47; DI BIASI, 1949; RÖSSLE, 1921; WÄTJEN). Die Zusammenstellung von NAWROCKI (1942) mit der Beschreibung oft sehr schwerer Tuberkulosen ist zu erwähnen. Allerdings hat sich die Prognose der schweren Tuberkulose bei Silikose wesentlich gebessert. Sehr eindrucksvolle Beispiele der „Motilität", auch der nicht durch Tuberkulose komplizierten Silikose geben TRAUTMANN und BREMBACH (1966) in ihrem Atlasband „Verlaufsformen der Silikose im Röntgenbild". Allgemeine Hinweise finden sich bei KING und FLETCHER (1960) und bei G. SIMON.

Zusammenfassend läßt sich sowohl zur statischen Morphologie wie auch zur Dynamik, zum Verlauf, sagen, daß die Abgrenzungen zur Tuberkulose, der morphologischen und Verlaufsvielfalt beider Erkrankungen entsprechend, viele Fragen offen lassen. Die Vielfalt der Veränderungen geht auch aus der *Klassifikation des Internationalen Arbeitsamtes* hervor (Tabelle 30), mit den vielfachen Kombinationsmöglichkeiten und Schwielen, von kleinen und von größeren Herden, von Beteiligungen der Pleura, der Lungenwurzel, des Herzens, mit der Beeinflussung durch vorbestehende Erkrankungen, aber auch mit der Veränderung des Röntgenbildes durch Emphysem, Fibrose und Verlagerung.

Die differentialdiagnostischen Schwierigkeiten zeigen sich in den Beiträgen von COTTE, MARIN, LEDOUX und DELORD (1967), COTTE, DELORD, LEDOUX und MARIN (1966), DEBARGE et al. (1967), LOB, PETTAVEL und GARDIOL (1967) sowie von SEPKE.

Besondere diagnostische Probleme bietet die sog. Rundherdsilikose. Hier wird auf die bereits erwähnten Beiträge verwiesen, sowie auf BARKOV und DUBYNINA (1969), BUECHELER (1966), PEUKERT (1967), LINDARS und DAVIES (1967). In Deutschland haben erstmals BAADER (1954) und PETRY (1954) auf diese besonderen Formen hingewiesen sowie DICKMANS (1960) und DICKMANS und FRITZE (1959). Es gibt sicher fließende Übergänge zu dem, was man als „Caplan-Syndrom" bezeichnen will, sowohl von der Form der Herde her wie von den Anforderungen an die Sicherheit des Nachweises eines „Rheumatismus".

d) Bronchialveränderungen bei der Silikotuberkulose

Der spezifische Anteil bei „silikotischen Bronchialveränderungen" ist, vom pathologisch-anatomischen Substrat her gesehen, dem Wesen

Tabelle 30. Internationale Klassifizierung von Röntgenbildern mit Pneumokoniosen. [Nach BOHLIG, H., HAIN, E., WOITOWITZ, H.J.: Prax. Pneumol. **26**, 694—695 (1972)]

	Code	Definition
Kleine Schatten		
Rundliche kleine Schatten		
Typ	p q r	Die Herde werden eingeteilt nach dem ungefähren Durchmesser der vorherrschenden Schatten. p: rundliche Schatten bis zu einem Durchmesser von 1,5 mm. q: rundliche Schatten von 1,5 bis 3 mm Durchmesser (ILO 1958:m). r: rundliche Schatten von 3 bis 10 mm Durchmesser (ILO 1958:n).
Streuung	0/– 0/0 0/1	Kategorie 0: kleine rundliche Schatten fehlen oder sind weiter gestreut als Kategorie 1.
	1/0 1/1 1/2	Kategorie 1: kleine rundliche Schatten eindeutig vorhanden, aber gering an Zahl.
	2/1 2/2 2/3	Kategorie 2: zahlreiche kleine rundliche Schatten. Die normale Lungenzeichnung ist gewöhnlich noch sichtbar.
	3/2 3/3 3/4	Kategorie 3: sehr zahlreiche kleine rundliche Schatten. Die normale Lungenzeichnung ist teilweise oder ganz verdeckt
Verbreitung	RO, RM, RU LO, LM, LU	Anzugeben sind die Felder, in denen die Schatten lokalisiert sind. Jede Seite wird horizontal in Ober-, Mittel- und Unterfeld gedrittelt.
Unregelmäßige kleine Schatten		
Typ	s t u	Da die Schatten unregelmäßig sind, können die Maße für die kleinen rundlichen Schatten nicht angewandt werden. In grober Entsprechung werden 3 Typen unterschieden s: feine unregelmäßige oder lineare Schatten. t: mittelgrobe unregelmäßige Schatten. u: grobe (klecksige) unregelmäßige Schatten.
Streuung		Die Kategorie der Streuung beruht auf der Beurteilung der Schattenkonzentration in den betroffenen Lungenfeldern. Die Standardfilme sind jeweils Beispiele aus Kategoriemitte.
	0/– 0/0 0/1	Kategorie 0: kleine unregelmäßige Schatten fehlen oder sind weiter gestreut als in Kategorie 1.
	1/0 1/1 1/2	Kategorie 1: kleine unregelmäßige Schatten eindeutig vorhanden, aber gering an Zahl.
	2/1 2/2 2/3	Kategorie 2: zahlreiche kleine unregelmäßige Schatten. Gewöhnlich ist die normale Lungenzeichnung teilweise verdeckt.
	3/2 3/3 3/4	Kategorie 3: sehr zahlreiche kleine unregelmäßige Schatten. Die normale Lungenzeichnung ist nicht mehr sichtbar.
Verbreitung	RO, RM, RU LO, LM, LU	Anzugeben sind die Felder, in denen die kleinen unregelmäßigen Schatten lokalisiert sind. Jede Seite wird wie bei den kleinen rundlichen Schatten in Ober-, Mittel- und Unterfeld geteilt.
Gesamtstreuung der kleinen Schätten	1/0 1/1 1/2 2/1 2/2 2/3 3/2 3/3 3/4	Wenn beide Typen der kleinen Schatten eindeutig vorhanden sind, wird die Streuung für jeden getrennt angegeben. Danach wird die Gesamtstreuung für die kleinen Schatten so festgelegt, als ob sie nur einem Typ, entweder dem rundlichen oder dem unregelmäßigen entsprächen.
Große Schatten		
Größe	A, B, C	Kategorie A: Schatten von 1 bis 5 cm Durchmesser oder mehrere solche Schatten, deren größte Durchmessersumme 5 cm nicht überschreitet. Kategorie B: ein oder mehrere Schatten, größer und zahlreicher als A, deren Summe das Flächenäquivalent des rechten Oberfeldes nicht überschreitet. Kategorie C: ein oder mehrere Schatten, deren Flächensumme das Äquivalent des rechten Oberfeldes überschreitet.
Typ	wd, id	Neben der Größenangabe A, B oder C werden die Abkürzungen wd und id zur Kennzeichnung benutzt, ob die Schatten scharf (wd) oder unscharf (id) begrenzt sind.

Tabelle 30 (Fortsetzung)

	Code	Definition
Pleurale Schatten		
Pleuraverdickung		
Kostophrenischer Winkel	R L	Die Obliteration des kostophrenischen Winkels wird getrennt von anderen Pleuraverdickungen angegeben. Ein Standardfilm für den unteren Grenzwert ist vorgesehen.
Brustwand und Zwerchfell		
Lokalisation	R L	
Dicke	a, b, c	Grad a: bis zu 5 mm dick im breitesten Teil der Schatten. Grad b: ca. 5 bis 10 mm dick im breitesten Teil der Schatten. Grad c: dicker als 10 mm im breitesten Teil der Schatten
Verbreitung	0, 1, 2	Grad 0: nicht vorhanden oder weniger als Grad 1. Grad 1: uni- oder multilokuläre Pleuraverdickung, deren Gesamtlänge nicht die Hälfte der Länge einer seitlichen Brustwandprojektion überschreitet. Der Standardfilm repräsentiert den unteren Grenzwert von Grad 1. Grad 2: uni- oder multilokuläre Pleuraverdickung, deren Gesamtlänge größer ist als die Hälfte der Länger einer seitlichen Brustwandprojektion.
Zwerchfellunschärfe	R L	Der untere Grenzwert beträgt ein Drittel der betroffenen Zwerchfellhälfte. Ein Standardfilm für den unteren Grenzwert ist vorgesehen.
Unscharfe Herzkontur	0, 1, 2, 3	Grad 0: keine Unschärfen bis zu einem Drittel des Äquivalentes des linken Herzrandes. Grad 1: zwischen ein und zwei Dritteln des Äquivalentes der Länge des linken Herzrandes. Grad 2: zwischen zwei und drei Dritteln des Äquivalentes der Länge des linken Herzrandes. Grad 3: mehr als die Länge des Äquivalentes des linken Herzrandes.
Pleuraverkalkungen		
Lokalisation	R L	
Zwerchfell		Grad 0: keine sichtbaren pleuralen Verkalkungen.
Brustwand		Grad 1: eine oder mehrere Pleuralverkalkungen mit größter Durchmessersumme bis zu 2 cm.
andere		Grad 2: eine oder mehrere Pleuraverkalkungen mit größter Durchmessersumme zwischen 2 und 10 cm.
Verbreitung	0, 1, 2, 3	Grad 3: eine oder mehrere Pleuraverkalkungen mit größter Durchmessersumme über 10 cm.

Zusatzsymbole

ax: beginnende Verschwielung kleiner rundlicher Staublungenschatten
bu: bullöses Emphysem
ca: Krebs der Lunge oder der Pleura
cn: Verkalkungen in kleinen Staublungenschatten
co: Anomalie von Herzgröße oder -form
cp: Cor pulmonale
cv: Höhlenbildungen
di: deutliche Distorsion intrathorakaler Organe
ef: Pleuraerguß
em: deutliches Emphysem
es: Eierschalenverkalkung in hiliären oder mediastinalen Lymphknoten.
hi: Vergrößerung hiliärer oder mediastinaler Lymphknoten
ho: Honigwabenlunge
k: Septum-(Kerley-)Linien
od: andere Erkrankungen von Bedeutung, wie operative oder traumatische Veränderungen der Brustwand, Bronchiektasen usw.
pq: nicht verkalkte (hyaline) Pleuraplaques

px: Pneumothorax
rl: Staublunge mit rheumatischer Komponente (Caplan-Syndrom)
tba: wahrscheinlich aktive Tuberkulose
tbu: Tuberkulose ohne sichere Aktivität (außer tuberkulöse Primärkomplexe)

nach nicht verschieden von dem was bei den Bronchialveränderungen, deren Ursachen und Folgen bei der Tuberkulose allein besprochen worden war. Das isolierte tuberkulöse Ulkus, die Deckflächenbronchitis, die Bronchitis des Drainagebronchus, der Lymphknotendurchbruch, die Bronchialstenosen, die Atelektasen – hier wird sich das alles wiederfinden in Kombination mit der Silikose.

Für die Beurteilung der Befunde ist dabei Voraussetzung, die Veränderungen zu kennen, wie sie durch die Silikose allein hervorgerufen werden. Dafür liegt die mit reichlich Literatur ausgestattete zusammenfassende Darstellung von JACOB (1969) vor. Häufigste Bronchialveränderung bei der Silikose ist mit Wahrscheinlichkeit die „deformierende Bronchitis". Bei den röntgenologisch nicht mit Sicherheit darstellbaren, sich auf das Lymphgefäßsystem beschränkenden Quarzstaub- bzw. Mischstaubablagerungen, bei den „linearen Strukturen", sollen sich häufig Eindellungen der Bronchialwand finden, die als Zeichen der Beteiligung von Hiluslymphknoten aufgefaßt werden. Neben der sehr häufigen Bronchitis deformans sind Bronchiektasen und Bronchostenosen keineswegs selten, ebenso Lymphknoteneinbrüche sowie ausgedehnte Verziehungen und Verlagerungen. Belüftungsstörung, Sekretretention, Induration, Atelektase, Emphysem: Alle Befunde wie sie sich bei der Tuberkulose allein ergeben, sind auch durch die Silikose allein denkbar und beschrieben. Die Abgrenzung gegeneinander bedarf besonders sorgfältiger Untersuchungen, wobei der bakteriologische und histologische Befund erst den Ausschlag geben kann.

Zu dem gesamten Komplex verweise ich auf: BOHLIG (1958), BRÜCKNER und MAUTNER (1963), BRÜCKNER und ROSMANITH (1960), BURILKOV und GERASSIMOV (1970), CAPLAN (1962), CARSTENS (1955), CONCINA (1966), DI GUGLIELMO, CHIAPPA und CITRONI (1957), GUGLIELMO, CITRONI und CHIAPPA (1955), ELLIS (1964), ELLIS und MAKOMASKI (1967), FERRARIS (1959), FERRARIS und PAOLI (1959), FRANCHINI (1961), FODDAI und DUCHI, FUMAGALLI, BONSIGNORE und MANNINO (1965), GERNEZ-RIEUX, MARCHAND, MOUNIER-KUHN, POLICARD und ROCHE (1961), GOUGH (1965), HUSTEN (1958), JACOB (1967), KÜHNE (1962), LABAS (1960), MALECKI (1965), MELIS und SANI (1962), MOLFINO und PESCE (1952), OTTO (1963), PERNIS und BATTIGELLI (1955), SCHAIRER (1941), SCHINZ und COCCHI (1950), STUTZ und VIETEN (1955), TREUTLER (1962), WORTH (1952), WORTH und ZORN (1954) sowie ZANETTI und ROMAGNOLI (1954).

e) Komplikationen der Silikotuberkulose

Die Komplikationen der Silikotuberkulose sind naturgemäß dieselben wie der Silikose oder der Tuberkulose allein, angefangen von der Hämoptyse zum Spontanpneumothorax bis zur tracheoösophagealen und Gefäßfistel. Das Emphysem ist in typischer Weise als Folgekrankheit sowohl der Tuberkulose wie der Silikose anzusehen. Das perifokale Emphysem ist ebenso zu nennen wie das lobäre bzw. segmentale Emphysem bei Bronchusstenosen oder auch die terminalen großen Emphysemblasen. Neben den genannten Arbeiten sind BRAIDA (1967), CHUMAKOV u. Mitarb. (1966) zu erwähnen. Im weiteren Verlauf kann das Auftreten eines Cor pulmonale die Folge sein (NAGER und RÜTTNER, 1962; SADLER, 1972; GOUGH, 1953; HIKKEN et al., 1968; JAMES und THOMAS, 1956. Die Pleuritis ist keine ganz seltene Komplikation der Silikotuberkulose. Fistelbildungen zwischen Ösophagus und Trachea, Trachealdivertikel, mediastinale Schwielen insgesamt sind hier zu erwähnen, ebenso wie die silikotischen Lymphknoteneinbrüche und gleichzeitigen Einbrüche in Gefäß- und Bronchialbaum (BRODSKI, 1967; CLAUBERG; DOGLIONI und RUSSO, 1964; NEMIROVSKAIA, 1966; SANDOVSKI, 1970). Die Lymphknotenkomplikationen der Silikotuberkulose können sich auch auf den Bauchraum erstrecken (TESSERAUX und PFEIFFER, 1949; HAYLER, 1938; WORTH und SCHILLER, CHASSAGNON und SILIE, 1966).

Als eine der wichtigsten Komplikationen kann der Spontanpneumothorax gelten. ICKERT nahm noch an, daß zumeist eine begleitende Tuberkulose die Ursache sei. Eingehender befaßt sich mit dem Problem des Spontanpneumothorax ECKEL (1965/66). Er hält den Spontanpneumothorax für verhältnismäßig selten, ebenso fand HOFBAUER (1933) unter 150 Anthrakosilikosen nur 2 Fälle von Spontanpneumothorax; KNIPPEL (1970) 6 Fälle unter 400 Silikosepatienten. SOKOLOFF und FARELL (1939) einen Prozentsatz von 4,3% „Spontanpneumothorax" bei Silikose. Die Häufigkeit des Spontanpneumothorax geht wahrscheinlich mit der Schwere des Befalles der Lungen parallel (EKKEL, SOKOLOFF und FARELL). NICOD und CARRAUD (1970) sind allerdings der Meinung, daß ein sicherer Zusammenhang mit der Schwere der Erkrankung nicht bestehe.

f) Tuberkulose, Silikose und Karzinom

Die Beziehungen zwischen Silikose und Karzinom, die ätiologischen Zusammenhänge, sind unsicher. Ebenso unsicher sind die Beziehungen

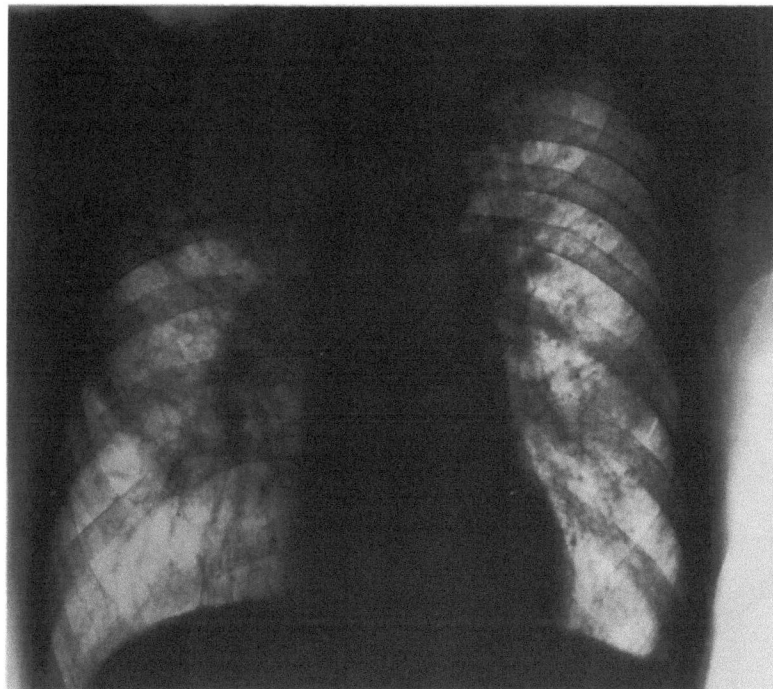

Abb. 194. H., Ernst, 68 Jahre. Silikotuberkulose, vergesellschaftet mit Karzinom. Positive Kultur auf Tuberkulosebakterien. Bei der Sektion wird, neben der Silikose und dem Karzinom, die Herkunft der Bakterienausscheidung nicht aufgefunden

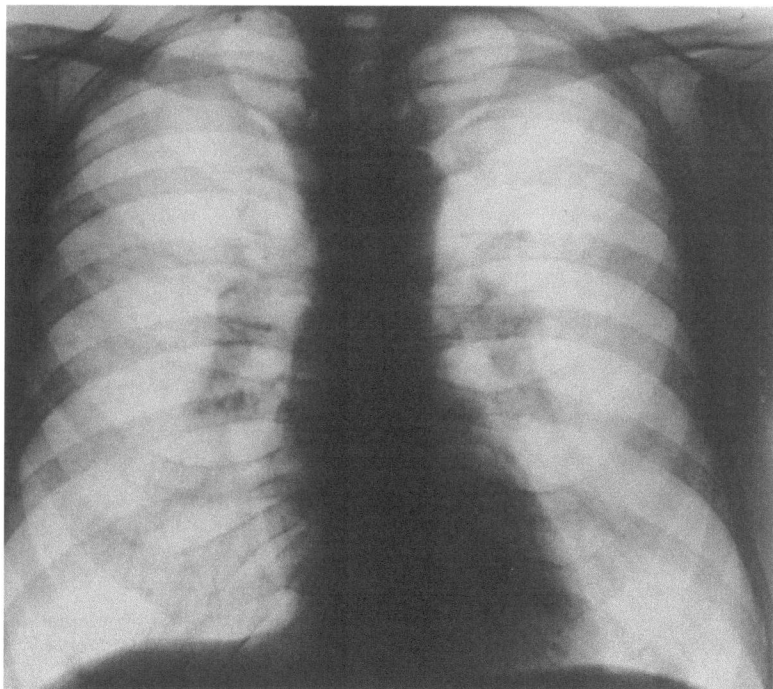

Abb. 195a—f. F., Josef, 68 Jahre. 28 Jahre Steinmetz. Silikose, vergesellschaftet mit Tuberkulose und Bronchialkarzinom

Abb. 195a. 1956: Beginnende Silikose in beiden Ober-Mittelfeldern

zwischen Tuberkulose und Karzinom. Wir wissen allerdings, daß Männer in höheren Altersgruppen häufig vom Karzinom befallen werden, und daß sich auch die Tuberkulose in höhere Altersgruppen verschoben hat. Über die statistischen Möglichkeiten bzw. die Unmöglichkeit, über ätiologische Beziehungen etwas zu sagen, hat WILKESMANN (1973) in seiner Dissertation berichtet. Der Zusammenhang zwischen den drei genannten Krankheiten besteht darin, daß ähnliche Krankheits- und Röntgenbilder, insbesondere bei der Silikotuberkulose und beim Bronchialkarzinom, angenommen werden können, so daß differential-diagnostische Schwie-

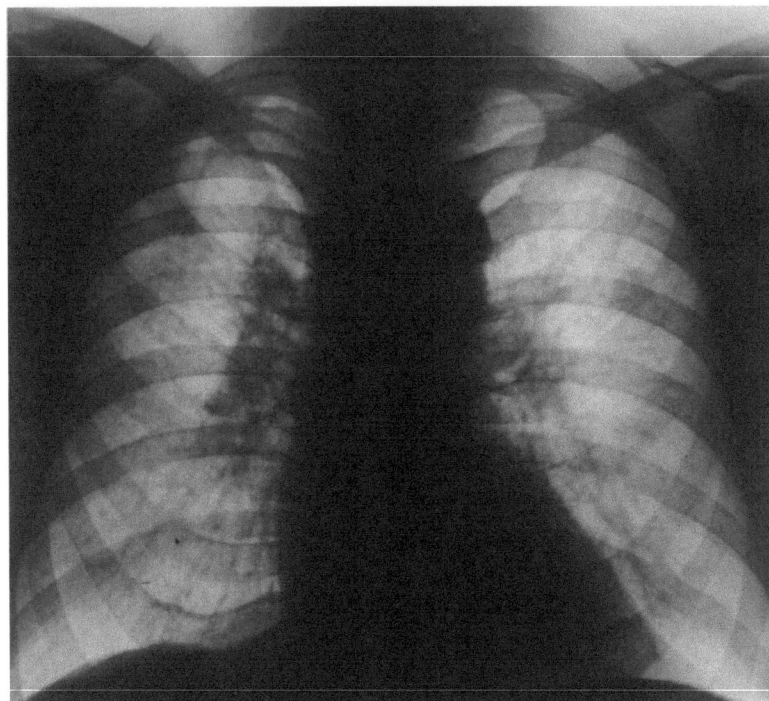

Abb. 195b. 1960: Silikotuberkulose mit Kaverne im rechten Oberfeld. Nach 7monatiger Therapie weitgehende Rückbildung des Befundes, „des Tuberkuloseanteils"

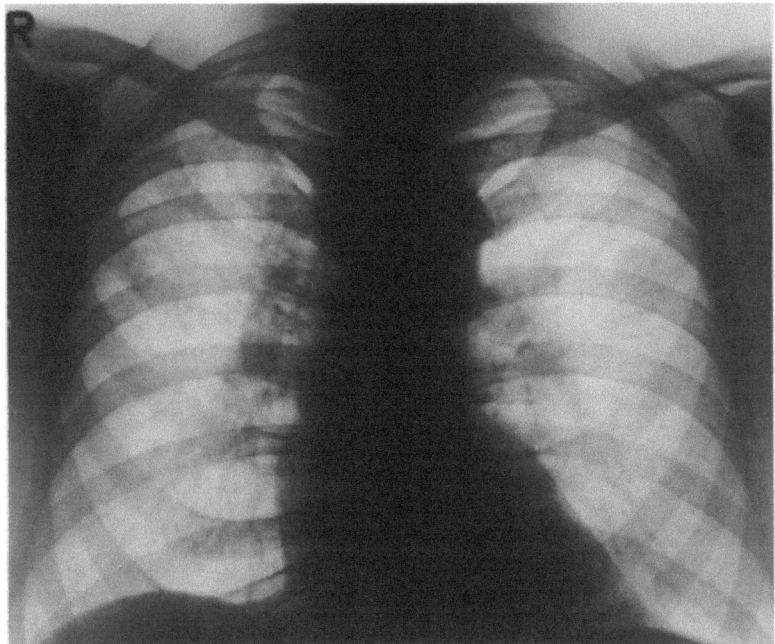

Abb. 195c. 1961: Wiederum Zunahme des Befundes

rigkeiten entstehen. Schwierigkeiten bestehen auch insofern, als die „Silikose" nicht selten eine „Mischstaubkoniose" im weitesten Sinne ist, indem Beimengungen von radioaktiven Substanzen in bestimmten Revieren möglich sind; auch Beimengungen von Asbest sind unter bestimmten Bedingungen durchaus denkbar. HUEPER (1966) hat eine Literaturübersicht hierzu gegeben. Dabei wird festgestellt, daß das Erkrankungsrisiko an Krebs bei Vorliegen einer Silikose nicht mit Sicherheit höher zu veranschlagen ist als in Kontrollgruppen. Zu demselben Ergebnis kommen RÜTTNER und HEER (1969). VIDAL UND MICHEL (1969) weisen darauf hin, daß, wie erwähnt, radioaktive Stoffe in dieser Zusammenhangsfrage eine Rolle spielen

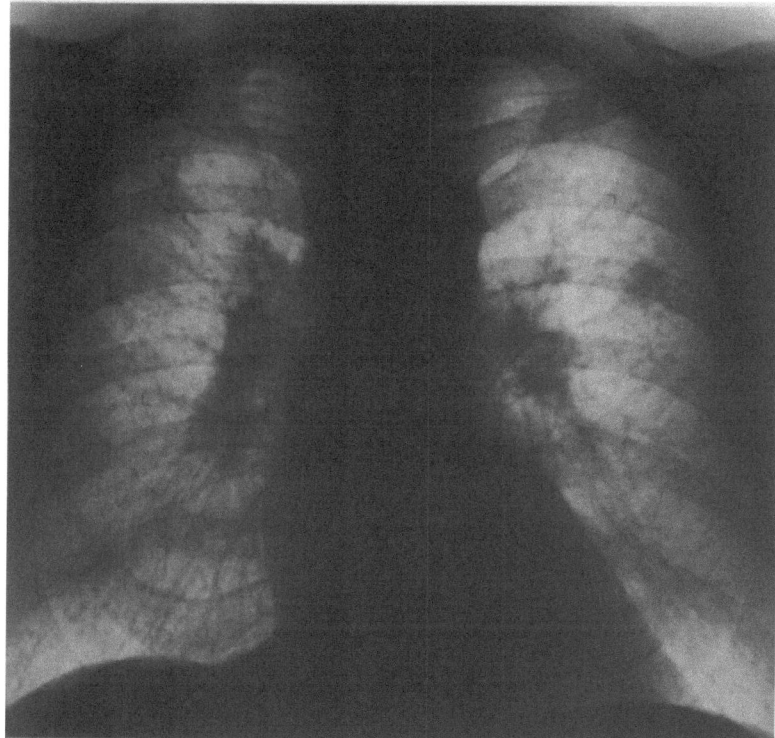

Abb. 195d. 1965: Im wesentlichen unverändert

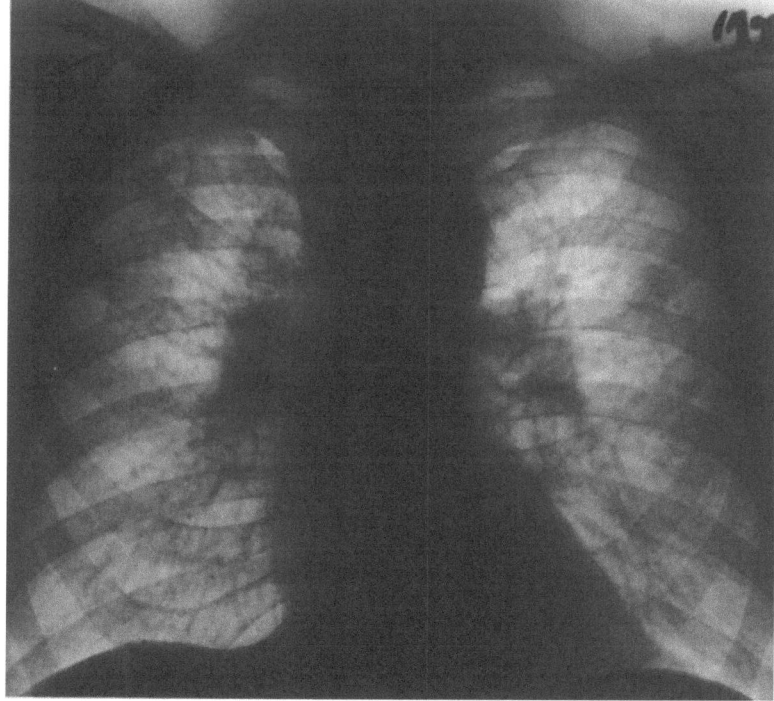

Abb. 195e. Aufnahme vom 17.1.1967: Keine eindeutige Veränderung

können. Auch H. MÜLLER (1963) macht aufmerksam, daß Asbestosen nicht seiten mit Silikosen, diese wiederum mit Tuberkulose vergesellschaftet sein können, so daß sich der Kreis zu dem terminalen Krebs hin schließt. Eine Studie aus den USA zeigt, daß unter Umständen doch verhältnismäßig hohe Prozentsätze von Karzinomen bei Anthrakosilikosen gefunden werden. Dabei ist zu sagen, daß das Krankenhausmaterial eine Auslese schwerer Erkrankter,

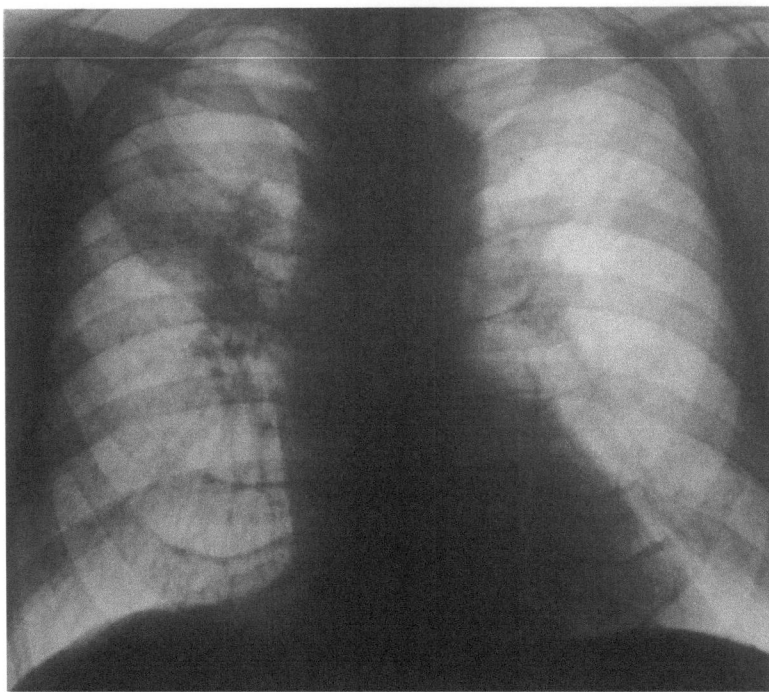

Abb. 195f. Aufnahme vom 8.8.1967: Ausgedehnte Schatten im Bereich des rechten Oberfeldes. Bronchoskopie: Polymorphzelliges verhornendes Plattenepithelkarzinom

hier eventuell durch das Karzinom, bedeutet. Insgesamt besteht kein Anhalt dafür anzunehmen, daß die Silikose und damit die Silikotuberkulose ein höheres Erkrankungsrisiko an Karzinomen mit sich bringt. Allerdings ist die Diskussion offen zu halten, wie die Arbeit von SCARANO et al. (1972) zeigt.

Aus der Arbeit OTTO und HINÜBER (1972) geht hervor, daß bei 302 Silikosefällen, – Sektionen Erlangen – in 18,2% eine aktive Tuberkulose, bei 15,5% ein Bronchialkarzinom gleichzeitig vorlag. Das Karzinomrisiko sei weit überwiegend die Konsequenz außerberuflicher Belastungen. OTTO und BREINING (1959) fanden 1959 bei Porzellanstaublungen eine Bronchuskarzinomhäufigkeit von 6,1%. Auffällig ist, daß das Bronchialkarzinom bei „Silikosebagatellbefund und bei Silikose I" 25,2% bzw. 26,0% der 302 Sektionen beträgt. Bei ausgeprägteren Silikosen nimmt die Häufigkeit ab.

> Umgekehrt ist bei ausgeprägteren Silikosen die Tuberkulose häufiger: Tuberkulose – Silikose 0 4,6%, Silikosebagatellbefund 6,4%, Silikose I 15,0%, Silikose I—II 34,3%, Silikose II 32,7%, Silikose II—III 22,0%, Silikose III 20,0%. Nach KIRCH (1953) hatten vor dem Krieg von 3 Silikosekranken 2 eine Tuberkulose, 1958 nach OTTO und BREINING, waren bei 5 Silikoseautopsien 2mal eine aktive Tuberkulose nachzuweisen. Teils kasuistische, teils ätiologische Probleme aus jüngerer Zeit sind von ASHBAUGH und WADDELL (1970), DEL FABBRO et al. (1970), GUREVICH und SLINCHENKO (1971), KOCHNOWSKI und ROZEK (1968), PUC-

CINI (1960), SOSNOWSKI und SZLENKIER (1961) sowie von ZISLIN, VINNER und KAPIANI (1969) behandelt. Das differentialdiagnostische Problem steht gegenwärtig wohl im Vordergrund (Abb. 194 u. 195).

g) Therapie der Silikotuberkulose

Nach den vorliegenden Berichten ist es wahrscheinlich, daß die Chemotherapie der Silikotuberkulose gegenüber der unkomplizierten Tuberkulose weniger günstige Ergebnisse mit sich bringt (Editorial Lancet 1967, mit weiterer Literatur) (Abb. 196). In dieser Übersicht wie auch anderen Arbeiten wird allerdings darauf hingewiesen, daß Bergarbeiter keine idealen Patienten für die regelmäßige Einnahme von Medikamenten sind, und daß auch bei der Silikotuberkulose der Erfolg wesentlich von der Regelmäßigkeit der Einnahme und von der Zweckmäßigkeit des Regimes abhängt (Abb. 197). So hatten MARŠA und ŠNEJDRLOVÁ (1964) bei „adäquat" durchgeführter Behandlung in 94% Sputumkonversion erreicht, in der Gesamtgruppe allerdings nur 71%. Die Quote für Kavernenheilung war gering. Über gute Ergebnisse berichtet MORROW (1960). PRIGNOT (1964) erzielte bei Erstbehandlungen Sputumkonversion in etwa 85%. Ein minderer Erfolg der chemotherapeutischen Behandlung sollte Anlaß sein zu überprüfen, ob nicht andere Zustände als eine

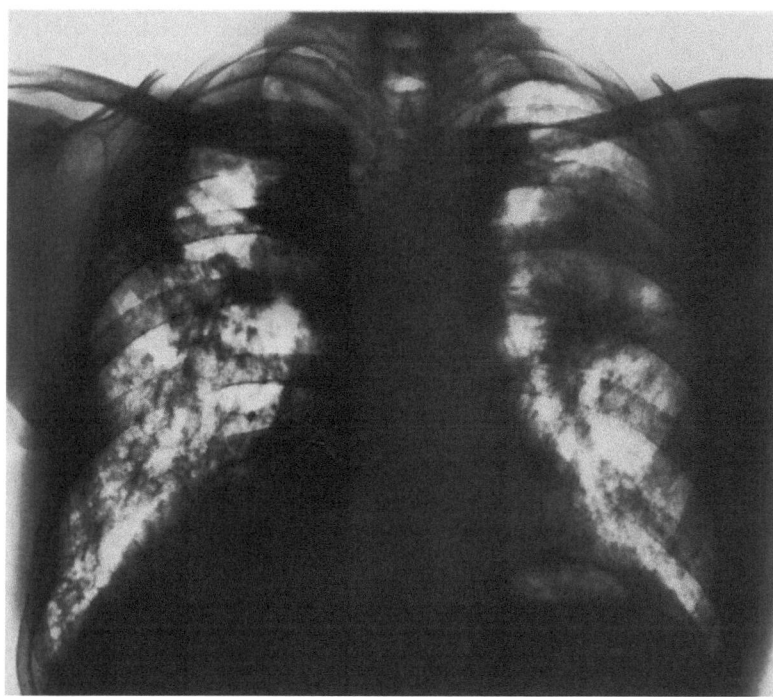

Abb. 196. P., Kaspar, 55 Jahre. Beispiel für schlechte Beeinflußbarkeit einer Silikotuberkulose. Rechts: Große tuberkulöse Höhle. Links: Große silikotische zerfallende Schwiele

Tuberkulose insgesamt oder partiell am Gesamtbild beteiligt sind. Hierbei spielt die Silikose eine besondere Rolle. Weiter ist noch einmal darauf hinzuweisen, daß beim Vorliegen einer Silikose mit Nachweis von säurefesten Stäbchen unbedingt geklärt werden muß, ob nicht eine „Mykobakteriose", ein tuberkuloseähnlicher Prozeß durch „sog. atypische Mykobakterien" vorliegen (GIULIANO et al., 1966; GRUHN, 1965; GRUHN und BAER, 1966; KAGRAMANOV, 1967; WOLINSKY, KAPUR und RYNEARSON, 1967).

Für das Gesamtgebiet der chemotherapeutischen Behandlung sind die Arbeiten von BALL et al. (1969), BARRAS (1961), DELOFF (1965), MARIANI (1969), GONZALEZ MONTANER (1964), KOLLMEIER et al. (1968), NAVRATIL (1967), PRIGNOT und DELAGRANGE (1966), REJSEK (1964), RESCIGNO et al. (1970), SEPKE (1960), TACQUET et al. (1964) sowie von ZANNONI (1960) anzuführen.

Es bleibt zu erwähnen, daß die radiologische „Feststellung" einer begleitenden Silikose vor unangenehmen technischen Überraschungen bei etwa beabsichtigten chirurgischen Interventionen bewahrt. Die Resektion bei Silikosen gehört unter Umständen zu den technisch undankbarsten Prozeduren der Thoraxchirurgie, auch wenn immer wieder Berichte über Resektionen vorliegen. Dabei kann es durchaus vorkommen, daß sich silikotische Schwielen relativ leicht resezieren lassen, wenn es sich um mehr oder minder isolierte periphere Befunde handelt. Die Abtragung bei silikotischen Schwielen im Bereich des Hilus kann dagegen risiko- und komplikationsreich sein (OUDET und DOERFEL, 1963; GERNEZ-RIEUX et al., 1960; LUKIANENKO, 1971; KIPIANI, 1968; RAZEMON und RIBET, 1960; SCHAMAUN, 1962; sowie ULMER, 1960). Freilich können unter Umständen Komplikationen der Anlaß zur Indikation zur Resektionsbehandlung sein, beispielsweise die schwere Lungenblutung (DYSKIN und KARTANBAEV, 1965).

h) Silikotuberkulose und Begutachtung

Aus dem Vorgesagten ist zu entnehmen, daß die Aufgabe, das Bestehen einer Silikotuberkulose mit radiologischen Mitteln zu begründen, ein häufig recht unsicheres Unterfangen ist. Es werden vom Arzt Entscheidungen verlangt, die er nach Lage der Dinge nur mit Vorbehalten oder garnicht treffen kann. Die Problematik der Begutachtung der Silikotuberkulose beginnt damit, daß die unsichere, röntgeninvisible Silikose, die Ablagerungen entlang den Lymphstraßen, die funktionsanalytisch noch nicht faßbare Induration, mit minderen Kompensationsmöglichkeiten des durch die Tuberkulose gesetzten Schadens, durchaus einen versicherungstechnisch relevanten Sachverhalt darstellen kann (MARIN et al., 1965). Die Differentialdiagnose kann, wie gesagt, oft große Schwierigkeiten bereiten. Hierzu wäre auf den Beitrag WORTH im Handbuch für Radiologie sowie auf SEPKE (1961) zu verweisen. Zur Frage der „röntgenin-

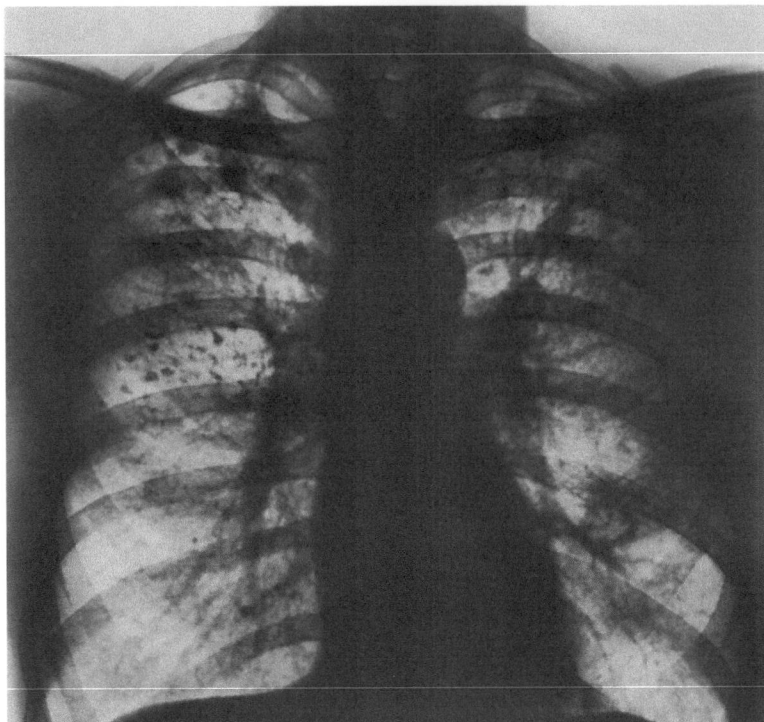

Abb. 197a u. b. J., Stanislaus, 50 Jahre. Beispiel für gute Beeinflußbarkeit einer Silikotuberkulose

Abb. 197a. Ausgedehnte Silikose rechts; links weichere Veränderungen mit Zerfall in Projektion auf die vorderen Anteile der 2. Rippe. Nachweis von Tuberkelbakterien (Aufnahme vom 2.6.1971)

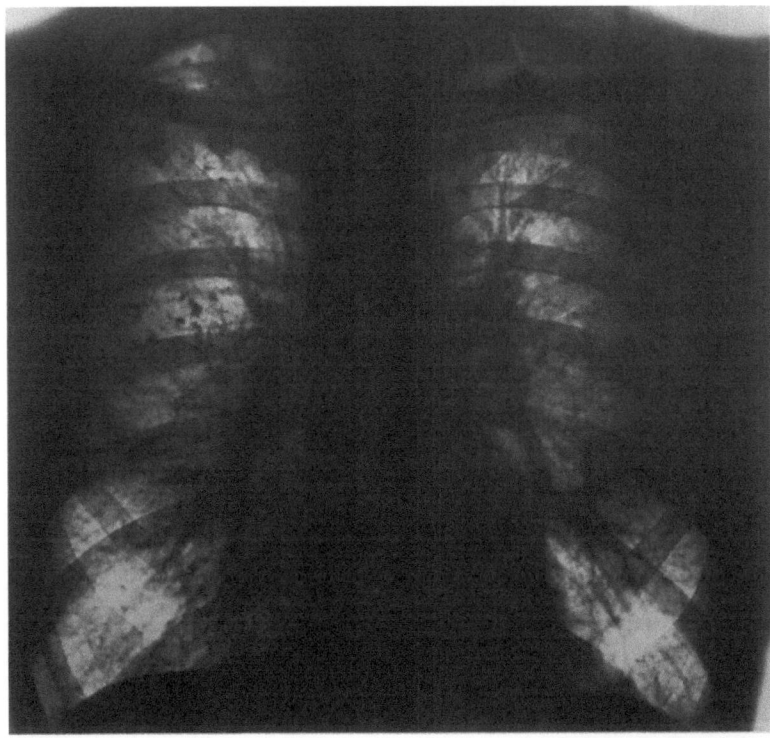

Abb. 197b. Aufnahme vom 12.11.1971: Weitgehende Rückbildung des linksseitigen Befundes. Rechtsseitiger Befund im wesentlichen unverändert. Sistieren der Bakterienausscheidung (Mineur; 1948/49 im Stollenbau)

visiblen Silikose" äußert sich auch KARDOS (1967): Der röntgenologische Nachweis der Silikose ist eine verhältnismäßig grobe Methode; der Zusammenhang zwischen Silikose und Tuberkulose ist vermutlich nicht auf die röntgenologische Sichtbarkeit zu beziehen. ALIX (1960) berichtet über 14 Kranke, bei denen im Lungenresektionspräparat eine vorher nicht diagnostizierte Silikose festgestellt worden war. In 9 Fällen handelte es sich um silikotuberkulöse Pseudotumoren. Ein weiteres ausgedehntes Kapitel gutachterlicher Schwierigkeiten stellt die Bronchitis und das Emphysem dar; hier auch wieder im Zusammenhang mit der Tuberkulose und der Silikose. Wir haben keinen Zweifel, daß Emphysem und Bronchitis die Reparationsfähigkeit einer tuberkulösen Läsion einschränken. Dabei ist der radiologische Gutachter dadurch weiter in seinem Urteil beeinträchtigt, daß er, wie oben ausgeführt, weiß, daß durchwegs eine begleitende Tuberkulose bei bestehender Silikose zu häufig angenommen wird. Ich glaube aber, daß bei bestehender Tuberkulose und bei gegebener Exposition der mitbestimmende Faktor Silikose im allgemeinen klinisch zu wenig gewürdigt wird: für Entstehung, Verlauf und evtl. Therapie.

9. Tuberkulose und Asbestose

Das Kapitel Asbestose und Tuberkulose ist im Werk von WORTH und SCHILLER „Die Pneumokoniosen" in extenso behandelt. Literatur ist dort zuverlässig wiedergegeben. WORTH kommt zu der Auffassung, daß die Kombination Asbestose und Tuberkulose, von der Häufigkeit her gesehen, keine Herstellung eines ätiologischen Zusammenhanges erlaube. JACOB und BOHLIG freilich finden eine Häufigkeit der Kombination von 4,4%. BOHLIG ist der Auffassung, daß die Tuberkulosefrequenz bei Asbestose etwa der Frequenz bei der Allgemeinbevölkerung entspreche. Wir selbst sind in Gutachten zu der Auffassung gelangt, daß die Terrainveränderung, die Qualitätsveränderung des Lungengewebes für den Ablauf der Tuberkulose wohl eine Veränderung im ungünstigen Sinne bedinge. So berichten BUTKIN und CHELKOVKINA (1963), daß bei 115 Asbestarbeitern die Ergebnisse der Therapie nicht sehr günstig waren; der Asbeststaub setze die „Resistenz des Lungengewebes" herab. JACOB (1963) weist auf die Schwierigkeiten der Todesursachenstatistik bei Asbestlungenfibrose besonders hin. Die Frage „Asbestose und Tuberkulose" ist weiter offen zu halten, zumindest in bezug auf möglicherweise schlechtere Heilungsaussichten.

10. Einige allgemeine Faktoren, die den Gang der Tuberkulose betreffen, insbesondere Mehrfacherkrankungen allgemeinerer Art

Im wesentlichen wären damit die morphologischen Abschnitte dieses Werkes abgeschlossen. Sowie zu Beginn des Buches über allgemeinere Tuberkuloseprobleme, über Erreger, über Wirt, über Pathogenese gesprochen worden war, so soll hier noch einmal, zum Schluß, ein allgemeinerer Zusammenhang mit Klinik hergestellt werden, sozusagen außerhalb des eigentlichen Rahmens. Es soll eben im ganzen Beitrag der Zusammenhang zwischen Morphologie und Klinik gewahrt bleiben.

Die Form ist dabei, im Vergleich zu manchen anderen Kapiteln mehr kursorisch, eine Übersicht mit nur gelegentlichen Hinweisen auf das Schrifttum, um in der Hauptsache einige weiterführende Quellen zu nennen. Manches ist auch aus persönlicher Arbeit und der Arbeit von Mitarbeitern entstanden. Die nachfolgenden kurzen Abschnitte sind dementsprechend mehr als ein „Anhang" zu betrachten, nicht so sehr mehr als eigentlicher Teil des Werkes.

a) Einführung. Bedeutung der „Begleitkrankheiten"

In direkter Weise beeinflussen Mehrfacherkrankungen der Lunge das Röntgenbild. Indirekter, nicht weniger bedeutend sind die Beeinflussungen durch begleitende andere „Leiden", „Krankheiten", oder „Veränderungen" des Gesamtwirtes, die der Ausbreitung der Infektionskrankheit Tuberkulose im Körper Vorschub leisten. Es ist insofern eine unmittelbare Beziehung zur Radiologie gegeben, als bestimmte Erkrankungen besonders häufig mit der Tuberkulose vergesellschaftet sind. Bei der Feststellung einer Magenresektion, einer chronischen Leberkrankheit, eines Diabetes, bei Kenntnis einer Kortikosteroidbehandlung, bei Bluterkrankungen ist dementsprechend die Indikation zur Röntgenuntersuchung der Brustorgane weit zu stellen. Bei Feststellung einer Tuberkulose wird man andererseits besonders nach Faktoren suchen, die eine „Resistenzminderung" herbeiführen können. Die Lungentuberkulose kann, abgesehen von ihrem Wert als eigenständige Infektionskrankheit, auch als Indikator dafür angesehen werden, daß

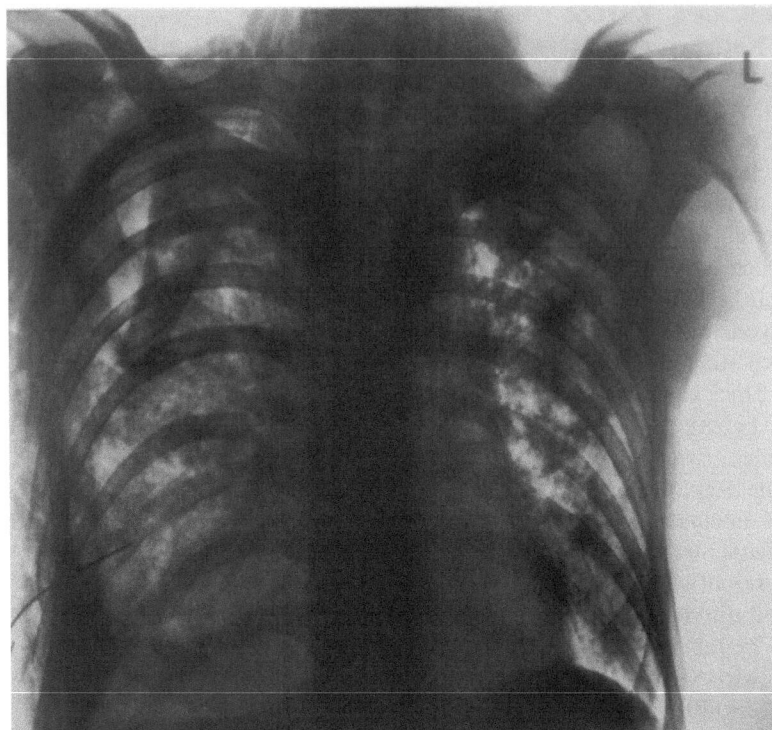

Abb. 198a u. b. P., Jakob, 52 Jahre. Schweres stumpfes Thoraxtrauma mit Serienstückfrakturen der Rippen rechts. Traumatischer Pneumothorax

Abb. 198a. Serienstückfraktur mit Pneumothorax rechts; die Lungenveränderungen werden zunächst für die Traumafolgen gehalten. Nachweis von Tuberkulosebakterien

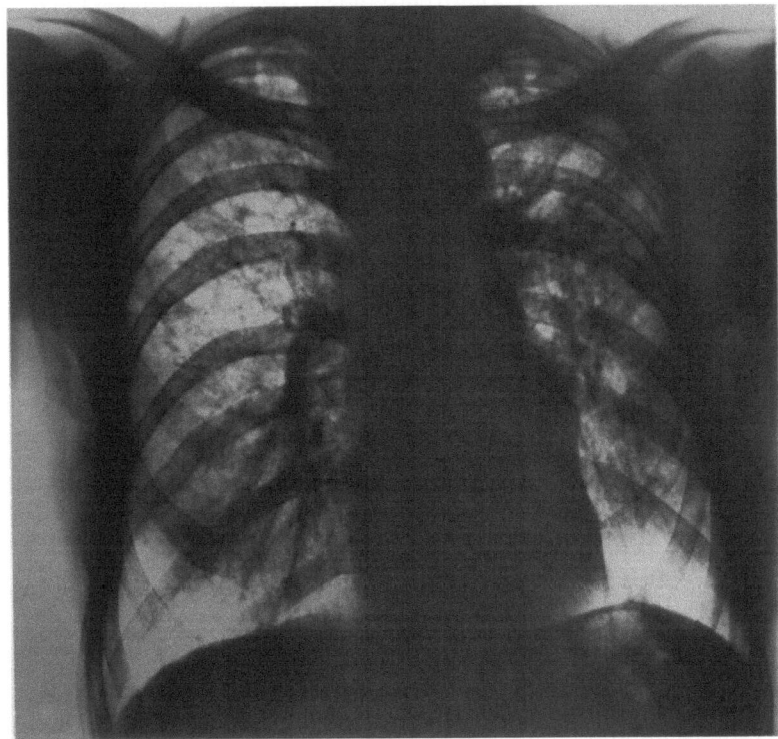

Abb. 198b. Rückbildung der Tuberkulose nach einem Jahr. Die Röntgenaufnahmen bei Krankenhauszugängen bringen mit die höchste Ausbeute an krankhaften Befunden, insbesondere Tuberkulosen

zusätzliche somatische, psychische oder soziale Schäden vorliegen können.

1969 fanden sich im Zentralkrankenhaus Gauting unter 562 Patienten mit Tuberkulose 291 Patienten mit Begleitleiden, die sich wie folgt aufgliederten:

Herz- und Kreislaufkrankheiten	87
Lebererkrankungen	80
Zustände nach Magenresektion	37
sonstige Magen- und Darmerkrankungen	29
Diabetes mellitus	25
Tumoren	16
Nierenleiden	15
Steinstaublungen	11
sonstige Begleitleiden	110

(veröffentlicht in ECKNIGK und BLAHA, 1972).

Bei einer „Stichtagerhebung" am 1.8.1972 fanden sich im Zentralkrankenhaus Gauting bei 440 Kranken mit Tuberkulose 154 Begleitleiden, das sind 35%. Dabei hatten

1 Begleitleiden	120 Patienten
2 Begleitleiden	4 Patienten
3 Begleitleiden	28 Patienten
4 Begleitleiden	1 Patient
5 Begleitleiden	1 Patient

Die begleitenden Leiden gliederten sich wie folgt auf (in Prozent der Tuberkuloseerkrankung):

Herzerkrankungen	10,5%
Hepatopathien	8,7%
Diabetes	6,9%
Anämie	5,4%
Psychische Erkrankungen	3,0%
Niereninsuffizienz	2,7%
Lues	2,7%
Magenresektion	2,5%
Polyneuropathie	2,5%

Die Tuberkulose ist besonders häufig mit weiteren Krankheiten vergesellschaftet. Andererseits ist es – wie bereits erwähnt – so, daß die Zugänge zu den Krankenanstalten zu den Risikogruppen in bezug auf die Tuberkulose gehören, daß ihre Untersuchungen eine sehr hohe Ausbeute an Tuberkulosen bringt (Abb. 198a u. b).

b) Magenresektion und Tuberkulose

Im Jahre 1967 fanden sich im Zentralkrankenhaus Gauting unter 1221 Tuberkulosekranken 135 magenresezierte Patienten, das sind 11% (HAUSMANN, 1969). Aus dem Schrifttum ergibt sich folgende Übersicht (Tabelle 31 nach HAUSMANN).

Tabelle 32 zeigt, daß die Tuberkulose vor der Magenresektion eher selten ist, daß die Tuberkulose im allgemeinen – in beliebig langem Abstande – nach der Operation manifest wird. Dabei geht aus dem Krankengut des Zentralkrankenhauses Gauting (HAUSMANN) hervor, daß etwa die Hälfte der Erkrankungen bis zum 10. Jahr nach der Operation auftritt. Im genannten Krankengut fanden sich 29%, bei denen das Intervall weniger als 4 Jahre betrug; bei MERKEL (1963/64) betrug dieser Anteil 27%.

Wir sehen den Zusammenhang ganz allgemein in einer „gastripriven Histopathie", wie sie am Knochen oder an der Leber so deutlich nachweisbar ist. Wir fanden bei 55

Tabelle 31. Prozentualer Anteil von Magenresezierten an Kollektiven von Tuberkulosekranken (Literaturübersicht). (Nach HAUSMANN)

Autor	Jahr der Untersuchung	Zahl der lungentuberkulösen Patienten	Davon magenreseziert
ISORNI	1948	742	3,0%
ENTZ, A.	1959	1105	3,2%
RÖSNER, K.	1953	1348	3,5%
WARTHIN, T.H.	1953	142	5,0%
FRISCH, A., BÖCK, E.	1955	2981	5,7%
NEUBERT, H.	1960	2515	8,0%
MERKEL, K.L., MERKEL, J.	1954—1962	3032	12,0%

Tabelle 32. Zeitpunkt der Erkrankung an Tuberkulose bei Magenoperierten. (Nach HAUSMANN)

Tuberkulose-Erkrankung	Männer	Frauen	Insgesamt
Aktive Tbk vor der Magenresektion	21	2	23
Aktive Tbk postoperativ	199	13	212
	220	15	235

von 201 Patienten, das sind 27%, Zeichen eines Lungenemphysems mit zum Teil ausgedehnter Blasenbildung. Bei dieser „gastripriven Pneumopathie" drängen sich Verbindungen zu Enzymdefekten, wie etwa dem alpha-1-Antitrypsinmangel auf, der ja wohl nur exemplarisch die grundsätzlichen Probleme kennzeichnet. Unter dem Aspekt der Radiologie ist die vielfach zögernde Rückbildung der Tuberkulose bei magenresezierten Patienten zu erwähnen. Ferner ist anzufügen, daß bei vorbestehender Tuberkulose die Exazerbation anscheinend verhältnismäßig häufig ist.

Für weitere Informationen findet sich das Schrifttum bei ALLISON (1955), AUSTONI (1952), BALINT (1958), BEFELDER und BAUM (1967), BOCCITTO et al. (1966), Brecke (1960), Cardell (1964), CHOFNAS und LOVE (1966), DEMOLE und RENTCHNICK (1955), DUBARRY et al. (1967), ENTZ, MARK und ROKA (1959), FOSSATI (1965), FRISCH und BÖCK (1955), FRUCHT und KUNKEL (1957), GRUNERT (1961), HOLLE, HART und LICK (1964), HOLLE und HART (1965), ISORNI et al. (1948), KEHLER und WINDLER (1960), KLIMESCH (1969), LUDES und KARSTIEN (1966), MERKEL und MERKEL, MIGUÈRES et al. (1967), E.M. MÜLLER (1941), NEUBERT (1960), PEARSON (1954), ROMEEO und STAFFIERE (1961), RÖSNER (1953), SIMONI (1964), STEEL und JOHNSTON (1956), THORN, BROCKES und WATERHOUSE (1956), WARTHIN (1953) sowie WÖRRLEIN (1953).

Es handelt sich insofern um ein fesselndes Kapitel, als allgemeine Wirtswirkungen und möglicherweise lokale Terrainveränderungen als konditionierende Faktoren für die Etablierung und den Verlauf der Tuberkulose zusammenzutreten scheinen (Abb. 199a u. b).

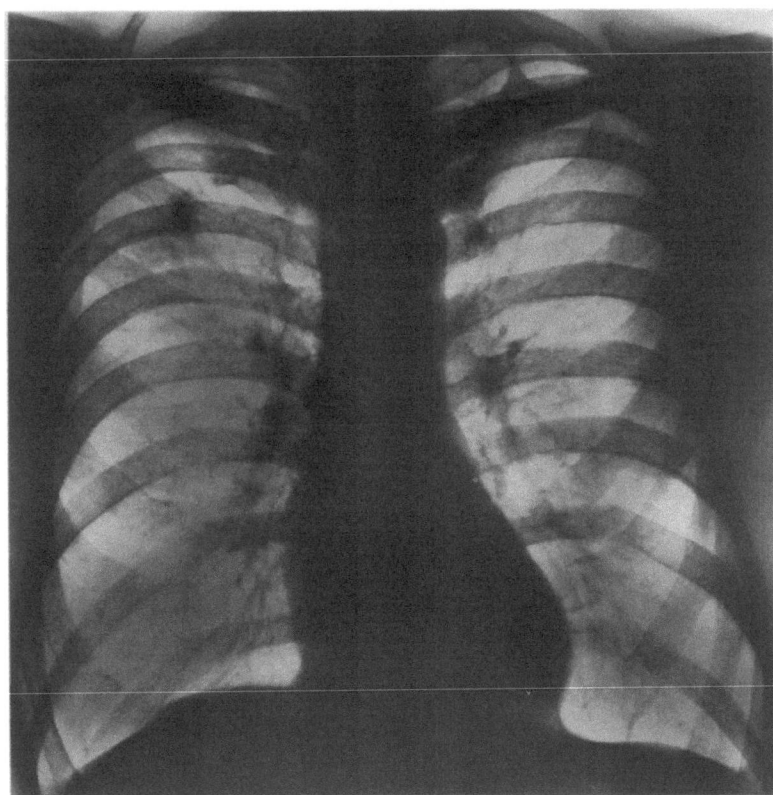

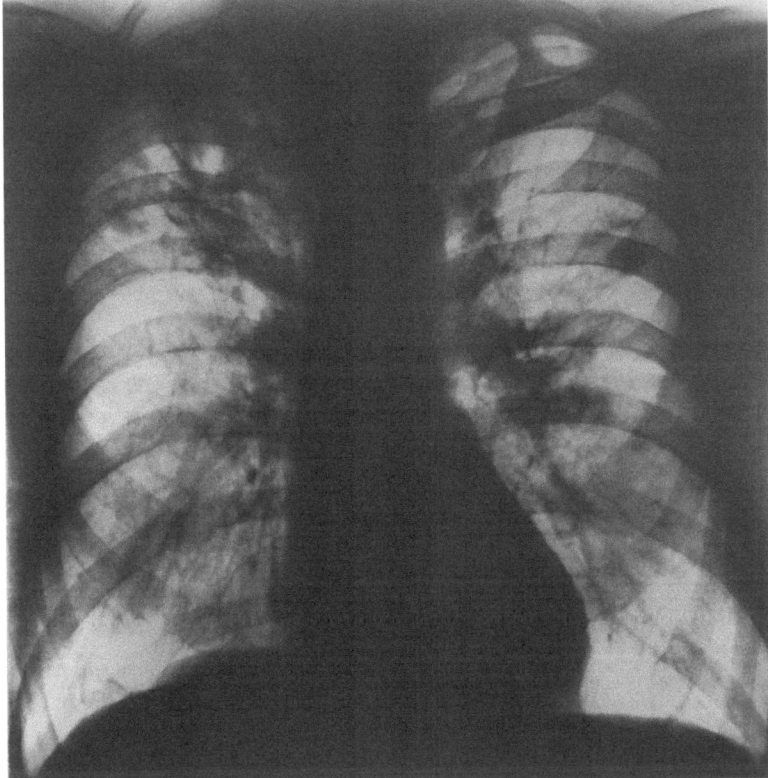

Abb. 199a u. b. F., Georg, 68 Jahre. Entwicklung einer Tuberkulose nach Magenresektion

Abb. 199a. 1967: „Minimalbefund" in Projektion auf den vorderen Anteil der 2. Rippe rechts

Abb. 199b. 1972, 5 Jahre später: Großkavernöse Tuberkulose im Bereich des rechten Oberfeldes. Das Röntgenbild Abb. 199a, 1967, wurde während des stationären Aufenthalts zur Magenresektion angefertigt. Ein schon geringer pulmonaler Befund sollte zu besonderer Vorsicht bei der Indikationsstellung zur Magenresektion Anlaß geben

c) Leber und Tuberkulose

Der Vollständigkeit halber sei aufgeführt, daß enge Zusammenhänge zwischen Lebererkrankungen und Tuberkulose bestehen. Die Häufigkeit von Tuberkulose bei chronisch Leberkranken liegt über dem Durchschnitt; umgekehrt finden sich in einem Tuberkulosekrankengut häufig Leberkrankheiten, wie weiter oben bereits, in der Einleitung zu diesem Unterabschnitt, ausgeführt worden war. Zu erwähnen ist auch, daß die Diagnose einer Tuberkulose, insbesondere einer Miliartuberkulose, über eine Leberpunktion sehr rasch getätigt werden kann. Die Beziehungen zwischen Leber und Tuberkulose können etwa wie folgt zusammengefaßt werden:

1. Der direkte Befall der Leber durch die Tuberkulose, beispielsweise bei der Miliartuberkulose oder auch bei der Organtuberkulose der Leber, der grobknotigen Tuberkulose oder der tuberkulösen Cholangitis. Weiter sind hier tuberkulöse Lymphknoten an der Leberpforte aufzuführen mit der Möglichkeit der Gallengangskompression und des Einbruchs in die Gallgengänge.
2. Toxische Schädigung der Leber bei schweren Tuberkulosen.
3. Lebererkrankungen als Wegbereiter und bestimmender Faktor für den Ausbruch klinisch manifester Tuberkulosen und als Faktor für einen erschwerten klinischen Verlauf.

Tabelle 33. Hepatopathien in einer Lungenklinik; Befunde bei 326 Leberbiopsien im Zentralkrankenhaus Gauting. – In einem Tuberkulosekrankengut finden sich in einer sehr hohen Zahl Hepatopathien

Histologie	Zahl	%	Indikation		Vorbehandlung seit 1970/71	
			Hepatop.	Sarkoid/Tbk	mit RMP	ohne RMP
Fettleber	45	13,7	37	8	6	39
Zirrhose	8	2,4	8	0	1	7
Chronische Hepatitis	50	15,3	45	5	8	42
Parenchymschädigung der Leber	113	34,6	75	38	17	96
Miliar-Tbk	18	5,5	0	18	10	8
Sarkoidose	32	9,5	0	32	0	32
Normaler Leberbefund	40	12,2	20	20	10	30
Sonstige	20	6,3	16	4	2	18
	326	100,0	201	125	54	272

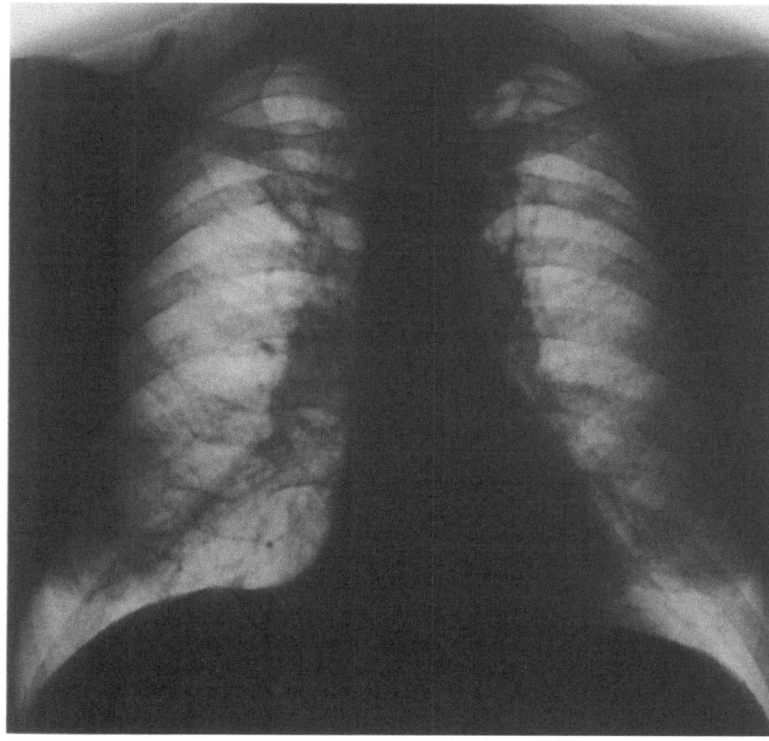

Abb. 200. L., Franz, 56 Jahre. Mammaschatten bei Leberzirrhose; kavernöse Tuberkulose rechtes Oberfeld. Ausgedehnte Durchsetzung beider Lungen (nicht abzugrenzen von Lungenveränderungen bei Leberzirrhose)

4. Alkoholische Leberschädigungen mit Fehlernährung und allgemeiner psychischer und somatischer Schädigung.
5. Einfluß der Tuberkuloseheilmittel auf die Funktion der Leber.
6. Nur am Rande zum Problem gehörig die Differentialdiagnose von granulomatösen Veränderungen der Lunge durch Leberbiopsie (Lit. bei SEWERING, 1969).
7. Die Vergrößerung des männlichen Mammaschattens kann sich im Röntgenbild darstellen (Abb. 200).

Die Häufigkeit der Kombination von Lebererkrankungen mit Tuberkulose zeigt die Zusammenstellung der Leberbiopsien des Zentralkrankenhauses Gauting durch W. HÖCHT (1973) (Tabelle 33 Leberpunktionen des Zentralkrankenhauses Gauting). Eine Auswahl des Schrifttums wird in den Beiträgen von HÖCHT und SEWERING gabracht; darüber hinaus sind zu nennen BOCK und v. OLDERSHAUSEN (1953), BOWRY et al. (1970), HAEMMERLI und SIEBENMANN (1960), KIENLE und KNÜCHEL (1949), KUNTZ (1960), MARKOFF (1965), PANA (1963), PRINZ et al. (1958), RADENBACH, SHERLOCK (1965), URBAN und BAHRS (1961), VETTER et al. (1967) sowie WILDHIRT (1965).

Zu erwähnen ist, daß die Virushepatitis bei der Behandlung der Tuberkulose eine erhebliche Rolle gespielt hat, vor allem zu Zeiten, in denen zahlreiche Infusionen durchgeführt wurden. (Zur Frage Virushepatitis und Tuberkulose s. auch ANDRIUTSA, 1970, GRACZYK und ZACHARA, 1968, VILDERMAN und PROSVETOVA, 1970.)

Schließlich soll nicht vergessen werden, daß die Hepatopathien sowohl Ausdruck der sozialen Probleme der Tuberkulösen als auch der Tuberkuloseanstalten sind bzw. waren.

d) Tuberkulose und Diabetes

Es sei hier nur noch einmal daran erinnert, daß die Kombinationskrankheit von Diabetes und Tuberkulose auch unter Beherrschung der Tuberkulose und unter den gegenwärtigen Bedingungen der Diabeteserkennung und Therapie häufig ist.

So hatten bei der Stichtagerhebung vom 1.8.1972 6,9% von 440 Patienten mit Tuberkulose einen manifesten Diabetes mellitus. Bei der Untersuchung von v. MORENHOFFEN im Jahre 1969 an derselben Anstalt fand sich ein ähnlicher Prozentsatz von manifestem Diabetes: 22 Fälle auf 353 Untersuchte. Bei 36,8% fand sich damals eine latente diabetische Stoffwechsellage. Wichtig aus dieser Untersuchung ist, daß der Diabetes in fast der Hälfte der Fälle dadurch entdeckt wurde, daß die Tuberkulose erfaßt wurde. Es ist zwar so, daß der Diabetes im allgemeinen der Tuberkulose vorausgeht; das hat aber nichts mit der Erkennung vor oder nach der Tuberkulose zu tun. „Bei einem Diabetiker ist nach einer Tuberkulose zu fahnden; bei einem an Tuberkulose Erkrankten nach einem Diabetes" (Abb. 201a u. b).

Das Problem „Diabetes und Tuberkulose" und seine historische Entwicklung geht aus Tabelle 34 u. 35 nach v. MORENHOFFEN, z.T. ergänzt nach PAPPAS (1965) hervor.

Bis 1968/69 ist das Schrifttum zuverlässig bei v. MORENHOFFEN aufgeführt; zusätzlich sind die Arbeiten von FOSSATI (1969), CHARPIN et al. (1967), GAULD und LYALL (1947), KRAVETS (1967), LUDES und PAPPAS (1965), LAWONN und SCHNEIDER (1966), MARZI, JOTTI und RUSSO (1968), RYBKA (1968), SIMONIN et al. (1966) sowie von VIETH (1951) aufzuführen. Vor allem ist der Ergebnisbericht von BURKHARD (1953) heranzuziehen.

Eine hervorragende Darstellung des Gesamtproblems Diabetes und Tuberkulose mit dem neuesten Stand des Schrifttums findet sich bei ULRIKE ASCHOFF und STEFAN ASCHOFF, wobei die Dissertation von ULRIKE ASCHOFF vor allem auf die klinischen, von ST. ASCHOFF auf die pharmakologischen und therapeutischen Probleme eingeht.

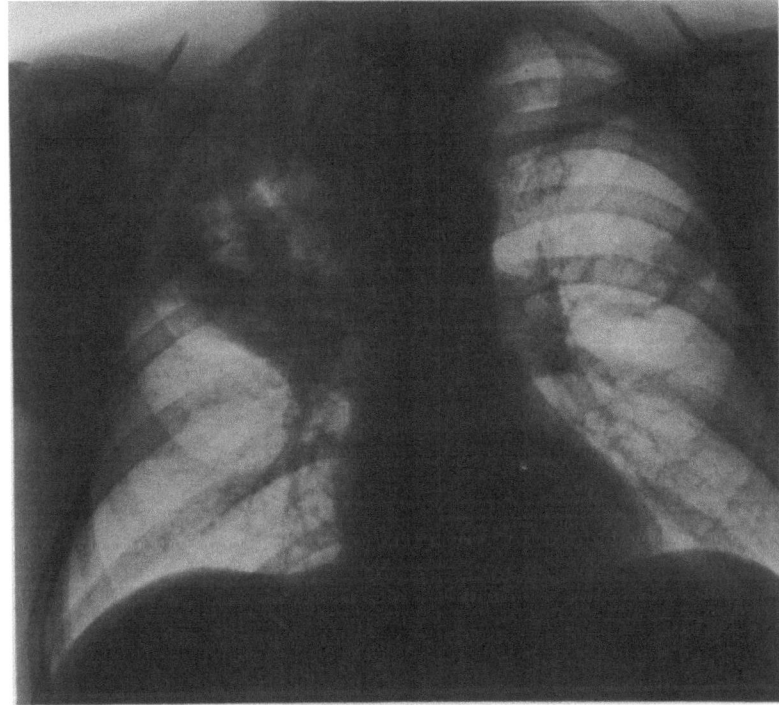

Abb. 201a u. b. T., Winfried, 45 Jahre. Rasch einschmelzende doppelseitige Tuberkulose bei bislang unbekanntem schweren Diabetes

Abb. 201a. Übersicht

Tabelle 34. Tuberkulose bei Diabetes mellitus. (Literaturübersicht nach v. MORENHOFFEN). (Fortsetzung s.S. 308 oben)

Autor	Jahr	Ort	Zahl der Diabetes-patienten	Davon Tbk	%	Bemerkungen
GRIESINGER	1859	Stuttgart	225		44	
WINDLE	1882	Dublin	333		50	zit. nach ROOT
BOUCHARDAT	1883	Paris			100	bei allen sezierten Diabetikern
v. FRERICHS	1884	Berlin	250	34	13,6	Todesfälle
NAUNYN	1906	Wien	50	20	40	Sektionsmaterial
FITZ und MURPHY	1923	Boston	37	7	19	
GOLDEN	1927	USA	1091	51	4,6	
v. NOORDEN und ISAAC	1927	Wien	64		27	Sektionsmaterial
ABRAHAM	1927	Berlin	360	35	9,7	
SOSMAN und STEIDL	1927	Boston	182		9	
JOSLIN	1928	USA	3000	43	1,4	
WILDER und ADAMS	1929	Mayo-Klinik	1000	10	1	
LABEE	1930	Paris	450		24,3	Todesfälle
FITZ	1930	Boston	1529	35	2,3	
MURPHY	1931	Milwaukee	827	40	4,8	
BANYAI	1931	Wauwatosa	8520	222	2,6	
ROOT	1932	Boston	9592	245	2,5	
KENEDY	1932	Montreal	2500	41	1,6	
KRAMER und LAWSON	1933	Rhode Island	500	5	1,2	
BOLLER	1933	Wien	1441	116	8	
RATHERY	1936	Frankreich	750	124	16,5	
STERNBERG	1938	USA	748	33	4,3	
ROOT und BLOOR	1939	Boston	14954	364	2,43	
KNICK	1940	Leipzig	769	33	3,4	
RAMBERG und USTVEDT	1941	Norwegen	581		4,1	
PFAFFENBERG und RICKMANN	1944	Rathmannsd.	700		9,4	davon 6,6 aktiv (Ges.-Bev. 2,3%)
BOUCOT u.Mitarb.	1947	Philadelphia	3106	30	2,6	aktiv insgesamt 8,4
GRAFE und v. LILIEN	1948	Würzburg	2000	68	3,35	
KNICK	1949	Leipzig	960	105	11	
VIETH	1949	Hamburg	600	36	3,5	aktiv insgesamt 6%
REINWEIN und WETZEL	1950	Kiel	1221	112	9,17	
SIEDHOFF	1953	Berlin	2962	228	7,6	davon 4,3 aktiv

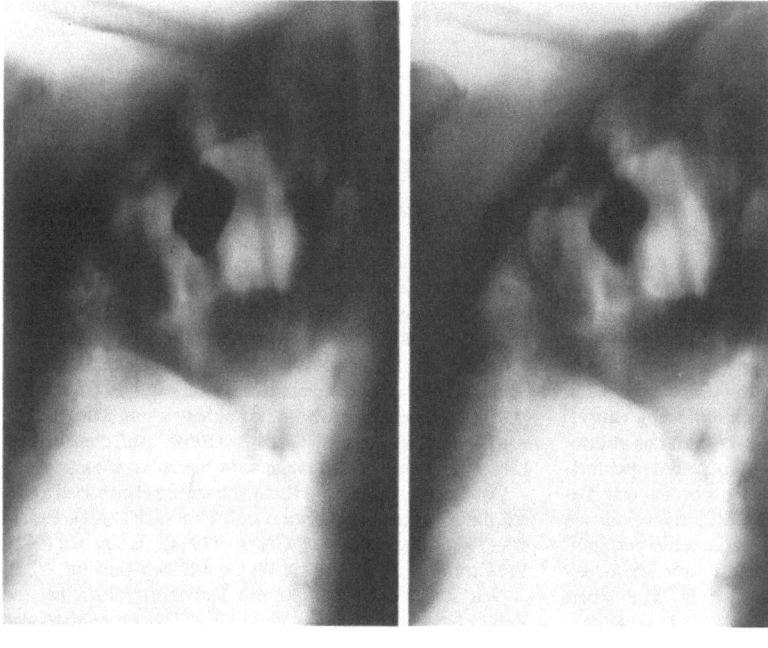

Abb. 201 b. Zerfallskaverne mit Sequester im Schichtbild

Tabelle 34 (Fortsetzung)

Autor	Jahr	Ort	Zahl der Diabetespatienten	Davon Tbk	%	Bemerkungen
SEIGE und BECKER	1954	Leipzig	2451	32	3,8	aktiv
WEHRMANN	1954	Berlin	3973	349	8,7	
OSCARSSON	1954	Kristianstad	1270	94	3,6	
BRAEMER	1955	Berlin	9176	608	6,6	davon 3,2 aktiv
JOSLIN	1955	Boston	210	5	2,4	Todesursache
FRANTZ und	1955	Berlin	5848	423	7,2	davon 3% aktiv
PAFFENBERG	1956	Berlin	6266		3,4	aktiv
KAEDING	1956	Rostock	270	7	2,6	
MARTON und BIKICH	1957	Budapest	352		5,1	
MARTON u. Mitarb.	1960	Budapest	802	26	3,24	aktiv
SCHNEIDER	1963	Würzburg	1032	126	12,2	

Tabelle 35. Diabetes bei Tuberkulose. (Literaturübersicht nach VON MORENHOFFEN)

Autor	Jahr	Ort	Zahl der Tbk	Davon Diabetespatienten	%	Bemerkungen
BANYAI	1923	Wauwatosa	5224	31	0,59	
WASSMUND	1927	Schömberg	8000	60	0,75	
BOTHWELL	1927	USA	3000	2	0,17	
TOMPKINS	1929	USA	4500	14	0,3	zit. nach COTTEN
LANDIS, FUNK und MONTGOMERY	1929	Philadelphia	31834	101	0,3 / 0,15	Glykosurie Diabetes
LEITNER	1930	Reicholdsgrün	3500	12	0,3	
FETT	1933	Berlin	3452	56	1,6	
BOLLER	1934	Wien	3616	116	3,2	
WIENER und KAVEE	1936	Montfiori	3385	218	6,4	
MÜLLER	1937	Berlin	7181	125	1,7	
BRÄUNING	1941	Hohenkrug	15000	35	0,23	
BACMEISTER	1941	St. Blasien	5700	160	2,8	
LÖHR	1943	Berlin	15790	256	1,6	
WIENER und KAVEE	1944	Montfiori	232	33	14,2	jüdisches Hospital
GRAFE und v. LILIEN	1944	Würzburg	3627	68	2	
BERGER und ZULEGER	1950	Wien	8305	171	2,06	
FERRARA	1950	Norwich	3178	68	2,1	
SCHNEIDER	1963	Würzburg	2450	126	5,1	
PAPPAS	1965	Köln	1223	42	3,4	

e) Tuberkulose und Endokrinium

Hier ist vor allem daran zu erinnern, daß unter Kortikosteroidbehandlung die Exazerbation einer Tuberkulose ein sehr gewöhnliches Ereignis ist (Abb. 202 und 203). In unserem eigenen Krankengut finden wir Jahr für Jahr zahlreiche Fälle, bei denen eine Tuberkulose unter der Annahme, daß es sich um ein anderes Leiden handle, mit Kortikosteroiden behandelt wurde und eine rapide Verschlechterung eintrat. So sahen wir einen Hüftkopf unter Kortikosteroiden zusammen mit Moorbädern innerhalb von Wochen wegschmelzen; ein Rheumatismus war angenommen worden, eine Tuberkulose lag vor. Wir erinnern uns an Miliartuberkulosen bei Kortikosteroidgaben wegen einer verkannten extrapulmonalen Tuberkulose im Armbereich; als Sarkoidose verkannte Tuberkulosen sind keineswegs selten. Die Übergänge sind ja fließend. Die Frage nach Kortikosteroidbehandlung ist bei Lungenveränderungen eine Selbstverständlichkeit.

Zum Grundsätzlichen des Verhältnisses Endokrinium und Tuberkulose ist auf die Untersuchungen von LURIE (1964) einzugehen. Im Handbuch der Tuberkulose sind die Wechselwirkungen insgesamt zwischen Endokrinium und Tuberkulose von PARADE (1964) bearbeitet, zwischen Schilddrüse und Nebennierenerkrankungen von UEHLINGER (1964), zwischen Stoffwechselkrankheiten und Tuberkulose von BARTELHEIMER und GRUNZE (1964). Auf die dortigen Literaturzusammenstellungen wird hierzu verwiesen.

An Einzelarbeiten und Kasuistik seien neben vielen anderen die Berichte von ARNOLD und HUNYADI (1963), ESPERSEN (1963), FORBES (1961), GEELEN (1964), REY et al. (1962), VEZENDI et al. (1967) sowie WERNER (1968) genannt.

Wir stehen der Therapie mit Kortikosteroiden bei der Tuberkulose mit Vorsicht gegenüber. Die Ergebnisse sind

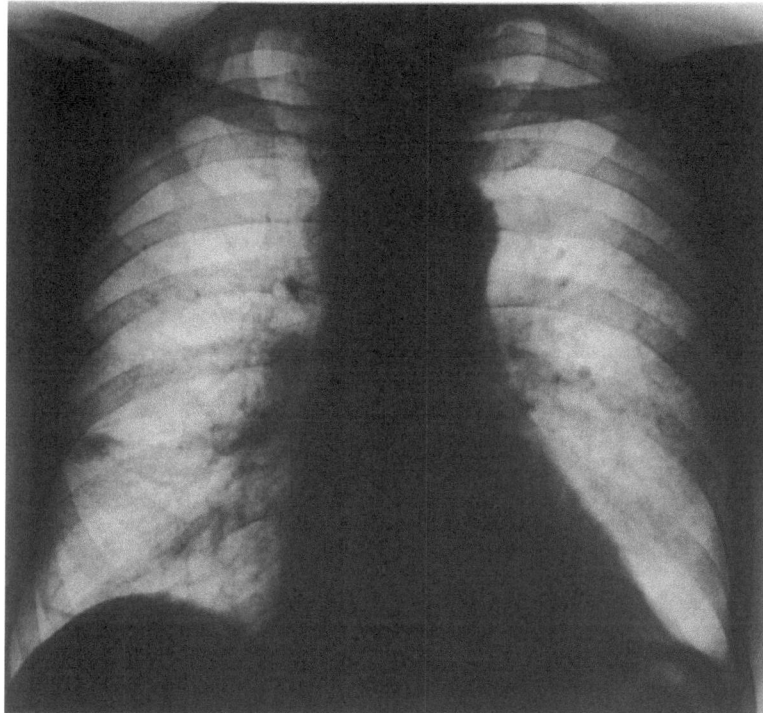

Abb. 202. M., Sebastian, 73 Jahre. Auftreten einer Tuberkulose unter Kortikosteroidbehandlung. Vor Aufnahme hier 4 Monate 50 mg Prednison wegen schwerer Störung der Granulopoese. Bei Aufnahme Miliartuberkulose sowie Weichteiltuberkulose. Nachweis von Granulomen auch in der Leber. Im weiteren Verlauf Auftreten tuberkulöser Herde im Sternoklavikulargelenk

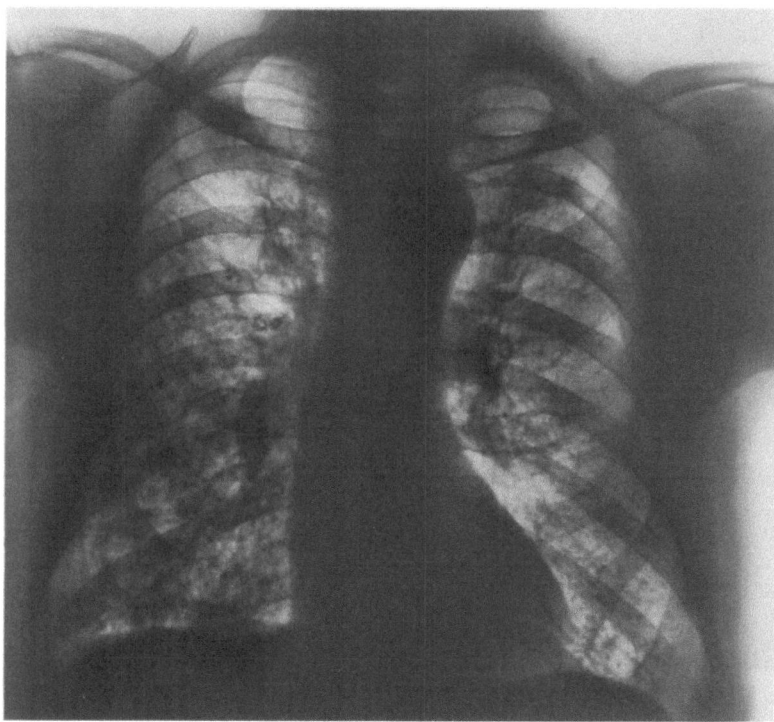

Abb. 203. S., Michael, 67 Jahre. Tuberkulose bei Asthma bronchiale und Steroidbehandlung; Diabetes mellitus. Wiederholt Gaben von Kortikosteroiden

wohl im allgemeinen nicht entscheidend besser, die Risiken nicht gering. Anders verhält es sich bei Serositiden, bei denen ein rascherer Verlauf angenommen werden kann, insbesondere bei der Pleuritis. Hierzu ADACHI (1968), BUSEY et al. (1968), die ausgedehnten Untersuchungen von JOHNSON, TURK und MACDONALD (1967), LAUMEN (1968).

Schließlich sei erwähnt, daß unter Kortikosteroidbehandlung die Tuberkulinprüfung falsch-negative Ergebnisse zeitigen kann. Für die Beurteilung eines Röntgenbildes ist der Ausfall einer Tuberkulinprüfung von wesentlicher Bedeutung. Der Gesamtkomplex „Tuberkulose und innere Sekretion" ist bei SCHÄFER (1954) behandelt.

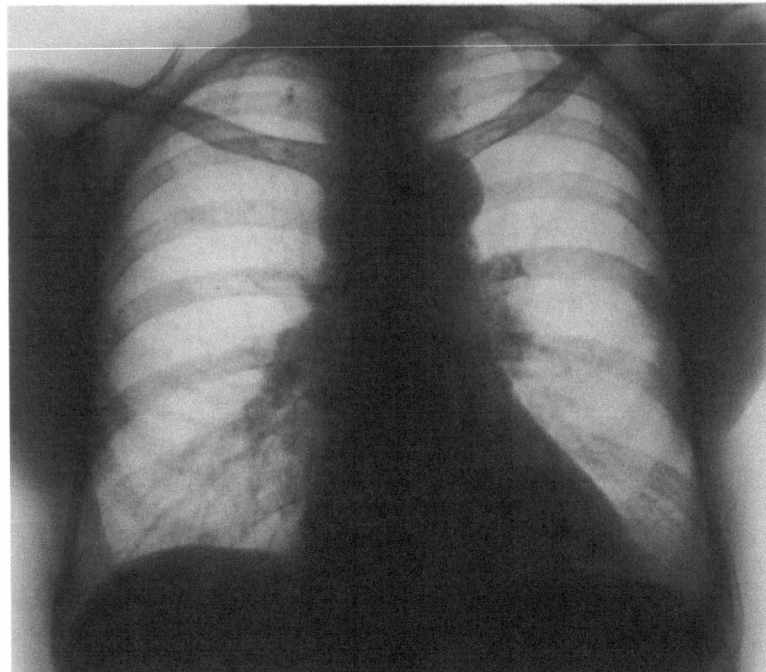

Abb. 204a u. b. K., Therese, 64 Jahre. Mediastinal- und Lymphknotentuberkulose bei Lymphadenose

Abb. 204a. Aufnahme vom 25.1.71; Aufnahme im Zentralkrankenhaus Gauting wegen einer Halslymphknotentuberkulose: Kalkreste in Projektion auf das rechte Spitzenfeld sowie im linken Hilus. Verdacht auf Vergrößerung der Hiluslymphknoten

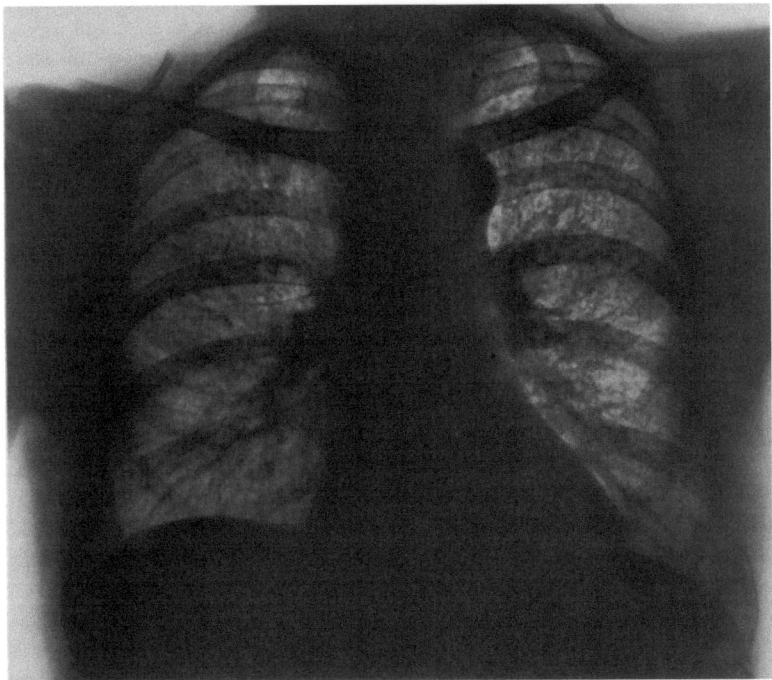

Abb. 204b. Aufnahme vom 31.8.71: Ausgedehnte Miliartuberkulose über beiden Lungen

Das Kapitel *„Schwangerschaft und Tuberkulose"* sei hier nur insoweit gestreift, als ein Problem des Strahlenschutzes vorliegt. Eingehend hat sich NEUMANN (1959) damit befaßt. Das Ausmaß der Strahlenbelastung hängt wesentlich von der Zweckmäßigkeit der Technik ab. Darüber hinaus ist die Beobachtung des Verlaufs durch Röntgenstrahlen zwar wesentlich; die bakteriologische Führung einer offenen Tuberkulose, die Abnahme der Bakterienausscheidung stellt aber einen risikofreien Gradmesser für die Wirkung der Behandlung dar. Zu bedenken ist schließlich, daß bei diesem Problem die konkurrierenden, als schädigend angenommenen Wirkungen ionisierender Strahlen und von Medikamenten oft nicht leicht auseinanderzuhalten sind. Eine sorgfältige Untersuchung hierzu liegt von GISELA GANGUIN vor. Die ältere Literatur findet sich bei BRAEUNING (1935) sowie bei SCHULTZE-RHONHOF und HANSEN (1931).

f) Tuberkulose und andere Krankheiten: Vermischtes

Die eingangs gebrachten Übersichten zeigen, wie sehr der Zufall seine Hand im Spiel hat, wenn über die „Tuberkulose gemeinsam mit anderen Krankheiten" gesprochen wird. Verständlich sind die Beziehungen, wenn es sich um allgemein konsumierende Erkrankungen handelt. Andererseits ist im Auge zu behalten, daß die Tuberkulose eines Krebskranken ebenso zu heilen ist wie bei anderen Patienten.

Gängigen Vorstellungen freilich entspricht es, wenn bei Blutkrankheiten, bei Immundefekten, die Erkrankung an Tuberkulose häufiger ist und einen schwereren Verlauf nimmt. Die Verhältnisse sind bei der Miliartuberkulose bzw. bei der Sepsis acutissima tuberculosa besprochen. Einzelberichte geben HERMAN (1966) zum Zusammentreffen von myeloproliferativen Erkrankungen mit Tuberkulose. NELIUS, STIEGLITZ und MARTIN (1970) besprechen die Syntropie von Miliartuberkulose und hämatologischen Erkrankungen insgesamt; aktive Tuberkulose bei Leukämie, malignem Lymphom und Myelofibrose behandeln MORROW und ANDERSON (1965) anhand der Ergebnisse der Atomkommision von 1949—1962; TWOMEY und LEAVELL (1965) gehen auf leukämoide Reaktionen bei Tuberkulose ein (Abb. 204a u. b).

Bei den Mehrfacherkrankungen der Lungen waren bakterielle Pneumonien sowie Pilzbesiedlungen behandelt worden. DIJKMAN (1967) berichtet über Virusinfektionen bei Tuberkulose der Kinder; CAPECCHI und FASANO (1970) über den Zusammenhang zwischen Influenza und Tuberkulose; ADAMYZYK, KÄSTLE und KLIER (1970) über den tödlichen Ausgang einer Adeno-Viruspneumonie bei aktiver Lungentuberkulose. Rheumatische Erscheinungen bei der Tuberkulose als Rheumatoid, als Initialzeichen, sind geläufig. VIDAL et al. (1966) sind der Meinung, daß eine Periarthritis humeroscapularis bei an Tuberkulose erkrankten Patienten häufiger sei. Die Beziehungen zwischen Gelenkrheumatismus und Tuberkulose werden zusammenfassend von FOSSATI (1966) besprochen. Die Zusammenhänge zwischen Thrombophlebitis und Tuberkulose behandeln GOLDNER und GOLDNER (1967). TSCHERFAS und MAGALIF (1970) widmen eine Arbeit dem Zusammenhang zwischen Periateriitis nodosa und Tuberkulose unter Besprechung der differentialdiagnostischen Probleme, aber auch möglicher ätiologischer Zusammenhänge mit der Therapie.

Die Abb. 198 zeigte eine „zufällig" entdeckte Tuberkulose nach einem schweren Arbeitsunfall. Die Tuberkulose war zunächst als traumatische Durchtränkung des Lungengewebes aufgefaßt worden. Das Problem „Trauma und Tuberkulose" ist kurz gestreift bei BLAHA im Handbuch für Radiologie „Verletzungen des Brustkorbs und der Lungen". Das Problem Lungenschuß und Tuberkulose ist ganz eingehend abgehandelt im Ergebnisbericht von RAENTSCH (1970).

IV. Schluß

Nichts kann die Problematik des Gesamtbeitrages besser verdeutlichen als die Ineinanderbezogenheit vieler Krankheiten, vieler konditionierender Faktoren, den Gesamtwirt und das örtliche „Terrain" bei der Tuberkulose betreffend. Die Morphologie, auch die Röntgenmorphologie, ist nur ein kleiner Ausschnitt, zu dessen Verständnis und Einordnung in das Gesamtmosaik der Beurteilungs- und Handlungsgrundlagen vielfache zusätzliche Informationen allgemeiner Art, aber auch für den einzelnen Fall notwendig sind.

Literatur

AAS, A.V., WESSEL, T.: Tuberkulose topfibroser. Nord. Med. 45, 125 (1951).
ABELE, S.H., CHAVES, A.D.: The significance of calcification in pulmonary coin lesions. Radiology 58, 199 (1952).
ABRAMS, H.L., HENCKY, G., KAPLAN, H.S.: Delayed films in bronchography; a preliminary report. Calif. Med. 78, 104 (1953).
ADACHI, M.: Studies on steroid hormone stimulation therapy for chronic lung tuberculosis. Kekkaku 43, 35 (1968).
ADAM, W.E., WEIMANN, G., SCHLEHE, H., LORENZ, W.J.: Experimentelle Ergebnisse und Aussichten der Funktionsszintigraphie in der Pulmonologie. Beitr. Klin. Tuberk. 141, 132 (1969).
ADAMYZYK, B., KÄSTLE, GISELA, KLIER, KARIN: Letaler Ausgang einer Adenovirus Typ 21 Pneumonie bei aktiver Lungentuberkulose. Z. Erkr. Atmungsorg. 131, 323 (1970).
ADELBERGER, L.: Formveränderungen vermutlich „starrer Kavernen" nach neuen Operationsmethoden. Beitr. Klin. Tuberk. 97, 135 (1942).
ADELBERGER, L.: Diskussionsbemerkung Dtsch. Tbk.-Kongreß Goslar 1952.
ADELBERGER, L., OSTER, H.: Die lokalen chirurgischen Behandlungsverfahren der tuberkulösen Lungenkavernen. Thoraxchirurgie 11, 61 (1964).
ADELS, B.R., COX, P.J.N.: Mycobacterium Battey infection resembling tuberculosis. Brit. med. J. 1967 III, 157; zit. nach Zbl. ges. Tuberk.-Forsch. 104, 9 (1968).
ADLER, H.: Der lokale infiltrative Nachschub. Beitr. Klin. Tuberk. 73, 550 (1930).
ADLER, J., LIBRACH, G., BERLIN, M.: Pulmonary tuberculosis in old age. Dis. Chest 40, 504 (1961).
AHLENDORF, W., KÜHNE, W., PICKROTH, G.: Diagnostische Schwierigkeiten bei der Beurteilung einer Silikose durch hinzugetretene Tuberkulose. Z. Tuberk. 118, 69 (1961).
AHLMARK, A., BRUCE, T.: The current pneumoconiosis situation in Sweden. Scand. J. resp. Dis. 48, 181 (1967).
AHRENSBERGER: Röntgenologische Diagnostik der Brusteingeweide. Leipzig, 1909.
AISENBERG, A.C., LESKOWITZ, S.: Antibody formation in Hodgkin's disease. New Engl. J. Med. 268, 1269 (1963).
AKOVBIANTZ, A.: Lungendekortikation, ihre Indikation, Technik und Ergebnisse. Helv. chir. Acta 29, 377 (1962).
ALBERT, A.: Zit. nach WURM, H., in: HEIN, J., KREMER, W. SCHMIDT, W.: Kollapstherapie der Lungentuberkulose. Leipzig: Thieme 1938.
ALBERT, A.: Mehrfache tuberkulöse Rundinfiltrate. Beitr. Klin. Tuberk. 78, 647 (1931).
ALBERTINI, VON A.: Zit. nach BEITZKE, H.: Pathologische Anatomie des Tracheobronchialdrüsendurchbruchs. Ergebn. ges. Tuberk.- u. Lung.-Forsch. 12, (1954).
ALBRECHT, E.: Thesen zur Frage der menschlichen Tuberkulose. Frankf. Z. Path. 1, 214 (1907).
ALBRECHT, E.: Zur klinischen Einteilung der Tuberkuloseprozesse in den Lungen. Frankf. Z.Path. 1, 361 (1907).
ALEXANDER, H.: Zum Problem der tuberkulösen Kaverne. Z. Tbk. 56 (1930).
ALEXANDER, H.: Zur Phthiseogenese und zum tuberkulösen Frühinfiltrat. Bemerkungen zur gleichnamigen Arbeit von Dr. H. STAUB in Nr. 7 dieser Zeitschrift. Schweiz. med. Wschr. 588 (1931).
ALEXANDER, H.: Die tuberkulöse Kaverne. Tbk. bibl. Nr. 51 (1933).
ALEXANDER, H.: 23 differentialdiagnostische Bilder zur Lungentuberkulose. I. und II. Teil. Leipzig: Thieme 1943.
ALEXANDER, H.: Die verschiedenen Formen von Bronchitis bei Lungentuberkulose. Dtsch. Tbc.-Blatt 17 (1943).
Alexander, H.: Kann man die Tuberkulose der Trachea und der großen Bronchien allein klinisch erkennen? Klin. Wschr. 24/25, 861 (1947).
Alexander, H.: Die tuberkulöse Bronchitis. Hippokrates 18, 173 (1947).
Alexander, H.: Die Tuberkulose der großen Bronchien. Tuberk.-Arzt 3, 618 (1949).
ALEXANDER, H.: Differentialdiagnostische Bilder zur Lungentuberkulose. 2. Aufl. Stuttgart: Thieme 1948.
ALEXANDER, H.: Atelektasen der Lunge. Stuttgart: Thieme 1951.
ALEXANDER, H., BAER, A.: Praktisches Lehrbuch der Tuberkulose. Leipzig: Barth 1931.
ALIX, F.: Formes infraradiologiques et atypiques de silicose et de silico-tuberculose. J. franç. Méd. Chir. thor. 14, 159 (1960).
ALLEN, E.A.: The efficiency of post-sanatorium management of tuberculosis: A study of one Thousand tuberculosis patients discharged from a sanatorium in Ontario. Canad. J. publ. Hlth. 55, 323 (1964).
ALLISON, P.R., DUNNILL, M.S., MARSHALL, R.: Pulmonary embolism. Thorax 15, 273 (1960).
ALLISON, S.T.: Pulmonary Tuberculosis after subtotal Gastrectomy. New Engl. J. Med. 862 (1955).
ALTAPARMAKOV, A., PAVLOV, R.: Damage of the segmental bronchi due to primary tuberculosis (Bulgarian). Ftiziatria (Sofiya) 7/3, 126 (1970).
AMAROTICO, E.: Die Gruppe der aviären und „aviumähnlichen" Mykobakterien als Krankheitserreger beim Menschen. Inaug. Diss. München 1969.
AMBERSON, J.B., JONES, J.M.: Tagungsbericht: Internat. Union gegen die Tuberkulose, August 1952, Rio de Janeiro. Tuberk.-Arzt 7, 107 (1953).
AMGWERD, R.: Lungenzysten und verwandte Krankheitsbilder. In: Ergebnisse der ges. Lungen- und Tuberkuloseforschung, Bd. 15. Stuttgart: Thieme 1967.
AMMEN, K.: Zur Bronchologie der Tuberkulose. Tuberk.-Arzt 15, 698 (1961).
AMOUDRU, C., QUINOT, E.: Epidemiologie de la tuberculo-pneumoconiose (T.P.) dans le bassin Minier Du Nord et Du Pas-De-Calais. Rev. Tuberc. (Paris) 32, 167 (1968).
AMSLER, R.: Quelques difficulties du diagnostic et de l'expertise des tuberculo-pneumoconioses. Rev. Tuberc. (Paris) 30, 646 (1966).
ANACKER, H.: Lungenkrebs und Bronchographie. Stuttgart: Thieme 1955.
ANACKER, H.: La tomographie de la trachée et des grosses bronches. Bronches 11, 156 (1961).
ANACKER, H.: Röntgendiagnostik des Mediastinums. Prax. Pneumol. 23, 522 (1969).

ANASTASATU, C., NEGREA, M., DEUTSCH, P.: Aspects bronchographiques particulaires des dilatations bronchiques dans la tuberculose. Ftiziologia 7, 155 (1959).

ANASTASATU, C., RADULESCU, N., CIOFLEC, D., NEGREA, M.: Der primäre Bronchialkrebs und die Lungentuberkulose. Ftiziologia 8, 545 (1959); Ref. Zbl. ges. Tuberk.-Forsch. 85, 256 (1960).

ANDERS, H.E.: Bakteriologische Befunde bei Primärkomplexen in verschiedenen Lebensaltern. Beitr. Klin. Tuberk. 81, 260 (1932).

ANDERSEN, D.A.: Tuberkulöses Empyem. Brit. med. J. 1949, 4617.

ANDRIUTSA, K.A.: The course of homologous serum jaundice in phthisics. Probl. Tuberk. (Mosk.) 48, Nr. 8, 51 (1970).

ANDRUS, P.: Chronic nonspecific pulmonary disease. The radiographic diagnosis of bronchiectasis. Amer. Rev. Tuberc. 41, 87 (1940).

ANDRUS, P.: Chronic nonspecific pulmonary disease. The pathogenesis of bronchiectasis. Amer. Rev. Tuberc. 41, 99 (1940).

ANDRUS, P.M.: Bronchiectasis. An analysis of its causes. Amer. Rev. Tuberc. 36, 46 (1937).

ANGERSTEIN, W.: Zur Frage der Aufnahmespannung bei Thoraxschirmbildaufnahmen. Mschr. Lungenkr. Tuberk.-Bekämpf. 13, 35 (1970).

ANGERSTEIN, W., KRUG, W., RAKOW, A.: Eine Methode zur Erzeugung farbiger Röntgenbilder. Fortschr. Röntgenstr. 100, 257 (1964).

ANSTETT, F.: Über Rezidive und Spätkomplikationen nach Lungenresektion. Z. Tuberk. 114, 5 (1960).

ANSTETT, F.: Erscheinungsformen der Lungentuberkulose im Jugend- und Erwachsenenalter. Z. Tuberk. 115, 230 (1961).

APAU, R.L., SAENZ, R., SIEMSEN, J.K.: Bloodless lung due to bronchial obstruction. J. nucl. Med. 13, 561 (1972).

APOSTOL, A., DUMITRSCO, N., OPERA, N., TUCHILA, I., APOSTOL, E.: Tomographische und bronchographische Beziehungen zwischen nodulären apikalen Herden und Tuberkulom. Rev. Tuberc. (Paris) 21, 962 (1957).

APPELMAN, A.C.: Twintig jaar open tuberculose en open silicotuberculose bij Nederlandse ondergrondse mijnwerkers. Nederl. T. Geneesk. 110, 2211 (1966).

ARDEN, M.J., ROTTINO, A.: Hodgkin's disease complicated by tuberculosis. Amer. Rev. resp. Dis. 93, 811 (1966).

ARMAND-DELILLE, P.F., LESTOQUOY, C.: La tuberculose pulmonaire et les maladies de l'appareil respiratoire de l'enfant et de l'adolescent. Paris, 1933.

ARNAUD, A., BORY, M., VIALAT, J., BOUTIN, C., CHARPIN, J.: Apports diagnostiques et thérapeutiques de l'angiographie bronchique sélective au cours des hémoptisies. Rev. Tuberc. (Paris) 35, 744 (1971).

ARNOLD, E.: Topographie des grosses bronches par tomographies obliques. Bronches 11, 223 (1961).

ARNOLD, E., HUNYADI, E.: Déclenchement d'une tuberculose évolutive après traitement cortisonique. Med. thorac. (Basel) 19, Suppl., 17 (1963).

ARNOLD, E., WACKER, T.: Tomographie segmentaire par tomographies obliques. Schweiz. Z. Tuberk. 15, 232 (1958).

ARNSTEIN, A.: Über indurierende Bronchialdrüsentuberkulose als Ursache schwerer Hämoptoe bei älteren Leuten. Beitr. Klin. Tuberk. 78, 55 (1931).

ARNSTEIN, A.: Indurative und Zerfallsvorgänge in den mediastinalen Lymphknoten in höherem Alter mit Schädigung benachbarter Organe. Beitr. Klin. Tuberk. 85, 197 u. 343 (1934).

ARNSTEIN, A.: Die Mediastinale Drüsentuberkulose im Greisenalter. Wien. klin. Wschr. 47, 604 (1934).

ARNSTEIN, A.: Die Mediastinaldrüsentuberkulose der Greise. Wien. klin. Wschr. 47, 1345 u. 1383 (1934).

ARRINGTON, C.W., HAWKINS, J.A.: The follow-up of untreated pleural effusion. Trans. 23rd Res. Cond. in Pulm. Dis., VA-Armed Forces, 1964.

ARTHUR, L.: Congenital tuberculosis. Proc. roy. Soc. Med. 60, 19 (1967).

ARTMANN, E.: Spätresultate kombinierter Kavernentamponaden mit besonderer Berücksichtigung der Kavernensemiresektionen und Bronchusresektionen. Beitr. Klin. Tuberk. 109, 65 (1953).

ARTMANN, M.: Pleuraschwarten und Empyeme und ihre Behandlung durch die Dekortikation. Inaug.-Diss. München 1968.

ASCHOFF, L.: Zur Nomenklatur der Phthise. Z. Tuberk. 27, 28 (1917).

ASCHOFF, L.: Über die natürlichen Heilungsvorgänge bei der Lungenphthise. Verh. dtsch. Kongr. inn. Med., S. 13 (1921).

ASCHOFF, L.: Über die natürlichen Heilungsvorgänge bei der Lungenphthise, 2. Aufl. München 1922.

ASCHOFF, L.: Die gegenwärtige Lehre von der Pathogenese der menschlichen Schwindsucht. Vorträge über Pathologie, S. 327, Jena: Fischer 1925.

ASCHOFF, L.: Über den phthisischen Reinfekt der Lungen. Klin. Wschr. 8, 1 (1929).

ASCHOFF, S.: Über die gegenseitige Beeinflussung der Diabetes- und Tuberkulosetherapie. Inauguraldissertation, München (in Vorbereitung).

ASCHOFF, U.: Die Kombinationsfälle von Diabetes und Tuberkulose im Zentralkrankenhaus Gauting 1970 bis 1973. Dissertation, München 1975.

ASHBAUGH, D.G., WADDELL, W.R.: Silicoma and carcinoma of the lung. J. thorac. cardiovasc. Surg. 59, 352 (1970).

ASHLEY, D.J.B., DAVIES, H.D.: Lungenkrebs und chronische Bronchitis in Wales. Brit. J. prev. soc. Med. 20, 148 (1966).

ASP, K.: Open healing in cavernous pulmonary tuberculosis. Scand. J. resp. Dis., Suppl. 63, 149 (1968).

ASSMANN, H.: Das anatomische Substrat der normalen Lungenschatten im Röntgenbilde. Fortschr. Röntgenstr. 17, 141 (1911).

ASSMANN, H.: Erfahrungen über die Röntgenuntersuchungen der Lunge unter besonderer Berücksichtigung anatomischer Kontrollen. Jena 1913.

ASSMANN, H.: Erfahrungen über die Röntgenuntersuchung von Lungen. Jena 1914.

ASSMANN, H.: Über die infraklavikulären Lungeninfiltrationen im Beginn der Tuberkulose jugendlicher Erwachsener. Z. Tbk. 1924.

ASSMANN, H.: Über eine typische Form isolierter tuberkulöser Lungenherde im klinischen Beginn der Erkrankung. Beitr. Klin. Tuberk. 60, 527 (1925).

ASSMANN, H.: Über die infraklavikulären Lungeninfiltrationen im Beginn der Tuberkulose jugendlicher Erwachsener und ihr Schicksal. Dtsch. med. Wschr. 53, 781 (1927).

ASSMANN, H.: Das Frühinfiltrat. Ergebn. ges. Tuberk.-Forsch. 1, 115 (1930).

ASSMANN, H.: Die klinische Röntgendiagnostik der inneren Erkrankungen, 5. Aufl., Bd. I, S. 321. Berlin: Vogel 1934.

ASSMANN, H.: Vortrag, Internat. Röntgenologenkongr. St. Moritz 1935.

ASSMANN, H.: Die klinische Röntgendiagnostik der inneren Erkrankungen. Berlin-Göttingen-Heidelberg: Springer 1949.

ATTINGER, A.E.: Über die Kombination von Lungenkarzinom mit Lungentuberkulose. Oncologica 3, 140 (1950).
AUERBACH, O.: The progressive primary Complex. Amer. Rev. Tuberc. 37, 346 (1938).
AUERBACH, O.: Tuberculosis of the trachea and major bronchi. Amer. Rev. Tuberc. 60, 606 (1949).
AUERBACH, O., GREEN, H.: The pathology of clinically healed tuberculous cavities. Amer. Rev. Tuberc. 42, 707 (1940).
AUERBACH, O., SMALL, M.J.: The syndrome of persistent cavitation and noninfectious sputum during chemotherapy and its relation to the open healing of cavities. Amer. Rev. Tuberc. 75, 242 (1957).
AUFDERMAUR, M.: Über die Infarktkaverne der Lunge. Schweiz. med. Wschr. 74, 1191 (1944).
AUSTONI, M.A., DA COL: Klinische Untersuchungen über den Verlauf und die Prognose der Tuberkulose bei Magenresezierten. Riv. Pat. Clin. Tuberc. 25, 325 (1952).
AVIADO, D.M.: The Lung Circulation. Oxford: Pergamon Press 1965.
AVRAM, C., CORPADE, V., ARICESCU, D.: Konnatale Tuberkulose durch Aspiration von Amnionflüssigkeit. Ftiziologia 12, 545 (1963).

BAADER, E.W.: Silikoarthritis. Z. Rheumaforsch. 13, 258 (1954).
BABOLINI, G., MARCONI, P.: Die exogene Reinfektion in der Pathogenese der Tuberkulose. Arch. Tisiol. 10, 745 (1955).
BABOLINI, G., TUZI, T.: Aspetti patogenetici della tubercolosi polmonare nei soggetti che hanno superato i cinquanta anni. Lotta c. Tuberc. 33, 171 (1963).
BACKMUND, H., DECKER, K., LOY, W.: Photographische Subtraktion – eine radiologische Routinemethode. Fortschr. Röntgenstr. 104, 408 (1966).
BACMEISTER, A.: Praktische Erfahrungen über Phrenikusausschaltung bei Lungentuberkulose. Beitr. Klin. Tbk. 63 (1926).
BACMEISTER, A.: Das Kavernenproblem in seiner klinischen Bedeutung. Tbk. Gesellsch. 1927.
BACMEISTER, A.: Die diagnostische Untersuchung zur Feststellung der aktiven Lungentuberkulose. Leipzig: Thieme 1940.
BACMEISTER, A., PIESBERGEN, W.: Die Bedeutung der Kaverne für die Prognose und Therapie der Lungentuberculose. Z. Tuberk. 41, 161 (1925).
BADEN, K.: Bemerkungen zu den Ausführungen REDEKERS. Beitr. Klin. Tuberk. 73, 518 (1930).
BAKALOVA, L., BACHEVA, L., BOIADJIEVA, G., DIAKOV, D.: Sur certains aspects cliniques et épidémiologiques de la tuberculose primaire et post-primaire chez l'enfant. Arch. Ún. méd. balkan 3, 607 (1965).
BALINT, J.A.: Pulmonary tuberculosis and partial gastrectomy. Gastroenterologia 90, 65 (1958).
BALL, J.D., BERRY, G., CLARKE, W.G., GILSON, J.C., THOMAS, J.: A controlled trial of anti-tuberculosis chemxtherapy in the early complicated pneumoconiosis of coalworkers. Thorax 24, 399 (1969).
BALL, K., JOULES, H., PAGEL, W.: Acute tuberculous septicaemia with leucopenia. Brit. med. J. 1951 II, 869.
BALL, W.C., STEWART, P.B., NEWSHAM, L.G.S., BATES, D.V.: Regional pulmonary function studies with Xe^{133}. J. clin. Invest. 41, 519 (1962).
BALLIN: Kritisches zur exogenen Reinfektion bei der Tuberkulose. Z. Tuberk. 39, 26 (1924).
BALTISBERGER, W.: Über die glatte Muskulatur der menschlichen Lunge. Z. Anat. Entwickl.-Gesch. 61, 249 (1921).

BANYAI, A.L.: Amer. Rev. Tuberc. 21, 568 (1930); zit. nach R.W. MÜLLER: Der Tuberkuloseablauf im Körper. Stuttgart: Thieme, 1952.
BÁRÁSZ, Z., UNGÁR, J., VINCZE, E.: Diagnostische und therapeutische Probleme der offenen Kavernenheilung. Tuberkulózis 16, 359 (1963).
BARBU, Z., SZABÓ, ST.: Pathogenetische Wechselbeziehungen zwischen Silikose und Tuberkulose. Ftiziologia 16, 385 (1967); ref. n. Zbl. Tuberk. 106, 230 (1969).
BARD, L.: Formes clinique de la tuberculose pulmonaire. Genf 1901.
BARIÉTY, M., COURY, CH., BOIRON, M.: Lésions tuberculeuses minimes du poumon. Rev. Prat. (Paris) 4, 186 (1954).
BARIÉTY, M., DELARUE, N.C., PAILLAS, J.: Les tuberculomes du poumon. Paris: Masson 1953.
BARIÉTY, M., RULLIÈRE, R.: Aspects actuels des pleurésies sérofibrineuse tuberculeuse primitives (leur symtomatologie initiale). Rev. Tuberc. (Paris) 23, 785 (1959).
BARKOV, V.A., DUBYNINA, V.P.: Clinical picture and diagnosis of round lung formations of tuberculous etiology and genesis. Ter. Arkh. 41, 99 (1969).
BARLOW, D.: Aspergillosis complicating pulmonary tuberculosis. Proc. roy. Soc. Med. 47, 877 (1954).
BARNI, M., CARINI, R., STUART, C.: Sul ruolo della Tbc nel risveglio tardivo della silicosi polmonare. Oisservazione anatomo-radiologica. Med. Lavoro 58, 481 (1967).
BARNWELL, J., LITTIG, J., CULP, J.E.: Ulcerative tuberculous tracheobronchitis. Amer. Rev. Tbc. 8 (1937).
BARONE, L.: Considerazioni ulteriori in tema di broncostratigrafia. Minerva med. 51, 2302 (1960).
BARRAS, G.: A propos du traitement de la complication tuberculeuse de la silicose. Schweiz. Z. Tuberk. 18, 258 (1961).
BARRAS, G.: Le rôle des calcifications hilaires et parenchymateuse dans l'éclosion, la localisation et l'évolution de la tuberculose pulmonaire tertiaire commune. Ref. méd. Suisse rom. 88, 22 (1968); ref. in: Zbl. ges. Tuberk.-Forsch. 108, 1 (1970).
BARRAS, G.: Silico-tuberculose en suisse. Schweiz. med. Wschr. 100, 1802 (1970).
BARRAS, G., NANZER, A.: Les bronches dans la tuberculose de réinfection du lobe inférieur. Rev. Suisse Méd. 52, 614 (1963).
BARRIE, J., ROULET, A.: Evolution vers l'aspect polykystique des lésions d'un ensemence bronchogène sous l'influence d'un traitement par l'isoniazide. Rev. Tuberc. (Paris) 19, 91 (1955).
BARTELHEIMER, H., GRUNZE, H.: Wechselwirkungen zwischen Stoffwechselkrankheiten und der Tuberkulose unter besonderer Berücksichtigung des Diabetes mellitus. In: Handbuch der Tuberkulose. (Hrsg. J. HEIN, H. KLEINSCHMIDT, E. UEHLINGER), S. 777. Stuttgart: Thieme 1964.
BARTH, K.M.: Über die menschlichen Organmykosen mit besonderer Beachtung der Lungenmykosen. Z. Tuberk. 109, 257 (1956).
BARTSCH, H.: Lungenmykosen. Rhein.-Westf. Vereinigung f. Tuberkulose und Lungenheilkunde, 14.3.1970 in Düsseldorf. Stuttgart: Thieme 1971.
BARZÒ, P., GONDKIEWICZ, M.: Im eigenen Krankengut beobachtete Bronchiallymphknoten – Tuberkulosen und ihre Folgen. Tuberkulózis 17, 283 (1964).
BASSERMANN, F.J.: Über den röntgenologischen Nachweis des therapeutischen Streptomycineffektes bei Lungentuberkulosen. Fortschr. Röntgenstr. 72, 531 (1950).
BASSERMANN, R.: Das Aspergillus-Myzetom der Lunge. Prax. Pneumol. 26, 82 (1972).

BASSET, G., GEORGES, R.: Exploration du poumon par les isotopes radioactifs. Poumon Coeur 24, 647—666 (1968).
BASTENIER, H., ASSOIGNON, L., DESLYPERE, P., Mme DE GRAEF-MILLET: Les images radiographiques d'agrandissement direct dans le diagnostic des pneumoconioses. Brux. méd. 40, 893 (1960).
BATES, D.V.: Studies of regional lung function using radioisotopes. International Atomic Energy Agency, Vienna 1971.
BATES, J.H.: A study of pulmonary disease associated with mycobacteria other than M. tuberculosis: Clinical characteristics. XX A Report of the Veterans Administration-Armed Forces Cooperative Study on the Chemotherapy of Tuberculosis. Amer. Rev. resp. Dis. 96, 1151 (1967).
BATTIGELLI, M., BELLINI, F., FOSSATI, F., GARAVAGLIA, C.: Studio comparativo del'valore diagnostico degli schermogrammi 7×7 cm e 10×10 cm e dei radiogrammi 35×35 cm nelle pneumoconiosi. Med. d. Lavoro 50, 541 (1959).
BAUER, R.: Einführung in die Röntgendiagnostik innerer Organe. München-Berlin-Wien: Urban & Schwarzenberg 1971.
BAUM, G.L.: Textbook of Pulmonary Diseases. Boston: Little, Brown Comp. 1965.
BAUM, O.S., BAUM, L.F.: Effect of nontuberculous pulmonary inflammation on pulmonary tuberculosis. Amer. Rev. Tuberc. 59, 68 (1949).
BAUMGARTEN, P.v.: Über das Verhältnis der Lymphogranulomatose zur Tuberkulose. Münch. med. Wschr. 61, 1545 (1914).
BAUMGARTEN, P.v.: Über experimentelle Lungenphthise. Verh. dtsch. path. Ges., 4. Tagg. (1901).
BAUMGARTEN, P.v.: Über die pathologisch-histologische Wirkung und Wirksamkeit des Tuberkelbacillus. Verh. dtsch. path. Ges. 4 (1902).
BAUMGARTEN, P.v.: Pathologische Anatomie und experimentelle Pathologie der Tuberkulose. Württ. med. Korresp.bl. (1913).
BECK, K.: Die Atelektase als Symptom der Bronchustuberkulose. Med. Mschr. 5, 546 (1951).
BECK, K.: Untersuchungen zur Diagnose und Behandlung der geschwürigen Bronchustuberkulose. Z. Tuberk. 96, 244 (1951).
BECKENKAMP, H.W.: Chronische Bronchitis und Lungenemphysem. Stuttgart: Thieme 1970.
BECKER, F.W.: Zit. n. DUFOURT, A., DEPIERRE, A.: Klinik des Tracheobronchialdrüsendurchbruchs. Ergebn. ges. Tuberk.- u. Lung.-Forsch. 12 (1954).
BÉCLÈRE, A.: On the technique of the application of the Röntgen rays in the diagnosis of tuberculosis. Trans. Brit. Cong. Tuberc. Vol. 3, 278 (1901).
BEDDINGFIELD, G.W., YOUNG, D.A.: Anomalous inferior vena cava producing hilar tumor. Arch. Surg. 98/1, 67 (1969).
BEER, A.P.: Durch Aspergillen bedingte Erkrankungen der Lunge. Inaug.-Diss. München 1973.
BEFELDER, B., BAUM, G.L.: Active pulmonary tuberculosis after upper gastrointestinal surgery. Amer. Rev. resp. Dis. 96, 977 (1967).
BEHREND, H.: Über den Bronchialdrüsendurchbruch. Fortschr. Röntgenstr. 75, 318 (1951).
BEHRENDT, H.: Über die Stellung der exsudativen Pleuritis im Gesamtablauf der Tuberkulose. Tuberk.-Arzt 5, 568 (1951).
BEHRENDT, H.: Über Späteinschmelzungen an Kalkherden. Tuberk.-Arzt 10, 530 (1956).
BEHRENS, W.: Anatomischer Beitrag zur Frage der Atelektase. Schweiz. med. Wschr. 69 (1950).
BEILIN, D.S., FINK, J.P., LESLIE, L.W.: Correlation of postmortem pathological observations with chest roentgenograms. Radiology 57, 361 (1951).
BEITZKE, H.: Zur Anatomie der Lungentuberkulose. Z. Tuberk. 27, 210 (1917).
BEITZKE, H.: Über die Reinfektion bei der Tuberkulose. Beitr. Klin. Tuberk. 56, 304 (1923).
BEITZKE, H.: Zur Frage der Infektionswege. Z. Tuberk. 47, 18 (1927).
BEITZKE, H.: Über Spätverkäsungen von Lymphdrüsen und über die Rankesche Stadieneinteilung. Z. Tuberk. 47, 449 (1927).
BEITZKE, H.: Die pathologische Anatomie. In: Handbuch der Kindertuberkulose (ENGEL und PIRQUET, Hrsg.), S. 159. Leipzig 1930.
BEITZKE, H.: Über die angeborene Tuberkuloseinfektion. Ergebn. ges. Tuberk.- u. Lung.-Forsch. 7, 1 (1935).
BEITZKE, H.: Einteilung der Tuberkulose nach RANKE unter Berücksichtigung unserer heutigen Kenntnisse. Ergebn. ges. Tuberk.- u. Lung.-Forsch. 8, 1 (1937).
BEITZKE, H.: Zur Immunität der Tuberkulose. Beitr. Klin. Tuberk. 95, 220 (1940).
BEITZKE, H.: Über Infektionen des Menschen mit Hühnertuberkelbazillen. Ergebn. ges. Tuberk.- u. Lung.-Forsch. 11, 179 (1953).
BEITZKE, H.: Pathologische Anatomie des Bronchialdrüsendurchbruchs. Ergebn. ges. Tuberk.- u. Lung.-Forsch. 12, 17 (1954).
BELAYEW, D.: La tomographie dans l'antracosilicose. Arch. belg. méd. soc. 9, 197 (1951).
BELAYEW, D.: L'utilité de la tomographie chez les pneumoconiotiques. Arch. mal. prof. 12, 257 (1952).
BELCHER, R., PLUMMER, N.S.: Surgery in bronchopulmonary aspergillosis. Brit. J. Dis. Chest 54, 335 (1960).
BELL, H.E.: Bronchography in children. Arch. Dis. Child. 42, 55 (1967).
BENDER, C.: Zit. n. R.W. MÜLLER: Der Tuberkuloseablauf im Körper. Stuttgart: Thieme 1952.
BENNET, J.H.: The Pathology and Treatment of Pulmonary Tuberculosis. Edinburgh 1853.
BENSAUDE, R., RIVET, L.: Purpura hémorrhagique et tuberculose. Presse méd. 14, 469 (1906).
BERARD, J., ODE, L., BOGEMANN, J.: Formes atypiques de tuberculose et silicose: Les infiltrats localisés. Poumon 12, 735 (1956).
BERARD, J., ODE, L., JACQUET, G.: Resultats eloignes de la chirurgie d'exerese dans la tuberculo-pneumoconiose. Poumon 25, 1011 (1969).
BERBLINGER, W.: Der Schwund tuberkulöser Lungenkavernen. Basel: Schwabe 1943.
BERBLINGER, W.: Die Saugdrainagebehandlung tuberkulöser Lungenkavernen (Monaldi) in morphologischer Beurteilung. Schweiz. med. Wschr. 347 (1944).
BERBLINGER, W.: Die anatomischen Grundlagen der Heilung von tuberkulösen Lungenkavernen. Acta davos. 8, 1 (1948).
BERBLINGER, W.: Morphologische Untersuchungen zur Streptomycin-Wirkung auf normale und tuberkulöse Gewebe. Schweiz. Z. Tuberk. 6, 350 (1948).
BERBLINGER, W.: Tuberkulose der Stammbronchien und tuberkulöse Bronchusstenose. Schweiz. med. Wschr. 74, 347 (1949).
BEREŽAŃSKA, T.S.: Klinische Erscheinungen der Anfangsperiode der Tuberkulose bei Säuglingen. Pediat. Akuš. Ginek. 4, 3 (1964).

BERGER, R., ZSCHOCH, H.: Die Häufigkeit klinisch unbekannter Tuberkulosen. Z. Tuberk. **125**, 1 (1966).
BERGERHOFF, W., DIETHELM, L., OLSSON, O., STRNAD, F., VIETEN, H., ZUPPINGER, A. (Hrsg.): Farbige Röntgenbilder. Handbuch der Medizinischen Radiologie, Bd. 3, S. 508. Heidelberg-Berlin-New York: Springer 1967.
BERGHAUS, W.: Beitrag zur Frage Tuberkulose und Vererbung. Arb. Staatsinst. exp. Ther. Frankfurt **36**, 1 (1938).
BERGMANN, L.: Aspergillom und Lungentuberkulose. Tuberk.-Arzt **13**, 763 (1959).
BERGMANN, L.: Zur Pathogenese des Aspergilloms. Beitr. Klin. Tuberk. **124**, 88 (1961).
BERNARD, E., CARRAUD, J.: Variétes d'aspect et conditions d'apparition d'images bulleuses au cours du traitement de la tuberculose pulmonaire par les antibiotiques. Rev. Tuberc. (Paris) **17**, 1021 (1953).
BERNARD, E., HAUTEFEUILLE, E., BERNARD, D.: Eléments du pronotic des lésions tuberculeuses minimes du poumon. Rev. Tuberc. (Paris) **17**, 651 (1953).
BERNARD, E., RENAULT, P., CHRÉTIEN, J., DUBOYS, Y., SELVARADJA: Fermeture de cavités tuberculeuses sous l'influence des médication antibiotiques. Vérifications anatomiques. Rev. Tuberc. (Paris) **18**, 508 (1954).
BERNHARD, P., RADENBACH, K.L.: Gezielte endobronchiale Kavernenbehandlung. Tuberk.-Arzt **5**, 125 (1951).
BERNOU, A.: Les cavernes, dites „bulleuses". Rev. Tuberc. (Paris) **17**, 1055 (1953).
BERNOU, A., BRUN, J.: Cavernes détergées et néo-cavités bulleuses après traitement chimiothérapique. Presse méd. **43**, 894 (1955).
BERNOU, A., ROUSSELOT, J., GOYER, R., MARÉCAUX, R., TRICOIRE, J.: Aspergillom greffé au niveau d'une cavité apparement détergée. Rev. Tuberc. (Paris) **23**, 440 (1959)
BERNOU, A., TRICOIRE, J.: Nonvelles recherches sur les cavernes pleines. Rev. Tuberc. (Paris) 959 (1949).
BERNOU, A., TRICOIRE, J., BARBÉ, J.: Eitrige tuberkulöse Spätpleuritiden während oder nach Pneumothoraxbehandlung. Ref. in: Z. Tuberk. **93**, 343 (1949).
BERNOU, A., TRICOIRE, J., GOYER, R., MARÉCAUX, L., FOURRIER, CHR.: Les tomographies en profil oblique de 35° en avant au service de l'exérèse pulmonaire dans la tuberculose. Poumon **14**, 605 (1958).
BERTON,: Zit. nach DUFOURT, A., DEPIERRE, A.: Klinik des Tracheobronchialdrüsendurchbruchs. Ergebn. ges. Tuberk.- u. Lung.-Forsch. **12** (1954).
BETHENOD, M., NIVELON, J.L., PICOUD, J.: Tuberculose congénitale par inhalation amniotique – Guérison. Ann. Pédiat. **41**, 768 (1965).
BEUTEL, A.: Die Topographie und Morphologie intrapulmonaler und intraglandulärer Verkalkungen. Ergebn. ges. Tuberk.- u. Lung.-Forsch. **4**, 457 (1932).
BEUTEL, A.: Ergebnisse der Bronchographie. Neue Dtsch. Klinik, Ergänzungsband II (1934).
BEUTEL, A.: Die diagnostische Leistungsfähigkeit der Bronchographie. Med. Klin. **5** (1939).
BIASI, W., DI: Die pathologische Anatomie der Silikose. Beitr. Silikose-Forsch. **3**, 1 (1949).
BIASI, W., DI: Zur pathologischen Anatomie der Tuberkulose. Verh. dtsch. Ges. Path. **33**, 371, Aussprache 385 (1949).
BIELING, R.: Experimentelle Untersuchungen über Immunität bei Tuberkulose. Ergebn. ges. Tuberk.- u. Lung.-Forsch. **10**, 239 (1940).
BIERMANN, F.: Tuberkulose unter Ehegatten. (Ein Beitrag zur Frage der sogenannten exogenen Reinfektion.) Beitr. Klin. Tuberk. **63**, 1 (1926).

BIGNAMINI, A., PETTINATI, S., TEMPORELLI, A.: Studio clinico-radiològico sul riempimento di cavità tubercolari del polmone. Minerva med. **58**, 3823 (1967).
BILLARD: Traité des maladies des enfants nouveau-nés (1928). Zit. nach WURM, H.: Tuberkulose und Atelektase. Ergebn. ges. Tuberk.- u. Lung.-Forsch. **12**, 121 (1954).
BIRKELO, C.C., RAGUE, P.O.: Accuracy of roentgen determination of activity of minimal pulmonary tuberculosis. Amer. J. Roentgenol. **60**, 303 (1948).
BIRKHÄUSER, H.: Die Leistungsfähigkeit des Schirmbildes. Schweiz. Z. Tuberk. **7**, 417 (1950).
BIRKUN, A.A.: Histologische Grundlagen und Einteilung der Pneumosklerose bei Lungentuberkulose. Probl. Tuberk. **44**, 70 (1966).
BJORK, L., ANSUSINKA, T.: Angiographic diagnosis of acute pulmonary embolism. Acta Radiol. Diagn. **3**, 129 (1965).
BLACK, H., ACKERMAN, L.V.: The clinical and pathologic aspects of tuberculoma of the lung. Surg. Clin. N. Amer. **30**, 1279 (1950).
BLACKALL, P.B.: Tuberculosis: maternal infection of the newborn. Med. J. Aust. **56**, II, 1055 (1969).
BLACKLOCK, J.W.S.: Tuberculous disease in children: its pathology and bacteriology. Med. Research Council, Spec. Rep. Series No. 172, London, 1932.
BLACKLOCK, J.W.S.: A study of tuberculous disease in infancy and childhood, with particular reference to the primary sites of infection. Brit. J. Tuberc. **29**, 69 (1935).
BLAHA, H.: Über die Bronchialveränderungen bei der Lungentuberkulose. Vergleich von klinischem Befund und Resektionspräparat. Fortschr. Röntgenstr. **76**, 606 (1952).
BLAHA, H.: Sammelreferat: Bronchialtuberkulose. Med. Klin. **48**, 154 (1953).
BLAHA, H.: Schichtbilder von Bronchialveränderungen bei der Lungentuberkulose. Stuttgart: Thieme 1954.
BLAHA, H.: Mißbildungen bzw. Anomalien des Tracheobronchialbaums und der Lunge. In: Handbuch der medizinischen Radiologie, Bd. IX, Teil 1. Berlin-Heidelberg-New York: Springer 1969.
BLAHA, H.: Diagnostische Probleme bei der Tuberkulose. Münch. med. Wschr. **112**, 994 (1970).
BLAHA, H.: Über Tuberkulinprüfungen. Dtsch. med. J. **22**, 43 (1971).
BLAHA, H.: Asbestose – Probleme. Internist. Prax. **12**, 213 (1972).
BLAHA, H.: Gibt es eine postprimäre mykobakterielle exogene Superinfektion als Organkrankheit? Vortrag auf dem Kongreß der Süddeutschen Gesellschaft für Lungenkrankheiten und Tuberkulose. 1975 (im Druck).
BLAHA, H.: Zur Stellung der Pneumologie im Rahmen der Inneren Medizin. Ärztebl. Rheinland-Pfalz, H. **12** (1972).
BLAHA, H.: Bronchialkarzinom. In: Krebsvorsorge und Krebsfrüherkennung. München-Berlin-Wien: Urban & Schwarzenberg 1973.
BLAHA, H., ARNEMANN, W.: Iatrogene Pleuraempyeme. Bruns Beitr. klin. Chir. **196**, 476 (1958).
BLAHA, H., BEER, A.P.: Aspergillosen der Pleura (klinische und diagnostische Probleme). Münch. med. Wschr. **115**, 525 (1973).
BLAHA, H., CLAUBERG, C., CUJNIK, F.: Technisch-diagnostische Möglichkeiten zur Frühdiagnose des Bronchialkarzinoms. Diagnostik **5**, 127 (1972).
BLAHA, H., PETERSEN, K.F.: Tuberkulosetherapie. Fortschr. Med. **87**, 571 u. 610 (1969).
BLAHA, H., PETERSEN, K.F.: Die Diagnose der Tuberkulose. Prakt. Arzt **2**, 2 (1973).

BLAHA, H., PETERSEN, K.F., SEELIGER, H.P.R.: 4. internationales Symposion „Aspergillose und Farmerlunge bei Mensch und Tier" in Davos vom 7.—9. Okt. 1971. Prax. Pneumolog. **26**, 249 (1972).

BLAHA, H., UNGEHEUER, E., KAHLAU, G.: Kleinzellige Bronchialkarzinome. Stuttgart: Thieme 1965.

BLAHA, H., VAJKOCZY, A.: Behandlung eines alten tuberkulösen Pleuraempyems. Prax. Pneumol. **23**, 199 (1969).

BLAHA, L: Tuberkulintestungen in einem Tuberkulosekrankenhaus. Inaug.-Diss. 1969.

BLASI, A.: Die exo- und endogenen Reinfektionen in der Pathogenese der Tuberkulose. Eine Synthese der heutigen Auffassungen. Sci. med. ital. (dtsch. Ausg.) **5**, 486 (1957).

BLASI, A.: Fibrosi polmonari tubercolari e post-tubercolari. Modalità di derivazione e di svolgimento sul piano anatomo-clinico. Riv. Pat. Clin. Tuberc. **34**, 231 (1961).

BLASI, A.: Fattori patogenetici delle recidive nella tubercolosi e loro incidenza. Riv. Pat. Clin. Tuberc. **34**, 769 (1961).

BLASI, A.: Le pericarditi tubercolari. Riv. Pat. Clin. Tuberc. **35**, 187 (1962).

BLOEDNER, C.-D.: Die mehrdimensionale Verwischung im Röntgenschichtbild der Lunge. Beitr. Klin. Tuberk. **132** (Kongreßbericht 1964).

BLOEDNER, C.-D.: Zur Frage der Altersdiagnostik tuberkulöser Lungenveränderungen im Röntgenbild Erwachsener. (im Druck).

BLUM, W., QUARZ, W.: Zur Morphologie der Lungentuberkulose beim Vergleich von Bronchogramm und Angiogramm. Beitr. Klin. Tuberk. **109**, 528 (1953).

BLUMENBERG, W.: Die Tuberkulose des Menschen in den verschiedenen Lebensaltern auf Grund anatomischer Untersuchungen. Beitr. Klin. Tuberk. **62**, 532 u. 711 (1925); **63**, 13 (1926).

BLUMENBERG, W.: Über die Lokalisationsgesetze bei der Tuberkulose. Zbl. ges. Tuberk.-Forsch. **26**, 129 (1926).

BOBROWITZ, J.D., HURST, A.: Minimal tuberculosis. Problems in roentgenologic interpretation. Radiology **52**, 519 (1949).

Bobrowitz, J.D., Martin, M.: Minimal tuberculosis. The prognosis and clinical significance of a sanatorium treated group. Amer. Rev. Tuberc. **56**, 110 (1947).

BOCCITTO, G., DE RITIS, G.C., MARCHIONI, C.F., SALVATI, F.: Aspetti clinici attnali della tubercolosi polmonare dei gastroresecati. Ann. Ist. Florlanini **26/3**, 283 (1966).

BOCHALLI, R.: Die alte und die neue Lehre über den Beginn der Lungentuberkulose des Erwachsenen in kritisch-historischer Beleuchtung. Dtsch. Tuberk.-Blatt **17**, 97 u. 125 (1943).

BLOCK, H.E., v. OLDERSHAUSEN, H.F., TELLESZ, A.: Was leistet die Leberpunktion bei der Tuberkulose? Dtsch. Ges. inn. Med. **59**, 351 (1953).

BOCK, K.: Über die tuberkulöse Rippenfellentzündung. Z. Tuberk. **118**, 129 (1962).

BOGUSCH, L.K.: Die Kavernotomie. Beitr. Klin. Tuberk. **127**, 271 (1962).

BOHLIG, H.: Zur Distorsion des Bronchialbaums bei der Silikose. Fortschr. Röntgenstr. **88**, 526 (1958).

BOHLIG, H.: Staublungenerkrankungen und ihre Differentialdiagnose. Stuttgart: Thieme 1964.

BOHLIG, H.: Röntgen, Bd. I, Thorax. Stuttgart: Thieme 1970.

BOHLIG, H., HAIN, E., WOITOWITZ, H.J.: ILO U/C 1971 – Staublungenklassifikation und ihre Bedeutung für die Vorsorgeuntersuchung staubgefährdeter Arbeitnehmer. Prax. Pneumol. **26**, 688 (1972).

BÖHM, F.: Zur klinischen Pathologie der Tuberkulose des Tracheobronchialbaumes. Beitr. Klin. Tuberk. **105**, 1 (1951).

BÖHM, F.: Bronchustuberkulose und Kollapstherapie. Z. Tuberk. **97**, 59 (1951).

BÖHME, W.: Die cutane artifizielle Superinfektion, ein gangbarer Weg der Tuberkulosetherapie. Beitr. Klin. Tuberk. **110**, 254 (1949).

BOHN, W., SINGER, W.: Die Bronchographie mit Propyliodon-Cilag-Suspension, unter besonderer Berücksichtigung der Beschlagdarstellung. Schweiz. Z. Tuberk. **13**, 81 (1956).

BOLT, W., RINK, H.: Selektive Angiographie der Lungengefäße bei Lungentuberkulose. Schweiz. Z. Tuberk. **8**, 382 (1951).

BÖNICKE, R.: Die Klassifizierung atypischer Mykobakterien durch Bestimmung ihrer unterschiedlichen amidatischen Stoffwechselleistungen. Tuberk.-Arzt **14**, 209 (1960).

BONSTEIN, H., u.Mitarb.: Studie über die Lungenfunktion der von einer miliaren Lungentuberkulose geheilten Patienten. Schweiz. Zschr. Tuberk. **18**, 83 (1961).

BORGMANN, J.: Electronic scanning for variable stars. Publ. Kapteyn Astr. Lab. No. 58 (zit. n. STIEVE [12]).

BÖSZÖRMÉNYI, M., SÁGODI, R., SZABÓ, I., VINCZE, E.: Bakteriologische und pathologische Untersuchungsergebnisse tuberkulöser Lungenresekate. Beitr. Klin. Tuberk. **127**, 478 (1963).

BOTENGA, A.S.J.: The role of bronchopulmonary anastomoses in chronic inflammatory processes of the lung. Amer. J. Roentgenol. **104**, 829 (1968).

BOUCHARD, L.: Application de la radioscopie au diagnostic des maladies du thorax. Rev. Tuberc. **4**, 273 (1896).

BOUCHER, H.: Bronchite segmentaire et primo-infection tuberculeuse chez l'adulte. J. franç. Méd. Chir. thor. **5**, 470 (1949).

BOULET, P., MARAUT, H., MIROUZE, J., BORJON, P., MÉNARD, A., RIOUX, J.: Mycose pulmonaire à spergillus fumigatus fres. Discussion pathogénique. Soc. méd. biol. Montpellier et du Languedoc méditerranéen. 1957.

BOWRY, S., CHAN, C.H., WEISS, H., KATZ, S., ZIMMERMAN, H.J.: Hepatic involvement in pulmonary tuberculosis. Histologic and functional characteristics. Amer. Rev. resp. Dis. **101**, 941 (1970).

BOYDEN, E.A.: Surgery **18**, 706 (1945); **26**, 167 (1949).

BRABAND, H.: Kontrastmittel. In: Lehrbuch der Röntgendiagnostik (H.R. SCHINZ, W. BAENSCH, W. FROMMHOLD, R. GLAUNER, E. UEHLINGER, J. WELLAUER), Bd. 1, S. 233. Stuttgart: Thieme 1973.

BRAIDA, E.G.: Contributo casistico su alcune sequele patològiche polmonari silicòtiche et tubercolari. Riv. Pat. Clin. Tuberc. **40**, 925 (1967); ref. nach Zbl. Tuberk. **106**, 231 (1969).

BRAILEY, M.E.: A study of tuberculous infection and mortality in the children of tuberculous households. Am. J. Hyg. **31**, 1 (1940).

BRANCH, A.: Avian tubercle bacillus infection with special reference to mammals and man: Its reported association with Hodgkin's disease. Amer. J. Path. **12**, 253 (1931).

BRAND, T.A., BURKINSHAW, J.: Fatal bronchospasmodic crisis complicating miliary tuberculosis of lungs. Brit. med. J. **1949**, 793.

BRANDENBURG, H., v. WINDHEIM, K.: Perfusionsszintigraphische Untersuchungen der Lunge. Prax. Pneumol. **23**, 591 (1969).

BRANDT, H.J.: Die Thorakoskopie bei Erkrankungen der Pleura und des Mediastinums. Internist **5**, 391 (1964).

BRANDT, H.J.: Aussprache zum Vortrag von BLOEDNER, C.D.: Die mehrdimensionale Verwischung im Röntgenschichtbild der Lunge. Beitr. Klin. Tuberk. **132**, 292 (Kongreßbericht 1964).

BRANDT, H.J., KUND, H.: Die Leistungsfähigkeit der diagnostischen Thorakoskopie. Prax. Pneumol. **18**, 304 (1964).

BRAUN, H.: Beitrag zur Verbesserung der Thorax-Schichtaufnahme durch verkürzte Aufnahmezeiten. Radiologe **9**, 40 (1969).

BRAUN, H., LEBEK, G.: Med. Mschr. **12**, 33 (1958); zit. nach ANSTETT, F.: Erscheinungsformen der Lungentuberkulose im Jugend- und Erwachsenenalter. Z. Tuberk. **115**, 230 (1961).

BRAEUNING, H.: Beitrag zur Frage der exogenen Reinfektion bei Tuberkulose. Beitr. Klin. Tuberk. **55**, 127 (1923).

BRAEUNING, H.: Typische Formen der Lungentuberkulose. Beitr. Klin. Tuberk. **58**, 429 (1924).

BRAEUNING, H.: Reinfektion oder Metastase als Ursache für die tertiäre Lungentuberkulose. Z. Tuberk. **40**, 38 (1924).

BRAEUNING, H.: Sind wir auf Grund unserer heutigen Kenntnisse von Superinfektion und Immunität Gesunder und Kranker bei Tuberkulose verpflichtet, in den Krankenanstalten die offenen Tuberkulösen von den geschlossenen zu trennen? Z. Tuberk. **56**, 267 (1930).

BRAEUNING, H.: Tuberkulose und Schwangerschaft. Leipzig: Thieme 1935.

BRAEUNING, H.: Der Beginn der Lungentuberkulose beim Erwachsenen. Leipzig: Thieme 1938.

BRAEUNING, H.: Gilt noch die Lehre vom Frühinfiltrat? Z. Tuberk. **81**, 355 (1939).

BRAEUNING, H.: Der Beginn der Lungentuberkulose der Erwachsenen. 2. Aufl. Leipzig: Thieme 1951.

BRAEUNING, H., REDEKER, F.: Die hämatogene Lungentuberkulose des Erwachsenen. Tbk. bibl. **38** (1931).

BRAUS, H.: Anatomie des Menschen. Bd. 2. Berlin: Springer 1934.

BRECKE, F.: Aktuelle Probleme der Lungentuberkulose im höheren Lebensalter in der Heilstätte. Tuberk.-Arzt **14**, 882 (1960).

BREDNOW, W.: Die Bedeutung der röntgenologischen Schichtdarstellung der Lungen. Beitr. Klin. Tuberk. **89**, 109 (1937).

BREDNOW, W.: Röntgenatlas der Lungenerkrankungen. Berlin-München: Urban & Schwarzenberg 1948.

BREDNOW, W.: Zur klinisch-röntgenologischen Differentialdiagnostik von Lungenrundherden. Med. Klin. **48**, 1454 (1953).

BREDNOW, W.: Klinische Problematik der Kavernenheilung. Med. Klin. **17**, 684 (1960).

BREHMER, H.: De legibus ad initium atque progressum tuberculosis. Inaug.-Diss. Berlin 1853.

BREHMER, W.: Die Bedeutung des Mycobacterium avium für den Menschen. Bundesgesundheitsblatt **7**, 209 (1964); zit. n. Zbl. ges. Tuberk.-Forsch. **97**, 96 (1965).

BREU, K.: Das Mittelformat in der Tuberkulosefürsorge. Verhandlungsbericht der 17. Wissenschaftlichen Tagung. Beitr. Klin. Tuberk. **117**, 94 (1957/58).

BREU, K.: Rückfälle pulmonaler Tuberkulose nach Behandlung. Bull. Un. int. Tuberc. **29**, 632 (1959).

BREU, K.: Die Bedeutung des Schirmbildes im Mittelformat 100 × 100 mm für die Tuberkulosefürsorge. Prax. Pneumol. **18**, 691 (1964).

BREU, K.: Ergebnisse, Beobachtungen und Probleme bei der Röntgenreihenuntersuchung. Prax. Pneumol. **23**, 492 (1969).

BRILL, A.: La récidive après traitement médical dans la tuberculose pulmonaire. 15. Conf. Int. Tuberc. Istanbul. Bull. Un. int. Tuberc. **29**, 645 (1959).

BRINK, G.C., GRZYBOWSKI, ST., LANE, G.B.: Silicotuberculosis. Canad. med. Ass. J. **82**, 959 (1960).

British Tuberculosis Association: Relapse in pulmonary tuberculosis. An analysis of the fate of patients notified 1947, 1951 and 1954. Tubercle (London) **42**, 178 (1961).

British Tuberculosis Association: Relapse in pulmonary tuberculosis. Report from the Associations Research Committee. Tubercle (London) **42**, 301 (1961).

BRJUM, B.J.: Segment-Serien-Bronchographie. Chirurgija **9**, 62 (1950).

BROCARD, H.: La topographie des lésions de la tuberculose pulmonaire au début de la maladie. Sem. Hôp. (Paris) **1950**, 1100.

BROCARD, H., BASSET: Les débuts latents de la tuberculose pulmonaire et l'efficience du dépistage systématique. Sem. Hôp. (Paris) **1950**, 1097.

BROCARD, H., BRINCOURT: Les bilatéralisations précoces au cours de la tuberculose pulmonaire. Sem. Hôp. (Paris) **1950**, 3276.

BROCARD, H., BURIN, A., DESCOINGS, J.C.: Les rechutes tuberculeuses des noirs africains. Rev. Tuberc. Pneumol. **36**, 395 (1972).

BROCARD, H., CHOFFEL, G.: Le mécanisme des hémoptysies. Rev. Prat. **7**, 1147 (1957).

BROCARD, H., MOUVEROUX, J., BOUVIER, M., HANAUT, CH.: L'état des bronches au cours des pneumonies tuberculeuses. Bull. Soc. méd. Hôp. (Paris) **66**, 1280 (1950).

BROCK, R.G.: The anatomy of the bronchial tree. Oxford Medical Publication 1946.

BRODSKI, I.C.B.: Röntgen diagnosis of changes in the esophagus in conio-tuberculosis. Probl. Tuberk. **45**, 27 (1967).

BRONKHORST, W.: Neue Deutungen der Kavernenheilung. Beitr. Klin. Tuberk. **72**, 36 (1929).

BRONKHORST, W.: Technik und klinische Verwertbarkeit der Planigraphie Helv. Med. Acta **6**, 64 (1939).

BROOKE, C.O.S.B.: Excessive spontaneous inflation of a lung cavity. Lancet **11**, 240 (1931).

BROOKS, J.B., LEWIS, J.S.: A new technique for bronchography in children. Arch. Dis. Child. **155**, 35 (1958).

BRUCE, T.: Silicotuberculosis with special reference to Swedish conditions. Scand. J. resp. Dis., Suppl. **65**, 139 (1968); ref. nach Zbl. Tuberk. **107**, 36 (1969).

BRÜCKNER, L., MAUTNER, B.: Einseitige Lungendystrophie und Pneumokoniose. Radiol. diagn. (Berl.) **4**, 1 (1963).

BRÜCKNER, L., ROSMANITH, J.: Bronchographic in findings pneumoconiosis. Radiol. diagn. (Berl.) **4**, 570 (1960).

BRÜGGER, H.: Über Entkalkungsvorgänge an alten Primärherden. Z. Tuberk. **77**, 363 (1937).

BRÜGGER, H.: Erscheinungsformen der tuberkulösen Ersterkrankung der Lunge im späteren Schul- und Jugendlichenalter. Tbk.-Bibliothek 66. Leipzig: Barth 1938.

BRÜGGER, H.: Über Ventilbronchostenosen im Verlauf der kindlichen Tuberkulose und über ihre Beziehung zur Atelektase. Mschr. Kinderheilk. **96**, 4 u. 148 (1947).

BRÜGGER, H.: Über Bronchusstenosen im Verlauf der kindlichen Tuberkulose. Beitr. Klin. Tuberk. **102**, 563 (1950).

BRÜGGER, H.: Die anatomischen Grundlagen der großen gutartigen Lungenverschattungen bei der kindlichen Primärtuberkulose. Beitr. Klin. Tuberk. **103**, 153 (1950).

BRÜGGER, H.: Die großen gutartigen Lungenverschattungen bei der kindlichen Primärtuberkulose (Epituberkulose) und ihre Pathogenese. Mschr. Kinderheilk. **98**, 123 (1950).

BRÜGGER, H.: Die Lungenverschattungen im Ablauf der Primärtuberkulose des Kindes. Ergebn. inn. Med. Kinderheilk. **6**, 419 (1955).

BRÜGGER, H.: Angeborene Lungenzysten und zystenvortäuschende Gebilde. In: Der Tuberkulosearzt. Stuttgart: Thieme 1960.

BRÜGGER, H.: Zum kongenitalen lokalisierten Lungenemphysem und zur cystischen Lungenerkrankung im Kindesalter. In: Lungenzysten und posttuberkulöse Resthöhlen (E. GAUBATZ, Hrsg.). 12. Kongreß der Südd. Ges. f. Tuberkulose und Lungenkrankheiten. Stuttgart: Thieme 1966.

BRÜGGER, H., MÜLLER, R., BIRKENFELD, M.: Die Tuberkulose des Kindes. Stuttgart: Thieme 1948.

BRUN, J., MAGNIN, F., GUICHARD, A., CASSAN, G., BERTHOU, J.: Masses caséo-anthracosiques des empoussiérés silicotiques ou non. Rev. Tuberc. (Paris) **30**, 657 (1966).

BRUN, J., MICHEAUX, P., GARDÈRE, J., POZETTO, H.: Die terminalen kardiopulmonalen Thrombosen bei Lungentuberkulosen mit respiratorischer Insuffizienz. Rev. Tuberc. (Paris) **31**, 255 (1967).

BRUN, J., VIALLIER, J.K., K., PERRIN, L.F.: Tuberculoses pulmonaires atypiques révélatrices de pneumoconiose latente. Arch. mal. prof. **15**, 393 (1954).

BRÜNING, J., PUSCHNER, K., ANSTETT, F.: Die Schichtaufnahme des Lungenhilus. Mschr. Tuberk.-Bekämpf. **7**, 12 (1964).

BRUNNER, A.: Die Bronchustuberkulose und ihre chirurgische Behandlung. Beitr. Klin. Tuberk. **104**, 50 (1950).

BRUNNER, A.: Das sogenannte Aspergillom. Schweiz. med. Wschr. **23**, 559 (1958).

BRUNNER, A.: Pilzerkrankungen. Thoraxchirurgie **15**, 504 (1967).

BRUNNER, K., HAEMMERLI, U.P.: Die blinde Leberbiopsie als zuverlässiges Mittel zur Frühdiagnose der Miliartuberkulose. Dtsch. med. Wschr. **89**, 657 (1964).

BRUNNER, W.: Erfolgreiche Dekortikation der Lunge bei Tuberkulose. Schweiz. med. Wschr. **80**, 879 (1950).

BÜCHELER, E.: Zur Rundherdsilikose. Fortschr. Röntgenstr. **104**, 729 (1966).

BÜCHNER, H.: Möglichkeiten zur Messung der wahren Objektgröße. In: Handbuch der medizinischen Radiologie, Bd. III, 108. Berlin-Heidelberg-New York: Springer 1967.

BÜCHNER, H.: Möglichkeiten zur Messung der wahren Objektlage (Röntgenlokalisation). In: Handbuch der medizinischen Radiologie, Bd. III, 182. Berlin-Heidelberg-New York: Springer 1967.

BÜCHNER, H., VIEHWEGER, G.: Röntgenaufnahmetechnik. In: Handbuch der medizinischen Radiologie, Bd. III, 83. Berlin-Heidelberg-New York: Springer 1967.

BÜCHTER, L., ZEITLER, E.: Röntgenologische Differentialdiagnose und konservativ-chirurgische Therapie des Lungenabszesses. Bruns' Beitr. klin. Chir. **204**, 403 (1962).

BUCKINGHAM, W.D., SUTTON, G.C., MESZAROS, W.T.: Abnormalities of the pulmonary artery resembling intrathoracic neoplasms. Dis. Chest **40**, 698 (1961).

BUCKLES, M.G., NEPTUNE, W.B.: Tuberculous bronchitis in pulmonary resection. Amer. Rev. Tuberc. **61**, 185 (1950).

BUHL, K., STENDERUP, A.: The occurence of fungi in the bronchial secretion and report of a case of localized pulmonary aspergilosis. Acta tuberc. Scand. **47**, 55 (1959).

BUJKO, K., KRUC, S., MICHALOWICZ, R.: Lymphatic pleural effusion in a child with tuberculosis of the tracheobronchial lymph nodes. Pediat. pol. **39**, 961 (1964).

BUM, A.: Späte Primärtuberkulosen im Krankengut einer Heilstätte. Beitr. Klin. Tuberk. **127**, 365 (1963).

Bundesrepublik Deutschland: Das Gesundheitswesen der Bundesrepublik Deutschland, Band 1. Stuttgart-Mainz 1963.

BÜNGELER, W.: Demonstration angeborener Tuberkulose beim Neugeborenen und Miliartuberkulose der Mutter im Wochenbett. Med. Klin. **44**, 476 (1949).

BURCKHARDT, P.: Die Silikotuberkulose und ihre Prophylaxe. Schweiz. med. Wschr. **97**, 980 (1967).

BURILKOV, T., GERASSIMOV, P.: Zur Epidemiologie der Eierschaleverkalkungen und der Erbsenkrankheit bei Personen mit und ohne berufliche Staubexposition. Beitr. Silikoseforsch. **22**, 43 (1970).

BURKE, E.N.: Laminagraphic appearance of bronchiectasis. Amer. J. Roentgenol. **79**, 251 (1958).

BURKE, H.E.: The pathogenesis of certain forms of extrapulmonary tuberculosis. Amer. Rev. Tuberc. **62**, 48 (1950).

BURKHARDT, L.: Beziehungen zwischen Diabetes und Tuberkulose vom pathologisch-anatomischen Gesichtspunkt. Ergebn. ges. Tuberk.- u. Lung.-Forsch. **11**, (1953).

BUSCH, W.: Beitrag zur Genese der Narbenkrebse der Lungen (Systematische Untersuchungen an 190 Lungennarben). Virchow Arch. **329**, 94 (1956).

BUSEY, J.F., FENGER, E.P.K., HEPPER, N.G., KENT, D.C., KILBURN, K.H., MATTHEWS, L.W., SIMPSON, D.G., GRZYBOWSKI, S.: Adrenal corticosteroids and tuberculosis. Amer. Rev. resp. Dis. **97**/3, 484 (1968).

BUSILA CORABIANU, E., SIBILA, S., LUPASCU, J.: Data on pulmonary tuberculosis in puberty. Pediatria (Buc.), **20**/1, 53 (1971).

BUTKIN, N.G., CHELKOVKINA, A.V.: Sur l'évolution de la tuberculose pulmonaire chez les ouvriers exposés à l'action de poussière dans l'industrie d'asbeste. Probl. Tuberk. (Mosk.) **41**, Nr. 6, 48 (1963); ref. nach Zbl. Tuberk. **95**, 169 (1969).

CADET DE GASSICOURT: Zit. nach DUFOURT, A. und DEPIERRE, A.: Klinik des Tracheobronchialdrüsendurchbruchs. Ergebn. ges. Tuberk.- u. Lung.-Forsch. **12** (1954).

CAIONE, C.: Incidenza ed aspetti clinico-radiologici delle bronchiettasie da prima infezione tubercolare nell' infanzia. Riv. Tuberc. **7**, 385 (1959).

CALCIU, M., CALCIU, B., GEORGESCO, J., ROGOZ, J., ZAHARIE, D.: Altérations bronchiques dans la tuberculose primaire de l'enfant. Etude sur 728 cas soumis à la bronchoscopie systématique. Acta tuberc. belg. **53**, 77 (1962).

CAMP, O. DE LA: Über die prognostische Bedeutung der Kaverne bei der Lungenphthise. Beitr. Klin. Tuberk. **50**, 281 (1922).

CAMPAN, L.: Sequelles fonctionnelles des miliares d'origine tuberculeuse apres 7 A 14 mois de traitement. Bull. Soc. Med. Passy **34**/84, 267 (1968).

CAMPBELL, A.H.: The association of lung cancer and tuberculosis. Aust. Ann. Med. **10**, 129 (1961).

CAMPBELL, A.H.: Relapse in pulmonary tuberculosis. Med. J. Austr. **2**, 448 (1967).

CAMPBELL, M.J., CLAYTON, YVONNE M.: Bronchopulmonary aspergillosis. A correlation of the clinical and laboratory findings in 272 patients investigated for bronchopulmonary aspergillosis. Amer. Rev. resp. Dis. **89**, 186 (1964).

CANDER, L., MOYER, J.H.: Aging of the Lung. New York-London: Grune & Stratton 1964.

CANETTI, G.: Exogenous reinfection and pulmonary tuberculosis. A study of the pathology. Tubercle 31, 224 u. 248 (1950).

CANETTI, G.: Primo-infection et réinfection dans la tuberculose pulmonaire. Une étude anatomique et pathogénique basée sur 301 autopsies. (Coll. de l'Inst. Pasteur.) Paris: Flammarion 1954.

CANETTI, G.: Die anatomischen und bakteriologischen Veränderungen der tuberkulösen Krankheitsherde unter dem Einfluß der antibiotischen und chemotherapeutischen Behandlung. XIII. Konferenz der Internationalen Union gegen die Tuberkulose vom 26. Sept.—2. Okt. 1954 in Madrid. Ref. in: Tuberk.-Arzt 9, 113 (1955).

CANETTI, G.: Der Wandel der Tuberkulose aus allgemeinpathologischer Sicht. Beitr. Klin. Tuberk. 121, 23 (1959).

CANETTI, G.: In: BARRY, V.C.: Chemotherapy of Tuberculosis. London: Butterworths 1964.

CANETTI, G.: Present aspects of bacterial resistance in tuberculosis. Amer. Rev. resp. Dis. 92, 688 (1965).

CANETTI, G.: 21. Internationaler Tuberkulosekongreß in Moskau, Juli 1971. Ref.: NEUMANN, G.: Prax. Pneumol. 26, 123 (1972).

CANETTI, G., GROSSET, J., LE LIRZIN, M.: La stérilisation des lésions tuberculeuses sous chimiothérapie chez l'homme. Bull. int. Un. Tuberc. 347 (1969).

CANETTI, G., GROSSET, J., LE LIRZIN, M., KAZMIERCZAK, A.: État bactériologique des cavernes détergées: Une étude portant sur 192 cas; déductions cliniques et thérapeutiques. Rev. Tuberc. (Paris) 29, 916 (1965).

CANETTI, G., ROBERT: Die exogene Reinfektion beim geheilten Tuberkulösen. Ref. in: Tuberk.-Arzt 4, 291 (1950).

CAPECCHI, V., FASANO, E.: Influenza e tubercolosi. Considerazioni sull'epidemia influenzale 1969—70. Riv. Pat. Clin. Tuberc. 43, 190 (1970).

CAPEZZUTO, A.: Analisi statistica sull'evoluzione della silicosi polmonare. Considerazioni sui 1370 casi di oltre un ventennio. Folia Med. (Napoli) 52, 23 (1969).

CAPLAN, A.: Correlation of radiological category with lung pathology in coal workers pneumoconiosis. Brit. J. industr. Med. 19, 171 (1962).

CARDELL, P.A.: Lungentuberkulose und Magenerkrankung unter besonderer Berücksichtigung des Ulcus pepticum. Prax. Pneumolog. 18, 244 (1964).

CARDIS, F.: La tuberculose multicavitaire évolutive pseudokystique d'emblée. Rev. Tuberc. (Paris) 21, 864 (1957).

CARDIS, F.: La rechute dans la tuberculose pulmonaire de l'adulte: son importance dans le recrutement de quelques sanatoria suisses en 1957 et 1958. Schweiz. Z. Tuberk. 17, 299 (1960).

CARSTAIRS, L.S.: The interpretations of shadows in a restricted area of a lung field on the chest radiograph. Proc. roy. Soc. Med. 54, 978 (1961).

CARSTENS, M.: Die Emphysembronchitis der Bergleute. Med. wiss. Beitr. Krankenhaus Bochum 6, 17 (1955).

CARSWELL: Zit. nach WURM, H.: In: HEIN, J., KREMER, W., SCHMIDT, W.

CARTER, S., MARTIN, J., MIDDLEMISS, J.H., ROSS, F.G.: Polytome tomography. Clin. Radiol. 14, 405 (1963).

Case Report: Silicosis and Mycobacterium kansasii infection. Clinical conference in pulmonary disease from Northwestern University Medical Center, Chicago. Dis. Chest 55, 479 (1969).

CATEL, W.: Lehrbuch der Tuberkulose des Kindes und des Jugendlichen. Stuttgart: Thieme 1954.

CATEL, W., HAHN, H.: Entstehungsmöglichkeiten und Einteilung der Apneumatosen (Atelektasen). Beitr. Klin. Tuberk. 109, 501 (1953).

CATHCART, R.T., THEODOS, P.A., FRAIMOW, W.: Anthracosilicosis. Selected aspects related to the evaluation of disability, cavitation, and the unusual X-ray. Arch. intern. Med. 106, 368 (1960).

CAU, G., GRUNWALD, E., DEJARNAC, A., FAURE, J.: La silicotuberculose dans la circonscription de Grenoble. Ann. Med. Leg. (Paris) 47, 626 (1967).

CAYOL, J.B.: Recherches sur la phthise trachéale. Paris: Thèse 1810. Zit. nach A. DUFOURT und A. DEPIERRE.

CHANG, C.H.: The normal roentgenographic measurement of the right descending pulmonary artery in 1085 cases. Amer. J. Roentgenol. 87, 929 (1962).

CHANTRAINE, H.: Zit. nach CATEL, W.: Lehrbuch der Tuberkulose des Kindes und des Jugendlichen. Stuttgart: Thieme 1954.

CHANTRAINE, H., SCHULTE-TIGGES: Fortschritte auf dem Gebiete der Lungenröntgenaufnahmen. Beitr. Klin. Tuberk. 73, 117 (1930).

CHAOUL, H.: Eine neue Röntgenuntersuchungsmethode in der Lungendiagnostik; Aufnahmen von Schnitten und Schichten der Lunge (Tomographie). Dtsch. med. Wschr. 61, 700 (1935).

CHAOUL, H.: Über die Tomographie und insbesondere ihre Anwendung in der Lungendiagnostik. Fortschr. Röntgenstr. 51, 342 (1935).

CHAPMAN, J.S.: The anonymous Mycobacteria in human disease. Springfield/Ill.: Thomas 1960.

CHARPIN, J., SIMONIN, R., OHRESSER, P., BOUTIN, C., COSTE, P.: Tuberculose et terrain diabétique. Rev. Tuberc. (Paris) 31/4, 503 (1967).

CHASSAGNON, C., SILIE, M.: Un cas de silico-tuberculose compliquee dictere par retention. Ganglions silicotiques retro-pancreatiques bloquant la voie biliare. Arch. Mal. Prof. 27, 718 (1966).

CHEKIN, V.Y.: On the interrelationship between silicosis and tuberculosis. Arch. Pat. (Mosk.) 22, Nr. 8, 34 (1960); ref. nach Zbl. Tuberk. 88, 111 (1961).

CHENEBAULT, J.: Étude anatomo-radiologique des cavernes pulmonaires tuberculeuses détergées et distendues, de type bulleux. Rev. Tuberc. (Paris) 18, 189 (1954).

CHERNICK, V., LOPEZ-MAJANO, V., WAGNER, H.N., JR., LUTTON, R.E., JR.: Estimation of differential pulmonary blood flow by bronchospirometry and radioscope scanning during rest and exercise. Amer. Rev. resp. Dis. 92, 958 (1965).

CHEVROT, L., OHRESSER, P., ROUX, G.: Tactique et resultats rapides dans l'etude tomographique urgente de la trachee et des grosses bronches. J. Radiol. Electrol. 50, 105 (1969).

CHIARA, C. DE: Durch Fibrinauflagerungen verursachte Luftblasen bei extrapleuralem Pneumothorax. Fortschr. Röntgenstr. 86, 597 (1957).

CHIARI, H.: Zur Kenntnis der angeborenen Tuberkulose. Virchows Arch. Path. Anat. 285, 779 (1932).

CHODKOWSKA, S., PAWLICKA, L.: Pulmonary tuberculosis and bronchiectasis. Gruzlica 27, 763 (1959).

CHOFNAS, J., LOVE, R.W.: Postgastrectomy state and tuberculosis. Arch. Surg. (Chic.) 92, 704 (1966).

CHONÉ, B.: Röntgenologische und szintigraphische Befund-Diskrepanz bei „Wabenlunge" (Kasuistische Mitteilung). Nuclear-Medizin 9, 177 (1970).

CHRISPIN, A.R., GOODWIN, J.F., STEINER, R.E.: The radiology of obliterative pulmonary hypertension and thromboembolism. Brit. J. Radiol. 36, 705 (1963).

CHRISTOFORIDIS, A., NELSON, S.W., PRATT, P.C.: A new sign for evaluating pulmonary cavities: The „wall sign". Radiology 83, 460 (1964).

CHUMAKOV, A.G., MALOV, V.V.: La caractéristique clinicoradiologique d'une sidéro-silico-tuberculose disséminee et conglomerée. Probl. Tuberk. (Mosk.) **44**, Nr. 3, 51 (1966); ref. nach Zbl. Tuberk. **101**, 358 (1966/67).

CHUNG, M., BEUTTAS, J., SCHWARTZ, P.H.: Mikrobiologische Beobachtungen über schleichende Tuberkulose bei alten Personen. Prax. Pneumol. **26**, 555 (1972).

CHURCHILL, E.D.: The architectural basis of pulmonary ventilation. Ann. Surg. **137**, 1 (1953).

CIMPEANU, V.G., BUNGETIANU, M.: Unspezifische Spätkomplikationen der Primärtuberkulose. Ftiziologia **13**, 131 (1964).

CINOTTI, D.: Il polmone distrutto. Riv. Pat. Clin. Tuberc. **37**, 538 (1964).

CLARK: Zit. nach DUFOURT, A., DEPIERRE, A.: Klinik des Tracheobronchialdrüsendurchbruchs. Ergebn. ges. Tuberk.- u. Lung.-Forsch. **12** (1954).

CLAUBERG, C.: Über silikotische Lymphknotenerkrankung als Ursache einer richtungsgebenden pulmonalen Komplikation. Prax. Pneumol. **22**, 563 (1968).

CLAUSS, G.: Tagungsbericht der Arbeits- und Fortbildungstagung im Zentralkrankenhaus Gauting vom 22. 4. 1972 zum Thema „Tuberkulosesituation 1972". Praxis Pneumol. **26**, 521 (1972).

COCCHI, U.: Zirkulationsstörungen der Lungen. In: Lehrbuch der Röntgendiagnostik (SCHINZ, BAENSCH, FRIEDL, UEHLINGER, Hrsg.), 5. Aufl. Stuttgart: Thieme 1950.

COHEN, A.G., GEFFEN, A.: Roentgenographic methods in pulmonary disease. Amer. J. Med. **10**, 375 (1951).

COHEN, A.G., WESSLER, H.: Clinical recognition of tuberculosis of the major bronchi. Arch. int. Med. **63**, 1132 (1939).

COHN, B.: Zit. nach WURM, H.: Tuberkulose und Atelektase. Ergebn. ges. Tuberk.- u. Lung.-Forsch. **12**, 121 (1954).

COHN, M.: Die Lungentuberkulose im Röntgenbilde. Tbk. bibl. Nr. 2 (1923).

COLLAS, R., PENINOU-CASTAING: Naissance et développement d'un aspergilome pulmonaire chez un tuberculeux bacillifère. Poumon **16**, 683 (1960).

CONCINA, E.: Les bronches dans les pneumoconioses. Bronches **16**, 1 (1966).

CONANT, N.F., SMITH, D.T., BAKER, R.D., CALLAWAY, J.L., MARTIN, D.S.: Manual of Clinical Mycology. 2nd Ed. Philadelphia: Saunders 1954.

COOPER, R.H.: The Uses of X rays in General Practice. London: Baillière, Tyndall and Cox 1906.

COOPER, W.: Pancytopenia associated with disseminated tuberculosis. Ann. int. Med. **50**, 1497 (1959).

CORPE, R.F.: Clinical aspects, medical and surgical, in the management of Battey-type pulmonary disease. Dis. Chest **45**, 380 (1964).

CORPE, R.F., RUNYON, E.H., LESTER, W.: Status of disease due to unclassified mycobacteria: A Statement of the Subcommittee on Unclassified Mycobacteria of the Committee on Therapy. Amer. Thorac. Soc., zit. nach Amer. Rev. resp. Dis. **87**, 459 (1963).

CORPE, R.F., STERGUS, I.: „Open healing" of tuberculous cavities. Amer. Rev. Tuberc. **75**, 223 (1957).

CORYLLOS, P.N.: The mechanics and biology of tuberculous cavities. Amer. Rev. Tuberc. **33**, 639 (1936).

CORYLLOS, P.N., BIRNBAUM: Bronchial obstruction, its relation to atelectasis, bronchopneumonia and lobar pneumonia. Amer. J. Roentgenol. **22**, 401 (1929).

COSIC, G.: Silicosis with short exposure time. Bol. Sanit. Panam. **70**, 330 (1971).

COTTE, L., DELORD, M., LÈDOUX, A., MARIN, A.: Tuberculose et pneumoconioses le point de vue de l'expert devant un compte rendu anatomo-pathologique. Rev. Tuberc. (Paris) **30**, 678 (1966).

COTTE, L., MARTIN, A., EDOUX, A., DELORD, M.: Silicose et tuberculose l'expert devant les resultats d'un examen anatomo-pathologique. Ann. Med. Leg. (Paris) **47**, 579 (1967).

COURY, C., CONSTANS, P., DE SAXCE, H.: Serv. Pneumo Phtisiol., Hotel Dieu, Paris. Rev. Tuberc. (Paris) **34/4**, 531 (1970).

CRAIG, D.R.: The Logetron. Phot. Eng. **5**, 219 (1954).

CRAIL, W.H., ALT, H.L., NADLER, W.H.: Myelofibrosis associated with tuberculosis. A report of 4 cases. Blood **3**, 1426 (1948).

CROFTON, J.: Sputum conversion and the metabolism of isoniazid. Amer. Rev. Tuberc. **77**, 869 (1958).

CROFTON, J.: III. Internat. Kongr. f. Chemotherapie, Stuttgart 1963; zit. nach SCHAICH, W.: Das Rezidiv nach konservativer Behandlung der Lungentuberkulose. Prax. Pneumol. **18**, 334 (1964).

CROFTON, J., DOUGLAS, A.: Respiratory Diseases. Oxford and Edinburgh: Blackwell 1969.

CROFTON, J., FRENCH, E.B., SANDLER, A.: Hypokalaemia in tuberculosis. Tubercle (Lond.) **37**, 81 (1956).

CROW, H.E., CORPE, R.F., SMITH, C.E.: Is serious pulmonary disease caused by nonphotochromogenic („atypical") acidfast mycobacteria communicable? Dis. Chest **39**, 372 (1961).

CULVER, G.J., CONCANNON, J.P., MAC MANUS, J.E.: Tuberkulome der Lunge. Amer. J. Thorac. Surg. **20**, 798 (1950).

CZARNECKI, R.: Röntgenatlas frühtuberkulöser Veränderungen im Hilus bei systematischen Standard-Queraufnahmen. Leipzig: Thieme 1936.

DADDI, G.: Aspetti batteriologici delle recidive nella tubercolosi. Schweiz. Z. Tuberk. **12**, 352 (1955).

DAEHLER, CH.: Fünf Fälle von konnataler Tuberkulose. Die Möglichkeit der Sterilisatio magna durch intensive Frühtherapie in einem Falle von konnataler Deglutinationstuberkulose. Beitr. Klin. Tuberk. **139**, 40 (1969).

DALGLEISH, P.G., ANSELL, B.M.: Anaphylactoid purpura in pulmonary tuberculosis. Brit. med. J. **1950 I**, 225.

DALLY, J.F.H.: On the use of the Roentgen rays in the diagnosis of pulmonary disease. Lancet **1903 I**, 1800.

DANZER, W.: Das Spätrezidiv der Lungentuberkulose. Tuberk.-Arzt **14**, 285 (1960).

DAVID, M., ROSIN, A.: Tuberkulöse Superinfektion auf dem Wege über die Bindehaut. In: Zbl. ges. Tuberk.-Forsch. **71**, 33 (1956).

DAVIES, D.: Lungenfibrosen mit Kavernen, eine Tuberkulose vortäuschend. Tubercle (Lond.) **51**, 246 (1970).

DAVSON, J.: J. Path. Bact. **49**, 483 (1939); zit. nach SPENCER, H.: Pathology of the Lung. Oxford-London-New York-Paris: Pergamon Press 1962.

DAWBORN, J.K., COWLING, D.C.: Disseminated tuberculosis and bone marrow dyscrasias. Austr. Ann. Med. **10**, 230 (1961).

DEBARGE, A., WILLOT, H., LENOIR, L., MULLER, M., MULLER, P.H.: Difficultes du diagnostic histologique de la silico-tuberculose. Ann. Med. Leg. (Paris) **47**, 591 (1967).

DECHOUX, J.: La tuberculose chez les pneumoconiotiques des houillères du bassin de Lorraine. Etude radio-clinique. Rev. méd. Suisse rom. **88**, 99 (1968).

DECKER, K., BACKMUND, H.: Angiographie des Hirnkreislaufes. Stuttgart: Thieme 1968.

DEIST, H.: Die Differentialdiagnose und Behandlung der Pleuritis. Dtsch. med. Wschr. **77**, 1155 (1952).

DEIST, H., KRAUSS, H.: Die Tuberkulose. Stuttgart: Enke 1951.
DELAND, H., WAGNER, JR., H.N.: Atlas of Nuclear Medicine. Vol. 2. Philadelphia-London-Toronto: Saunders 1970.
DELARUE, J.: Les formes anatomo-cliniques des „granulies" pulmonaires. Paris: Masson 1930.
DELARUE, J., DAUSSY, M., ABELANET, R.: La vascularisation des poumons tuberculeux. XVe Congrès national de la Tuberculose, Lyon, 1966. Un vol. Paris: Masson.
DELARUE, N.C., WOOLF, C.R., STRASBERG, S.M.: The surgical treatment of pulmonary emphysema. Canad. med. Ass. J. **93**, 629 (1965).
DEL FABBRO, V., DOGLIONI, L., MENOZZI, V.: Ulteriore contributo al problema dell'associazione silicosi-cancro broncopulmonare. Lotta Tuberc. **40**, 241 (1970).
DELOFF, L.: Results of therapy of patients with silico tuberculosis. Gruzlica **33**, 997 (1965).
DELORD, M., COTTE, L., LEDOUX, A., MARIN, A.: Avenir eloigne des silicoses affirmees seulement apres un examen anatomo-pathologique de piece d'exerese pour tuberculose. J. franç. Méd. Chir. thor. **26**, 169 (1972).
DEMOLE, M., RENTCHNICK, P.: Facteurs pathogeniques de la tuberculose des gastrectomises. Gastroenterologia (Basel) **17**, 84 (1955).
DENARDO, G.L., BRODY, J.S., LEACH, P.J., BOWES, D.J., GLAZIER, J.B.: Comparison of the pulmonary distribution of Xe^{133} solution and I^{131} MAA, abstract ed. J. nucl. Med. **8**, 344 (1967).
DENCK, H.: Differentialdiagnose des Lungeninfarktes, gezeigt an operierten Fällen. Beitr. Klin. Tuberk. **137**, 315 (1968).
DENIS, R., HEUDTLASS, MARTI: Zit. nach REINHARDT, K.: Das Mycetom. Stuttgart: Enke 1967.
DERSCHEID, G., TOUSSAINT, P.: Necroses tuberculeuses et cavernes pulmonaires, processus de guérison. Presse méd. **45**, 1739 (1937).
Deutsches Zentralkomitee zur Bekämpfung der Tuberkulose: Gesichtspunkte zur Nomenklatur bei der Begutachtung der Tuberkulose. Neufassung 1966.
Deutsches Zentralkomitee zur Bekämpfung der Tuberkulose. Informationsbericht: Die Tuberkulose 1967—1969. Hamburg 1972.
DI BIASI, W.: Die pathologische Anatomie der Silikose. Beitr. Silikose-Forsch. **3**, 1 (1949).
DI BIASI, W.: Zur pathologischen Anatomie der Silikose. Verh. dtsch. Ges. Path. **33**, 371, Aussprache 385 (1949).
DI BIASI, W.: Die pathologische Anatomie der Silikose und Silikotuberkulose. Tuberk.-Arzt **7**, 343 (1953).
DI BIASI, W.: Die pathologisch-anatomische Begutachtung der Silikose und Silikotuberkulose auf Grund der 5. Verordnung. Verh. dtsch. Ges. Arbeitsschutz **1**, 24 (1953).
DI BIASI, W.: Die pathologische Anatomie der Silikose und Silikotuberkulose und ihre Bedeutung für die Röntgendiagnostik. Radiologe **5**, 113 (1965).
DICKMANS, H., FRITZE, E.: Das Caplan-Syndrom (Arthritis bei Silikose). Verh. dtsch. Ges. inn. Med. **65**, 411 (1959).
DICKMANS, H.: Rundherdpneumokoniose bei Bergleuten. Med. Welt **1960**, 1276.
DIEHL, K.: Das Erbe als Formgestalter der Tuberkulose. Experimente über die Tuberkulose bei Kaninchen. Leipzig: Barth 1941.
DIEHL, K.: Die Anlage zur Tuberkulose. Biol. Zbl. **66**, 11/12, 345 (1947).
DIEHL, K.: Gestaltungsfaktoren bei der Tuberkulose. In: Handbuch der Tuberkulose. Bd. 1, S. 519. Stuttgart: Thieme 1958.

DIEHL, K., v. VERSCHUER, O.: Zwillingstuberkulose I. Jena: Fischer 1933.
DIEHL, K., v. VERSCHUER, O.: Der Erbeinfluß bei der Tuberkulose. Zwillingstuberkulose II. Jena: Fischer 1936.
DIEHL, R.: Beitrag zur Klinik der progressiven Durchseuchungsperiode bei der Tuberkulose. Beitr. Klin. Tuberk. **62**, 356 (1926).
DIENELT, J.: An attempted analysis of the causes of overestimation of photofluorograms. Rozhl. Tuberk. **24**, 682 (1964).
DI GUGLIELMO, L., CHIAPPA, S., CITRONI, G.A.: Les bronches dans la silicose. Etude bronchographique et bronchoscopique. Bronches **7**, 369 (1957).
DI GUGLIELMO, L., CITRONI, G.A., CHIAPPA, L.S.: Le compressioni linfoghiandolari in broncografia. Raffronto con i reperti broncoscopie. Minerva med. **2**, 672 (1955).
DIJKMAN, J.H.: The influence of viral infections of the respiratory passages on the course of primary pulmonary and hilar tuberculosis in children. Select. Papers **10**, 5 (1967).
DINES, D.E., CLAGETT, O.T.: Huge pulmonary artery presenting as primary bronchogenic carcinoma. Dis. Chest **48**, 331 (1965).
DI RIENZO, S.: Radiologic Exploration of the Bronchus. Springfield/Ill.: Thomas 1949.
DISSMANN, E.: persönl. Mitteilung.
DOGLIONI, L., RUSSO, G.: Contributo anatomo-clinico alla mediastinopatia silicotica. Sindrome mediastinica in silico-tuberculotico. Rif. Anat. pat. **26**, 424 (1964); ref. nach Zbl. Tuberk. **101**, 356 (1966/67).
DOLLERY, C.T.: Zit. nach FRASER, R.G.: Diagnosis of Diseases of the Chest. Philadelphia-London-Toronto: Saunders 1970.
DOLLERY, C.T., WEST, J.B.: Regional uptake of radioactive oxygen, carbon monoxide and carbon dioxide in the lungs of patients with mitral stenosis. Circulat. Res. **8**, 765 (1960).
DOERFEL, G.: Resektionsbehandlung der Silikotuberkulose und anderer mit Silikose kombinierter Lungenerkrankungen. Beitr. Klin. Tuberk. **126**, 271 (1963).
DOERING, P., LORENZ, B.: Der Nachweis von Lungenembolien mit ^{131}J-Albuminpartikeln. Dtsch. med. Wschr. **92**, 239 (1967).
DORNHORST, A.C., PIERCE, J.W.: Pulmonary collaps and consolidation. J. Fac. Radiol. **5**, 276 (1954).
DOERR, F., STORCK, U., WOLF, R., REINER, B.: Der kleine Kreislauf bei Mitralvitien im Lungenszintigramm. Fortschr. Röntgenstr. **108**, 285 (1968).
DOERR, F., WOLF, R., BROCK, R., STORCK, U.: Zur Beurteilung der Lungendurchblutung mit Hilfe der Lungenszintigraphie. Fortschr. Röntgenstr. **106**, 34 (1967).
DOESEL, H.: Zum Bronchiallymphknoteneinbruch im Ablauf der Primärtuberkulose und seiner Behandlung. Tuberk.-Arzt **17**, 543 (1963).
DOESEL, H.: Die Klinik der Lungentuberkulose der Jugendlichen. Prax. Pneumol. **18**, 729 (1964).
DOUGLAS, B.H., PINNER, M., WOLEPOR, B.: Acute subapical versus insidious apical tuberculosis. Amer. Rev. Tuberc. **19**, 153 (1929); **21**, 305 (1930); **31**, 162 (1935).
DOYLE, W.M., EVANDER, L.C., GRUFT, H.: Pulmonary disease caused by Mycobacterium xenopei. Amer. Rev. resp. Dis. **97**, 919 (1968).
DUBARRY, J.-J., CHARLES, J., BERNARD, J.-P., FAIVRE, J., DUBARRY, E., MINEUR, P.: Tuberculose gastrique avec syndrome clinique ulcériforme chez deux sujets de sonche ulcéreuse. Arch. Franc. Mal. Appar. Dig. **56/5**, 435 (1967).

Dufourt, A.: Les primo-infections tuberculeuses malignes de l'adulte. Presse méd. **54**, 558 (1946).
Dufourt, A., Depierre, A.: Klinik des Tracheobronchialdrüsendurchbruchs. Ergebn. ges. Tuberk.- u. Lung.-Forsch. Bd. XII. Stuttgart: Thieme 1954.
Dufourt, A., Mounier-Kuhn, P.: Primo-infections et bronchoscopie; contribution a la pathogénie des épituberculosis. Paris méd., January 1946.
Düggeli, H.: Beitrag zur Lungenatelektase unter besonderer Berücksichtigung der Atelektase als Begleiterscheinung des tuberkulösen Primärkomplexes. Beitr. klin. Tuberk. **97**, 219 (1942).
Dumitresku, N., Bercha, O.: Perforations broncho-nodulaires réitérées lors de l'adénite caséeuse chronique chez des adultes. Probl. Tuberc. (Mosk.) **40**, 29 (1962).
Dunbar, J.S., Skinner, G.B., Wortzman, G., Stuart, J.R.: An investigation of effects of opaque media on the lungs with comparison of barium sulfate, lipiodol and Dionosil. Amer. J. Roentgenol. **82**, 902 (1959).
Dünner, L.: Klinisch-röntgenologische Differentialdiagnostik der Lungenkrankheiten. Stuttgart: Enke 1958.
Duroux, A., Jarniou, P.: Note préliminaire sur le pronostic des infiltrats arrondis tuberculeux du poumon. Rev. Tuberc. (Paris) **16**, 555 (1952).
Duroux, A., Jarniou, A., Ougier, Granetier: Mycose pulmonaire provoquée par les antibiotiques. Bull. Soc. méd. hp. (Paris) **70**, 611 (1954).
Dyes, O.: Bronchien im Röntgenbild. 1. Ableitungsbronchus. 2. Boecksches Sarkoid. 3. Peribronchiale Metastasen. Beitr. Klin. Tuberk. **96**, 420 (1941).
Dyskin, V.P., Kartanbaev, A.K.: Lobectomy for pulmonary hemorrhage in cavernous silicotuberculosis. Probl. Tuberk. **43**, 84 (1965).

Ebertseder, A.W.: Die Aspergilluserkrankung der Lunge. Münch. med. Wschr. **109**, 1167 (1967).
Ebstein, W.: Arch. Anat. Physiol. **1866**, 238. Zit. nach v. Smekal, P., Pappas, A.: Über die Häufigkeit einer aktiven Lungentuberkulose und erworbenen Herzklappenfehlern unter Berücksichtigung der hämodynamischen Verhältnisse. Med. Welt **1965**, 1559.
Eckel, H.: Spontanpneumothorax bei Silikose. Beitr. Silikose-Forsch. **84**, 1 (1965).
Eckel, H.: Ätiopathogenese und Prognose des Spontanpneumothorax. Lebensversicher.-Med. **18**, 12 (1966).
Ecknigk, R., Blaha, H.: Wandel der Tuberkulose. Münch. med. Wschr. **114**, 1001 (1972).
Editorial: The new photography. Brit. med. J. **1896 I**, 289.
Editorial: Die Tuberkulosemortalität, exakt analysiert. Lancet **1971 I**, 1167.
Editorial: Tod an Tuberkulose. Brit. med. J. **1971 II**, 419.
Edsall, J., Collins, J.G., Gray, J.A.C.: The reactivation of tuberculosis in New York City in 1967. Amer. Rev. resp. Dis. **102**, 725 (1970).
Ehring, F.: Wandlung in Klinik und Bakteriologie der Halslymphknotentuberkulose. Dtsch. med. Wschr. **2**, 62 (1967).
Ehring, F.: Artifizielle Superinfektion mit Tuberkulose unter INH-Behandlung. **23**, 256 (1969).
Ehring, F., Pulicottil, M.U.: Die Verbreitung der Halslymphknotentuberkulose in Westfalen-Lippe nach Tilgung der Rindertuberkulose. Prax. Pneumol. **20**, 633 (1966).
Ehrner, L.: Perforation tuberkulöser Lymphdrüsen nach den Bronchien, ein wichtiger Faktor in der Pathogenese der Lungentuberkulose. Svenska Läk.-Tidn. **47**, 997 (1950).
Ehrner, L.: Perforation of tuberculous lymph nodes to the bronchi. Acta tuberc. Scand. **24**, 489 (1951).
Eliasberg, H., Neuland, W.: Die epituberkulöse Infiltration der Lunge bei tuberkulösen Säuglingen und Kindern. Jb. Kinderheilk. **93**, 88 (1920).
Ellis, R.H.: Disease of the right middle lobe in pneumoconiosis. Brit. J. Dis. Chest **58**, 169 (1964).
Ellis, R.H., Makomaski, J.: Further observations on tuberculosis of the right middle lobe in simple pneumoconiosis. Brit. J. Dis. Chest **61**, 144 (1967).
Eloesser, L.: Bronchial stenosis in pulmonary tuberculosis. Amer. Rev. Tuberc. **1934**, 123.
Emden, A. von der: Differentialdiagnose der Lungenzeichnung. Radiologe **9**, 265 (1969).
Emery, J.L., Gibbs, N.: Miliary tuberculosis of the bone marrow, with particular reference to the possibility of diagnostic aspiration biopsy. Brit. med. J. **1954 II**, 842.
Endes, J., Medgyesi, F., Szuk, B.: A case of esophageal alteration imitating tuberculous caverne. Tuberk. Tudobet. **23**/10, 309 (1970).
Engel, St.: Lokalisation und röntgenologische Darstellung des tuberkulösen Primärherdes in der Lunge. Ergebn. ges. Tuberk.- u. Lung.-Forsch. **1**, 535 (1930).
Engel, St.: Die Lunge des Kindes, Wachstum, Anatomie, Physiologie und Pathologie in den verschiedenen Altersperioden. Stuttgart: Thieme 1950.
Engel, St.: Die Muskulatur der Lunge. Tuberk.-Arzt **3**, 63 (1949).
Engel, St., v. Pirquet, C.: Handbuch der Kindertuberkulose. Leipzig: Thieme 1930.
Engel, St., Pirquet, C.: Zit. nach Blaha, H.: Schichtbilder von Bronchialveränderungen bei der Lungentuberkulose. Stuttgart: Thieme 1954.
Enjalbert, L.: Problèmes posées par les mycoses en pneumologie. Diagnostic biologique de l'aspergillose bronchopulmonaire. Toulouse méd. **1959**, 531.
Entz, A., Mark, J., Roka, G.: Ulcuskrankheit und Lungentuberkulose. Tuberk.-Arzt **13**, 834 (1959).
Eppinger, H.: Handbuch der pathologischen Anatomie, Bd. 2, S. 293. 1880.
Erdös, Z., Prém, G., Sorócz, G.: Durch Tauma ausgelöste Rezidive einer seit 5 Jahren geheilten Meningitis-Tbc. Gyermekgyógyászat **10**, 379 (1959).
Erichson, K.: Die Bronchus-Tuberkulose und der Bronchiallymphknoteneinbruch im Rahmen der Pathogenese der Tuberkulose. Ärztl. Wschr. **8**, 825 (1953).
Erwin, G.S.: Massive or absorption collaps in pulmonary tuberculosis. Brompton Hosp. Rep. **8**, 43 (1939).
Eschapasse, H. et al.: 3 nouveaux cas d'aspergillose broncho-pulmonaire. J. franç. Méd. Chir. thorac. **14**, 209 (1961).
Espersen, E.: Corticosteroids and pulmonary tuberculosis. Activation of four cases. Acta tuberc. scand. **43**, 1 (1963) u. Ugeskr. Laeg. **125**, 693 (1963).
Espinoza, J.: Tuberculosis infantil. Rev. chil. Pediatr. **21**, 385, 509 u. 551 (1950).
Esser, C.: Zur Frage des unterschiedlichen Verhaltens bestimmter Lungenabschnitte. Klin. Wschr. **1950**, 81.
Esser, C.: Topographische Ausdeutung des Bronchialbaumes im Röntgenbild. Stuttgart: Thieme 1951.
Esser, C.: Röntgenologie der Lungentuberkulose. In: Ärztliche Praxis. München: Banaschewski 1957.
Esser, C.: Topografische Ausdeutung der Bronchien im Röntgenbild. Stuttgart: Thieme 1957.
Esser, C.: Segmentpathologie der Lunge. Wien. med. Wschr. **106**, 871 (1956).

ESSER, C.: Die Erfaßbarkeit der Bronchien im Tomogramm. Münch. med. Wschr. **102**, 434 (1960).
ESSER, C.: Die klinisch-röntgenologische Bedeutung der Lungensegmente. Z. Tuberk. **115**, 290 (1961).
ESSER, C.: Der Hilus des Erwachsenen im Röntgenbild. Prax. Pneumol. **23**, 743 (1969).
EULE, H., EWERT, E.G.: Die Bedeutung der Restkavernen nach erreichter Sputumkonversion. Z. Tuberk. **125**, 168 (1966).

FAASS, W.: Zur Erkennung und Behandlung der Bronchustuberkulose. Dtsch. med. Wschr. **76**, 1080 (1951).
FALK, A.: Behandlungsergebnisse bei Miliartuberkulose bei 570 Soldaten und Veteranen. Amer. Rev. resp. Dis. **91**, 6 (1965).
FALKENHAUSEN, M. VON: Das Röntgenbild der akuten und chronischen Bronchitis. Fortschr. Röntgenstr. **29**, 586 (1922).
FARDOU, H.: Arteriographie bronchique sélective et ses applications pneumologiques. Toulouse: Titèse 1970.
FASANO, E., GASPARRI, O.: L'angiopneumocardiografia nella tbc pleuropulmonare. Nota III: Il fibrotorace. Riv. Pat. Clin. Tuberc. **24**, 3 (1951); ref. Zbl. ges. Tuberk.-Forsch. **59**, 3 (1951).
FAVEZ, G., SOLIMAN, O.: Die Röntgenuntersuchung der Lunge und des Mediastinums durch a.p.-Tomographie des um 55° um seine Längsachse gedrehten Patienten. Basel-New York: Karger 1966.
FAVIS, E.A.: Planigraphy (body section radiography) in detecting tuberculous pulmonary cavitation. Dis. Chest **27**, 668 (1955).
FEINE, U., ASSMANN, H., HILPERT, P.: Das Lungenszintigramm als Ergänzung des Lungenröntgenbildes. Fortschr. Röntgenstr. **105**, 458 (1966).
FEINE, U., ASSMANN, H., HILPERT, P.: Das Lungenperfusions-Szintigramm. Dtsch. med. Wschr. **93**, 1108 (1968).
FEINE, U., HILPERT, P.: Pneumologie. In: Nuklearmedizin – Funktionsdiagnostik (D. EMRICH, Hrsg.). Stuttgart: Thieme 1971.
FEINE, U., ZUM WINKEL, K.: Nuklearmedizin – Szintigraphische Diagnostik. Stuttgart: Thieme 1969.
FELD, I.: Zur Klinik der tuberkulösen Pleuraempyeme. Tuberk.-Arzt **3**, 219 (1949).
FELDMAN, W.H., BAGGENSTOSS, A.H.: The residual infectivity of the primary complex of tuberculosis. Amer. J. Path. **14**, 473 (1938).
FELIX, R., THURN, P., DÜX, A., WINKLER, C., GEISLER, P., BOLDT, C., AKHTAR, M.: Vergleichende Wertung des Informationsgehalts von Pulmonalisangiogramm, Lungenszintigramm und Blutgasanalyse. Fortschr. Röntgenstr. **107**, 585 (1967).
FELLMER, G.: Beiträge zur Ätiologie und Therapie des Spontanpneumothorax. Tuberk.-Arzt **5**, 337 (1951).
FELSON, B.: Fundamentals of chest roentgenology. Philadelphia: Saunders 1960.
FERRARI-SACCO, A., CAROLEI, P., MANZONE, P.: La silicotubercolosi. Minerva med. **50**, 3328 (1959).
FERRARIS, A.: Note di tecnica broncologica applicata ai silicotubercolotici. Rif. Pat. Clin. Tuberc. **32**, 448 (1959); ref. nach Zbl. Tuberk. **84**, 362 (1960).
FERRARIS, A., PAOLI, G.: Il quadro broncoscozico della silicotubercolosi. Lotta c. Tuberc. **29**, 1021 (1959); ref. nach Zbl. Tuberk. **85**, 93 (1960).
FERRARIS, A., PAOLI, G.: Il quadro broncografico della silicotubercolosi. Lotta c. Tuberc. **29**, 1031 (1959); ref. nach Zbl. Tuberk. **85**, 93 (1960).

FEUCHTINGER, O.: Über die Differentialdiagnose zwischen primären Lungentumoren und Lungentuberkulose und die Bedeutung der Tuberkulose für die Schaffung eines präcancerösen Zustandes. Z. Tuberk. **77**, 81 (1937).
FILIPEC, L.: Tuberkulose in der Pubertät. Tuberkuloza **16**, 412 (1964).
FINGERLAND, A.: Pathologisch-anatomische Kriterien der Aktivität und Inaktivität. Z. Tuberk. **119**, 32 (1963).
FINGERLAND, A., SKRIVANEK, O., MYDLIL, F., PROCHAZKA, J.: Lungenaspergillome. Z. Tuberk. **113**, 284 (1959).
FINKE, W.: Chronic pulmonary disease as a possible etiologic factor in lung cancer. Int. Rec. Med. **169**, 61 (1956).
FINKE, W.: Chronic pulmonary diseases in patients with lung cancer. N.Y. St. J. Med. **58**, 3783 (1958).
FINKLER, E.: Pleuritis exsudativa und spätere Tuberkulose-Erkrankung. Schweiz. Z. Tuberk. **4**, 372 (1947).
FINKLER, E.: Exogene Superinfektion mit chemoresistenten Bazillen. Schweiz. Z. Tuberk. **14**, 372 (1957).
FISCHER, D.A., LESTER, W., SCHAEFER, W.B.: Infections with atypical Mycobacteria. Five years' experience at the National Jewish Hospital (Denver). Amer. Rev. resp. Dis. **98**, 29 (1968).
FISCHER, E.J.: Diagnostik und. Bedeutung der Lymphknoteneinbrüche in das Bronchialsystem. Schweiz.- med. Wschr. **83**, 999 (1953).
FISCHER, F.K.: Die Darstellung des Bronchialbaums mit wasserlöslichem Kontrastmittel. Schweiz. med. Wschr. **1948**, 1025.
FISCHER, F.K.: Technik, Indikationen und Ergebnisse der Bronchographie mit wasserlöslichem viscösem Kontrastmittel (Joduron B). Schweiz. med. Wschr. **1950**, 723.
FISCHER, F.K.: In Lehrbuch der Röntgendiagnostik (H.R. SCHINZ, W.E. BAENSCH, E. FRIEDL, E. UEHLINGER, Hrsg.), Bd. III, Innere Organe. Stuttgart: Thieme 1952.
FISCHER, P.A.: Pathologische Anatomie progressiver tuberkulöser Rundherde. Beitr. Klin. Tuberk. **115**, 310 (1956).
FISCHER, P.A.: Rückbildungserscheinungen an tuberkulösen Rundherden. Beitr. Klin. Tuberk. **116**, 183 (1956).
FISCHER, W.: Kombination von Lymphogranulomatose, Tuberkulose und malignem Tumor in Lunge und Lymphknoten. Zbl. Path. **86**, 257 (1950).
FISH, R.H., PAGEL, W.: The morbid anatomy of epituberculosis. J. Path. Bact. **47**, 593 (1938).
FITZEK, M., RÖHLAND, D.: Generalisiertes Vorkommen von Mycobacterium kansasii bei einem Fall von M. HODGKIN. Prax. Pneumol. **26**, 543 (1972).
FLAKE, C.G., FERGUSON, C.F.: Tracheography and bronchography in infants and children. Pediat. Clin. N. Amer. **2**, 279 (1955).
FLATZEK-HOFBAUER, A.: Kommen und Gehen der Tuberkulose. Eine epidemiologische Studie. Leipzig 1931.
FLEISCHNER, F.: Lobäre und interlobäre Lungenprozesse. Fortschr. Röntgenstr. **30**, 181 u. 441 (1923).
FLEISCHNER, F.: Beitrag zur Frage der exsudativen Form der Lungentuberkulose. Beitr. Klin. Tuberk. **61**, 442 (1925).
FLEISCHNER, F.: Die lamelläre Pleuritis. Fortschr. Röntgenstr. **36**, 120 (1927).
FLEISCHNER, F.: Die Röntgendiagnose der Lungentuberkulose. In: Die Klinik der Tuberkulose Erwachsener (W. NEUMANN, Hrsg.). Wien: Springer 1930.
FLEISCHNER, F.: Heilungsvorgänge und Heilungsnachweis der Lungentuberkulose im Röntgenbilde. Ergebn. ges. Tuberk.- u. Lung.-Forsch. **1**, 195 (1930).
FLEISCHNER, F.: Atelektase und Lungentuberkulose. Beitr. Klin. Tuberk. **85**, 313 (1934).

FLEISCHNER, F.: Atelektase und atelektatische Pneumonie bei Durchbruch eines tuberkulösen Drüsenherdes in den Bronchus. Beitr. Klin. Tuberk. **86**, 72 (1935).

FLEISCHNER, F.: Stenosen und Perforationen der großen Bronchien in ihrer Bedeutung für die Lungenpathologie. Wien. klin. Wschr. **31** u. **32** (1935).

FLEISCHNER, F.: Die tuberkulöse Bronchostenose und ihre Unterscheidung vom Bronchuskarzinom. Beitr. Klin. Tuberk. **87**, 553 (1936).

FLEISCHNER, F.: Epituberkulose, tuberkulöse Infiltrierung und Atelektase. Möglichkeiten und Grenzen ihrer Unterscheidung. Röntgen-Forsch. **56**, Beih. 2, 17 (1937).

FLEISCHNER, F.: Heilungsvorgänge und Heilungsnachweis der Lungentuberkulose im Röntgenbilde. Ergebn. ges. Tuberk.- u. Lung.-Forsch. **1**, 195 (1939).

FLEISCHNER, F.: The visible bronchial tree. Radiology **50**, 184 (1948).

FLEISCHNER, F.G.: Pulmonary embolism. Canad. Med. Ass. J. **78**, 653 (1958).

FLEISCHNER, F.G.: Pulmonary embolism. Clin. Radiol. **13**, 169 (1962).

FLEISCHNER, F.G.: Recurrent pulmonary embolism and cor pulmonale. New England J. Med. **276**, 1213 (1967).

FLEISCHNER, F.G.: Roentgenology of pulmonary infarct. Semin. Roentgenol. **2**, 61 (1967).

FLEMING, H.A., BAILEY, S.M.: Massive pulmonary embolism in healthy people. Brit. med. J. **1966 I**, 1322.

FLETCHER, B.D., DONNER, M.W.: The use of full-chest tomography in the roentgenographic evaluation of pulmonary embolism. Dis. Chest **54**, 1 (1958).

FLÜCKINGER, G.: Bestehen Beziehungen zwischen Tuberkulose von Geflügel und von Säugern? Schweiz. Arch. Tierheilk. **105**, 423 (1963); zit. nach Zbl. ges. Tuberk.-Forsch. **95**, 290 (1964).

FOGH, J., EDELING, C.J.: ^{67}Ga scintigraphy of malignant tumors. In: Gasteiner Internationales Symposion 1972, B. 10, S. 492. München-Berlin-Wien: Urban & Schwarzenberg 1973.

FORBES, G.B.: Non-reactive tuberculosis in a cortisone treated patient. Tubercle **42**, 233 (1961).

FORSCHBACH, G.: Die Ursachen des Tuberkuloserezidivs und die Prognose des Rezidivrisikos. Prax. Pneumol. **27**, 412 (1973).

FORSCHBACH, G., KIELWEIN, G., DEDIE, K.: Kritische Stellungnahme zum Nachweis des M. avium in vom Menschen stammenden Untersuchungsmaterial. Prax. Pneumol. **19**, 204 (1965); zit. nach Zbl. ges. Tuberk.-Forsch. **99**, 59 (1965).

FOERSTER, A.: Handb. spez. pathol. Anat., Bd. II, 1863. Zit. nach WURM, H.: Tuberkulose und Atelektase. Ergebn. ges. Tuberk.- u. Lung.-Forsch. **12**, 121 (1954).

FOSSATI, C.: Considerazioni sulla tuberculose pulmonare pre- e postresezione gastrica Arch. Sci. med. (Torino) **120**, 1 (1965).

FOSSATI, C.: Reumatismo articular y tuberculosis pulmonar. Consideraciones sobre las relaciones entre las dos enfermedades. Arch. Tisiol. (Caramulo) **13**, 1 (1966).

FOSSATI, C.: Association diabete tuberculose pulmonaire. Diabete (Le Raincy) **17/4**, 261 (1969).

FOUNTAIN, J.R.: Blood changes associated with disseminated tuberculosis. Report of 4 fatal cases with a review. Brit. med. J. **1954 II**, 76.

FOUSHEE, J.H.S., NORRIS, F.G.: Pulmonary aspergillosis. A case report. J. thorac. Surg. **35**, 542 (1958).

FOURRIER, CHR.: Une nouvelle méthode d'exploration pulmonaire. Des tomographies en P.O.A. Nantes: Thèses 1958.

FOVINO, G.N., PONTIGGIA, P.: L'associazione silico-tubercolare. Contributo allo studio isto-patologico della lesione tubercolare in terreno pneumoconiotico. Ann. med. Sondalo **11**, 327 (1963).

FOWLER, W.C.: Diagnosis assessment and treatment of the minimal lesion. In: Modern practice in tuberculosis (T.H. SELLORS, J.L. LIVINGSTONE, Eds.). London: Butterworth 1952.

FRANCHINI, C., FODDAI, G., DUCHI, G.: Considerazioni sulle calcificazioni nodulari a guscio intraparenchimali nei silicotici e nei silico-tbc. Ann. med. Sondalo **9**, 10 (1961).

FRASER, H.S., MACLEOD, W.M., GARNETT, E.S., GODDARD, B.A.: Lung scanning in the preoperative assessment of carcinoma of the bronchus. Amer. Rev. resp. Dis. **101**, 349 (1970).

FRASER, R.G.: Measurements of the calibre of human bronchi in three phrases of respiration by cinebronchography. J. Canad. Ass. Radiol. **12**, 102 (1961).

FRASER, R.G., BATES, D.V.: Body section roentgenography in the evaluation and differentiation of chronic hypertrophic emphysema and asthma. Amer. J. Roentgenol. **82**, 39 (1959).

FRASER, R.G., PARÉ, J.A.P.: Diagnosis of Diseases of the Chest. Vol. I and II. Philadelphia-London-Toronto: Saunders 1970.

FRED, H.L., BURDINE, J.A., GOUZELER, D.A., LOCKHART, R.W., PEABODY, C.A., ALEXANDER, J.K.: Lung scanning in pulmonary thromboembolism. New Engl. J. Med. **275**, 1025 (1966).

FREERKSEN, E.: Der Superinfektionsschutz bei der Tuberkulose. Dtsch. med. Wschr. **84**, 1533 u. 1617 (1959).

FRÉOUR, P.: Etude clinique de la tuberculose pulmonaire des personnes âgées. Bull. int. Un. Tuberc. **32**, 210 (1962).

FRÉOUR, P., GERMOICTY, J., ROGER, P.: L'évolution des primo-infections tuberculeuses despuis vingt ans. Rev. Tuberc. **25**, 1227 (1961).

FRÉOUR, P., SERISÉ, M.: Les tuberculeuses minimes: Conduite diagnostique et thérapeutic. Sem. Hôp. Paris **34**, 394 (1958).

FREY, E.: Initialpleuritis und Tuberkulose. Tuberk.-Arzt **6**, 533 (1952).

FRICKE, K.F.: Kritische Bemerkungen zur Röntgendiagnostik der Lungentuberkulose. Z. Tuberk. **95**, 35 (1950).

FRIDRICH, D.: Rozhl. Tuberk. **21**, 758 (1961); zit. nach NEUMANN, G.: Wiedererkrankung nicht überwachter Tuberkulöser. Prax. Pneumol. **23**, 473 (1969).

FRIDRICH, D.: Relationship between calcified primary lung foci and post-primary pulmonary tuberculosis. Rozhl. Tuberk. **26**, 630 (1966).

FRIEDEL, H.: Bronchologische Technik im Kindesalter. Beitr. Klin. Tuberk. **118**, 120 (1958).

FRIEDEL, H.: Die endobronchiale Kavernenplombenbehandlung. Mschr. Tuberk.-Bekämpf. **5**, 119 (1962).

FRIEDEL, H.: Die endobronchiale Polmbierung der Kaverne. Beitr. Klin. Tuberk. **127**, 251 (1963).

FRIEDLÄNDER, C.: Cancroid in einer Lungencaverne. Fortschr. Med. **3**, 307 (1885).

FRIEDMANN, CH., MISCHKIN, S., LUBLINER, R.: Pulmonary resection for aspergillus abscess of the lung. Dis. Chest **30**, 349—350 (1956).

FRIEDRICH, E., BERGMANN, L.: Das Aspergillom in mikrobiologischer Sicht. Zbl. Bakt. Orig. **182**, 55 (1961).

FRIEDRICH, G.: Peripherer Lungenkrebs auf dem Boden pleuranaher Narben. Virchows Arch. **304**, 231 (1939).

FRIK, K.: Eine wesentliche Verbesserung der Durchleuchtungstechnik der Lungenspitzen. Klin. Wschr. **1**, 1938 (1922).

Frik, W.: Führt die Vergrößerungstechnik zu Fortschritten in der Tuberkulosetechnik? Beitr. Klin. Tuberk. **117**, 143 (1957/58).

Frimann-Dahl, J., Waaler, G.: Röntgenologische und pathologisch-anatomische Studien über den tuberkulösen Primärkomplex. Acta Radiol. **1936**, Suppl. 33.

Frisch, A., Böck, E.: Magenresektion und Lungentuberkulose. Wien. med. Wschr. **105**, 375 (1955).

Fritze, E.: Die Pneumokoniose der Ruhrbergleute. Zbl. Arbeitsmed. **16**, 172 (1966).

Frommhold, W.: Die Bronchographie in Intubationsnarkose. Fortschr. Röntgenstr. **75**, 419 (1951).

Frommhold, W., Gaul, K.E.: Selektive Bronchographie der apikalen Lungensegmente. Fortschr. Röntgenstr. **87**, 307 (1957).

Fronda, L., Lupescu, R., Petrescu, I., Wachtel, L.: Die Zonenlokalisierung der post-primären tuberkulösen Lungenprozesse. Zit. nach Bloedner, C.D.: Zur Frage der Altersdiagnostik tuberkulöser Lungenveränderungen im Röntgenbild Erwachsener. (im Druck).

Frostad, S.: Tuberculosis incipiens. Acta tuberc. scand. **1944**, Suppl. 13, 1.

Frostad, S.: The prognosis of tuberculous pleurisy. Acta med. scand. **139**, 341 (1951).

Frucht, H., Kunkel, P.: Pulmonary tuberculosis following gastric resection. Ann. Intern. Med. **46**, 696 (1957).

Fruhmann, G.: Neuere Untersuchungen zur Diagnose und Pathogenese des chronischen obstruktiven Emphysems. Wien med. Wschr. **11**, 605 (1966).

Fuchs, B.: Dual independent reading of medium size photofluorograms. Rozhl. Tuberk. **22**, 524 (1962).

Fumagalli, G., Bonsignore, G., Mannino, F.: Les bronchopathies des pneumoconioses. Épreuves fonctionelles respiratoires pur l'évaluation de la réversibilité de la symptomatologie. Bronches **14**, 435 (1965).

Gabus, P.: A propos de la fréquence des récidives de la tuberculose pulmonaire. Schweiz. Z. Tuberk. **14**, 292 (1957).

Gabus, P.: Silikose, Tuberkulose und Bronchialkarzinom gleichzeitig. Schweiz. Z. Tuberk. **16**, 10 (1959).

Gadd, C.B.: Chemoresistance and superinfection in two cases of tuberculosis in the same family. Nord. Med. **56**, 945 (1956).

Galushka, F.P.: The incidence of tuberculosis and coniotuberculosis among miners of several mines of the donetsk coal basin. Probl. Tuberk. **46**, 1 (1968).

Galy, P.: Epituberculose, atélectasie, disséminations pulmonaires bronchogènes d origin ganglionnaire au cours de la tuberculose primo-secondaire de l'enfant. Lyon: Thèse 1941.

Galy, P.: L'evolution des connaissances dans le domaine des affections respiratoires interessant les mineurs. Perspectives pratiques. Presse méd. **75**, 663 (1967).

Galy, P., Bérard, M., Arribehaute, P., Touraine, R.G., De Saint-Florent: Cavernes bulleuses. Documentation anatomo-clinique. Rev. Tuberc. (Paris) **17**, 1037 (1953).

Galy, P., Bérard, M., Dumarest, J.: Rev. Tuberc. (Paris) **12**, 678 (1948). Zit. nach Mangold, H.: Die Tuberkulome der Lunge. Acta Davos **13**, 1 (1954).

Galy, P., Charcosset, Jacouton, Puthod, Théocaris: Cancers bronchopulmonaires sous-pleuraux développés sur cicatrice. J. franç. Méd. Chir. thor. **12**, 518 (1958).

Galy, P., Juttin, P., Minette, A., Perrin, L.F., Roche, L., Routier, J.: Image pseudotumorale silicotique isolée, tuberculisation secondaire, exérèse chirurgicale. Sem. Hôp. Paris **32**, 849 (1956).

Galy, P., Minette, A., Perrin, L.F., Roche, L.: Silicose retardée ou tuberculose fibreuse atypique? A propos d'une observation anatomoclinique chez un ancien mineur de pyrite de fer. Sem. Hôp. Paris **32**, 837 (1956).

Galy, P., Toussaint, P.: Les bronchites tuberculeusescaséeuses, sténosantes et ectasiantes. Acta Tuberc. Belg. **42**, 428 (1951).

Galy, P., Voisin, C., Bérard, J., Grailles, M.: Avec la collaborat. de Prignot, J., Minette, A.: Les tuberculopneumoconioses. Paris: Masson 1968.

Ganguin, H.G.: Langzeitergebnisse einer Tuberkulosetherapie aus dem Bezirk Cottbus. Z. Erkr. Atmungsorg. **133**, 54 (1970).

Ganiev, K.G.: Distinctive features in the current clinical picture, course and cure of focal tuberculosis of the lungs in adolescents. Probl. Tuberk. **48**/12, 5 (1970).

Gaensler, E.A., Lindgren, I.: Amer. Rev. resp. Dis. **80**, 185 (1959). Zit. nach Lancaster, J.F., Tomshiefski, J.F.: Tuberkulose als Ursache des Emphysems. Amer. Rev. resp. Dis. **87**, 435 (1963).

Garavaglia, C.: Quadri radiologici delle pneumoconiosi. Minerva Radiol. **15**, 298 (1970).

Garegg, S.: The frequency of relapse in apical pulmonary tuberculosis. Acta tuberc. scand. **33**, 120 (1957).

Garland, L.H.: On the scientific evaluation of diagnostic procedures. Radiology **52**, 309 (1949).

Garland, L.H.: Studies on the accuracy of diagnostic procedures. Amer. J. Roentgenol. **82**, 25 (1959).

Garland, L.H., Cochrane, A.L.: Results of international test in chest roentgenogram interpretation. J. Amer. med. Ass. **149**, 631 (1952).

Garlick, W.L.: Bronchiectasis: observations upon seven hundred and five cases. Amer. Surg. **21**, 246 (1955).

Gärtner, H.: Die tierexperimentellen Grundlagen zur Frage der tuberkulösen Reinfektion. Beitr. Klin. Tuberk. **108**, 58 (1953).

Gaudino, F.: Le metodiche scintigrafiche nello studio delle modificazioni patologiche secondarie della vascolarizzazione polmonare. Chir. ital. **20**, 1695 (1968).

Gaul, K.E., Frommhold, W.: Ein neues Hilfsmittel für die gezielte Bronchographie. Fortschr. Röntgenstr. **77**, 613 (1952).

Gauld, W.R., Lyall, A.: Tuberculosis as a complication of diabetes mellitus. Brit. med. J. **1947**, 677.

Gebauer, A.: Anwendungsgebiete und Indikationen zur Röntgenfernsehdurchleuchtung. Röntgenpraxis **17**, 274 (1964).

Gebauer, A.: Bildverstärker-Fernsehdurchleuchtungen in der Lungendiagnostik. Beitr. Klin. Tuberk. **140**, 178 (1969).

Gebauer, A., Muntean, E., Stutz, E., Vieten, H.: Das Röntgenschichtbild. Stuttgart: Thieme 1959.

Gebauer, A., Schanen, A.: Das transversale Schichtverfahren. Stuttgart: Thieme 1955.

Gebhardt, M.: Fernsehdurchleuchtung und öffentliches Gesundheitswesen. Beitr. Klin. Tuberk. **140**, 189 (1969).

Geelen, E.E.M.: L'apparition de tuberculose active après corticothérapie. Lille Med. **9**, 118 (1964).

Gehlen, von: Morph. Jahrb. **85**, 186 (1940). Zit. nach Wurm, H.: Tuberkulose und Atelektase. Ergebn. ges. Tuberk.- u. Lung.-Forsch. **12**, 121 (1954).

Geissberger, M.: La perforation spontanée des ganglions trachéobronchiques caséfiés dans les bronches. Zürich: Thèse 1944.

Geissler, O.: Die erneute Zunahme der Tuberkulose in Deutschland. Beitr. Klin. Tuberk. **59**, 475 (1924).

GEISSLER, O.: Der Erfolgsnachweis in der Tuberkulosefürsorge. Beitr. Klin. Tuberk. **70** (1928).

GEISSLER, O.: Die Ursachen des Rückgangs der Tuberkuloseserblichkeit in den Kulturländern: Naturauslese und Gesundheitspflege. Ergebn. ges. Tuberk.- u. Lung.-Forsch. **7**, 31 (1935).

GELFAND, M., MORTON, S.A.: Silicosis in the gold mining industry in Rhodesia. Cent. Afr. J. Med. **16**, 32 (1970).

GELZER, J.: Über die peripheren Lungenkrebse im Bereich von Lungennarben. Virchow's Arch. **329**, 504 (1956).

GERBEAUX, J., COUVRCUR, J., SAINT-MARTIN, J.: Evolution du nodule tuberculeux au cours de la primo-infection de l'enfant traitée par les médicaments antituberculeux; 100 observations. Rev. Tuberc. (Paris) **30**, 461 (1966).

GERHARTZ, H.: Die Abgrenzung der Lungentuberkuloseformen nach klinischen, hauptsächlich röntgenologischen Zeichen. Beitr. Klin. Tuberk. **34**, 191 (1915).

GERNEZ-RIEUX, CH., BALGAIRIES, E., COLLET, A., FOURNIER, P.: La pneumoconiose des mineurs de charbon. L'excavation aseptique des fibroses massives. Les formes simples radiologiquement muettes. Press. méd. **63**, 1551 (1955).

GERNEZ-RIEUC, CH., BALGAIRIES, E., FOURNIER, P., VOISIN, C.: Une manifestation souvent méconnue de la pneumoconiose des mineurs: La liquéfaction aseptique des formations pseudo-tumorales. Sem. Hôp. Paris **34**, 1082 (1958).

GERNEZ-RIEUC, CH., BALGAIRIES, E., VOISIN, C., FOURNIER, P.: La place de la chirurgie d'exérèse dans le traitement de la pneumoconio-tuberculose du mineur de charbon. Poumon **16**, 235 (1960).

GERNEZ-RIEUX, CH., MARCHAND, M., MOUNIER-KUHN, P., POLICARD, A., ROCHE, L.: Broncho-Pneumopathies professionnelles. Paris: 1961.

GERSTL, B., WEIDMAN, W.H., NEWMANN, A.V.: Pulmonary aspergillosis. Report of two cases. Ann. intern. Med. **28**, 662 (1948).

GESZTI, J.: Warum beginnt die chronische Lungenschwindsucht meist in der rechten Lungenspitze? Beitr. Klin. Tuberk. **60**, 276 (1925).

GEUNS, H.A. VAN: 21. Internationaler Tuberkulosekongreß in Moskau, Juli 1971. Ref. nach NEUMANN, G.: Prax. Pneumol. **26**, 127 (1972).

GHEZZI, J., FINULLI, M.: Indagine sulle cause di morte di 2862 silicotici. Med. Lav. **56**, 779 (1965).

GHON, A.: Der primäre Lungenherd bei der Tuberkulose der Kinder. Berlin 1912.

GHON, A.: Über kavernöse Säuglingstuberkulose. Z. Tuberk. **43**, 3 (1925).

GHON, A., KUDLICH, H.: Zur Reinfektion bei der menschlichen Tuberkulose. Z. Tuberk. **41**, 1 (1925).

GHON, A., KUDLICH, H.: Die Eintrittspforten der Infektion vom Standpunkte der pathologischen Anatomie. In: Handbuch der Kindertuberkulose (ENGEL und PIRQUET, Hrsg.). S. 20. Leipzig 1930.

GHON, A., KUDLICH, H., SCHMIEDL, S.: Die Veränderungen der Lymphknoten in den Venenwinkeln bei Tuberkulose und ihre Bedeutung. Z. Tuberk. **46**, 197 (1926).

GHON, A., ROMAN, B.: Pathologisch-anatomische Studien über die Tuberkulose bei Säuglingen und Kindern. Sitzungsber. d. math.-naturw. Klasse d. kais. Akad. d. Wissensch., Abt. III. **121**, 5 (1912).

GIEGLER, G.: Zit. nach WURM, H.: In: HEIN, J., KREMER, W., SCHMIDT, W. l.c.

GIESE, W.: Der Zusammenhang der Pleuritis exsudativa der Primärinfektionsperiode mit einer nachfolgenden Lungentuberkulose. Tuberk.-Arzt **5**, 562 (1951).

GIESE, W.: Morphologische Ausdrucksformen exogener und endogener Tuberkulose. Beitr. Klin. Tuberk. **108**, 44 (1953).

GIESE, W.: Das Erscheinungsbild der Nachkriegstuberkulose vom pathologisch-anatomischen Standpunkt aus. Ergebn. ges. Tuberk.- u. Lung.-Forsch. **11**, 225 (1955).

GIESE, W.: Pathologische Anatomie und Pathogenese der Pleuritis exsudativa. Wien med. Wschr. **107**, 999 (1957).

GIESE, W.: Wandlungen der Tuberkulose unter dem Einfluß der Chemotherapie. Verh. dtsch. Ges. Path. **39**, 74 (1955).

GIESE, W.: Die Lungentuberkulose. In: Lehrbuch der speziellen pathologischen Anatomie (E. KAUFMANN, STAEMMLER, M., Hrsg.) S. 1721. Berlin: de Gruyter 1960.

GIESE, W.: Die pathologische Anatomie des Tuberkuloms. Beitr. Klin. Tuberk. **124**, 205 (1961/62).

GIESE, W.: Morphologische Grundlagen gestörter Lungenfunktion bei Pneumokoniosen. In: Fortschritte der Staublungenforschung (REPLOH, KLOSTERKÖTTER, Hrsg.). Dinslaken: Niederrheinische Druckerei 1962.

GIESE, W.: Beurteilung der Aktivität und Inaktivität der Lungentuberkulose vom Standpunkt des Pathologen. Tuberk.-Arzt **17**, 680 (1963).

GIESE, W.: Problematik der offenen Kavernenheilung. Thoraxchirurgie **13**, 111 (1965).

GIFFORD, L.M., POGGI, J.A., MAXON, F.C.: Concomitant miliary tuberculosis and acute glomerulonephritis. Amer. Rev. resp. Dis. **97/6** (I), 1118 (1968).

GIGON: In: BLAHA, H.: Endoskopie und Chirurgie. Med. Welt **23**, 1259 (1964).

GILSON, A.J., SMOAK: In: Pulmonary investigation with radionucleids. Springfield: Thomas 1970.

GINSBERG, A.S., OFFENSEND, F.L.: An application of decision theory to a medical diagnosis – treatment problem. IEEE Transactions on System Science and Cybernetics, Vol. SSC **4**, 3, 355 (1968).

GISSEL, H., SCHMIDT, P.G.: Die Lungentuberkulose. Stuttgart: Thieme 1949.

GIULIANO, V., ALIPERTA, A., SONAGLIONI, F., IODICE, F.: Sulle modalita di impianto dei microbatteri atipici nel polmone silicotico. (Indagini sperimentali.) Arch. Tisiol. **21**, 728 (1966).

GJERTZ, E.: Über „Frühinfiltrate" und „Frühkavernen" bei über 50 Jahre alten Lungentuberkulösen. Beitr. Klin. Tuberk. **73**, 23 (1930).

GLUCK, M.C., TWIGG, H.L., BALL, M.F., RHODES, P.G.: Shadows bordering the lung on radiographs of normal and obese persons. Thorax **27/2**, 232 (1972).

GOCHT: Zit. nach LOREY, A.: In: Handbuch der Tuberkulose, Bd. 1. Leipzig: Barth 1923.

GOLDBERG, B.: Radiological appearances in pulmonary aspergillosis. Clin. Radiol. **13**, 106 (1962).

GOLDFINE, I.D., SCHACHTER, H., BARCLAY, W.R., KINGDOM, H.S.: Consumption coagulopathy in miliary tuberculosis. Ann. intern. Med. **71/4**, 775 (1969).

GOLDMEIER, E.: Limits of visibility of bronchogenic carcinoma. Amer. Rev. resp. Dis. **91**, 232 (1965).

GOLDNER, L., GOLDNER, B.: La thrombo-phlébite des tuberculeux. Tuberkuloza **19**, 311 (1967).

GOLDSCHMID, E.: Zur Frage des genetischen Zusammenhanges zwischen Bronchialdrüsen- und Lungentuberkulose. Frankf. Z. Path. **1**, 332 (1907).

GOLDSHTEINEIN, V.D., KURAKOV, P.I., SHTERN, M.I.: Über bronchonoduläre Perforationen bei Tuberkulose. Probl. Tuberk. **42**, 28 (1964).

GOMBOS, B., BENICKY, L., MÜLLER, V., SEKULA, F.: Acute silicosis and silico-tuberculosis. Rozhl. Tuberk. **24**, 158 (1964); ref. nach Zbl. Tuberk. **100**, 401 (1966).

GOMBOŠ, B., MERSTEN, A.: Unilateral silicosis. Rozhl. Tuberk. **23**, 351—353 (1963).

GONNERMANN, R.: Die Lokalisation der Kaverne. In.-Diss., Freiburg i.Br. (1922).

GONZÁLEZ MONTANER, L.J.: Aspectos clínicos y terapéuticos de la silicotuberculosis. An. Cat. Pat. Tuberc. (B. Aires) **23**, 45 (1964); ref. nach Zbl. Tuberk. **103**, 157 (1967).

GOOD, C.A., CLAGETT, O.T., WEED, L.A.: Nontuberculous disease of the chest and related matters, granuloma of the lung: A problem of differential diagnosis. Trans. nat. Ass. Tuberc. (Lond.) **47**, 294 (1951).

GOOD, C.A., HOOD, R.T., MCDONALD, J.R.: Significance of a solitary mass in the lung. Amer. J. Roentgenol. **70**, 543 (1953).

GOOD, H.: Zur Therapie der mit Bronchiektasien kombinierten Lungentuberkulose. Schweiz. med. Wschr. **80**, 876 (1950).

GOOD, R.A., ZAK, S.J.: Disturbances in gamma globulin synthesis as experiments of nature. Pediatrics **18**, 109 (1956).

GOODWIN, R.A., SNELL, J.D.: The enlarging histoplasmoma. Concept of a tumor-like Phenomenon encompassing the Tuberculoma and Coccidioidoma. Amer. Rev. resp. Dis. **100**, 1 (1969).

GORBULIN, A.E.: Diagnosis of tumoral forms of conio-tuberculosis in coal miners of the Don Basin. Probl. Tuberk. **45**, 23 (1967).

GORBULIN, A.E.: Infiltrative-pneumonic forms of coniotuberculosis. Klin. Med. (Mosk.) **46**, 141 (1968).

GORDON, J.: Bronchiectasis: a comparative study of tuberculous and nontuberculous pyogenic suppurative disease. J. thorac. Surg. **22**, 411 (1951).

GÖRGÉNYI-GÖTTCHE, O.: Über die Epituberkulose. Ann. Paediat. **173**, 356 (1949).

GÖRGÉNYI-GÖTTCHE, O.: Tuberkulose im Kindesalter. Wien: Springer 1951.

GÖRGÉNYI-GÖTTCHE, O.: Atelektasen im Kindesalter. Erg. ges. Tuberk.- u. Lung.-Forsch. **14**, 421 (1958).

GÖRGÉNYI-GÖTTCHE, O.: Die Tuberkulose der endothorakalen Lymphknoten im Kindesalter. Stuttgart: Thieme 1962.

GÖRGÉNYI-GÖTTCHE, O.: Lungentuberkulose vom Erwachsenentypus im Pubertätsalter. In: Handbuch der Kinderheilkunde (H. OPITZ, F. SCHMID, Hrsg.), Bd. 5. Berlin-Göttingen-Heidelberg: Springer 1963.

GÖRGÉNYI-GÖTTCHE, O., KASSAY, D.: Importance of bronchial rupture in tuberculosis of endothoracic lymph glands. Amer. J. Dis. Child **74**, 166 (1947).

GÖRGÉNYI-GÖTTCHE, O., KASSAY, D.: Die Bedeutung der Bronchusperforation bei der Tuberkulose der endothorakalen Lymphknoten. Ann. Paediat. **1947**, 168.

GÖRGÉNYI-GÖTTCHE, O., KASSAY, D.: Zur Bedeutung der Bronchialperforation bei der Tuberkulose der endothorakalen Lymphknoten. Schweiz. med. Wschr. **45**, 1213 (1950).

GÖRGÉNYI-GÖTTCHE, O., KASSAY, D.: Zur Bedeutung der Bronchialperforation bei der Tuberkulose der endothorakalen Lymphknoten. Gleichzeitig einige Bemerkungen zur Arbeit von PH. SCHWARTZ. Schweiz. med. Wschr. **80**, 1213 (1950).

GOTTSCHALK, A., BECK, R.N.: In: Fundamental problems in scanning. Springfield/Ill.: Thomas 1968.

GOTTSTEIN, A.: Tuberkulose und Hungersnot. Klin. Wschr. **1922**, 574.

GOTTSTEIN, A.: Allgemeine Epidemiologie der Tuberkulose. Berlin: Springer 1931.

GOUGH, J.: Pathological changes in the lungs associated with cor pulmonale. Bull. N.Y. Acad. Med. **41**, 927 (1953).

GOUGH, J.: Les bronches dans la pneumoconise. Bronches **14**, 402 (1965).

GOUGH, J., HEPPLESTON, A.G.: The Pathology of the Pneumoconioses. In: Industrial pulmonary diseases (E.J. KING, C.M. FLETCHER, Eds.). Boston: Little, Brown & Co. 1960.

GOUGH, J., RIVERS, D., SEAL, R.M.E.: Pathological studies of modified pneumoconiosis in coal miners with rheumatoid arthritis. (Caplans syndrom). Thorax **10**, 9 (1955).

GOULD, D.M., DALRYMPLE, G.V.: A radiological analysis of disseminated lung disease. Amer. J. med. Sci. **238**, 621 (1959).

GRACZYK, J., ZACHARA, A.: Viral hepatitis in tuberculous patients. Gruźlica Choroby Pluc **36**, 145 (1968).

GRÄFF, S.: Über die Bedeutung der Einteilung der Lungenphthise nach pathologisch-anatomischen Gesichtspunkten. Z. Tuberk. **34**, 683 (1921).

GRÄFF, S.: Pathologische Anatomie und klinische Forschung der Lungenphthise. Z. Tuberk. **34**, 174 (1921).

GRÄFF, S.: Über die Bedeutung der Röntgenplatte für die Forschung der Lungentuberkulose. Z. Tuberk. **46**, 304 (1926).

GRÄFF, S.: Die Bedeutung der Kaverne für den Verlauf und für die Einstellung zur Therapie der Lungentuberkulose. Z. Tuberk. **47**, 177 (1927).

GRÄFF, S.: Über die neueren Anschauungen zur pathologischen Anatomie der Lungenschwindsucht. Klin. Wschr. **7**, 2428 (1928).

GRÄFF, S.: Die Kaverne der Lungentuberkulose vom pathologisch-anatomischen Standpunkt aus. Ergebn. ges. Tuberk.- u. Lung.-Forsch. **7**, 257 (1935).

GRÄFF, S.: Zit. nach WURM, H.: In: Kollapstherapie der Lungentuberkulose (HEIN, KREMER, SCHMIDT, Hrsg.). Leipzig: Thieme 1938.

GRÄFF, S.: Die Grundlagen und Sprache der Tuberkuloseforschung. Beitr. Klin. Tuberk. **108**, 36 (1953).

GRÄFF, S., KÜPFERLE, L.: Die Lungenphthise. Ergebnisse vergleichender röntgenologisch-anatomischer Untersuchungen. Berlin: Springer 1923.

GRAHAM, E.A., SINGER, J.J.: Successful removal of entire lung for carcinoma of the bronchus. J. Amer. med. Ass. **101**, 1371 (1933).

GRAHAM, S.H.: The aetiology of relapse in pulmonary tuberculosis. Med. Press **6178**, 320 (1957).

GRANCHER, J.: Maladies de l'appareil respiratoire. Paris 1890.

GRASS, H.: Behandlung der Lungentuberkulose durch intracutane Superinfektion mit virulenten Tuberkelbazillen. Z. Tuberk. **92**, 162 (1949).

GRASS, H.: Hürden und Hilfen bei der Frühdiagnose der Lungentuberkulose. Z. Tuberk. **95**, 257 (1950).

GREENBERG, D. VON, BOUSHY, S.F., JENKINS, D.E.: Über Beziehungen zwischen chronischer Bronchitis und Emphysem. Amer. Rev. resp. Dis. **96**, 918 (1967).

GREENING, R., PENDERGRASS, E.P.: Postmortem roentgenography with particular emphasis upon the lung. Radiology **62**, 720 (1954).

GREENWELL, F.P., WRIGHT, F.W.: Rotational tomography. Clin. Radiol. **16**, 377 (1965).

GREER, A.E.: Disseminating fungus diseases of the lung. Amer. Lect. Series No. 509; Amer. Lectures in Chest Diseases. Bannerstone Division. Springfield/Ill.: Thomas 1962.

GREINEDER, K.: Die Tomographie der normalen Lunge. Fortschr. Röntgenstr. **52**, 443 (1935).

GREINEDER, K.: Tomographische Diagnostik der tuberkulösen Kaverne. Tuberk. Bibl. 62. Leipzig: Barth 1937.

GREINEDER, K.: Das Schichtbild der Lunge, des Tracheobronchialbaums und des Kehlkopfes. Leipzig: Thieme 1941.

GRENZER, K.H., KAYSER-PETERSEN, J.E.: Fürsorgerische Beobachtungen über die Anfänge der Lungentuberkulose des Erwachsenen. Tuberk. Bibl. Leipzig: Barth 1939.

GRIECO, A., SARTORELLI, E.: Su di un caso di silicosi pseudotumorale. Med. Lav. **53**, 359 (1962).

GRIESBACH, R.: Röntgenreihenuntersuchungen des Brustkorbs. Leipzig: Thieme 1949.

GRIESBACH, R., KEMPER, F.: Röntgenschichtverfahren. Stuttgart: Thieme 1955.

GRIFFITH, S.: Zit. nach HEDVALL, E.: In: Handbuch der Tuberkulose, Bd. I, S. 499. Stuttgart: Thieme 1958.

GRILL, W.: Morphologische Grundlagen angiographischer Lungenbefunde. Arch. klin. Chir. **289**, 551 (1958).

GRIMMINGER, A.: Über die Begutachtung der Tuberkulose nach Resektion und Dekortikation unter Berücksichtigung der Erfahrungen bei 607 von vor 3–9 Jahren operierten Patienten. Tuberk.-Bücherei **1960**, 173.

GROB, W.: Zur Ätiologie und Therapie des Spontanpneumothorax. Schweiz. Z. Tuberk. **5**, 308 (1948).

GROH, F.: Ein elektronisches Subtraktionsgerät. Röntgenpraxis **2**, 43 (1967).

GROH, F., HAENDLE, J.: Harmonisierung und Farbsubtraktion. Electromedica **3**, 73 (1968).

GROSSE, H.: Über die Syntropie von Lungentuberkulose und Linksherzfehlern. Tuberk.-Arzt **16**, 358 (1962).

GROSSE-BROCKHOFF, F., LOOGEN, F., SCHAEDE, A.: Angeborene Herz- und Gefäßmißbildungen. In: Handbuch der inneren Medizin (H. SCHWIEGK, Hrsg.). Berlin-Göttingen-Heidelberg: Springer 1960.

GRUHN, J.: Über eine Lungenerkrankung, bedingt durch einen avium-ähnlichen Mykobakterienstamm. Z. Tuberk. **123**, 270 (1965).

GRUHN, I., BAER, K.: Über das Vorkommen von Mycobacterium kansasii und Mycobacterium tuberculosis bei einer Silikotuberkulose. Z. Tuberk. **125**, 28 (1966).

GRUENDORFER, W., RABER, A.: Progressive silicosis in granite workers. Brit. J. Industr. Med. **27**, 110 (1970).

GRUNERT, H.H.: Die Auswirkung der Magenresektion auf die Leber. Chirurg. **32**, 280 (1961).

GRZYBOWSKI, S.: 21. Internationaler Tuberkulosekongreß in Moskau, Juli 1971. Ref. nach NEUMANN, G.: Prax. Pneumol. **26**, 126 (1972).

GRZYBOWSKI, S., MCKINNON, V., TUTERS, L., PINKUS, G., PHILLIPS, R.: Reactivations in active pulmonary tuberculosis. Amer. Rev. resp. Dis. **93**, 352 (1966).

GSELL, O.: Der hämorrhagische Lungeninfarkt und seine Komplikationen (Infarktpleuritis, Infarktpneumonie, Infarktkaverne). Dtsch. med. Wschr. **61**, 1317 (1935).

GUÉNON, A., ROUSSELOT, J., BÉZARD, J.: Un cas d'aspergillome chez un tuberculeux pulmonaire. Rev. Tuberc. (Paris) **23**, 449 (1959).

GUILD, A.A., ROBSON, H.N.: Polycythaemia vera with tuberculous splenomegaly. Eding. med. J. **57**, 145 (1950).

GUILLERMAND, J.: L'apport de la broncoscopie dans les hémoptiysies sans cause apparente. Poumon **27**, 481 (1971).

GUJER, W.: Das Krankheitsbild der chronischen Miliartuberkulose. Beitr. Klin. Tuberk. **114**, 481 (1955).

GUPTA, S.K., LAW, S.C.: The syndrome of transient, unilateral phrenic paralysis in primary pulmonary tuberculosis. Calcutta Med. J. **67**/1, 12 (1970).

GUREVICH, M.A., SLINCHENKO, N.Z.: Morphology of lung cancer in miners of iron ore. Arkh. Patol. **33**, 22 (1971).

GÜRICH, W.: Der torpide Rundherd (Tuberkulom) bei Lungentuberkulose. Beitr. Klin. Tuberk. **114**, 553 (1955).

GÜRICH, W.: Zur Beurteilung des posttuberkulösen Resthöhlen-Syndroms (Offen-negativ-Syndrom) nach den Erfahrungen mit offener Kavernenbehandlung. Prax. Pneumol. **19**, 293 (1965).

GURTNER, H.P.: Die Verteilung der Lungendurchblutung beim chronischen Emphysem. Bern-Stuttgart: Huber 1968.

GUTOWSKI, W.: Über das gemeinsame Vorkommen von Lungentuberkulose und Lungenkrebs. Med. Welt **23**, 1290 (1972).

GUY, L.R., CHAPMAN, J.S.: Susceptibility in vitro of unclassified mycobacteria to commonly used antimicrobials. Amer. Rev. resp. Dis. **84**, 746 (1961).

HAAPANEN, J.: Speleographie. Beitr. Klin. Tuberk. **116**, 677 (1956).

HADJIDECOB, G., GERASSIMOV, P.: Sur les formes unilatérales de la silicose pulmonaire. Radiol. diagn. (Berl.) **10**, 1 (1969); ref. nach Zbl. Tuberk. **107**, 334 (1969).

HAEFLIGER, E.: Die Form der Lungentuberkulose im Röntgenbild in ihrer Beziehung zu Schub und Rückbildung. Basel: Schwabe 1944.

HAEFLIGER, E.: Bronchus und Kavernenheilung. Schweiz. Z. Tuberk. 109 (1950).

HARFLIGER, E.: Spezielle Röntgenologie der Lungentuberkulose. Basel: Schwabe 1954.

HAEFLIGER, E.: Zum Problem der tuberkulösen Kaverne. Internist (Berl.) **3**, 592 (1962).

HAEFLIGER, E.: Kavernenheilung unter Chemotherapie und Antibiotikabehandlung mit Berücksichtigung der sog. „offenen Kavernenheilung". S. 42. Stuttgart: Thieme 1966.

HAEGER, E.: Beitrag zur Technik der Lungenuntersuchung mittels Röntgenstrahlen. Beitr. Klin. Tuberk. **73**, 501 (1930).

HAIN, E., HOFFMANN, K., HÜSSELMANN, H., ENGEL, J., FICK, H., ARNAL, M.L.: Die Erkrankungen der Pleura. Internist (Berl.) **5**, 369 (1964).

HAIZMANN, R., HORNYKIEWYTSCH, TH.: Zur Bewertung des Röntgenbefundes bei medikamentöser Behandlung der Lungentuberkulose. Tuberk.-Arzt **8**, 297 (1954).

HALL, R.: Some rare and obscure pulmonary and pleural conditions. Lancet **1922**, 61.

HALLER, R. DE: Immunologie des mycoses pulmonaires. Schweiz. med. Wschr. **37**, 1435 (1968).

HALLER, R. DE: Mycoses broncho-pulmonaires indigènes – Principes de diagnostic. Rev. thérap. **27**, 1, 28 (1970)

HALLER, R. DE: Serodiagnose der verschiedenen Formen von Aspergillose. Jahresversammlung der Sektion antimykotische Chemotherapie der Paul-Ehrlich-Gesellschaft 1972, Basel (unveröffentlicht).

HALLER, R. DE, REUTTER, F.W., WEGMANN, T.: Taubenzüchterkrankheit und Aspergillose. Schweiz. med. Wschr. **100**, 1825 (1970).

HALLETT, W.Y., MARTIN, C.J.: Ann. intern. Med. **54**, 1146 (1961). Zit. nach LANCASTER, J.F., TOMASHIEFSKI, J.F.: Tuberkulose als Ursache des Emphysems. Amer. Rev. resp. Dis. **87**, 135 (1963).

HAMBURGER, F.: Allgemeine Pathologie und Diagnostik der Kindertuberkulose. Leipzig und Wien 1910.

HAMBURGER, F., DIETL, K.: Die Tuberkulose des Kindesalters. Leipzig und Wien: Deuticke 1932.

HAMMER, O.: Aktive Lungentuberkulose mit Bronchialkarzinom und ihre Behandlung. Berl. Med. **15**, 544 (1964).

HAMMERLEIN, M., TOPELMANN, J., THOMAS, G.: Verbesserung der röntgenologischen Lungendiagnostik durch die Schrägtomographie. Radiol. diagn. (Berl.) **11**/6, 747 (1970).

HAEMMERLI, U.P., SIEBENMANN, R.E.: Indikation zur Leberbiopsie bei Tuberkulose, speziell zur Frühdiagnose der Miliartuberkulose. Schweiz. Z. Tuberk. **17**, 297 (1960).

HAMPTON, A.O., CASTLEMAN, B.: Correlation of postmortem chest Teleroentgenograms with autopsy findings. J. Roentgenol. Radium. Ther. **43**, 305 (1940).

HAENISCH, F.: Die Bedeutung der Untersuchungstechnik für die Röntgendiagnose der Erkrankungen des Mediastinums und der Lunge. Verh. dtsch. Röntgen.-Ges. **18**, 22 (1927).

HAENISCH, G.F., HOLTHUSEN, H.: Einführung in die Röntgenologie. 4. Aufl. Stuttgart: Thieme 1947.

HAENSELT, V.: Silikotuberkulose. Pathologisch-anatomische Untersuchungen aus den Heilstätten Bad Berka. Mschr. Tuberk.-Bekämpf. **6**, 100 (1963).

HAENSELT, V., DÜRSCHMIED, H., WEIDIG, W.: Diagnose und Differentialdiagnose des solitären Lungenrundherdes. Advanc. Tuberc. Res. **19** (1974).

HANSEMANN, D. v.: Zit. nach WURM, H.: In: HEIN, J., KREMER, W., SCHMIDT, W. l.c.

HARMSEN, A.E.: Tuberculoma pulmonis. Gravenhage: Nieuw Leven 1950.

HARRFELDT, H.P.: Beitrag zum Thema „Trauma und Tuberkulose". Med. Klin. **1952**, 614.

HARRIS, T.R., PRATT, P.C., KILBURN, K.H.: Total lung capacity measured by roentgenograms. Amer. J. Med. **50**/6, 756 (1971).

HART, C.: Über die Bedeutung und die Leistungen der pathologischen Anatomie für die Erforschung und Bekämpfung der Tuberkulose. Z. Tuberk. **27**, 10 (1917)

HART, C.: Über die Heilbarkeit und Heilung tuberkulöser Lungenkavernen. Z. Tuberk. **35**, 253 (1917).

HARTMANN, G.: Tuberkulöser Verkalkungsringschatten an einem Bronchialkarzinom. Thoraxchirurgie **3**, 56 (1955).

HARTUNG, W.: Lungenemphysem: Morphologie, Pathogenese und funktionelle Bedeutung. Berlin-Göttingen-Heidelberg: Springer 1964.

HASCHE, E.: Die minimale Tuberkulose aus chirurgischer Sicht. Beitr. Klin. Tuberk. **124**, 194 (1961/62).

HASCHE, E., HAENSELT, V.: Das Aspergillom der Lunge. Z. Tuberk. **114**, 29 (1960).

HASSELBACH, F.: Vitamine und Tuberkulose. Ergebn. ges. Tuberk.- u. Lung.-Forsch. **10**, 21 (1941).

HAUBRICH, R.: Glanz und Elend der Kymographie. Radiologe **3**, 243 (1963).

HAUDEK, M.: Die wichtigsten Typen der Röntgenbilder der Lungentuberkulose. Wien. med. Wschr. **76**, 1511 (1926).

HOUGHTON: Zit. nach BLAHA, H.: In: Schichtbilder von Bronchialveränderungen bei der Lungentuberkulose. Stuttgart: Thieme 1954.

HAUSER, R.: Über die Ursache zweifelhafter Befunde im Schichtbild der Lunge und deren Klärung, durch Änderungen der Verwischungsrichtung. Fortschr. Röntgenstr. **72**, 660 (1950).

HAUSMANN, H.: Über die Lungentuberkulose bei Magenresezierten, dargestellt am Krankengut des Zentralkrankenhauses Gauting. Inaug.-Diss., München 1969.

HAUSSER, R.: Über die Möglichkeiten und Irrtümer in der Beurteilung des Schichtbildes der Lunge bei linearer Verwischung auf Grund von Resektionserfahrungen. Beitr. Klin. Tuberk. **117**, 126 (1957/58).

HAUSSER, R.: Über das klinische Erscheinungsbild cystischer Lungenveränderungen. In: Lungenzysten und posttuberkulöse Resthöhlen (E. GAUBATZ, Hrsg.). 12. Kongreß der Südd. Ges. f. Tuberkulose und Lungenkrankheiten. Stuttgart: Thieme 1966.

HAYEK, H. VON: Zur Frage der Lungenmuskulatur. Klin. Wschr. **1950**, 268.

HAYEK, H. VON: Zur Anatomie der menschlichen Lunge, der Lungenläppchen und der Alveolenwand unter besonderer Berücksichtigung der Funktion. Wien. klin. Wschr. **1952**, 249.

HAYEK, H. VON: Die menschliche Lunge. Berlin-Göttingen-Heidelberg: Springer 1953.

HAYLER, K.: Schwere Silikose der Lungen mit Beteiligung benachbarter Organe, besonders Lymphdrüsen. Röntgenpraxis **10**, 844 (1938).

HAYNIE, T.P., HENDRICK, C.K.: Diagnosis of pulmonary embolism and infarction by photoscanning. J. nucl. Med. **6**, 613 (1965).

HEAF, F.: Tuberculosis in the tropics. Brit. J. clin. Pract. **12**, 834 (1958).

HEARD, B.: Pers. Mitteilung. Luzern 1972.

HEDDÄUS: Zit. nach FEUCHTINGER, O., Über die Beziehungen zwischen Karzinom und Tuberkulose beim Menschen. Z. Krebsforschg. **42**.

HEDRÉN, G.: Pathologische Anatomie und Infektionsweise der Tuberkulose der Kinder, besonders der Säuglinge. Z. Hyg. Infektionskr. **73**, 273 (1913).

HEDVALL, E.: Tuberculosis incipiens. Further studies of the initial Stage of chronic pulmonary tuberculosis. Acta med. scand. Suppl. **181** (1946).

HEDVALL, E.: Foyers initiaux, un group particulier de tuberculose à minima; pronostic et traitement. Dis. Chest. **24**, 148 (1953).

HEDVALL, E.: Infektionsquellen und Verbreitungsweise. In: Handbuch der Tuberkulose, Bd. 1, S. 599. Stuttgart: Thieme 1958.

HEIMBECK, J.: Tuberculosis incipiens. Norsk. Mag. Laegevidensk. **90**, 18 (1929).

HEIN, J.: Das Schirmbild-Schichtverfahren. Beitr. Klin. Tuberk. **117**, 106 (1957/58).

HEIN, J.: Die Tuberkulose bei Gastarbeitern vom klinischen Standpunkt aus gesehen. Referat. Ausschüsse (2) Seuchenbekämpfung und Hygiene und (3) Gesundheitsvor- und -fürsorge des Bundesgesundheitsrates, Bad Godesberg, 6. Mai 1966.

HEIN, J., KREMER, W., SCHMIDT, W.: Kollapstherapie der Lungentuberkulose. Leipzig: Thieme 1938.

HEIN, J., STEFANI, H.: Die gewebliche Reaktion der Lungentuberkulose bei Isonicotinsäurehydrazid-Behandlung. Z. Tuberk. **101**, 180 (1952).

HEINECKE, A.: Beitrag zur Röntgenographie der Lungentuberkulose. Beitr. Klin. Tuberk. **41**, 153 (1919).

HEINRICH, H., KOB, H.: Über die Isolierung von atypischen Mykobakterien der Gruppe III bei Vater und Tochter. Z. Tuberk. **127**, 147 (1967).

HEISIG, F.: Das Großbild-Schnellaufnahmeverfahren in der Lungendiagnostik. Beitr. Klin. Tuberk. **117**, 102 (1957/58).

HEKKING, A.M.W.: Over de geiseleerde pathologisch veranderde Middenkwab der rechter long. Maandschr. Kindergeneesk. **23**, 300 (1955).

HEKKING, A.M.W., LIMBURG, M.: Tuberkulöse Deformationen der pectoralen Segmente der Oberlappen. Nederl. Tijdschr. Geneesk. **1950**, 2957.

HENNIG, K., WOLLER, P., FRANKE, W.G.: Die Lungenszintigraphie als Ergänzung der Röntgenuntersuchung – Grundlagen und klinische Bedeutung. Dtsch. Gesundh.-Wes. **23**/21, 979 (1968).

Hennig, K., Fritz, H., Woller, P., Franke, W.G., Kemnitz, H.P.: Die Lungenszintigraphie bei der Silikose-Begutachtung. Fortschr. Röntgenstr. **108**, 303 (1968).

Henningsen, W.: Ergebnisse der Lagebestimmungen von tuberkulösen Kavernen. Beitr. Klin. Tuberk. **96**, 23 (1941).

Herman, J.: Myeloproliferative disorder and tuberculosis. Calif. Med. **105**/4, 287 (1966).

Hermann: Kavernenheilung. Inaug.-Diss. München 1974.

Herrmann, C.M.: Untersuchung zur Frage der Vergesellschaftung von Lungentuberkulose und Bronchialkarzinom. Inaug.-Diss. Berlin 1969.

Herrnheiser, G.: Frühdiagnostik der Lungentuberkulose vom röntgenologischen Standpunkt aus. I. Morphologie und Morphogenese des Frühherdschattens. Beitr. Klin. Tuberk. **81**, 720 (1932).

Herrnheiser, G.: Röntgenanatomie der Lunge. Fortschr. Röntgenstr. **74**, 623 (1951).

Hertzog, A.J., Smith, T.S., Giblin, M.: Acute pulmonary aspergillosis. Report of one case. Pediatrics **4**, 331 (1949).

Hertzog, P., von: Chirurgische Indikationen bei der Behandlung von chronisch-tuberkulösen Pyothoraxen. Langenbecks Arch. klin. Chir. **319**, 490 (1967).

Hertzog, P., von, Toty, L., Hoffmann, Th.: Die chirurgische Behandlung des chronischen tuberkulösen Empyems durch die Dekortikation und die Rolle der radikalen Operationen. Thoraxchirurgie **6** (1958/59).

Herxheimer, G.: Wirkungsweise des Tuberkelbazillus bei experimenteller Lungentuberkulose. Beitr. Path. Anat. **33** (1902).

Herxheimer, G.: Über Karzinom und Tuberkulose. Z. Tuberk. **27**, 251 (1917).

Herzog, H.: Über den Lungenhilus des Kindes und des Erwachsenen in vergleichender röntgenologischer Darstellung und Deutung mittels Übersichtsaufnahme, Tomogramm und Stereobild. Acta Davos. **10**, 3 (1950).

Herzog, H., Friedrich, R., Baumann, H.R., Endrei, E.: The use of pulmonary radioisotope scanning and bronchospirometry to assess disturbances in ventilation and the perfusion of the lungs. Respiration **26**, Suppl., 204 (1969).

Hicken, P., Green, I.D., Bishop, J.M.: Relationship between transpulmonary artery distance and pulmonary arterial pressure in patients with chronic bronchitis. Thorax **23**, 446 (1968).

Hillerdal, O.: Tuberkuloma of the lung. Acta tuberc. scand. Suppl. **34** (1954).

Hillerdal, O.: Endobronchiale Lymphdrüsenperforationen bei Primärtuberkulose. Svenska Läk. Tidn. **60**, 2953 (1963).

Hillerdal, O.: The mortality from tuberculosis in a swedish county. Acta tuberc. pneumol. scand. **42**, 251 (1963).

Hillman, F.J., Rosenberg, M.D.: Bronchography in children under topical anesthesia. J. thorac. cardiovasc. Surg. **44**, 415 (1962).

Hiltz, J.E., MacRae, D.M., Quinlan, J.J.: The ulcerating tuberculous hilar gland. Canad. med. Ass. J. **89**, 193 (1963).

Hinaut, G., Paillas, J., Fabre, C., Choffel, C., Pacot, C.: Sarcoidose pulmonaire excavée avec aspergillomes intra-cavitaires. (Excavating pulmonary sarcoid with intracavitary aspergilloma.) J. franc. Méd. Chir. thor. **21**, 33 (1967).

Hinkmann, B.: Die Tuberkulose bei Gastarbeitern. Inaug.-Diss. München 1967.

Hinkmann, Renate: Ergebnisse von Sensibilitätsprüfungen bei Tuberkulose-Bakterien im Zentralkrankenhaus Gauting, mit besonderer Berücksichtigung der elektronischen Datenverarbeitung. Inaug.-Diss. München 1972.

Hinson, K.F.W., Moon, A.J., Plummer, N.S.: Bronchpulmonary aspergillosis. Thorax **7**, 317 (1952).

Hirdes, J.J.: Les tuberculoses pulmonaires «a minima». Acta tuberc. belg. **44** (1953).

Hirsch, W.: Lungenkrankheiten im Röntgenbild. Leipzig: Thieme 1957.

Hirsch, W., Liebau, H.: Die Lungentuberkulose im Röntgenbild. 2. Aufl. Leipzig: Thieme 1953.

Hitze, K.L.: 21. Internationaler Tuberkulosekongreß in Moskau, Juli 1971. Ref.: Neumann, G.: Prax. Pneumol. **26**, 122 (1972).

Hobby, G.L., Redmond, W.B., Runyon, E.H., Schaefer, W.B., Wayne, G.L., Wichelhausen, R.H.: A study on pulmonary disease associated with mycobacteria other than M. tuberculosis: Identification and characterization of the mycobacteria. XVIII. A report of Veterans Administration – Armed Forces Cooperative Study on the Chemotherapy of Tuberculosis. Amer. Rev. resp. Dis. **95**, 954 (1967); auch Zbl. ges. Tuberk.-Forsch. **103**, 409 (1967).

Hobby, G.L., Wayne, L.G., Runyon, R.H., Schaefer, W.B., Wichelhausen, R.H.: A study on pulmonary disease associated with Mycobacteria other than Mycobacterium tuberculosis; identification and characterisation of the Mycobacteria. Amer. Rev. resp. Dis. **95**, 954 (1967).

Hochberg, L.A., Griffin, I.H., Bicunas, A.D.: Segmental resection of the lung for aspergillosis. Amer. J. Surg. **80**, 364 (1950).

Hochstetter, F.: Die tuberkulöse Kaverne. Dtsch. med. Wschr. 60. Jhrg. 1934/1963—1966 und 1996—1999.

Höcht, W.: Indikation und Wert der Leberpunktion in der pneumologischen Diagnostik. (Ergebnisse des Zentralkrankenhauses Gauting aus den Jahren 1968—1971.) Med. Klin. **1974**, 191.

Hodges, F.V.: Hamartoma of the lung. Dis. Chest **33**, 43 (1958).

Hoeven, L.H. van der, Rutten, F.J., van der Sar, A.: An unusual acid-fast bacillus causing systemic disease and death in a child. Amer. J. clin. Path. **29**, 433 (1958).

Hofbauer, A.: Spontanpneumothorax bei Lungensilikose. Beitr. Klin. Tuberk. **83**, 486 (1933).

Höfer, W.: Tuberkulindemographie eines Landkreises. Beitr. Klin. Tuberk. **133**, 153 (1966).

Höffken, W.: Die Einführung des Metraskatheters unter Durchleuchtungskontrolle durch die Nase. Röntgen-Bl. **6**, 113 (1953).

Höffken, W.: Die gezielte Bronchographie und ihre Auswirkung auf die Sauerstoffsättigung des Blutes. Fortschr. Röntgenstr. **81**, 320 (1954).

Höffken, W.: Das Aspergillom der Lunge. Fortschr. Röntgenstr. **84**, 397 (1956).

Hoffmann, Th.: Das Lungenaspergillom. Langenbecks klin. Chir. 292 (1959).

Hoffmann, G., Scheer, K.: Radioisotope in der Lokalisationsdiagnostik. Stuttgart: Schattauer 1967.

Hoffman, G.T., Rottino, A.: Studies of immunologic reactions of patients with Hodgkin's disease: Antibody reactions to typhoid immunization. Arch. intern. Med. **86**, 872 (1950).

Hoffmeister, W.: Die Pilzerkrankungen der Lunge. Dtsch. med. J. **5**, 309 (1954).

Hofmiller, H.: Infarktkavernen. Dissertation, München, in Vorbereitung.

HOLDEN, W.S., ARDRAN, G.M.: Observations of the movements of the trachea and main bronchi in man. J. Fac. Radiol. **8**, 267 (1957).

HOLLAND, C.T.: X-rays in 1896. Lpool. med.-chir. J. **45**, 61 (1937).

HOLLE, F., HART, W.: Substitutionstherapie nach Gallen-, Magen- und Pankreasoperationen. Ärztl. Fortbild. **9**, 469 (1965).

HOLLE, F., HART, W., LICK, R.: Magensekretion und Magenchirurgie. Dtsch. med. Wschr. **89**, 526 (1964).

HOLM, S., RASMUSSEN, K.N., WINGE, K.: Relapse among patients with pulmonary tuberculosis in Copenhagen in the years 1945 to 1958. Acta tuberc. scand. **38**, 235 (1960).

HONDA, M.: Limitations of roentgenographic diagnosis of tuberculous cavities. I. Anatomic and roentgenographic cavities. Kekkaku **34**, 133 (1959).

HOPPE, R., MASSEN, W.: Die gezielte Bronchographie mit Métras-Kathetern und einem wasserlöslichen Kontrastmittel bei Lungentuberkulose. Tuberk.-Arzt **4**, 708 (1950).

HORACEK, J.: Active tuberculosis cases in postmortem material. Stud. Pneumol. Phthiseol. Cech. **30**, 35 (1970).

HORNIG, F.: Neuorganisation der Tuberkulosefürsorgestellen als epidemiologische Zentren aus der Sicht einer Röntgenschirmbildstelle. Pneumologie **145**, 110 (1971).

HORNYKIEWYTSCH, TH., BARGON, G.: Die klinische Bedeutung der Tomographie der Lungengefäße. Med. Mschr. **17**, 79 (1963).

HORNYKIEWYTSCH, TH., STENDER, H.ST.: Normale und pathologisch veränderte Lungengefäße im Schichtbild. Fortschr. Röntgenstr. **80**, 458 (1954).

HORWITZ, O., WILBEK, E.: Effect of tuberculous infection on mortality risk. Amer. Rev. resp. Dis. **104**, 643 (1971).

HOSTER, A.A., DOAN, C.A., SCHUMACHER, M.: Studies in Hodgkin's syndrome: Relationship of tubercle bacilli to Hodgkin's syndrome. J. Lab. Clin. Med. **30**, 675 (1945).

HOWELS, L.: Tuberculous splenomegaly. Brit. J. Tuberc. **33**, 178 (1939).

HÖYER DAHL, R.: Position of lymphoglandular bronchial tuberculosis in tuberculosis infection. Act. scand. tuberc. **28**, 100 (1953).

HUBERT, R.: Über Ausheilungsvorgänge bei Lungentuberkulose mit besonderer Berücksichtigung der Karnifikation. Z. Tuberk. **41**, 379 (1925).

HUEBSCHMANN, P.: Über primäre Herde, Miliartuberkulose und Tuberkuloseimmunität. Münch. med. Wschr. **69**, 1654 (1922).

HUEBSCHMANN, P.: Bemerkungen zur Einteilung und Entstehung der anatomischen Prozesse bei der chronischen Lungentuberkulose. Beitr. Klin. Tuberk. **25** (1923). Zit. nach GHON, A., KUDLICH, H.: Zur Reinfektion bei der menschlichen Tuberkulose. Z. Tuberk. **41**, 1 (1925).

HUEBSCHMANN, P.: Bemerkungen zu dem Artikel von H. BEITZKE „Zur Frage der Infektionswege". Z. Tuberk. **47**, 23 (1927).

HUEBSCHMANN, P.: Über Kavernen und Pseudokavernen. Beitr. Klin. Tuberk. **67**, 186 (1927).

HUEBSCHMANN, P.: Pathologische Anatomie der Tuberkulose. Berlin: Springer 1928.

HUEBSCHMANN, P.: Pathologische Anatomie der perifokalen Entzündung. Ergebn. ges. Tuberk.- u. Lung.-Forsch. **6**, 49 (1934).

HUEBSCHMANN, P.: Die Histogenese der Tuberkulose im Rahmen der allgemeinen Krankheitslehre. Stuttgart: Thieme 1947.

HUEBSCHMANN, P.: Klinische Diagnose der Lungentuberkulose und pathologische Anatomie. Tuberk.-Arzt **6**, 129 (1952).

HUEBSCHMANN, P.: Die pathogenetischen und pathologisch-anatomischen Grundlagen der menschlichen Tuberkulose. Stuttgart: Hippokrates 1956.

HUEBSCHMANN, P.: In: BRAUER-ULRICI: Die Tuberkulose und ihre Grenzgebiete in Einzeldarstellungen. Pathologische Anatomie der Tuberkulose. Bd. 5. Berlin: Springer 1928. Zit. nach HEDVALL, E.: In: Prax. Pneumol. **1**, 499 (1958).

HUGHES, F.-C., BAILLET, J., CORNU, P., MANICACCI, M., GUERIS, J., SEGRESTAA, J.-M., LAMOTTE, M.: Intérêt de la scintigraphie pulmonaire dans un centre de réanimation. Sem. Hôp. Paris **48**, 2001 (1972).

HUGHES, J.T., JOHNSTONE, R.M., SCOTT, A.C., STEWART, P.D.: Leukaemoid reactions in desseminated tuberculosis. J. clin. Path. **12**, 307 (1959).

HUIZINGA, E.: Über Bronchographie. Z. Hals-, Nas.- u. Ohrenheilk. **37**, 87 (1934).

HUEPER, W.C.: Luftverunreinigung und Krebs. In: Krebsforschung und Krebsbekämpfung, Bd. 3, S. 162. München-Berlin: Urban & Schwarzenberg 1959.

HUEPER, W.C.: Occupational and Environmental Cancers of the Respiratory System. Berlin-Heidelberg-New York: Springer 1966.

HUSEN, L., FULKERSON, L.L., DEL VECCHIO, E., ZACK, M.B., STEIN, E.: Pulmonary tuberculosis with negative findings on Chest x-ray films: A study of 40 cases. Chest Dis. Index **60**, 540 (1971).

HUSTEN, K.: Die Staublungenerkrankung der Ruhrbergleute, auf Grund pathologisch-anatomisch gesichteten Materials. Zbl. allg. Path. **50**, 385 (1931).

HUSTEN, K.: Die Steinstauberkrankungen der Ruhrbergleute. Klin. Wschr. **10**, 506 (1931).

HUSTEN, K.: Diskussionsbemerkung. In: JÖTTEN, K.W., GÄRTNER, H.: Die Staublungenerkrankungen. Naturwissenschaftl. Reihe, Darmstadt **60**, 149 (1950).

HUSTEN, K.: Die Silikose des Ruhrbergbaus. 1952 nicht erschienen, Pathologen-Tagung zur vergleichenden Erörterung der morphologischen Erscheinungsformen der Silikose, Bochum, Sept. 1952.

HUSTEN, K.: Die Abhängigkeit der chronischen Bronchitis und des Lungenemphysems von der Lungenverstaubung und der Silikose. In: Die Staublungenerkrankungen, Bd. III, 1958. Darmstadt: Steinkopf 1952.

HUZLY, A.: Die offene Kavernenbehandlung bei Tuberkulose. Med. Wschr. **17**, 242 (1963).

HUZLY, A.: Bronchus und Tuberkulose aus aktueller Sicht. Internist (Berl.) **14**, 88 (1973).

HUZLY, A., BÖHM, F.: Bronchus und Tuberkulose. Stuttgart: Thieme 1955.

HUZLY, A., HOFMANN, A.: Die selbständigen blasigen Lungenerkrankungen - Klinik. In: Blasige Lungenerkrankungen (R. HAUSSER, Hrsg.). Stuttgart: Thieme 1968.

HYDE, B., HYDE, L.: Spontaneus pneumothorax - contrast of the benign idiopathic and the tuberculous type. Ann. intern. Med. **33**, 1373 (1950).

IBERS, G., VIETEN, H., WILLMANN, K.H.: Bronchographie bei Tuberkulose. Fortschr. Röntgenstr. **74**, 667 (1951).

ICKERT, F.: Staublunge und Tuberkulose. Ergebn. ges. Tuberk.- u. Lung.-Forsch. **3**, 431 (1931).

ICKERT, F.: Über exogene Reinfektion und die Superinfektion bei der Tuberkulose. Beih. Z. Tuberk. **81** (1939).

ICKERT, F.: Über Reinfektion und Superinfektion. In: BRAEUNING: Allg. Biol. und Pathol. der Tuberkulose. Leipzig: Thieme 1943.
ICKERT, F.: Über die Superinfektion bei Tuberkulose. Tuberk.-Arzt **6**, 396 (1952).
ICKERT, F.: Tuberkulose-Jahrbuch 1951/52. Berlin-Göttingen-Heidelberg: Springer 1953.
ICKERT, F.: Zit. nach REICHELT, E.J.: Der Spontan-Pneumothorax als Ausdruck von Lungenerkrankungen. Inaug.-Diss., München 1970.
ICKERT, F., BENZE, H.: Stammbäume mit Tuberkulösen. Z. Tuberk. **55** (1933).
IKEMOTO, H.: Pulmonary aspergilloma or intracavitary fungus ball. Report of five cases. Sabouraudia **3**, 167 (1963/64).
ILLIG, H.: Lungenembolien: Erscheinungsformen und Diagnose. Münch. med. Wschr. **110**, 656 (1968).
International Atomic Energy Agency. In: Dynamic studies with radioisotopes in medicine. Wien 1971.
International Labor Office: International Classification of Radiographs of Pneumoconioses (Revised, 1968). Geneva 1970.
IRMER, W., LIEBSCHNER, K.: Zur Frage der Bronchographie in Endotrachealnarkose. Zbl. Chir. **77**, 1121 (1952).
IRMER, W., MOHR, H., ROTTHOFF, F., WILLMANN, K.H.: Solitäre Rundschatten der Lunge. Z. Tuberk. **111**, 270 (1958).
IRWIN, A.: Radiology of the aspergilloma. Clin. Radiol. **18**, 432 (1967).
ISAWA, T., WASSERMANN, K., TAPLIN, G.V.: Lung scintigraphy and pulmonary function studies in obstructive airway disease. Amer. Rev. resp. Dis. **102**, 161 (1970).
ISORNI, FABRE, LE MONIET, BAUSSAN, LANGEARD: Gastrectomie et tuberculose. Rev. tuberc. (Paris) 393 (1948).
ISRAEL, H.L., SONES, M., ROY, R.L., STEIN, G.N.: The occurence of intrathoracic calcifications in sarcoidosis. Amer. Rev. resp. Dis. **84**, 1 (1961).
IVANCENCO, O., NICOLESCU, P., PÁUN, M.: Zur Frage der Bronchiektasen im Verlaufe der primären Tuberkulose der Kinder und Jugendlichen. Ftiziologia **6**, 238 (1957).
IZAR, G.: Sulla diagnosi di silico-tuberculosi. Folia med. (Napoli) **44**, 1053 (1961).

JACCARD, G.: Erkrankungen der Pleura. In: Handbuch der inneren Medizin (H. SCHWIEGK, Hrsg.), Bd. 4, Teil 4, S. 300. Berlin-Göttingen-Heidelberg: Springer 1956.
JACCOTTET, M.A.: La tomographie pulmonaire en position oblique posterieure a 55° avec bulayage elliptique. Ann. Radiol. **12**, 1 (1969).
JACHES, L., WESSLER, H.: In: Clinical Roentgenology of Diseases of the Chest. 1923.
JACOB, G.: Zur Todesursachenstatistik bei der Asbestlungenfibrose. Mschr. Tuberk.-Bekämpf. **6**, 132 (1963).
JACOB, G.: Inhalt der „vermehrten Lungenzeichnung" im Röntgenübersichtsbild und im Bronchogramm. Habilitationsschrift, Dresden 1967.
JACOB, G.: Das Bronchogramm als Hilfe bei der Frühdiagnose der Silikose. Z. Erkr. Atmungsorg. **131**, 13 (1969).
JACOBAEUS, J., KEY, E.: Some experiences of intrathoracic tumors, their diagnosis and their operative treatment. Acta chir. scand. **53**, 573 (1921).
JACOBSON, G., SARGENT, E.N.: Apical roentgenographic views of the chest. Amer. J. Roentgenol. **104**, 822 (1968).
JAFFÉ, R.H., LEVINSON, S.A.: Histological studies on healed tuberculous primary lesions of the lung. Amer. Rev. Tuberc. **20**, 214 (1929).

JAKSCH-WARTENHORST, R.: Reinfektion und Superinfektion bei Tuberkulose. Beitr. Klin. Tuberk. **88**, 442 (1936).
JAMES, W.R.L., THOMAS, A.J.: Cardiac hypertrophy in coalworkers' pneumoconiosis. Brit. J. industr. Med. **13**, 24 (1956).
JANKER, R.: Anwendung und Bedeutung des Röntgenverfahrens in der Lungendiagnostik. Beitr. Klin. Tuberk. **117**, 81 (1957/58).
JANKER, R.: Röntgen-Aufnahmetechnik. 1. Teil. München: Barth 1966.
JANOVIC, S.: Untersuchung über die Beziehung der exsudativen Pleuritis zur Lungentuberkulose. Zit. nach BLOEDNER, C.D.: Zur Frage der Altersdiagnostik tuberkulöser Lungenveränderungen im Röntgenbild Erwachsener. (im Druck).
JARNIOU, A.P., MOREAU, A.: Les localisations pulmonaires systématisées en rapport avec la primo-infection tuberculeuse de l'adulte jeune. Rev. Tuberc. (Paris) **21**, 773 (1957).
JENKINS, D.E.: Recent clinical studies in the United States on atypical acid-fast bacilli. Bull. int. Un. Tuberc. **20**, 295 (1959).
JENKS, R.S.: Tuberculous tracheobronchitis. Amer. Rev. Tuberc. **41**, 692 (1940).
JENSEN, E.: Zur Frage der Superinfektion unter besonderer Berücksichtigung des Röntgenverfahrens. Tuberk.-Arzt **3**, 404 (1949).
JENSEN, K.A.: Zit. nach HEDVALL, E.: In: Handbuch der Tuberk., Bd. I, S. 499. Stuttgart: Thieme 1958.
JENTGENS, H.: Zur Frage der konnatalen Tuberkulose. Tuberk.-Arzt **17**, 479 (1963).
JEUNE, M., MOUNIER-KUHN, P., POTTON, J.: La fistulisation ganglionnaireau cours de la primoinfection tuberculeuse de l'enfant. Sem. Hôp. (Paris) **27**, 1442 (1951).
JINDRICHOVA, J.: A contribution to the differential diagnosis between silicosis and tuberculosis. Rozhl. Tuberk. **28/9**, 649 (1968).
JOANNOU, J.: La fréquence de la tuberculose trachéobronchique au cours de la tuberculose tertiaire. Sem. Hôp. (Paris) **1951**, 1716.
JOHANNSEN, H.-H.: Bakteriologische Untersuchungen aus chirurgisch gewonnenen Gewebsproben bei der Tuberkulose. Inaug.-Diss., München 1971.
JOHNSON, J.R., TURK, T.L., MACDONALD, F.M.: Corticosteroids in pulmonary tuberculosis. II. Importance of background factors. Amer. Rev. resp. Dis. **96**/1, 43 (1967).
JOHNSON, J.R., TURK, T.L., MACDONALD, F.M.: Corticosteroids in pulmonary tuberculosis. III. Indications. Amer. Rev. resp. Dis. **96**/1, 62 (1967).
JOHNSON, J.R., TURK, T.L., MACDONALD, F.M.: Corticosteroids in pulmonary tuberculosis. IV. Interrelationship of results. Amer. Rev. resp. Dis. **96**/1, 74 (1967).
JOLIE, R.J., STREUMER, J.: Zit. nach REINHARDT, K.: Das Mycetom. Stuttgart: Enke 1967.
JOLY, H., TOBE, F.M.: Attitude thérapeutique en face des cavernes dites détergées: étude des constatations opératoires. Rev. Tuberc. (Paris) **29**, 833 (1965).
JONES, A.W.: Alveolarzellkarzinom bei idiopathisch-interstitieller Lungenfibrose. Brit. J. Dis. Chest **64**, 78 (1970).
JONES, E.M., HOWARD, W.L.: Primary tuberculosis. In: Clinical Tuberculosis (PFUETZE, K.H., RADNER, D.B., Hrsg.). Springfield/Ill.: Thomas 1966.
JONES, E.M., RAFFERTY, T.N., WILLIS, H.S.: Primary tuberculosis complicated by bronchial tuberculosis with atelectasis (epituberculosis). Amer. Rev. Tuberc. **46**, 392 (1942).

JONES, J.G., OWEN, T.E., CORRADO, H.A.: Respiratory tuberculosis and pneumoconiosis in slate workers. Brit. J. Dis. Chest 61, 138 (1967).

JONES, R.H., GOODRICH, J.K., SABISTON, D.C., JR.: Radioactive lung scanning in the diagnosis and management of pulmonary discorders. Thorac. carchivase. Surg. 54, 520 (1967).

JONES, R.S., ALLEY, F.H.: The role of the bronchis in pulmonary tuberculosis. Amer. Rev. Tuberc. 63, 381 (1951).

JOOST, C.R.N.F. VAN, MANTEN, A., BEEUWKES, H., BLEIKER, M.A., COSTER, J.F., OOSTERBAAN, N., POLAK, M.F.: The occurence in the Netherlands of infections caused by atypical Mycobacteria. Selected Papers 10, 31 (1965).

JOERG, E.: De pulmonum vitio organico ex respiratione neonatorum imperfecta orto. Diss. Lipsiae, 1832.

JOSEPH, M.: The importance of tuberculous bronchitis in the management of pulmonary tuberculosis. Med. J. Austral. 1950, II, 116 u. Diskussion 119.

JOST, W.: Über die heutige Auffassung der Lungentuberkulose. Schweiz. med. Wschr. 61, 33 (1931).

JUHLIN, J.: Kolloquium: Die sogenannten „atypischen" Mykobakterien. Beitr. Klin. Tuberk. 125, 373 (1962).

JUNKER, E.: Zur Frage der offenen Kavernenheilung vom Standpunkt des Fürsorgearztes. 8. Tagung d. Österr. Ges. f. Tuberkulose und Lungenerkrankungen, Pörtschach 1965. Wien: Hollinek 1965.

JUNKER, E.: Die Entwicklung der Tuberkulose in Mitteleuropa. Münch. med. Wschr. 112, 985 (1970).

JUNKER, E., KLIMA, H.: BCG-Impfung und Kindertuberkulose in Wien. Prax. Pneumol. 19, 719 (1965).

JUPE, M.: Early days of radiology in Britain. Clin. Radiol. 12, 147 (1961).

KAGRAMANOV, A.: Zur Frage der sogenannten atypischen Mykobakterien. Z. Tuberk. 127, 23 (1967).

KALBFLEISCH, H.: Über die pathologische Anatomie der Alterstuberkulose. Ergebn. ges. Tuberk.- u. Lung.-Forsch. 4, 47 (1932).

KAMAT, S.R., ROSSITER, C.E., GILSON, J.C.: A retrospective clinical study of pulmonary disease due to an anonymous mycobacteria in Wales. Thorax 16, 297 (1961).

KAMEN, S., AHN, C.H., KIM, T.C., DIAZ, R.: Tuberculous pulmonary cavities visualized radiographically and on resected specimens: a correlation. Sea View Hosp. Bull. 17, 17 (1958).

KANDT, D.: Fehldeutungen bei der röntgenologischen Kavernendiagnostik. Tuberk.-Arzt 17, 356 (1963).

KANDT, D., SCHOEFER, G., FRIEDRICH, E.: M. tuberculosis, Aspergillus fumigatus und sekundäre Mischflora in Kavernostomiehöhlen. Prax. Pneumol. 21, 727 (1967).

KANE, I.: Sectional Radiography of the Chest. Berlin-Göttingen-Heidelberg: Springer 1953.

KAPLAN, M.: Notions nouvelles sur la tuberculose congénitale. Sem. Hôp. (Paris) 44, 117 (1956).

KAPLAN, M.: La tuberculose congénitale. Rev. Prat. (Paris) 8, 3669 (1958).

KÄPPLER, W.: Über den Nachweis von Mycobacterium avium und M. avium-ähnlichen Stämmen beim Menschen. Z. Tuberk. 122, 198 (1964); auch Zbl. ges. Tuberk.- Forsch. 98, 106 (1965).

KÄPPLER, W.: 21. Kongreß der internat. Union gegen die Tuberkulose in Moskau. Ref. in Prax. Pneumol. 26, 131 (1972).

KARDOS, K.: Über einige Fragen der Silikotuberkulose. Tuberkulózis 20, 360 (1967); ref. nach Zbl. Tuberk. 104, 365 (1968).

KAESER: In: BUCHER, J.: Untersuchungen über die Lungentuberkulose bei Minderbemittelten und ihre Beziehungen zur wirtschaftlichen Stellung. Schweiz. Z. Tuberk. 3, 283 (1945)

KASPER, M.: Über die Veränderungen an den Blutgefäßen im Bereich tuberkulöser Lungenkavernen. Beitr. Klin. Tuberk. 80, 537 (1932).

KASPER, M.: Über Mischinfektion in der Wand tuberkulöser Lungenkavernen. Zbl. Bakt. 126, 252 (1933).

KATERBAU, H.J.: Zur Bewertung des PPD-Tuberkulintinetestes und der Tuberkulinprobe nach MM. Inaug.-Diss., München 1969.

KATTENTIDT, B.: Die „Tuberculosis minima", Begriff, Verlauf, Behandlung, Behandlungserfolge. Z. Tuberk. 105, 6 (1954).

KATZ, J., KUNOFSKY, S.: Tuberculosis as a cause of the increasing mortality from emphysema. Amer. Rev. resp. Dis. 89, 673 (1964).

KATZ, S.: Reinfection tuberculosis. In: Clinical Tuberculosis (PFUETZER, K.H., RADNER, D.B., Eds.). Springfield/Ill.: Thomas 1966.

KAUFMANN, A.: Zur Frage der glatten Muskulatur der Lunge. Frankf. Z. Path. 63, 122 (1952).

KAUFMANN, E.: Spez. path. Anat., 5. Aufl. Berlin-Leipzig 1909.

KAUFMANN, F., KERESZTES, A.: Bericht über die fulminante, tödliche Lungenembolie des Obduktionsmaterials der Jahre 1952—1965. Wien. klin. Wschr. 79, 155 (1967).

KAYSER-PETERSEN, J.E.: Die Alterstuberkulose vom klinischen Standpunkt. Ergebn. ges. Tuberk.- u. Lung.-Forsch. 4, 115 (1932).

KAYSER-PETERSEN, J.E.: Die Bedeutung der Superinfektion für das tuberkulöse Geschehen beim Menschen. Beitr. Klin. Tuberk. 86, 582 (1935).

KAYSER-PETERSEN, J.E.: Die Reaktivierung der Lungentuberkulose. Beitr. Klin. Tuberk. 102, 512 (1950).

KEHLER, E., WINDLER, B.: Lungenkomplikationen nach Magenresektion – Magenkomplikationen nach Lungenresektion. Ärztl. Forsch. 14, 348 (1960).

KELLER, R.H., RUNYON, E.H.: Mycobacterial diseases. Amer. J. Roentgenol. 92, 528 (1964); zit. nach Zbl. ges. Tuberk.- u. Lung.-Forsch. 98, 196 (1965).

KEMPENEERS, J.: A propos des complexes primaires tuberculeux chez l'enfant. Ref. méd. Liège 5, 770 (1950).

KENÉZ, J., VINCZE, E.: Beiträge zur Pathologie und Klinik der nodösen Lungentuberkulose. Z. Tuberk. 122, 313 (1964).

KENNEDY, J.H.: Bronchopulmonary moniliasis. Treatment by segmentectomy. J. thorac. Surg. 37, 231 (1959).

KERCEA, V., STINGHE, R., GOLOGAN, R.: The late sequelae of tuberculous primary infection. Ftiziologia 19, 269 (1970); ref. in: Zbl. ges. Tuberk.-Forsch. 1/B, (1971).

KERLEY, P.J.: In: SHANKS, S.G., KERLEY, P.J.: A Text-Book of X-Ray Diagnosis. 2nd. Ed. London: Lewis 1951.

KEUTEL, J., WILLICH, E.: Die röntgenologische Differentialdiagnostik zystischer und lokalisierter Lungenaufhellungen im Säuglings- und Kindesalter. Fortschr. Röntgenstr. 109, 291 (1968).

KEY, M.M., AYER, H.E.: Silicosis in hard rock mining. J. Occup. Med. 14, 863 (1972).

KIENLE, F.A., KNÜCHEL, F.: Über die Leberfunktion bei Lungentuberkulose. Dtsch. med. Wschr. 74, 499 (1949).

KING, E.J., FLETCHER, C.M.: Industrial Pulmonary Diseases. Boston: Little, Brown & Co. 1960.

KING, E.J., HARRISON, C.V.: Reaction of the lung to dust. In: Industrial Pulmonary Diseases (E.J. KING, C.M. FLETCHER, Eds.). Boston: Little, Brown & Co. 1960.

KIPIANI, N.M.: Features peculiar to the evolution of conglomerate silico-tuberculosis. Based on pulmonary resection findings. Probl. Tuberk. 46, Nr. 11, 34 (1968).
KIRCH, E.: Die oberfränkische Porzellanstaublunge. Beitr. Silikose-Forsch. 25, 3 (1953).
KIRCHHOFF, H.: Die konnatale Tuberkulose. Dtsch. med. Wschr. 83, 912 (1958).
KISS, L.: Beginn und Ausbreitung der Lungentuberkulose beim Erwachsenen. Wien. Z. inn. Med. 43, 433 (1962).
KISS, L., MIANDI, A.: Social medical relations of decline of ability to work caused by silicosis and silico-tuberculosis. Acta Med. Leg. Soc. (Liege) 20, 303 (1967).
KITTREDGE, R.D., FINBY, N.: Bilateral tuberculous mediastinal lymphadenopathy in the adult. Amer. J. Roentgenol. 96, 1022 (1966).
KLEIN, E., GIRDA, F.: Die tuberkulöse Pleuritis in ihren Beziehungen zur Phthise. In: Die Pleuraergüsse. Zit. nach (E. KUNTZ, Hrsg.). München-Berlin-Wien: Urban & Schwarzenberg 1968.
KLEIN, W., WOLFF, K.: Über Klinik und Pathologie der isolierten Rundherde der Lungen. Beitr. Klin. Tuberk. 85, 116 (1934).
KLEINSCHMIDT, H.: Die Tuberkulose des Kindes. Leipzig: Barth 1927.
KLEINSCHMIDT, H.: Aktuelle Tuberkulinprobleme. Dtsch. med. Wschr. (1952), 933.
KLEINSCHMIDT, H.: Tuberkulose-Schutzimpfung, ihre Grundlagen, Notwendigkeit, Komplikationen und Erfolge. Behringwerk-Mitt. 27, 50 (1953).
KLEINSCHMIDT, H.: Die perifokalen Entzündungen. In: Handbuch der Kinderheilkunde (ENGEL, PIRQUET, Hrsg.). Leipzig: Thieme 1930.
KLIMESCH, K.: Gastroduodenalulkus und Lungen-Tuberkulose im Lichte der Statistik. Wien. med. Wschr. 119/42-43, 707 (1969).
KNIPPEL, J.: Klinisches und röntgenologisches Erscheinungsbild der Porzellanstaublunge. Zit. nach REICHELT, E.J.: Der Spontan-Pneumothorax als Ausdruck von Lungenerkrankungen. Inaug.-Diss., München 1970.
KNIPPING, H.W., BOLT, W., VENRATH, H., VALENTIN, H., JUDES, H., ENDLER, P.: Eine neue Methode zur Prüfung der Herz- und Lungenfunktion. Dtsch. med. Wschr. 80, 1146 (1955).
KNYVETT, A.F.: Pulmonary calcifications following varicella. Amer. Rev. resp. Dis. 92, 210 (1965).
KOCH, O.: Über die Stellung der „Rundherde" im Krankheitsverlauf der Tuberkulose. Z. Tuberk. 76, 225 (1936).
KOCH, O.: Zur Pathologie der Tuberkulose des lymphatischen Systems. Tuberk.-Arzt 6, 67 (1952).
KOCHNOWSKI, G., ROZEK, G.: A case of bronchogenic carcinoma in a patient with pulmonary silico-tuberculosis. Wiad. Lek. 21, 309 (1968).
KODHELI, G., VOLPE, E., GIACONI, G.: Recidive della tuberculosi polmonare: cause e consequenze. Ann. med. Sondalo. 12, 377 (1964).
KÖHLER, A.: Grenzen des Normalen und Anfänge des Pathologischen im Röntgenbilde. 5. Aufl. Leipzig 1928.
KÖHNLE, H.: Röntgenstereoverfahren. In: Handbuch der medizinischen Radiologie, Bd. III, S. 220. Berlin-Heidelberg-New York: Springer 1967.
KOHOUT, J.: Gemeinsames Vorkommen von Tuberkulose und malignen Lymphomen. Prax. Pneumol. 24, 280 (1970).
KOHOUT, J.: Chemotherapie der Tuberkulose. Wien: Facultas-Verlag 1973.
KOLLMEIER, H., BAUMANN, H., MÜLLER, H.O., GUNDEL, E.,
PLECHL, S.-CH: Tuberkulinempfindlichkeit und Staubexposition. Prax. Pneumol. 23, 766 (1969).
KOLLMEIER, H.: Fichtel, C.H.: Untersuchungen des Sterbealters Siliko-Tuberkulose-Kranker. Beitr. Klin. Tuberk. 134, 228 (1967).
KOLLMEIER, K., ILGNER, M., VOSS, H., WINKLER, E.: Siliko-Tuberkulose und Ethambutol-Behandlung. Med. Klin. 63, 964 (1968).
KOMIS, A.: Über das Frühinfiltrat bei Reinfektion, eine Komplikation der chronischen Lungentuberkulose auf dem Boden eines intakten Lungengewebes. Schweiz. med. Wschr. 61, 469 (1931).
KONETZKE, G.W.: Über Erkrankungen durch atypische Mykobakterien bei Silikotikern und Arbeitern mit fibrogener Staubexposition und ihre gutachterliche Beurteilung. Z. Erkr. Atmungsorg. 134, 197 (1971).
KONIETZKO, N., RÜHLE, K.H., SCHLEHE, N., OVERRATH, G., ADAM, W.E., MATTHYS, H.: Die Radiospirometrie als integraler Bestandteil der präoperativen Lungenfunktionsdiagnostik in der Thoraxchirurgie. Pneumonologie (im Druck).
KONIETZKO, N., SCHLEHE, H., RÜHLE, K.H., ADAM, W.E., MATTHYS, H.: Lungenfunktionsdiagnostik mit nuklearmedizinischen Methoden. Schweiz. med. Wschr. 102, 1448 (1972).
KOENIG, M.G., COLLINS, R.D., HEYSSEL, R.M.: Disseminated mycobacteriosis caused by Battey type mycobacteria. Ann. intern. Med. 64, 145 (1966).
KONJETZNY, G.E.: Tuberkulom der Lunge. Chirurg 4, 151 (1949).
KÖNN, G.: Morphologische Befunde bei chemotherapeutisch behandelten tödlichen Tuberkulosen. Beitr. path. Anat. 111, 337 (1951).
KÖNN, G.: Aussprache zu den Vorträgen von SCHWARTZ und UEHLINGER. Verh. 14. Tag. Dtsch. Tbk. Ges. Goslar 1952.
KÖNN, G.: Über den Einbruch tuberkulös verkäster Lymphknoten in das Bronchialsystem und seine Folgen für die Lungentuberkulose. Beitr. path. Anat. 113, 59 (1953).
KOPP, H.: Miliartuberkulose ohne Lungenbefund. Med. Welt 1963, 159.
KOETTGEN, H.U.: Die Bedeutung der haematogenen Lungentuberkulose für die Entstehung bronchiektatischer Veränderungen im Kindesalter, zugleich ein Beitrag zur Differentialdiagnose zwischen sekundärer Tuberkulose und dem Krankheitsbild der Bronchiektasie. Beitr. Klin. Tuberk. 80, 1 (1932).
KOURILSKY, R.: Les suppurations bronchiques. Sem. Hôp. (Paris) 1950, 3259.
KOVACS, N.: New bacteriological, epidemiological and clinical aspects of „anonymous" (atypical) mycobacteria. Bull. int. Un. Tuberc. 37, 351 (1966).
KOVÁTS, F.: La maladie tuberculeuse des bronches. Rev. Tuberc. (Paris) 27, 925 (1963).
KOVÁTS, F., ZSEBÖK: Röntgenanatomische Grundlagen der Lungenuntersuchung. 2. Aufl. Budapest: Akademiai Kiado 1954.
KRAAN, J.K.: Das Rezidiv nach Lungenresektion wegen Tuberkulose. Beitr. Klin. Tuberk. 122, 18 (1960).
KRAAN, J.K.: „Periphere" Bronchitis tuberculosa. Ned. T. Geneesk. 107, 805 (1963).
KRAKOWKA, P., GRYMINSKI, F., HALWEG, H.: Lungenaspergillom bei einer Patientin mit Lungentuberkulose. Ref. in Zbl. ges. Tuberk.-Forsch. 85, 302 (1960).
KRAMER, H., SEYSS, R.: Die Simultanbronchotomographie. Z. Tuberk. 113 (1959).

KRANIG, B.: Über Thorakokaustiken und Thorakoskopien des Tuberkulosekrankenhauses Schönbrunn in der Zeit vom 1.11.1942—31.5.1948. Diss., München 1950.

KRAVETS, N.P.: Pleurisy in diabetes mellitus (selective accumulation in the pleural fluid). Klin. Med. (Mosk.) 14, Nr. 12, 137 (1967).

KREBS, A.: Zbl. Bakt. 175, 422 (1959). Zit. nach ANSTETT, F.: Erscheinungsformen der Lungentuberkulose im Jugend- und Erwachsenenalter. Z. Tuberk. 115, 230 (1961).

KREBS, A.: Disposition zur Erkrankung der Lungen durch atypische Mykobakterien, Behandlungsergebnisse und Spätresultate. Z. Tuberk. 127, 133 (1967); auch Zbl. ges. Tuberk.-Forsch. 104, 331 (1968).

KREMER, W.: Die Entwicklung der Lungentuberkulose des Erwachsenen. Leipzig: Thieme 1936.

KREMER, W.: Die Entwirrung der Spitzenfeldschatten mittels der Tomographie. Z. Tuberk. 77 (1937).

KREMER, W.: Die tuberkulöse Spitzenbronchitis, eine wenig beachtete Form der Spitzentuberkulose. Dtsch. med. Wschr. 67, 647 (1941).

KREMER, W.: Die tuberkulöse Spitzenbronchitis. Beitr. Klin. Tuberk. 97, 451 (1942).

KREMER, W.: Die Deutung des Röntgenschichtbildes der Lungenoberfelder. Leipzig: Thieme 1945.

KREMER, W.: Zit. nach HAEFLIGER, E.: Spezielle Röntgenologie der Lungentuberkulose. Basel: Schwabe 1954.

KREUSER, F.: Die Bedeutung der endogenen und exogenen Reinfektion bei Tuberkulose vom Standpunkt der Fürsorge gesehen. Beitr. Klin. Tuberk. 108, 67 (1953).

KREUSER, F., KREUTZER: Zit. nach NEUMANN, G.: Epidemiologie und Statistik. Med. Praxis 45 (1970).

KREUZFUCHS, S.: Die radiologische Untersuchung der Lungenspitzen.

KRIEG, R.: Zur Technik der tomographischen Lungenuntersuchung, insbesondere zur Tomographie des Bronchialbaums im schrägen Durchmesser. Ärztl. Forsch. 16, I, 573 (1962).

KRIENKE, E.G.: Die Primärtuberkulose in der Sicht der Klinik. Dtsch. med. J. 14, (Nr. 19), 592 (1963).

KRISHNAMURTHY, G.T., WINSTON, M.A., WEISS, E.R., BLAHD, W.H.: Falsepositive pulmonary photoscans obtained with a dual-probe detector system. J. Nucl. Med. 11, 719 (1970).

KRISHNASWAMY, V.: Disseminated tuberculosis presenting as a bleeding disorder. J. Indian med. Ass. 1969 53/2, 85 (1969).

KRÖKER, P.: Beobachtungen über einseitige Staublungen im Zusammenhang mit einseitigen Gefäßhypoplasien der Lungen. Röntgenpraxis 17, 127 (1948).

KRÖNERT, E., KASTENBAUER, J., PRÄG, R., STÜRZENHOFEKKER, P., ZEILHOFER, R., WOLF, F.: Auswertung der quantitativen Inhalations-/Perfusionsszintigraphie in der pulmonologischen Diagnostik. 8. Jahrestagg. Ges. Nuclearmedizin, Hannover, 1970.

Krönert, E., Müller, H., Wolf, F.: Leistungsfähigkeit der Lungenszintigraphie bei benignen und malignen Erkrankungen des Respirationssystems. In: Radioisotope in der Lokalisationsdiagnostik. S. 239. Stuttgart: Schattauer 1968.

KROTZ: Fortschr. Röntgenstr. 78, 607 (1953). Zit nach CATEL, W.: Lehrbuch der Tuberkulose des Kindes und des Jugendlichen. Stuttgart: Thieme 1954.

KRUEGER, V.R., VANCE, J.W.: Minimal pulmonary tuberculosis. An early evaluation in the recent antimicrobial era. Amer. Rev. Tuberc. 76, 64 (1957).

KRUMHOLZ, R.A., BURNHAM, G.M., DELONG, J.F.: Lung scan utilization in the diagnosis of pulmonary disease. Chest 62, 322 (1972).

KUBIN, M., KRUML, J., HORAK, Z., LUKAVSKY, J., VANEK, C.: Pulmonary and nonpulmonary disease in humans due to avian Mycobacteria. Clinical and epidemiologic analysis of nine cases observed in Czechoslovakia. Amer. Rev. resp. Dis. 94, 20 (1966).

KUDLICH, H.: Zur pathologischen Anatomie der Kindertuberkulose. Beitr. Klin. Tuberk. 75, 575 (1930).

KUHLMANN, F.: Röntgenbild der Lungentuberkulose im Verlauf der chemotherapeutischen Behandlung. Med. Klin. 16, 693 (1955).

KÜHNE, W.: Diagnostische Bedeutung der Lymphknotensilikose für die Silikosen der Lungen. In: Lunge und Beruf (E. HOLSTEIN, Hrsg.), S. 93. Leipzig 1962.

KÜHNE, W.: Die pathologische Anatomie der Silikoseformen in Thüringen. Mschr. Tuberk.-Bekämpf. 6, 74 (1963).

KUNTZ, E.: Über Leberveränderungen durch Tuberkulose. Brauer'sche Beitr. zur Klinik der TBK 123, 26 (1960).

KUNTZ, E.: Die klinische Aktivitätsbeurteilung der Lungentuberkulose. Stuttgart: Thieme 1964.

KUNTZ, E.: Die Pleuraergüsse. Differentialdiagnose, Klinik und Therapie. München: Urban & Schwarzenberg 1968.

KÜPFERLE, L.: Über vergleichend anatomisch-röntgenologische Untersuchungen und deren Bedeutung für Prognose und Therapie der Lungentuberkulose. Z. Tuberk. 34, 632 (1921).

KURIHARA, T.: Study on factors leading to relapse in pulmonary tuberculosis. Zit. nach FORSCHBACH, G.: Die Ursachen des Tuberkuloserezidivs und die Prognose des Rezidivrisikos. Prax. Pneumol. 27, 412 (1973).

KÜSS, G.: De l'hérédité parasitaire de la tuberculose humaine. Paris 1898.

KUTSCHERA-AICHBERGEN, H.: Die Tuberkulose vom Standpunkt des Internisten. Wien: Springer 1949.

KUTSCHERA, W., BOSINA, E.: Exsudative Pleuritis im Alter. Wien. med. Wschr. 107, 497 (1957).

KUTSCHERENKO: Über Lymphdrüsenabszesse und lymphoglanduläre Kavernen bei Kindertuberkulose. Z. Tuberk. 1943, 201.

LABAS, Z.: Über die Einbrüche von verkalkten und anthrakotischen Lymphknoten ins Bronchialsystem. Tuberkulózis 8, 166 (1960).

LABHART, O.: In: HOTTINGER, GSELL, UEHLINGER, SALZMAN, LABHART: Hungerkrankheit, Hungerödem und Hungertuberkulose. Basel: Karger 1948.

LACHMANN, E.: Atypische Tuberkulose, Lungenmetastasen vortäuschend. Fortschr. Röntgenstr. 43, 407 (1932).

LAËNNEC, R.TH.: Traité de l'auscultation, 1. Aufl. 1819. Zit. nach LÖFFLER, W.: Geschichte bei Tuberkulose. In: Handb. d. Tuberkulose, Bd. 1, S. 1. Stuttgart: Thieme 1958.

LAËNNEC, R.TH.: Zit. nach DUFOURT, A., DEPIERRE, A.: Klinik des Tracheobronchialdrüsendurchbruchs. Erg. ges. Tuberk.- u. Lung.-Forsch. 12, 50 (1954).

LAGÈZE, P., BÉRARD, M., GABY, P., TOURAINE, R.: Le mégamycétome pulmonaire on aspergillome intracavitaire. J. frc. méd. chir. thorac. 3, 229 (1952); J. frc. méd. chir. thorac. 7, 648—662 (1953).

LAHL, R.: Aortenbronchialfistel als tödliche Komplikation einer Lymphknotentuberkulose. Prax. Pneumol. 18, 738 (1964).

LALLINGER, G.: Zur Ätiologie, Verteilung und Differentialdiagnose von Pleuraergüssen. Untersuchungen am Zentralkrankenhaus Gauting. Inaug.-Diss., München 1972.

LALOUETTE: Zit. nach DUFOURT, A., DEPIERRE, A.: Klinik des Tracheobronchialdrüsendurchbruchs. Erg. ges. Tuberk.- u. Lung.-Forsch. **12**, 50 (1954).

LAMB, D., PILNEY, F., KELLY, W.D., GOOD, R.A.: A comparative study of the incidence of anergy in patients with carcinoma, leukemia, Hodgkin's disease, and other lymphomas. J. Immunol. **89**, 550 (1962).

LAMBERT, J.: Les aspects médico-sociaux de la tuberculopneumoconiose des ouvriers granitiers non tarés et non éthyliques. Rev. Tuberc. (Paris) **30**, 693 (1966).

LAMOTTE, M., SEGRESTAA, J.M., MANICACCI, M.: Tuberculose miliaire de l'adulte. Méd. int. 3/10, 631—641 (1968).

LAMY, P., DE REN, G., BRIQUEL, P., ANTHOINE, D., MEYER, D.: Fistules oesophagiennes d'origine tuberculeuse. A propos de quatre observations. Ann. Otolaryng. (Paris) **80**, 204 (1963).

LAMY, P., ANTOINE, D., BRIQUEL, P., REBCIX, G., VAILLANT, G., MOLLET, E.: Aspects actuels des miliaires pulmonaires tuberculeuses de l'adulte. Ann. méd. Nancy 6/4, 424—436 (1967).

LANCASTER, J.F., TOMASHIEFSKI, J.F.: Tuberkulose als Ursache des Emphysems. Amer. Rev. resp. Dis. **87**, 435 (1963).

Lancet (1896). Annotation: The new photography. Lancet **1896 I**, 432.

LANDES, G., ZÖTL, E.: Sektionstatistik einer medizinischen Abteilung. Münch. med. Wschr. **108**, 1732 (1966).

LANDMANN, H.: Vergleichende Untersuchungen zwischen pathologisch-anatomischem Befund und Röntgenbild an Hand von Resektionspräparaten. In: Diagnostik der Lungentuberkulose und andere Lungenkrankheiten (Hrsg. STEINBRÜCK, P.). Berlin: VEB Verlag Volk und Gesundheit 1960.

LANE, R.M.: Pregnancy and tuberculosis. Canad. med. Ass. J. **77**, 28 (1957).

LANGE, B.: Vorkommen und Verlauf der tuberkulösen Primärinfektion beim Erwachsenen. Z. Tuberk. **78**, 145 (1937).

LANGE, B.: Dtsch. med. Wschr. **63**, 1465 (1937). Zit. nach ANSTETT, F.: Erscheinungsformen der Lungentuberkulose im Jugend- und Erwachsenenalter. Z. Tuberk. **115**, 230 (1961).

LANGE, B.: Die Bakteriologie und die experimentellen Grundlagen der Lehre von der Tuberkuloseimmunität und Versuche einer Tuberkuloseschutzimpfung. In: BRAEUNING, H.: Allg. Biol. und Pathol. der Tuberkulose. Leipzig: Thieme 1943.

LANGE, B.: Zit. nach LETTERER, E.: In: Die Tuberkulose. Stuttgart: Enke 1951.

LANGE, B.: Zit. nach HEDVALL, E.: In: Prax. Pneumol. **1**, 499 (1958).

LANGE, B.: Zit. nach HEDVALL, E.: Infektionsquellen und Verbreitungsweise. In: Handb. d. Tuberkulose, Bd. 1, S. 499. Stuttgart: Thieme 1958.

LANGE, M.: Der primäre Lungenherd bei der Tuberkulose. Z. Tuberk. **38**, 167 (1923).

LANGER, CL.: Die offene Kavernenheilung. 8. Tag. d. Österr. Ges. f. Tuberkulose und Lungenerkrankungen, Pörtschach 1965. Wien: Brüder Hollinek 1965.

LARBAOUI, D., CHAULET, P., ABDERRAHIM, K., DRIF, M., BENHASSINE, M.U.: La tuberculose miliaire aiguë du poumon en Algérie. Rev. Tuberc. (Paris) 31/6, 821—828 (1967).

LAUGERI, S.: Su alcuni aspetti dell'associazione silico-tubercolosi in Valle D'Aosta. Lotta c. Tuberc. **39**, Suppl. 39—49 (1969).

LAUMEN, F.: Untersuchungen der Serumcortisolspiegel und der Gesämtcorticoid-Ausscheidung im Harn nach Inhalation von Dexamethason-21-isonicotinat bei Tuberkulösen und Schwangeren. Beitr. Klin. Tuberk. **138**, 56 (1968).

LAUR, A., DILLER, W.: Diagnostik der Lungenembolie. Dtsch. med. Wschr. **1962**, 720.

LAWONN, H., SCHNEIDER, H.: Diabetes mellitus mit Beginn im Kindesalter und die gleichzeitig oder nachträglich hinzukommende Lungentuberkulose. Klinische und katamnestische Untersuchungen bei 40 Kranken. Z. ges. inn. Med. 21/21, 658 (1966).

LAWSON, D.: X-rays in the diagnosis of lung disease. Practitioner, extra number on X-rays **1906**, 17.

LAWSON, D.: X-rays in the diagnosis of lung disease. Practitioner **90**, 53 (1913).

Leading Article: Pulmonary mycetoma. Lancet **1968 II**, 439.

LEB, A.: Die Röntgenbronchographie in Pentothal-Lysthenon (Succinylcholinchlorid-)Kurznarkose. Fortschr. Röntgenstr. **81**, 119 (1954).

LEBLOND: Zit. nach DUFOURT, A., DEPIERRE, A.: Klinik des Tracheobronchialdrüsendurchbruchs. Erg. ges. Tuberk.- u. Lung.-Forsch. **12**, 50 (1954).

LEE, H.S. VAN DER: Frequency of exogenous re-infection in tuberculosis. Nederl. T. Geneesk. (engl. Zusammenf.) **1957**, 1757.

LEGENDRE, BAILLY: Arch. gén. D. de Méd. **IV**, 57 (1844). Zit. nach WURM, H.: Tuberkulose und Atelektase. In: Ergebn. ges. Tuberk.- u. Lung.-Forsch. **12**, 121 (1954).

LE HEGARAT, R., VIE, A., ALLAIN, Y.M., ANTONNY, R.: L'épaississement des parois, signe précoce et peu connu dans l'aspergillome pulmonaire. (Thickening of the walls, early and little known sign of pulmonary aspergilloma.) J. Radiol. Électroe. **47**, 535 (1966).

LEHMANN, E.: Die pleuro-pulmonale Fistel. Beitr. Klin. Tuberk. **105**, 429 (1951).

LEITNER, ST.J.: Die tuberkulöse Primärinfektion bei Jugedlichen und Erwachsenen. Schw. med. Wschr. **72**, 145 u. 185 (1942).

LEITNER, ST.J.: Zur späteren tuberkulösen Primärinfektion und ihrer Entwicklung. Schweiz. med. Wschr. **72**, 711 (1942).

LEITNER, ST.J.: Besondere Entwicklungen der Primärtuberkulose: II. Intrathorakale Perforation von tuberkulösen Hiluslymphknoten. Beitr. klin. Tuberk. **103**, 257 (1950).

LE MELLETIER, J.: Le dépistage radiologique systématique de la tuberculose et des affections thoraciques chez les malades adressés aux hôpitaux pour des affections non pulmonaires. Rev. Hyg. Méd. soc. **8**, 495 (1960).

LEMOINE, J.M., FABRE, CH.: L'examen bronchoscopique après les hémoptysies. J. franç. Méd. Chir. thor. **25**, 621 (1971).

LEMOINE, J.M., GALY, P., TOURAINE, R.-G.: Calcifications ganglionnaires et cancers bronchiques. Bull. Soc. Méd. Hop. Paris 4, 71, 977 (1955); ref. Zbl. ges. Tuberk.-Forsch. **71**, 332 (1956).

LEMOINE, J.M., ISORNI, P. et al.: Un cas d'ulcération bronchique tuberculeuse par perforation ganglionnaire chez l'adulte. Rev. Tuberc. (Paris) **15**, 146 (1951).

LEMON, W.S.: Tuberculosis as an etiological factor in Hodgkin's disease: A historical review. Amer. J. med. Sci. **127**, 178 (1924).

LE NOUENE, J., SARREMEJEAN, P., SECOUSSE, J.P.: Aspergillome biléatraux. J. franç. Méd. Chir. thorac. **11**, 274 (1957).

LEPEUPLE, A., THIBIER, R., VIVIEN, J.N., GROSSET, J., CANETTI, G.: Un cas de transmission de bacilles de Koch d'un sujet guéri de tuberculose pulmonaire. Rev. Tuberc. (Paris) 24, 1312 (1960).
LEŚNIEWSKA, M.: Complications due to calcified primary complexes of the lung in adults. Gruźlica Choroby Pluc 36, 367 (1968).
L'ESPERANCE, E.S.: Experimental inoculation of chickens with Hodgkin's nodes. J. Immunol. 16, 37 (1929).
LETTERER, E.: In: Die Tuberkulose. Stuttgart: Enke 1951.
LETULLE: Zit. nach STEPHAN.
LETULLE, M.: Tuberculose pulmonaire et cancer primitif du poumon. Presse méd. 28, 537 (1920).
LEVENE, N., RIVAROLA, C.H., BLUE, M.E., JR.: Surgical considerations in pulmonary tuberculosis complicated by bronchopulmonary aspergillosis. Amer. Rev. resp. Dis. 91, 262 (1965).
LÉVI-VALENSI, A., ZAFFRAN, A., MOLINAC, C.: 24 cas de fistules gangliobronchiques chez les tuberculeux pulmonaires adultes. Rev. tuberc. (Paris) 15, 400 (1951).
LÉVI-VALENSI, A., ZAFFRAN, A., MOLINAC, C.: Constations bronchoscopiques chez 150 tuberculeux pulmonaires adultes. Semaine Hôp. Paris 27, 171 (1951).
LEVIN, E.J.: Pulmonary intracavitary fungus ball. Radiology 66, 9 (1956).
LEWIS, A.G.: A clinical study of the chronic lung disease due to nonphotochromogenic acid-fast bacilli. Ann. intern. Med. 53, 273 (1960).
LICHTENSTEIN, H.: Die Klinik und Pathologie der primären Pleuratumoren. Dtsch. Z. Chir. 233, 29 (1931).
LIEBERMEISTER, C.: Die Tuberkulose der Lungen. In: Handb. d. prakt. Medizin. Stuttgart: Enke 1899.
LIEBKNECHT, W.L.: Durchleuchtung, Bild und Schichtaufnahme in der Tuberkulosefürsorge. Beitr. Klin. Tuberk. 117, 82 (1957/58).
LINCOLN, E.M.: The clinical picture of tuberculosis in children. Amer. J. Dis. Child. 60, 371 (1940).
LINCOLN, E.M.: Course and prognosis of tuberculosis in Children. Amer. J. Med. 9, 623 (1950).
LINCOLN, E.M., DAVIES, P.A., BOVORNKITTI, S.: Tuberculous pleurisy with effusions in children. Amer. Rev. Tuberc. 77, 271 (1958).
LINDARS, D.C., DAVIES, D.: Rheumatoid pneumoconiosis. A study in colliery populations in the East Midlands coalfield. Thorax 22, 525 (1967).
LINDEMANN, B.: Simultane Angiokardio-Tomographie. Fortschr. Röntgenstr. 73, 261 (1950).
LIOUVILLE, H.: Zit. nach DUFOURT, A., DEPIERRE, A.: Klinik des Tracheobronchialdrüsendurchbruchs. Ergebn. ges. Tuberk.- u. Lung.-Forsch. 12, 51 (1954).
LISSAC, J., LABROUSSE, J., MEYER, A.: Sur un cas d'hyponatrémie par dilution au cours d'une miliaire augue pulmonaire tuberculeuse. Rev. Tuberc. (Paris) 34, 1004 (1970).
LISSNER, J.: Wert der Modulationsübertragungsfunktion für die Klinik des Röntgenfernsehens. Fortschr. Röntgenstr., Beitr. 22—24 (1969).
LOB, M., PETTAVEL, J., GARDIOL, D.: Linter et de la mediastinoscopie avec biopsie ganglionnaire pour le diagnostic de la silicose. Schweiz. med. Wschr. 97, 179 (1967).
LOBENWEIN-WEINEGG, E.: Tomographie der Lunge. Manuskript der Ärztekammer Wien, o. Jahresangabe.
LOBENWEIN, E.: Spezielle Untersuchungsmöglichkeiten beim Lungeninfarkt. Tomographie, Angiographie, Szintigraphie, Elektrokardiographie, Lungenfunktion, Laboratorium. Beitr. Klin. Tuberk. 137, 295 (1968).
LOCK, W.: Ergebnisse bei Röntgenreihenuntersuchungen in Hamburger Betrieben in den Jahren 1954—1956 als Beitrag zur derzeitigen Tuberkulosesituation. Tuberk.-Arzt 13, 1 (1959).
LOECKELL, H.: Das Lungenaspergillom und seine Kombination mit der amorphen und intrakavitären bronchialen Aspergillose. Tuberk.-Arzt 16, 87 (1962).
LOECKELL, H.: Über die transthorakale Ausräumung eines Lungenmyzetoms mittels Maurerdrainage. Prax. Pneumol. 18, 757 (1964).
LODIN, H.: The value of tomography in examination of the intrapulmonary bronchi. Acta radiologica (Stockh.) (1953).
LODIN, H.: Roentgen diagnosis of pulmonary mycoma. Acta radiol. (Stockh.) 47, 23 (1957).
LODIN, H.: Tomography of the middle and lingular bronchi. Acta radiol. Diagn. 6, 26 (1967).
LÖFFLER, W.: Grenzen u. Fehlerquellen in der Röntgen-Diagnose der Lungen-Tuberkulose. Schweiz. med. Wschr. 42 (1931).
LÖFFLER, W.: Die tuberkulöse Spät-Erstinfektion und ihre Entwicklungstendenz. Schw. med. Wschr. 686 (1942).
LÖFFLER, W.: Geschichte der Tuberkulose. In: Handb. d. Tuberk., Bd. 1, S. 1. Stuttgart: Thieme 1958.
LOCKER, J.Th., GOERG, R., FRIDRICH, R.: Die Beeinflussung des lungenszintigraphischen Bildes durch die Verwendung verschiedener Inhalationstechniken. 8. Jahrestagg. Ges. Nuclearmedizin, Hannover 1970.
LOKEN, M.K., WESTGATE, H.D.: Evaluation of pulmonary function using Xe^{133} and the scintillation camera. Amer. J. Roentgenol. 100, 835 (1967).
LOKEN, M.K., MEDINA, J.P., LILLEHEI, J.P., L'HEUREUX, PH., KUSH, G.S., EBERT, R.V.: Regional pulmonary function evaluation using xenon 133, a scintillation camera, and computer. Radiology 93, 1261 (1969).
LONGBOTTOM, J.L., PEPYS, J., CLIVE, F.T.: Diagnostic precipitin test in aspergillus pulmonary mycetoma. Lancet 1964 I, 588.
LOPEZ-MAJANO, V., WAGNER, H.N.: Clinical application of lung scanning. Dis. Chest. 54, 356 (1968).
LOPEZ-MAJANO, V., CHERNICK, V., WAGNER, H.N., JR., DUTTON, R.E., JR.: Comparison of radioisotope scanning and differential oxygen uptake of the lungs. Radiology 83, 697 (1964).
LOPEZ-MAJANO, V., WAGNER, H.N., JR., TOW, D.E., CHERNICK, V.: Radioisotope scanning of the lungs in pulmonary tuberculosis. J. Amer. med. Ass. 194, 1053 (1965).
LORBER, J.: The long-term prognosis of generalised miliary tuberculosis in children. Lancet 1966 II, 1447.
LOERBROKS, B.: Aussprache zum Vortrag von BLOEDNER, C.D.: Die mehrdimensionale Verwischung im Röntgenschichtbild der Lunge. Beitr. Klin. Tuberk. 132, 292 (1964).
LOERBROKS, BARBARA: Pers. Mitteilung.
LORENZ, W.: Zur Strahlenbelastung bei Röntgen-Thoraxuntersuchungen. Beitr. Klin. Tuberk. 117, 150 (1957/58).
LOREY, A.: Das Röntgenverfahren zur Diagnose der Lungentuberkulose. In: BRAUER, L., SCHRÖDER, G., BLUMENFELD, F.: Handbuch der Tuberkulose, Bd. 1. Leipzig: J.A. Barth 1923.
LOESCHCKE, H.: Über das Wesen der Lungenspitzendisposition zur Tuberkuloseerkrankung. Beitr. Klin. Tuberk. 64, 344 (1926).
LOESCHCKE, H.: Störungen des Luftgehaltes. In: Handb. pathol. Anat. von HENKE-LUBARSCH, Bd. I, S. 603. Berlin: Springer 1928.
LOESCHCKE, H.: Über Entwicklung, Vernarbung und Reaktivierung der Lungentuberkulose Erwachsener. Beitr. Klin. Tuberk. 68, 251 (1928).

LOESCHCKE, H.: Die Spitzenbronchitis. Beitr. Klin. Tuberk. **97**, 443 (1952).

LOESCHCKE, H.: Zit. in: HAEFLIGER, E.: Spezielle Röntgenologie der Lungentuberkulose. Basel: Schwabe 1954.

LOSDYCK, M., PREVOST, H.: Dépistage de la tuberculose. Côntrole d'anciens travailleurs de la mine: pensionnés, retraités et invalides. Acta tuberc. belg. **56**, 261 (1965).

LOTTE, ALICE: Introduction to the study of the problem of criteria and of classification of cases of tuberculosis for the purposes of epidemiological and statistical studies. Bull. int. Un. Tuberc. **32**, 128 (1962).

LOUDON, R.G.: In: NEUMANN, G.: Tagungsbericht. 21. Kongreß der Internationalen Union gegen die Tuberkulose in Moskau. Prax. Pneumol. **26**, 122 (1972).

LOW, E.: Relapses rate in a two to eleven year follow-up study of patients with pulmonary tuberculosis treated with and without antimicrobials and discharged from 1946 through 1955. Amer. Rev. Tuberc. **79**, 612 (1959).

LOEWENSTEIN, E.: Über intrauterine Infektion bei Tuberkulose. Beitr. Klin. Tuberk. **87**, 57 (1935).

LOEWENSTEIN, E.: Congenital tuberculosis. Amer. Rev. Tuberc. **51**, 225 (1945).

LUBARSCH, O.: Johannes Orth und die Tuberkuloseforschung. Z. Tuberk. **27**, 1 (1917).

LÜCHTRATH, H.: Der Einfluß der antibiotischen und chemotherapeutischen Behandlung auf das morphologische Bilde der abheilenden Tuberkulose. Stuttgart: Thieme 1954.

LÜCHTRATH, H.: Der Wandel klassischer Krankheitsbilder der Tuberkulose unter der chemischen und antibiotischen Therapie. Fortschr. Med. **77**, 217 (1959).

LUDES, H., KARSTIEN, M.: Die Bedeutung der Magenresektion in der Klinik der Lungentuberkulose. Med. Welt (Stuttg.) **1966**, 37.

LUDES, H., PAPPAS, A.: Zur Häufigkeit des manifesten und latenten Diabetes mellitus bei der Tuberkulose. Münch. med. Wschr. **107**, 1344 (1965).

LÜDERS, C.J.: Weitere Beiträge zur Pathologie und Häufigkeit des peripheren Lungennarbenkrebses. Berl. Med. **10**, 93 (1959).

LÜDERS, C.J., THEMEL, K.G.: Die Narbenkrebse der Lungen als Beitrag zur Pathogenese des peripheren Lungencarcinoms. Virchow Arch. path. Anat. **325**, 499 (1954).

LÜDIN, M.: Über Technik u. Fehlerquellen der Röntgendiagnostik bei Lungentuberkulose. Schweiz. med. Wschr. **42** (1931).

LUKAS, W.: Persönliche Mitteilung.

LUKIANENKO, M.S.: Indications for lung resection in patients with siderosilicotuberculosis. Klin. Chir. (Mosk.) **1971**, Nr. 1, 18. Ref. nach Zbl. ges. Tuberk.-Forsch. **110**, 316 (1971).

LUPASCU, J.: Drüsen-, Bronchien- und Lungen-Spätfolgen der Primärtuberkulose. Ftiziologia **18**, 513 (1969). Ref. in: Zbl. ges. Tbk.-Forsch. **109** (1970).

LURIDIANA, N.: Distribution and injurious effects of bronchographic contrast media in the lungs; roentgen-histological studies of 100 specimens from pulmonary resection. G. ital. Tuberc. **12**, 188 (1958).

LURIE, M.B.: Heredity, constitution and tuberculosis, an experimental study. Suppl. zur Amer. Rev. Tuberc. **44**, 1 (1941).

LURIE, M.B.: Native and acquired resistance to tuberculosis. Amer. J. Med. **9**, 591 (1950).

LURIE, M.B.: Resistance to Tuberculosis: Experimental Studies in Native and Acquired Defensive Mechanisms. Massachusetts: Harvard University Press 1964.

LUSTED, L.B.: Introduction to medical decision making. Springfield/Ill.: Ch.C. Thomas 1968.

LYDTIN, K.: Über Beziehungen der zirrhotischen proliferativen und exsudativen Form der Lungentuberkulose zum Lebensalter. Z. Tuberk. **37**, 260 (1922).

LYDTIN, K.: Untersuchungen an klinischem Material über die Bedeutung der Kaverne usw. Z. Tuberk. **39**, 1 (1924).

LYDTIN, K.: Kavernendiagnose und Prognose. Beitr. Klin. Tuberk. **62**, 308 (1926).

LYDTIN, K.: Zur Klassifikation der Lungentuberkulose. Z. Tuberk. **41**, 250 (1925).

LYDTIN, K.: Klinische Untersuchungen über hämatogene und bronchogene Formen der Lungentuberkulose. Tuberk. bibl. **45** (1932).

MACINTYRE, W.J., INKLEY, S.R.: Evalution of Regional Lung Function with ^{133}Xenon. In: Radioaktive Isotope in Klinik und Forschung, Bd. 10, S. 321. Gasteiner Internationales Symposion 1972. München-Berlin-Wien: Urban & Schwarzenberg 1973.

MAC LEOD, W.M., SMITH, A.: Some observations on the historical appreciation, pathological development and behaviour of round tuberculous foci. Thorax **7**, 334 (1952).

MACARTNEY, J.N.: Pulmonary aspergillosis: a review and a description of three new cases. Thorax, **19**, 287 (1964).

MACEDO, A.V. DE: Silicotuberculose. Considera C oes sobre a sua frequencia, prognostico e profilaxia. J. Méd. (Pôrto) **58**, 263 (1965).

MACINTYRE, J.: Röntgen rays in laryngeal surgery. J. Laryng., **10**, 231 (1896a).

MACINTYRE, J.: Roentgen rays. Photography of renal calculus. Lancet **1896b**, 118.

MACKLEM, P.T., FRASER, R.G., BATES, D.V.: Bronchial pressures and dimensions in health and obstructive airway disease. J. appl. Physiol. **18**, 699 (1963).

MACPHERSON, A. MARGARET C.: Primary tuberculosis of the lung in children. Brit. J. Tuberc. **33**, 79 (1939).

MAHON, H.W., FORSEE, J.H.: The surgical treatment of round tuberculous pulmonary lesions (tuberculomas). J. thorac. Surg. **19**, 724 (1950).

MAHR, F.: Acht Jahre Röntgenreihenuntersuchung in Bayern. Tuberk.-Arzt **19**, 177 (1965).

MALECKI, S.: Bronchoscopic findings in pneumoconiosis and silico tuberculosis. Gruźlica **33**, 1004 (1965).

MALLORY, F.B.: The principles of pathologic histology (1904).

MALMROS, H., HEDVALL, E.: Entstehung und Entwicklung der Lungentuberkulose. Tuberk. Bibl. **68** (1938).

MALMROS, H., HEDVALL, E.: Studien über die Entstehung und Entwicklung der Lungentuberkulose. Tuberk.-Bibl. **68**, 1 (1938).

MALMROS, H., HEDVALL, E.: Studien über die Entstehung und Entwicklung der Lungentuberkulose. Z. Tuberk. **81**, 370, 381 (1939).

MALOV, V.V., SHUMAKOV, A.G.: Characteristics of the course of focal pulmonary tuberculosis in patients with siderosilicosis. Vrach Delo **3**, 36 (1966).

MANGOLD, H.: Die Tuberkulome der Lunge. Acta davos. **13**, 1 (1954). Dort auch weitere Literatur.

MANOUDEAU, D., LEMOINE, J.M., POULET, J., DUBRISAY, J.: Mycoses respiratoires pseudotumorales. J. franç. Méd. Chir. thor. **9**, 53 (1955).

MANTZ, H.L.: Tagungsbericht: Internat. Union gegen die Tuberkulose, August 1952, Rio de Janeiro. Tuberk.-Arzt **7**, 109 (1953).

MARCHAND, F.: Zur pathologischen Anatomie und Nomenklatur der Lungentuberkulose. Münch. med. Wschr. **69**, 1, 55 (1922).

MARIANI, B.: Terapia attuale della tubercolosi polmonare associata ad altri stati morbosi. G. ital. Mal. Torace **24**, 227 (1969).

MARIN, A., LEDOUX, A., DELORD, M., CABANNE, F.: Tuberculose pulmonaire ulcero-caseeuse extensive et silicose infra-radiologique. Discussion medico-l'egale. J. franç. Méd. Chir. thor. **19**, 391 (1965).

MARK, G.: Die Lungentuberkulose im höheren Lebensalter. Internist (Berl.) **3**, 617 (1962).

MARKOFF, N.: Zur Differentialdiagnose der Lungeninfiltrate. Schweiz. med. Wschr. **1941**, 170.

MARKOFF, N.: Die Bedeutung der Leber für Diagnostik und Therapie bei Lungenkrankheiten. Bibl. tuberc., Vol. 20, p. 71. Basel-New York: Karger 1965.

MARKS, J., SCHWABACHER, H.: Infections due to Mycobacterium xenopei. Brit. med. J. **1965 I**, 32; zit. nach DOYLE et al. in: Amer. Rev. resp. Dis. **97**, 920 (1968).

MARŠA, M., ŠNEJDRLOVÁ, E.: Antituberculosis drugs in coniotuberculosis. Rozhl. Tuberk. **24**, 393 (1964). Ref. nach Zbl. ges. Tuberk.-Forsch. **100**, 277 (1966).

MARSENIĆ, B., VELOJIĆ, D., MARJANOVIĆ, T., DJORDJEVIĆ, A.: Amyloidosis of chronic pulmonary Tb patients. Tuberkuloza **20**, 110 (1968).

MARSHALL, R.: Pulmonary embolism. Mechanism and management. Springfield/Ill.: Ch.C. Thomas 1965.

MARTIN, M.: Die Tomographie des Hilus. Röntgenpraxis **23**, 73 (1970).

MARTIN-LALANDE, J.: Aspergillose et tuberculose pulmonaire associées. Rev. Tuberc. (Paris) **25**, 1235 (1961).

MARZI, C., JOTTI, D., RUSSO, G.: Rapporti fra diabete e tubercolosi nelleta senile. Acta geront. (Milano) 1968 **18/3**, 164—173 (1968).

MASSHOFF, W.: Die Heilung der Tuberkulose und ihr pathologisch-anatomisches Bild. Tuberk.-Arzt **3**, 489 (1949).

MASSHOFF, W.: Das Schicksal silikotischer Schwielen. 1. Mitteilung. Über den Untergang von Schwielen. Frankf. Z. Path. **63**, 235 (1952).

MASSHOFF, W.: Das Schicksal silikotischer Schwielen. 2. Mitteilung. Über den Umbau von Schwielen. Frankf. Z. Path. **63**, 250 (1952).

MASSHOFF, W., HÖFER, W.: Die selbständigen blasigen Lungenerkrankungen – Path. Anatomie. In: HAUSSER, R.: Blasige Lungenerkrankungen, Poststenotisches Bronchussyndrom, Alveoläre Proteinose, Tuberkulostatika zweiter Ordnung. Stuttgart: Thieme 1968.

MASSIAS, CH., DINHHAO, NGUYEN: Les adénopathies tuberculeuses caséeuses de l'adulte vietnamien. Rev. Tuberc. (Paris) **13**, 923 (1949).

MASUHR, H.: Das Schicksal der in den Jahren 1957 und 1962 an einer ansteckenden Lungentuberkulose erkrankten Personen nach 10 bzw. 5 Jahren. Z. Erkr. Atmungsorgane **133**, 54 (1970).

MATHESON, J.E.: Decision analysis practice: Examples and insights. 5. Internat. Conference on Operational Research. Venice, 1969.

MATHESON, J.E.: The economic value of computation and analysis. IEEE Transactions on System Science and Cybernetics, Vol. SCC-4,3.

MATL, Z.: Diagnostik tuberkulöser intrathorakaler Lymphknoten in der anteroposterioren und latero-lateralen Tomographie. Z. Tuberk. **112**, 130 (1958).

MATTHYS, H., KONIETZKO, N., SCHLEHE, H., RÜHLE, K.H.: Hämodynamik und Atemgrößen bei Patienten mit Pleuraschwarten. Schweiz. med. Wschr. **1972**, 102.

MATTHYS, H., RÜHLE, K.H., SCHLEHE, H., KONIETZKO, N., ADAM, W.E.: Ventilation-perfusion-relationship with 133 Xenon before and after bronchodilating drugs in patients with obstructive lung disease. Bull. Physio-path. resp. **8**, 599 (1972).

MATZEL, W.: Aktivitätsbeurteilung des Tuberkuloms. Z. Tuberk. **119**, 79 (1963).

MAURER, G.: Die chemotherapeutische Tamponade der Lungenkavernen. Stuttgart: Thieme 1950.

MAYNARD, C.D.: Clinical Nuclear Medicine. Philadelphia: Lea & Febiger 1969.

MAZZEI, G., MIORI, R.: La tubercolosi polmonare come fattore patogenetico di „sindrome ostruttiva diffusa" e di enfisema. G. ital. Tuberc. **19**, 242 (1965).

MAZZONI, A., POLUZZI, A., BRUNELLI, M.A.: Significato e improtanza del reperto di miceti nell'escreato e nella secrezione bronchiale di malati di Tbc polmonare. Arch. Pat. Clin. med. **40**, 49 (1963).

MCDONALD, J.R., HARRINGTON, S.W., CLAGETT, O.TH.: Obstructive pneumonitis of neoplastic origin. J. thorac. Surg. **18**, 97, 122 (1949).

MCDOUGALL, J.B., CRAWFORD, J.H.: Tomography. Amer. Rev. Tuberc. **36**, 163 (1937).

MCINDOE, R.B., STEELE, J.D., SAMPSON, P.C., ANDERSON, R.S., LESLIE, G.L.: Routine brochoscopy in patients with active pulmonary tuberculosis. Amer. Rev. Tuberk. **39**, 617 (1939).

MCINTYRE, K.M., SASAHARA, A.A.: Hemodynamic alterations related to extent of lung scan perfusion defect in pulmonary embolism. J. Nucl. Med. **12**, 166 (1971).

MCMAHON, H.E., PARKER, F., JR.: Case of lymphoblastoma, Hodgkin's disease and tuberculosis. Amer. J. Path. **6**, 367 (1930).

MEDD, W.E., HAYHOE, F.G.J.: Tuberculous miliary necrosis with pancytopenia. Quart. J. Med. **48**, 351 (1955).

MEDLAR, E.: The behavior of pulmonary tuberculous lesions: a pathological study. Amer. Rev. Tuberc. **71**, 1 (1955).

MEDLAR, E.M.: The pathogenesis of minimal pulmonary tuberculosis. Amer. Rev. Tuberc. **58**, 583 (1948).

MEDLAR, E.M.: Tagungsbericht: Internat. Union gegen die Tuberkulose, August 1952, Rio de Janeiro. Tuberk.-Arzt **7**, 107 (1953).

MEDLAR, E.M.: Amer. Rev. Tuberc. **55**, 511 (1947); zit. nach SPENCER, H.: Pathology of The Lung. Oxford-London-New York-Paris: Pergamon Press 1962.

MEDLAR, E.M.: Zit. nach PAGEL, W., SIMMONDS, F.A.H., MAC DONALD, N., NASSAU, E.: Pulmonary Tuberculosis. London: Oxford University Press 1964.

MEIDL, F., HARLACHER, CH.: Tuberculöse Erkrankung durch atypische Mycobakterien der aviären Gruppe. Dtsch. med. Wschr. **9**, 394 (1968).

MEIJER, J.: Possible consequences of TSRUs findings on anti-tuberculosis programmes in low-prevalence countries. Bull. int. Un. Tuberc. **43**, 106 (1970).

MEILER, J.: Über die Bildunschärfe bei der Lungenaufnahme. Röntgenblätter **16**, 161 (1963).

MEINDL, R.: Die röntgenologischen Minimalbefunde in der Lunge, ihre diagnostische Bedeutung und ihre fürsorgerischen Konsequenzen. Beitr. Klin. Tuberk. **132**, 305 (1965).

MEISSNER, G.: Atypische Mycobakterien, ihre bakteriologischen, klinischen u. epidemiologischen Probleme. Erg. inn. Med. Kinderheilk. **20**, 36 (1963).

MEISSNER, G.: Das Mycobacterium avium als Krankheitserreger. Beitr. Klin. Tuberk. **132**, 37 (1965).

MEISSNER, G.: Atypische Mycobacterien als Krankheitserreger beim Menschen. Beitr. Klin. Tuberk. **132**, 82 (1965).

MEISSNER, G.: Entwicklung und heutige Situation der Problems der atypischen Mykobakterien. Z. Tuberk. **127**, 3 (1967).

MEISSNER, G.: Der diagnostische Tierversuch. In: Infektionskrankheiten u. ihre Erreger, Bd. 4, Teil IV: Mycobakterien u. mycobakterielle Krankheiten, S. 119. Jena 1968.

MEISSNER, G.: Nicht klassifizierte Mykobakterien. In: GRUMBACH-KIKUTH: Infektionskrankheiten des Menschen u. ihre Erreger, Bd. 2. Stuttgart: Thieme 1969.

MEISSNER, G.: Bakteriologie der Tuberkulose. In: SIMON, K.: Lungentuberkulose. Darmstadt: Steinhoff 1970.

MELILLO, G., MARINELLI, M.: Fistola esofago-bronchiale tubercolare da perforazione adenopatica. Arch. Tisiol. **18**, 17 (1963).

MELIS, A., SANI, A.: L'élément bronchologique dans la silicose et dans la silico-tuberculose. Bronches **12**, 286 (1962).

MELLETIER, J. LE, DELORD, M., HECKENROTH, M., GIRON, J.: A propos de 22 cas d'adénopathie médiastinale tuberculeuse du je ne adulte suivis au moins un an. Rev. Tuberc. **13**, 423 (1949).

MENDELSOHN, A.: Mechanismus der Respiration und Circulation. Berlin 1845. Zit. nach WURM, H.: Tuberkulose und Atelektase. Ergebn. ges. Tuberk.- u. Lung.-Forsch. **12**, 121 (1954).

MENZ, A.: Das Myzetom der Lunge. Dtsch. med. Wschr. **83**, 1200 (1958).

MERKEL, K.L., MERKEL, I.: Zur Tuberkulose der Magenresezierten. Beitr. Klin. Tuberk. **127**, 632 (1963).

MERKEL, K.L., MERKEL, I.: Zur Quote der Magenresezierten in der österreichischen Bevölkerung und ihrer tuberkulösen Morbidität. Gastroenterologie **101**, 20 (1964).

MERRILL, D.L., SAMSON, P.C.: The art and science of bronchography in infants and children. Ann. Otol. St. Louis **67**, 1126 (1958).

MEUTTER, R. DE, VAN WIEN, A.: A propos de l'aspergillome bronchiectasiant. Acta tuberc. belg. **46**, 395 (1955).

MEYENBURG, V.: Aussprache zum Vortrag von SCHWARTZ: Die Beziehungen der Lymphknotentuberkulose zur Entstehung der Lungenphthise. Schweiz. med. Wschr. **1951**, 1203.

MEYER, A., BOUHEY, J., DES FLORIS, LECONTE: Tuberculomes et opacités radiologiques arrondies à type de tuberculome suivant de peu la primoinfection. Rev. Tuberc. (Paris) **5**, 261 (1953).

MEYER, A., CHRÉTIEN, J.: Les hémoptysies trachéo-bronchiques. Paris: Masson 1958.

MEYER, A., MONOD, O., PESLE, G., ROY, L., ZIVY, P., KUENTZ, J.: L'aspergillom bronchique. Bull. Soc. méd. hop. Paris **72**, 554 (1956).

MEYER, A., NADJAR-FOSSE, G.: Role du dépistage radiologique systématique dans la découverte des malades tuberculeux hospitalisés dans un service hospitalier parisien. Rev. Tuberc. Pneumol. **34**, 639 (1970).

MEYER, G.: Limites et sources d'erreur du diagnostic de la tuberculose pulmonaire par les rayons, X. Schweiz. med. Wschr. **1931**, 42.

MICHAEL: Über einige Eigentümlichkeiten der Lungentuberkulose im Kindesalter. Jbser. Kinderheilk. **22**, 30 (1884).

MICHELSON, E., SALIK, J.O.: The vascular pattern of the lung as seen on routine and tomographic studies. Radiology **73**, 511 (1959).

MIGUÈRES, J., MOREL, L., SANGARE, S., JOVER, A.: La tuberculose pulmonaire des gastrectomises et des ulcéreux gastro-duodé naux. (A propos de 92 observations.) Rev. Tuberc. (Paris) **31/3**, 309—318 (1967).

MILIJC, B.: Rapid manifestation and development of silicosis and silicotuberculosis among antimony miners in Zajaca. Srbski Arkh. tselok. Lek. **93**, 268 (1965)

MINÁRIK, L., ŠTEKLAČOVÁ, E., ČERBA, A.: The pathology and clinical course of cystoid cavities. Rozhl. Tuberk. **23**, 77 (1963).

MISGELD, V.: Alterstuberkulose mit tödlicher Komplikation. Z. ärztl. Fortbild. **54**, 467 (1965).

MISHKIN, F.S.: The lateral view in lung scanning as an aid in differential diagnosis. Dis. Chest **53/6**, 743 (1968).

MISHKIN, F.S., BRASHEAR, R.E.: An experimental study of the effect of free pleural fluid on the lung scan. Radiology **97**, 283 (1970).

MISHKIN, F.S., BRASHEAR, R.E., REESE, I.C.: Evaluation of regional perfusion and ventilation using xenon 133 and the scintillation camera. Amer. J. Roentgenol. **108**, 60 (1970).

MITCHELL, R.I.: Retention of aerosol particles in the respiratory tract. Amer. Rev. Resp. Dis. **82**, 627 (1960).

MITSCHRICH, H.: Zwillingstuberkulose. Stuttgart: Fischer 1956.

MITTELBACH, F., VAN DE WEYER, K.H.: Infarktkavernen. Fortschr. Röntgenstr. **99**, 56 (1963).

MLCZOCH, F.: Der Lungeninfarkt. Problemstellung. Beitr. Klin. Tuberk. **137**, 243 (1968).

MODLMAIR, F.I.: Mehrfache gleichzeitige pathologische Zustände in der Lunge. Dissertation, München 1974.

MOLDENHAUER, W.: Indikationen zur Transversaltomographie der Thoraxorgane. Radiol. diagn. (Berl.) **3**, 151 (1962).

MOLFINO, F., PESCE, G.: Indagini broncoscopiche e broncografiche nelle silicosi. Rass. Med. industr. **21**, 97 (1952).

MOLINA, CL., MEYNIEL, G., CHEMINAT, J.-CL., PLAGNE, R., BRUN, J., MERCIER, R.: Indications et résultats de la scintigraphie pulmonaire par la caméra a scintillations. Sem. Hôp. Paris **44**, 844 (1968).

MOELLENDORF, W. VON: Die örtliche Regulierung der Atmung und ihre gestaltlichen Grundlagen. Freiburg: H.F. Schulz 1942.

MONACO, A.: La silico-tubercolosi. Rif. med. **77**, 701 (1963). Ref. nach Zbl. ges. Tuberk.-Forsch. **96**, 56 (1964).

MONOD, O., DIEUDONNÉ, P., TARDIEU, P.: Les aspergilloses pulmonaires post-opératoires. (Postoperative pulmonary aspergillosis.) J. franç. Méd. Chir. thor. **18**, 579 (1964).

MONOD, O., LO, J.: A propos des Aspergillomes bronchiectasiante. J. franç. Méd. Chir. thor. **2**, 81 (1957).

MONOD, O., PESLE, G.D., SEGRETAIN, G.: Bronchiektatisches Aspergillom. Ber. allgem. spez. Path. **1952**, 13.

MONTANI, S.: Faut-il maintenir la notion de tuberculose „a minima" du poumon? Schweiz. Z. Tuberk. **15**, 475 (1958).

MORAWETZ, F.: Der Lungeninfarkt. Beitr. Klin. Tuberk. **137**, 278 (1968).

MOREL, M.L., LANQUES, J., MOREAU, G., LAYSSOL, M., GIRARD, M.: À propos de deux observations de silicose pulmonaire sans image radiologique. Arch. Mal. prof. **21**, 227 (1960).

MOREL, R., PELTIER, D., DELGOVE, P.: Récidive controlatérale d'un aspergillome après intervention d'exérèse. Bull. Soc. méd. Hauteville 1963, XXXe année.

MORENHOFFEN, F. VON: Untersuchungen zur Kombinationskrankheit Diabetes und Tuberkulose mit besonderer Berücksichtigung der latenten diabetischen Stoffwechsellage. Inaugural-Dissertation, München 1969.

MORETTI, G., DELORME, G., STAEFFEN, J., LORRAIN, J., ROUX, M., DANGONMAN, J.: Volumineux aspergillomel intrabronchique. J. méd. Bordeaux **138**, 242—247 (1961).

MORO: Zit. nach MÜLLER, R.W.: Der Tuberkuloseablauf im Körper. Stuttgart: Thieme 1952.

MORRELL, M.T., TRUELOVE, S.C., BARR, A.: Pulmonary embolism. Brit. med. J. **1963 II**, 830.

MORROW, C.S.: The results of chemotherapy in silicotuberculosis. Amer. Rev. resp. Dis. **82**, 831 (1960). Ref. nach Zbl. ges. Tuberk.-Forsch. **88**, 357 (1961).

MORROW, L.B., ANDERSON, R.E.: Active Tuberculosis in Leukemia, Malignant Lymphoma and Myelofibrosis. Arch. Path. **79/5**, 484 (1965).

MOSER, K.M., MIALE, A.: Interpretive pitfalls in lung photoscanning. Amer. J. Med. **44**, 366 (1968).

MOSER, K.M., TISI, G.M., RHODES, G.P. et al.: Correlation of lung photoscans with pulmonary embolism. Amer. J. Cardiol. **18**, 810 (1966).

MOSTBECK, A.: Die Lungenszintigraphie beim Lungeninfarkt. Beitr. Klin. Tuberk. **137**, 300 (1968).

MOSTI, A., NADINI, M., ORTAGGIO, F.: L'associazione silicotubercolare in tubercolotici ricoverati nel decennio 1960—1969 nell'ospedale dell'I.N.P.S. „L. Spallanzani" di reggio Emilia. Riv. Pat. Clin. Tuberc. **43**, 167 (1970).

MOUNIER-KUHN, P.: Les données endoscopiques complément de la radiographie de la région hilaire dans la tuberculose. J. méd. Lyon (1947).

MOUNIER-KUHN, P., JEUNE, M., POTTON, J.: Sur 34 observations de fistules ganglionnaires au cours de la primoinfection tuberculeuses chez l'enfant. Acta davos. **10**, 3 (1951).

MOYES, E.N.: Tuberkuloma of the lung. Thorax **6**, 238 (1951).

MULDER, J.D.: Die Verwendung des Röntgenfernsehens für Kineskopie und Bildband. Einige Aspekte bei der Verwendung des Röntgenfernsehens für den praktizierenden Radiologen. Ärztl. Forsch. **18**, 519 (1964).

MULDER, R.J., MULDER-DE-JONG, M.T.: Sterilization of tuberculous lesions in man, co-report. Bull. int. Un. Tuberc. **1969**, 360.

MÜLLER, E.: Lungentuberkulose und die Klappenfehler des linken Herzens. Beitr. Klin. Tuberk. **106**, 131 (1951).

MÜLLER, E.: Die Ursachen des Syn- und Dystrophiephänomens bei der Tuberkulose. Beitr. Klin. Tuberk. **105**, 498 (1951).

MÜLLER, E., POPPENDIECK, K.: Bronchiektasen und Tuberkulose. Beitr. Klin. Tuberk. **108**, 189 (1953).

MÜLLER, E.M.: Peptisches Geschwür und Tuberkulose. Leipzig 1941.

MÜLLER, F.: Rezidive nach konservativem Heilverfahren wegen bazillärer Lungentuberkulose bei älteren Menschen. Z. Tuberk. **120**, 172 (1963).

MÜLLER, H.: Über die Asbestosilikose. Mschr. Tuberk.-Bekämpf. **6**, 126 (1963).

MÜLLER, R.W.: Atelektasen bei Hilustuberkulose. Beitr. Klin. Tuberk. **91**, 275 (1938).

MÜLLER, R.W.: Zur Frage des Wachstums und der Hypertrophie der Lunge. Mschr. Kinderheilk. **85**, 50 (1940).

MÜLLER, R.W.: Über Epituberkulose. Beitr. klin. Tuberk. **99**, 195 (1943).

MÜLLER, R.W.: Zur Entstehung der Lungenatelektase. Dtsch. med. Wschr. **72**, 668 (1947).

MÜLLER, R.W.: Der Tuberkuloseablauf im Körper. Stuttgart: Thieme 1952.

MÜLLER, R.W.: Zur Sprache der Kavernenforschung. Beitr. Klin. Tuberk. **127**, 503 (1963).

MÜLLER, R.W.: Der Hilus des Kindes im Röntgenbild. Prax. Pneumol. **23**, 755 (1969).

MÜLLER, W., STÜPER, P.: Pathologisch-anatomische Beobachtungen bei Tuberkulose nach TB I/698-Behandlung. Frankf. Z. Path. **61**, 398 (1950).

MÜNCHBACH, W.: Gedanken zur Bezeichnung „offene Kavernenheilung". Prax. Pneumol. **19**, 123 (1965).

MUNTEAU, E., AMON, R.: Gleichzeitiges Vorkommen von Lungentuberkulose und Lungenkrebs. Fortschr. Röntgenstr. **73**, 156 (1950).

MÜNZ, J.: Die Bronchotomographie als wichtiges diagnostisches Mittel in der Bronchologie. Beitr. Klin. Tuberk. **127**, 224 (1963).

MÜNZ, J.: Die Bronchotomographie mit besonderer Berücksichtigung der postoperativen Zustände. Leipzig: Edition Leipzig 1963.

MÜNZ, J.: Veränderungen am Bronchialbaum bei Lungen- und Bronchustuberkulose. Hippokrates **1970**, 228.

MUSSHOFF, K., WEINREICH, J.: Die Bedeutung des sagittalen Sichtbildes in der Diagnostik der Lungentuberkulose. Fortschr. Röntgenstr. **93**, 691 (1961).

MUSSHOFF, K., WEINREICH, J.: Differentialdiagnose seltener Lungenerkrankungen im Röntgenbild. Berlin-Göttingen-Heidelberg: Springer 1962.

MUTOLO, P., LA BELLA, G.: Klinische Untersuchungen des Erscheinungsbildes und der Entwicklung der kavernenbildenden Prozesse bei Patienten im Alter über 50 Jahren. Riv. Pat. Clin. Tuberc. **34**, 815 (1961).

MYDLIL, F., KLABACKOVÁ, K.: Die Beziehungen intrathorakaler Verkalkungen zur Tuberkulose Erwachsener. Beitr. Klin. Tuberk. **119**, 167 (1958).

MYDLIL, F., KRÁTKÝ, P., RIHA, L., FURY, L., BLUMBERG, J., HONZA, M., KLEMPFNER, J.: Bronchographisch bestätigte Bronchuserweiterungen bei Lungentuberkulose. Beitr. Klin. Tuberk. **117**, 276 (1957).

MYERS, J.A.: Tuberculous pleurisy with effusion. Arch. intern. Med. **96**, 191 (1955).

MYERS, J.A.: Tuberculosis, a half century of study and conquest. St. Louis: Warren H. Green 1970.

MYERSON, M.G.: Tuberculosis of the trachea and bronchus. J. Amer. med. Ass. **116**, 1611 (1941).

NACHTIGAL, G.: Über das Kavernenkarcinom. Z. Tuberk. **92**, 73 (1949).

NADEL, J.A., WOLFF, W.G., GRAF, P.D.: Powdered tantalum as a medium for bronchography in canine and human lungs. Invest. Radiol. **3**, 229 (1968).

NAEYE, R.L., DELLINGER, W.S.: Coal workers pneumoconiosis. Correlation of roentgenographic and postmortem findings. J. Amer. med. Ass. **220/2**, 223 (1972).

NAGEL, O.: Oesophagusstenosen nach primären Paraffinplomben. Tuberk.-Arzt **2**, 242 (1948).

NAGER, F., RÜTTNER, J.R.: Die anatomisch-pathologischen Grundlagen des Cor pulmonale bei Pneumokoniose. Int. Arch. Gewerbepath. Gewerbehyg. **19**, 215 (1962).

NAGORNY, H.: Ein Vergleich der klinischen und autoptischen Befunde verstorbener Patienten einer Tuberkulose-Abteilung. Beitr. klin. Tuberk. **104**, 166 (1950).

NAJI, A.F.: Bronchopulmonary aspergillosis: Report of two cases. Review of literature and suggestion for classification. Arch. Path. **68**, 282 (1959).

NAKAMURA, Y., SHONAKA, K.: Relation between infection with atypical acidfast bacilli and pneumoconiosis. Kekkaku 38, 30 (1963). Ref. nach Zbl. ges. Tuberk.-Forsch. 96, 58 (1964).

NAMIKAWA, Y.: Relapse of pulmonary tuberculosis among patients receiving ambulatory chemotherapy. Zit. nach FORSCHBACH, G.: Die Ursachen des Tuberkuloserezidivs und die Prognose des Rezidivrisikos. Prax. Pneumol. 27, 412 (1973).

NASSAL, J.: Experimentelle Untersuchungen über die Isolierung, Differenzierung u. Variabilität der Tuberkelbakterien. Zbl. Vet.-Med. Beiheft 2 (1961).

NASSAL, J.: Die ätiologische und epidemiologische Rolle des bovinen und aviären Erregertyps bei der Tuberkulose des Menschen. Dtsch. med. Wschr. 86, 1855 (1961).

NASSAL, J.: Die Tuberkulose des Geflügels und ihre Bedeutung für Mensch und Tier. Zbl. Vet.-Med. Reihe B10, 209 (1963).

NASSAL, J.: Das Mycobacterium avium als Krankheitserreger. Beitr. Klin. Tuberk. 132, 46 (1965).

NASSAL, J., PETERSEN, K.F.: Ergebnis der Sensibilitätsprüfung bei humanen, bovinen und aviären Tuberkulosebakterien. Tuberk.-Arzt 15, 589 (1961).

NASSAU, E., PAGEL, W.: Heilungsvorgänge bei der Lungentuberkulose gestern und heute. (Eine vergleichende Betrachtung der spontanen und auf Kollaps- und Chemotherapie beziehbaren anatomischen Heilungsbilder.) Fortschr. Tuberk.-Forsch. VII, 212 (1956).

National Tuberculosis and Respiratory Disease Association. Diagnostic Standards and Classification of Tuberculosis, New York 1969.

NAVARRO-GUTIERREZ, R., AGER-MUGUERZA, E.: Formas anatomoclinicas de la tuberculosis bronquial. Consejo gen. Col. Méd. españ. 9, H. 37, 13 (1950).

NAVRÁTIL, M.: Therapie der Silikose und begleitender Krankheitszustände der Atmungsorgane. Prakt. Lék. (Praha) 47, 392 (1967). Ref. nach Zbl. ges. Tuberk.-Forsch. 104, 41 (1968).

NAWROCKI, G.: Die entschädigungspflichtige Silikotuberkulose unserer Begleute. Zur Symptomatologie, Therapie und Prognose. Z. Tuberk. 89, 144 (1942).

NEDVĚDOVÁ, V., POKORNÝ, J., ROZMANITH, J.: Zur Diagnose von Mykobakteriosen bei Silikose-Patienten mittels Sensitine. Z. Immun.-Forsch. 137, 209 (1969). Ref. nach Zbl. ges. Tuberk.-Forsch. 107, 333 (1969).

NEFF, W.: Zur Technik der Bronchographie. Fortschr. Röntgenstr. 94, 455 (1961).

NEFF, W.: Die Alters- und Geschlechtsabhängigkeit der Lungenzeichnung im Röntgenbild. Z. Tuberk. 120, 311 (1963).

NEEF, W.: Die geschlossene perthorakale Lokalbehandlung von Lungenkavernen. In: Bibliothek für das Gesamtgebiet der Lungenkrankheiten. Leipzig: J.A. Barth 1969.

NELIUS, D., STIEGLITZ, R., MARTIN, H.: Zur Syntropie von Miliartuberkulose und hämatologischen Erkrankungen. Z. ärztl. Fortbild. 64, 521 (1970).

NELLES, A., NIEGSCH, G.: Über das Vorkommen sogenannter atypischer Mykobakterien. I. Bei Patienten mit klinischer Siliko-Tuberkulose. Z. Tuberk. 124, 357 (1965).

NÉLYUBINA, G.A.: Sur l'état des bronches dans la primomaladie tuberculeuse chez les enfants. Probl. Tuberk. 40, Nr. 7, 24—29 (1962).

NÉMETH, T., JAKAB, Z., VADÁSZ, I., ANTMANN, I., NAGY, A.: Methodische Richtlinien zur zeitgemäßen vergleichenden Auswertung der Schirmbilder und des Katasters. Z. Erkr. Atm.-Org. 135, 205 (1971).

NÉMETH, T., NYÁRÁDY, I., DEMÉNY, É., VADÁSZ, I., PÉTER-SZABÓ, I.: Lungenkrankheiten im Jahre 1968. Budapest: 1969.

NEMIROVSKAIA, N.A.: Bronchoarterial fistulae in coniotuberculosis. Probl. Tuberk. 44, 85 (1966).

NEUBERT, H.: Lungentuberkulose und Magenresektion. Tuberk.-Arzt 12, 444 (1958).

NEUBERT, H.: Verlauf der Lungentuberkulose bei Magenresezierten. Tuberk.-Arzt 14, 22 (1960).

NEUMANN, G.: Röntgenkontrollen bei lungentuberkulösen Schwangeren. Geburtsk. u. Frauenheilk. 19, 701 (1959).

NEUMANN, G.: Die epidemiologische Bedeutung der inaktiven Lungentuberkulose. Stuttgart: Thieme 1962.

NEUMANN, G.: Über die Möglichkeiten, rückfallbegünstigende Faktoren zu erkennen. Beitr. Klin. Tuberk. 128, 178 (1964).

NEUMANN, G.: Das Rezidivproblem in der Tuberkulosefürsorge. Prax. Pneumol. 18, 494 (1964).

NEUMANN, G.: Über eine Fehlermöglichkeit bei Schirmbildaufnahmen 70 × 70 mm. Röntgenblätter 17, 177 (1964).

NEUMANN, G.: Epidemiologische Gesichtspunkte zur Tuberkulose des Ausländer in der Bundesrepublik. Med. Welt (Stuttg.) 1964, 1870.

NEUMANN, G.: Die Tuberkulose ausländischer Arbeitnehmer. Dtsch. med. Wschr. 1965, 219—221.

NEUMANN, G.: Zum Problem der Beurteilung von Schichtbildern. Tuberk.-Arzt 19, 424 (1965).

NEUMANN, G.: Die Tuberkulose der Ausländer in der Bundesrepublik. Hippokrates 37, 290 (1966).

NEUMANN, G.: Erfordern die bisher vorliegenden Beobachtungen über den Gesundheitszustand der Gastarbeiter und über etwaige von ihnen ausgehende Gesundheitsgefahren eine Erweiterung der geltenden Bestimmungen oder sonstige ergänzende gesundheitsfürsorgliche Maßnahmen? Referat. Ausschüsse (2) Seuchenbekämpfung und Hygiene und (3) Gesundheitsvor- und -fürsorge des Bundesgesundheitsrates, Bad Godesberg, 6. Mai 1966.

NEUMANN, G.: Erfahrungen mit dem WHO-tuberkulin-Standardtest. Prax. Pneumol. 21, 389 (1967).

NEUMANN, G.: La tuberculose chez les immigrants et les travailleurs étrangers dans la République Fédérale Allemande. Bull. Un. int. tuberc. 36, 123 (1969).

NEUMANN, G.: Wiedererkrankungen nicht überwachter Tuberkulöser. Prax. Pneumol. 23, 473 (1969).

NEUMANN, G.: Epidemiologie und Statistik. Med. Praxis, Bd. 45. Darmstadt: Steinkopff 1970.

NEUMANN, G.: Daten zur Röntgenreihenuntersuchung. Prax. Pneumol. 24, 307 (1970).

NEUMANN, G.: Die Bedeutung der Röntgenreihenuntersuchung für die Tuberkulosebekämpfung. Adv. Tuberc. Res. 18, 103 (1972).

NEUMANN, G.: Möglichkeiten und Grenzen der Frühdiagnose der Tuberkulose. Deutscher Röntgenkongreß 1972, Beiheft d. Z. Fortschr. Röntgenstr. 1973.

NEUMANN, G.: Zur Epidemiologie der Tuberkulose. Vortrag Südd. Tbc.-Ges., Lindau 1973. (Im Druck.)

NEUMANN, G.: Tuberkulose der Ausländer – Ausmaß und Bedeutung. Z. Arbeitsmed., Sozialmed. Präventivmed. 8, 35 (1973).

NEUMANN, KL.: Beitrag zur tuberkulösen Superinfektion beim Menschen. Beitr. Klin. Tuberk. 116, 295 (1956).

NEUMANN, W.: Die Klinik der Tuberkulose Erwachsener. Wien: Springer 1930.

NEUMANN, W.: Die klinische Auffassung der Tuberkulose im Lichte der französischen Forschung. Ergebn. ges. Tuberk.- u. Lung.-Forsch. 2, 253 (1931).

NEWELL, R.R., GARNEAU, R.: The threshold visibility of pulmonary shadows. Radiology 56, 409 (1951).

NEWHOUSE, M.T., WRIGHT, F.J., INGHRAM, N.P., ARCHER, N.P., HUGHES, L.B., HOPKINS, O.L.: Topographical pulmonary function studied with the scintillation camera and 135-Xenon. Resp. Physiol. **4**, 141 (1968).
NEWS: Zit. nach WURM, H.: Tuberkulose und Atelektase. Erg. ges. Tuberk.- u. Lung.-Forsch. **12**, 121 (1954).
NICHOLS, G.P.: Diabetes among young tuberculous patients: A Review of the Assiciation of the two diseases. Amer. Rev. Tuberc. **76**, 1106 (1957).
NICO, J., CARRAUD, J.: Zit. nach REICHELT, E.J.: Der Spontanpneumothorax als Ausdruck von Lungenerkrankungen. Inaug.-Diss., München 1970.
NICOD, J.L.: Le récidive dans la tuberculose. Le point de vue de l'anatomopathologiste. Schweiz. Z. Tuberc. **12**, 342 (1955).
NICOD, J.L.: Tuberculose et silicose. Schweiz. med. Wschr. **91**, 817 (1961).
NICOL, K.: Zur Nomenklatur und Einteilung der Lungenphthise. Med. Klin. **17, 18**, 1 (1919).
NICOL, K., SCHRÖDER, G.: Die Lungentuberkulose. Lehrbuch der diagnostischen Irrtümer. München: Verlag der Aerztlichen Rundschau Otto Gmelin 1932.
NIEBERLE, K.: Tuberkulose. Beitr. Klin. Tuberk. **96**, 15 (1941).
NIEBERLE, K.: Vergleichende Pathologie der Tuberkulose der Tiere. Allg. Biol. u. Pathol. Tbk. Leipzig: Thieme 1942.
NIEBERLE, K.: In: Handbuch Tuberk., Leipzig: Thieme 1943. Zit. nach MÜLLER, R.W.: Der Tuberkuloseablauf im Körper. Stuttgart: Thieme 1952.
NIEBERLE, K.: Zit. nach COHRS, P.: Vergleichende Pathologie der Tuberkulose der Tiere. In: Handb. Tuberk., Bd. I, S. 749. Leipzig: Thieme 1958.
NIEGSCH, G.: Grenzen der röntgenologischen und klinischen Diagnostik bei Silikotuberkulose. In: HOLSTEIN, E.: Lunge und Beruf. Leipzig: J.A. Barth 1962.
NIEGSCH, G.: Klinische und pathologische Untersuchungsergebnisse bei der Silikotuberkulose. Mschr. Tuberk.-Bekämpf. **6**, 97 (1963).
NITTI, V.: La reinfezione endogena e la reinfezione esogena nella patologia tubercolare. Arch. Tisiol. **23**, 638 (1968).
NOLTE, D., GREBE, S., SCHRAUB, H.: Nachweis von Verteilungsstörungen durch Doppel-Szintigraphie der Lungen. Beitr. Klin. Tuberk. **141**, 147 (1969).
NORDENSTRÖM, B.: Bronchography by aspiration of contrast media. Acta radiol. (Stockh.) **44**, 281 (1955).
NORDENSTRÖM, B.: La tomographie de la trachée et des bronches. Bronches **11**, 178 (1961).
NORTH, D.W.: A tutorial introduction to decision theory. IEEE Transactions on Systems Science and Cybernetics, Vol. SSC-4,3, 200, 1968.
NOVAK, D.: Perfusionsszintigraphie der Lunge. Indikationsstellung und Aussagewert. Med. Klin. **65**, 978 (1970).
NUMBERGER, J.: Zur radiologischen Differentialdiagnose der Sarkoidose. Vortrag, Zentralkrankenhaus Gauting, 28.X.1972.
NÜSSEL, K.: Röntgenologische Beobachtungen und klinische Überlegungen an 300 Primärkomplexen bei Schulkindern. Z. Tuberk. **49**, 401 (1928).
NYBOE, J.: Evaluation of Efficiency in Interpretation of Chest X-ray Films. Bull. Org. mond. Santé **35**, 535 (1966).

OEKONOMIDES: Über chronische Bronchialdrüsenaffektionen und ihre Folgen. Zit. nach DUFOURT, A., DEPIERRE, A.: Ergebn. ges. Tuberk.- u. Lung.-Forsch. **12** (1954).
O'KEEFE, M.E., GOOD, C.A., MCDONALD, J.R.: Calcification in solitary nodules of lung. Amer. J. Roentgenol. **77**, 1023 (1957).
OLLAGNIER, C., PINET, F., VALLON, PERRIN, L.F., AMIEL, M., BRIÈRE L.: La scintigraphie pulmonaire. Confrontation avec des documents radiologiques, anatomiques et des explorations fonctionnelles. J. Radiol. Electrol. **49**, 917 (1968).
OOSTERKAMP, W.J., VAN'T HOF, A.P.M., SCHEREN, W.J.L.: Diagnostik auf neuen Wegen. – Farbige Röntgenbilder. Kurz und Gut (BYK-Gulden, Konstanz). **2**, 12 (1968).
OPIE, E.L.: The focal pulmonary tuberculosis of children and adults. J. exp. Med. **25**, 855 (1917).
OPIE, E.L., ANDERSEN, H.: First infection with tuberculosis by way of the lungs. Amer. Rev. Tuberc. **4**, 629 (1920).
OPIE, E.L., ARONSON, J.D.: Tubercle bacilli in latent tuberculous lesions and in lung tissue without tuberculous lesions, Arch. Path. **4**, 1 (1927).
ORLOV, J.L., ZHAROV, E.I., SAID-GALIEVA, L.S., BAICHOROV, E.O., SCHERBATKIN, D.D.: Scannography in patients with obstructive pulmonary emphysema. Kardiologiya **10**, 22 (1970).
O'ROURKE, P., O'BRIEN, E.J., TUTTLE, W.M.L.: Decortication of the lung in patients with pulmonary tuberculosis. Amer. Rev. Tuberc. **59**, 30 (1949).
ORSTEIN, G.G., EPSTEIN, I.G.: Tuberculosis of the major bronchi with little or no manifest pulmonary tube culosis. Quart. Bull. Sea View Hosp. **3**, 109 (1938).
ORTH, J.: Pathologisch-anatomische Diagnostik, 8. Aufl. Berlin 1917.
ORTH, J.: Über tuberkulöse Reinfektion und ihre Bedeutung für die Entstehung der Lungenschwindsucht. Sitzungsber. der kgl. preuß. Akad. d. Wissensch. 1923. Zit. nach GHON, A., KUDLICH, H.: Zur Reinfektion bei der menschlichen Tuberkulose. Z. Tuberk. **41**, 1 (1925).
OESER, H., ERNST, H.: Die Lungenszintigraphie als Mittel zur Früherkennung des Lungenkrebses. Dtsch. med. Wschr. **91**, 333 (1966).
OESER, H., ERNST, H., KRÜGER, J.: Das normale und das von der Norm abweichende Lungenszintigramm. Fortschr. Röntgenstr. **106/4**, 549—554 (1967).
OESER, H., SCHUMACHER, W., ERNST, H., FROST, D.: Atlas der Szintigraphie. Berlin: de Gruyter 1969.
OESTREICHER: Zit. nach SIMON, G. u. REDEKER, F.: Praktisches Lehrbuch der Kindertuberkulose, S. 403. Leipzig: C.Kabitzsch 1930.
OSWALD, N.C.: Acute tuberculosis and granulocytic disorders. Brit. med. J. **1963 II**, 1489.
OTT, A.: Tuberkulose und Umwelt. In: Handb. Tuberk., Bd. 1, S. 637. Stuttgart: Thieme 1958.
OTT, A.: La tuberculose des ouvriers étrangers en Suisse. Bull. Un. int. tuberc. **36**, 114 (1965).
OTT, A.: Wandlungen im Tuberkulose-Erkrankungsrisiko in der Schweiz 1952—1968. Pneumologie (Berl.) **145**, 62 (1971).
OETTEL, H., THIESS, A.M., UHL, C.: Beitrag zur Problematik berufsbedingter Lungenkrebse. Erste Mitteilung. Zbl. Arbeitsmed. **18**, 291 (1968).
OETTEL, H., THIESS, A.M., UHL, C.: Beitrag zur Problematik berufsbedingter Lungenkrebse. Dritte Mitteilung. Zbl. Arbeitsmed. **20**, 170 (1970).
OTTO, H.: Versicherungsumfang der Silikotuberkulose nach pathologisch-anatomischen Gesichtspunkten. In: Aktuelle Probleme der Staublungenforschungen (Hrsg. HOFFMANN, H.). Stuttgart: Thieme 1962.
OTTO, H.: Morphologie und pathologisch-anatomische Begutachtung der Silikose. Würzburg: Grasser 1963.

OTTO, H.: Pers. Mitteilung. Luzern 1972.
OTTO, H., BREINING, H.: Die Silikose in der Porzellanindustrie. Heft 5 der Schriftenreihe: Die Berufskrankheiten in der Keramischen- und Glasindustrie. Würzburg 1959.
OTTO, H., VON HINÜBER, G.: Zur Häufigkeit des Emphysems der Tuberkulose und des Bronchuskarzinoms bei Staublungenerkrankungen. Prax. Pneumol. **26**, 145 (1972).
OTTO, H., SCHACHINGER, H., MÜLLER, G.: Vergleichende experimentelle Untersuchungen zur röntgenologischen Darstellbarkeitsgrenze silikotischer Knötchen in der Lunge. Beitr. Klin. Tuberk. **133**, 336 (1966).
OUDET, P.: Die pathologisch-anatomischen Vorgänge bei der Kavernenheilung unter Chemotherapie. In: Lungenzysten und posttuberkulöse Resthöhlen. Tuberkulose der Gastarbeiter. Barytose – Asbestose – Berylliose. (Hrsg. GAUBATZ, E.). Stuttgart: Thieme 1966.
OUDET, P., PETITJEAN, R., MORAND, G., WEITZENBLUM, E.: A propos des anastomoses artérielles broncho-pulmonaires dans led atteintes broncho-pulmonaires chroniques majeures. J. franç. Méd. Chir. thor. **22**, 75 (1968).
OUDET, P., ROEGEL, E.: Formes cliniques et radiologiques de l association entre le cancer bronchique et la tuberculose pulmonaire. Poumon **14**, 855 (1958).

PAGEL, W.: Pathologische Anatomie der hämatogenen Streuungstuberkulose. Erg. ges. Tuberk.-Forsch. **5**, 231 (1933).
PAGEL, W.: Über eine eigentümliche Erscheinungsform des mutmaßlichen „Superinfektionsherdes" der Lunge bei Tuberkulose. Beitr. Klin. Tuberk. **62**, 614 (1926).
PAGEL, W.: Über parafokale Hohlräume bei Lungentuberkulose. Beitr. Klin. Tuberk. **66**, 545 (1927).
PAGEL, W.: Die allgemeinen pathomorphologischen Grundlagen der Tuberkulose. Berlin: Springer 1927.
PAGEL, W.: Lungentuberkulose. In: HENKE-LUBARSCH: Handbuch der speziellen pathologischen Anatomie, Bd. III, Teil 2, S. 176. Berlin: Springer 1930.
PAGEL, W.: Zur Entstehungsgeschichte und Kasuistik der Lungentuberkulose. Beitr. Klin. Tuberk. **79**, 383 (1932).
PAGEL, W.: Studien zur tuberkulösen Erweichung. Beitr. Klin. Tuberk. **76**, 414 (1931).
PAGEL, W.: The role of the bacillus and of heteroallergy in tuberculous liquefaction. J. Path. Bact. **42**, 417 (1936).
PAGEL, W.: Experimental studies on early pulmonary tuberculosis of the adult type. Brit. J. Tuberc. **30**, 204 (1936).
PAGEL, W.: The reproduction of early pulmonary tuberculosis by bronchogenic and haematogenous reinfection. J. State Med. **45**, 63 (1937).
PAGEL, W.: Zit. nach LETTERER, E.: In: Die Tuberkulose. Stuttgart: Enke 1951.
PAGEL, W., HALL, S.: Tuberculosis congenita. Tubercle (London) **27**, 153 (1946); **29**, 32 (1948).
PAGEL, W., HENKE, F.: Lungentuberkulose. In: Handb. spez. path. Anat. u. Hist., Bd. III, S. 139. Berlin: Springer 1930.
PAGEL, W., HENKE, F.: Atmungswege und Lungen. In: HENKE-LUBARSCH: Handb. d. spez. path. Anat. u. Hist., Bd. III, 2. Teil. Berlin: Springer 1930.
PAGEL, W., PRICE, D.S.: An early primary tuberculous pulmonary focus. Am. Rev. Tuberc. **47**, 614 (1943).
PAGEL, W., ROBERTS, L.: Behaviour of tuberculous cavities in the lung under artificial pneumothorax. Brit. med. J. **1938 II**, 1258.
PAGEL, W., ROBINSON, H.J.: Spontaneous cavity healing. Papworth Res. Bull. **1**, 37 (1936).
PAGEL, W., SIMMONDS, F.A.H.: The healing of cavities. Amer. J. med. Sci. **197**, 281 (1939).
PAGEL, W., SIMMONDS, F.A.H.: Cavity healing and bronchial occlusion. Amer. J. med. Sci. **203**, 177 (1942).
PAGEL, W., SIMMONGS, F.A.H.: Recrudescence in early phthisis. A study of post mortem and lobectomy specimens. Amer. Rev. Tuberc. **65**, 273 (1952).
PAGEL, W., SIMMONDS, F.A.H.: Chemotherapy and cavity wall. Tubercle (Lond.) **36**, 1 (1955).
PAGEL, W., SIMMONDS, F.A.H., MACDONALD, N., NASSAU, E.: Pulmonary Tuberculosis. London: Oxford University Press 1964.
PAINE, A.L.: The treatment of minimal pulmonary tuberculosis confined to the apex of one lung. Amer. Rev. Tuberc. **63**, 644 (1951).
PALMER, C.E., JABLON, S., EDWARDS, PH.Q.: Amer. Rev. Tuberc. **76**, 517 (1957). Zit. nach ANSTETT, F.: Erscheinungsformen der Lungentuberkulose im Jugend- und Erwachsenenalter. Z. Tuberk. **115**, 230 (1961).
PALVA, T., HELO, R., HUHTI TURKU, E., HARJAVALTA, R.E., E.H.: Bronchialveränderungen bei frischen Fällen von Lungentuberkulose. Acta oto-laryng (Stockh.) **49**, 337 (1958).
PANÀ, C.: Fegato e tubercolose. Epatologia **9**, 391 (1963). Ref. in: Zbl. ges. Tuberk.-Forsch. **97**, 204 (1965).
PANA, C.: Fibrosi silicotiche e tubercolotiche: rapporti morfopatogenetici. Riv. Infort. Mal. prof. **55**, 1381 (1968). Ref. nach Zbl. ges. Tuberk.-Forsch. **107**, 231 (1969).
PAPE, E.: Zur Problematik des Röntgenbefundes beim Lungeninfarkt. Beitr. Klin. Tuberk. **137**, 288 (1968).
PAPE, R.: Allgemeine Röntgenologie des Lungeninfarkts. 9. Wiss. Tagg. d. Öst. Ges. f. Tuberkulose und Lungenerkrankungen, Gmunden 1967.
PAPP, A., ILLÉS, J., VÁMOS, G., VIZER, K.: Die pathogenetische Bedeutung der tuberkulösen Kalkherde in der Lunge: Kavernensteine. Tuberkulózis **15**, 367 (1962).
PAPPAS, A.: Zur Syntropie von Diabetes u. Tuberkulose unter bes. Berücksichtigung der latenten Stoffwechsellage. Diss. Köln 1965.
PARADE, G.W.: Wechselbeziehungen zwischen Endocrinium und Tuberkulose. In: Handb. der Tuberkulose von HEIN, KLEINSCHMIDT und UEHLINGER, S. 885. Stuttgart: Thieme 1964.
PARKER, F., JR., JACKSON, H., JR., BETHEA, J.M., OTIS, F.: The co-existence of tuberculosis with Hodgkin's disease and other forms of malignant lymphoma. Amer. J. Med. Sci. **184**, 694 (1932).
PARRA BLANCO, A.: Estudio radiologico de los bronquios por medio de la broncografia ampliada directa. Acta ibér. radiol.-cancer. **22**, 135 (1967).
PARRAVICINI, C., RAMPINI, G.F.: Die Silikotuberkulose im Veltlin in der vorantibiotischen und in der antibiotischen Ära. Lotta c. Tuberc. **29**, 1752 (1959).
PARROT: C. R. Soc. biol. (Paris) **28**, 308 (1876). Zit. nach PINNER.
PÄTIÄLÄ, J.: Initial tuberculous pleuritis in the Finnish Armed Forces in 1939—1945 with special reference to eventual postpleuritic tuberculosis. Acta tuberc. scand. **35**, 57 (1954).
PAETZ, M., MUCKE, H.: Über die Bedeutung der Hiluslymphknoten für die Pathogenese der Alterstuberkulose. Z. Erkr. Atmungsorg. **130**, 89 (1969).
PAUNCZ, M.: Über die Erfolge der direkten Tracheo-bronchoskopie beim Durchbruch tuberkulöser Lymphdrüsen in die Luftwege bei Kindern. Z. Hals-, Nas.- u. Ohrenheilk. **4**, 27 (1923).

PAUNCZ, M.: Beiträge zur Diagnose des Durchbruchs tuberkulöser Tracheobronchialdrüsen in die Luftwege. Z. Hals-, Nas.- u. Ohrenheilk. **32**, 599 (1933).

PAUNCZ, M.: Das klinische Bild des Durchbruches tuberkulöser Tracheobronchialdrüsen in die Luftwege bei Kindern. Acta oto-laryng. (Stockh.) **21**, 279 (1934).

PAUNZ, M.: Über den Durchbruch tuberkulöser Bronchialdrüsen in die Luftwege bei Kindern. Iber. Kinderheilk. **80**, H. 4 (1940).

PEARSON, R.S.B.: Pulmonary tuberculosis following partial gastrectomy. Gastroenterologia **81**, 91 (1954).

PEARSON, S.V.: The pathogenesis of pulmonary cavities. Brit. med. J. **1930 I**, 380.

PECHSTEIN, J.: Zum Befall des kardialen (7.) Lungensegmentes bei der Primärtuberkulose durch lymphonodogene Abscedierung. Beitr. Klin. Tuberk. **131**, 358 (1965).

PENA, C.E.: Aspergillosis. In: HENKE, F., LUBARSCH, O.: Handbuch der speziellen pathologischen Anatomie und Histologie. Bd. III/5: The pathologic anatomy of mycosis. Berlin-Heidelberg-New York: Springer 1971.

PEÑA-CERECEDA, J., MACCIONI, A.: El enfisema buloso en la primo-infeccion tuberculosa del niño. Rev. chil. Pediat. **21**, 241 (1950).

PERÄSALO, O.: Mediastinal „Tuberculoma". Ann. Chir. Gynaec. Fenn. **39**, 213 (1950).

PERETTI, E.: Noch einmal die Tuberkulinziffern. Tuberk.-Arzt **14**, 269 (1960).

PERNIS, B., BATTIGELLI, M.: La atelettasia da occlusione bronchiale nella silicosi con perticolare riguardo alla sindrome del lobo medio. Med. d. Lavoro **46**, 605 (1955).

PERRY, K.M.A., SELLORS, TH.H.: Chest Diseases. Vol. 1. London: Butterworths 1963.

PETERSEN, K.: Bakteriologische Methoden zur Steuerung und Überwachung der Chemotherapie der Tuberkulose. Dtsch. med. J. **22**, 53 (1971).

PETERSEN, K.F.: Die Bedeutung der „qualifizierten Erregerdiagnose" für die Bekämpfung der Tuberkulose. Münch. med. Wschr. **112**, 992 (1970).

PETRY, H.: Silikose und Polyarthritis. Ein Beitrag zur Pathogenese entzündlicher Gelenkerkrankungen. Arch. Gewerbepath. Gewerbehyg. **13**, 221 (1954).

PETTY, T.L., FILLEY, G.F., MICHELL, R.S.: Objective functional improvement by decortication after twenty years of artificial pneumothorax for pulmonary tuberculosis. Report of a case and review of literature. Amer. Rev. resp. Dis. **84**, 572 (1961).

PEUKERT, W.: Beitrag zum Caplan-Syndrom. Dtsch. Gesundh.-Wes. **22**, 1803 (1967).

PFAFFENBERG, R.: Tuberkuloserezidive bei Langzeitdiabetikern. Z. Erkr. Atmungsorg. **131**, 69 (1970).

PFUETZE, K.H., RADNER, D.B.: Clinical Tuberculosis. Springfield/Ill.: Ch.C. Thomas 1966.

PHIBBS, B.P., SUNDIN, R.E., MITCHELL, R.S.: Silicosis in Wyoming bentonite workers. Amer. Rev. resp. Dis. **103**, 1 (1971).

PHILLIPS, S.: Fifteen-year follow-up of tuberculosis. Amer. Rev. resp. Dis. **94**, 882 (1966).

PHILLIPS, S.: Reactivation of tuberculosis: some factors involved. Dis. Chest **53**, 709 (1968).

PIERRE-BOURGEOIS, M., DURAND, MAURICE, VIC-DUPONT, HATT, P.J., CARAMANIAN, M.K.: L'intérêt de l'angiopneumographic chez les tuberculieux pulmonaires. (Die Bedeutung der Lungengefäßdarstellung bei den Lungentuberkulosen.) Semaire Hôp. (Paris) **1950**, 427.

PIIPER, J., HAAB, P., RAHN, H.: Unequal distribution of pulmonary diffusing capacity in the anaesthetized dog. J. appl. Physiol. **16**, 499 (1961).

PIMENTEL, J.C.: Pulmonary calcification in the tumor-like form of pulmonary aspergillosis: pulmonary aspergilloma. Amer. Rev. resp. Dis. **94**, 208 (1966).

PIMENTEL, J.C., CORTEZ: Zit. nach REINHARDT, K.: Das Mycetom. Stuttgart: Enke 1967.

PINNER, M.: The cavity in pulmonary tuberculosis. Roentgenological and anatomic studies. Amer. J. Roentgenol. **20**, 518 (1928).

PINNER, M.: Pulmonary tuberculosis in the adult. Springfield/Ill.: Ch.C. Thomas 1945.

PIRCHER, F.J., TEMPLE, J.R., KIRSCH, W.J., REEVERS, R.J.: Distribution of pulmonary ventilation determined by radioisotope scanning. Amer. J. Roentgenol. **94**, 807 (1965).

PIRQUET, C.L. VON: Zit. nach LÖFFLER, W.: Geschichte der Tuberkulose. In: Handb. d. Tuberkulose, Bd. 1. Stuttgart: Thieme 1958.

POHL, R.: Der Narbenkrebs der Lunge. Fortschr. Röntgenstr. **92**, 267 (1960).

POLEMANN, G.: Klinik und Therapie der Pilzkrankheiten. Stuttgart: Thieme 1961.

POSNER, E.: Reception of Röntgen's discovery in Britain and USA. Brit. med. J. **1970 IV**, 357.

POSNER, E.: The early years of chest radiology in Britain. Thorax **26**, 233 (1971).

PRIDIE, R.B., STRADLING, P.: The management of tuberculosis during pregnancy. Brit. med. J. **1961 II**, 78.

PRIGNOT, J.: La tuberculose des houilleurs. Bruxelles: Arsia 1959.

PRIGNOT, J.: L'antibiothérapie polyvalente de la tuberculose houilleurs. Resultats comparés dans les cas „neufs" et les reprises de traitement. Poumon **20**, 71 (1964).

PRIGNOT, J., DELAGRANGE, B.: Resultats de la chimiothérapie chez les houilleurs bacillaires pneumoconiotiques ou non et chez les tuberculeux non empoussieres. Rev. lyon. Méd. **15**, 843 (1966).

PRIMER, G.: Früherkennung des Bronchialkarzinoms bei chronischen Bronchitikern. Prax. Pneumol. **26**, 209 (1972).

PRINZ, F., BOCK, H.E., SCHOLTZE, H.G., MÜLLER, A.A.: Zur histologisch nachweisbaren Leberverfettung bei Tuberkulose. Dtsch. med. Wschr. **83**, 914 (1958).

PRIVITERI, C.A.: Physiological bronchography. Amer. J. Roentgeneol. **73**, 958 (1955).

PROCKNOW, JOHN J., LOEWEN, D.F.: Pulmonary aspergillosis with cavitation secondary to histoplasmosis. Amer. Rev. resp. Dis. **82**, 101 (1960).

PROETEL, H., KÖNN, G.: Vergleichende bronchographische und anatomische Untersuchungen von Bronchiektasen bei Lungentuberkulose. Ein Beitrag zur Indikationsstellung der Resektionsbehandlung. Beitr. Klin. Tuberk. **118**, 107 (1958).

PROUDFOOT, A.T., AKHTAR, A.J., DOUGLAS, A.C., HORNE, N.W.: Miliary tuberculosis in adults. Brit. med. J. **1969 II**, 273.

PRUVOST, P., DELARUE, J., MEYER, A., DEPIERRE: Cavernes tuberculeuses a forme bulleuse. Rev. Tuberc. **17**, 1046 (1953).

PUCCINI, C.: Das Problem „Krebs und Silikose". Med. d. Lavoro **51**, 18 (1960).

PUECH, P., SCHLESINGER, A.M., SAUVAGET, M.: L'évolution radiologique des cavernes tuberculeuses du poumon sous chimiothérapie. Progr. Explor. Tuberc. **13**, 325 (1964).

PUGH, O.L., JONES, E.R., MARTINI, W.J.: Tuberkuloma of the lung. Tubercle (Edinb.) **33**, 184 (1952).

PUHL, H.: Über phthisische Primär- und Reinfektion der Lunge. Beitr. Klin. Tuberk. **52**, 116 (1922). Zit. nach GHON, A., KUDLICH, H.: Zur Reinfektion bei der menschlichen Tuberkulose. Z. Tuberk. **41**, 1 (1925).

QUINN, J.L., HEAD, L.R.: Radioisotope photoscanning in pulmonary disease. J. nucl. Med. **7**, 1 (1966).
QUINN, J.L., KOCH, D.F.: The Lung. In: FREEMAN, L.M., JOHNSON, PH.M.: Clinical Scintillation Scanning. New York: Harper & Row 1969.
QUINN, J.L., WHITLEY, J.E.: Lung Scintiscanning. In: Scintillation Scanning in Clinical Medicine (QUINN, J.L., Ed.), p. 142. Philadelphia-London: Saunders 1964.

RABINOWITSCH, L.: Experimentelle Untersuchungen über die Virulenz latenter tuberkulöser Herde. Z. Tuberk. **15**, 217 (1910).
RABKIN, J.K., FELDMAN, F.S., SHTYRKOV, G.V.: Tomography with direct enlargement. A new method of precising the X-ray diagnosis of surgical diseases of the lungs. Chirurgija (Mosk.) **41**, 140 (1965).
RADAJEWSKI, M.: Die irreführenden posterior-anterioren Röntgenübersichts- und Schichtaufnahmen des Brustkorbes. Z. Tuberk. **121**, 325 (1964).
RAEBURN, C., SPENCER, H.: Lung scar cancers. Brit. J. Tuberc. **51**, 237 (1957).
RADENBACH, K.L.: Überwachung und Kontrolluntersuchungen bei ambulanter antituberkulöser Behandlung.
RADENBACH, K.L.: Große solitäre tuberkulöse Rundherde (Tuberkulome) der Lunge. Beitr. Klin. Tuberk. **106**, 539 (1952).
RADENBACH, K.L.: Beitrag zum großen tuberkulösen Rundherd (Tuberkulom) der Lunge. Ann. Tuberc. (Tenri) **5**, 50 (1954).
RADENBACH, K.L.: Gezielte endobronchiale Behandlung bei Lungentuberkulose. Habil.-Schr., Frankfurt a.M. 1955.
RADENBACH, K.L.: Das lobuläre Lungeninfiltrat, ein wichtiger tuberkulöser Frührundherd. Prax. Pneumol. **18**, 135—151 (1964).
RADENBACH, K.L., JUNGBLUTH, H.: Tuberkulöse Rundherde und Tuberkulome der Lunge. Radiologe **2**, 233 (1962).
RAGNATTI, E.: Über den tuberkulösen Spätprimäraffekt des Erwachsenen. Beitr. Klin. Tuberk. **76**, 459 (1931).
RAINER, W.G., MITCHELL, R.S., FILLEY, G.F., EISEMAN, B.: Significance of tracheal collapse in pulmonary emphysema-cinefluorographic observations. Surg. Forum **12**, 70 (1961).
RALEIGH, J.W.: The late results of prolonged multiple-drug therapy for pulmonary tuberculosis. Amer. Rev. resp. Dis. **76**, 540 (1957).
RANKE, E.: Über den zyklischen Verlauf der menschlichen Tuberkulose. Beitr. Klin. Tuberk. **21**, 1 (1911).
RANKE, K.E.: Die Beteiligung der Lunge an den allergischen Stadien der Tuberkulose. Beitr. Klin. Tuberk. **52**, 212 (1922).
RAENTSCH, F.E.: Lungenschuß und Lungentuberkulose. Ergebn. ges. Tuberk.- u. Lung.-Forsch. **19** (1970).
RAUCH, H.W.M.: Anzeigen zur operativen Behandlung und ihre Ergebnisse bei 220 Tuberkulomen der Lunge. Thoraxchirurgie **4**, 534 (1956/57).
RAUCH, H.W.: Lungenerkrankungen durch „atypische" Mycobakterien. Beitr. Klin. Tuberk. **132**, 92 (1965).
RAVELLI, A.: Der tuberkulöse Erstherd in der Lungenspitze. Beitr. Klin. Tuberk. **104**, 137 (1950).

RAYL, D.F., SPJUT, H.J.: Pneumonic reaction induced by a bronchographic medium. A clinical and experimental study. Amer. Rev. resp. Dis. **89**, 503 (1964).
RAYL, J.E.: Tracheobronchial collapse during cough. Radiology **85**, 87 (1965).
RAZEMON, P., RIBET, M.: Traitement chirurgical de la tuberculose pulmonaire évoluant chez les mineurs pneumoconiotiques et silicotiques. Poumon **16**, 185 (1960).
RECHENGERG, H.K. VON: Zur Klinik der Bronchustuberkulose. Acta davos. **8** (1949).
RECHENBERG, K.H. VON, LABHART: Ein Beitrag zur Kenntnis und Therapie der Bronchustuberkulose. Schweiz. Z. Tuberk. **6**, 29 (1949).
REDEKER, F.: Über die exsudativen Lungeninfiltrierungen der primären und sekundären Tuberkulose. Beitr. Klin. Tuberk. **59**, 588 (1924).
REDEKER, F.: Zur Einordnung atelektatischer Vorgänge im Ablauf des tuberkulösen Schubes. Z. Tuberk. **84**, 170 (1940).
REDEKER, F.: Zur Kriegsepidemiologie. Z. Tuberk. **37**, 2, 89 (1923).
REDEKER, F.: Dispositions- oder Expositionsprophylaxe bei der Tuberkulose, endogene Exacerbation oder exogene Superinfektion? Dtsch. med. Wschr. **7**, 32 (1924).
REDEKER, F.: Zur Abgrenzung der infiltrativen Frühformen und über die verschiedenen Formen des infiltrativen Nachschubes, insbesondere über das „Spätinfiltrat". Z. Tuberk. **49**, 163 (1928).
REDEKER, F.: Zur Diskussion über das Frühinfiltrat. Beitr. Klin. Tuberk. **73**, 475 (1930).
REDEKER, F.: Das Problem der Reinfektion vom klinischen Standpunkt aus. In: ENGEL, ST., VON PIRQUET, C.: Handb. der Kindertuberkulose. Leipzig: Thieme 1930.
REDEKER, F.: Zum Beginn der Erwachsenenphthise und zum Begriff des Malmros-Hedvallschen „Initialherdes". Z. Tuberk. **81**, 361, 379 (1939).
REDEKER, F.: In: HEIN, J., KLEINSCHMIDT, H., UEHLINGER, E.: Handbuch der Tuberkulose, Bd. 1. Stuttgart: Thieme 1958.
REDEKER, F., WALTER, O.: Entstehung und Entwicklung der Lungenschwindsucht des Erwachsenen. Leipzig: K. Kabitzsch 1929.
REGER, R.B., MORGAN, W.K.G.: On the factors influencing consistency in the radiologic diagnosis of pneumoconiosis. Amer. Rev. resp. Dis. **102**, 905 (1970).
REHBERG, TH.: Welche Einteilung der Lungentuberkulose eignet sich am besten für praktische Zwecke der Statistik? Erg. ges. Tuberk.- u. Lung.-Forsch. **7**, 59 (1935).
REICHELT, E.J.: Der „Spontanpneumothorax" als Ausdruck von Lungenerkrankungen. Inaug.-Diss., München 1970.
REICHMANN, V.: Über die Entwicklung der Silikose, ihre Beziehung zur Tuberkulose nebst Bemerkungen über ihre Begutachtung an der Hand von 2300 Fällen. Beitr. Klin. Tuberk. **74**, 452 (1930).
REICHMANN, V. Schwere Silikose (Klinischer Teil). In: KÖNIG, F., MAGNUS, G.: Handb. d. ges. Unfallheilkunde, Bd. 2, S. 185 (1933).
REICHMANN, V.: Kurzer Überblick über den Stand der Silikoseforschung nebst einem Beitrag über die röntgenologischen und klinischen Beziehungen der Silikose zur Tuberkulose. Beitr. Silikoseforsch. Bochum, H. 1 (1949).
REIMOLD, G., PETERSEN, K.F.: Über atypische (anonyme) Mykobakterien im Untersuchungsmaterial eines diagnostischen Laboratoriums. Prax. Pneumol. **11**, 655 (1967).
REINDERS, D.: Warum beginnt die chronische Lungenschwindsucht in der Spitze? Beitr. Klin. Tuberk. **6**, 102 (1925).

REINDERS, D.: Über Form und Größe der Frühkaverne. Z. Tuberk. 51, 438 (1928).
REINHARDT, K.: Das Mycetom. Stuttgart: Enke 1968.
REINHARDT, K.: Das Lungenmyzetom und seine Differentialdiagnose. Dtsch. med. Wschr. 94, 2045 (1969).
REISNER, D., DOWNES, J.: Minimal tuberculosis lesions of the lung. Amer. Rev. Tuberc. 51, 393 (1945).
REJSEK, K.: Treatment of silicosis and silico-tuberculosis. Rozhl. Tuberk. 24, 154 (1964). Ref. nach Zbl. ges. Tuberk.-Forsch 100, 402 (1966).
RÉMY, J., WALLAERT, C., VOISIN, C., GERNEZ-RIEUX, CH.: Angiographie sélective des artères bronchiques. Presse méd. 76, 729 (1968).
RENAULT, P., BERNARD, E.: Les guérisons locales dans les cavernes restées ouvertes après chimiothérapie prolongée; guérisons certaines et guérisons possibles; étude d'après 114 cas vérifiés anatomiquement. Rev. Tuberc. 21, 893 (1957).
RENOVANZ, H.D.: Der tuberkulöse Rundherd – ein röntgenologisches Symptom. Fortschr. Röntgenstr. 84, 536 (1956).
RESCIGNO, B., BERTI, R., MARANGIO, E.: Osservazioni in tema di terapia e profilassi della silicotubercolosi. Arch. Monaldi Tisiol. 25, 22 (1970). Ref. nach Zbl. ges. Tuberk.-Forsch. 110, 710 (1971).
RESINK, J.E.J.: Is a roentgenogram of fine structures a summation image or a real picture? Acta radiol. (Stockh.) 32, 391 (1949).
REY, J.C., HERRMANN, E.A., STROCOVSKY, C.: Perforación pulmonar y córticoesteroides. Tórax 11, 250 (1962).
REY, J.C., LESTON, MARIA J., RUBINSTEIN, P., MONTANER, G.L.J., GARAY, C.E.: El problema de la méd. argent. silicosis y de la silicotuberculosis en nuestro pa is. Pren. 52, 2797 (1965).
RIBBERT, H.: Über primäre Tuberkulose und über die Anthrakose der Lungen und der Bronchialdrüsen. Dtsch. med. Wschr. 2, 1615 (1906).
RICH, A.R.: The Pathogenesis of Tuberculosis: Springfield/Ill.: Ch.C. Thomas 1944.
RICHERT, J.H., WIER, J.A., SALYER, J.M., BEYER, J.D.: The reliability of tissue diagnosis of pleurisy: A preliminary report. Ann. intern. Med. 52, 320 (1960).
RIEBEL, F.A.: Use of the eyes in x-ray diagnosis. Radiology 70, 252 (1958).
RIEDER, H.: Die Röntgenuntersuchungen der Lungen u. Bronchien. In: Lehrbuch der Röntgenkunde. Leipzig: 1903.
RIEDER, H.: Zur Röntgendiagnostik bei Anfangstuberkulose der Lungen. Beitr. Klin. Tuberk. 12, 195 (1909).
RIFKIND, D., MARCHIORO, T.L., SCHNECK, S.A., HILL, R.B., JR.: Systemic fungal infections complicating renal transplantation and immunosuppressive therapy. Clinical, microbiologic, neurologic and pathologic features. Amer. J. Med. 43, 28 (1967).
RIGLER, L.G.: Functional roentgen diagnosis: anatomical image, physiological interpretation. Amer. J. Roentgenol. 82, 1 (1959).
RIGLER, L.G., HEITZMANN, E.R.: Planigraphy in the differential diagnosis of the pulmonary nodule. Radiology 65, 692 (1955).
RIKL, INGRID: Rezidive bei der Tuberkulosebehandlung. Inaug.-Diss., München 1974.
RILEY, E.A., TENNENBAUM, J.: Pulmonary aspergilloma or intracavitary fungus ball. Ann. intern. Med. 56, 896 (1962).
RILEY, R.L.: Effect of lung inflation upon the pulmonary vascular bed. In: DE REUCK, A.V.S., O'CONNOR, M.: Ciba Foundation: Symposium on Pulmonary Structure and Function, p. 261. London: Churchill 1962.
RILLIET, F., BARTHEZ, E.: Zit. nach DUFOURT, A., DEPIERRE, A.: Klinik des Tracheobronchialdrüsendurchbruchs. Ergebn. ges. Tuberk.- u. Lung.-Forsch. 12 (1954).
RINK, H.: Über die Ursachen eines Rezidivs nach der Resektionsbehandlung einer Lungentuberkulose. Dtsch. med. Wschr. 1956, 1302.
RINK, H.: Grundlagen, Methoden u. Ziele der lokalen Kavernenbehandlung. Beitr. Klin. Tuberk. 127, 236 (1963).
RINK, H.: Über die sogenannte offene Kavernenheilung. Posttuberkulöses Kavernensyndrom. Z. Tuberk. 121, 200 (1964).
RINK, H.: Zur funktionsbeurteilung an Hand der Lungenübersichtsaufnahme. Z. Erkr. Atmungsorg. 131, 3 (1969).
RIST, M.E., BERNARD, E.: Tagungsbericht: Internat. Union gegen die Tuberkulose August 1952, Rio de Janeiro. Tuberk.-Arzt 7, 109 (1953).
RITTER, G.: Die Diagnose und Prognose der Kaverne. Beitr. Klin. Tuberk. 62, 1 (1926).
RITTER, G.: Zur Differentialdiagnose der Lungenkaverne: die Periarteriitis nodosa pulmonum. In: Der Tuberkulosearzt. Stuttgart: Thieme 1960.
ROBAKIEWICZ, M., KRUKOWSKA, H., PASZKOWSKA, A., ZAJACZKOWSKA, J., RESZKE, S.: Fibrostenose des bronches principales dans la primo-infection tuberculeuse de l'enfant. Bronches 18, 97 (1968). Ref. in: Zbl. ges. Tuberk.-Forsch. 108 (1970).
ROBILLARD, J.: A propos de la tomographie fronto-oblique. Variantes techniques, indications et résultats dans le diagnostic et le traitement des cancers broncho-pulmonaires. J. Radiol. Électrol. 45, 294 (1964).
ROCHE, G., GUERBET, M.: Bronchographie a l'hytrast compliquee de pneumopathie febrile. J. franç. Méd. Chir. thor. 22/4, 371 (1968).
ROCHE, A.-D., VERNHES, A.: La silico-tuberculose de l'ocre. A propos de deux observations anatomo-cliniques. Presse méd. 68, 600 (1960).
ROCHER, G., SEGUIN, H.: Le problème des surinfections exogènes chez les tuberculeux traités en sanatorium. Rev. Tuberc. 17, 498 (1953).
RODMAN, T., STERLING, F.H.: Pulmonary emphysema and related lung diseases. St. Louis: Mosby 1969.
RODRIGUEZ, F. et al.: Zit. nach REINHARDT, K.: Das Mycetom. Stuttgart: Enke 1967.
ROEGEL, E., LANG, G., WEITZENBLUM, E.: Surinfection tuberculeuse par piqure anatomique d'un sujet vacciné par le B.C.G. Rev. Tuberc. (Paris) 29, 346 (1965).
ROGSTADT, K.: Lymphadenitis tuberculosa bronchostenotica. Acta tuberc. scand. 25, 2—3, 305 (1951).
ROKITANSKY, J. VON: Handbuch der speziellen pathologischen Anatomie, 3. Aufl. Wien 1855.
ROLOFF, W.: Das Lebensalter. In: Allg. Biol. Pathol. Tuberk., Bd. 1. Leipzig: Thieme 1942.
ROLOFF, W.: Die Lungentuberkulose. Berlin-Göttingen-Heidelberg: Springer 1948.
ROMAIN: Les perforations intrabronchiques des adénopathie tuberculeuses. Acta med. belg. 1, 39 (1952).
ROMANO, S.: Die Ätiopathogenese der Emphysemblasen in der Lunge bei Tuberkulose. Rass. int. Clin. Ter. 43, 1099 (1963).
ROMANOVSKIJ, I.A.: Die Lungentuberkulose bei Personen des bejahrten und des Greisenalters. Sovjetsk. Med. 14, 26 (1950).

ROMBERG, E.: Die Krankheiten des Herzens und der Gefäße. In: Handb. d. prakt. Medizin. Stuttgart: Enke 1899.
ROMEEO, V., STAFFIERE, D.: Magenresektion und Lungentuberkulose. Lotta c. Tuberc. 31, 1107 (1961).
ROMEYN, J.A.: Exogenous reinfection in tuberculosis. Amer. Rev. Tuberc. 101, 923 (1970).
ROOYEN, C.E. VAN: Etiology of Hodgkin's disease with special reference to B. Tuberculosis Avis. Brit. med. J. 1933 I, 50.
ROSÀ, E.: Varianti atipiche del complesso primario nei ricoveri sanatoriali per tuberculosi primaria. Riv. Pat. Clin. Tuberc. 37, 42 (1964).
ROSENKRANZ, K.: Welche Wahrscheinlichkeitsbeweise lassen sich pathologisch-anatomisch für die Annahme einer hämatogenen Reinfektionsphthise erbringen? Beitr. Klin. Tuberk. 85, 584 (1934).
ROSENZWEIG, D.Y., STEAD, W.W.: The role of tuberculosis and other forms of bronchopulmonary necrosis in the pathogenesis of bronchiectasis. Amer. Rev. resp. Dis. 93, 769 (1966).
ROSMANITH, J., NEDVĚDOVÁ, V.: Differenzierte Tuberkulinteste bei Steinkohlenbergarbeitern mit Pneumokoniose. Int. Arch. Gewerbepath. Gewerbehyg. 25, 181 (1969).
RÖSNER, K.: Lungentuberkulose bei Magenresezierten. Z. Tuberk. 102, 13 (1953).
ROSSEL, G., BIAUDET, E.: Schweiz. Z. Tuberk. Suppl. ad. Vol. VIII (1951). Zit. nach NEUMANN, G.: Die epidemiologische Bedeutung der inaktiven Lungentuberkulose. Stuttgart: Thieme 1962.
RÖSSLE, E.: Die pathologisch-anatomischen Grundlagen der Epituberkulose. Virch. Arch. path. Anat. 296, 1 (1935).
RÖSSLE, R.: Über die Tuberkulose der Staubarbeiter, im besonderen im Porzellangewerbe. Beitr. Klin. Tuberk. 47, 325 (1921).
RÖSSLE, R.: Die pathologisch-anatomischen Grundlagen der Epituberkulose. Virch. Arch. path. Anat. 296, 1 (1936).
RÖSSLE, R.: Tuberkulose. Beitr. Klin. Tuberk. 96, 1 (1941).
RÖSSLE, R.: Die Narbenkrebse der Lungen. Schweiz. med. Wschr. 73, 1200 (1943).
RÖSSLE, R.: Zit. nach LÖFFLER, W.: Geschichte der Tuberkulose. In: Handb. d. Tuberkulose, Bd. 1. Stuttgart: Thieme 1958.
ROTACH, F.: Die Bedeutung der Tomographie bei der nicht kavernösen Lungentuberkulose. Schweiz. med. Wschr. 75, 1029 (1945).
ROTACH, F.: Die Anwendung der Tomographie zur Beurteilung der kindlichen Lungentuberkulose. Helv. paediat. Acta 3, 23 (1958).
ROTH, F.-J., WENZ, W., KRAMER, H.: Elektronische Verbesserung von Röntgenaufnahmen. In: Dtsch. med. Wschr. 1969, 2. Halbj., 1483.
ROTHE, G., KLÄRING, W., BARTH, W., MATZEL, W., POTEL, J.: Das Tuberkulom der Lunge. Tuberk.-Bibliothek. Leipzig: J.A. Barth 1960.
ROTHHAMMER, A.: Resistenzergebnisse von Sensibilitätsprüfungen an Tuberkelbakterien aus Kulturen mit kleiner Koloniezahl. Inaug.-Diss., München 1972.
ROTTHAUWE, G.: Traumatische Tuberkulose im Anschluß an eine Pseudarthrosenoperation mit Küntscher-Nagelung. Chirurg 24, 369 (1953).
ROUILLON, A.: 17. Panamerikanischer Kongreß für Tuberkulose und Erkrankungen der Atmungsorgane in Asuncion, Paraguay, vom 20.—24. September 1971. Ref. BLAHA, H., URBANCZIK, R.: Prax. Pneumol. 26, 132 (1972).
ROULET, F.: Beitrag zur Pathogenese der cartilaginoiden Spitzenkappen der Lungen. Virch. Arch. path. Anat. 305, 405 (1939).
ROULET, F.: Considérations anatomo-pathologiques sur la tuberculose sénile. Ann. Méd. 51, 69 (1950).
RÜBE, W.: Der Lungenrundherd. Stuttgart: Thieme 1967.
RÜBE, W.: Pathologisches Thoraxbild. In: Lehrbuch der Röntgendiagnostik, Bd. IV/2. (SCHINZ, H.R., BAENSCH, W.E., FROMMHOLD, W., GLAUNER, R., UEHLINGER, E., WELLAUER, J., Hrsg.) Stuttgart: Thieme 1973.
RUDOLPH, W.: Angiographische Veränderungen bei Lungenembolien. Beitr. Klin. Tuberk. 137, 296 (1968).
LE RUDULIER, J.L.: Exploration de l'arbre bronchique. Radiol. clin. (Basel) 32, 484 (1963).
RUNYON, E.H.: Pathogenic mycobacteria. Advanc. Tuberc. Res. 14, 235 (1965).
RUNYON, E.H., SELIM, M.J., HARNIS, H.W.: Distinguishing mycobacteria by the niacintest. A modified procedure. Amer. Rev. Tuberc. 79, 663 (1959).
RUNYON, E.H.: Ten mycobacterial pathogens. Tubercle 55, 235—240 (1974).
RÜTTIMANN, A., SUTER, F.: Schweiz. med. Wschr. 83, 591 (1953). Zit. nach MANGOLD, H.: Die Tuberkulome der Lunge. Acta davos. 13, 1 (1954).
RÜTTNER, J.R., HEER, H.R.: Silikose und Lungenkarzinom. Schweiz. med. Wschr. 99, 245 (1969).
RYBKA, J.: Pulmonary tuberculosis in diabetics living in Gottwaldov district. Rozhl. Tuberk. 28, 311 (1968).
RZEPKA, H.: Röntgenologische Kriterien der Aktivität und Inaktivität. Z. Tuberk. 119, 69 (1963).

SAAME, H.: Aktivierung tuberkulöser Lungenprozesse im Kindesalter nach Bronchographie. Med. Klin. 1950, 764.
SADLER, R.L.: Transpulmonary artery distance in patients with coal workers' pneumoconiosis. Thorax 27, 450 (1972).
SALIBA, A.P.L., BEATTY, O.A.: Intracavitary fungus balls in pulmonary aspergillosis. Brit. J. Dis. Chest 55, 65 (1961).
SALKIN, D., CADDEN, A.V., EDSON, R.C.: The natural history of tuberculous bronchitis. Amer. Rev. Tuberc. 47, 351 (1943).
SALZMAN, E.: Lung Calcifications in X-ray Diagnosis. Springfield/Ill.: Ch.C. Thomas 1968.
SAMSON, P.C.: Tuberculous tracheobronchitis. Amer. Rev. Tuberc. 34, 671 (1936).
SAMSON, P.C.: Diagnosis, treatment and prognosis in tuberculous tracheobronchitis. J. thorac. Surg. 6, 561 (1937).
SAMSON, P.C.: Mucosal tuberculosis of the bronchus and trachea. Dis. Chest 4 (1938).
SAMSON, P.C.: Tuberculous tracheobronchitis: A review. Calif. west. Med. 49 (1938).
SAMSON, P.C., BARNWELL, J., LITTIG, J., BUGHER, J.: Tuberculous tracheobronchitis. J. Amer. med. Ass. 108, 1850 (1937).
SANDOVSKII, O.I.A.: Spontaneous pneumothorax in coniotuberculosis. Gig. Tr. Prof. Zabol. 14, 29 (1970).
SANDRITTER, W.: Morphologische Probleme bei der Beurteilung der Aktivität von Lungentuberkulosen. Thoraxchirurgie 13, 106 (1965).
SANDRITTER, W., THOMAS, C.: Makropathologie. Stuttgart: Schattauer 1970.
SANTY, P., BÉRARD, M., GALY, P., PRIGNONT: Tuberculomes et foyers ronds. (Essai de démembrement.) A propos de 37 cas, dont 33 anatomocliniques. Rev. Tuberc. 16, 1075 (1952).

SASAHARA, A.A., STEIN, M., SIMON, M., LITTMAN, D.: Pulmonary angiographic diagnosis of thromboembolic disease. New Engl. J. Med. 270, 1075 (1964).
SATTLER, A.: Pleuritis exsudativa (Klinik). Wien. med. Wschr. 107, 877 (1957).
SATTLER, A.: Die bioptische Untersuchung der Pleurahöhle und ihre Bedeutung für die Forschung, Diagnostik und Therapie. Dtsch. med. J. 9, 117 (1958).
SATTLER, A.: Die Pathogenese der Pleuritis exsudativa tuberculosa (idiopathica). Wien. klin. Wschr. 73, 625 (1961).
SATTLER, A.: Die Bedeutung der Thorakoskopie für die Diagnose der Lungencyste. In: GAUBATZ, E.: Lungenzysten und posttuberkulöse Resthöhlen. 12. Kongreß der Südd. Ges. f. Tuberkulose und Lungenkrankh. Stuttgart: Thieme 1966.
SAUL, W.: Bronchitisformen im Röntgenbild. Fortschr. Röntgenstr. 42, 223 (1930).
SAUER, H., ZIMMER, S., KÜHNERT, M.: Zytologische Untersuchungen des Sputums bei Silikose bzw. Silikotuberkulose. Z. Erkr. Atmungsorg. 131, 113 (1969).
SAXENA, N.M., KHANIJO, S.K.: Spontaneous pneumothorax in pulmonary tuberculosis. Indian Practit. 21, 445 (1968).
SCADDING, J.G.: Calcification in sarcoidosis. Tubercle (Edinb.) 42, 121 (1961).
SCARANO, D., FADALI, A., LEMOLE, G.M.: Carcinoma of the lung and anthracosilicosis. Chest 62, 251 (1972).
SCARPA, A., SOSSAI, M.: Possibilités de la tomographie dans le diagnostic de la tuberculose bronchique. J. Radiol. Électrol. 30, 609 (1940).
SCHACK-STEFFENHAGEN, G., PETZOLD, K., LARSEN, R.: Geflügeltuberkulose bei Schlachthühnern und ihre Bedeutung als Infektionsquelle für den Menschen. Zbl. Bakt., I. Abt. Orig. 201, 363 (1966).
SCHÄFER, E.L.: Tuberkulose und innere Sekretion. Ergebn. ges. Tuberk.- u. Lung.-Forsch. 12 (1954).
SCHAFFER, K.: Die Silikotuberkulose aus der Sicht von Fehlbeurteilungen an Hand klinisch röntgenologischer und pathologisch anatomischer Untersuchungsbefunde. Mschr. Lungenkrankh. Tuberk.-Bekämpf. 13, 279 (1970).
SCHAICH, W.: Die minimale Tuberkulose aus internistischer Sicht. Beitr. Klin. Tuberk. 124, 180 (1961/62).
SCHAICH, W.: Beurteilung von Aktivität und Inaktivität bei der Tuberkulose. Dtsch. med. Wschr. 88, 2314 (1963).
SCHAICH, W.: Das Rezidiv nach konservativer Behandlung der Lungentuberkulose. Prax. Pneumol. 18, 334 (1964).
SCHAICH, W., STADLER, L., KEIDERLING, W.: Ergebnisse einer zweijährigen Conteben(Tb I/698)-behandlung der Tuberkulose in der Medizinischen Klinik Freiburg i.Br. und Heilstätte St. Blasien. Beitr. Klin. Tuberk. 104, 456 (1951).
SCHAIRER, E.: Über eine besondere Art der Lymphknotenverkalkung („Eierschalen") bei der Silikose. Arch. Gewerbepath. 10, 37 (1941).
SCHAMAUN, M.: Die Aussichten der Resektionsbehandlung bei der Silico-Tuberkulose der Lungen. Thoraxchirurgie 10, 32 (1962).
SCHANEN, A.: Das transversale Schichtverfahren in der Lungen- und Herzdiagnostik mit vergleichenden Studien der Angiokardiographie. Beitr. Klin. Tuberk. 117, 111 (1957/58).
SCHAWOHL, P., KISSING, W.: Die Bedeutung der histologischen Sicherung bei einem seltenen Fall von Siliko-Tuberkulose. Z. Erkr. Atmungsorg. 131, 117 (1969).

SCHEID, K.F.: Über Erweichungsvorgänge und Höhlenbildung in Staublungen und Staublungentuberkulosen. Gewerbe. Konstit. path. (Jena) 32, 33 (1931).
SCHEIDEMANDEL, F.: Hilus-Lungeninfiltrate als Folgezustand wahrscheinlich automatisch-endogener, lymphadenobronchogener Reinfektion. Tuberk.-Arzt 8, 254 (1954).
SCHEPERS, G.W.H.: Silicosis and tuberculosis. Industr. Med. Surg. 33, 381 (1964).
SCHERMULY, W., JANSSEN, N., ODENWÄLDER, J.: Die meßbaren Lungenstrukturen im Röntgenbild. Fortschr. Röntgenstr. 111, 68 (1969).
SCHICK, B.: Exspiratorisches Keuchen als Symptom von Lungendrüsentuberkulose im ersten Lebensjahr. Wien. klin. Wschr. 1910, 153.
SCHINNERLING, W.: Zur Diagnose der Miliartuberkulose am Leberpunktat vor und nach tuberkulostatischer Therapie. Frankfurt. Z. Path. 75/1, (1966).
SCHINZ, H.R.: Moderne Bronchographie. Schweiz. Z. Tuberk. (Bibl. Tuberk. H. 4) 1950, 91.
SCHINZ, H.R., BAENSCH, W.E., FROMMHOLD, W., GLAUNER, R., UEHLINGER, E., WELLAUER, J.: Lehrbuch der Röntgendiagnostik, 6. Aufl., Bd. IV/2. Stuttgart: Thieme 1973.
SCHINZ, H.R., COCCHI, U.: Das Bronchogramm bei Silikose. Z. Naturforsch.-Ges. Zürich 95, 26 (1950). Beiheft 2/3.
SCHLEICHER, E.M.: Miliary tuberculosis of the bone marrow. Amer. Rev. Tuberc. 53, 115 (1946).
SCHLICHTING, H., PRÄG, R., WOLF, F., KRÖNERT, E.: Geometrieunabhängige Lokalisationsaussage durch Doppeldetektor-Szintigraphie mit elektronischer Datenverarbeitung. 8. Jahrestagg. Ges. Nuclearmedizin, Hannover, 1970.
SCHLIESSER, TH.: Die Tuberkulose von Hund und Katze und ihre hygienische Bedeutung. Prax. Pneumol. 20, 560 (1966).
SCHMID, F.: Die generalisierten Tuberkulosen. Stuttgart: Thieme 1951.
SCHMID, F.: Immunbiologie. In: Handb. Tuberk., Bd. 1, S. 291. Stuttgart: Thieme 1958.
SCHMID, H.J.: Die Klinik der Silikose. In: Handb. Inn. Med., Bd. IV/3, S. 751. Berlin-Göttingen-Heidelberg: Springer 1956.
SCHMID, P.CH.: Die topographische Darstellung des Bronchialbaumes im Röntgenbild. Fortschr. Röntgenstr. 3, H. 73 (1950).
SCHMID, P.CH.: Über die segmentale Anordnung schrumpfender Lungenabschnitte mit Bronchektasenbildung. Fortschr. Röntgenstr. 73, 689 (1950).
SCHMIEDEL, A.: Erfahrungen mit Typendifferenzierung von Tuberkelbakterien in der Agar-hohe-Schicht-Kultur. Z. ges. Hyg. 6, 344 (1960).
SCHMIEDEL, A.: Epidemiologische und klinische Beobachtungen bei Erkrankungen mit atypischen Mykobakterien. Z. Tuberk. 127, 141 (1967).
SCHMIDT, P.G.: Differentialdiagnose der Lungenkrankheiten. Leipzig: J.A. Barth 1949.
SCHMIDT, P.G.: Verhandlungsbericht der 2. Nachkriegstagung der Dtsch. Tbc.-Ges. Sept. 1949 in Münster. Beitr. Klin. Tuberk. 104, 81 (1950/51).
SCHMIDT, P.G.: Das Tuberkulom und seine Behandlung. Landarzt 34, 1132 (1958).
SCHMIDT, P.G.: Die Behandlung der Konglomerattuberkulose unter Berücksichtigung des Tuberkuloms, der aufgefüllten Kaverne der kaseösen Pneumonie. Beitr. Klin. Tuberk. 121, 321 (1959).

SCHMIDT, P.G.: Die Behandlung der Konglomerattuberkulose etc. Colloquium Borstel 1958. Beitr. Klin. Tuberk. **121**, 321 (1959).

SCHMIDT, P.G.: Zum tuberkulösen Rundherd. Schweiz. Z. Tuberk. **17**, 250 (1960).

SCHMIDT, P.G.: Die offene Kavernenheilung. Tuberk.-Arzt **17**, 137 (1963).

SCHMIDT, P.G.: Die klinische und röntgenologische Diagnostik bei der Beurteilung der Aktivität und Inaktivität der Lungentuberkulose. Tuberk.-Arzt **17**, 742 (1963).

SCHMIDT, W., GAUBATZ, E.: Grundsätze und Methoden der Indikationsstellung zur Kollapstherapie. In: HEIN – KREMER – SCHMIDT: Kollapstherapie der Lungentuberkulose. Leipzig: Thieme 1938.

SCHMIDTMANN, M., LUBARSCH, O.: Staubeinatmungskrankheiten der Lunge. In: Handb. Spez. Path. Anat. und Hist., Bd. III, S. 76. Berlin: Springer 1930.

SCHMINCKE, A.: Das Kavernenproblem vom pathologisch-anatomischen Standpunkt. Beitr. Klin. Tuberk. **67**, 124 (1927).

SCHMITZ, E.: Experimentelle Untersuchungen über die Virulenz latenter tuberkulöser Herde beim Menschen, Rind und Schwein. Frankfurt. Z. Path. **3**, 88 (1909).

SCHMORL: Zit. nach SCHÜRMANN, P.: Ablauf und anatomische Erscheinungsformen der Tuberkulose des Menschen. Beitr. Klin. Tuberk. **57**, 185 (1923).

SCHNEIDER, L.: Upper lobe bronchial abnormalities simulating significant pulmonary tuberculosis with seven illustrative cases. Radiology **55**, 390 (1950).

SCHNELLER, W.: Zur formalen Genese der Schichtung tuberkulöser Rundherde. Schweiz. Z. Tuberk. **18**, 392 (1961).

SCHNITZLER, URSULA: Die Dekortikationen im Zentralkrankenhaus Gauting. Inauguraldissertation, München 1973.

SCHOBER, H.: Die Detailerkennbarkeit im Lungengebiet vom Standpunkt der physiologischen Optik und der Informationstheorie. Fortschr. Röntgenstr., Beih. **1967**, 55.

SCHOBERTH, H.: Angeborene Fehlbildungen des Thorax. In: Handbuch der med. Radiologie, Bd. IX, Teil 1. Berlin-Heidelberg-New York: Springer 1969.

SCHOEFER, G., VOIGT, O.: Erfahrungen mit dem Schirmbildschichtverfahren nach fünfjähriger Routinearbeit. Mschr. Tuberk.-Bekämpf. **5**, 339 (1962).

SCHOLER, H.J.: Chemotherapie von Mykosen der inneren Organe. Schweiz. med. Wschr. **98**, 602 (1968).

SCHOLER, H.J.: Erregernachweis bei bronchopulmonalen Mykosen. Schweiz. med. Wschr. **98**, 1440 (1968).

SCHOLER, H.J.: Epidemiologie und Laboratoriumsdiagnose einheimischer Lungenmykosen. Praxis **1965**, 54.

SCHOLTZE, H.G., BETZ, E., HUNDESHAGEN, H.: Störung der Lungendurchblutung bei Tuberkulose. Tuberk.-Arzt **13**, 595 (1959).

SCHOLTZE, H., LÖHR, H., KLINNER, W.: Vergleichende angiographische u. morphologische Untersuchungen bei der Lungentuberkulose. Tuberk.-Arzt **11** (1957).

SCHOLTZE, H., STENDER, H.ST.: Röntgenologische Segmentdiagnostik der umschriebenen Lungentuberkulose. Fortschr. Röntgenstr. **93**, 44 (1960).

SCHOLZ, J.F.: Der Gastarbeiter in der Bundesrepublik als Patient. Deutsches Ärzteblatt **35**, 2035 (1966).

SCHONELL, M.E., CROMPTON, G.K., FORSHALL, J.M., WHITBY, L.G.: Der Versuch einer biochemischen Unterscheidung von Lungeninfarkt und Pneumonie. Brit. med. J. **1966**, 1146.

SCHOENLEIN, L.: Allgemeine und spezielle Pathologie und Therapie, Bd. III, S. 103. Herisau: Eglische Buchhandl. 1834.

SCHOSTOK, P.: Der Einfluß der Bronchographie auf die Lungenfunktion unter Berücksichtigung der Anaesthesie. Thoraxchirurgie **1**, 122 (1953).

SCHOTT, O.: Elektronische Informationsaufbereitung in der Röntgendiagnostik. Elektromedizin **12**, 264 (1967).

SCHOTT, O.: Elektronische Beeinflussung von Röntgenbildern. Röntgenblätter **6**, 241 (1968).

SCHRADER, G.: Untersuchungen zur Frage der latenten Tuberkulose im verkalkten Rankeschen Primärkomplex, Virchows Arch. path. Anat., **269**, 355 (1928).

SCHRAUB, S.: La tomographie pulmonaire. France méd. **33**, 175 (1970).

SCHRÖDER, E.: Häufigkeit und Verlauf der Pleuritis exsudativa in den Kriegs- und Nachkriegsjahren. Beitr. Klin. Tuberk. **106**, 304 (1951).

SCHRÖDER, G.: Zu der Erörterung über das Frühinfiltrat. Entgegnung auf REDEKERS Angriffe. Beitr. Klin. Tuberk. **73**, 522 (1930).

SCHRÖDER, G., OBERLAND, E.: Jahreszeiten, Wetter, Klima und ihr Einfluß auf den Verlauf der Tuberkulose. Ergebn. ges. Tuberk.- u. Lung.-Forsch. **8**, 4 (1937).

SCHRÖDER, H., MAGDEBURG, W., TEWES, E., ROCKELSBERG, J.: Perfusionsszintigraphie der Lungen bei Silikose- und Silikotuberkulose-Kranken. Dtsch. med. Wschr. **94**, 1064 (1969).

SCHRÖDER, K.H.: Zur Epidemiologie atypischer Mykobakterien. Prax. Pneumol. **7**, 413 (1968).

SCHRÖTTER, L. VON: Vorlesungen über die Krankheiten der Luftröhre. Leipzig-Wien 1896.

SCHUBERTH, A.: Die Tuberkulose der Bronchien, ihre Symptomatik, Diagnose und Therapie. Z. Tuberk. **86**, 123 (1941).

SCHUDEL, W.: Studien zur Beziehung zwischen Gießerei-Silikose und Tuberkulose. Arch. Gewerbepath. Gewerbehyg. **17**, 643 (1960).

SCHULTE, H.W.: Die lokalisierte Candidamykose in Kombination mit der Lungentuberkulose. Tuberk.-Arzt **11**, 751 (1957).

SCHULTE, I.: Über Tuberkulinprüfungen in einigen bayerischen Schulen. Inaug.-Diss., München 1970.

SCHULTE-BRINKMANN, W.: Das fehlgedeutete Bronchialkarzinom. Ein Beitrag zum Problem der Frühdiagnose. Med. Welt (Stuttg.) **21**, 559 (1970).

SCHULTE-TIGGES: Einiges zur Frage der Frühdiagnose der Lungentuberkulose. Dtsch. med. Wschr. **60**, 1344 (1934).

SCHULTZE-RHONHOF, F., HANSEN, K.: Tuberkulose und Schwangerschaft. Erg. ges. Tuberk.- u. Lung.-Forsch. **3** (1931).

SCHULZE, M.: Höhlenbildungen in den Mansfelder Staublungen. Pathologisch-anatomische Untersuchung an 67 Fällen. Arch. Gewerbepath. Gewerbehyg. **5**, 158 (1934).

SCHULZE, W.: Ventilationsstörungen der Lunge. In: Handbuch d. Med. Radiologie, Bd. IX/3. Berlin-Göttingen-Heidelberg: Springer 1968.

SCHULZE, W.: Geschwülste der Bronchien, Lungen und Pleura. Handbuch der medizinischen Radiologie, Bd. IX. Berlin-Heidelberg-New York: Springer 1973.

SCHULZE, W.: Korrelation des Röntgenbildes umschriebener Lungenveränderungen zum pathologisch-anatomischen Substrat. Röntgen-Bl. **27**, 282 (1974).

SCHÜRMANN, P.: Ablauf und anatomische Erscheinungsformen der Tuberkulose des Menschen. Beitr. Klin. Tuberk. **57**, 185 (1923).

SCHÜRMANN, P.: Über einige Besonderheiten im anatomischen Bild der Tuberkulose bei protrahierter progressiver Durchseuchung. Beitr. Klin. Tuberk. **62**, 5 (1925).

SCHÜRMANN, P.: Der Primärkomplex Rankes unter den anatomischen Erscheinungsformen der Tuberkulose. Virchows Arch. path. Anat. **260**, 664 (1926).
SCHÜRMANN, P.: Die Tuberkulose des Menschen im anatomischen Bild der Tuberkulose bei protrahierter progressiver Durchseuchung. Beitr. Klin. Tuberk. **62**, 591 (1926).
SCHÜRMANN, P.: Zur Frage der Gesetzmäßigkeiten im Ablauf der Tuberkulose unter besonderer Berücksichtigung der Entwicklungslehre Rankes. Beitr. path. Anat. **81**, 568 (1929).
SCHÜRMANN, P.: Beobachtungen bei den Lübecker Säuglingstuberkulosen. Beitr. Klin. Tuberk. **81**, 294 (1932).
SCHÜRMANN, P.: Zit. nach WURM, H.: In: HEIN, KREMER, SCHMIDT: Kollapstherapie der Lungentuberkulose. Leipzig: Thieme 1938.
SCHÜRMANN, P.: Zit. nach MÜLLER, R.W.: Der Tuberkuloseablauf im Körper. Stuttgart: Thieme 1952.
SCHÜRMANN, P., KLEINSCHMIDT, H.: Pathologie und Klinik der Lübecker Säuglingstuberkuloseerkrankungen. Arb. Reichsgesundh.-Amte **69**, 25 (1935).
SCHUT, H.: Die Lungentuberkulose im Röntgenbilde. Beitr. Klin. Tuberk. **24**, 145 (1912).
SCHÜTTMANN, W.: Reaktivierung einer Lungentuberkulose durch Tollwutschutzimpfung? Z. Tuberk. **120**, 86 (1963).
SCHWARTZ, PH.: Empfindlichkeit und Schwindsucht. Leipzig: Barth 1935.
SCHWARTZ, PH.: Über tuberkulöse postprimäre Startkomplexe. Schweiz. med. Wschr. **72**, 141 (1942).
SCHWARTZ, PH.: Die automatische, endogene, lympadenobronchogene Reinfektion in der Initialperiode der Tuberkulose. Istanbul: Kenan Matbaasi 1948.
SCHWARTZ, PH.: Die automatische, endogene, lymphadenobronchogene Reinfektion in der Initialperiode der Tuberkulose. Istanbul: Folia Pathol. 1948.
SCHWARTZ, PH.: Signification pathogène des perforations lymphoglandulaires thoraciques au point de vue de la phthise pulmonaire et de ses complications. Poumon **4**, 379 (1950).
SCHWARTZ, PH.: Einbrüche tuberkulöser Lymphknoten in das Bronchialsystem und ihre pathogenetische Bedeutung. Beitr. Klin. Tuberk. **103**, 182 (1950).
SCHWARTZ, PH.: Bronchialwandschädigungen durch tuberkulöse Lymphknoten und ihre Beziehungen zu primären Bronchialtumoren. Beitr. Klin. Tuberk. **103**, 192 (1950).
SCHWARTZ, PH.: Über die Bedeutung der intrathorakalen Lymphknotentuberkulose für die Pathogenese der Lungenschwindsucht. Z. Tuberk. **97**, 126 (1951).
SCHWARTZ, PH.: Die intrathorakale Lymphknotentuberkulose und ihre Bedeutung für die Entstehung der Lungenschwindsucht. Fortschr. Tuberk.-Forsch. **5**, 255 (1952).
SCHWARTZ, PH.: The role of the lymphatics in the development of brochogenic tuberculosis. Amer. Rev. Tuberk. **67**, 440 (1953).
SCHWARTZ, PH.: Die intrathorakale Lymphknotentuberkulose und ihre Beziehungen zu den rückbildungsfähigen Lungenverdichtungen. Wien Z. inn. Med. **34**, 1 (1953).
SCHWARTZ, PH.: Pathogenese der Lungenphthise. Wien. klin. Wschr. **65**, 157 (1953).
SCHWARTZ, PH.: Bemerkungen über die Häufigkeit tuberkulöser lymphadenogener Brochialwandschädigungen im Obduktionsgut mitteleuropäischer Institute für pathologische Anatomie. Tuberk.-Arzt **7**, 222 (1953).
SCHWARTZ, PH.: Pulmonary cancer and pulmonary tuberculosis. Acta tuberc. scand. **38**, 195 (1960).
SCHWARTZ, PH.: Über primäre und postprimäre Lungentuberkulose. Tuberk.-Arzt **17**, 667 (1963).
SCHWARTZ, PH.: Lymph node tuberculosis, pulmonary tuberculosis and pulmonary cancer. Acta tuberc. scand. **44**, 1 (1964).
SCHWARTZ, PH.: Lymphknotentuberkulose und Lungentuberkulose. Med. Welt (Stuttg.) **1965**, 1729.
SCHWARTZ, PH., BEUTTAS, J.: Morphologische Beobachtungen über schleichende Lungentuberkulose bei alten Personen. Prax. Pneumol. **26**, 548 (1972).
SCHWARZ, J., BAUM, G.L., STRAUB, M.: Cavitary histoplasmosis complicated by fungus ball. Amer. J. Med. **31**, 692 (1961).
SCHWARZ, J., GERALD, L., BAUM, G.L., STRAUB, M.: Zit. nach REINHARDT, K.: Das Mycetom. Stuttgart: Enke 1967.
SCOTT, B.F.: A safer bronchographic technique for use in children. Surg. Gynec. Obstet. **117**, 501 (1963).
SEEBER, CH.: Über das Vorkommen von Actinomyceten und Nocardien im Trachealspülwasser bei Patienten mit Silikotuberkulose. Z. Tuberk. **129**, 15 (1968).
SEELIGER, H.P.R.: Fortschritte der mykologischen Serodiagnostik. Dtsch. med. Wschr. **82**, 1961 (1957).
SEELIGER, H.P.R.: Fehlerquellen bei der Diagnostik der Lungenaspergillose des Menschen. (Beitrag zur Untersuchungsmethodik.) Aus: GRIMMER, RIETH: Krankheiten durch Schimmelpilze bei Mensch und Tier. Berlin-Heidelberg-New York: Springer 1965.
SEIDEL, H.: Die Tuberkulose ausländischer Arbeitnehmer – aus der Sicht der Heilstätte. In: GAUBATZ, E.: Lungenzysten und posttuberkulöse Resthöhlen, Tuberkulose der Gastarbeiter. Stuttgart: Thieme 1966.
SEIDEL, H.: Die klinische Aktivitätsbeurteilung der Lungentuberkulose. Dtsch. med. J. **19**, 829 (1968).
SEIDEL, H., BOCKHOFF, F.: Zur Frage der posttuberkulösen Resthöhle aus internistischer Sicht. In: Fortbildung in Thoraxkrankheiten, Bd. 3 (1967).
SEPKE, G.: Heilung einer offenen Tuberkulose bei schwerer Silikose? Z. Tuberk. **114**, 387 (1960).
SEPKE, G.: Einführung in die Diagnostik und Begutachtung der Silikotuberkulose. Jena: VEB G. Fischer 1961.
SEPKE, G.: Die Differentialdiagnose der disseminierten Silikose zu kleinknotigen Lungenkrankheiten. Z. ärztl. Fortbild. **55**, 922 (1961).
SEPKE, G.: Zur Siliko-Tuberkulose und ihrer Prophylaxe. Z. Tuberk. **123**, 129 (1965).
SEPKE, G.: Die Steinbruchsilikosen und ihre Bekämpfung. Jena: Fischer 1965.
SERGENT, E., PRUVOST: Traité élémentaire d'exploration clinique médicale. Paris: Masson 1937.
SERI, I.: Studium der Perspektiven der Kavernenheilung unter Zugrundelegung der abgesonderten Bakterienmenge und der Änderung des Röntgenbildes. Tuberkulózis **22**, 173 (1969). Ref. in: Zbl. ges. Tuberk.-Forsch. **107**, 236 (1969).
SERI, I., BALOGH, Z.: Zur Frage der tuberkulösen Superinfektion. Tuberk.-Arzt **16**, 677 (1962).
SERI, I., HORVÁTH, B., CZANIK, P.: Zur Frage der tuberkulösen Superinfektion. Tuberk.-Arzt **14**, 767 (1960).
SEUSS, W.: Über Spontanheilungen in der Lungentuberkulose. Z. Tuberk. **81**, 1 (1938).
SEWERING, R.: Die Zusammenhänge zwischen Lebererkrankungen und der Tuberkulose. Inaugural-Dissertation, München 1969.
SEYFARTH, K.A.: Über das gleichzeitige Vorkommen von Krebs und Tuberkulose in der Lunge. Acta davos. **11**, 20 (1952).
SHANKS, S.C., KERLEY, P.: A textbook of X-ray diagnosis, Bd. II. London: H.K. Lewis & Co. 1951.

SHAPIRO, R., RIGLER, L.G.: Pulmonary embolism without infarction. Amer. J. Roentgenol. 60, 460 (1948).
SHERLOCK, S.: Krankheiten der Leber u. d. Gallenwege (dtsch. Übersetzung EINSENBURG, J.). München: Lehmann 1965.
SHORT, D.S.: A radiological study of pulmonary infarction. Quart. J. Med. 20, 233 (1951).
SIEGEN, H.: Untersuchungen über den primären tuberkulösen Komplex unter besonderer Berücksichtigung der Reinfektion der Lungen. Beitr. Klin. Tuberk. 63, 143 (1926).
SIELAFF, H.J.: Lungenarterien und Lungenvenen. In: Handbuch der medizinischen Radiologie, Bd. X/3. Berlin-Göttingen-Heidelberg-New York: Springer 1964.
SILTZBACH, L.E.: Über die linksseitige totale Kavernenlunge. Virchows Arch. path. Anat. 292, (Schluß)-H. 4 (1934).
SILVERMAN, F.N.: Pulmonary calcification-tuberculosis? Histoplasmosis? Amer. J. Roentgenol. 64, 747 (1950).
SILVERMAN, G., KLOPSTOCK, R., GIBBONS, G.: The surgical pathology of pulmonary tuberculosis. Dis. Chest. 21, 86 (1952).
SIMECEK, C., SIMECKOVA, B.: Zur Frage des gemeinsamen Vorkommens von Lungentuberkulose und Lungenkarcinom. Z. Tuberk. 126, 277 (1967).
SIMMONDS, F.A.H.: The causes of death in pulmonary tuberculosis. Tubercle (Lond.) 44, 230 (1963).
SIMON, G.: Zur Klinik des primären Komplexes. Z. Tuberk. 34, 345 (1921).
SIMON, G.: Über typische frühe tuberkulöse Spitzenherde bei Kindern. Z. Tuberk. 42, 353 (1925).
SIMON, G.: Die Klinik der perifokalen Entzündungen. Ergebn. ges. Tuberk.- u. Lung.-Forsch. 6, 1 (1934).
SIMON, G.: Neuere Anschauungen über Entstehung und Wesen der Lungentuberkulose des Kindesalters. Z. Tuberk. 97, 133 (1951).
SIMON, G.: Further observations on the long line shadow across a lower zone of the lung. Brit. J. Radiol. 43, 327 (1970).
SIMON, G.: Principles of Chest X-Ray Diagnosis, Third Ed. London: Butterworths 1971.
SIMON, G., REDEKER, F.: Praktisches Lehrbuch der Kindertuberkulose. Leipzig: Kabitzsch 1930.
SIMON, K.: Tierversuche zur Superinfektion mit medikamentresistenten und sensiblen Tuberkelbakterien. Beitr. Klin. Tuberk. 116, 197 (1956).
SIMON, K.: Decisive significance of hilar lymph nodes in primary tubercular infection. Arch. Pediat. 79, 311 (1962).
SIMON, K.: Lungentuberculose. Darmstadt: Steinkopff 1970.
SIMON, M.: The pulmonary vessels: Their hemodynamic evaluation using routine radiographs. Radiol. Clin. N. Amer. 1, 363 (1963).
SIMON, O.: Tuberkulose und Atelektase (vom klinischen und röntgenologischen Standpunkt). Ergebn. ges. Tuberk.- u. Lung.-Forsch. 10, 333 (1941).
SIMONETTI, C., GIGANTE, I.: Simultaneous multiple pulmonary angiolaminography. Amer. J. Roentgenol. 75, 129 (1956).
SIMONI, G. DE: Über einige bes. therapeutische Möglichkeiten bei Patienten mit Magenresektion, welche an Tuberkulose erkrankten. Ann. Ist. Forlamini 24, 411 (1964).
SIMONIN, R., CHARPIN, J., OHRESSER, P., LUCIANI, J.M.: Etude de l'hyperglycémie provoquée par voie orale chez les tuberculeux pulmonaires. Ann. Endocr. (Paris) 27/6, 761 (1966).
SIMPSON, T.: Zur Prognose der chronischen Bronchitis und des Lungenemphysems. Brit. J. Dis. Chest 62, 57 (1968).
SIMROCK, W.: Über Epituberkulose jenseits des Kindesalters. Fortschr. Röntgenstr. 72, 289 (1949/50).
SINGER, B.: Neonatal tuberculosis. S. Afr. med. J. 43, 51 (1969).
SIXT, K.: Die Röntgenreihenuntersuchungen in Bayern. Tuberk.-Arzt 12, 161 (1958).
SKOBEL, P.: Schwierigkeiten und Probleme in der Behandlung der bronchopulmonalen Aspergillose. Beitr. Klin. Tuberk. 132, 126 (1965).
SKOBEL, P.: Maskierte Aspergillusmyzetome. Prax. Pneumol. 21, 531 (1967).
SKOBEL, P., SEELIGER, H.P.R.: In: Klinik der Lungenkrankheiten. Von KNIPPING, H.W. und RINK, H.. Stuttgart: Schattauer 1963.
SMEKAL, P. VON, PAPPAS, A.: Über die Häufigkeit einer aktiven Lungentuberkulose bei angeborenen und erworbenen Herzklappenfehlern unter Berücksichtigung der hämodynamischen Verhältnisse. Med. Welt. (Stuttg.) 1965, 1559.
SMYTH, J.T., KOVACS, N., HARRIS, W.P.: Pulmonary disease due to unclassified mycobacteria (Battey type). Report of 14 cases with histological confirmation. Tubercle (Lond.) 45, 223 (1964).
SNIDER, G.L., DOCTOR, L., DEMAS, T.A., SHAW, A.R.: Obstructive airway disease in patients with treated pulmonary tuberculosis. Amer. Rev. resp. Dis. 103, 625 (1971).
SOKOLIK, L.I., LEIKIN, V.E.: Kliniko-Rentgenologicheskiia Kharakteristika Antrakosilikoza I. Gig. Ir. Prof. Zabol. 9, 22 (1965).
SOKOLOFF, M., FARELL, J.: Spontaneous pneumothorax in anthracosilicosis. J. Amer. med. Ass. 112, 1564 (1939).
SOMMER, E.: Les calcifications endothoraciques dans la sarcoidose. La Sarcoidose, Rapp. IVe Conf. intern. 1967, p. 667. Paris: Masson 1967.
SOMMER, F., LAUBENBERGER, T.: Die geneigte Sagittalschichtuntersuchung des Thorax. Fortschr. Röntgenstr. 101, 85 (1964).
SOSNOWSKI, K., SZLENKIER, E.: Coexistance of tuberculosis, silicosis and primary carcinoma of the lung. Gruźlica 29, 1037 (1961).
SOUCHERAY, PH., O'LOUGHLIN, B.J.: Cavitation within bland pulmonary infarcts. Dis. Chest. 24, 180 (1953).
SOULAS, A.P., MOUNIER-KUHN, P.: Bronchologie. Paris: Masson 1949.
SOUSA, M.A. DE: Tuberkulome der Lunge. Basel: Schwabe 1956.
SPRATT, J., JR., TER-POGOSSIAN, M., LONG, R.T.L.: The detection and growth of intrathoracic neoplasms: the lower limits of radiographic distinction of the antemortem size, the duration, and the pattern of growth as determined by direct mensuration of tumor diameters from random thoracic roentgenograms. Arch. Surg. 86, 283 (1963).
SPRINGETT, V.H., WAALER, H.TH., NYBOE, J.: Results of the study on x-ray readings of the ad hoc committee for the study of classification and terminology in tuberculosis. Bull. int. Un. Tuberc. 41, 107 (1968).
STAEHELIN, R.: Die Röntgenuntersuchung der Lungentuberkulose. Jkurse ärztl. Fortbildg. 9, 34 (1918).
STAEHELIN, R.: Grenzen und Fehlerquellen der Röntgendiagnostik bei Lungentuberkulose. Schweiz. med. Wschr. 42, 1007 (1931).
STAEMMLER, H.: Hat sich das anatomische Bild der Tuberkulose im Kriege gewandelt? Dtsch. med. Wschr. 1944, 470.

STAEMMLER, H.: Kriegs- und Nachkriegsbeobachtungen über Tuberkulose. Dtsch. med. Wschr. **1949**, 33.

STAEMMLER, M.: Die Infektion des Fruchtwassers ohne Folgen für die Frucht. Virch. Arch. path. Anat. **320**, 577 (1951).

STARR, A.: Zit. nach RÜBE, W.: Der Lungenrundherd. Stuttgart: Thieme 1967.

STARZL, T.E., BRITTAIN, R.S., HERMANN, G., MARCHIORO, TH.L., WADELL, W.R.: Pseudotumors due to pulmonary infarction. Surgery **106**, 619 (1963).

STAUB, H.: Zur Phthiseogenese und zum tuberkulösen Frühinfiltrat. Schweiz. med. Wschr. **1931**, 157.

STAUB, H.: Die Kaverne der Lungentuberkulose vom klinischen Standpunkt aus. In: Ergebn. ges. Tuberk.- u. Lung.-Forsch. **7** (1935).

STEAD, W.W.: Diseases of pleura. In: Textbook of Medicine. Philadelphia: Saunders 1963.

STEAD, W.W.: Pathogenesis of a first episode of chronic pulmonary tuberculosis in man: Recrudescence of residuals of the primary infection or exogenous reinfection? Amer. Rev. resp. Dis. **95**, 729 (1967).

STEAD, W.W., EICHENHOLZ, A., STAUSS, H.: Operative and pathological findings in twenty-four patients with syndrome of idiopathic pleurisy with effusion, presumably tuberculous. Amer. Rev. resp. Dis. **71**, 473 (1955).

STECHER, W.: Bildverstärker mit Fernsehdurchleuchtung; klinischer Teil. Beitr. Klin. Tuberk. **140**, 186 (1969).

STECKEN, A.: Zur minimalen Tuberkulose aus der Sicht des Röntgenologen. Beitr. Klin. Tuberk. **124**, 186 (1961/62).

STEEL, S.J., JOHNSTON, R.N.: Peptic ulcer and pulmonary tuberculosis. Brit. J. Tuberc. **1956**, 233.

STEELE, J.D.: The indications for surgery in pulmonary tuberculosis. Ann. intern. Med. **50**, 51 (1959).

STEER, A.: Histogenesis of tuberculous pulmonary lesions. A study of reticulum patterns. Amer. Rev. resp. Dis. **95**, 200 (1967).

STEER, V., BERGER, L., PAVEL, M.: Angeborene Tuberkulose bei einem Neugeborenen. Klinisch-anatomischer Bericht. Viaţa med. **10**, 1053 (1963).

STEFFEN, L.: Über Röntgenbefunde bei Lungentuberkulose. Dtsch. Arch. klin. Med. **98**, 355 (1910).

STEIGER, J.: Das tuberkulöse Rezidiv. Schweiz. Z. Tuberk. **16**, 244 (1959).

STEIN, H.: Über die spezifischen Hiluslymphome des Erwachsenenalters. Brauers Beitr. Klin. Tuberk. **1948**, 263.

STEIN, S., ISRAEL, H.L.: The seriousness of minimal pulmonary tuberculosis. Amer. Rev. Tuberc. **47**, 125 (1943).

STEINBERG, I., ROBB, G.P.: Mediastinal and hilar angiocardiography in pulmonary disease, a preliminary report. Amer. Rev. Tuberc. **38**, 557 (1938).

STEINBRÜCK, G.: Tuberculosis risk in persons with „fibrotic" x-ray lesions. Bull. int. Un. Tuberc. **47**, 135 (1972).

STEINBRÜCK, P.: Die Tuberkulosebekämpfung in der Deutschen Demokratischen Republik. Mschr. Tuberk.-Bekämpf. **11**, 287 (1968).

STEINBRÜCK, P.: Der Gestaltwandel der Tuberkulose und sein Einfluß auf die Röntgendiagnostik der Lungenkrankheiten. Radiol. diagn. (Berl.) **11/3**, 283 (1970).

STEINBRÜCK, P.: Fortschritte der Röntgenreihenuntersuchungen in der DDR und ihre Bedeutung für die Früherkennung des Lungenkrebses. Dtsch. Gesundh.-Wes. **26**, 1385 (1971).

STEINBRÜCK, P., ANGERSTEIN, W.: Die Röntgenschirmbildphotographie. Berlin: VEB Verlag Volk und Gesundheit 1971.

STEINER, P.M.: Les sténoses tuberculeuses des grosses bronches. Rev. suisse Tuberc. **3**, Suppl. (1946).

STEINER, P.M.: A Propos des fistules intrabronchiques d'adénites hilaires tuberculeuses. Schweiz. Z. Tuberk. **6**, 116 (1949).

STEINER, P.M.: Adenites hilaires tuberculeuses et pathologie des bronches. Bronches **1**, 1 (1951).

STEINER, P.M., GEISSBERGER, M.: Trois cas de perforation endobronchique d'adénites tuberculeuses hilaires avec élimination de séquestres ganglionnaires. J. suisse Méd. **73**, 1232 (1943).

STEINER, R.E.: Radiology of pulmonary circulation. Amer. J. Roentgenol. **91**, 249 (1964).

STEINITZ, K.H.: Analyse der Rückfälle bei Lungentuberkulose in Abhängigkeit der vorangegangenen Behandlungsform. Schweiz. Z. Tuberk. **16**, 435 (1959).

STEINITZ, K.H.: Pulmonary tuberculosis and carcinoma of the lung: a survey from two population-based disease registers. Am. Rev. resp. Dis. **92**, 758 (1965).

STEINLIN, H.: Das tuberkulöse Rezidiv. Schweiz. Z. Tuberk. **12**, 362 (1955).

STEINLIN, H.: Bull. int. Un. Tuberc. **25**, 254 (1955). Zit. nach NEUMANN, G.: Die epidemiologische Bedeutung der inaktiven Lungentuberkulose. Stuttgart: Thieme 1962.

STEMMLER, OTTO: Zit. nach BLAHA, H.: Schichtbilder von Bronchialveränderungen bei der Lungentuberkulose. Stuttgart: Thieme 1954.

STENDER, H.ST., SCHERMULY, W.: Allgemeine Röntgensymptomatologie der Lungenerkrankungen. In: Handbuch der medizinischen Radiologie, Bd. IX/1, S. 226. Berlin-Heidelberg-New York: Springer 1969.

STERN, B.M.: Anwendung der Tomographie zur Funktionsdiagnostik der Lungen. Radiol. diagn. (Berl.) **3**, 347 (1962).

STERNBERG, C.: Z. Heilk. **19**, 21 (1898). Zit. nach KOHOUT, J.: Gemeinsames Vorkommen von Tuberkulose und malignen Lymphomen. Prax. Pneumol. **24**, 280 (1970).

STIEVE, F.E.: Über die Schärfefaktoren in Röntgenschichtbild. Roentgen-Europ **2**, 83 (1961).

STIEVE, F.E.: Bildgüte in der Radiologie. Stuttgart: Thieme 1966.

STIEVE, F.E., WIDENMANN, I.: Die Beurteilung der Güte eines Röntgenbildes. Röntgen-Bl. **20**, 109 (1967).

STIVELMANN, BARNET: The role of atelectasis in pulmonary tuberculosis. Amer. Rev. Tuberc. (1934). Zit. nach MONALDI: Ergebn. inn. Med. Kinderheilk. **62**, 67 (1942).

STOLL, L.: Geflügeltuberkulose und ihre Beziehung zur menschlichen Tuberkulose. Dtsch. tierärztl. Wschr. **69**, 551 (1962).

STOLL, L.: Die Beziehung zwischen menschlicher und tierischer Tuberkulose nach Tilgung der Rindertuberkulose. Ärztl. Forsch. **21**, 94 (1967).

STOTTMEIER, K.D., KLEEBERG, H.H., BLOKBERGEN, H.J.: Mycobacteria other than M. tuberculosis in sputum of tuberculous patients in South Africa. Beitr. Klin. Tuberk. **134**, 41 (1966).

STRNAD, F.: Das lobuläre Infiltrat. Hessische Ges. Med. Strahlenkunde; Frankfurt/Main, Juli 1951.

STRNAD, F.: Der röntgendiagnostische Befundbericht. In: Handb. Med. Radiol., Bd. III, S. 659. Berlin-Heidelberg-New York: Springer 1967.

STRNAD, F., BERNHARD, P.: Die Technik der gezielten Bronchographie mit der von außen steuerbaren Bronchialsonde. Bruns Beitr. klin. Chir. **186**, 430 (1953).

STRNAD, F., BEUTEL, A.: Die gesteuerte Bronchographie mit der von außen steuerbaren Bronchialsonde. Röntgenpraxis 9, 484 (1937).

STRNAD, F., STOLZE, TH.: Methodik der Thoraxuntersuchungen. In: Handbuch der medizinischen Radiologie, Bd. IX/1, S. 330. Berlin-Heidelberg-New York: Springer 1969.

STRADLING, P., JOHNSTON, R.N.: Reducing observer error in a 70 mm chest-radiography service for general practitioners. Lancet 1955 I, 1247.

STRAUB, H.: Die tuberkulösen Rundherde der Lungen. Z. klin. Med. 121, 515 (1932).

STRELLING, M.K., RHANEY, K., SIMMONS, D.A.R., THOMSON, J.: Fatal acute pulmonary aspergillosis in two children of one family. Arch. Dis. Childh. 41, 34 (1966).

STROHM, CH., SCHENDEL, S., SCHMIDT, E.: Vergleichende Untersuchungen über die Detailerkennbarkeit bei Fernseh- und Leuchtschirmdurchleuchtung in der Lungendiagnostik. Ärztl. Forsch. 18, 513 (1964).

STUCKE, K. (1950): Zit. nach MÜLLER, R.W.: Der Tuberkuloseablauf im Körper. Stuttgart: Thieme 1952.

STURM, A.: Die klinische Pathologie der Lunge in Beziehung zum vegetativen Nervensystem. Versuch einer allgemein-pathologischen Ordnung am Beispiel der Lunge. Stuttgart: Wiss. Verlagsges. 1948.

STURM, A.: Die Atelektase der Lungentuberkulose und das Kavernenproblem im Lichte der neueren Forschung. Beitr. Klin. Tuberk. 102, 543 (1950).

STUTZ, E.: Bronchographische Studien zur normalen und pathologischen Physiologie der Lungen. Tuberkulosearzt 4, 203 (1950).

STUTZ, E., VIETEN, H.: Die Bronchographie. Stuttgart: Thieme 1955.

STYBLO, K.: Probleme der Erfassung der Tuberkulosekranken. 8. Tag. d. Österr. Ges. f. Tuberkulose und Lungenkrankheiten, Pörtschach 1965. Wien: Brüder Hollinek 1965.

STÝBLO, K., DANKOVÁ, D., DRÁPELA, J., GALLIOVÁ, J., JEZEK, Z., KRIVÁNEK, J., KUBIK, A., LANGEROVÁ, M., RADKOVSKÝ, J.: Epidemiological and clinical study of tuberculosis in the District of Kolin, Czechoslovakia. Bull. World Hlth. Org. 37, 819 (1967).

STÝBLO, K. et al.: Bull. World Hlth. Org. 37, 819 (1967). Zit. nach NEUMANN, G.: Wiedererkrankungen nicht überwachter Tuberkulöser. Prax. Pneumol. 23, 473 (1969).

SUDA, J.: Über Säuglingstuberkulose. Therapiewoche 19, 374 (1969).

SULAVIK, S., KATZ, S.: Pleural Effusion. Springfield/Ill.: Ch.C. Thomas 1963.

SUSMANO, A., CARLETON, R.A.: Study of hilar masses by angiocardiography. Chest 57, 406 (1970).

SUSSMAN, M.L.: The differentiation of mediastinal tumor and aneurysm by angiocardiography, Amer. J. Roentgenol. 58, 584 (1947).

SUTER, F., ISELIN, H.: Zur Frage der Entstehung der Lungenphthise des Erwachsenen aus perforierenden Hiluslymphknoten. Schweiz. Z. Tuberk. 8, 341 (1951).

SUTINEN, S.: Evaluation of acitivity in tuberculous cavities of the lung. A histopathologic and bacteriologic study of resected specimens with clinical and roentgenographic correlations. Scand. J. resp. Dis. Suppl. 67, 1 (1968).

SVIGIR, M.: Reactivated tuberculosis cases reported in 1967. In: Service Report to the Director of the Bureau of Tuberculosis, New York 1967.

SWART, B.: Die Breite der V. azygos als röntgendiagnostisches Kriterium pathologischer Kollateralkreisläufe. Fortschr. Röntgenstr. 91, 415 (1959).

SWART, B.: Grundsätze der tomographischen Praxis. Radiologe 9, 93 (1969).

SWEANY, H.C.: The pathology of primary tuberculous infection in the adult. Amer. Rev. Tuberc. 39, 236 (1939).

SWEANY, H.C.: Age morphology of primary tubercles. Springfield/Ill.: Ch.C. Thomas 1941.

SWEANY, H.C., LEVINSON, S.A., STADNICHENKO, A.M.: Tuberculous infection in people dying of causes other than tuberculosis. Amer. Rev. Tuberc. 48, 131 (1943).

SYLLA, A.: Die Reaktivierung als wesentliche Ursache der fortschreitenden Tuberkulose Erwachsener. Beitr. Klin. Tuberk. 92, 235 (1939).

SYLLA, A.: Lungenkrankheiten, einschl. der Erkrankungen der oberen Luftwege und des Brustfells. München-Berlin: Urban & Schwarzenberg 1952.

SYMANSKI, H.J., BECKENKAMP, H.W.: Diagnose und Prognose der Silikose. Lebensversicher.-Med. 21, 25 (1969).

SZABÓ, J., SÁGODI, R.: Neuere Beiträge zur Bakteriologie tuberkulöser Resektionspräparate. Tuberkulózis 16, 121 (1963).

SZÖTS, J., DÁNIEL, F.: Bedeutung der intrathorakalen Lymphknoten bei Lungenerkrankungen von Kindern und Jugendlichen. Tuberkulózis 16, 165 (1963).

TACQUET, A., JARRY, J.J., BALGAIRIES, E.: Le traitement des pneumoconio-tuberculoses chez le mineur de charbon. Bull. Un. int. Tuberc. 35, 62 (1964).

TACQUET, A., TISON, F., DEVULDER, B.: Quelques aspects actuels des infections bronchopulmonaires provoquees par les mycobacteries dites „atypiques". Rev. Tuberc. (Paris) 28, 89 (1964). Zit. nach Zbl. ges. Tuberk.-Forsch. 97, 98 (1965).

TAKAHASHI, S.: An atlas of axial transverse tomography and its clinical application. Berlin-Heidelberg-New York: Springer 1969.

TAKAHASHI, SH. et al.: Über die Vergrößerung des Querschnittbildes des Körpers mittels Röntgenstrahlen. Ein Versuch zur diskontinuierlichen Aufnahme. Fortschr. Röntgenstr. 80, 387 (1954).

TANNENBERG, J., PINNER, M.: Atelectasis und Bronchiectasis. J. thorac. Surg. 11, 571 (1942).

TANNER, E.: Röntgenologische Erscheinungen der Bronchustuberkulose beim Erwachsenen. Schweiz. Z. Tuberk. Sep. Fasc. 4, 72 (1950).

TANNER, E.: Die Tracheobronchialtuberkulose der Erwachsenen. Berlin-Göttingen-Heidelberg: Springer 1957.

TAPLIN, G.V., DORE, E.K., JOHNSON, E.B., KAPLAN, H.: Colloidal radioalbumin aggregates for organ scanning. Scientific Exhibit, 10th Annual Meeting, Soc. of Nuc. Med., June 1963.

TAPLIN, G.V., DORE, E.K., JOHNSON, D.E., KAPLAN, H.S.: Human lung scanning with macro-radioalbumin aggregates, Scientific Exhibit. 11th Annual Meet. Soc. of Nuc. Med., Berkely, Calif., June 1964.

TAPLIN, G.V., DORE, E.K., JOHNSON, D.E., KAPLAN, H.S.: Suspension of radioalbumin aggregates for photoscanning the liver, spleen, lung and other organs. J. nucl. Med., 5, 259 (1964).

TAPLIN, G.V., POE, N.D., DORE, E.K., SWANSON, L.A., ISAWA, T., GREENBERG, A.: Scintiscanning and roentgenographic procedures in managing major pulmonary disorders. Proceedings Series IAEA (Wien) II, 111 (1969).

TAUXE, W.N.: Estimation of thyroid uptake of 131-J from digitized scintiscan matrices. J. nucle. Med. 10, 258 (1969).

TCHAÜSOVSKAYA, M.M.: Tuberculose primaire avancée des organes respiratoires chez adultes. Probl. Tuberk. 44, Nr. 3, 41 (1966).

TENDELOO, N.PH.: Pathologische Anatomie. In: BRAUER, SCHRÖDER, BLUMENFELD: Handb. d. Tuberkulose 3. Aufl., Bd. 1. Berlin 1923.

TENDELOO, N.PH.: Allgemeine Pathologie, 2. Aufl. Berlin: Johann Ambrosius Barth 1925.

TERPLAN, K.: Anatomical studies on human tuberculosis. Amer. Rev. Tuberc. 42 (1940).

TERPLAN, K.: Recent primary tuberculosis in adults. Amer. Rev. Tuberc. 42, 86 (1940).

TERPLAN, K.: Bronchial obstruction in pulmonary tuberculosis in children. Amer. Rev. Tuberc. 42, 63 (1940).

TERPLAN, K.: Zit. nach MÜLLER, R.W.: Der Tuberkuloseablauf im Körper. Stuttgart: Thieme 1952.

TERPLAN, K., KENNY, F., SANES, S.: Tension cavity in primary pulmonary tuberculosis in an infant. Arch. Path. 16, Nr. 3 (1933).

TESCHENDORF, W.: Lehrbuch der röntgenologischen Differentialdiagnostik. Stuttgart: Thieme 1950.

TESCHENDORF, W.: Der Hilus und seine Untersuchung mit Hilfe von Schichtaufnahmen in dreidimensionaler Richtung. Ergebn. ges. Tuberk.- u. Lung.-Forsch. 17, 72 (1967).

TESCHENDORF, W., THURN, P.: Lehrbuch der röntgenologischen Differentialdiagnostik. Erkrankungen der Brustorgane. Bd. 1, 4 Edit., S. 639. Stuttgart: Thieme 1958.

TESSERAUX, H., EINBRODT, H.J., FITZEK, J.: Über Silikose und Silikotuberkulose bei Feingießern. Arch. Gewerbepath. Gewerbehyg. 18, 565 (1961).

TESSERAUX, H., PFEIFFER, M.: Intra- und extrathorakale Tuberkusilikose mit Verblutung in den Magen. Ärztl. Wochenschr. 4, 469 (1949).

THAL, W.: Zur Technik der unilateralen Bronchographie bei Kindern. Fortschr. Röntgenstr. 101, 652 (1964).

THEMEL, K.G., LÜDERS, C.J.: Die Bedeutung tuberkulöser Narben für die Entstehung des peripheren Lungencarcinoms. Dtsch. med. Wschr. 37, 1360 (1955).

THIESS, A.M., OETTEL, H., UHL, C.: Beitrag zur Problematik berufsbedingter Lungenkrebse. Mittlg. Zbl. Arbeitsmed. 19, 1 (1969).

THOMAS, D.E.: Limitations of laminagraphic interpretation in pulmonary tuberculosis. Thorac. Surg. 34, 53 (1957).

THOMPSON, B.C.: Pathogenesis of pleurisy with effusion. Amer. Rev. Tuberc. 54, 349 (1946).

THOMPSON, B.C.: Secondary pleurisy with effusion in pulmonary tuberculosis. Tubercle (Lond.) 28, 229 (1947).

THOMPSON, C.B.: Post-pleuritic pulmonary tuberculosis. The development and fate of the incipient lesion. Tubercle 33, 305 (1952).

THOMPSON, J.R.: „Open healing" of tuberculous cavities. Amer. Rev. Tuberc. 72, 601 (1955).

THOMPSON, J.R.: Lungentuberkulose bei alten Menschen. Amer. Rev. resp. Dis. 82, 682 (1960).

THORN, P.A., BROCKES, V.S., WATERHOUSE, J.A.H.: Peptic ulcer, partial gastrectomy and pulmonary tuberculosis. Brit. med. J. 1956, 603.

TITOV, L.B.: Zur Differentialdiagnostik zwischen Kollagenosen und der Lungentuberkulose. Probl. Tuberk. 43, 42 (1965) (m. franz. Zusammenf.).

TOBE, F.M., GALLOVEDEC, C., BRETEY, J., BOISVERT, H., BROCARD, H.: A propos d'un cas de pneumopathie a Mycobacterium xenopei. Rev. Tuberc. (Paris) 30, 477 (1966). Zit. nach Exc. Med. 15, Chest. Dis. 20 (1967).

TOLOT, F., CASANAVE, GENEVOIS, M.: La silicose des émailleurs. Praxis (Bern) 52, 951 (1963).

TOMAN, K.: Case-finding of tuberculosis. Wld. Hlth. Org. Euro 306/5, 1966.

TOMAN, K., RYKLOVA, J., SARGOVA, Z.: Postpleuritische Lungentuberkulose. Zit. nach BLOEDNER, C.D.: Zur Frage der Altersdiagnostik tuberkulöser Lungenveränderungen im Röntgenbild Erwachsener. (Im Druck).

TOMISELLI, M.: L'Angiopneumostratigrafia multipla simultanea. Progr. Med. (Napoli) 9, 458 (1953).

TORELLI, G.: Radiodiagnostica differenziale fra silicosi e tuberculosi. Arch. Tisiol. 17, 323 (1962).

TORELLI, G., DE CHIARA, C.: Il destino delle cicatrici susseguenti a cavita' tubercolari trattate con chemioantibatterici. Giorn. ital. tubercol. 18, 16 (1964).

TORRANCE, D.J.: The chest film in massive pulmonary embolism. Springfield/Ill.: Thomas 1963.

TORRANCE, D.J.: The chest film in massive pulmonary embolism. Springfield/Ill.: Thomas 1963.

TOUSSAINT-FRANCX, J.P. et Y.: Neue Aspekte der cavernösen Tuberkulose (akute und chronische bullöse Tuberkulose). Acta tuberc. pneumol. belg. 2, 104 (1959).

TOW, D.E., WAGNER, H.N., JR.: Recovery of pulmonary arterial blood flow in patients with pulmonary embolism. New Engl. J. Med. 276, 1053 (1967).

TRAUBE, L.: Beitr. exp. Path. Physiol. 1 (1846). Zit. nach WURM, H.: Tuberkulose und Atelektase. Ergebn. ges. Tuberk.- u. Lung.-Forsch. 12, 121 (1954).

TRAUTMANN, H., BREMBACH, H.: Verlaufsformen der Silikose im Röntgenbild. München-Gräfelfing: Werk-Verlag Dr. E. Banaschewski 1966.

TREIP, C.S., MEYERS, D.: Zit. nach PAGEL, W., SIMMONDS, F.A.H., MAC DONALD, N., NASSAU, E.: Pulmonary Tuberculosis. London: Oxford Univ. Press 1964.

TRENDELENBURG, F.: Die Grenzen der chemotherapeutischen Behandlung der Lungentuberkulose. Thoraxchirurgie 13, 117 (1965).

TREUTLER, H.: Technik und Wert von Röntgenaufnahmen bei Staublungenerkrankungen. In: Lunge und Beruf (E. HOLSTEIN Hrsg.). Leipzig 1962.

TRICOIRE, J.: La tomographie pulmonaire en profil oblique antéreur. Rev. Tuberc. (Paris) 21, 161 (1957).

TRICOIRE, J., FOURRIER, CHR.: Avantages pratiques de la tomographie pulmonaire en profil oblique en avant. Poumon 14, 755 (1958).

TROCMÉ, CH.: Histoire de l'atelektasie. Ann. Méd. 52, 42 (1951).

TROMP, M.: Die Tätigkeit der Tuberkulosefürsorgestellen 1963 bis 1968. Bl. Tuberk. 1964, 212; 1965, 130; 1966, 130; 1967, 190; 1968, 178; 1969, 149.

TRONZANO, L.: Rilievi istopatologici su due casi di pneumoconiosi da talco. Minerva med.-leg 86, 309 (1966).

TSCHERFASS, S.M., MAGALIF, N.J.: Periarteriitis nodosa und Tuberkulose. Z. Erkr. Atmungsorg. 132, 163 (1970).

TSOLOF, CH., MICHÉVA, V.: Sur la sensibilité à la tuberculine des malades de silicose et de silicotuberculose. Med. Lav. 55, 256 (964).

TSOLOV, CHR., MICHÉVA, M.: Certaines particularités dans la clinique, la manifestation et le développement de la silicotuberculose. Med. Lav. 58, 98 (1967); ref. nach Zbl. Tuberk. 107, 333 (1969).

Tuberculosis Research and Surveillance Unit: Protokoll über die Tuberkulinprüfungen in Oberbayern und in München. Den Haag, 1973 und 1974.

TUDDENHAM, W.J.: The visual physiology of roentgen diagnosis. A. Basic concepts. Amer. J. Roentgenol. **78**, 116 (1957).
TUDDENHAM, W.J.: Visual search, image organization, and reader error in roentgen diagnosis: Studies of the psychophysiology of roentgen image perception (Memorial Fund Lecture). Radiology **78**, 694 (1962).
TUDDENHAM, W.J.: Problems of perception in chest roentgenology: Facts and fallacies. Radiol. Clin. N. Amer. **1**, 277 (1963).
TUDDENHAM, W.J., CALVERT, W.P.: Visual search patterns in roentgen diagnosis. Radiology **76**, 255 (1961).
TURBAN, K.: Über Heilung vorgeschrittener Lungentuberkulose und posttuberkulöse Bronchiektasie. Z. Tuberk. **26**, 1 (1916).
TURBAN, K., STAUB, H.: Kavernendiagnose und Kavernenheilung. Z. Tuberk. **41**, 71 (1925).
TUTTLE, W.M., BARRETT, R.J., HERTZLER, J.H.: The importance of surgery in the management of the pulmonary coin lesion. Amer. J. Surg. **89**, 422 (1955).
TWOMEY, J.J., LEAVELL, B.S.: Leukemoid reactions to tuberculosis. Arch. intern. Med. **116/1**, 21 (1965).
TWORT, C.C.: The relation of the tubercle bacillus to lymphadenoma. J. Hyg. **23**, 260 (1924).

UHLAND, H., GOLDBERG, L.M.: Pulmonary embolism: a commonly missed clinical entity. Dis. Chest **45**, 533 (1964).
UEHLINGER, A.: Lungenfibrosen. Ergebn. ges. Tuberk.- u. Lung.-Forsch. **18** (1968).
UEHLINGER, E.: Die tuberkulöse Späterstinfektion und ihre Frühevulotion. Schweiz. med. Wschr. **72**, 701 (1942).
UEHLINGER, E.: Die pathologische Anatomie der Bronchustuberkulose. Bibl. tuberc. (Basel) **4**, 31 (1950).
UEHLINGER, E.: Die pathologische Anatomie der Bronchustuberkulose. Schweiz. Z. Tuberk. **1950**, 31.
UEHLINGER, E.: Diagnose und Bedeutung der Bronchustuberkulose. Tuberk.-Arzt **4**, 539 (1950).
UEHLINGER, E.: Die pathologische Anatomie der tuberkulösen Späterstinfektion. Ergebn. ges. Tuberk.- u. Lung.-Forsch. **11**, 1 (1953).
UEHLINGER, E.: Über Zwillingstuberkulose im Konzentrationslager. Zit. nach GIESE, W.: Das Erscheinungsbild der Nachkriegstuberkulose vom pathologisch-anatomischen Standpunkt aus. Ergebn. ges. Tuberk.- u. Lung.-Forsch. **11**, 225 (1953).
UEHLINGER, E.: Zur pathologischen Anatomie der Hungertuberkulose. Zit. nach GIESE, W.
UEHLINGER, E.: Die pathologische Anatomie und experimentelle Pathologie der Staublungenerkrankungen. In: Handbuch der inneren Medizin (H. SCHWIEGK, Hrsg.), Bd. IV, Teil 3. Berlin-Göttingen-Heidelberg: Springer 1956.
UEHLINGER, E.: Beiträge zur pathologischen Anatomie der tuberkulösen Lungenresektionspräparate. S. 36. Tuberk.-Bücherei. Stuttgart: Thieme 1957.
UEHLINGER, E.: Die pathologische Anatomie der Staublunge und ihre kardiorespiratorischen Rückwirkungen. In: Aktuelle Probleme der Staublungenforschung. Stuttgart: Thieme 1962.
UEHLINGER, E.. The morbid anatomy of tuberculosis in age groups over 50. Bull. int. Un. Tuberc. **32**, 220 (1962).
UEHLINGER, E.: Zit. nach PAGEL, W., SIMMONDS, F.A.H., MACDONALD, N., NASSAU, E.: London: Oxford Univ. Press 1964.
UEHLINGER, E.: Die Schilddrüsen- und Nebennierentuberkulose. In: Handbuch der Tuberkulose. (HEIN, KLEINSCHMIDT, UEHLINGER, Hrsg.), S. 869. Stuttgart: Thieme 1964.
UEHLINGER, E.: Pathogenese und allgemeine pathologische Anatomie der hämatogenen Tuberkulose. In: Handbuch der Tuberkulose (HEIN, KLEINSCHMIDT, UEHLINGER, Hrsg.), Bd. 4, S. 1. Stuttgart: Thieme 1964.
UEHLINGER, E.: Zur pathologischen Anatomie der Lungenzysten. In: Lungenzysten und posttuberkulöse Resthöhlen. Tuberkulose der Gastarbeiter. Barytose – Asbestose – Berylliose (E. GAUBATZ, Hrsg.). Stuttgart: Thieme 1966.
UEHLINGER, E.: Die pathologische Anatomie des hämorrhagischen Lungeninfarktes. Beitr. Klin. Tuberk. **137**, 245 (1968).
UEHLINGER, E.: Lungentuberkulose. In: Lehrbuch der Röntgendiagnostik. S. 335. Stuttgart: Thieme 1973.
UEHLINGER, E., BLANGEY, R.: Anatomische Untersuchungen über die Häufigkeit der Tuberkulose. Beitr. Klin. Tuberk. **90**, 339 (1937).
UEHLINGER, E., ZOLLINGER, R.: Die klinische Bedeutung der silikotischen Gefäßschädigung. Bull. Schweiz. Akad. med. Wiss. **2**, 176 (1946/47).
ULLERSPERGER, J.B.: Die Frage über die Heilbarkeit der Lungenphthisen, historisch, pathologisch und theoretisch untersucht. Würzburg: Stahelscher Verlag 1867.
ULMER, G.: Thoraxchirurgische Behandlung von Staublungenkranken. Erste Erfahrungen an 62 Fällen der Schweizerischen Unfallversicherungsanstalt. Helv. chir. Acta **27**, 117 (1960).
ULRICI, H.: Klinische Einteilung der Lungentuberkulose nach den anatomischen Grundprozessen. Dtsch. med. Wschr. **47**, 1126 (1921).
ULRICI, H.: Die Kaverne im Röntgenbild, ihre phthisiogenetische Bedeutung, Diagnostik und Therapie. Fortschr. Röntgenstr. **36**, 279 (1927).
ULRICI, H.: Diagnostik und Therapie der Lungen- und Kehlkopftuberkulose. Berlin 1924.
ULRICI, H.: Kritik der physikalischen Untersuchungen der Lungen. Beitr. Klin. Tuberk. **50** (1932).
UNHOLTZ, K.: Zystische Veränderungen in der Lunge. In: Lungenzysten und posttuberkulöse Resthöhlen (E. GAUBATZ, Hrsg.). 12. Kongreß der Südd. Ges. f. Tuberkulose und Lungenkrankheiten. Stuttgart: Thieme 1966.
URBAN, H., BAHRS, G.: Die Leber bei INH-Langzeitbehandlung. Beitr. Klin. Tuberk. **124**, No. 3, 406 (1961).
URBANCZIK, G.: Die Chemotherapie der Tuberkulose als epidemiologischer Faktor. Fortschr. Med. **88**, 314 (1970).
URECH, A.: Infarktkaverne der Lunge mit Ausgang in Heilung. Schweiz. med. Wschr. **75**, 1004 (1945).

VADÁSZ, I., NÉMETH, T., NÁRÁDY, J.: Über die Bedeutung der systematischen Röntgenreihenuntersuchung der Bevölkerung. Pneumologie **146**, 140 (1973).
VAILLAUD, J.C., SARROUY, CH.: Les aspects actuels de la tuberculose congénitale. Revue de la littérature à propos d'un cas à début otitique. Poumon **24**, 209 (1968).
VALLEBONA, A.: Die Stratigraphie. Fortschr. Röntgenstr. **56**, Beih. 2, 34 (1937).
VALLEBONA, A.: Stratigrafia. Vol. 1 und 2. Metodo Röntgenologico per la explorazione analitica dei singoli strati sovrapposti. Roma (Luigi Pozzi) 1938.
VALLEBONA, A.: I nuovi orrizonti della Stratigrafia nei vericampi della medicina. Inform. med. (Genova) **2**, Fasc. 4 (1948).

VAQUETTE, A.: Rapports entre calcifications et cavernes (à propos de 100 cas de tuberculoses pulmonaires catitaires de l'enfant et de l'adolescent). Poumon 23, 381 (1967).

VEEZE: Zit. nach STEINBRÜCK, P.: Dtsch. Gesundh.-Wes. 26, 1385 (1971).

VERBEKE, R.: Het aspergilloom van de long. Belg. tschr. geneesk. 16, 723 (1953).

VETTER, K., KASCHUBE, J., DOEPNER, G., KETTLER, L.-H.: Lungentuberkulose und Leberschaden. Dtsch. Gesundh.-Wes. 22/17, 783 (1967).

VEZENDI, S., MÁNDI, L., SZABO, A., MÉSZÁROS, L.: Die Bedeutung der Pleuritis für die Entstehung späterer Lungentuberkulosen. Tuberkulozis 17, 202 (1964).

VEZENDI, S., SZABÓ, A., MÁNDI, L.: Über die im Laufe der Corticosteroidbehandlung entstehenden und aufflackernden tuberkulösen Erkrankungen. Orv. Hetil. 108, 167 (1967).

VIDAL, J., GUIN, J.J.: La rechute de la tuberculose pulmonaire après traitement antibiotique en établissement de cure. Bull. Un. int. Tuberc. 30, 415 (1960).

VIDAL, J., LAMARQUE, J.L., MICHEL, F.B., SÉNAC, J.P., GINESTIE, J.F., AMPELAS, S.: Aspects de l'angiographie bronchique sélective au cours de certaines bronchopneumopathies; confrontations angiopneumographiques et radiocliniques. J. franç. Méd. Chir. thor. 25, 649 (1971).

VIDAL, J., MICHEL, F.B.: Incidence du cancer bronchique chez lès mineurs de charbon. Résultats d'une enquête sur la consommation de tabac. J. franç. Méd. Chir. thor. 23, 49 (1969).

VIDAL, J., SIMON, L., MICHEL, F., CAILLENS, J.: La périarthrite scapulo-humérale chez les tuberculeux pulmonaires. A propos de 46 observations. Rev. Tuberc. (Paris) 30, 1113 (1966).

VIELI, R.: Vergleichende Untersuchungen an Silikosen und Silikotuberkulosen in der Schweiz. Z. Unfallmed. Berufskr. 54, 263 (1961).

VIERECK, H.J.: Der Wert der Bronchographie für die Indikationsstellung zur Resektionsbehandlung der Lungentuberkulose. Beitr. Klin. Tuberk. 117, 147 (1957/58).

VIETEN, H.: Untersuchungen über die darstellbare Schicht bei Anfertigung von Körperschichtaufnahmen mittels gegenläufiger Parallelverschiebung von Röhre und Bildschirm. Röntgenpraxis 17, 50 (1948).

VIETH, G.: Beitrag zur Kombinationskrankheit Diabetes mellitus und Tuberkulose. Beitr. Klin. Tuberk. 104, 436 (1951).

VILDERMAN, A.M., PROSVETOVA, G.I.: Tuberculosis of the lungs and viral hepatitis. Probl. Tuberk. (Mosk.) 48, Nr. 8, 47 (1970).

VINEREANU, J., VIDAEFF, TH., VINERANU, G., IANULI, D.P.: Die Bronchialdrüsenfisteln bei der primären Lungentuberkulose des Kindes. Endoskopische, bakteriologische und klinische Röntgenbefunde. Ftiziologia 18, 245 (1969).

VIRCHOW, R.: Zit. nach MARCHAND: Münch. med. Wschr. 69, Nr. 1, 1 (1922).

VOGT, D.: Zur Frage des Einflusses der Superinfektion auf den Verlauf der Tuberkulose des Kindealters. Ergebn. ges. Tuberk.- u. Lung.-Forsch. 12, 423 (1954).

VOGT, D.: In: Handbuch der Kinderheilkunde (H. OPITZ, F. SCHMIDT, Hrsg.), Bd. 5. Berlin-Göttingen-Heidelberg: Springer 1963.

VÖHRINGER, L.: Infektionsmöglichkeiten zwischen Mensch und Tier mit den drei Warmblütertypen der Tuberkulose. Mh. Vet.-Med. 19, 721 (1964); zit. nach Zbl. ges. Tuberk.-Forsch. 97, 317 (1965).

VOIGT, H., KREBS, A., KÄPPLER, W.: Die chirurgische Behandlung von Lungenkrankheiten, die durch atypische Mykobakterien hervorgerufen worden sind. Z. Tuberk. 127, 257 (1967).

VOIGT, H., LANDMANN, H., KRÜGER, A., WALTER, M., WILHELM, J.: Lungenresektion bei tuberkelbakterien-negativen Resthöhlen (open-negative-Syndrom). Z. Tuberk. 126, 28 (1967).

VOIGTMANN, S.: Über isolierte chronische Rundherde in den Lungen. Beitr. Klin. Tuberk. 87, 35 (1936).

VOISIN, C., RÉMY, J., TONNEL, A.B.: Valeur pratique et indications actuelles de l'artériographie bronchique. Rev. Prat. (Paris) 21, 401 (1971).

VOJTEK, V.: Resorptionsatelektasen im Verlauf der kindlichen Lungentuberkulose. Zbl. ges. Tuberk.-Forsch. 61, 10 (1952).

VOJTEK, V.: Bedeutung der Tomographie, Bronchoskopie und Bronchographie bei der Untersuchung tuberkulöser intrathorakaler Hiluslymphknoten. Schweiz. Z. Tuberk. 12, 434 (1955).

VOJTEK, V., MALÝ, B.: Vergleichende Beobachtungen über das Vorkommen von Atelektasen und über deren Heilerfolge im Jahre 1948 und 1956. Beitr. Klin. Tuberk. 119, 460 (1959).

VOLPE, E., GIACONI, G., BARUFFALDI, L., KODHELI, G.: La perfoazione pleuro-polmonare e la suppurazione del cavo nei loro reciproci momenti patogenetici in ammalati affetti da tuberculosi polmonare. Ann. med. Sondalo 12, 195 (1964).

VORWALD, A.J.: Cavities in the silicotic lung. A pathological study with clinical correlation. Amer. J. Path. 17, 709 (1941).

VOYCE, M.A., HUNT, A.C.: Congenital tuberculosis. Arch. Dis. Childh. 41, 299 (1966).

VUGA, D., MARCHIÒ, B.: Adenopatia calcifica estesa delle catene ghiandolari laterocervicali bilaterali in corso di tuberculose polmonari. Riv. Pat. Clin. Tuberc. 41, 713 (1968).

WACKER: Avantages de la tomographie latérale du thorax. Schweiz. Z. Tuberk. 8, 349 (1951).

WADE, W.: The new kind of radiation. Brit. med. J. 1896 I, 362.

WAGNER, H.N.: Radioisotope scanning in pulmonary embolic disease. In: Pulmonary embolic disease (A.A. SASAHARA, M. STEIN, Eds.). New York: Grune & Stratton 1965

WAGNER, H.N., JR., TOW, D.E.: Radioisotope scanning in the study of pulmonary circulation. Progr. cardiovasc. Dis. 9, 382 (1967).

WAGNER, H.N., JR., SABISTON, D.C., JR., IIO, M., MCAFEE, J.G., MEYER, J.K., LANGAN, J.K.: Regional pulmonary blood flow in man by radioisotope scanning. J. Amer. med. Ass. 187, 601 (1964).

WAGNER, H.N., JR., SABISTON, D.C., JR., MCAFEE, J.G., TOW, D., STERN, H.S.: Diagnosis of massive pulmonary embolism in man by radioisotope scanning. New Engl. J. Med. 271, 377 (1964).

WAL, VAN DER et al.: Krebs und unspezifische Lungenerkrankungen. Scand. J. resp. Dis. 47, 161 (1966).

WALKER-SECHER, R.H.: Scintillation scanning of the lungs in diagnosis of pulmonary embolism. Brit. med. J. 1968 II, 206.

WALLGREN, A.: Sur l'infiltration épituberculeuse d'origine ganglionnaire. Acta radiol. (Stockh.) 7, 595 (1926).

WALLGREN, A.: The time table of tuberculosis. Tubercle (Edinb.) 29, 245 (1948).

WALLGREN, A.: Arch. Kinderheilk. **124**, 1 (1941). Zit. nach MÜLLER, R.W.: Der Tuberkuloseablauf im Körper. Stuttgart: Thieme 1952.

WALLGREN, A.: Immunity in tuberculosis. Acta tuberc. scand. **28**, 156 (1953).

WALSHAM, H.: Discussion on the use of the Röntgen rays in the diagnosis of pulmonary tuberculosis. Trans. Brit. Congr. Tuberc. **3**, (1902).

WANG, YEN.: Clinical Radioisotope Scanning. Springfield/Ill.: Thomas 1967.

WARTHIN, T.H.: Reactivation of pulmonary tuberculosis in relation to subtotal gastrectomy for peptic ulcer. Amer. J. med. Sci. **421**, 225 (1953).

WARREN, W., HAMMOND, A.E., TUTTLE, W.M.: The diagnosis and treatment of tuberculous tracheobronchitis. Amer. Rev. Tuberc. **37**, 315 (1938).

WASZ-HÖCKERT (1947): Zit. nach MÜLLER, R.W.: Der Tuberkuloseablauf im Körper. Stuttgart: Thieme 1952.

WATANABE, K.: Versuche über die Wirkung in die Trachea eingeführter Tuberkelbazillen auf die Lunge von Kaninchen. Beitr. path. Anat. **31** (1902).

WÄTJEN, J.: Zur Pathologie der Mansfelder Staublunge. Auf Grund der Untersuchung von 54 Sektionsfällen. Arch. Gewerbepath. Gewerbehyg. **4**, 310 (1933).

WÄTJEN, J.: Die Mansfelder Staublunge auf Grund pathologisch-anatomischer Untersuchungen. Nova acta Leopold. (Halle) N.F. **3**, 475 (1936).

WEBER, G., DUSCH, F.: Über stumme Superinfektion bei Tuberkulose. Z. Tuberk. **78**, 336 (1937).

WEBER, H.: Die Lungentuberkulose beim Erwachsenen. Wien: Maudrich 1948.

Weber, H.W.: Über die anatomischen Grundlagen und die Bedeutung der Lungensegmente. Tuberk.-Arzt **5**, 254 (1950).

WEDEKIND, TH., KREMPER, F.: Ein neuartiges Schichtgerät zur Lungendiagnostik (Homalograph). Tuberk.-Arzt **4**, 526 (1950).

WELLS, A.L.: Pulmonary vascular changes in coalworkers' pneumoconiosis. J. Path. Bact. **68**, 573 (1954).

WEGMANN, T.: Neues über Mykosen. Schweiz. med. Wschr. **98**, 374 (1968).

WEGMANN, T.: Mykosen der inneren Organe. In: Infektionskrankheiten (O. GSELL, W. MOHR, Hrsg.), Bd. 3. Berlin-Heidelberg-New York: Springer 1969.

WEGMANN, T.: Therapie der Lungenmykosen. Dtsch. med. Wschr. **94**, 2045 (1969).

WEGMANN, T., MÜLLER, HANNE-LENE: Candida-Serologie bei Mykose-gefährdeten Patienten und Spezifität des Candida-Haemagglutinationstests. Jahresversammlung der Sektion Antimykotische Chemotherapie der Paul Ehrlich Gesellschaft. Basel 1972.

WEGELIUS, C., BAUER, H.J.: Einwirkung des Schirmbildverfahrens auf Tuberkulose-Morbidität und Prognose. Beitr. Klin. Tuberk. **117**, 101 (1957/58).

WEGELIUS, C.: Röntgenreihenuntersuchungen mit dem Schirmbildverfahren. In: Handbuch der klinischen Radiologie, Bd. 3. Berlin-Heidelberg-New York: Springer 1967.

WEIBEL, E.R.: Morphometrische Analyse von Zahl, Volumen und Oberfläche der Alveolen und Kapillären der menschlichen Lunge. Z. Zell.-Forsch. **57**, 648 (1962).

WEIDNER, W., SWANSON, L., WILSON, G.: Roentgen techniques in the diagnosis of pulmonary embolism. Amer. J. Roentgenol. **100**, 397 (1967).

WEIGER, H.: Nach Kontrastdarstellung exacerbierte Lungen-Tuberkulose. Tuberk.-Arzt **6**, 724 (1952).

WEIGERT, C.: Pathogenese der Tuberkulose. Dtsch. med. Wschr. **9**, 349 (1883).

WEIGERT, C.: Die Entstehung der akuten Miliartuberkulose. Dtsch. med. Wschr. **23**, 761 (1897).

WEIGERT, C.: Zit. nach LETTERER, E.: In: Die Tuberkulose: Ihre Erkennung und Behandlung. Stuttgart: Enke 1951.

WEIGERT, C.: Zit. nach MÜLLER, R.W.: Der Tuberkuloseablauf im Körper. Stuttgart: Thieme 1952.

WEIMANN, G., ADAM, W.E., BITTER, F., MILEWSKI, P.: Ergebnisse quantitativer Auswertungsverfahren von Perfusions-Lungenszintigraphien. Beitr. Klin. Tuberk. **141**, 139 (1969).

WEISER, M.: Die Unzulänglichkeiten der Lungen-Durchleuchtung. Ärztl. Mitteil. **39**, 573 (1954).

WENZ, W.: Arteriographic techniques. Amerikanisch-deutscher Chirurgenkongreß – ACS Meeting, München 1968.

WENZ, W., BADER, W., WERLICH, H.D.: Logetronographie in der Chirurgie. Langenbecks Arch. klin. Chir. **291**, 432 (1959).

WERNER, E., SCHUMANN, H.: Auswertung von 7000 Schirmbildern im frontalen Strahlengang. Z. Tuberk. **120**, 323 (1963).

WERNER, T.: Tuberkulöse Sepsis während Kortikosteroidbehandlung einer Knochenmarksinsuffizienz. Münch. med. Wschr. **110**, 1118 (1968).

WERNLI-HAESSIG, A.: Die Entwicklung der Lungentuberkulose nach Pleuritis. Schweiz. med. Wschr. **81**, 1080 (1951).

WEST, J.B., DOLLERY, C.T.: Distribution of blood flow and ventilation/perfusion ratio in the lung, measured with radioactive CO_2. J. Appl. Physiol. **15**, 405 (1960).

WESTERGREN, A.: One hundred cases of pulmonary carcinoma, analyzed with reference to tuberculosis. Acta chir. scand., suppl. **245**, 129 (1959).

WESTERMARK, N.: On the roentgen diagnosis of lung embolism. Acta radiol. (Stockh.) **19**, 357 (1938).

WESTERMARK, N.: On the influence of the intraalveolar pressure on the normal and pathological structure of the lungs. Acta Radiol. **25**, 874 (1944).

WESTRA, D.: Zonographie, die Tomographie mit sehr geringer Verwischung. Fortschr. Röntgenstr. **97**, 605 (1962).

WESTRA, D.: Anwendung der Tomangiographie bei dem Nachweis vergrößerter Lymphknoten im Lungenhilus und im Mediastinum. Fortschr. Röntgenstr. **101**, 602 (1964).

WESTPHAL, L.: Über anatomische aputride Nekrose nach Verstopfung von Lungenarterien. Inaug. Diss. München 1907.

WHITLEY, J.E., MARTIN, J.F.: The Valsalva maneuver in roentgenologic diagnosis. Amer. J. Roentgenol. **91**, 297 (1964).

WIENER, S.N., EDELSTEIN, J., CHARMS, B.L.: Observations on pulmonary embolism and the pulmonary angiogram. Amer. J. Roentgenol. **98**, 859 (1966).

WIER, J.A.: Tuberculous pleurisy with effusion. In: Clinical Tuberculosis (K.H. PFUETZE, D.B. RADNER, Hrsg.). Springfield/Ill.: Thomas 1966.

WIESE, O.: Zur Beurteilung der offenen Tuberkulose im Kindesalter. Z. ärztl. Fortbild. **10** (1925).

WIESE, O.: Die Bronchiektasien-Krankheit. Zbl. Tuberk.-Forsch. **46**, 113 (1937).

WIEST, CHR.: Weitere Untersuchungen zur Tuberkulinempfindlichkeit an bayerischen Schulen. Inaug.-Diss., München 1973.

WILDHIRT, E.: Tuberkulose und Lebererkrankungen. Med. Klin. **60**, 1065 (1965).

WILKESMANN, M.: Lungenkrebs und Lungentuberkulose als Kombinationskrankheit. Inaug.-Diss., München 1973.

WILKESMANN, M., BLAHA, H.: Lungenkrebs und Lungentuberkulose als Kombinationskrankheit. Münch. med. Wschr. **116**, 145 (1974).

WILLIAMS, F.H.: The Roentgen Rays in Medicine and Surgery. New York: Macmillan 1901.

WILLIAMS, J.R., WILCOX, W.C., ANDREWS, G.J., BURNS, R.R.: Angiography in pulmonary embolism. J. Amer. med. Ass. **184**, 473 (1963).

WILSON, J.F., PETERS, G.N., FLESHMAN, K.: A technique for bronchography in children. Amer. Rev. resp. Dis. **105**, 564 (1972).

WINKLER, C.: Digitale Auswertung von Szintigrammen. In: Radionuklide in der Lokalisationsdiagnostik. S. 45. Stuttgart: Schattauer 1966.

WIPF, R., TADDEI, M.: Bronchectasie tuberculeuse atypique simulant une caverne pulmonaire rétractile. Bronches **8**, 516 (1958).

WISE, M.E., OLDHAM, P.D.: Effect of radiographic technique on readings of categories of simple pneumoconiosis. Brit. J. industr. Med. **20**, 145 (1963).

WISSLER, H.: Die Bedeutung der durch tuberkulöse Bronchialdrüsen hervorgerufenen Bronchusveränderungen für den Ablauf der Tuberkulose im Kindesalter. Schweiz. med. Wschr. **80**, 831 (1950).

WISSLER, H.: Aktuelle Probleme der Kindertuberkulose. Stuttgart: Thieme 1958.

WOHLBEREDT: Stand und Entwicklung der Silikose im Bergbau der Bundesrepublik Deutschland. Glückauf **10**, 108 (1972).

WOLF, F., KRÖNERT, E., KASTENBAUER, J., ZEILHOFER, R.: Perfusions- und Inhalationsszintigraphie der Lunge. Fortschr. Med. **89**, 499 (1971).

WOLF, F., PRÄG, R., KRÖNERT, E.: Bisherige Ergebnisse und Möglichkeiten eines Zwei-Detektor-Szintigraphiesystems in Verbindung mit elektronischer Datenverarbeitung. 7. Jahrestagg. Ges. Nuclearmedizin, Zürich, 1969 (im Druck, Schattauer, Stuttgart).

WOLF, K.: Der primäre Lungenkrebs. Fortschr. Med. **13**, 725 u. 765 (1895).

WOLFART, W.: Histoautoradiographische Untersuchungen zum Stoffwechsel und zur Genese des tuberkulösen Granulationsgewebes. Beitr. path. Anat. **129**, 436 (1964).

WOLFART, W.: 21. Wissenschaftl. Tag. d. Dtsch. Ges. f. Tuberkulose u. Lungenkrankheiten. Beitr. Klin. Tuberk. **132**, 293 (1964).

WOLFART, W., BIANCHI, L.: Chirurgische und pathologisch-anatomische Betrachtung zum Aktivitätsproblem der Lungentuberkulose. Fortbild. Thoraxkrankh. **3** (1967).

WOLINSKY, E., KAPUR, V.N., RYNEARSON, K.T.: Avian Tubercle Bacillus infection in a patient with silicosis. Amer. Rev. resp. Dis. **96**, 1229 (1967).

WOODRUFF, C.E., SEN-GUPTA, N.C., WALLACE, S., CHAPMON, T., MARTINEAU, P.C.: Anatomic relationship between bronchogenic carcinoma and calcified nodules in the lung. Amer. Rev. Tuberc. **66**, 151 (1952).

WÖRRLEIN, B.: Lungentuberkulose nach Magenresektion. Z. Tuberk. **103**, 235 (1953).

WORTH, G.: Bronchographische Studien bei Silikose. Beitr. Silikose-Forsch. **1952**, H. 17.

WORTH, G.: Silikose. In: Handb. ges. Arbeitsmedizin, Bd. II/2, S. 144. Berlin-München-Wien: Urban & Schwarzenberg 1961.

WORTH, G.: Die Bronchiektasen. Erg. inn. Med. Kinderheilk. **24**, 149 (1966).

WORTH, G., MUYSERS, K., EINBRODT, H.J.: Über die Korrelationen von röntgenologischen, pathologisch-anatomischen und staubanalytischen Befunden bei der Kohlenbergarbeiterpneumokoniose. Beitr. Silikose-Forsch. **96**, 1 (1968).

WORTH, G., MUYSERS, K., SMIDT, U.: Radiology and functional analysis of the lungs. Respiration (Basel) **26**, Suppl., 190 (1969).

WORTH, G., SCHILLER, E.: Die Pneumokoniosen. Kamp-Lintfort: Staufen 1954.

WORTH, G., STAHLMANN, W.: Silikose und Tuberkulose. Radiologe **5**, 136 (1965).

WORTH, G., ZORN, O.: Die Bedeutung der selektiven Angiographie und Bronchographie für die Beurteilung der Silikose. Arch. Gewerbepath. Gewerbehyg. **13**, 285 (1954).

WUNDERLICH, C.A.: Handb. Path. und Ther., 2. Aufl. Bd. 3. 1856.

WURM, E.: Über die Grenzen der Röntgendiagnostik für die Beurteilung der Krankheitsanfänge bei Lungentuberkulose Erwachsener. Beitr. Klin. Tuberk. **81**, 707 (1932).

WURM, H.: Über Spätveränderungen an alten tuberkulösen Primärkomplexen und Reinfekten. Beitr. path. Anat. allg. Path. **75**, 399 (1926).

WURM, H.: Krankheitsanfänge bei Lungentuberkulose Erwachsener. Beitr. Klin. Tuberk. **81**, 707 (1932).

WURM, H.: Pathologische Anatomie der Heilungsvorgänge bei der tuberkulösen Lungenkaverne. In: Kollapstherapie der Lungentuberkulose (W. HEIN, W. KREMER, W. SCHMIDT, Hrsg.). Leipzig: Thieme 1938.

WURM, H.: Allgemeine Pathologie und pathologische Anatomie der Tuberkulose des Menschen. In: Die Tuberkulose, Bd. I, S. 135. Leipzig: Thieme 1943.

WURM, H.: Die Reaktionen des Körpers auf den eingedrungenen Tuberkelbazillus. In: Allg. Biol. u. Pathol. der Tuberkulose (BRAEUNIG, Hrsg.). Leipzig: Thieme 1943.

WURM, H.: Über die Bedeutung der tuberkulösen Erstinfektion im Erwachsenenalter für die heutige Tuberkulosesituation in Deutschland. Klin. Wschr. **1948**, 231.

WURM, H.: Tuberkulöser Primärkomplex und Tuberkulose des Erwachsenen. Tuberk.-Arzt. **4**, 65 (1950).

WURM, H.: Diskussionsbemerkung zum Thema: Endogene und exogene Reinfektion. Beitr. Klin. Tuberk. **108**, 102 (1953).

WURM, H.: Tuberkulose und Atelektase. Ergebn. ges. Tuberk.- u. Lung.-Forsch. **12** (1954).

WURM, H.: Pathologische Anatomie der „minimalen Lungentuberkulose". Beitr. Klin. Tuberk. **124**, 175 (1961/62).

WURM, K.: Zur Frage des Zusammenhangs der Lymphogranulomatose und der Tuberkulose. Beitr. Klin. Tuberk. **97**, 409 (1942).

WYNN-WILLIAMS, N., SHAW, J.B.: The prognosis of primary tuberculous effusions. Tubercle (Lond.) **36**, 74 (1955).

YANITELLI, S.A.: Tödlicher Spannungspneumothorax nach Zwerchfellruptur bei einem Kranken mit Pneumoperitoneum. Amer. Rev. Tuberc. **60**, 794 (1949).

YASUHIRA, K., KOBARA, Y.: Untersuchungen über die „gefüllte Kaverne". Z. Tuberk. **118**, 241 (1962).

YERUSHALMI, J., HARKNESS, J.T., COPE, J.H., KENNEDY, B.R.: The role of dual reading in mass radiography. Amer. Rev. Tuberc. **61**, 443 (1950).

Yesner, R., Hurwitz, A.: A report of a case of localized pulmonary aspergillosis, successfully treated by surgery. J. thorac. Surg. **20**, 310 (1950).

YOKOO, H., SUCKOW, E.E.: Peripheral lung cancers arising in scars. Cancer **14**, 1205 (1961).

ZADEK, I.: Die Differentialdiagnose der Lungenkrankheiten. Leipzig: Thieme 1948.

ZADEK, I., RIEGEL, H.: Die Lungenzysten. Berlin: de Gruyter 1958.

ZAMPORI, O.: Die Bedeutung der abgelaufenen Pleuritis für Form, Verlauf und Prognose der Lungentuberkulose. G. ital. Tuberc. **8**, 94 (1954).

ZANETTI, E., ROMAGNOLI, M.: Résultats de l'examen bronchographique effectué sur un groupe de silicotiques. Bronches **4**, 359 (1954).

ZANNONI, D.: La prognosi della silico-tubercolosi dopo l'impiego della terapia chemioantibiotica. Riv. Pat.Clin. Tuberc. **33**, 85 (1960).

ZARFL, M.: Zur Kenntnis der primären tuberkulösen Lungenherde. Z. Kinderheilk. **5**, 303 (1913).

ZARFL, M.: Die plazentogene Tuberkulose. In: Handb. d. Kindertuberkulose. Leipzig 1930.

ZARFL, M.: Kongenitale Tuberkulose. Beitr. Klin. Tuberk. **74**, 380 (1930).

ZARFL, M.: Die angeborene Tuberkulose. Wien. klin. Wschr. **43**, 1231 (1930).

ZATUCHNI, J., GREEN, J.V.: The use and value of lung scanning in recognition of pulmonary embolism. Amer. J. Med. Sci. **253**, 163 (1967).

ZAUMSEIL, I.: Behandlungsergebnisse bei Lungentuberkulose nach 5 und 10 Jahren. Z. Erkr. Atmungsorg. **133**, 47 (1970).

ZDANSKY, E.: Die Entwicklung der Lungentuberkulose im Röntgenbild. Wien: Springer 1949.

ZDANSKY, E.: Die Lungenspitzentuberkulose und die tuberkulösen Frühherde als Ausgangspunkt der Lungenphthise. Wien. klin. Wschr. **61**, 305 (1949).

ZDANSKY, E.: Röntgenpathologie der Lungentuberkulose. Wien-New York: Springer 1968.

ZEBEN, W. VAN: Klinische Aspekte einer Infektion mit atypischen Mycobakterien. Maandschr. Kindergeneesk. **33**, 320 (1965). Zit. nach Zbl. ges. Tuberk.-Forsch. **101**, 458 (1966/67).

ZEERLEDER, R.: Differentialdiagnose der Lungenröntgenbilder. Bern-Stuttgart: Huber 1953.

ZEILHOFER, R., WOLF, F., KRÖNERT, E., STÜRZENHOFECKER, P.: Vergleichende bronchoskopische und szintigraphische Untersuchungen bei verschiedenen bronchopulmonalen Prozessen. Fortschr. Endoskopie **2**, 89 (1970).

ZENKER, R.: Zur Dekortikation der Lunge bei Tuberkulose. Thoraxchirurgie **1**, 40 (1953).

ZHIDIKANOV, K.A., MAKSUDOV, G.B.: The significance of double examination of fluorograms of the lungs. Vestn. Rentgenol. Radiol. (Mosk.) **38**, 33 (1963).

ZIEDSES DES PLANTES, B.G.: Planigraphie. Fortschr. Röntgenstr. **47**, 407 (1933).

ZIEDSES DES PLANTES, B.G.: Subtraktion. (Stuttgart 1962.)

ZIEGLER, E.: Lehrbuch der pathologischen Anatomie, 7. Aufl., Bd. 2. Jena 1892.

ZIEGLER, O.: Zur Frage der qualitativen Diagnose und Einteilung der Lungentuberkulose. Beitr. Klin. Tuberk. **60**, 493 (1925).

ZIERSKI, M.: The syndrome of open cavity healing. Scand. J. Diss. **65**, 151 (1968).

ZIFFER-TESCHENBRUCK, M. V.: Das farbige Röntgenbild. Wien. med. Wschr. **101**, 977 (1951).

ZIMMER, A.E.: Untersuchungsverfahren mit direkter Betrachtung. In: Lehrbuch der Röntgendiagnostik (H.R. SCHINZ, W.E. BAENSCH, W. FROMMHOLD, R. GLAUNER, E. UEHLINGER, J. WELLAUER, Hrsg.), 6. Aufl., Bd. 1. Stuttgart: Thieme 1965.

ZISLIN, B.D., VINNER, M.G., KAPIANI, N.M.: Differential diagnosis of silico-tuberculoma and peripheral cancer of the lung. Gig. Tr. Prof. Zabol. **13**, 9 (1969).

ZIVY, P.: De quelques difficultés rencontrës dans la lecture d'une radiographie pulmonaire. Vie méd. **49**, 1351 (1968).

ZOLLINGER, H.U.: Pathologische Anatomie. I. Allgemeine Pathologie, 3. Aufl. Stuttgart: Thieme 1971.

ZOLLINGER, R.: Silikose und hämatogene Tuberkulose. Schweiz. Tuberk. **3**, 205 (1946).

ZORINI, O.: Considerazioni cliniche sui rapporti fra tubercolosi e silicosi e possibilità di prevenzione. Clin. europ. **2**, 199 (1963); ref. nach Zbl. Tuberk.-Forsch. **95**, 65 (1964).

ZORN, O., WORTH, G., FLETCHER, C.M., BALGAIRIES, E.: Atlas radiographique des pneumoconioses. Köln: Staufen 1952.

ZWEIFEL, C.: Der Zwerchfellhochstand bei Lungeninfarkt. Fortschr. Röntgenstr. **52**, 222 (1935).

Namenverzeichnis

Aas, A.V. 120
Abeles, S.H. 139
Abraham zit. n. Morenhoffen, F.v. 307
Abrams, H.L. 54
Ackerman, L.V. 135
Adachi, M. 309
Adam, W.E. 62
Adams zit. n. Morenhoffen, F.v. 207
Adamyzyk, B. 311
Adelberger, L. 160, 180, 193
Adels, B.R. 21
Adler, H. 227
Adler, J. 131
Ager-Muguerza, E. 192
Ahlendorf, W. 286
Ahlmark, A. 286
Ahrensberger 33
Aisenberg, A.C. 280
Akorbiantz, A. 217
Albert, A. 133, 159
Albertini, A.v. 188
Albrecht, E. 18, 29
Alexander, H. 33, 120, 147, 160, 169, 189, 193
Alix, F. 289, 301
Allen, E.A. 236
Alley, F.H. 189, 192
Allison, P.R. 250
Allison, S.T. 303
Alt, H.L. 101
Altaparmakov, A. 92
Amarotico, E. 21
Amberson, J.B. 228
Amgwerd, R. 172
Ammen, K. 53, 55
Amon, R. 260
Amsler, R. 286
Anacker, H. 45, 47, 53
Anastasatu, C. 258, 260, 261
Anders, H.E. 86
Andersen, D.A. 217
Anderson, R.E. 311
Anderson, R.S. 193
Andriutsa, K.A. 306
Andrus, P.M. 195, 258
Angerstein, W. 43, 68, 69
Ansell, B.M. 101
Anstett, F. 47, 219, 236
Ansusinka, T. 250
Apau, R.L. 65
Apostol, A. 120
Appelman, A.C. 286
Arden, J. 280
Ardran, G.M. 54
Aricescu, D. 86

Arkin zit. n. Wilkesmann, M. 261
Armand-Delille, P.F. 82
Arnaud, A. 60
Arnemann, W. 217
Arnold, E. 46, 156, 308
Arnstein, A. 96, 180, 181, 184, 197
Aronson, J.D. 86
Arrington, C.W. 233
Arthur, L. 86
Artmann, M. 160, 217
Aschoff, L. 18, 29, 122, 142
Aschoff, S. 306
Aschoff, U. 306
Ashbaugh, D.G. 298
Ashley, D.J.B. 240
Asp, K. 166
Assmann, H. 33, 63, 117, 120, 122, 153, 195
Attinger, A.E. 260, 261
Auerbach, O. 91, 142, 162, 181, 192
Aufdermaur, M. 249, 250
Austoni, M.A. 303
Aviado, D.M. 250
Arram, C. 86
Ayer, H.E. 284

Baader, E.W. 291
Babolini, G. 131, 222
Backmund, H. 43
Bacmeister, A. 30, 153, 156, 308
Baden, K. 120
Bader, W. 43
Baensch, W.E. 33
Baer, A. 169
Baer, K. 299
Baggenstoss, A.H. 86
Bahrs, G. 306
Bailey, S.M. 250
Bailly zit. n. Wurm, H. 195
Bakalova, L. 86
Baldamus zit. n. Finkler, E. 220
Baldamus zit. n. Wilkesmann, M. 261
Baldi zit. n. Daddi, G. 282
Balgairies, E. 289
Balint, J.A. 303
Ball, J.D. 299
Ball, K. 101
Ball, W.C. 66
Ballin 222
Balló zit. n. Wilkesmann, M. 261
Balogh, Z. 221
Baltisberger, W. 196
Banyai, A.L. 131, 307, 308
Bárász, Z. 166, 206
Barbé, J. 217

Barbu, Z. 282
Bard, L. 28, 29
Bargon, G. 47
Bariéty, M. 96, 133, 230, 261
Barkov, V.A. 291
Barlow, D. 274
Barnet zit. n. Monaldi 193
Barni, M. 286
Barnwell, J. 194
Barone, L. 54
Barras, G. 86, 193, 283, 299
Barrie, J. 166
Bartelheimer, H. 308
Barth, K.M. 261, 280
Barthez, E. 175
Bartsch, H. 280
Barzó, P. 175
Bassermann, F.J. 206
Bassermann, R. 273
Basset, G. 65, 122
Bastenier, H. 289
Bates, D.V. 47, 54, 67, 68
Bates, J.H. 21
Battigelli, M. 290, 294
Bauer zit. n. Wilkesmann, M. 261
Bauer, H.J. 33
Bauer, R. 33
Baum, G.L. 21, 303
Baum, L.F. 236
Baum, O.S. 236
Baumgarten, P.v. 142, 280
Beck zit. n. Finkler, E. 220
Beck, K. 193
Beck, R.N. 62
Beckenkamp, H.W. 253, 286
Becker zit. n. Morenhoffen, F.V. 308
Becker, F.W. 175
Béclèrc, A. 33
Beddingfield, G.W. 77
Beer, A.P. 92, 270, 271, 275
Befelder, B. 303
Behm, H. 193
Behrend, H. 180
Behrendt, H. 96, 230
Behrens, W. 196
Beilin, D.S. 116
Beitzke, H. 16, 18, 21, 29, 84, 87, 89, 175, 180, 184, 218, 222
Belayew, D. 289
Belcher, R. 275
Bell, H.E. 53, 168
Bender, C. 97
Bennet, J.H. 203
Bensaude, R. 101
Benze, H. 97
Berard, J. 289
Berblinger, W. 159, 162, 189, 196, 206, 261
Bercha, O. 187
Berezanska, T.S. 86
Berger, R. 245, 308

Bergerhoff, W. 43
Berghaus, W. 13
Bergmann, L. 273, 274
Berlin, M. 131
Bernard, D. 230
Bernard, E. 161, 164, 166, 228, 230
Bernhard, P. 53, 160
Bernou, A. 46, 156, 166, 168, 217, 272
Berton zit. n. Dufourt, A., u. Depierre, A. 175
Bethenod, M. 86, 181
Betz, E. 60
Beutel, A. 33, 53, 194, 210
Beuttas, J. 86
Bianchi, L. 162
Biasi, W. di 282, 284, 291
Biaudet, E. 234
Bieling, R. 218
Biermann, F. 221, 222
Bignamini, A. 164
Bikich zit. n. Morenhoffen, F.v. 308
Billard zit. n. Wurm, H. 195
Birkelo, C.C. 118, 230
Birkhäuser, H. 69
Birkun, A.A. 254
Birnbaum 193
Bjork, L. 250
Black, H. 135
Blackall, P.B. 86
Blacklock, J.W.S. 82
Blaha, H. 4, 9, 21, 30, 46, 47, 53, 55, 59, 71, 72, 77, 79, 86, 92, 101, 127, 128, 140, 147, 153, 168, 172, 175, 176, 178, 180, 192, 193, 194, 197, 206, 215, 217, 219, 221, 260, 266, 271, 275, 303, 311
Blaha, L. 9
Blalock zit. n. Eule, H., u. Ewert, E.G. 168
Blangey, R. 11, 17
Blasi, A. 215, 217, 222, 236
Bloedner, C.-D. 46, 94, 156
Blokbergen, H.J. 23
Bloor zit. n. Morenhoffen, F.v. 307
Blum, W. 55
Blumenberg, W. 80, 84
Blumenfeld zit. n. Grosse, H. 252
Bobrowitz, J.D. 118, 230
Boccitto, G. 303
Bochalli, R. 122
Bock, H.E. 306
Bock, K. 96
Bockhoff, F. 162
Böck, E. 303
Böhlke zit. n. Wilkesmann, M. 261
Böhm, F. 182, 183, 189, 190, 193, 194
Böhme, W. 219, 282
Bönicke, R. 21
Böszörményi, M. 166
Bogemann, J. 289
Bogusch, L.K. 160
Bohlig, H. 23, 33, 35, 44, 76, 77, 286, 290, 294, 301
Bohn, W. 53
Boiron, M. 230

Boller zit. n. Morenhoffen, F.v. 307, 308
Bolt, W. 60
Bonsignore, G. 294
Bonstein, H. 104
Borgmann, J. 43
Bosina, E. 96
Botenga, A.S.J. 60
Bothwell zit. n. Morenhoffen, F.v. 308
Bouchard, L. 33
Bouchardat zit. n. Morenhoffen, F.v. 307
Boucher, H. 92, 181
Boucot zit. n. Morenhoffen, F.v. 307
Boulet, P. 272
Boushy, S.F. 253
Bowry, S. 306
Boyden, E.A. 194
Braband, H. 53
Braemer zit. n. Morenhoffen, F.v. 308
Braeuning, H. 33, 89, 117, 120, 122, 142, 147, 221, 222, 230, 258, 308, 310
Braida, E.G. 294
Brailey, M.E. 82
Branch, A. 280
Brand, T.A. 193
Brandenburg, H. 62
Brandt, H.J. 46, 96, 232
Brashear, R.E. 65, 67
Brauer zit. n. Eule, H., u. Ewert, E.G. 168
Braun, H. 46, 219
Braus, H. 196
Brecke, F. 303
Breckwold zit. n. Wilkesmann, M. 261
Brednow, W. 33, 90, 156, 162, 195
Breu, K. 236
Brehmer, H. 203
Brehmer, W. 21
Breining, H. 298
Brembach, H. 291
Breu, K. 33, 71, 72
Brill, A. 118
Brincourt 122
Brink, G.C. 286
Brjum, B.J. 53
Brocard, H. 60, 122, 192, 236
Brock, R.G. 194
Brockes, V.S. 303
Brodski, J.C.B. 294
Bronkhorst, W. 52, 142, 147
Brooke, C.O.S.B. 142, 147
Brooks, J.B. 53
Brouet zit. n. Kuntz, E. 233
Bruce, T. 282, 286
Brückner, L. 294
Brügger, H. 84, 92, 132, 156, 172, 180, 184, 193, 197, 199, 210
Brüning, J. 47
Brun, J. 166, 168, 251, 289
Brunelli, M.A. 215
Bruninx zit. n. Tanner, E. 181
Brunner, A. 139, 189, 217, 270, 273

Brunner, K. 101
Bryson zit. n. Wilkesmann, M. 261
Buckingham, W.D. 60
Buckles, M.G. 193
Bücheler, E. 291
Büchner, H. 46, 73
Büchter, L. 160
Büngeler, W. 87
Bugher, J.C. 193
Buhl, K. 275
Bujko, K. 217
Bum, A. 82
Bungetianu, M. 92
Burckhardt, P. 282
Burilkov, T. 294
Burin, A. 236
Burke, E.N. 258
Burke, H.E. 233
Burkhardt, L. 306
Burkinshaw, J. 193
Burnham, G.M. 63
Busch, W. 260
Busey, J.F. 309
Busila-Corabianu, E. 89
Butkin, N.G. 301

Cadden, A.V. 193
Cadet de Gassicourt zit. n. Dufourt, A., u. Depierre, A. 175
Caione, C. 258
Calciu, M. 192
Camp, O. de la 142
Campan, L. 104
Campbell, A.H. 236, 260, 261
Campbell, M.J. 275
Cander, L. 253
Canetti, G. 12, 30, 86, 116, 165, 166, 207, 220, 221, 222, 230
Capecchi, V. 311
Capezzuto, A. 283
Caplan, A. 294
Cardell, P.A. 303
Cardis, F. 167, 236
Carez zit. n. Tanner, E. 181
Carini, R. 286
Carleton, R.A. 60
Carraud, J. 166, 294
Carstairs, L.S. 105
Carstens, M. 294
Carswell zit. n. Wurm, H. 159
Carter, S. 46
Casanave 284
Cathcart, R.T. 282
Castleman, B. 249, 250
Catel, W. 84, 89, 92, 104, 108, 132, 156, 197
Cau, G. 286
Cayol, J.B. 175
Chang, C.H. 35
Chantraine, H. 33, 104
Chaoul, H. 52, 169, 195

Chapman, J.S. 23, 280
Charms, B.L. 250
Charpin, J. 306
Chassagnon, C. 294
Chaves, A.D. 139
Chekin, V.Y. 286
Chelkovkina, A.V. 301
Chenebault, J. 166
Chernick, V. 63, 66
Chevrot, L. 47
Chiappa, S. 294
Chiara, C. de 166, 168
Chiari, H. 87
Chodkowska, S. 258
Choffel, G. 60
Chofnas, J. 303
Choné, B. 65
Cremer zit. n. Wilkesmann, M. 261
Chrétien, J. 60
Chrispin, A.R. 250
Christoforidis, A. 53
Chumakov, A.G. 294
Chung, M. 86
Churchill, E.D. 196
Cimpeanu, V.G. 92
Cinotti, D. 156
Citroni, G.A. 294
Clagett, O.T. 60, 135, 196
Clark zit. n. Dufourt, A., u. Depierre, A. 175
Clauberg, C. 21, 139, 287, 294
Clauss, G. 221
Clayton, Y.M. 275
Cocchi, U. 250, 294
Cochrane, A.L. 78
Cohen, A.G. 33, 42, 194
Cohn, B. 195
Cohn, M. 33
Collas, R. 274
Collet, A. 289
Collins, J.G. 238
Collins, R.D. 23
Conant, N.F. 280
Concina, E. 294
Constans, P. 89
Cooper, R.H. 33
Cooper, W. 101
Corpade, V. 86
Corpe, R.F. 21, 166, 168
Corrado, H.A. 284
Cortez zit. n. Reinhardt, K. 274
Coryllos, P.N. 147, 157, 193
Cosio, G. 284
Cotte, L. 286, 291
Coury, C. 89, 230
Cowling, D.C. 101
Cox, P.J.N. 21
Craig, D.R. 43
Crail, W.H. 101
Crawford, J.H. 195
Crofton, J. 101, 104, 156, 161, 236

Crow, H.E. 21
Cujnik, F. 21, 234
Culf, J.E. 193
Culver, G.J. 132, 140
Cummings zit. n. Finkler, E. 221
Czanik, P. 221
Czarnecki, R. 176

Daddi, G. 236, 282
Daehler, Ch. 86
Dalgleish, P.G. 101
Dally, J.F.H. 33
Dalrymple zit. n. Musshoff, K. 104
Daniel, F. 175
Danzer, W. 236
David, M. 219
Davidson zit. n. Wilkesmann, M. 261
Davies, D. 258, 271, 291
Davies, H.D. 240
Davis zit. n. Grosse, H. 252
Davson, J. 203
Dawborn, J.K. 101
Debarge, A. 291
Dechoux, J. 282
Decker, K. 43
Dedie, K. 23
Deist, H. 18, 96, 233, 252
Delagrange, B. 299
Deland, H. 65
Delarue, J. 60, 166, 258
Delarue, N.C. 65
Dellinger, W.S. 286
Deloff, L. 299
DeLong, J.F. 63
Delord, M. 286, 291
Demas, T.A. 254
Demole, M. 303
DeNardo, G.L. 66
Denck, H. 250, 251
Denis, R. 274
Depierre, A. 166, 175, 182
Derischanoff zit. n. Wilkesmann, M. 261
Derscheid, G. 162
Descoings, J.C. 236
DeVelasco zit. n. Tanner, E. 181
Devulder, B. 23
Dickmans, H. 291
Diehl, K. 13, 18
Diehl, R. 219
Dienelt, J. 70
Dietl, K. 82, 218
Dijkman, J.H. 311
Diller, W. 249
Dines, D.E. 60
Dinh Hao, N. 179
Di Rienzo, S. 53, 195
Dissmann, E. 127
Doctor, L. 254
Doerfel, G. 299
Doering, P. 63

Doerr, F. 63
Doesel, H. 89, 91, 122, 182, 187
Doglioni, L. 286, 294
Dollery, C.T. 35, 66
Donner, M.W. 47
Dore, E.K. 62
Dornhorst, A.C. 199
Douglas, A. 101, 156
Douglas, B.H. 104, 116
Downes, J. 119, 230
Doyle, W.M. 21
Drymalski zit. n. Wilkesmann, M. 261
Dubarry, J.-J. 303
Dubynina, V.P. 291
Duchi, G. 294
Düggeli, H. 199
Dünner, L. 168
Dürschmied, H. 137, 138
Dufourt, A. 175, 180, 182, 183
Dumitresku, N. 187
Dunbar, J.S. 53
Dunnill, M.S. 250
Duroux, A. 134, 272, 275
Dusch, F. 221
Dyes, O. 194
Dyskin, V.P. 299

Ebertseder, A.W. 273
Ebstein, W. 252
Eckel, H. 101, 294
Ecknigk, R. 4, 303
Edeling, C.J. 68
Edelstein, J. 250
Edsall, J. 236, 238
Edson, R.C. 193
Ehring, F. 23, 219
Ehrner, L. 182,187
Einbrodt, H.J. 284, 286
Eiter zit. n. Wilkesmann, M. 261
Eliasberg, H. 23, 92
Ellis, R.H. 294
Eloesser, L. 194
Emden, A. von der 42
Emery, J.L. 101
Emerson zit. n. Kuntz, E. 233
Endes, J. 217
Engel, St. 33, 84, 86, 180, 183, 196
Enjalbert, L. 272
Entz, A. 303
Eppinger, H. 194
Epstein, J.G. 189
Erdös, Z. 236
Erichson, K. 175
Ernst, H. 63, 65
Erwin, G.S. 194
Esch, D. 252
Eschapasse, H. 274
Espersen, E. 308
Espinoza, J. 86
Esser, C. 33, 42, 46, 54, 55, 91, 156, 193, 194

Eule, H. 167
Evander, L.C. 21
Ewert, E.G. 167

Faass, W. 189
Fabbro, V. del 298
Fabre zit. n. Kuntz, E. 233
Falk, A. 104
Falkenhausen, M.v. 195
Farber zit. n. Wilkesmann, M. 261
Farbre, Ch. 60
Fardou, H. 60
Farell, J. 294
Fasano, E. 60, 311
Favez, G. 46, 156
Favis, E.A. 156
Fayance zit. n. Tanner, E. 181
Feine, U. 63, 66
Feld, J. 271
Feldman, F.S. 46
Feldman, W.H. 86
Felix, R. 63
Fellmer, G. 217
Felson, B. 46, 156
Ferguson, C.F. 53
Ferrara zit. n. Morenhoffen, F.v. 308
Ferrari-Sacco, A. 286
Ferraris, A. 294
Fett zit. n. Morenhoffen, F.v. 308
Feuchtinger, O. 260
Fichtel, C.H. 282
Filipec, L. 82
Filley, G.F. 66
Finby, N. 175, 178
Fingerland, A. 30, 207, 270
Fink, J.P. 116
Finke, W. 260
Finkler, E. 96, 220, 221, 233
Finulli, M. 282
Fischer, D.A. 23
Fischer, E.J. 182
Fischer, F.K. 53, 193
Fischer, P.A. 116, 230
Fischer, W. 240, 280
Fish, R.H. 92
Fitz zit. n. Morenhoffen, F.v. 307
Fitzek, J. 284
Flaig zit. n. Schmid, F. 101
Flake, C.G. 53
Flance, I.J. 193
Flatzek-Hofbauer, A. 11
Fleischner, F. 28, 33, 147, 154ff., 167, 172, 180, 195, 199
Fleischner, F.G. 249, 250
Fleming, H.A. 250
Fleshman, K. 53
Fletcher, B.D. 47
Fletcher, C.M. 291
Flückinger, G. 23
Foddai, G. 294

Foerster, A. 195
Fogh, J. 68
Forbes, G.B. 308
Forschbach, G. 23, 236
Forsee, J.H. 135
Fossati, C. 303, 306, 311
Fountain, J.R. 101
Fournier, P. 289
Fourrier, Chr. 46, 156
Foushee, J.H.S. 270
Fovino, G.N. 286
Fowler, W.C. 118, 230
Franchini, C. 294
Franke, W.G. 65
Frantz zit. n. Morenhoffen, F.v. 308
Fraser, H.S. 65
Fraser, R.G. 33, 34, 35, 47, 53, 54, 1104, 105, 112, 168, 170, 201
Fred, H.L. 63
Freerksen, E. 221
Fréour, P. 89, 119, 131, 230
Frerichs, v. zit n. Morenhoffen, F.v. 307
Frey, E. 94
Fricke, K.F. 77
Fridrich, D. 96, 239
Fridrich, R. 66
Fried zit. n. Wilkesmann, M. 261
Friedel, H. 53, 160
Friedländer, C. 260
Friedrich, E. 274
Friedrich, G. 260
Frik, K. 33
Frik, W. 35, 43
Frimann-Dahl, J. 82
Frisch, A. 303
Fritze, E. 286, 291
Frommhold, W. 33, 53
Frommolt zit. n. Grosse, H. 252
Fronda, L. 94, 233
Frostad, S. 92, 96, 122, 233
Froste zit. n. Tanner, E. 181
Frucht, H. 303
Fruhmann, G. 253
Fuchs, B. 70
Fumagalli, G. 294
Funk zit. n. Morenhoffen, F.v. 308

Gabus, P. 236, 240
Gadd, C.B. 221, 220
Gaensler, E.A. 254
Gärtner, H. 218
Galushka, F.P. 286
Galy, P. 92, 132, 166, 189, 260, 283, 286, 289
Ganguin, G. 310
Ganguin, H.G. 236, 239
Ganiev, K.G. 89
Garavaglia, C. 290
Gardiol, D. 291
Garland, L.H. 78
Garlick, W.L. 258

Garneau, R. 78, 116
Garreg, S. 119
Gasparri, O. 60
Gaubatz, E. 156
Gaudino, F. 65
Gaul, K.E. 53
Gauld, W.R. 306
Gebauer, A. 44, 45, 46, 47, 91, 156, 194
Gebhardt, M. 44
Geehlen, E.E.M. 308
Geffen, A. 33, 42
Gehlen, v. zit. n. Wurm, H. 196
Geissberger, M. 180
Geissler, O. 16
Gelfand, M. 283
Gelzer, J. 260
Genevois, M. 284
Georges, R. 65
Gerassimov, P. 289, 294
Gerbeaux, J. 89
Gerhartz, H. 29, 30
Gernez-Rieux, Ch. 289, 294, 299
Gerstl, B. 261, 271, 275
Gerth zit. n. Kuntz, E. 233
Geszti, J. 120
Geuns, H.A.van 11
Ghezzi, J. 282
Ghon, A. 84, 86, 91, 181, 225
Giaconi, G. 236
Gibbons, G. 162
Gibbs, N. 101
Giegler, G. 158, 159
Giese, W. 14, 16, 30, 96, 133, 162, 218, 222, 284
Gifford, L.M. 101
Gigante, J. 60
Gigon zit. n. Blaha, H. 140
Gilson, A.J. 62
Ginsberg, A.S. 47, 78
Girda, F. 94
Gissel, H. 84, 89, 120, 156, 252
Giuliano, V. 299
Gjertz, E. 227
Glauner, R. 33
Gloor zit. n. Kuntz, E. 233
Gloyne zit. n. Grosse, H. 252
Gluck, M.C. 77
Gocht zit. n. Lorey, A. 33
Goerg, R. 66
Görgényi-Göttche, O. 23, 84, 92, 120, 132, 175, 180, 181, 184, 187, 194
Goldberg, B. 275
Goldberg, L.M. 250
Golden zit. n. Morenhoffen, F.v. 307
Goldfine, I.D. 101
Goldmeier, E. 116
Goldner, B. 311
Goldner, L. 311
Goldschmid, E. 175
Goldstein, V.D. 182
Golubtsov zit. n. Wilkesmann, M. 261

Namenverzeichnis

Gomboš, B. 283, 289
Gondkiewicz, M. 175
González Montaner, L.J. 292
Good, C.A. 135
Good, H. 258
Good, R.A. 280
Goodrich, J.K. 65
Goodwin, R.A. 135, 139
Gorbulin, A.E. 289
Gordon, J. 193
Gottschalk, A. 62
Gottstein, A. 11, 16
Gough, J. 140, 286, 294
Gould zit. n. Musshoff, K. 104
Graczyk, J. 306
Gräff, S. 18, 29, 30, 33, 140, 142, 147, 150, 153, 158, 162, 219
Grafe zit. n. Morenhoffen, F.v 307, 308
Graham, E.A. 133
Graham, S.H. 236
Grancher, J. 120, 122
Grass, H. 122, 219
Grau zit. n. Grosse, H. 252
Gray, J.A.C. 238
Grebe, S. 67
Green, H. 162
Green, J.V. 63
Greenberg, D.v. 253
Greening, R. 78, 116
Greenwell, F.P. 46
Greer, A.E. 280
Greineder, K. 46, 52, 154, 194
Grenzer, K.H. 122
Grieco, A. 289
Griesbach, R. 46, 68
Griesinger zit. n. Morenhoffen, F.v. 307
Griffith, S. 16
Grill, W. 60
Grimminger, A. 217
Grob, W. 217
Groh, F. 43
Grosse, H. 252, 261
Grosse-Brockhoff, F. 60, 252
Grosset, J. 166
Grove zit. n. Wilkesmann, M. 261
Gruendorfer, W. 283
Gruft, H. 23
Gruhn, J. 23, 299
Grunert, H.H. 303
Grunze, H. 308
Gryminski, F. 274
Grzybowski, S. 11, 236, 286
Gsell, O. 249, 250
Guénon, A. 272
Guerbet, M. 53
Gürich, W. 135, 166
Guglielmo, L. di 294
Guild, A.A. 101
Guillermand, J. 60
Guin, J.J. 236

Gujer, W. 258
Gupta, S.K. 91
Gurevich, M.A. 298
Gurtner, H.P. 68
Gutowski, W. 266
Guy, L.R. 23

Haapanen, J. 156
Hackl zit. n. Wilkesmann, M. 261
Hadjidecob, G. 289
Haefliger, E. 18, 33, 42, 47, 52, 73, 120, 122, 148, 156, 159, 160, 168, 175, 176, 192, 203, 206, 207, 210, 230, 258
Haeger, E. 33
Haemmerli, U.P. 101, 306
Haendle, J. 43
Haenisch, F. 33, 90
Haenisch, G.F. 33
Haenselt, V. 137, 138, 275, 286
Hahn, H. 197
Hain, E. 96
Haizmann, R. 206, 233
Hall, R. 87, 147, 194
Haller, R. de 271, 280
Hallett, W.Y. 254
Halweg, H. 274
Hamburger, F. 82, 86, 218
Hammer, O. 260, 261
Hammerlein, M. 46
Hammond, A.E. 193
Hampton, A.O. 249, 250
Hansemann, D. 158
Hansen, K. 310
Harbitz zit. n. Schmid, F. 101
Harlacher, Ch. 23
Harmsen, A.E. 133
Harrfeldt, H.P. 236
Harrington, S.W. 196
Harris, T.R. 35
Harris, W.P. 23
Harrison, C.V. 286
Hart, C. 4, 18, 142, 148
Hart, W. 303
Hartmann, G. 140
Hartung, W. 203, 253
Hasche, E. 230, 270, 275
Hasselbach, F. 16
Haubrich, R. 60
Haudek, M. 29
Hauser, R. 52
Hausmann, H. 303
Hausser, R. 33, 172
Hautefeuille, E. 230
Hayek, H.v. 19, 196
Hayhoe, F.G.J. 101
Hayler, K. 294
Haynie, T.P. 63
Head, L.R. 63
Heaf, F. 16
Heard, B. 17

Heddäus zit. n. Feuchtinger, O. 260
Hedrén, G. 84
Hedvall, E. 16, 33, 89, 120, 122, 230
Heer, H.R. 296
Heimbeck, J. 122
Hein, J. 13, 33, 160, 206
Heinecke, A. 33
Heinrich, H. 23
Heisig, F. 33
Heitzmann, E.R. 135
Hekking, A.M.W. 187, 215
Hendrick, C.K. 63
Henke, F. 18, 25, 120, 142, 148, 157, 194, 218, 284
Hennig, K. 63, 65
Henningsen, W. 156
Heppleston, A.G. 286
Herman, J. 311
Hermann 163, 166
Herrmann, C.M. 260, 261
Herrnheiser, G. 134, 194
Hertzog, A.J. 272, 275
Hertzog, P.v. 217
Herxheimer, G. 18, 260
Herzog, H. 47, 66, 176, 194
Heyssel, R.M. 23
Hicken, P. 294
Hillerdahl, O. 4, 134, 182
Hillman, F.J. 53
Hilpert, P. 63, 66
Hiltz, J.E. 175, 193
Hinaut, G. 275
Hinkmann, B. 13
Hinkmann, R. 207
Hinson, K.F.W. 270, 271
Hinüber, G. 298
Hirdes, J.J. 119
Hirsch, W. 33, 109, 120
Hitze, K.L. 16
Hobby, G.L. 23, 280
Hochberg, L.A. 275
Hochstetter, F. 142, 147, 160
Hodges, F.V. 140
Höcht, W. 101, 306
Höfer, W. 9, 172
Höffken, W. 53, 270
Hoeven, L.H. van der 23
Höyer,-Dahl, R. 182
Hofbauer, A. 294
Hoffman, G. 63
Hoffman, G.T. 280
Hoffmann, Th. 217, 270
Hoffmeister, W. 273, 280
Hofmann, A. 172
Hofmiller, H. 249
Holden, W.S. 54
Holland, C.T. 33
Holle, F. 303
Holthusen, H. 33, 90
Honda, M. 156
Hood, R.T. 135

Hoppe, R. 53, 55, 193
Horacek, J. 4
Hornig, F. 72
Hornykiewytsch, Th. 46, 47, 206
Horváth, B. 221
Horwitz, O. 239
Hoster, A.A. 280
Hovesen zit. n. Kuntz, E. 233
Howard, W.L. 89
Howels, L. 280
Hruby zit. n. Wilkesmann, M. 261
Huang, C.S. 193
Hubert, R. 203
Huebschmann, P. 16, 18, 97, 98, 109, 120, 134, 142, 199, 225, 252, 287
Hueper, W.C. 240, 296
Hughes zit. n. Wilkesmann, M. 261
Hughes, F.C. 65
Hughes, J.T. 101
Huhn, Chr. 65
Huizinga, E. 194
Hundeshagen, H. 60
Hunt, A.C. 86
Hunyadi, E. 308
Hurst, A. 118, 230
Hurwitz, A. 275
Husen, L. 78
Husten, K. 284, 294
Huzly, A. 161, 172, 181, 182, 183, 190, 192, 193, 194, 258
Hyde, B. 217
Hyde, L. 217

Ibers, G. 193
Ickert, F. 97, 122, 218, 221, 222, 284, 294
Ikemoto, H. 271
Illig, H. 251
Inkley, S.R. 68
Irmer, W. 53, 135
Irwin, A. 275
Isaac zit. n. Morenhoffen, F.v. 307
Isawa, T. 66
Iselin, H. 180, 181
Isorni 303
Israel, H.L. 96, 119, 230
Ivancenco, O. 258
Izar, G. 289

Jaccard, G. 96
Jaccottet, M.A. 46
Jaches, L. 120
Jacob, G. 294, 301
Jacobaeus, J. 133
Jacobson, G. 45
Jaffe zit. n. Wilkesmann, M. 261
Jaffé, R.H. 84
Jaksch-Wartenhorst, R. 221
James, W.R.L. 294
Janker, R. 33, 40
Janovic, S. 94, 233

Namenverzeichnis

Janssen, N. 42
Jarniou, A.P. 82, 134
Jenkins, D.E. 253, 280
Jenks, R.S. 194
Jensen, K.A. 16
Jensen, E. 221
Jentgens, H. 86, 87
Jeune, M. 181, 184, 187
Jindrichova, J. 105
Joannou, J. 194
Joerg, E. 195
Johannsen, H.-H. 165, 207
Johnson, D.E. 62
Johnson, J.R. 309
Johnston, R.N. 69, 303
Jolie, R.J. 272, 274, 275
Joly, H. 166, 206
Jones, A.W. 240
Jones, E.M. 89, 92, 193
Jones, J.G. 284
Jones, J.M. 228
Jones, R.H. 65
Jones, R.S. 189, 192
Joost, C.R.N.F. van 23
Joseph, M. 193
Joslin zit. n. Wilkesmann, M. 261
Joslin zit. n. Morenhoffen, F.v. 307, 308
Jost, W. 120
Jotti, D. 306
Joules, H. 101
Juhlin, J. 23
Jungbluth, H. 133
Junker, E. 9, 99, 163
Jupe, M. 33

Kaeding zit. n. Morenhoffen, F.v. 308
Käppler, W. 13, 23
Kaeser zit. n. Bucher, J. 13
Kästle, K. 311
Kagramanov, A. 299
Kahlau, G. 260
Kalbfleisch, H. 131, 132, 183, 185
Kamabe zit. n. Eule, H., u. Ewert, E.G. 168
Kamat, S.R. 280
Kamen, S. 156
Kandt, D. 168, 274
Kane, J. 46
Kapiani, N.M. 298
Kaplan, H.S. 62
Kaplan, M. 87
Kapur, V.N. 299
Kardos, K. 301
Karstien, M. 303
Kartanbaev, A.K. 299
Kasper, M. 142
Kassay, D. 180, 181
Katerbau, H.J. 9
Kattentidt, B. 119, 228
Katz, J. 254
Katz, S. 219, 233

Kaufmann zit. n. Wilkesmann, M. 261
Kaufmann, A. 196
Kaufmann, E. 142
Kaufmann, F. 250
Kavee zit. n. Morenhoffen, F.v. 308
Kayser-Petersen, J.E. 122, 131, 218, 219, 236
Kehler, E. 303
Keiderling, W. 206
Keller, R.H. 23
Kempeneers, J. 86
Kemper, F. 46
Kenedy zit. n. Morenhoffen, F.v. 307
Kenéz, J. 122
Kennedy, J.H. 280
Kenny, F. 147
Kercea, V. 92
Keresztes, A. 250
Kerley, P.J. 195, 199
Keutel, J. 92
Key, E. 133
Key, M.M. 284
Khanijo, S.K. 217
Kielwein, G. 23
Kienle, F.A. 306
Kikuth zit. n. Wilkesmann, M. 261
Kilburn, K.H. 35
King, E.J. 286, 291
Kipiani, N.M. 299
Kirch, E. 298
Kirchhoff, H. 87
Kiss, L. 122, 284
Kissing, W. 289
Kittredge, R.D. 175, 178
Klabacková, K. 210
Kleeberg, H.H. 23
Klein, W. 133
Klein zit. n. Kuntz, E. 233
Klein, E. 94
Kleinschmidt, H. 23, 175, 199, 218
Klier, G. 311
Klima, H. 99
Klimesch, K. 303
Klinner, W. 60, 61
Klopstock, R. 162
Klotz zit. n. Wilkesmann, M. 261
Knick zit. n. Morenhoffen, F.v. 307
Knippel, J. 294
Knipping, H.W. 67
Knüchel, F. 306
Knyvett, A.F. 210
Kob, H. 23
Kobara, Y. 164
Koch, O. 65, 66, 133, 188
Kochnowski, G. 298
Kodheli, G. 236
Köhler, A. 33
Köhnle, H. 73
Koenig, M.G. 23
Könn, G. 162, 188, 258
Koettgen, H.U. 258

Kohout, J. 280, 281
Koletsky zit. n. Wilkesmann, M. 261
Kollmeier, H. 282, 286
Kollmeier, K. 299
Komis, A. 120
Konetzke, G.W. 286
Konietzko, N. 62, 66, 67
Konjetzny, G.E. 133
Kopp, H. 104
Kourilsky, R. 180
Kovacs, N. 13, 23
Kováts, F. 33, 192
Kraan, J.K. 193, 236
Krakowka, P. 274
Kramer zit. n. Wilkesmann, M. 261
Kramer zit. n. Morenhoffen, F.v. 307
Kramer, H. 43, 54
Kranig, B. 236
Kratochvil zit. n. Kuntz, E. 233
Krauss, H. 18
Krauss, R. 178, 252
Kravets, N.P. 306
Krebs, A. 23, 219
Kremer, W. 52, 117, 120, 160, 189
Kremper, F. 46
Kreuser, F. 4, 219, 221
Kreuzfuchs, S. 33
Krieg, R. 46
Krienke, E.G. 89
Krisevosky zit. n. Grosse, H. 252
Krishnamurthy, G.T. 65
Krishnaswamy, V. 101
Kröker, P. 289
Krönert, E. 66
Kronwaler zit. n. Wilkesmann, M. 261
Krotz zit. n. Catel, W. 104
Kruc, S. 217
Krüger, J. 65
Krueger, V.R. 119
Krug, W. 43
Krumholz, R.A. 63
Kubin, M. 23
Kudlich, H. 84, 86, 225
Kühne, W. 286, 294
Kühnert, M. 286
Küpferle, L. 29, 30, 33, 153
Küss, G. 84
Kuhlmann, F. 166
Kund, H. 232
Kunkel, P. 303
Kunofsky, S. 254
Kuntz, E. 93, 96, 233, 306
Kurakov, P.J. 182
Kurihara, T. 236
Kutschera, W. 96
Kutschera-Aichbergen, H. 89, 112
Kutscherenko 181, 185

Labas, Z. 294
Labee zit. n. Morenhoffen, F.v. 307

La Bella, G. 131
Labhardt, O. 16, 189, 194
Labrousse, J. 101
Lachmann, E. 133
Laënnec, R.Th. 16, 120, 142, 175, 180
Lahl, R. 217
Lallemand zit. n. Kuntz, E. 233
Lallinger, G. 93, 94
La Louette zit. n. Dufourt, A., u. Depierre, A. 175
Lamb, D. 280
Lambert, J. 284
Lamotte, M. 101
Lamy, P. 101, 217
Lancaster, J.F. 254
Landes, G. 101
Landis zit. n. Morenhoffen, F.v. 308
Landmann, H. 109, 156
Lane, G.B. 286
Lane, R.M. 236
Lang, G. 219
Lange, B. 16, 18, 89, 218, 219
Lange, M. 84
Langer, Cl. 162, 163
Larbaoni, D. 101
Larsen, R. 23
Laubenberger, T. 156
Laugeri, S. 284
Laumen, F. 309
Laur, A. 249
Law, S.C. 91
Lawonn, H. 306
Lawson zit. n. Morenhoffen, F.v. 307
Lawson, D. 33
Leader zit. n. Wilkesmann, M. 261
Leavell, B.S. 101, 311
Leb, A. 53
Lebek, G. 219
Lebert zit. n. Grosse, H. 252
Leblond zit. n. Dufourt, A., u. Depierre, A. 175
Ledoux, A. 291
Lee, H.S. van der 222
Legendre zit. n. Wurm, H. 195
Le Hegarat, R. 275
Lehmann, E. 217
Leibowitz zit. n. Schmid, F. 101
Leikin, V.E. 286
Leitner, St.J. 82, 180, 199, 308
Le Melletier, J. 72
Lemoine, J.M. 60, 180, 181, 263
Lemon, W.S. 280
Le Nouene, J. 274
Le Peuple, A. 221
Leskowitz, S. 280
Leslie, G.L. 193
Leslie, L.W. 116
Lésniewska, M. 96
L'Esperance, E.S. 280
Lester, W. 21, 23
Lestoquoy, C. 82
Letterer, E. 17

Letulle, M. 142, 260
Levene, N. 275
Levin, E.J. 272
Levinson zit. n. Wilkesmann, M. 261
Levinson, S.A. 84, 86
Lévi-Valensi, A. 180
Lewis, A.G. 23
Lewis, J.S. 53
Librach, G. 131
Lichtenstein, H. 135
Lick, R. 303
Liebau, H. 33, 120
Liebermeister, C. 252
Liebknecht, W.L. 33
Liebschner, K. 53
Lilien, v. zit. n. Morenhoffen, F.v. 307, 308
Liener zit. n. Grosse, H. 252
Limburg, M. 187
Lincoln, E. 132
Lincoln, E.M. 86, 96
Lindars, D.C. 291
Lindemann, B. 60
Lindgren, I. 254
Liouville, H. 175
Lirzin, M. le 166
Lissac, J. 101
Lissner, J. 44
Littig, J. 193
Lob, M. 291
Lobenwein, E. 45, 46, 47, 48, 52, 199, 250
Lobenwein-Weinegg, E. 45, 105
Lock, W. 71
Locker, J.Th. 66
Lodin, H. 46, 47, 194, 195, 275
Loeckell, H. 272
Löffler, W. 11, 16, 29, 33, 80
Löhr, H. 60, 61, 308
Loerbrocks, B. 1, 46
Loeschcke, H. 18, 117, 120, 189, 194, 196, 234
Loewen, D.F. 277
Loewenstein, E. 87
Lohmeyer zit. n. Böhme, W. 282
Loken, M.K. 66, 67
Longbottom, J.L. 275
Loogen, F. 60
Lopez-Majano, V. 62, 63
Lorber, J. 104
Lorenz, B. 63
Lorenz, W. 33
Lorey, A. 33
Losdyck, M. 290
Lotte, A. 29
Loudon, R.G. 11
Love, R.W. 303
Low, E. 236
Loy, W. 43
Lubarsch, O. 18, 157, 284
Ludes, H. 303, 306
Lüchtrath, H. 162, 203, 206
Lüders, C.J. 263

Lüdin, M. 33
Lukas, W. 147, 197
Lukianenko, M.S. 299
Luncevich zit. n. Wilkesmann, M. 261
Lupascu, J. 89, 92
Luridiana, N. 53
Lurie, M.B. 13, 18, 218, 308
Lusted, L.B. 78
Lyall, A. 306
Lydtin, K. 18, 29, 33, 131, 132, 150, 258

Maassen, W. 53
Macartney, J.N. 275
Maccioni, A. 92
MacDonald, F.M. 309
MacDonald, J.R. 13
MacDonald, N. 104
Macedo, A.V. de 286
Macintyre, J. 33
MacIntyre, K.M. 68
Macklem, P.T. 54
Mac Leod, W.M. 133
Mac Pherson, A. 86
Mac Rae, D.M. 175, 193
Magalif, N.J. 311
Mahon, H.W. 135
Mahr, F. 71
Makomaski, J. 294
Maksudov, G.B. 70
Malecki, S. 294
Mallory, F.B. 142
Malmros, H. 33, 89, 122
Malov, V.V. 286
Malý, B. 199
Mangold, H. 132
Manicacci, M. 101
Mannino, F. 294
Manoudeau, D. 275
Mantz, H.L. 228
Marchand, F. 142
Marchand, M. 294
Marchiò, B. 96
Marconi, P. 222
Mariani, B. 299
Marin, A. 291, 299
Marinelli, M. 217
Marino zit. n. Eule, H., u. Ewert, E.G. 168
Mark, G. 131
Mark, J. 303
Markoff, N. 199, 306
Marks, J. 23
Marša, M. 298
Marsenić, B. 215
Marshall, R. 250
Martin, C.J. 254
Martin, H. 311
Martin, J.F. 35
Martin, M. 47, 91, 282
Martin-Lalande, J. 274
Marton zit. n. Morenhoffen, F.v. 308

Marzi, C. 306
Massen, W. 55, 193
Masshoff, W. 172, 203, 291
Massias, Ch. 178
Masuhr, H. 239
Matheson, J.E. 78
Matl, Z. 176
Matthys, H. 62, 66, 67, 68
Matzel, W. 135
Maurer, G. 161
Mauro zit. n. Daddi, G. 282
Mautner, B. 294
Maynard, C.D. 65
Mazzei, G. 215
Mazzoni, A. 215
McCoy zit. n. Finkler, E. 220
McDonald, J.R. 135, 196
McDougall, J.B. 195
McIndoe, R.B. 193, 194
McIntyre, K.M. 65
McMahon, H.E. 280
Medd, W.E. 101
Medlar, E.M. 117, 203, 226, 227, 228, 230
Meidl, F. 23
Meiler, J. 73
Meindl, R. 122
Meissner, G. 12, 13, 16, 19, 23, 280
Meissner, W.A. 193
Melillo, G. 217
Melis, A. 294
Melletier, J. le 179
Mendelsohn, A. 195
Menz, A. 273
Merkel, I. 303
Merkel, K.L. 303
Merril, D.L. 53
Mersten, A. 289
Meutter, R. de 272
Meyenburg, v. 188
Meyer, A. 33, 60, 72, 101, 140, 166, 221, 274
Meyer, H. 261
Meyers, D. 226
Mezaros, W.T. 60
Miale, A. 66
Miandi, A. 284
Michael 175
Michalowicz, R. 217
Michel, F.B. 296
Michell, R.S. 66
Michelson, E. 47
Michéva, M. 289
Michéva, V. 286
Miguères, J. 303
Miljic, B. 286
Miller, W.S. 19
Minárik, L. 206
Miori, R. 215
Misgeld, V. 217
Mishkin, F.S. 65, 67
Mitschrich, H. 13

Mitchell, R.J. 66
Mittelbach, F. 250
Mlczoch, F. 250
Modlmair, F.J. 245, 247, 254
Moellendorf, W.v. 196
Moldenhauer, W. 46
Molfino, F. 294
Molina, Cl. 63
Monaco, A. 289
Monod, O. 270, 275
Montani, S. 119, 230
Montgomery zit. n. Morenhoffen, F.v. 308
Morawetz, F. 250, 252
Moreau, A. 82
Morel, M.L. 289
Morel, R. 272
Morenhoffen, F.v. 306
Morgagni 120
Moro zit. n. Müller, R.W. 84
Morgan, W.K.G. 290
Morrell, M.T. 250
Morrow, C.S. 298
Morrow, L.B. 311
Morton, S.A. 283
Moser, K.M. 63, 66
Mostbeck, A. 250
Mosti, A. 282
Mounier-Kuhn, P. 92, 180, 181, 183, 184, 187, 189, 192, 193, 294
Moyer, J.H. 253
Moyes, E.N. 134
Mücke, H. 86
Müller zit. n. Morenhoffen, F.v. 308
Müller, E. 252, 258
Müller, E.M. 303
Müller, F. 236
Müller, G. 287
Müller, H. 66, 297
Müller, R.W. 16, 33, 84, 91, 92, 96, 97, 132, 140, 175, 180, 193, 199, 219, 222, 236, 240
Müller, W. 206
Münchbach, W. 162
Münz, J. 54, 258
Mulder, J.D. 44
Mulder, R.J. 207
Muntean, E. 45, 91, 260, 261
Murasawa zit. n. Wilkesmann, M. 261
Murphy zit. n. Morenhoffen, F.v. 307
Musshoff, K. 46, 104
Mutolo, P. 131
Muysers, K. 35, 286
Mydlil, F. 210, 258
Myers, J.A. 9, 96, 233
Myerson, M.G. 181, 189, 194

Nachtigal, G. 263
Nadel, J.A. 53
Nadjar-Fosse, G. 72
Nadler, W.H. 101
Naeye, R.L. 286

Namenverzeichnis

Nagel, O. 217
Nager, F. 294
Nagorny, H. 30
Naji, A.F. 275
Nakamura, Y. 286
Namikawa, Y. 236
Nanzer, A. 193
Nassal, J. 13, 23
Nassau, E. 13, 104, 108, 157, 162, 203, 225
Naunyn zit. n. Morenhoffen, F.v. 307
Navarro-Gutierrez, R. 192
Navrátil, M. 299
Nawrocki, G. 291
Nedvědová, V. 286
Neef, W. 42, 160, 161
Neff, W. 53
Nelius, D. 311
Nelles, A. 23, 284
Nelson, S.W. 53
Nélyubina, G.A. 192
Németh, T. 72
Nemirovskaia, N.A. 294
Neptune, W.B. 193
Neubert, H. 303
Neuland, W. 23, 92
Neumann, G. 4, 5, 9, 11, 13, 28, 29, 69, 87, 116, 221, 228, 233, 234, 236, 239, 310
Neumann, W. 71, 72, 154
Newell, R.R. 78, 116
Newhouse, M.T. 66
Newmann, A.V. 275
News zit. n. Wurm, H. 196
Nichols, G.P. 236
Nicod, J.L. 234, 286, 294
Nicol, K. 29, 157
Nieberle, K. 16, 17, 97, 127
Niegsch, G. 23, 284, 286
Nitti, V. 221
Nolte, D. 67
Noorden, v. zit. n. Morenhoffen, F.v. 307
Nordenström, B. 47, 54
Norris, F.G. 270
North, D.W. 78
Novak, D. 65
Nüssel, K. 86, 87
Nuessle zit. n. Wilkesmann, M. 261
Numberger, J. 104, 105
Nyárády, I. 72
Nyboe, J. 69

Oberland, E. 13
O'Brien, E.J. 217
Odenwälder, J. 42
Oekonomides zit. n. Dufourt, A., u. Depierre, A. 175
Oeser, H. 63, 65, 66
Oestreicher zit. n. Simon, G., u. Redeker, F. 104
Ode, L. 289
Oettel, H. 260
Offensend, F.L. 78

O'Keefe, M.E. 140
Oldershausen, H.F.v. 306
Oldham, P.D. 290
Ollagnier, C. 65
O'Loughlin, B.J. 250
Olson zit. n. Wilkesmann, M. 261
Oosterkamp, W.J. 43
Opie, E.L. 82, 84, 86
Orlov, J.L. 65
O'Rourke, P. 217
Orstein, G.G. 189
Orth, J. 142, 158, 225
Oscarsson zit. n. Morenhoffen, F.v. 308
Oster, H. 160
Oswald, N.C. 101
Ott, A. 13, 16, 239
Otto, H. 17, 180, 252, 284, 286, 287, 294, 298
Ottoman zit. n. Wilkesmann, M. 261
Oudet, P. 60, 142, 161, 162, 206, 260, 299
Owen, T.E. 284

Pätiälä, J. 94, 233
Paetz, M. 86
Pagel, W. 13, 18, 25, 84, 86, 87, 89, 92, 96, 97, 98, 101, 104, 108, 120, 142, 148, 157, 158, 162, 190, 194, 203, 218, 225, 226, 252, 284
Paine, A.L. 230
Paltauf zit. n. Kohout, J. 281
Palva, T. 192
Panà, C. 289, 306
Paoli, G. 294
Pape, E. 250
Pape, R. 250
Papp, A. 96
Pappas, A. 252, 306, 308
Parade, G.W. 308
Paré, J.A.P. 33, 34, 35, 53, 104, 105, 112, 168, 170, 201
Parker, F.jr. 147, 280
Parra Blanco, A. 55
Parravicini, C. 282
Parrot zit. n. Pinner, M. 84
Patzelt zit. n. Wilkesmann, M. 261
Paul zit. n. Kuntz, E. 233
Pauncz, M. 185
Paunz, M. 183
Pavlev, R. 92
Pawlicka, L. 258
Pearson, R.S.B. 303
Pearson, S.V. 142, 147
Pechstein, J. 92
Pena, C.E. 271, 280
Peña-Cereceda, J. 92
Pendergrass, E.P. 78, 116
Peräsalo, O. 179
Peretti, E. 9
Pernis, B. 294
Perrone zit. n. Wilkesmann, M. 261
Perry, K.M.A. 156
Peters, G.N. 53

Petersen, K.F. 4, 13, 21, 23, 127, 206, 207, 271
Petry, H. 291
Pesce, G. 294
Pettavel, J. 291
Pettinati, S. 164
Petty, T.L. 66
Petzold, K. 23
Peukert, W. 291
Pfaffenberg, R. 236, 307, 308
Pfeiffer, M. 294
Pfeil zit. n. Grosse, H. 252
Pfuetze, K.H. 84, 156
Phibbs, B.P. 284
Phillips, S. 236
Piéchaud zit. n. Finkler, E. 220
Pierce, J.W. 199
Pierre-Bourgeois, M. 60
Piesbergen, W. 156
Piiper, J. 34
Pimentel, J.C. 270, 272, 274
Pinner, M. 84, 116, 122, 142, 147, 193, 194
Pircher, F.J. 66
Pirquet, C. 33, 86, 180
Pirquet, C.L. 17
Plummer, N.S. 275
Pohl, R. 263
Polemann, G. 280
Policard, A. 19, 294
Poluzzi, A. 215
Pontiggia, P. 286
Poppendieck, K. 258
Posner, E. 33
Potton, J. 181, 184, 187
Präg, R. 66
Pratt, P.C. 35, 53
Prevost, H. 290
Price, D.S. 86
Pridie, R.B. 236
Prignot, J. 289, 298, 299
Primer, G. 240
Prinz, F. 306
Priviteri, C.A. 54
Probst zit. n. Wilkesmann, M. 261
Procknow, J.J. 275
Proetel, H. 258
Prosvetova, G.J. 306
Proudfoot, A.T. 101, 104
Pruvost, P. 166, 169
Puccini, C. 298
Puech, P. 164, 166
Pugh, O.L. 140
Puhl, H. 86, 222, 225
Pulicottil, M.U. 23
Puschner, K. 47

Quarz, W. 55
Quinlan, J.J. 175, 193
Quinn, J.L. 63, 65, 66

Raber, A. 284
Rabinowitsch, L. 86
Rabkin, J.K. 46
Raboni zit. n. Grosse, H. 252
Radajewski, M. 77
Radenbach, K.L. 132, 133, 134, 160, 161, 168, 306
Radner, D.B. 84, 156
Raeburn, C. 263
Raentsch, F.E. 311
Rafferty, T.N. 92, 193
Ragnatti, E. 80
Rague, P.O. 118, 239
Rainer, W.G. 54
Rakow, A. 43
Raleigh, J.W. 161
Ramberg zit. n. Morenhoffen, F.v. 307
Rampini, G.F. 282
Ranke, E. 18, 28
Ranke, K.E. 18
Rathery zit. n. Morenhoffen, F.v. 307
Rauch, H.W. 23, 135
Ravelli, A. 120
Rayl, D.F. 53, 54
Razemon, P. 299
Rechenberg, K.H.v. 189, 194
Redeker, F. 11, 16, 33, 82, 84, 85, 87, 89, 109, 117, 120, 122, 132, 147, 153, 180, 199, 218, 258
Reese, J.C. 67
Reger, R.B. 290
Rehberg, Th. 29
Reichelt, E.J. 217
Reichmann, V. 282, 287
Reimold, G. 23
Reinders, D. 142, 147
Reinders, D.S. 120
Reingold zit. n. Wilkesmann, M. 261
Reinhard zit. n. Kuntz, E. 233
Reinhardt, K. 271, 273, 274, 275, 277
Reinwein zit. n. Morenhoffen, F.v. 307
Reisner, D. 119, 230
Rejsek, K. 299
Rémy, J. 60
Renault, P. 162, 166
Renovanz, H.D. 135, 136
Rentchnick, P. 303
Rescigno, B. 299
Resink, J.E.J. 116
Rey, J.C. 286, 308
Ribbert, H. 175
Ribet, M. 299
Rich, A.R. 96, 132
Richert, J.H. 233
Rickmann zit. n. Morenhoffen, F.v. 307
Riebel, F.A. 78
Rieder, H. 33
Riegel, H. 172
Rifkind, D. 277
Rigler, L.G. 35, 135, 250
Rikl, I. 236, 238
Riley, E.A. 35, 272, 277

Rilliet, F. 175
Rink, H. 35, 60, 161, 162, 166, 168, 206, 236
Rist, M.E. 228
Ritter, G. 153, 172
Rivet, L. 101
Robakiewicz, M. 92
Robb, G.P. 60
Robert 222
Roberts, L. 162
Robertson zit. n. Kuntz, E. 233
Robillard, J. 47
Robinson, H.J. 162
Robson, H.N. 101
Roche, A.-D. 284
Roche, G. 53
Roche, L. 294
Rocher, G. 221
Rodman, T. 253, 258
Rodriguez zit. n. Reinhardt, K. 272
Roegel, E. 219, 260
Röhland, D. 280
Rösner, K. 303
Rössle, E. 263
Rössle, R. 17, 23, 92, 199, 252, 291
Rogstadt, K. 180, 181
Roka, G. 303
Rokitansky, J.v. 252
Roloff, W. 89, 131, 132, 157
Romagnoli, M. 294
Romain 184, 188
Roman, B. 86
Romano, S. 258
Romanovskij, J.A. 131
Romberg, E. 18, 252
Romeeo, V. 303
Romeyn, J.A. 221, 222
Rona zit. n. Kuntz, E. 233
Root zit. n. Morenhoffen, F.v. 307
Rooyen, C.E. van 280
Roper zit. n. Kuntz, E. 233
Rosà, E. 89
Rosenberg, M.D. 53
Rosenblatt zit. n. Grosse, H. 252
Rosenkranz, K. 227
Rosenzweig, D.Y. 215
Rosin, A. 219
Rosmanith, J. 286, 294
Rossel, G. 234
Rotach, F. 47, 52, 156
Roth, F.-J. 43
Rothe, G. 134, 135, 136, 140
Rothhammer, A. 207
Rotthauwe, G. 236
Rottino, A. 280
Rouillon, A. 16
Roulet, A. 166
Roulet, F. 117, 131, 230
Rozek, G. 298
Rudolph, W. 250
Rudulier, J.L. le 47

Rübe, W. 35, 42, 133, 135, 136
Rühle, K.H. 62
Rüttimann, A. 132, 135, 136
Rüttner, J.R. 294, 296
Rullière, R. 96
Rullieres zit. n. Wilkesmann, M. 261
Runyon, E.H. 12, 13, 21, 23
Russo, G. 286, 294, 306
Rybka, J. 306
Rynearson, K.T. 299
Rzepka, H. 30, 207

Saame, H. 53
Sabiston, D.C. 65
Sadler, R.L. 294
Saenz, R. 65
Ságodi, R. 207
Saliba, A.P.L. 277
Salik, J.O. 47
Salkin, D. 193, 194
Salzmann, E. 96, 207, 210
Sampson, P.C. 53, 189, 193, 194
Sandovskii, O.I.A. 294
Sandritter, W. 142, 162, 207
Sanes, S. 147
Sani, A. 294
Santy, P. 132, 133
Sargent, E.N. 45
Sarrouy, Ch. 86
Sartorelli, E. 289
Sasahara, A.A. 65, 250
Sattler, A. 96, 172, 232
Sauer, H. 286
Saul, W. 195
Sauvaget, M. 164, 166
Saxce, H. de 89
Saxena, N.M. 217
Scadding, J.G. 96
Scarano, D. 298
Scarpa, A. 194
Schachinger, H. 287
Schack-Steffenhagen, G. 23
Schaede, A. 60
Schäfer, E.L. 309
Schaefer, W.B. 23
Schaffer, K. 286
Schaich, W. 117, 206, 207, 236
Schairer, E. 294
Schamaun, M. 299
Schanen, A. 33, 46
Schawohl, P. 289
Scheer, K. 63
Scheid, K.F. 291
Scheidemandel, F. 182
Schendel, S. 44
Schepers, G.W.H. 286
Schermuly, W. 33, 42, 54
Schick, B. 183
Schiller, E. 282, 284, 286, 294, 301
Schinnerling, W. 101

Schinz, H.R. 33, 194, 294
Schlehe, H. 62
Schleicher, E.M. 101
Schlesinger, A.M. 164, 166
Schlichting, H. 66
Schliesser, Th. 23
Schmid, F. 16, 97, 101
Schmid, H.J. 284, 286
Schmid, P.Ch. 194, 215
Schmidt, E. 44
Schmidt, P.G. 84, 89, 90, 117, 120, 132, 133, 135, 156, 162, 168
Schmidt, W. 156, 160, 252
Schmidtmann, M. 284
Schmiedel, A. 13, 280
Schmiedl, S. 86
Schmincke, A. 142, 147
Schmitz, E. 86
Schmorl zit. n. Schürmann, P. 18, 23
Schneider, H. 306, 308
Schneider, L. 77
Schneller, W. 130, 133, 250, 254
Schnitzler, H. 217
Schnitzler, U. 53
Schober, H. 73
Schoberth, H. 43
Schoefer, G. 46
Schoenlein, L. 28
Scholer, H.J. 280
Scholtze, H. 45, 60, 61
Scholtze, H.G. 60
Scholz, J.F. 13
Schonell, M.E. 251
Schostok, P. 53
Schott, O. 43
Schrader, G. 86
Schraub, H. 67
Schraub, S. 52
Schröder, E. 96
Schröder, G. 13, 120, 157
Schröder, H. 63
Schröder, K.H. 23, 274, 280
Schrötter, L.v. 194
Schuberth, A. 189, 194
Schudel, W. 286
Schürmann, P. 18, 23, 84, 96, 97, 98, 116, 158, 175, 180, 189, 194, 219
Schüttmann, W. 236
Schuhmann, H. 69
Schulte, H.W. 278
Schulte, I. 79
Schulte, J. 9
Schulte-Brinkmann, W. 240
Schulte-Tigges, 33, 122
Schultze-Rhonhof, F. 310
Schulze, W. 33, 168, 258, 260, 291
Schut, H. 33
Schwabacher, H. 23
Schwartz, Ph. 84, 86, 92, 96, 97, 120, 175, 180, 181, 184, 185, 186, 218, 222, 263

Schwarz, J. 271, 275, 280
Scott, B.F. 53
Seeber, Ch. 286
Seeliger, H.P.R. 271, 280
Segrestaa, J.M. 101
Seguin, H. 221
Seidel, H. 30, 162
Seige zit. n. Morenhoffen, F.v. 308
Sellors, Th. H. 156
Sepke, G. 284, 286, 287, 289, 290, 291, 299
Sergent, E. 169
Seri, J. 161, 221
Serise, M. 119, 230
Seuss, W. 203
Sewering, R. 306
Seyfarth, K.A. 260, 261
Seyss, R. 54
Shanks, S.G. 195
Shapiro, R. 250
Shaw, J.B. 94
Sherlock, S. 306
Shonaka, K. 286
Short, D.S. 249
Shtern, M.I. 182
Shtyrkov, G.V. 46
Shumakov, A.G. 286
Sibila, S. 89
Sibley zit. n. Kuntz, E. 233
Siebenmann, R.E. 101, 306
Siedhoff zit. n. Morenhoffen, F.v. 307
Siegen, H. 84, 222
Siegmund zit. n. F. Schmid 101
Sielaff, H.J. 47, 59, 168, 212, 249
Siemsen, J.K. 65
Silie, M. 294
Siltzbach, L.E. 142, 147
Silverman, F.N. 210
Silverman, G. 162
Simecek, C. 260
Simeckova, B. 260
Simmonds, F.A.H. 4, 13, 104, 108, 162, 225
Simon, G. 33, 40, 42, 43, 73, 82, 84, 85, 87, 89, 90, 105, 112, 117, 120, 132, 146, 156, 168, 170, 176, 180, 186, 194, 199, 218, 275, 291
Simon, K. 82, 84, 91, 221, 236
Simon, M. 47
Simon, O. 175, 194, 198
Simonetti, C. 60
Simoni, G. de 303
Simonin, R. 306
Simpson, T. 240, 261
Simrock, W. 199
Singer, B. 86
Singer, J.J. 133
Singer, W. 53
Sixt, K. 71
Skaggs zit. n. Kuntz, E. 233
Skobel, P. 273, 280
Slinchenko, N.Z. 298
Small, M.J. 142

Smekal, P.v. 252
Smidt, U. 35
Smith, A. 133
Smith, C.E. 21
Smoak 62
Smyth, J.T. 23
Snell, J.D. 135, 139
Šnedjrlová, E. 298
Snider, G.L. 254
Sokolik, L.I. 286
Sokoloff, M. 294
Soliman, O. 46, 156
Som zit. n. Wilkesmann, M. 261
Sommer, E. 96
Sommer, F. 156
Sosman zit. n. Morenhoffen, F.v. 307
Sosnowski, K. 298
Sossai, M. 194
Soucheray, Ph. 250
Soulas, A.P. 181, 189, 192, 193
Sousa, M.A. de 133, 135
Spencer, H. 261, 263
Spjut, H.J. 53
Spratt, J.jr. 78, 116
Springett, V.H. 69
Stadler, L. 206
Stadnichenko, A.M. 86
Staehelin, R. 26, 33
Staemmler, H. 87
Staemmler, M. 16
Staffiere, D. 303
Stahlmann, W. 289
Starr, A. 133
Starzl, T.E. 250
Staub, H. 120, 150, 153ff., 169
Stead, W.W. 80, 215, 222, 233
Stecher, W. 44
Stecken, A. 117, 118, 230
Steel, S.J. 303
Steele, J.D. 161, 193
Steer, A. 164
Steer, V. 86
Stefani, H. 206
Steffen, L. 33
Steidl zit. n. Morenhoffen, F.v. 307
Steiger, J. 236
Stein zit. n. Wilkesmann, M. 261
Stein, G.N. 119
Stein, H. 175
Stein, S. 230
Steinberg, J. 60
Steinbrink zit. n. F. Schmid 101
Steinbrück, P. 68, 69, 86, 168, 219, 236, 260
Steiner, P.M. 180, 189
Steiner, R.E. 215, 233
Steinert 197
Steinitz, K.H. 236, 260
Steinlin, H. 234, 236
Stemmler, O. 180
Stender, H.St. 33, 45, 46, 54

Stenderup, A. 275
Stergus, J. 166
Sterling, F.H. 253, 258
Stern, B.M. 35
Sternberg, C. 281, 307
Stevenson zit. n. Kuntz, E. 233
Stieglitz, R. 311
Stieve, F.E. 43, 46, 73
Stivelmann zit. n. Monaldi 193
Stöger zit. n. F. Schmid 101
Stoll, L. 12, 23
Stolze, Th. 33, 44, 53, 59
Stottmeier, K.D. 23
Stradling, P. 69, 236
Straub, H. 133
Streumer, J. 272, 274, 275
Strnad, F. 33, 44, 53, 59, 72, 134
Strohm, Ch. 44
Stuart, C. 286
Stucke, K. 84
Stüper, P. 206
Sturm, A. 147, 197
Stutz, E. 45, 53, 91, 294
Stýblo, K. 11, 239
Suckow, E.E. 263
Suda, J. 86
Sulavik, S. 233
Susmano, A. 60
Sussman, M.L. 60
Suter, F. 132, 135, 136, 180, 181
Sutinen, S. 142, 162, 164
Sutton, G.C. 60
Svigir, M. 236
Swart, B. 45, 47
Sweany, H.C. 17, 80, 84, 86, 193, 261
Sweeney zit. n. Grosse, H. 252
Sylla, A. 90, 120, 156, 222, 228
Symanski, H.J. 286
Szabó, J. 207
Szabó, St. 282
Szlenkier, E. 298
Szöts, J. 175

Taddei, M. 258
Tacquet, A. 299
Takahashi, S. 46, 156
Tannenberg, J. 193
Tanner, E. 175, 176, 182, 183, 193, 194
Taplin, G.V. 62, 65, 66
Taquet, A. 23
Tauxe, W.N. 66
Tchaüsovskaya, M.M. 89
Temporelli, A. 164
Tendeloo, N.Ph. 18, 98, 142
Tennenbaum, J. 272, 277
Terplan, K. 80, 86, 91, 97, 142, 147, 219, 234
Teschendorf, W. 33, 46, 90, 104, 105, 120, 168, 176
Tesseraux, H. 284, 294
Thal, W. 53
Themel, K.G. 263

Thiess, A.M. 260
Thomas zit. n. Finkler, E. 220
Thomas, A.J. 294
Thomas, C. 142
Thomas, D.E. 52
Thompson, C.B. 94, 233
Thompson, B.C. 96
Thompson, J.R. 166, 254
Thorn, P.A. 303
Thurn, P. 46
Tison, F. 23
Titov, L.B. 258
Tobe, F.M. 23, 166, 206
Tolot, F. 284
Toman, K. 94
Tomashiefski, J.F. 254
Tomiselli, M. 60
Tompkins zit. n. Morenhoffen, F.v. 308
Tonnel, A.B. 60
Torelli, G. 166, 289
Torrance, D.J. 47, 250
Toty, L. 217
Toussain-Franex, J.P. et Y. 166
Toussaint, P. 162, 189
Tow, D.E. 63, 250
Traube, L. 195, 252
Trautmann, H. 291
Treip, C.S. 226
Trendelenburg, F. 161
Treutler, H. 294
Tricoire, J. 46, 166, 156, 217
Trocmé, Ch. 199
Tromp, M. 71
Tronzano, L. 286
Tscherfas, S.M. 311
Tsdof, Ch. 286, 289
Tuddenham, W.J. 78
Turban, K. 28, 117, 150, 153, 203
Turk, T.L. 309
Tuttle, W.M. 140, 193, 217
Tuzi, T. 131
Twomey, J.J. 101, 311
Twort, C.C. 280

Uehlinger, A. 258
Uehlinger, E. 11, 16, 17, 33, 97, 98, 108, 120, 131, 133, 142, 161, 162, 172, 175, 180, 181, 185, 188, 189, 192, 193, 199, 222, 226, 249, 250, 284, 291, 308
Uhl, C. 260
Uhland, H. 250
Ullersperger, J.B. 133
Ulmer, G. 299
Ulrici, H. 29, 140, 153, 252
Ungár, J. 167, 206
Ungeheuer, E. 260
Unholtz, K. 172
Urban, H. 306
Urbanczik, G. 219
Urech, A. 250
Ustvedt zit. n. Morenhoffen, F.v. 307

Vadász, I. 72
Vaillaud, J.C. 86
Vajkoczy, A. 53
Vaksvik zit. n. Tanner, E. 181
Vallebona, A. 156
Vance, J.W. 119
Vaquette, A. 96
Veeze zit. n. Steinbruck, P. 260
Vernhes, A. 284
Verschuer, O.v. 13, 18
Vetter, K. 306
Vezendi, S. 94, 308
Vidal, J. 60, 236, 296, 311
Viehweger, G. 73
Vieli, R. 282
Viereck, H.J. 33
Vieten, H. 45, 53, 91, 193, 195, 294
Vieth, G. 306, 307
Vigliani zit. n. Daddi, G. 282
Vilderman, A.M. 306
Vincze, E. 122, 167, 206
Vinereanu, J. 92
Vinner, M.G. 298
Virchow, R. 142
Vöhringer, L. 23
Vogt, D. 11, 218
Voigt, H. 23, 166
Voigt, O. 46
Voigtmann, S. 133
Voisin, C. 60, 289
Vojtek, V. 55, 175, 196, 199
Volpe, E. 217, 236
Vorwald, A.J. 291
Voyce, M.A. 86
Vuga, D. 96

Waaler, G. 82
Waaler, H.Th. 69
Wacker, T. 46, 156, 194
Waddell, W.R. 298
Wade, W. 33
Wätjen, J. 291
Wagner, H.N. 62, 63
Wagner, H.N. jr. 62, 63, 65, 250
Wahl zit. n. Wilkesmann, M. 261
Wal, van der 240
Walker-Secher, R.H. 63
Wallgren, A. 84, 92, 93, 218, 233
Walsham, H. 33
Walter, O. 33, 109, 122
Wang, Y. 66
Warren, W. 193, 194
Warthin, T.H. 303
Wassermann, K. 66
Wassmund zit. n. Morenhoffen, F.v. 308
Wasz-Höckert zit. n. Müller, R.W. 84
Watanabe, K. 18
Waterhouse, J.A.H 303
Weber, G. 221
Weber, H. 168

Weber, H.W. 53, 194
Wedekind, Th. 46
Weed, L.A. 135
Wegelius, C. 33, 69, 70
Wegmann, T. 278
Wehrmann zit. n. Morenhoffen, F.v. 308
Weibel, E.R. 34
Weidig, W. 137, 138
Weidmann, W.H. 275
Weidner, W. 250
Weiger, H. 236
Weigert, C. 18, 97
Weimann, G. 63, 65
Weinreich, J. 46, 104
Weiser, M. 44
Weitzenblum, E. 219
Wellauer, J. 33
Wenz, W. 43
Wenzl zit. n. Wilkesmann, M. 261
Werlich, H.D. 43
Werner, E. 69
Werner, T. 308
Wernli-Haessig, A. 96
Wessler, H. 120, 194
West, J.B. 66
Westergren, A. 260, 261
Westermark, N. 35, 193, 249, 250
Westgate, H.D. 66
Westphal, P. 250
Westra, D. 46, 60
Wetzel zit. n. Morenhoffen, F.v. 307
Weyer, K.H. van de 250
Wheeler, P.A. 193
Whitley, J.E. 35, 66
Widenmann, I. 73
Wien, A. van 272
Wiener, S.N. 250, 308
Wier, J.A. 233
Wiese, O. 180, 194
Wiest, Chr. 9, 79
Wilbek, E. 239
Wilbur, G.H. 193
Wilder zit. n. Morenhoffen, F.v. 307
Wildhirt, E. 306
Wilkesmann, M. 258, 260, 266, 295
Williams, F.H. 33
Williams, J.R. 250
Willich, E. 92
Willis, H.S. 92, 193
Willmann, K.H. 193
Wilson zit. n. Eule, H. u. Ewert, E.G. 168
Wilson, J.F. 53
Windheim, K.v. 62
Windle zit. n. Morenhoffen, F.v. 307
Windler, B. 303
Winkler, C. 66
Wipf, R. 258
Wise, M.E. 290

Wissler, H. 92, 175, 180, 182
Wörrlein, B. 303
Wohlberedt 281
Wolf, F. 66
Wolf, K. 260
Wolfart, W. 162
Wolff, K. 133
Wolinsky, E. 23, 299
Woller, P. 65
Woodruff, C.E. 263
Worth, G. 35, 258, 281, 284, 286, 289, 290, 294, 299, 301
Wright, F.W. 46
Wunderlich, C.A. 195
Wurm, H. 18, 33, 84, 116, 134, 157, 158, 159, 185, 188, 195, 196, 197, 198, 199, 218, 230, 258, 281
Wynn-Williams, N. 94, 233

Yanitelli, S.A. 217
Yasuhira, K. 164
Yerushalmi, J. 70
Yesner, R. 275
Yokoo, H. 263

Zachara, A. 306
Zadek, I. 169, 172
Zak, S.J. 280
Zampori, O. 94, 233
Zanetti, E. 294
Zannoni, D. 299
Zarfl, M. 86
Zatuchni, J. 63
Zaumseil, I. 239
Zdansky, E. 33, 90, 105, 108, 150, 154, 172
Zeben, W. van 23
Zeerleder, R. 105, 168
Zeilhofer, R. 66
Zeitler, E. 160
Zenker, R. 217
Zhdikanov, K.A. 70
Ziedses des Plantes, B.G. 43, 195
Ziegler, E. 142
Ziegler, O. 30
Zierski, M. 206
Ziffer-Teschenbruck, M.v. 43
Zimmer, E.A. 40, 44
Zimmer, S. 286
Zislin, B.D. 298
Zivy, P. 77
Zötl, E. 101
Zollinger, R. 142, 291
Zorini, O. 286
Zorn, O. 289, 294
Zschoch, H. 245
Zsebök, I. 33
Zuleger zit. n. Morenhoffen, F.v. 308
Zum Winkel, K. 66
Zweifel, C. 250

Sachverzeichnis

Ableitungsbronchus 157
Absorptionsatelektase 199
Aktivität 20, 207
Aktivitätsbeurteilung 30
Aktivitätsdiagnose 25
Aktivitätsdiagnostik 207
Allergie 17
Alterstuberkulose 132
Alveolarkollaps 195
Anatomie, pathologische, der Tuberkulose 18, 245
Angiographie 250
—, pulmonale 58
—, selektive, der Lungengefäße 60
Ansteckung 16
Anthropozoonose 16
Arbeits- und Forschungsgruppe Tuberkulose in Bayern 79
Asbestlungenfibrose 301
Asbestose und Tuberkulose 301
Aspergillen 92
Aspergillom 170, 237, 270, 271, 272, 274
—, Differentialdiagnose 277
—, doppelseitiges 276
Aspergillomzeichen 274
Aspergillose, Diagnose 273
—, klinische Bedeutung 277
—, Röntgenzeichen 275
— und Tuberkulose 271
Aspirationsinfiltrat 199
Asthma bronchiale 309
Atelektase 19, 195 ff.
—, Differentialdiagnose 201
—, Formen 199
—, radiologische Zeichen 199
Aufnahme im frontalen Strahlengang 40
Aufwendungen, Optimierung der 72
Ausbreitung der Tuberkulose 18
Ausgleichskörper 45
Ausstreuung, hämatogene 90

Bakteriämie, tuberkulöse 226
Bakterienreservoir 141
Bakteriologie 19
Beatmungsbronchographie 54
Befundbericht 74
Befundträger, gesunder 228
Begleitkrankheit 301
Begleitleiden, Tuberkulose 303
Behandlung, medikamentöse 161
Beobachterirrtum 74
Berufsanamnese 260
Berufsdisposition 16
Beschlagfüllung 53
Beschreiben 74 ff.

Besiedlungen, opportunistische 280
„Bestand" 4 ff.
Beurteilen des Röntgenbildes 73
Bildgüte 40
Blutbefund, Miliartuberkulose 101
Blutkrankheiten 311
Blutung 217
Bronchialanatomie 54
Bronchialangiographie 60
Bronchialbaum, Tomographie 194
Bronchialkarzinom 240
—, Ausheilung einer Tuberkulose 264
— und Lungentuberkulose. Kombinationsfälle 259
Bronchialläsion 189
Bronchiallymphknoteneinbruch 184
—, Morphologie 184
Bronchialtuberkulose 172 ff., 189 ff., 191
—, Diagnose 192
—, radiologische Zeichen 193
—, Schichtbild 194
Bronchialveränderung, Häufigkeit 193
—, silikotische 291
Bronchiektasen, metaphthisische 56
—, metatuberkulöse 213
Bronchiektasenkrankheit und Lungentuberkulose. Kombination 258
Bronchiolitis 254
Bronchitis 252 ff.
—, käsige 190
Bronchitis tuberculosa 189
Bronchographie 52 ff., 194
—, Technik 53
Bronchotomographie 54
Bundeswehr 71

Candidamykose 278 ff.
—, Diagnostik 278
„Case holding" 239
Chondrom 139
Coccidioidomykose 96

Deutsches Zentralkomitee zur Bekämpfung der Tuberkulose 234
Diabetes 301
— und Tuberkulose 306
— bei Tuberkulose; Literaturübersicht 308
Diagnose, Aspergillose 273
—, instrumentelle Methoden 20
—, radiologische 2
— der Tuberkulose 4
Diagnostic Standards 31, 116
„Dimension Zeit" 73
Depistage 44
Doppelkaverne 275

Drainagebronchus 147
Durchleuchtung, Methode 44

Einteilung der Tuberkulose; n. BARD 29
Einteilungen der Lungentuberkulose 28 ff.
Emboliediagnostik 63
Emphysem 202 ff., 252 ff., 294
—, metatuberkulöses 202
—, perifokales 229
—, perikavernöses 161
— als Todesursache 254
—, tuberkulöses 202
—, Zeichen 257 ff.
Emphysemblase 253
Endemie, tuberkulöse 11
Endobronchitis caseosa 189
Endokrinium und Tuberkulose 308
Entscheiden 77 ff.
Entscheidungslehre 78
Entzündung, kollaterale 18
—, perifokale 120, 199
Epidemiologie der Tuberkulose 4 ff.
Epiinfiltrierung 92
Epituberkulose 23, 92
Erfassung der Lungentuberkulose 7
Erguß 96 ff.
Erkenntnisgrenzen 33
Erkrankungswahrscheinlichkeit 239
Erstinfektion, späte 79
Erwachsenentuberkulose, Beginn 227
Exazerbation 84, 218 ff., 234 ff., 239
—, endogene 86
— des Lymphknotenanteils 225
—, lymphoglanduläre 86
—, örtliche 229
Exazerbationsrisiko 239
Exsudation 18

Fehlerquellen, häufige diagnostische 42 ff.
Fehlinterpretation 116
Fettleber 305
Fibrose, metaphthisische 211, 255
—, metatuberkulöse 24
—, postgranulomatöse 258
—, postmiliare 103
Finalstadium der Tuberkulose 127
Frühdiagnose 72
Frühinfiltrat 120 ff., 124
Frühgeneralisation 98

Gastarbeiter 13
Gesamtwirt 127
Gewebsreaktion 18
Granulomatose 23
Gesundheitspolitik 72
Ghonsche Herde 207
„granulie froide" 258
Gruppierung, homoiomorphologische 112
—, ideomorphologische 112

Hämatom, intrapulmonales 139
Hämoptyse 217
Hartstrahltechnik 35
Hepatitis, chronische 305
Hepatopathie 305
Herd, lobulärer 134
Herde, Zusammengesetztheit der tuberkulösen 124
Herzerkrankung und Tuberkulose 252
Hiluskaverne 156
Histoplasmose 96
Höhlenbildung 290
Hohlraumbildung, pulmonale 169
Homalograph 46
Hungertuberkulose 14

„Image en grèlot" 237, 244, 275
Immundefekt 311
Inaktivität 207
Infarkt 240, 247
— und Tuberkulose 247
Infarktkaverne 246, 247, 248
Infarktpleuritis 249, 250
Infarktpneumonie 249, 251
Infektiosität der Tuberkulose 11
Infektion, lokale 16
—, tuberkulöse 11 ff.
Infektionsweg 16
Infiltrat, infraklavikuläres 121
Infrastruktur 72
Ingestionstuberkulose 16
Initialherd 120 ff., 122
Initialpleuritis 87
Inspektion des Brustkorbs 33
Integration des radiologischen Handelns 72
Internationale Atomenergiekommission 68
Intimatuberkulose 97
Inzidenz s. Zugang 6 ff.

Kalkherd 225
Kardiopathie, pneumogene 212
Karzinom, peripheres 138
— und Silikose 294
Kaverne 140 ff.
—, Bedeutung 140
—, bronchiektatische 154
—, Definition 141
—, Differentialdiagnose 168 ff., 249
—, Einteilung 147
—, Entstehung 142
—, Formen 150
—, Gestaltungsfaktoren 146
—, Lage 156
—, zur Nomenklatur 140
—, Schichtbild 154
—, seuchenhygienische Bedeutung 141
—, Spontanheilung 160
Kavernenbucht 154
Kavernendarstellung 48
Kavernendiagnostik 152 ff.
Kavernenheilung 157, 159

—, offene 163
Kaverneninhalt 148
Kavernenkriterium 153
Kavernenlinse 144
Kavernenperforation 215
Kavernenrest 160
Kavernenrückbildung 161
Kavernenschwund 159
Kavernensequester 145
Kavernenwand 142
Kavernenzufall 148
Kernschuttbildung 28
Klassifizierungen der Lungentuberkulose 28 ff.
Kollapstherapie 157
Komplikationen 215
Kondensationsprodukt als Heilungsvorgang 203
Kontaktfall 233
Kontraindikation 55
„Kontraktionsatelektase" 196
Kontrastdarstellungen bei der Tuberkulose 58
Kontrastmittel 53
Kortikosteroidbehandlung 301, 308, 309
Krebs, berufsbedingter 260
— und Tuberkulose 259, 268
Krebskaverne 171
Kulturverfahren 13
Kymographie 60

Läsion, minimale 228
Latenz 233, 239
Latenzzeit, Silikose 291
Lebensalter 128, 130 ff.
Leber, Organtuberkulose der 305
Leberbiopsie 306
Lebererkrankung und Tuberkulose 305
Leberzirrhose 305
Leukämie und Tuberkulose 311
Linksherzfehler 252
Linksherzfehler-Lungentuberkulose, Literaturübersicht 252
Lokalisierung, anatomische 118
Lübecker Säuglingstuberkulose 84
Luftverunreinigung 240
Lunge, Abfolge verschiedener Krankheiten 240
—, Mehrfacherkrankungen 244 ff., 258
—, zerstörte 128
Lungenbiopsie 247
Lungenembolie 64, 240, 249
Lungenemphysem und Tuberkulose 253
Lungenfibrose 254, 258
—, postmiliare 212
Lungenfunktionsdiagnostik 62
—, szintigraphische 66 ff.
Lungenhilus 47
Lungeninfarkt 63, 247, 249
—, Röntgenzeichen 252
Lungeninfarkte, multiple 64
Lungenkrankheit, sukzedanes Auftreten 246
Lungenkrebs und Lungentuberkulose 258 ff.
— und Lungentuberkulose. Sammelstatistik 261

—, Mortalität 259
Lungenkrebsmortalität, Altersverteilung bei Männern 260
Lungenmykose 270 ff.
Lungenrundherd, radiologische Probleme 135
Lungenstauung 252
„Lungensteine" 96
Lungenszintigraphie 250
—, Vergleich mit Angiokardiogramm 63
Lungentuberkulose, Altersverteilung 260
— und Bronchialkarzinom; Kombinationsfälle Zentralkrankenhaus Gauting 1960—1970 259
—, Formen 108
—, hämatogene Formen 96 ff.
—, die klinischen Formen 78 ff.
— und Lungenkrebs 258 ff.
—, minimale 116
—, mittlere Ausdehnung 125 ff.
—, Qualitätsdiagnose 109 ff.
—, radiologische Manifestationen 78 ff.
Lungenübersichtsaufnahme, sichtbare Strukturen 42
Lungenzirkulation 247
Lymphadenose 310
Lymphknoteneinbruch 175, 179 ff., 180
—, silikotischer 294
Lymphknotenkaverne 184
Lymphknotenperforation 187
—, Literaturübersicht 181
— bei Silikose 287
Lymphknotentuberkulose 130, 172 ff.
—, zur Differentialdiagnose 177
—, radiologische Aufgaben 176
Lymphogranulomatose und Tuberkulose 281
Lymphographie 60, 62
Lymphom, Mediastinum 178

Magenresektion 301
— und Tuberkulose 303 ff.
Makromorphologie, Grenzen der 1
Mamillen 43
Mediastinalwandern 199
Mediastinoskopie 21
Mehrfacherkrankung 245
Mehrfacherkrankungen der Lunge 240
Mehrfachpathologie 23, 247
Meldepflicht 233
Metastasen, hämatogene 97
Milchglasschatten 199
Miliartuberkulose 96, 98 ff.
—, chronische 258
—, Diagnose 99
—, Differentialdiagnose 105 ff.
—, Heilung 105
—, Leberpunktion 305
—, Obduktionsfälle Heidelberg 97
—, ohne Lungenbefund 104
—, radiologische Darstellbarkeit 104 ff.
Minimalbefund, prognostische Bedeutung 230
„minimal lesions" 228
Mischstaubpneumokoniose 244

Mißbildungen, vaskuläre 59
Morbidität der Tuberkulose 9
Morbus Hodgkin 280
Morphologie, spekulationsfreie 1, 31, 78
Mortalität 4
Mortalitätsstatistik 4
Mycobacterium avium 12
—, bovis 12
Myelofibrose 311
Mykobakterien 12 ff.
—, „atypische" 12
Mykobakteriose 12, 21
—, opportunistische 280
—, Silikose 299
Myzetom 129, 244, 275 ff.
—, sequestrierendes 275

Nachkrankheiten nach Tuberkulose 211
Nachkriegstuberkulose 14
„Nachschub" 234 ff.
Narbenkrebs 260
Neuburger Kieselkreide 283
Niederbruchsform der Tuberkulose 127
Niederbruchstuberkulose 102

Obstruktionsatelektase 196
Ölpneumonie 62
Ösophagusperforation 217

„Pathergie" 17
Pathogenese der Tuberkulose 16 ff., 17, 18
Perfusionsausfall 62
Perfusionsszintigraphie 62
—, Grenzen 65
—, Indikationen bei der endothorakalen Tuberkulose 63 ff.
—, Komplikationen 66
Pilzerkrankung der Lunge 270 ff.
Pilzpneumonie 272
Pleuraerguß 230
Pleuritis 92 ff., 230, 233
—, tuberkulöse 233
Pneumokoniose 270
—, Internationale Klassifizierung 292
Pneumonie, unspezifische 242
Pneumopathie, gastriprive 303
—, kardiogene 252
Pneumothorax 215
Prävalenz s. Bestand 4 ff.
Primärinfektion, Folgen und Entwicklungen 87 ff.
Primärkomplex 17, 82 ff.
—, extrapulmonaler 16
—, progredienter 91
Primärtuberkulose 39, 79 ff., 82
Proliferation 18
Pseudorezidiv 236, 237 ff., 238, 239, 243
Pseudotumor, silikotuberkulöser 301
Pubertätsphthise 89
Puhlsche Herde 207
Pulmonalarterienthrombose 10

Qualitätsdiagnose 23, 31

Radioisotope 62 ff.
Radiologie, allgemeine Informationssammlung 3
—, seuchenhygienische Gegenstände 3
—, sozialmedizinische Gegenstände 3
radiologische Diagnostik, Grenzen 21 ff.
Radiospirometrie 66
Reaktion, zirkumfokale 235
Reinfektion 219, 222
—, endogene 120
—, exogene 222
Reinfektionstuberkulose, exogene 16
Reparationsvorgänge 203 ff.
Resistenzminderung 301
Resistenzproblem 236
Retentionspneumonie 92
Rezidiv 218 ff., 222, 233 ff., 236
— im engeren Sinn 234
— im weiteren Sinn 234
—, Ursachen 236
Rezidivfrage 238
Rezidivproblem 236
Rheumatoid 311
Rindertuberkulose 11
Rippenfellerguß 233
Risikogruppen 72
Röntgenanatomie 33
Röntgenaufnahme, elektronische Verbesserung 43
Röntgendurchleuchtung 44 ff.
Röntgenepidemiologie 8
Röntgenphysiologie 35
Röntgenreihenuntersuchung 3, 8
—, Ergebnisse 70
—, Indikation 70
Rückfall 228, 233 ff.
Rückfallquote 239
Rundherd, geschichteter 133
—, Verteilung auf die einzelnen Lungenabschnitte 136
Rundherdsilikose 291

Sarkoidose 305
Schädigung, iatrogene 122
Schichtbild 45 ff.
—, Interpretation 46 ff.
— der Lungengefäße 47
Schichtbilder von Bronchialveränderungen 46
Schichtverfahren 40
—, transversales 46
Schirmbilduntersuchung, Bundeswehr 8
—, Bundeswehr 1962—1972 71
—, zur Technik bei der Tuberkulose 68 ff.
Schlauchkaverne 152
Schrägtomographie 46
Schub 219
Schwangerschaft und Tuberkulose 310
Schwiele, silikotuberkulöse 285

Sektion 4, 245
Sekundärinfiltrierung 120, 235
Selbstkontrolle des Beschreibers 77
Sepsis acutissima 98
—, tuberkulöse, areaktive 104
Seuchengang der Tuberkulose 4
Silikose 240
—, akute 290
—, „atypische" Mykobakterien 284, 286
—, Bronchialveränderung 294
—, feinknotige 287
—, Häufigkeit der Tuberkulose 282
— und Karzinom 294
— Lebenserwartung bei 281
—, röntgeninvisible 301
— und Silikotuberkulosefälle. Häufigkeit 281
—, Spontanpneumothorax 294
— und Tuberkulose 282
— und Tuberkulose. Unterscheidung 290
— vergesellschaftet mit Tuberkulose und Bronchialkarzinom 295
Silikotuberkulose 245, 281ff., 283
—, Chemotherapie 298
—, Kombinationsform 285
—, Komplikationen 294
—, Radiologie 286
—, Sterbealter bei 282
— vergesellschaftet mit Karzinom 295
—, Zugänge 282
Simonsche Herde 207
— Spitzenstreuherde 226
Simultankassette 45
Sozialrezidiv 238
Späteinschmelzung an Kalkherden 230
Spätgeneralisation 98
Spätrezidiv 234
Spitzenaussaat, diskrete miliare 227
Spitzenbefund 120
Spitzenbronchitis, käsige 227
Spitzenfibrose 227
Spitzenherd 120
Spitzennarbe 227
Spitzenprozesse 227ff.
Spitzentuberkulose 120ff.
Spontanheilung der Tuberkulose 203
Spontanpneumothorax 215, 216, 294
Stadienablauf der Tuberkulose 28
Stadieneinteilung n. Turban-Gerhard 30
Standardwerke der Tuberkulose 33
Steroidbehandlung 309
Streifenatelektase 252
Streuung, lymphadeno-bronchogene 84
Streuungen, hämatogene 96
Substrat, pathologisch-anatomisches 28
Summationseffekte 105
Superinfektion 219ff., 220
Syntropie 311
Szintillationskamera 67

Techniken, radiologische 33ff.
Teratom, intrapulmonales 40
Terminologie, radiologische 77
„Terrain" 2, 19, 65, 256, 311
Therapie, Hilfsmittel zur Führung der 3
„Tertiärphthise" 227
Thoraxtrauma 302
Thoraxübersichtsaufnahme 35ff.
—, Strukturen 34
Thoraxuntersuchung 33
Thrombophlebitis und Tuberkulose 311
Transversaltomographie 46
Trauma und Tuberkulose 311
Tuberculosis minima 228
Tuberculosis Surveillance and Research Unit („TSRU") 9
Tuberkelbakterien 12
Tuberkulinkonversion 84
Tuberkulinprüfung 80, 230
— bei Kortikosteroidbehandlung 309
Tuberkulinreaktion 86
—, Positivwerden 84
Tuberkulom 132ff., 135
—, Differentialdiagnose 137
—, Einteilungen 133
—, Exazerbationsrisiko 134
—, Klassifizierung 134
—, pathologische Anatomie 133
—, Prognose 134
Tuberkulose, ausgedehnte 127ff.
—, Begleitleiden 303
— und Bronchialkarzinom 260
— und Diabetes 306
—, Fortschreiten der 234
—, gering ausgedehnte 116
—, geschichtliche Entwicklung 11
—, hämatogene 106
—, Heilung 203ff.
—, inaktive 239
—, invisible 114
— der Kinder und Jugendlichen 132
— des Kindes; Formenübersicht 85
—, konnatale 86ff.
— bei Magenoperierten 303
— nach Magenresektion 304
—, minimale 228
—, nicht erkannte 245
—, postpleuritische 230, 232, 233
—, postprimäre 29
—, primäre 29
„Tuberkulosefahrplan" 84
Tuberkulosefürsorgestelle 3
Tuberkuloserezidiv, Ursachen 236
Tuberkulosesterblichkeit, Altersgruppen 5
—, Bayern seit 1890 5
— seit 1877 5
Tumorkaverne 266
Typhobazillose Landouzy 98

Überwachungsdauer 239
Umwelt und Tuberkulose 13

Veränderungen, metatuberkulöse 211
Vergleichbarkeit von Röntgenaufnahmen 38
Vergrößerungstechnik 43
Verkalkungen 96, 207
Verknöcherung 96
Verteilungsmodelle, dreidimensionale, bei Szintigraphie 68
Verwischung, lineare 45
—, mehrdimensionale
Virushepatitis 306

Wahrnehmbarkeit, Grenzen 115
Wahrnehmen, analoges 77
Wahrnehmung 73

Wanderpneumonie 252
Wiedererkrankung 239
Wiederholungsbehandlung 234
Wirt, Besonderheiten 128
Wirtsfaktoren 28
— der Tuberkulose 13

„Zeitelement" 127
„Zeitfaktor" 73
Zirkulationsstörung 245
Zonographie 46
„Zufälle" bei der Tuberkulose 128
„Zugänge" 6ff.
— nach Altersgruppen 7
— nach Geschlecht 7
Zwerchfellhochstand 252
Zyste, metatuberkulöse 213

Handbuch der medizinischen Radiologie/ Encyclopedia of Medical Radiology

Band 1
Physikalische Grundlagen und Technik
Physical Principles and Techniques
4 Bandteile. Redigiert von H. Vieten

Band 2
Strahlenbiologie/Radiation Biology
3 Bandteile. Redigiert von O. Hug,
A. Zuppinger

Band 3
Allgemeine röntgendiagnostische Methodik
Roentgen Diagnostic Procedures
Redigiert von H. Vieten

Band 4
Skeletanatomie (Röntgendiagnostik)
Anatomy of the Skeletal System
(Roentgen Diagnosis)
2 Bandteile. Redigiert von L. Diethelm

Band 5
Röntgendiagnostik der Skeleterkrankungen
Diseases of the Skeletal System
(Roentgen Diagnosis)
6 Bandteile. Redigiert von L. Diethelm

Band 6
Röntgendiagnostik der Wirbelsäule
Roentgen Diagnosis of the Vertebral Column
3 Bandteile. Redigiert von L. Diethelm

Band 7
Röntgendiagnostik des Schädels
Roentgen Diagnosis of the Skull
2 Bandteile. Redigiert von L. Diethelm,
F. Strnad

Band 8
Röntgendiagnostik der Weichteile
Roentgen Diagnosis of the Soft Tissue
Redigiert von L. Diethelm

Band 9
Röntgendiagnostik der oberen Speise- und
Atemwege, der Atemorgane und des
Mediastinums
Roentgen Diagnosis of the Upper Alimentary
Tract and Air Passages, the Respiratory
Organs and the Mediastinum
6 Bandteile. Redigiert von F. Strnad

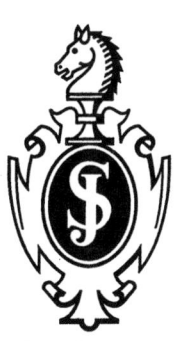

Springer-Verlag
Berlin
Heidelberg
New York

Handbuch der medizinischen Radiologie
Encyclopedia of Medical Radiology
– Fortsetzung –

Band 10
Röntgendiagnostik des Herzens und der Gefäße
Roentgen Diagnosis of the Heart and Blood Vessels
4 Bandteile. Redigiert von H. Vieten

Band 11
Röntgendiagnostik des Digestionstraktes und des Abdomen
Roentgen Diagnosis of the Digestive Tract and Abdomen
2 Bandteile. Redigiert von F. Strnad

Band 12
Röntgendiagnostik des Pankreas und der Milz
Roentgen Diagnosis of the Pancreas and Spleen
Von J. Rösch. 2 Bandteile.
Redigiert von F. Strnad

Band 13
Röntgendiagnostik des Urogenitalsystems
Roentgen Diagnosis of the Urogenital System
2 Bandteile. Redigiert von O. Olsson

Band 14
Röntgendiagnostik des Zentralnervensystems
Roentgen Diagnosis of the Central Nervous System
2 Bandteile. Redigiert von L. Diethelm, S. Wende

Band 15
Nuklearmedizin/Nuclear Medicine
Redigiert von H. Hundeshagen

Band 16
Allgemeine Strahlentherapeutische Methodik
Methods and Procedures of Radiation Therapy
2 Bandteile
Redigiert von H. Vieten, F. Wachsmann

Band 17
Spezielle Strahlentherapie gutartiger Erkrankungen
Radiation Therapy of Benign Diseases
Redigiert von A. Zuppinger, E. Ruckensteiner

Band 18
Allgemeine Strahlentherapie maligner Tumoren
Radiation Therapy of Malignant Tumours
(General Considerations)
Editors: A. Zuppinger, G.J. van der Plaats

Band 19
Spezielle Strahlentherapie maligner Tumoren
Radiation Therapy of Malignant Tumours
4 Bandteile
Redigiert von A. Zuppinger, E. Krokowski

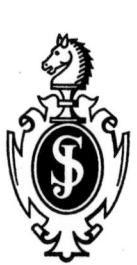

Springer-Verlag
Berlin
Heidelberg
New York

MIX
Papier aus verantwortungsvollen Quellen
Paper from responsible sources
FSC® C105338

If you have any concerns about our products,
you can contact us on
ProductSafety@springernature.com

In case Publisher is established outside the EU,
the EU authorized representative is:
**Springer Nature Customer Service Center GmbH
Europaplatz 3, 69115 Heidelberg, Germany**

Printed by Libri Plureos GmbH
in Hamburg, Germany